Therapie der Krankheiten im Kindes- und Jugendalter

Reihenherausgeber
Dietrich Reinhardt, München, Deutschland
Klaus-Peter Zimmer, Gießen, Deutschland
Ursula Felderhoff-Müser, Essen, Deutschland
Ingeborg Krägeloh-Mann, Tübingen, Deutschland
Michael Weiß, Köln, Deutschland

In der Nachfolge des bewährten „Reinhardt" – Therapie der Krankheiten im Kindes- und Jugendalter – bietet diese Reihe dem Kinder- und Jugendarzt eine gezielte Auswahl von einzelnen Bänden zu den spezifischen Therapieprinzipien und -zielen, den einzelnen Schritten sowie zu Verlauf und Qualitätssicherung der Behandlung. Übersichtlich, kompakt und auf dem aktuellen Stand finden sich Therapie-Empfehlungen orientiert an Leitlinien und der Best-practice-Methode für alle Bereiche der Kinder- und Jugendmedizin.

Klaus-Peter Zimmer · Jan de Laffolie · Stefanie Weber · Konrad Reinshagen
(Hrsg.)

Gastroenterologie – Hepatologie – Ernährung – Nephrologie – Urologie

Reihe: Therapie der Krankheiten im Kindes- und Jugendalter

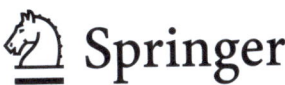

Hrsg.
Klaus-Peter Zimmer
Zentrum für Kinderheilkunde und
Jugendmedizin
Justus-Liebig-Universität
Gießen, Hessen, Deutschland

Stefanie Weber
Klinik für Kinder- und
Jugendmedizin
Universitätsklinikum Marburg
Philipps-Universität Marburg
Marburg, Hessen, Deutschland

Jan de Laffolie
Zentrum für Kinderheilkunde und
Jugendmedizin
Justus-Liebig-Universität
Gießen, Hessen, Deutschland

Konrad Reinshagen
Klinik und Poliklinik für
Kinderchirurgie
Universitätsklinikum Hamburg-
Eppendorf
Hamburg, Deutschland

ISSN 2662-5385   ISSN 2662-5393 (electronic)
Therapie der Krankheiten im Kindes- und Jugendalter
ISBN 978-3-662-65247-3   ISBN 978-3-662-65248-0 (eBook)
https://doi.org/10.1007/978-3-662-65248-0

Die Deutsche Nationalbibliothek verzeichnet diese Publikation in der Deutschen Nationalbibliografie; detaillierte bibliografische Daten sind im Internet über ▶ http://dnb.d-nb.de abrufbar.

© Springer-Verlag GmbH Deutschland, ein Teil von Springer Nature 2023

Das Werk einschließlich aller seiner Teile ist urheberrechtlich geschützt. Jede Verwertung, die nicht ausdrücklich vom Urheberrechtsgesetz zugelassen ist, bedarf der vorherigen Zustimmung des Verlags. Das gilt insbesondere für Vervielfältigungen, Bearbeitungen, Übersetzungen, Mikroverfilmungen und die Einspeicherung und Verarbeitung in elektronischen Systemen.
Die Wiedergabe von allgemein beschreibenden Bezeichnungen, Marken, Unternehmensnamen etc. in diesem Werk bedeutet nicht, dass diese frei durch jedermann benutzt werden dürfen. Die Berechtigung zur Benutzung unterliegt, auch ohne gesonderten Hinweis hierzu, den Regeln des Markenrechts. Die Rechte des jeweiligen Zeicheninhabers sind zu beachten.
Der Verlag, die Autoren und die Herausgeber gehen davon aus, dass die Angaben und Informationen in diesem Werk zum Zeitpunkt der Veröffentlichung vollständig und korrekt sind. Weder der Verlag noch die Autoren oder die Herausgeber übernehmen, ausdrücklich oder implizit, Gewähr für den Inhalt des Werkes, etwaige Fehler oder Äußerungen. Der Verlag bleibt im Hinblick auf geografische Zuordnungen und Gebietsbezeichnungen in veröffentlichten Karten und Institutionsadressen neutral.

Planung/Lektorat: Christine Lerche
Springer ist ein Imprint der eingetragenen Gesellschaft Springer-Verlag GmbH, DE und ist ein Teil von Springer Nature.
Die Anschrift der Gesellschaft ist: Heidelberger Platz 3, 14197 Berlin, Germany

Das Papier dieses Produkts ist recyclebar.

Vorwort

Absence of evidence is not evidence of absence. Martin Rees

Der Band „Gastroenterologie – Hepatologie – Ernährung – Nephrologie – Urologie" stellt in der Nachfolge des von G.-A. von Harnack und von D. Reinhardt herausgegebenen Werkes „Therapie der Krankheiten im Kindes- und Jugendalter" (mit 9 Auflagen) den Start einer neu konzipierten Reihe dar, die den Kinder- und Jugendärzten mit ihren Schwerpunkt- und Zusatzweiterbildungen, aber auch allen Mitarbeitern eines pädiatrischen Teams eine moderne und umfassende Orientierung und Anleitung für die tägliche pädiatrische Praxis bietet.

Kern der Reihe bleibt der Fokus auf die Therapie, wobei die diagnostischen und pathogenetischen Grundlagen als Voraussetzung der richtigen Therapiewahl und des Therapieverständnisses zusammenfassend vorangestellt werden. Ein wesentliches Ziel des neuen Reihenkonzeptes ist weiterhin, aktuelle evidenzbasierte und patientenorientierte Empfehlungen bzw. Richtlinien (Leitlinien) therapeutischer Behandlungsstandards praxisnah und konkret zu vermitteln; dazu gehört die präzise Beschreibung des therapeutischen Vorgehens und das nachhaltige Monitoring der Therapie im Verlauf. Zusätzlich ermöglichen digitalisierte Online-Elemente bzw. elektronisches Zusatzmaterial (z. B. Algorithmen und Workflows für komplexe Entscheidungsprozesse, Befunde vor und nach Therapie) eine tiefergründige Interaktion mit dem Leser und Nutzer. Fragen zur Selbstüberprüfung bzw. zur Rückkopplung eines erfolgreichen Erkenntnisgewinnes ergänzen die größeren Kapitel. Als weitere Innovation sind essentielle Bestandteile der Qualitätssicherung aufgenommen worden, die den therapeutischen Erfolg gewährleisten und im Sinne von Behandlungsstandards medizinrechtliche Relevanz darstellen. Soweit belastbar vorhanden bzw. etabliert, werden damit verbundene und erforderliche (Einrichtungs-) Ausstattungen angegeben, die zunehmend als Refinanzierungsgrundlage herangezogen werden.

Im ersten Band dieser neuen Reihe haben renommierte Autoren die Erkrankungen der in vieler Hinsicht funktionell zusammenhängenden Organsysteme des Abdomens (Gastrointestinaltrakt mit Leber und Pankreas, Niere und ableitende Harnwege) für die Altersgruppe der Kinder, Jugendlichen und jungen Erwachsenen umfassend dargestellt. Besonders wichtig ist bei der Behandlung dieser Erkrankungen eine enge Kooperation mit der Kinderchirurgie. Als Ausgangspunkt und Verlaufsparameter der Therapie wurden übersichtliche und einprägsame Darstellungen der klinischen, bildgebenden und laborchemischen Befunde ausgewählt. In Anbetracht einer fortschreitenden Effizienzorientierung und Ökonomisierung innerhalb der Pädiatrie legen die Autoren großen Wert auf die ganzheitliche, an den betroffenen Kindern und Eltern bedarfsorientiere (individualisierte) Umsetzung der beschriebenen therapeutischen Empfehlungen, für die das ärztliche Berufsrecht weitgehende Möglichkeiten bietet (s. MBO-Ä 2021 § 2 Abs. 4). Die Autoren wünschen, dass der Band innerhalb des pädiatrischen

Behandlungsteams als integratives Instrument zu einer partizipativen und nachhaltigen Therapie insbesondere auch von chronisch kranken Kindern und Jugendlichen beiträgt.

Die Herausgeber danken allen Kollegen, Lesern und Verlagsmitarbeitern, die bei der Entwicklung des neuen Reihenkonzeptes und bei dem hier vorliegenden „Proof of Concept" mitgeholfen haben. Den erfahrenen Kollegen wünschen wir einen schnellen und übersichtlichen Zugang zu diesem Band, um sich über den aktuellen Stand der modernen Therapie der betreffenden Erkrankungen zu informieren. Wir hoffen, dass dieser Band und das neue Konzept insbesondere den jüngeren, Pädiatrie interessierten Kollegen helfen, sich für das Fach Kinder- und Jugendmedizin und die entsprechenden Weiterbildungen zu begeistern, um – wie von der UN-Kinderrechtskonvention und UN-Behindertenrechtskonvention gefordert – für unsere Kinder und Jugendlichen ein „Höchstmaß an Gesundheit" „unter Ausschöpfung der verfügbaren Mittel" unseres Landes zu erreichen.

Hinweis: Die Autorinnen und Autoren haben sich um geschlechtergerechte und diskriminierungsfreie Formulierungen und Tätigkeitsbezeichnungen bemüht. Im Falle, dass aus pragmatischen Gründen die männliche Form verwendet wurde, sind selbstverständlich Personen mit allen Geschlechtsidentitäten angesprochen.

Für die Herausgeber

K.-P. Zimmer, J. de Laffolie, S. Weber, K. Reinshagen
Im Juli 2023

Inhaltsverzeichnis

Gastroenterologie-Hepatologie-Ernährung

1 Angeborene Enteropathien ... 3
Jan de Laffolie, Sebastian Stricker und Klaus-Peter Zimmer
1.1 Grundlagen ... 4
1.2 Therapie ... 6
Literatur ... 15

2 Gastrointestinale Infektionen ... 17
Jan de Laffolie
2.1 Akute Gastroenteritis ... 18
2.1.1 Therapie ... 18
2.2 Postenteritisches Syndrom ... 23
2.3 Bakterien und Parasiten ... 23
2.4 Gastrointestinale Infektionen bei Immundefizienz ... 24
Literatur ... 25

3 Motilitätsstörungen ... 27
Markus Prenninger, Verena Ellerkamp, Jörg Fuchs, Ingo Königs, Peter Lu, Christian Tomuschat und Desale Yacob
3.1 Achalasie des Ösophagus ... 29
3.1.1 Grundlagen ... 29
3.1.2 Therapie ... 29
3.2 Gastroösophageale Refluxkrankheit ... 31
3.2.1 Grundlagen ... 31
3.2.2 Therapie ... 31
3.3 Infantile hypertrophe Pylorusstenose ... 35
3.3.1 Grundlagen ... 35
3.3.2 Therapie ... 36
3.4 Motilitätsstörungen des Magens: Gastroparese und Dumpingsyndrom ... 38
3.4.1 Verzögerte Magenentleerung: Gastroparese ... 38
3.4.2 Beschleunigte Magenentleerung: Dumpingsyndrom ... 41
3.5 Morbus Hirschsprung ... 43
3.5.1 Grundlagen ... 43
3.5.2 Therapie ... 43
3.5.3 Hirschsprung-assoziierte Enterokolitis (HAEK) ... 46
3.6 Pädiatrische chronische intestinale Pseudoobstruktion ... 47
3.6.1 Grundlagen ... 47
3.6.2 Therapie ... 47
Literatur ... 49

4	**Funktionelle gastrointestinale Störungen**...............	55
	Markus Prenninger und Franziska Righini-Grunder	
4.1	Säuglingskolik...	57
4.1.1	Grundlagen...	57
4.1.2	Therapie...	57
4.2	Funktionelle Diarrhö des Säuglings und Kleinkindes...............	58
4.2.1	Grundlagen...	58
4.2.2	Therapie...	59
4.3	Syndrom des zyklischen Erbrechens...............................	59
4.3.1	Grundlagen...	59
4.3.2	Therapie...	60
4.4	Ruminationssyndrom...	63
4.4.1	Grundlagen...	63
4.4.2	Therapie...	63
4.5	Aerophagie...	65
4.5.1	Grundlagen...	65
4.5.2	Therapie...	66
4.6	Funktioneller Bauchschmerz und Reizdarm........................	67
4.6.1	Grundlagen...	67
4.6.2	Therapie...	67
4.7	Obstipation und Stuhlinkontinenz..................................	76
4.7.1	Grundlagen...	76
4.7.2	Therapie...	77
	Literatur..	87
5	**Erkrankungen des oberen Gastrointestinaltrakts**.............	91
	André Hörning und Michael Böttcher	
5.1	Ösophagusatresie..	92
5.1.1	Grundlagen...	92
5.1.2	Therapie...	92
5.2	Eosinophile Ösophagitis..	94
5.2.1	Grundlagen...	94
5.2.2	Therapie...	95
5.3	Gastritis, Ulzera..	100
5.3.1	Grundlagen...	100
5.3.2	Therapie...	101
	Literatur..	109
6	**Zöliakie**...	115
	Klaus-Peter Zimmer	
6.1	Grundlagen...	116
6.1.1	Nicht-Zöliakie-Weizen-/Glutensensitivität.........................	117
6.2	Therapie...	117
	Literatur..	123
7	**Erkrankungen des unteren Gastrointestinaltrakts**............	125
	Thomas Franz Krebs, Konrad Reinshagen, Jens-Oliver Steiß,	
	Verena Ellerkamp, Jörg Fuchs, Michael Boettcher, Robert Bergholz	
	und Jan de Laffolie	

7.1	**Fehlbildungen**	127
7.1.1	Duodenalatresien und Pankreas anulare	127
7.1.2	Atresien und Stenosen des Dünn- und Dickdarms	128
7.1.3	Therapie	128
7.1.4	Malrotationsfehlbildungen des Darms	128
7.2	**Nahrungsmittelallergien**	129
7.2.1	Grundlagen	129
7.2.2	Therapie	130
7.3	**Autoimmunenteropathie**	133
7.3.1	Grundlagen	133
7.3.2	Therapie	133
7.4	**Exsudative Enteropathie und Eiweißverlust**	134
7.4.1	Grundlagen	134
7.4.2	Therapie	135
7.5	**Intestinale Tumore, Polypen, Polyposis-Syndrome**	136
7.5.1	Grundlagen	136
7.5.2	Therapie	136
7.6	**Hernien**	139
7.6.1	Bauchwandhernien	139
7.6.2	Therapie	139
7.6.3	Zwerchfellhernien	140
7.7	**Mesenterialzysten**	140
7.7.1	Grundlagen	140
7.7.2	Therapie	141
7.8	**Anorektale Fehlbildungen**	141
7.8.1	Grundlagen	141
7.8.2	Therapie	142
7.9	**Stuhlinkontinenz**	146
7.9.1	Grundlagen	146
7.9.2	Therapie	146
	Literatur	149
8	**Chronisch entzündliche Darmerkrankungen**	153
	Jan Däbritz und Jan de Laffolie	
8.1	**Morbus Crohn**	154
8.1.1	Grundlagen	154
8.1.2	Therapie	155
8.2	**Colitis ulcerosa**	161
8.2.1	Grundlagen	161
8.2.2	Therapie	161
	Literatur	164
9	**Cholestase**	167
	Philip Bufler, Christian Hudert, Claus Petersen, Eva Doreen Pfister und Konrad Reinshagen	
9.1	**Syndromale Erkrankungen mit Cholestase**	169
9.1.1	Grundlagen	169
9.1.2	Therapie	170
9.2	**Gallengangatresie**	170
9.2.1	Grundlagen	170

9.2.2	Therapie	172
9.3	**Progressive familiäre intrahepatische Cholestase (PFIC)**	174
9.3.1	Grundlagen	174
9.3.2	Therapie	174
9.4	**Störungen der Gallensäuresynthese**	177
9.4.1	Grundlagen	177
9.4.2	Therapie	177
9.5	**Choledochuszysten**	178
9.5.1	Grundlagen	178
9.5.2	Therapie	178
9.6	**Cholezystolithiasis**	180
9.6.1	Grundlagen	180
9.6.2	Therapie	180
9.7	**Cholangitis**	182
9.7.1	Grundlagen	182
9.7.2	Therapie	182
	Literatur	183
10	**Hepatitiden**	**185**
	Stefan Wirth, Christian Hudert und Jan de Laffolie	
10.1	**Virushepatitiden**	186
10.1.1	Hepatitis A	186
10.1.2	Hepatitis B	187
10.1.3	Hepatitis C	189
10.1.4	Hepatitis D	191
10.1.5	Hepatitis E	192
10.2	**Autoimmune Lebererkrankungen**	192
10.2.1	Grundlagen	192
10.2.2	Therapie	193
10.3	**Leberinfektionen mit Bakterien, Pilzen und Parasiten**	196
10.3.1	Grundlagen	196
10.3.2	Therapie	198
10.4	**Metabolische Dysfunktion assoziierte steatotische Lebererkrankung (MASLD), vormalig Nicht-alkoholische Fettlebererkrankung (NAFLD)**	199
10.4.1	Nomenklatur	199
10.4.2	Grundlagen	200
10.4.3	Therapie	201
	Literatur	205
11	**Hepatopathien**	**207**
	Philip Bufler	
11.1	**Morbus Wilson**	208
11.1.1	Grundlagen	208
11.1.2	Therapie	209
11.2	**$α_1$-Antitrypsinmangel**	212
11.2.1	Grundlagen	212
11.2.2	Therapie	213
11.3	**Störungen des Bilirubinstoffwechsels**	214
11.3.1	Grundlagen	214

Inhaltsverzeichnis

11.3.2	Therapie	214
	Literatur	217

12 Lebertumore, Leberversagen und Lebertransplantation ... 219
Eva Doreen Pfister, Ulrich Baumann, Uta Herden und Martin Jankofsky

12.1	**Lebertumore**	220
12.1.1	Grundlagen	220
12.1.2	Therapie	223
12.2	**Akutes Leberversagen**	225
12.2.1	Grundlagen	225
12.2.2	Therapie	226
12.3	**Portale Hypertension**	229
12.3.1	Grundlagen	229
12.3.2	Therapie	229
12.4	**Lebertransplantation internistisch und chirurgisch**	231
12.4.1	Grundlagen	231
12.4.2	Therapie	232
	Literatur	237

13 Pankreatitis ... 239
Heiko Witt

13.1	**Grundlagen**	240
13.1.1	Therapie	241
	Literatur	244

14 Pankreasfehlbildungen und Pankreastumore ... 245
Heiko Witt und Konrad Reinshagen

14.1	**Pankreasfehlbildungen**	246
14.1.1	Abnorme Differenzierung	246
14.1.2	Abnorme Rotation	246
14.1.3	Abnorme Fusion	247
14.1.4	Pankreaszysten	248
14.2	**Pankreastumore**	249
14.2.1	Pankreatoblastom	249
14.2.2	Solide pseudopapilläre Tumoren	249
14.2.3	Azinuszell- und duktales Adenokarzinom	250
14.2.4	Endokrine Tumore	250
14.2.5	Nesidioblastose	251
14.2.6	Andere Tumorarten	251
	Literatur	252

15 Exokrine Pankreasinsuffizienz ... 253
Heiko Witt

15.1	**Exokrine Pankreasinsuffizienz**	254
15.1.1	Grundlagen	254
15.1.2	Therapie	254
15.2	**Shwachman-Bodian-Diamond-Syndrom**	257
15.3	**Johanson-Blizzard-Syndrom**	257
15.4	**Pearson-Syndrom**	258

15.5	Isolierte Enzymdefekte	258
	Literatur	259

16 Akutes Abdomen ... 261
Jan de Laffolie, Christian Tomuschat und Lars Daniel Berthold

16.1	**Appendizitis (inklusive Peritonitis)**	262
16.1.1	Grundlagen	262
16.1.2	Therapie	262
16.2	**Differenzialdiagnosen bei akutem Abdomen nach Alter (internistisch und chirurgisch)**	264
16.2.1	Grundlagen	264
16.2.2	Therapie	267
	Literatur	270

17 Verletzungen, Ingestionen (Fremdkörper), Bezoare ... 271
Stefan Klohs, Jan de Laffolie und Ingo Königs

17.1	**Stumpfes Bauchtrauma**	272
17.1.1	Grundlagen	272
17.1.2	Therapie	273
17.2	**Milz-, Leber- und Pankreasruptur**	273
17.2.1	Grundlagen	273
17.2.2	Therapie	274
17.3	**Endoskopische Fremdkörperentfernung und Bezoare**	277
17.3.1	Grundlagen	277
17.3.2	Therapie	279
	Literatur	286

18 Kurzdarmsyndrom ... 289
Konrad Reinshagen und Gunter Burmester

18.1	**Grundlagen**	290
18.2	**Therapie**	290
18.2.1	Internistische Therapie	290
18.2.2	Chirurgische Therapie	294
	Weiterführende Literatur	300

19 Parenterale Ernährung ... 303
Gunter Burmester

19.1	**Therapie**	304
19.1.1	Zentralvenöse Kathetersysteme zur parenteralen Ernährung	304
19.2	**Parenterale Ernährung: Planung, Durchführung und Komplikationen**	308
19.2.1	Volumen	308
19.2.2	Aminosäuren	309
19.2.3	Kohlenhydrate	309
19.2.4	Lipide	311
19.2.5	Energie	311
19.2.6	Kalzium, Phosphor, Magnesium	311
19.2.7	Vitamine	312

Inhaltsverzeichnis

19.2.8	Eisen und Spurenelemente	314
19.2.9	Komplikationen	316
	Literatur	318

20	**Mangel- und Fehlernährung**	**321**
	Jan de Laffolie und Klaus-Peter Zimmer	
20.1	**Grundlagen**	322
20.2	**Therapie**	323
	Literatur	327

21	**Fütterstörungen**	**329**
	Jan de Laffolie und Klaus-Peter Zimmer	
21.1	**Grundlagen**	330
21.1.1	Therapie	331
	Literatur	335

22	**Restriktive und supplementierte Ernährungsformen**	**339**
	Jan de Laffolie und Klaus-Peter Zimmer	
22.1	**Grundlagen**	340
22.2	**Therapie**	343
	Literatur	348

Nephrologie-Urologie

23	**Glomeruläre Erkrankungen**	**353**
	Marcus R. Benz und Lutz T. Weber	
23.1	**Nephritisches Syndrom**	354
23.1.1	Grundlagen	354
23.1.2	Therapie	355
23.2	**Nephrotisches Syndrom**	360
23.2.1	Grundlagen	360
23.2.2	Therapie	361
	Literatur	368

24	**Tubuläre Störungen**	**369**
	M. Kömhoff	
24.1	**Kurzer Einstieg**	371
24.2	**Aminoazidurien**	372
24.2.1	Cystinurie	372
24.3	**Renale Glukosurie**	374
24.3.1	Grundlagen	374
24.3.2	Therapie	374
24.4	**Renales Fanconi-Syndrom**	374
24.4.1	Grundlagen	374
24.4.2	Therapie	374
24.5	**Phosphatdiabetes**	375
24.5.1	Hypophosphatämische Rachitis, Vitamin-D-resistente Rachitis	375

24.6	**Hereditäre Salzverlusttubulopathien**	377
24.6.1	Antenatales Bartter-Syndrom (Hyperprostaglandin-E-Syndrom)	377
24.6.2	Klassisches Bartter-Syndrom	379
24.6.3	Gitelman-Syndrom	380
24.7	**Pseudohypoaldosteronismus**	381
24.7.1	Pseudohypoaldosteronismus Typ 1	381
24.8	**Renale Magnesiumverlusterkrankungen**	381
24.8.1	Familiäre Hypomagnesiämie mit Hyperkalziurie und Nephrokalzinose	381
24.8.2	Hypomagnesiämie mit sekundärer Hypokalzämie	382
24.9	**Idiopathische infantile Hyperkalzämie**	383
24.9.1	Grundlagen	383
24.9.2	Therapie	383
24.10	**Renal-tubuläre Azidose**	384
24.10.1	Renal-tubuläre Azidose Typ 1, 2 und 3	384
24.10.2	Hyperkaliämische renal-tubuläre Azidose (Typ 4)	386
24.11	**Pseudohypoaldosteronismus Typ 2**	386
24.11.1	Grundlagen	386
24.11.2	Therapie	387
24.12	**Pseudohyperaldosteronismus**	387
24.12.1	Grundlagen	387
24.12.2	Therapie	388
24.13	**Diabetes insipidus renalis**	388
24.13.1	Therapie	388
24.14	**Therapeutisches Vorgehen**	389
	Literatur	390
25	**Interstitielle Nierenerkrankungen**	**393**
	Florian Erger, Bodo B. Beck und Stefanie Weber	
25.1	**Autosomal dominante tubulointerstitielle Nierenerkrankungen**	394
25.1.1	Grundlagen	394
25.1.2	Therapie	395
25.3	**Tubulointerstitielle Nephritis mit Uveitis (TINU)**	397
25.3.1	Grundlagen	397
25.3.2	Therapie	397
	Literatur	399
26	**Zystische Nierenerkrankungen im Kindesalter**	**401**
	Jens König und Max C. Liebau	
26.1	**Grundlagen**	402
26.2	**Therapie**	402
	Literatur	408
27	**Stoffwechselerkrankungen mit Nierenbeteiligung**	**409**
	Florian Erger, Bodo B. Beck und Martin Kömhoff	
27.1	**Cystinose**	410
27.1.1	Grundlagen	410
27.1.2	Therapie	410
27.2	**Primäre Hyperoxalurie Typ 1, 2 und 3**	412
27.2.1	Grundlagen	412
27.2.2	Therapie	414

27.3	Cobalaminstoffwechseldefekte	417
27.3.1	Grundlagen	417
27.3.2	Therapie	417
	Literatur	418

28 Arterielle Hypertonie und Nierengefäßerkrankungen 421
Elke Wühl

28.1	Hypertonie	422
28.1.1	Grundlagen	422
28.1.2	Therapie der Hypertonie	423
28.2	Renoparenchymale Hypertonie	424
28.2.1	Grundlagen	424
28.2.2	Therapie	424
28.3	Renovaskuläre Hypertonie	428
28.3.1	Grundlagen	428
28.3.2	Therapie	429
28.4	Hypertensive Krise	430
28.4.1	Grundlagen	430
28.4.2	Therapie	431
	Literatur	433

29 Niereninsuffizienz und Nierenersatztherapie 435
Lars Pape

29.1	Akuter Nierenfunktionsverlust	436
29.1.1	Grundlagen	436
29.1.2	Therapie	436
29.2	Chronische, terminale Niereninsuffizienz	438
29.2.1	Grundlagen	438
29.2.2	Therapie	439
	Literatur	448

30 Harnwegsinfektionen 451
Rolf Beetz und Lutz T. Weber

30.1	Grundlagen	452
30.2	Therapie	452
30.3.1	Pyelonephritis	453
	Literatur	460

31 Harninkontinenz und Enuresis 463
Eberhard Kuwertz-Bröking

31.1	Grundlagen	464
31.1.1	Enuresis nocturna	464
31.1.2	Harninkontinenz am Tage	465
31.2	Therapie	465
31.2.1	Enuresis nocturna	466
31.2.2	Harninkontinenz am Tage	468
	Literatur	471

32	**Nephrolithiasis**	473
	Bodo B. Beck und Stefanie Weber	
32.1	Grundlagen	474
32.2	Therapie	475
	Literatur	478
33	**Fehlbildungen und Erkrankungen des äußeren Genitals**	479
	Frank-Mattias Schäfer und Maximilian Stehr	
33.1	Phimose, Paraphimose, Balanitis, Balanoposthitis	480
33.1.1	Grundlagen	480
33.1.2	Therapie	480
33.2	Hypospadie	481
33.2.1	Grundlagen	481
33.2.2	Therapie	483
33.3	Varikozele	485
33.3.1	Grundlagen	485
33.3.2	Therapie	485
33.4	Hodenhochstand	487
33.4.1	Grundlagen	487
33.4.2	Therapie	488
33.5	Akutes Skrotum	490
33.5.1	Grundlagen	490
33.5.2	Therapie	491
33.6	Blasenexstrophie-Epispadie-Komplex	493
33.6.1	Grundlagen	493
33.6.2	Therapie	493
	Literatur	496
34	**Urogenitale Fehlbildungen**	497
	Sylvia Weis, Silke Riechardt, Margit Fisch, Rolf Beetz, Malte Krönig und Thomas Henne	
34.1	Obstruktionen des oberen Harntrakts	498
34.1.1	Ureterabgangsstenose und Hydronephrose	498
34.1.2	Uretermündungsstenose und Megaureter	503
34.2	Obstruktionen des unteren Harntrakts	505
34.2.1	Posteriore Harnröhrenklappen	505
34.2.2	Seltene urologische Ursachen einer Obstruktion des unteren Harntrakts	509
34.3	Duplikationen des harnableitenden Systems	510
34.3.1	Grundlage	510
34.3.2	Therapie	512
34.4	Neurogene Blasenentleerungsstörung	516
34.4.1	Grundlage	516
34.4.2	Therapie	517
34.5	Prune-belly-Syndrom	520
34.5.1	Grundlagen	520
34.5.2	Therapie	521
34.6	Vesikoureteraler Reflux	523
34.6.1	Grundlagen	523

34.6.2	Therapie	524
	Literatur	529
35	**Komplexe Syndrome mit Fehlbildungen von Nieren- und ableitenden Harnwegen**	**535**
	Stefanie Weber	
35.1	Grundlagen	536
35.2	Therapie	538
	Literatur	541

Serviceteil

Lösungen für Fragen ... 544
Stichwortverzeichnis ... 545

Herausgeber- und Autorenverzeichnis

Über die Herausgeber

Prof. Dr. med. Klaus-Peter Zimmer
Zentrum für Kinderheilkunde und Jugendmedizin, Justus-Liebig-Universität, Gießen, Hessen, Deutschland

Prof. Dr. med. Jan de Laffolie
Zentrum für Kinderheilkunde und Jugendmedizin, Justus-Liebig-Universität, Gießen, Hessen, Deutschland

Prof. Dr. med. Stefanie Weber
Klinik für Kindernephrologie, Universitätsklinikum Philipps-Universität, Marburg, Hessen, Deutschland

Prof. Dr. med. Konrad Reinshagen
Klinik und Poliklinik für Kinderchirurgie, Universitätsklinikum Hamburg-Eppendorf, Hamburg, Deutschland

Autorenverzeichnis

Prof. Dr. med. Ulrich Baumann
Klinik für Pädiatrische Nieren-, Leber- und Stoffwechselerkrankungen, Medizinische Hochschule Hannover (MHzH), Hannover, Deutschland

PD Dr. med. Bodo B. Beck
Klinik für Kinder- und Jugendmedizin, Universitätsklinikum Marburg, Marburg, Deutschland

PD Dr. Rolf Beetz
Zentrum für Kinder- und Jugendmedizin, Universitätsmedizin Mainz, Mainz, Deutschland

Dr. Marcus R. Benz
Kindernephrologie in Dachau, Dachau, Deutschland

Prof. Dr. med. Robert Bergholz
Klinik für Allgemeine Chirurgie, Viszeral-, Thorax-, Transplantations- und Kinderchirurgie, Universitätsklinikum Schleswig-Holstein - Campus Kiel, Kiel, Deutschland

Prof. Dr. med. Lars Daniel Berthold
Institut für Diagnostische und Interventionelle Radiologie, Universitätsklinikum Gießen und Marburg (UKGM), Gießen, Deutschland

Prof. Dr. med. Philip Bufler
Klinik für Pädiatrie mit Schwerpunkt Gastroenterologie, Nephrologie und Stoffwechselmedizin, Charité – Universitätsmedizin Berlin, Berlin, Deutschland

Herausgeber- und Autorenverzeichnis

Dr. med. Gunter Burmester
Altonaer Kinderkrankenhaus, Hamburg, Deutschland

Prof. Dr. med. Jan Däbritz
Klinik und Poliklinik für Kinder- und Jugendmedizin, Universitätsmedizin Greifswald, Greifswald, Deutschland

PD Dr. med. Verena Ellerkamp
Kinderchirurgie und Kinderurologie mit Poliklinik, Tübingen, Deutschland

Prof. Dr. med. Florian Erger
Institut für Humanmedizin, Uniklinik Köln, Köln, Deutschland; Institut für Humangenetik, Uniklinik Köln, Köln, Deutschland; Klinik für Kinder- und Jugendmedizin II, Uniklinikum Marburg, Marburg, Deutschland

Prof. Dr. med. Margit Fisch
Urologische Klinik und Poliklinik, Universitätsklinikum Hamburg-Eppendorf, Hamburg, Deutschland

Prof. Dr. med. Jörg Fuchs
Kliniken Berg, Klinik für Kinderchirurgie und Kinderurologie, Tübingen, Deutschland

Dr. med. Thomas Henne
Abtlg. Pädiatrie, Altonaer Kinderkrankenhaus, Hamburg, Deutschland

Prof. Dr. med. Uta Herden
Klinik und Poliklinik für Viszerale Transplantationschirurgie, Hamburg, Deutschland

Prof. Dr. med. André Hörning
Universitätsklinikum Erlangen, Erlangen, Deutschland

PD. Dr. med. Christian Hudert
Klinik für Pädiatrie mit Schwerpunkt Gastroenterologie, Nephrologie und Stoffwechselmedizin, Campus Virchow Klinikum, Charité Universitätsmedizin Berlin, Berlin, Deutschland

Dr. med. Martin Jankofsky
Klinik für Kinder- und Jugendmedizin, Universitätsklinikum Hamburg-Eppendorf, Hamburg, Deutschland

Dr. med. Stefan Klohs
Universitätsklinikum Hamburg-Eppendorf, Klinik und Poliklinik für Kinderchirurgie, Hamburg, Deutschland

Prof. Dr. med. Martin Kömhoff
Klinik für Kinder- und Jugendmedizin II, Uniklinikum Marburg, Marburg, Deutschland

Dr. med. Jens König
Pädiatrische Nephrologie, Klinik und Poliklinik für Kinder- und Jugendmedizin, Universitätsklinikum Münster, Münster, Deutschland

Dr. med. Ingo Königs
AKK Altonaer Kinderkrankenhaus gGmbH, Hamburg, Deutschland

Dr. med. Thomas Franz Krebs
Stiftung Ostschweizer Kinderspital Leitung Kinder- und Jugendchirurgie, Schweiz, Deutschland

Herrn PD Dr. med. Malte Krönig
Abtlg. Kinderchirurgie, Altonaer Kinderkrankenhaus, Hamburg, Deutschland

PD Dr. Eberhard Kuwertz-Bröking
Klinik und Poliklinik für Kinder- und Jugendmedizin, Pädiatrische Nephrologie, Münster, Deutschland

Prof. Dr. med. Jan de Laffolie
Zentrum für Kinderheilkunde und Jugendmedizin, Justus-Liebig-Universität, Gießen, Hessen, Deutschland

PD Dr. med. Max C. Liebau
Pädiatrische Nephrologie, Immunologie und Hypertensiologie, Klinik und Poliklinik für Kinder- und Jugendmedizin, Uniklinik Köln, Köln, Deutschland

M.D. M.S. Ass. Prof. Peter Lu
Nationwide Children's Hospital, Ohio State University College of Medicine, Columbus, OH, USA

Prof. Dr. med. Lars Pape
Universitätsklinikum Essen Klinik für Kinderheilkunde II, Essen, Deutschland

Prof. Dr. med. Claus Petersen
Klinik für Pädiatrische Chirurgie, Medizinische Hochschule, Hannover, Deutschland

PD Dr. med. Eva Doreen Pfister
Medizinische Hochschule, Hannover, Deutschland

Dr. med. Markus Prenninger
Klinikum Wels-Grieskirchen, Wels, Österreich; Universitätsklinik für Kinder- und Jugendheilkunde, Paracelsus Medizinische Universität, Salzburg, Österreich

Prof. Dr. med. Konrad Reinshagen
Klinik und Poliklinik für Kinderchirurgie, Universitätsklinikum Hamburg-Eppendorf, Hamburg, Deutschland

Dr. med. Silke Riechardt
Klinik für Urologie und Kinderurologie, Klinikum Itzehoe, Itzehoe, Deutschland

Dr. med. Franziska Righini-Grunder
Pädiatrische Gastroenterologie, Luzerner Kantonsspital, Kinderspital, Luzern, Schweiz

Dr. med. Frank-Mattias Schäfer
Klinik Hallerwiese-Cnopfsche Kinderklinik, Nürnberg, Deutschland

Prof. Dr. med. Dr. h.c. Maximilian Stehr
Klinik Hallerwiese-Cnopfsche Kinderklinik, Nürnberg, Deutschland

Prof. Dr. med. Jens-Oliver Steiß
Zentrum für Kinderheilkunde und Jugendmedizin, Universitätsklinikum Gießen und Marburg GmbH, Gießen, Deutschland

Herausgeber- und Autorenverzeichnis

Dr. med. Sebastian Stricker
Allgemeine Pädiatrie und
Neonatologie, Universitätsklinikum
Gießen, Gießen,
Deutschland

Prof. Dr. med. Christian Tomuschat
Klinik und Poliklinik für
Kinderchirurgie, Kinder-UKE
Campus Ost 45, Universitätsklinikum
Hamburg-Eppendorf, Hamburg,
Deutschland

Prof. Dr. Lutz T. Weber
Pädiatrische Nephrologie,
Immunologie und Hypertensiologie,
Klinik und Poliklinik für Kinder-
und Jugendmedizin, Uniklinik Köln,
Köln, Deutschland

Prof. Dr. med. Stefanie Weber
Klinik für Kinder- und
Jugendmedizin, Universitätsklinikum
Marburg, Marburg, Deutschland

Dr. med. Sylvia Weis
Urologische Klinik und Poliklinik,
Universitätsklinikum Hamburg-
Eppendorf, Hamburg, Deutschland

Prof. Dr. med. Stefan Wirth
Helios Universitätsklinikum
Wuppertal – Universität Witten/
Herdeck, Wuppertal, Deutschland

Prof. Dr. med. Heiko Witt
Freising, Deutschland

Prof. Dr. med. Elke Wühl
Zentrum für Kinder- und
Jugendmedizin, Universität
Heidelberg, Medizinische Fakultät
Heidelberg, Heidelberg, Deutschland

Desale Yacob M.D. Ass. Prof.,
Nationwide Children's Hospital,
Ohio State University College of
Medicine, Columbus, OH, USA

Prof. Dr. med. Klaus-Peter Zimmer
Zentrum für Kinderheilkunde und
Jugendmedizin, Justus-Liebig-
Universität, Gießen, Deutschland

Gastroenterologie-
Hepatologie-
Ernährung

Angeborene Enteropathien

Jan de Laffolie, Sebastian Stricker und Klaus-Peter Zimmer

Inhaltsverzeichnis

1.1　Grundlagen – 4

1.2　Therapie – 6

　　　Literatur – 15

Für die Autoren bestehen keine Interessenkonflikte.

Ergänzende Information Die elektronische Version dieses Kapitels enthält Zusatzmaterial, auf das über folgenden Link zugegriffen werden kann ▶ https://doi.org/10.1007/978-3-662-65248-0_1.

© Springer-Verlag GmbH Deutschland, ein Teil von Springer Nature 2023
K.-P. Zimmer et al. (Hrsg.), *Gastroenterologie – Hepatologie – Ernährung – Nephrologie – Urologie,* Therapie der Krankheiten im Kindes- und Jugendalter,
https://doi.org/10.1007/978-3-662-65248-0_1

1.1 Grundlagen

Mit dem Erkenntnisgewinn zur genetischen Pathogenese angeborener Enteropathien, zu denen Enzymdefekte, Channelopathien/Transporterdefekte, strukturelle (Mikrovillusinklusionserkrankung, Tufting-Enteropathie) und syndromale Enteropathien zählen, steigt nicht nur unser diagnostisches Verständnis, sondern auch auf dem Boden personalisierter Medizin („Präzisionsmedizin") das Potenzial kausal- bzw. molekularbasierter Therapieansätze.

- **Symptomatik angeborener Enteropathien**

Nach der Pathogenese (eAbb. 1.1) werden die angeborenen Enteropathien unterteilt in:
1. Störungen der Digestion, Absorption bzw. des transmembranösen Transports der Enterozyten (eTab. 1.1),
2. Störungen der Struktur der Enterozyten und im Bereich enteroendokriner Zellen (eTab. 1.2) und
3. Entzündliche/immunologische Erkrankungen der Darmmukosa (eTab. 1.3).

■■ **Störungen der Digestion, Absorption bzw. des transmembranösen Transports der Enterozyten**

Die meisten Defekte der Digestion, Absorption und des transmembranösen Transports (eTab. 1.1) treten klinisch in der Neonatalzeit mit schweren Durchfällen, z. T. lebensbedrohlicher Dehydratation, Elektrolytentgleisungen und Gedeihstörung auf. Spätformen mit schwächerer oder atypischer klinischer Manifestation sind beschrieben. Es kann bereits pränatal das Bild eines Polyhydramnions mit dilatierten, flüssigkeitsgefüllten Darmschlingen auffallen, häufig besteht Konsanguinität. Ein fehlender oder verzögerter postnataler Mekoniumabgang kann hinweisend sein.

Frühgeborene mit Chloriddiarrhö imponieren initial mit Hyponatriämie, Hypokaliämie, Hypochlorämie und metabolischer Alkalose sowie distendiertem Abdomen. Patienten mit Natriumdiarrhö weisen häufig eine Hyponatriämie mit metabolischer Azidose auf.

Das Auftreten im Zusammenhang mit der Einführung spezifischer Nährstoffe kann wegweisend sein. Prototypische Erkrankungen sind der angeborene Laktasemangel, die angeborene Chloriddiarrhö oder eine Glukose-Galaktose-Malabsorption. Bei späterer Diagnose einer lysinurischen Proteinintoleranz kann eine Vermeidung proteinreicher Nahrungsmittel beobachtet werden.

■■ **Störungen der Struktur der Enterozyten und im Bereich enteroendokriner Zellen**

Defekte der Enterozytenstruktur (eTab. 1.2) wie die **Mikrovillusinklusionserkrankung (MVID)** machen sich in der Regel durch schwere Durchfälle und eine konsekutive Gedeihstörung in den ersten Lebenstagen bis -monaten bemerkbar. Im Verlauf können extraintestinale Symptome wie eine cholestatische Hepatopathie und ein renales Fanconi-Syndrom auftreten. In der lichtmikroskopischen Untersuchung von Biopsien ist eine Verschiebung von CD10- und PAS-positivem Material von der Bürstensaummembran nach intrazellulär hinweisend. Neben der Molekulargenetik kann auch der elektronenmikroskopische Nachweis von Mikrovilluseinschlusskörpern die Diagnose bestätigen.

Beim **trichohepatoenterischen Syndrom (THES)** stehen neben fazialer Dysmorphie und Trichothiodystrophie eine Infektneigung, Gedeihstörung, Hepatomegalie, Thrombozytopenie sowie kongenitale kardiale Vitien im Vordergrund. Etwa 50 % der Kinder haben eine Entwicklungsverzögerung.

Im Rahmen der **Tufting Enteropathie (CTE)** treten pathognomonische Tufts in duodenalen Biopsien auf. CTE-Patienten können auch Anzeichen einer syndromalen Erkrankung mit auffälligem Haar, Hepatitis, intestinalen Atresien und Immundefekten aufweisen.

Defekte enteroendokriner Zellen (eTab. 1.2) sind häufig neben der Durchfallerkrankung mit anderen systemischen endokrinen Auffälligkeiten vergesellschaftet. So treten bei Defekten des **Neurogenin-3-Gens** malabsorptive Diarrhöen und im weiteren Verlauf Typ-1-Diabetes mellitus auf.

Angeborene Enteropathien

Das **Mitchell-Riley-Syndrom (RFX6)** ist gekennzeichnet durch Gallengangs- und Darmfehlbildungen (z. B. duodenale bzw. jejunale Atresie, Pankreas anulare), neonatalen Typ-1-Diabetes mellitus und schwere Diarrhö.

PCSK1-Mutationen verursachen über einen Funktionsverlust einer spezifischen Serinendoprotease (Proproteinkonvertase 1/3) eine Kombination aus angeborener Diarrhö, adrenerger Insuffizienz, Hypothyreose, Hypogonadismus und anderen Endokrinopathien.

■ ■ **Entzündliche/immunologische Erkrankungen der Darmmukosa**

Kinder mit angeborenen immunologischen Störungen der Darmmukosa (eTab. 1.3) präsentieren sich phänotypisch nicht selten mit dem Bild einer chronisch entzündlichen Darmerkrankung (CED), dies jedoch sehr früh im Leben. Prinzipiell sollte bei jeder CED vor dem Alter von 6 Jahren („very early onset inflammatory bowel disease", VEO-IBD) ein Ausschluss angeborener Immundefekte erfolgen.

Kinder mit **IPEX-Syndrom** (bzw. IPEX-like-Syndrom, falls keine FOXP3-Mutation nachzuweisen ist) sind gekennzeichnet durch Polyendokrinopathie, Enteropathie sowie Autoimmunphänomene an anderen Organen, z. B. als Dermatitis. Ein pränataler Beginn mit Hydrops wurde beschrieben. Bei V. a. auf ein IPEX-Syndrom kann der Nachweis von spezifischen Autoantikörpern gegen die Enterozytenantigene Harmonin und Villin hilfreich sein. Kinder mit IPEX-like-Syndrom (z. B. ITCH-Defekt: MIM 613.385, Itchy E3 Ubiquitin Protein Ligase) imponieren auch mit Dysmorphiezeichen und Entwicklungsverzögerung.

Das APECED-Syndrom wird im ▶ Kap. 7 „exsudative Enteropathie" beschrieben.

Patienten mit Defekten im IL-10-Signalweg imponieren mit neonataler CED (phänotypisch Morbus Crohn), perianalen Läsionen, Fistelbildung und Follikulitis.

Memo für den Verdacht primärer Immundefekte
- **ELVIS** = pathologische Infektanfälligkeit
  - E – ungewöhnliche Erreger
  - L – Lokalisation
  - V – Verlauf
  - I – Intensität
  - S – Summe
- **GARFIELD** = immune Dysregulation
  - G – Granulome
  - A – Autoimmunität
  - R – rezidivierendes Fieber
  - FI – Fieber
  - E – Ekzem
  - L – Lymphoproliferation
  - D – chronische Darmentzündung

■ **Diagnostik angeborener Enteropathien**

Die Diagnostik erfolgt üblicherweise neonatal nach Differenzierung osmotischer und sekretorischer Diarrhö mittels Stuhldiagnostik (pH, Anionenlücke, Elektrolyte), histologischer und ggf. elektronenmikroskopischer Untersuchungen, Bestimmungen der Enzymaktivitäten im duodenalen Biopsat (eTab. 1.4) sowie spezifischer Auslassversuche. Mit zunehmender Verfügbarkeit und Geschwindigkeit ist die genetische Untersuchung mittels Panel-Diagnostik oder Exomanalyse inzwischen deutlich früher im Algorithmus verankert (eAbb. 1.2, 1.3 und 1.4).

Einige Erkrankungen wie die angeborene Chloriddiarrhö unterliegen einer sehr variablen Genotyp-Phänotyp-Korrelation. Andere Erkrankungen wie der Saccharase-Isomaltase-Mangel können unerkannt bis ins junge Erwachsenenalter gelangen und spielen eine Rolle in der Differenzialdiagnostik chronischer Diarrhöen auch bei älteren Kindern. Ein diagnostischer Algorithmus ist in eAbb. 1.2 dargestellt.

Differenzialdiagnostisch sollten bei Hepatopathie auch Störungen der Gallensäuresynthese und -resorption sowie Motilitätsstörungen, wenn Erbrechen und rezidivierende abdominelle Distension vordergründig sind, bedacht werden.

Untersuchungen bei Verdacht auf angeborene Enteropathien
- Labor, primär: Differenzialblutbild, Blutgasanalyse, Ammoniak, Elektrolyte, Anionenlücke, Lipase, Kreatinin, Albumin, Eiweiß, IgG, IgA, IgM, IgE, Quick/INR, Triglyceride, Cholesterinprofil, Urinstatus, Stuhluntersuchung (pH, Elektrolyte, reduzierende Substanzen ± Hydrolyse, Calprotectin, Pankreaselastase, Alpha$_1$-Antitrypsin)
- Labor, weiterführend: Schweißtest, Stuhlelektrolyte und -gallensäuren, ggf. SeHCAT (23-Seleno-25-Homotaurosäure), Stuhlfett, Molekulargenetik, Zink im Urin und Plasma, Vitamin D, Vitamin E, Spurenelemente, Atemtests
- Knochenmarkpunktion
- Duodenale Biopsien: Immunhistologie, Enzymatik, ggf. Elektronenmikroskopie

> Wichtige Differenzialdiagnosen der Durchfallerkrankungen im Säuglings- und Kleinkindesalter sind Nahrungsmittelunverträglichkeiten und -allergien sowie gastrointestinale Infektionen.

1.2 Therapie

- **Therapieziel**

Therapieziel ist die Gewährleistung ausreichender enteraler oder parenteraler Nährstoffzufuhr, um im Rahmen der Grunderkrankung eine optimale somatische, motorische und psychosoziale Entwicklung sowie die Vermeidung von Komplikationen (Sepsis, Elektrolytentgleisung, Thrombosen u. a.) und Folgeerkrankungen (z. B. cholestatische Hepatopathie) zu ermöglichen. Eine kausale Therapie ist in aller Regel nicht möglich, allerdings sind hier neue Entwicklungen zu erwarten.

- **Therapieprinzip**

Bei vielen angeborenen Enteropathien besteht die Notwendigkeit zur lebenslangen spezialisierten Betreuung, um eine qualitätsgesicherte Organersatztherapie zu gewährleisten.

Die Behandlung vieler der genannten Erkrankungen besteht in gezielter enteraler und/oder parenteraler Ernährung sowie in einzelnen Fällen einer Dünndarmtransplantation.

Zu den Indikationen einer intestinalen Transplantation gehört chronisches Darmversagen, z. B. aufgrund eines Kurzdarmsyndroms mit schwerer Lebererkrankung und/oder Verlust möglicher zentraler Zugangswege (▶ Kap. 18). Weitere Indikationen stellen ausgedehnte intestinale Aganglionosen, schwere Motilitätsstörungen und angeborene Durchfallerkrankungen mit schwerem Verlauf dar. Aufgrund der Erfolge interdisziplinärerer Teams für eine intestinale Rehabilitation ist die Häufigkeit für Dünndarmtransplantationen weltweit rückläufig, zumal die Folgen einer lebenslangen Immunsuppression und der assoziierten Komplikationen auch hinsichtlich der Lebensqualität abgewogen werden müssen.

Bei immunologischen Erkrankungen kann eine immunsuppressive/-modulatorische Therapie angezeigt sein sowie in einigen Fällen eine allogene hämatopoetische Stammzelltransplantation.

Weitere Prinzipien sind die Substratdeprivation (Laktose, Saccharose), Enzymsupplementierung (Laktase, Saccharase), Regeneration des Epithels und der Schleimhaut, Verbesserung der Resorption sowie der Substrat- bzw. Energiezufuhr.

Bei Malabsorption und hierdurch bedingter osmotischer Diarrhö besteht die Therapie im Wesentlichen in der Reduktion der entsprechenden Substrate sowie ggf. bei Enzymmangel in entsprechender Substitution.

Bei Trehalasemangel sollten z. B. symptomadaptiert Pilze in der Nahrung gemieden werden.

Bei Durchfällen durch Kohlenhydratmalabsorption ist folgendes zu berücksichtigen: Es kommt durch osmotische Vermehrung intraluminaler Flüssigkeit durch nicht metabolisierte Kohlenhydrate, organische Säuren oder Elektrolyte im Kolon zu einem primär proximal aber auch distal beschleunigten Kolontransit. Gleichzeitig entsteht durch die Metabolisierung zu kurzkettigen Fettsäuren („short chain fatty acids", SCFA) im Mikrobiom des Kolons und deren Resorption eine

Verzögerung der Transitzeit sowie eine vermehrte Energiebereitstellung aus den SCFA.

Auf die Therapie der Fettmalabsorption bei chronischer Pankreasinsuffizienz wird an anderer Stelle (▶ Kap. 15) eingegangen.

Aufgrund des zunehmenden pathogenetischen Verständnisses der heterogenen Erkrankungsgruppe angeborener Enteropathien sind therapeutische Neuerungen mit molekularen Ansätzen zu erwarten.

■ **Therapeutisches Vorgehen**
Das therapeutische Vorgehen variiert in Abhängigkeit von der Ursache:

■■ Chloriddiarrhö
Patienten mit **Chloriddiarrhö** profitieren von frühzeitiger (initial parenteraler, dann schrittweise oraler) Substitution der Elektrolyte angepasst an den Bedarf. Dieser kann bei Säuglingen bei 6–8 mmol/kg/d liegen, beim älteren Kind um 3–4 mmol/kg/d. Die Substitution erfolgt üblicherweise mit einer vorgemischten Salzlösung oral (Zielkonzentration ca. 160 mmol/l Cl, z. B. durch 120 mmol/l NaCl und 40 mmol/l KCl) aufgeteilt auf 3–4, später 2–3 Einzeldosen.

Beim Säugling und Kleinkind wird i. d. R. ein NaCl-KCl-Verhältnis von 7(–9):3 bevorzugt, im Schulalter und bei Jugendlichen gleicht sich das molare Verhältnis aus.

In der initialen Phase sollte ein zusätzlicher Basisbedarf von 120–300 ml/d berücksichtigt werden, bikarbonathaltige Flüssigkeiten sollten aufgrund der Alkalose vermieden werden.

In Studien wird bei Chloriddiarrhö eine Behandlung mit Butyraten (100 mg/kg/d) abhängig vom Genotyp diskutiert, durch die die Expression apikaler Chloridkanäle der SLC26-Familie moduliert wird (◘ Abb. 1.1).

> **Wichtig**
> Als Parameter für eine adäquate Cl-Substitution bietet sich die Messung der Cl-Ausscheidung im Urin zusätzlich zu BGA und Serumelektrolyten an.

Im Rahmen einer akuten Gastroenteritis, aber auch anderen Infekten, gerade im Säuglings- und Kleinkindalter, droht bei Patienten mit Chloriddiarrhö eine metabolische Alkalose, die mit sehr hohen Kaliumbedarfen einhergeht und zu lebensbedrohlichen Herzrhythmusstörungen führen kann.

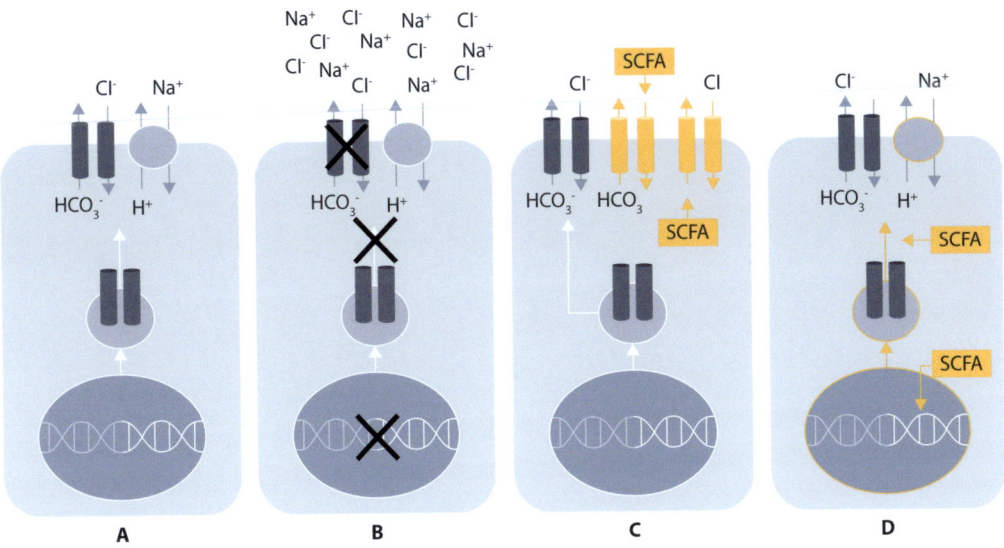

◘ **Abb. 1.1** Unterstelltes Prinzip der Butyrattherapie bei angeborener Chloriddiarrhö nach Canani et al JPGN 2010

∎∎ Natriumdiarrhö
Die Substitutionstherapie bei **Natriumdiarrhö** verläuft ähnlich. Hierbei werden Glukose-Elektrolyt-Lösungen zusätzlich eingesetzt sowie oral neben NaCl auch Natriumzitrat verwendet.

∎∎ Hypomagnesiämie
Patienten mit **angeborener Hypomagnesiämie** benötigen initial i.v. später oral eine Magnesiumsubstitution (initial i. d. R. 0,4 mmol/kg/d Mg-Sulfat i.v.; ca. 13 mmol/kg/d p.o. Mg-Dizitrat) sowie supraphysiologische Dosen von Vitamin D (40.000 IU/d) und Phenytoin (7,5 mg/kg/d). Die im Verlauf erforderliche orale Substitution beträgt häufig 10–15–20 g Mg-Dizitrat pro Tag.

∎∎ Disaccharidasenmangel
Bei Erkrankungen der Bürstensaumenzyme (**Disaccharidasenmangel**) besteht die Therapie in Reduktion oder Vermeidung der entsprechenden Substrate (z. B. Saccharose). Alternativ steht ein orales Enzympräparat zur Verfügung (z. B. Saccharase, Laktase).

∎∎ Laktosemalabsorption
Bei **Laktosemalabsorption** werden häufig kleinere Mengen Laktose vertragen, sodass hier eine individuelle Anpassung an die Symptomlast möglich ist. Gerade Milchprodukte wie Joghurt können dann in kleinen Mengen eingesetzt werden. Weiterhin kann durch gezielte Beeinflussung der Mahlzeitenzusammensetzung (Fett, z. B. Vollmilch statt halbfette Milch, und Trinken zur Nahrungsaufnahme begleitend) die Magenentleerung verlangsamt und damit die Verträglichkeit verbessert werden.

Kinder, die laktosearm ernährt werden, sollten eine orale Kalziumsupplementierung (600 mg/d <3 Jahre, 700 mg/d 4–6 Jahre, 900 mg/d 7–9 Jahre, 1100 mg/d 10–12 Jahre und 1200 mg/d ab dem 13. Lebensjahr) erhalten. Außerdem sollten bewusst alternative Kalziumquellen (kalziumreiches Wasser) genutzt und auf ausreichende Vitamin D Zufuhr geachtet werden.

Die Laktasesubstitution erfolgt mittels Tabletten zur Nahrungsaufnahme mit Laktose. Der Enzymgehalt wird üblicherweise in Food Chemicals Codex (FCC)-Einheiten angegeben, wobei 1000 Einheiten FCC 70 mg Laktase entsprechen und damit ca. (1,5–)1,7(–2) g Laktose aufgespalten werden können. Diese Wirkung ist jedoch abhängig vom individuellen Patienten, der Zusammensetzung der Mahlzeit, des gastralen und intestinalen Milieus und bedarf daher einer Anpassung an die individuelle Situation sowie umfangreiche Kenntnisse über den Laktosegehalt der Nahrungsmittel (◘ Tab. 1.1, Abschn. 0).

∎∎ Fruktosemalabsorption
Für **Fruktosemalabsorption** ist keine sichere Enzymersatztherapie als Medikament für Kinder zugelassen. Es sind Kapseln mit Glukose-Isomerase erhältlich, hierzu können aber weder Dosierungsempfehlungen gegeben werden, noch liegen in der Anwendung bei Kindern adäquate Studien vor. Für Patienten mit Fruktosemalabsorption steht die Substratreduktion im Vordergrund.

◘ **Tab. 1.1** Beispielhafte Laktosegehalte von Nahrungsmitteln

Lebensmittel	Durchschnittlicher Laktosegehalt	Etwa benötigte Laktase-FCC-Einheiten
Butter (20 g)	0,1 g	50
Eis (Milcheis, 1 Kugel)	4,5 g	2500–3000
Frischkäse (Doppelrahm, 25 g)	1 g	500
Joghurt (150 g)	7 g	4500
Kuhmilch (200 ml)	9,8 g	6000
Magerquark (200 g)	8,2 g	4500–5000

Durch die erleichterte gemeinsame Aufnahme von Fruktose und Glukose kann mit zusätzlicher Gabe von Traubenzucker (= Glukose) die Verträglichkeit fruktosehaltiger Nahrungsmittel gesteigert werden. Prinzipiell ist die Steigerung der Resorptionskapazität von Fruktose durch stetige langsame Steigerung der Fruktosezufuhr mit dem Alter bei den meisten Patienten mit Fruktosemalabsorption möglich.

Bei Patienten mit Fruktosemalabsorption muss auch Sorbit gemieden werden, da dieser Zuckeralkohol die intestinale Aufnahme von Fruktose hemmt und somit die Symptomatik aggravieren kann – wichtigste Fallstricke sind Minze (auch in Tee), Kaugummi, Ketchup, zuckerreduzierte oder -freie Lebensmittel, aber auch natürliche Nahrungsmittel wie Birnen oder Pflaumen.

Sorbit wird als E420 auf der Zutatenliste gekennzeichnet (Zuckeraustauschstoff), aber ist auch in E432, E433, E435 und E436 enthalten.

> **Cave**
> Es kann nicht genug darauf hingewiesen werden, dass Fruktosemalabsorption in keinem Fall mit hereditärer Fruktoseintoleranz, die typischerweise nicht mit Durchfällen einhergeht, verwechselt werden darf. Bei hereditärer Fruktoseintoleranz handelt es sich um eine Stoffwechselerkrankung, die unter Fruktosezufuhr lebensbedrohliche Zustände entwickeln kann.

▪▪ Saccharase-Isomaltase-Mangel
International wird bei **Saccharase-Isomaltase-Mangel** mit einer oralen Enzymersatztherapie behandelt, für die in Deutschland jedoch keine Zulassung existiert. Die verwendete Lösung darf nicht erhitzt oder mit stark sauren Nahrungsmitteln gemischt werden, es sind allergische Reaktionen beschrieben. Die Hälfte der Dosis sollte vor der Mahlzeit, die zweite Hälfte begleitend zur Mahlzeit eingenommen werden.

Die Dosierung beträgt näherungsweise 8500 IE (1 ml der üblichen Lösung) zu jeder Mahlzeit bei Kindern bis 15 kg und 17.000 IE bei größeren Kindern.

Kostengünstiger (und ggfs. begleitend) zu empfehlen ist die Meidung stark saccharosehaltiger Nahrungsmittel wie Zwiebeln, Erbsen, Honig und Sojabohnen und in den ersten Lebensjahren auch Nahrungsmittel mit hohem Anteil an Amylopektin bzw. Glukosepolymeren (Weizen, Kartoffeln). Häufig werden zur Substitution Reis und Mais eingesetzt.

▪▪ Glukose-Galaktose-Malabsorption
Im Rahmen einer angeborenen **Glukose-Galaktose-Malabsorption** muss z. B. die Zufuhr von Glukose und Galaktose vermieden werden, die Ernährung erfolgt über eine kohlenhydratfreie Säuglingsnahrung unter Zusatz von Fruktose (z. B. Galactomin 19).

Üblicherweise wird bei klinischem Verdacht im Neugeborenen- oder Säuglingsalter mit einer kohlenhydratfreien Nahrung begonnen, die schrittweise mit 1–5 % Fruktose angereichert wird. Hierunter kommt es zu einer raschen Besserung der Symptome. Im weiteren Verlauf des Lebens kommt es durch Adaptation im Kolon und dortigem Umbau der nichtresorbierten Kohlenhydrate zu einer besseren Verträglichkeit von Glukose und Galaktose.

> Bei Glukose-Galaktose-Malabsorption kann die Zufuhr (zuckerhaltiger) oraler Rehydrationslösung die Diarrhö unterhalten.

▪▪ Lysinurische Proteinintoleranz
Bei seltenen Aminoazidopathien wie der **lysinurischen Proteinintoleranz** (LPI) besteht die Therapie in einer Substitution von Citrullin (>100 mg/kg/d in 4 Einzeldosen), Lysin (20–30 mg/k/dg in 3 Einzeldosen) und Carnitin (25–50 mg/kg/d) sowie Eiweißrestriktion (0,8–1,5 g/kg/d bei Kindern, 0,5–0,8 g/kg/d bei Erwachsenen) und der (i. d. R. medikamentös unterstützten) Vermeidung von Hyperammonämie. Auch müssen seltene Komplikationen wie Nierenerkrankung und alveoläre Proteinose beachtet werden.

Diarrhöen durch Gallensäuren

Im Fall der **Diarrhöen durch Gallensäuren** kann mittels Zinksubstitution und Cholestyramin eine Besserung erzielt werden. Weiterhin ist die Reduktion langkettiger Fettsäuren und der Ersatz mit mittelkettigen Fetten (MCT) erforderlich.

Acrodermatitis enteropathica

Bei einer Erkrankung mit **Acrodermatitis enteropathica** kommt es zu extrem niedrigen Zinkspiegeln aufgrund gestörter Absorption. Die Therapie besteht in einer supraphysiologischen Substitution, z. B. 1–3 mg/kg/d, die zu einer raschen Besserung der Symptome innerhalb von Tagen führt. Als laborchemischer Parameter zur Überwachung des Zinkstatus eignet sich das zinkabhängige Enzym alkalische Phosphatase.

> Unter supraphysiologischer Zinksubstitution sollte eine regelmäßige Überprüfung des Kupferspiegels erfolgen.

Menke-Erkrankung

Die Behandlung der **Menke-Erkrankung** wird aufgrund der unzureichenden enteralen Kupferresorption parenteral durchgeführt (600 ng/kg/Woche), beeinflusst aber den Krankheitsverlauf bis auf die Normalisierung der Serumkupferwerte nicht.

Lipasemangel

Die Behandlung des Lipasemangels wie auch des **Shwachman-Diamond-Syndroms** besteht in der Substitution von Pankreasenzymen (Startdosis meist 2500 IE/g Fett in der Mahlzeit) sowie fettlöslicher Vitamine (◘ Tab. 1.2), angepasst an die Stuhlfettausscheidung sowie die Vitaminspiegel im Verlauf. Die zystische Fibrose (► Kap. 15; Band Pneumologie-HNO-Kardiologie) sowie die Therapie exokriner Pankreasinsuffizienz werden in einem eigenen Kapitel (► Kap. 15) bzw. einem weiteren Band abgehandelt.

Zerebrotendinöse Xanthomatose

Patienten mit **zerebrotendinöser Xanthomatose** erhalten üblicherweise u. a. Pravastatin und Chenodesoxycholsäure.

Enteropeptidase- oder Trypsinogenmangel

Kinder mit **Enteropeptidase-** oder **Trypsinogenmangel** erhalten neben der Substitution mit Pankreasenzym Proteinhydrolysatnahrung und eine Substitution mit mittelkettigen Triglyceriden (MCT).

Diarrhö bei Immundysregulation

Die Therapie **angeborener Diarrhöen mit Immundysregulation** reicht von supportiver Therapie über Immunsuppression bis zur hämatopoetischen Stammzelltransplantation (HSCT). Die drei Hauptsäulen der Behandlung bestehen hier in

◘ **Tab. 1.2** Substitutionsschema fettlöslicher Vitamine vor Anpassung nach Spiegeln

Schematische Substitution, oral	Alter (Jahre)	Dosis
Vitamin A	0–2	4000 IE/d
	3–4	6000 IE/d
	5–8	8000 IE/d
	>8	10.000 IE/d
Vitamin D	0–10	1000 IE/d
Vitamin E	0–6	100 mg/d
	>6	200 mg/d
Vitamin K (Anpassung nach Gerinnung, nur bei Bedarf)	<1	2 mg/Woche
	1–6–8	5 mg/Woche
	>8	10 mg/Woche

- Reduktion der autoimmunologischen Aktivität,
- Reduktion der Entzündung, die hierdurch verursacht wird, und
- Prävention bzw. Behandlung der begleitenden Infektionen.

Primär steht oft die Behandlung des Ernährungszustands, der Enteropathie mittels parenteraler (total oder partiell) Ernährung sowie Optimierung der Therapie des Typ-1-Diabetes, der Stoffwechsellage hinsichtlich einer Thyreoiditis sowie z. B. Thrombozytentransfusionen bei Thrombozytopenie und adrenerger Substitutionstherapie bei entsprechender Insuffizienz und Behandlung der begleitenden Zöliakie mittels glutenfreier Ernährung im Vordergrund. Hämatologische Entitäten wie die autoimmune Granulozytopenie oder Panzytopenie sollten ebenso wie die dermatologischen Probleme adäquat adressiert werden.

Die immunsuppressive Behandlung erfolgt häufig initial mit systemischen Steroiden, es kommen aber auch Calcineurininhibitoren und neuere Immunsuppressiva aus der Transplantationsmedizin zum Einsatz. Ein großer Teil der Patienten benötigt eine heimparenterale Ernährung. Auf diese Therapie wird in ▶ Kap. 22 eingegangen.

Bei Abwägung einer Dünndarmtransplantation ermöglichen die frühzeitige Anbindung und der Kontakt zu einem Zentrum mit entsprechender Erfahrung bessere Ergebnisse, da Transplantationen insbesondere in Extremsituationen vermieden werden sollten. Gleichzeitig darf eine solche Vorstellung nicht regelhaft unmittelbar in der Transplantationsvorbereitung münden.

Aktuelle Kriterien für Evaluation einer intestinalen Transplantation sind (Kaufman et al. 2020):
- Fortgeschrittene oder fortschreitende intestinal Failure associated Liver Disease (Hyperbilirubinämie 4,5 mg/dl >2 Monate trotz konservativer Therapieanpassung), Kombination mit reduzierter Lebersynthesefunktion, portaler Hypertension und Hypersplenismus über 1 Monat ohne begleitende/aggravierende Infektion.
- Thrombose oder Verschluss von 3 der 4 oberen Körpervenen als Möglichkeit für Zugangsanlagen bzw. Verschluss der brachiozephalischen Vene bei Kindern.
- Lebensbedrohliche Morbidität bei unbegrenzter Abhängigkeit von parenteraler Ernährung, z. B. ≥ 2 Episoden (unabhängig von der initial zum Darmversagen führenden Episode) mit Sepsis oder anderen Komplikationen der parenteralen Ernährung mit Notwendigkeit zur mechanischen Beatmung und/oder Kreislaufunterstützung mit Katecholaminen.
- Versagen des ersten Transplantats.
- Invasive intraabdominelle Desmoidtumoren.
- Akute diffuse intestinale Infarzierung mit Leberversagen.

■ **Monitoring und Verlauf**

Für alle Kinder mit angeborenen Durchfallerkrankungen ist eine regelmäßige Anbindung an ein spezialisiertes Zentrum erforderlich. Darüber hinaus sollte eine sofortige Vorstellung mit Laborkontrollen und klinischer Beurteilung heimatnah, z. B. bei Hinweis auf Infektion oder Entgleisung, möglich sein.

Die Grundlage der Verlaufsbeurteilung ist eine gute Verlaufsdokumentation inkl. Größen- und Gewichtskurven (ggf. Pubertätsstadium) sowie wiederholte klinische Beurteilung. Hierbei müssen die veränderten Bedarfe, aber auch im Einzelfall die intestinale Adaptationsfähigkeit, berücksichtigt werden.

Die diätetische Behandlung und Unterstützung erfordert kontinuierliche Anpassung mit Berücksichtigung der Grunderkrankung und damit verbundener Einschränkungen, aber auch der Entwicklung des Kindes.

Wichtige Entscheidungsfaktoren der Kontrollfrequenz sind Stabilität der klinischen Situation, Notwendigkeit von Monitoring typischer Therapienebenwirkungen sowie im Speziellen die Anpassung bei heimparenteraler Ernährung (Elektrolyte, Energie, Zusammensetzung).

So werden üblicherweise anfänglich während Anpassung und Steigerung sowie relevanter Veränderung der Zusammensetzung wöchentliche Kontrollen durchgeführt, alle 2–4 Wochen in Phasen intensiver Anpassung der oralen und enteralen Ernährung. In stabilen Situationen werden die Kontrollintervalle häufig auf 6–12 Wochen gestreckt.

Bei Kindern und Jugendlichen mit angeborener Chloriddiarrhö sollten alle 3 Monate Elektrolyte, BGA, Kreatinin sowie Urin-Cl bestimmt werden (Ziel bei Kindern 3–7 Jahre 10–30 mmol/l, danach zumindest 30–50 mmol/l), außerdem Renin, Aldosteron und die glomeruläre Filtrationsrate (GFR). Es sollte auf die Früherkennung einer Nierenbeteiligung geachtet werden. Hinsichtlich der bei Männern beschriebenen Fertilitätsstörung findet sich bei normaler Spermatogenese aber defektem Cl/HCO_3-Austausch eine gute Prognose zumindest assistierter Reproduktion.

> **Monitoringlabor bei heimparenteraler Ernährung**
> - Basisprofil: Blutbild, Elektrolyte inkl. Ca, Mg und P, Kreatinin, Harnstoff, GOT, GGT, Bilirubin direkt und gesamt, alkalische Phosphatase und Albumin, Blutgasanalyse inkl. Blutglukose, Laktat, ionisiertes Ca, Gerinnung (Quick, PTT), Cholesterin erweitert um Nüchtern-Triglyceride, Transferrinsättigung, Ferritin, Urinstatus und Parathormon
> - Erweitertes Profil: Basisprofil plus TSH, fT4, Urinstatus und -elektrolyte (Na, Ca/Krea, Ph/Krea), Kreatininclearance und Eiweißdifferenzierung, Vitamine A, E, B_{12}, B_1, 25-OH-Vitamin D, 1,25-OH-Vitamin D, Spurenelemente wie Cu, Zn, Se und Eisen

Weiterhin sollten zumindest alle 6–12 Monate ein Ultraschall der Leber (ggf. Echogenität, Pfortaderfluss) sowie in weiteren Intervallen Beurteilung der Knochendichte, z. B. via DEXA durchgeführt werden.

Auch für seltene Krankheitsentitäten wie das Shwachman-Diamond-Syndrom sind inzwischen standardisierte Follow-up-Pläne zumindest konzeptionell vorgegeben, müssen aber der individuellen Patientenkonstellation angepasst werden. Beispiel-Follow-up-Monitoring bei Patienten mit Shwachman-Diamond-Syndrom (Nelson et al. 2018; Dror et al. 2011): Alle 3 Monate Differenzialblutbild, alle 6 Monate oder wie klinisch erforderlich Eisen, Folsäure, Vitamin B_{12}, fettlösliche Vitamine und Gerinnung, Transaminasen, TSH, fT3, Wachstumsbeurteilung und körperliche Untersuchung, Hörtestung sowie weitere Untersuchungen wie klinisch indiziert (Endoskopie, Immunglobuline und Lymphozytensubpopulationen, HLA-Typisierung, ggf. Knochenmarkpunktion).

- **Prognose**

Bei vielen Erkrankungen wie z. B. der Chloriddiarrhö sind die frühzeitige Diagnose und Therapie (adäquate Chloridsubstitution) essenziell, um Folgeerkrankungen wie beispielsweise eine chronische Nierenerkrankung zu vermeiden. Die Prognose der Natriumdiarrhö ist im Vergleich etwas schlechter. Bei immunologischen Erkrankungen hängt die Prognose im Wesentlichen von der erforderlichen Immunsuppression sowie der Indikationsstellung und dem Komplikationsspektrum einer hämatopoetischen Stammzelltransplantation (HSCT) ab.

So ist beim IPEX-Syndrom ein 30-Jahres-Überleben in 47,5 % der Patienten beschrieben, beim IPEX-like-Syndrom ist diese Rate schon erheblich geringer (27 %). Nach HSCT steigt das 10-Jahres-Überleben auf 72,8 % bei IPEX-Syndrom (Immunsuppression ohne Transplantation 57 %) und fast 100 % bei IPEX-Like-Syndrom (ohne Transplantation 78 %). Neue Entwicklungen wie die Behandlung mit mTOR-Inhibitoren verändern die Situation aber stetig. Auch bei IPEX wird im Bereich der genetischen Reprogrammierung besseres Überleben erwartet. So konnten bereits in verschiedenen Zelltypen wild-type FOXP3-DNA inseriert werden.

Die Prognose von Kindern mit heimparenteraler Ernährung hat sich in den letzten Jahrzehnten mit einem Langzeitüberleben von 70 % im Jahre 1990 auf derzeit 90 %

deutlich gebessert. Dies ist allerdings abhängig von Grunderkrankung, anatomischer Ausgangslage (beim Kurzdarmsyndrom), Alter zu Beginn der parenteralen Ernährung, Entwicklung von Septitiden und begleitender Lebererkrankung. Ein wesentlicher Beitrag zur Reduktion der Mortalität und Morbidität kommt hier dem Konzept intestinaler Rehabilitation und der Behandlung in multidisziplinären Teams sowie der Prävention und Behandlung der Hepatopathie und Reduktion von Katheterinfektionsinzidenzen (<2/1000 Kathetertage) zu.

Die Prognose von Kindern und Jugendlichen mit Darmtransplantation hat sich in den letzten Jahren deutlich verbessert, auch weil inzwischen früher und in besseren Ausgangslagen transplantiert wird. Bei längerem Follow-up muss jedoch auf die Notwendigkeit einer Zweittransplantation bei Graftversagen (aktuell 7–9 % aller intestinaler Transplantationen) und auf die Gefahr seltener maligner Entitäten wie Post-Transplant Lymphoma Disease (PTLD), Tumoren der glatten Muskulatur (Smooth Muscle Tumor, SMT) oder Angiosarkome geachtet werden. Diese weisen eine schlechte Prognose auf (Gerlach et al. 2020).

- **Prävention**

Die meist genetisch determinierten Erkrankungen lassen sich nicht primär präventiv verhindern. Allerdings sollte eine frühzeitige genaue Diagnostik und gerade bei fortbestehendem Kinderwunsch eine humangenetische Beratung der Eltern auch hinsichtlich eines Wiederholungsrisikos sowie pränataler Möglichkeiten der Diagnostik durchgeführt werden.

Sekundärprävention umfasst das frühzeitige Erkennen und Verhindern von Komplikationen und Folgeerkrankungen sowie Therapienebenwirkungen.

- **Qualitätssicherung**

Aufgrund der Seltenheit der Fälle, der durchaus variablen Therapie und Prognose sowie der therapeutischen Möglichkeiten sollten alle Kinder mit angeborenen Enteropathien in multidisziplinären bzw. multiprofessionellen Teams mit Erfahrung bezüglich chronischem Darmversagen betreut werden. Dies ist umso entscheidender, wenn komplexe Therapien wie heimparenterale Ernährung, Immunmodulation/-suppression oder intestinale Transplantation erwogen werden.

Als medizinischer Behandlungsstandard müssen auch in diesem Bereich nationale oder internationale Leitlinien gelten sowie die Vorgaben der Fachgesellschaften, aber auch abgestimmte und veröffentlichte Expertenmeinungen (s. Links zu Fachgesellschaften).

Links zur Therapie angeborener Durchfallerkrankungen und zu medizinischen Fachgesellschaften
- ▶ www.gpge.eu
- ▶ www.espghan.org
- ▶ www.espen.org

Heimparenterale Ernährung ist eine lebensrettende, komplexe Therapie. Um diese sicher durchzuführen sind u. a. folgende Punkte notwendig:
- Volle Unterstützung und Einbindung der Eltern und des Umfelds in die Therapie.
- Ausreichend stabile Ausgangssituation.
- Umgebung muss für die sichere Durchführung der Therapie adäquat sein.
- Patienten und/oder Bezugspersonen müssen die erforderlichen Behandlungsschritte verstehen und adäquat durchführen können.
- Patienten und/oder Bezugspersonen müssen die Infusion überwachen und Komplikationen erkennen sowie auf diese reagieren können.
- Die Versorgung sollte ausreichend refinanziert sein und über einen erfahrenen Versorger stattfinden.

Die Qualitätssicherung im Bereich der angeborenen Durchfallerkrankungen sollte auch in Kontakt und in Absprache mit nationalen und internationalen Netzwerken bzw. Patientenregistern zur Verbesserung der Versorgung geschehen. Hierbei sollten auch Qualitätsindikatoren der Versorgung mitberücksichtigt werden. So wurde im Bereich heimparenteraler

Ernährung durch systematische Erfassung und Verbesserung des Kathetermanagements eine erhebliche Reduktion der Infektionsrate erzielt. Typische Indikatoren wären die Infektionsrate, die Rate für stationäre Wiederaufnahme und validierte Lebensqualitätserfassung.

Es muss darauf hingewiesen werden, dass gerade im Zusammenspiel eines spezialisierten Behandlungsteams und der ambulanten Anbindung inklusive Schulung und Monitoring, Ernährungsberatung, Unterstützung bei Reisen und im Alltag (Schule, Berufsausbildung) Stand 2024 erhebliche Defizite in Abrechenbarkeit und Refinanzierung bestehen. Dies ist vor dem Hintergrund der hieraus entstehenden ökonomischen Anreizwirkung inakzeptabel.

> **Inhalte eines Schulungsprogramms für Kinder und Jugendliche mit heimparenteraler Ernährung (Pironi et al. 2020)**
> - Indikation und Zielsetzung der heimparenteralen und enteralen Ernährung
> - Rolle der ambulanten Versorgung inklusive Pflegedienst, Home Care Provider, Apotheke usw.
> - Besprechung der erforderlichen Lernschritte und Fähigkeiten im Umgang mit der Therapie und Komplikationen
> - Heimisches Umfeld: allgemeine Sauberkeit, Voraussetzung für steriles Arbeiten, Haustiere, Sicherheit im Haushalt (Telefon, saubere Lagerungsmöglichkeiten, separate Kühlmöglichkeiten, saubere Wasserversorgung, Toilette und Badezimmer)
> - Katheterpflege/-management inkl. Pflege der Kathetereintrittsstelle, Vermeiden, Erkennen und Management von Komplikationen und Infektionen.
> - Sichere Durchführung der parenteralen Ernährung inkl. Verbindung mit dem zentralvenösen Zugang, Spülung und Katheterblock
> - Bedienung und Nutzung der Ernährungspumpe inkl. Problemlösung bei häufigen Problemen
> - Begleitmedikation, Ansprechpartner mit strukturierter Weiterbildung lokal sowie im Zentrum
> - Umgang mit den Materialien und der Ernährungslösung, ggf. Zugabe von Vitaminen oder anderen Zusätzen

■ **Ausblick**

Zur schnelleren Diagnostik im Bereich der angeborenen Enteropathien trägt die frühzeitige molekulargenetische Diagnostik bei. Hierbei werden auch neue Genotypen, Phänotypen und ggf. Krankheitsmechanismen ersichtlich.

In der Therapie können patientenspezifische Krankheitsmodelle (z. B. mittels Organoiden) eine individualisierte und frühe spezifische Therapie ermöglichen. Hier werden aktuell stammzellbasierte Therapieverfahren, aber auch gentherapeutische Verfahren experimentell entwickelt und evaluiert. Enzymersatztherapien sowie molekulargenetische Therapien erlauben in Zukunft wahrscheinlich kausale Ansätze.

Zum besseren Verständnis des Krankheitsverlaufs und der Einschätzung klinischer Interventionen ist bei chronischen, seltenen Erkrankungen die Teilnahme an internationalen großen multizentrischen Registern zu empfehlen, auch im Hinblick auf die Verbesserung der eigenen Versorgungsqualität und den Austausch von Erfahrungen, wie eindrucksvoll an der Entwicklung intestinaler Rehabilitationsteams gezeigt werden konnte.

Dieses Kapitel enthält elektronisches Zusatzmaterial.

? Fragen zur Wiederholung
1. In der Neonatalphase fällt ein Kind ab dem ersten Lebenstag durch wässrige Durchfälle und Dehydratation bei fehlendem Mekoniumabgang auf, in der Schwangerschaft bestand ein Polyhydramnion. In der primären Abklärung fällt ein deutlich erhöhtes Stuhl Chlorid (100 mmol/l) auf. Welche Aussage trifft zu?

a) Alle Familienmitglieder sollten genetisch untersucht werden.
b) Eine parenterale Ernährung ist in jedem Fall langfristig notwendig.
c) Eine Chloridsubstitution kann oral mit NaCl und KCl erfolgen.
d) Der Vererbungsgang der Chloriddiarrhö ist X-chromosomal.
e) Eine Kuhmilchallergie sollte zeitnah ausgeschlossen werden.

2. Ein 3 Monate altes Mädchen wird mit Gedeihstörung und blutigen Durchfällen sowie rezidivierenden Hautausschlägen vorgestellt. Eine kuhmilchfreie Ernährung der stillenden Mutter sowie eine Ernährung des Kindes mit einer aminosäurenbasierten Formelnahrung wurden ohne erkennbaren Effekt durchgeführt. Welche Aussage trifft zu?

a) Differenzialdiagnostisch sollte neben Nahrungsmittelallergien an angeborene Immundefekte gedacht werden.
b) Eine kalkulierte Behandlung mit Mesalazin und Zink sollte begonnen werden.
c) Bei unauffälliger Familienanamnese scheiden angeborene Durchfallerkrankungen als Ursache weitgehend aus.
d) Eine Behandlung mit Lactobacillus reuteri führt stets zu einem vollständigen Verschwinden der Symptome.

3. Ein türkischer Junge im Alter von 1 Jahr wird mit bereits begonnener teilparenteraler Ernährung und rezidivierenden Steroidtherapien bei Verdacht auf neonatale CED vorgestellt. Es fallen neben fazialen Dysmorphien (prominente Stirn und Wangen, flache Nasenwurzel, Hypertelorismus) auch struppige krause Haare und eine Hepatomegalie mit Immunglobulinmangel auf. Welche Differenzialdiagnose sollte abgeklärt werden?

a) Zöliakie
b) Kuhmilchproteinallergie
c) Trichohepatoenterisches Syndrom
d) Familiäres Mittelmeerfieber
e) Mitchell-Riley-Syndrom

Literatur

Nelson AS, Myers KC (2018) Diagnosis, Treatment, and Molecular Pathology of Shwachman-Diamond Syndrome. Hematol Oncol Clin North Am 32(4):687–700. ISSN 0889-8588, ISBN 9780323613903. DOI: ▶ https://doi.org/10.1016/j.hoc.2018.04.006. URL: ▶ https://www.sciencedirect.com/science/article/pii/S0889858818307147

Berni Canani R, Castaldo G, Bacchetta R, Martín MG, Goulet O (2015) Congenital diarrhoeal disorders: advances in this evolving web of inherited enteropathies. Nat Rev Gastroenterol Hepatol 12:293–302. ▶ https://doi.org/10.1038/nrgastro.2015.44

Bacchetta R, Barzaghi F, Roncarolo MG (2016) From IPEX syndrome to FOXP3 mutation: a lesson on immune dysregulation. N Y Acad Sci. ▶ https://doi.org/10.1111/nyas.13011

Dror Y, Donadieu J, Koglmeier J, Dodge J, Toiviainen-Salo S, Makitie O, Kerr E, Zeidler C, Shimamura A, Shah N, Cipolli M, Kuijpers T, Durie P, Rommens J, Siderius L, Liu JM (2011 Dec) Draft consensus guidelines for diagnosis and treatment of Shwachman-Diamond syndrome. Ann N Y Acad Sci 1242:40–55. ▶ https://doi.org/10.1111/j.1749-6632.2011.06349.x. PMID: 22191555

Gerlach UA, Morland B, Hobin D, Nagy A, Sharif K, Mirza DF, Gupte GL (2020) Atypical malignancies after intestinal transplantation in children: a European single-centre experience. Pediatr Transplant 24(3):e13697. ▶ https://doi.org/10.1111/petr.13697. Epub 2020 Mar 25. PMID: 32212293

Janecke AR, Heinz-Erian P, Müller T (2016) Congenital sodium diarrhea: a form of intractable diarrhea, with a link to inflammatory bowel disease. J Pediatr Gastroenterol Nutr 63:170–176. ▶ https://doi.org/10.1097/MPG.0000000000001139

Kaufman SS, Avitzur Y, Beath SV, Ceulemans LJ, Gondolesi GE, Mazariegos GV, Pironi L (Mai 2020) New insights into the indications for intestinal transplantation: consensus in the year 2019. Transplantation 104(5):937–946. ▶ https://doi.org/10.1097/TP.0000000000003065. PMID: 31815899

Kaufman SS, Avitzur Y, Beath SV, Ceulemans LJ, Gondolesi GE, Mazariegos GV, Pironi L (2020 May) New Insights Into the Indications for Intestinal Transplantation: Consensus in the Year 2019. Transplantation 104(5):937–946. ▶ https://doi.org/10.1097/TP.0000000000003065. PMID: 31815899; PMCID: PMC8384045

Monies DM, Rahbeeni Z, Abouelhoda M, Naim EA, Al-Younes B, Meyer BF et al (2015) Expanding phenotypic and allelic heterogeneity of tricho-hepato-enteric syndrome. J Pediatr Gastroenterol Nutr 60:352–356. ▶ https://doi.org/10.1097/MPG.0000000000000627

Overeem AW, Posovszky C, Rings EH, Giepmans BN, van IJzendoorn SC (2016) The role of enterocyte defects in the pathogenesis of congenital diarrheal disorders. Dis Model Mech 9:1–12. ▶ https://doi.org/10.1242/dmm.022269

Passerini L, Santoni deSio FR, Porteus MH, Bacchetta R (2014) Gene/cell therapy approaches for immune dysregulation polyendocrinopathy enteropathy X-linked syndrome. Curr Gene Ther 14:422–428

Pironi L, Boeykens K, Bozzetti F, Joly F, Klek S, Lal S, Lichota M, Mühlebach S, Van Gossum A, Wanten G, Wheatley C (2020) ESPEN Guideline home parenteral nutrition. Clin Nutr 39(6):1645–1666. ▶ https://doi.org/10.1016/j.clnu.2020.03.005

Posovszky C (2016) Congenital intestinal diarrhoeal diseases: a diagnostic and therapeutic challenge. Best Pract Res Clin Gastroenterol 30:187–211

Rubio-Cabezas O, Jensen JN, Hodgson MI, Codner E, Ellard S, Serup P et al (2011) Permanent neonatal diabetes and enteric anendocrinosis associated with biallelic mutations in NEUROG3. Diabetes 60:1349–1353. ▶ https://doi.org/10.2337/db10-1008

Salomon J, Goulet O, Canioni D, Brousse N, Lemale J, Tounian P et al (2014) Genetic characterization of congenital tufting enteropathy: EpCAM associated phenotype and involvement of SPINT2 in the syndromic form. Hum Genet 133:299–310

Sheikine Y, Woda CB, Lee PY, Chatila TA, Keles S, Charbonnier LM et al (2015) Renal involvement in the immunodysregulation, polyendocrinopathy, enteropathy, X-linked (IPEX) disorder. Pediatr Nephrol 30:1197–1202. ▶ https://doi.org/10.1007/s00467-0153102-x

Terrin G, Tomaiuolo R, Passariello A, Elce A, Amato F, Di Costanzo M, Castaldo G, Canani RB (2012) Congenital diarrheal disorders: an updated diagnostic approach. Int J Mol Sci 13(4):4168–4185. ▶ https://doi.org/10.3390/ijms13044168. Epub 2012 Mar 29. PMID: 22605972; PMCID: PMC3344208

Wedenoja S, Höglund P, Holmberg C (15 February 2010) Review article: the clinical management of congenital chloride diarrhoea. Aliment Pharmacol Ther 31(4):477–485. ▶ https://doi.org/10.1111/j.1365-2036.2009.04197.x. Epub 2009 Nov 11 PMID: 19912155

Zimmer P, Branski D (2016) Rare Inborn Defects Causing Malabsorption. In: Kliegman RM, Behrman RE, St Geme JW. 3rd, Schor NF (Hrsg) *Nelson Textbook of Pediatrics* (20 Aufl). Elsevier

Gastrointestinale Infektionen

Jan de Laffolie

Inhaltsverzeichnis

2.1 Akute Gastroenteritis – 18
2.1.1 Therapie – 18

2.2 Postenteritisches Syndrom – 23

2.3 Bakterien und Parasiten – 23

2.4 Gastrointestinale Infektionen bei Immundefizienz – 24

Literatur – 25

Keine relevanten Interessenkonflikte.

Ergänzende Information Die elektronische Version dieses Kapitels enthält Zusatzmaterial, auf das über folgenden Link zugegriffen werden kann ▶ https://doi.org/10.1007/978-3-662-65248-0_2.

© Springer-Verlag GmbH Deutschland, ein Teil von Springer Nature 2023
K.-P. Zimmer et al. (Hrsg.), *Gastroenterologie – Hepatologie – Ernährung – Nephrologie – Urologie*, Therapie der Krankheiten im Kindes- und Jugendalter,
https://doi.org/10.1007/978-3-662-65248-0_2

2.1 Akute Gastroenteritis

Die akute Gastroenteritis im Kindes- und Jugendalter ist eine sehr häufige Erkrankung, die insbesondere Kinder unter 5 Jahren betrifft und saisonal im Winter gehäuft auftritt. Weltweit ist die akute Gastroenteritis weiterhin die zweithäufigste Todesursache mit 70 Mio. Toten jährlich, wobei meist die Dehydration (eOverview 2.1, eTab. 2.1 und 2.2) für den Tod betroffener Kinder ursächlich ist. In Europa stellt sie eine der häufigsten drei Ursachen für die stationäre Einweisung von Kindern dar. Man kann von ca. 0,5–2 Episoden pro Jahr für Kinder unter 3 Jahren ausgehen, bei Kindern ohne Risikofaktoren überwiegen virale Erreger bei Weitem (>70%, überwiegend Noroviren, Rotaviren), bakterielle oder parasitäre Erreger sind seltener.

Einen sinnvollen diagnostischen Stufenplan finden Sie in eOverview 2.2.

2.1.1 Therapie

- **Therapieziel**

Die typische infektiöse Enteritis im Kindesalter ist in den meisten Fällen selbstlimitierend mit einem wenige Tage bis zu einer Woche dauernden Krankheitsverlauf.

Pfeiler der Therapie sind die Prävention oder Kompensation bestehender Flüssigkeits- und Elektrolytverluste (Rehydrationstherapie), begleitende Therapie mit Medikamenten/Probiotika sowie eine Realimentation mit altersgemäßer Ernährung.

- **Therapieprinzip**

In der Regel wird (außer bei schwerer Dehydration) die Rehydration durch orale Gabe vorgefertigter Rehydrationslösungen (ORL) durchgeführt. Sogenannte Hausmittel wie Cola/Salzstangen oder Tee/Zwieback sind in der typischen Zusammensetzung inadäquat, ebenfalls verdünnter Apfelsaft, obwohl die Akzeptanz aufgrund des Geschmacks höher ist.

Orale Rehydrationslösung zielt mit nahezu äquimolarer Natrium- und Glukosekonzentration (Glukose nicht mehr als 2:1 zu Natrium, Gesamtglukosekonzentration zur Vermeidung osmotischer Diarrhö ≤ 110 mmol/l) auf eine optimale, rasche Resorption. Die Osmolarität der Lösung sollte unter 300 mosmol/l liegen.

Ein Kaliumzusatz ist bei schwerer oder prolongierter Erkrankung notwendig und sollte ca. 20–30 mmol/l betragen. Der Zusatz von Zitrat, das rasch zu Bikarbonat umgesetzt wird, und Bikarbonat wirken einer Azidose entgegen. Eine zu hohe Chloridzufuhr kann eine Azidose eher begünstigen.

Die Abweichungen zwischen WHO- und ESPGHAN-Empfehlung (◘ Tab. 2.1) entstehen durch die stärkere Berücksichtigung der typischen Choleradiarrhö mit starken Natriumverlusten >90 mmol/l in der WHO-Empfehlung. Varianten und Veränderungen der ORL beziehen sich auf die Verwendung von

◘ **Tab. 2.1** Empfehlungen der Fachgesellschaften und Zusammensetzung gängiger oraler Rehydrationslösungen

	WHO-Empfehlung	ESPGHAN-Empfehlung	Elotrans	Oralpädon 240/ Infectodiarrstop	GES 45	RES 55
Natrium (mmol/l)	75	60	90	60	49	55
Glukose (mmol/l)	75	74–111	111	90	109	64
Kalium (mmol/l)	20	20	20	20	25	34
Chlorid (mmol/l)	65	<25	80	60	25	50
NaHCO$_3$ (mmol/l)		0	0	0	23	0
Zitrat (mmol/l)	10	10	10	10	9	12
Osmolarität (mOsm/l)	245	200–250	311	240	298	200

Reisstärke sowie den Zusatz von Probiotika, Laktoferrin, Ballaststoffen oder Zink.

Zur Selbstherstellung einer ähnlichen Lösung verwendet man 1 l stilles Mineral- oder Leitungswasser, 6 Teelöffel Traubenzucker (oder ersatzweise Haushaltszucker), einen knappen Teelöffel Salz. In manchen Rezepten wird ein Teil Orangensaft oder Apfelsaft oder gedrückte Banane (z. B. 200 ml Saft, dann nur 4 TL Traubenzucker) oder Backpulver (1/2 - 1 Teelöffel) beigefügt.

Die Verwendung von Reisstärke basiert auf der Erfahrung bei Choleraepidemien, dass aufgrund der geringeren osmotischen Wirkung solche komplexen Kohlenhydrate eine Verringerung der Stuhlmenge während der Rehydration bewirkten. Dies war bei nichtcholerabedingten Erkrankungen nicht nachweisbar.

Eine Zinksupplementierung führt bei gerade in Entwicklungsländern häufig vorbestehendem Zinkmangel zu einer Reduktion von Menge und Dauer der Diarrhö.

- **Therapeutisches Vorgehen**

Die erste und wichtigste Therapiemaßnahme ist die Rehydration.

- - **Rehydration**

Orale Rehydration erfolgt üblicherweise schematisch durch Ersetzen der entstandenen Elektrolyt- und Flüssigkeitsverluste mittels ORL innerhalb von 4–6 h. Dabei müssen auch fortlaufende Verluste ersetzt werden, z. B. für Erbrechen/wässrigen Stuhl 10 ml/kg, bei Fieber wird ebenfalls pro 1 °C Temperatur >37 °C ein Mehrbedarf von 10 ml/kg geschätzt.

> Bei leichter Dehydration wird üblicherweise mit 50 ml/kg, bei mittelschwerer mit 100 ml/kg innerhalb von 4–6 h begonnen.

Die Durchführung wird in der Regel in Gabe von 4–5 ml Flüssigkeit alle 1–2 min mittels Löffel oder Spritze oral durch die Vertrauensperson bestehen, wobei ein Protokoll über die aufgenommene Menge, den Zustand und die weiteren Verluste geführt werden sollte.

Die Anlage einer **nasogastralen Sonde** bei unzureichender oraler Toleranz stellt eine wichtige Möglichkeit zur Optimierung der enteralen Rehydrationssituation dar und wird in Leitlinien empfohlen, in der tatsächlichen Praxis jedoch unzureichend umgesetzt.

Die **Indikation zur parenteralen Rehydration** besteht im Scheitern der oralen Rehydration, Ileus bzw. galligem Erbrechen, einer schweren Dehydration, schwerer Azidose (pH < 7,25, BE <−15 mmol/l), ausgeprägter hypertoner oder hypotoner Dehydration.

Der Basisbedarf und die residualen Defizite können mit 2/3- oder Vollelektrolytlösung mit Glukose langsam ausgeglichen werden, Kaliumzusatz sollte nur bei einsetzender Diurese erfolgen. Bei milder Dehydration werden über den Basisbedarf hinaus 50 ml/kg in den ersten 24 h geschätzt, bei schwerer Dehydration 100 ml/kg.

Üblicherweise werden die geschätzten Verluste zu einem Drittel in den ersten 8–12 h, zu 2/3 in den folgenden 36 h ersetzt.

Schätzung Erhaltungsbedarf Flüssigkeit, z. B. nach Holiday Segar
- Für die ersten 10 kg Körpergewicht 100 ml/kg/d
- Für jedes Kilo zwischen 10 und 20 kg Körpergewicht 50 ml/kg/d
- Für jedes Kilo darüber hinaus 20 ml/kg /d

Während der intravenösen Rehydration sollte wiederholt versucht werden, eine begleitende orale Rehydration durchzuführen. Bei Kindern, die eine intravenöse Rehydration benötigen, sollte zudem stets eine Bestimmung von Elektrolyten, Blutgasanalyse, Kreatinin, Harnstoff, Blutzucker und Blutbild erfolgen.

Bei schwerer Dehydration sollte mit 20 ml/kg NaCl 0,9 % oder Vollelektrolytlösung **während der ersten 4 h** begonnen werden, bei Schockzuständen wiederholte Volumenbolusgaben 20–40 ml/kg über je 15–30 min. Bei initial hohen Zufuhrmengen sollten glukosehaltige Lösungen bzw. eine akzidentielle zu hohe Glukosezufuhr vermieden werden.

▪▪ Medikamentöse Therapie

Dimenhydrinat zeigte trotz der weitverbreiteten Anwendung keinen verbesserten klinischen Verlauf, insbesondere bei Dehydration und kleinen Kindern <3 Jahren überwiegen negative Effekte wie Somnolenz, QT-Zeit-Verlängerung, bis zu Atemstillstand und tödlichen Verläufen.

International wird in einigen Studien **Ondansetron** zur Reduktion des Erbrechens eingesetzt und hierdurch effektiv die Wirksamkeit oraler Rehydration unterstützt und die Notwendigkeit parenteraler Rehydration und stationärer Aufnahme reduziert, allerdings bei unzureichenden Daten zur Sicherheit. Es gibt Hinweise auf QTc-Zeit-Verlängerungen, gerade bei parenteraler Anwendung von Ondansetron, weshalb die FDA ein EKG vor Ondansetrongabe empfiehlt. Die englische NICE-Guideline sieht hier auch keine positive Nutzen-Risiko-Konstellation, in Kanada und Australien ist das Medikament auch für Kinder empfohlen. Obwohl zur Drucklegung noch keine Zulassung für diese Indikation besteht, kann laut Leitlinie 2024 der Einsatz erwogen werden.

Zinksubstitution zeigt positive Effekte auf Darmbarriere, Regeneration der Schleimhaut und sollte insbesondere bei Säuglingen und Malnutrition erwogen werden (10 mg/d im ersten Lebenshalbjahr, 20 mg/d bei älteren Kindern für 14 Tage). Dies spielt bei gut ernährten Kindern ohne Hinweis auf Zinkmangel i. d. R. keine Rolle.

Loperamid führt zwar zu einer Senkung von Durchfallhäufigkeit und Dauer, sollte aber bei infektiösen Gastroenteritiden nicht eingesetzt werden, auch aufgrund der hohen Nebenwirkungsrate inkl. tödlicher Verläufe bei kleinen Kindern.

Racecadotril wird zu Thiorphan metabolisiert und hemmt körpereigene Enkephalinasen, wodurch der Abbau von Enkephalinen gehemmt und damit deren hemmende Wirkung auf Sekretion von Wassern und Elektrolyten verstärkt wird. Übliche Dosis: 1,5 mg/kg 3-mal täglich.

Smektit (Aluminium-Magnesium-Silikat) bindet Endotoxine, Bakterien und Viren, führt zu verkürzter Dauer der Diarrhö, ab 2 Jahren zugelassen.

Antibiotische Therapie spielt bei üblichen selbstlimitierenden, in der Regel viral bedingten, Gastroenteritiden, keine Rolle, kann aber bei starken Bauchschmerzen, entsprechender Reiseanamnese, schwerem oder septischem Krankheitsbild oder relevanten Vorerkrankungen erwogen werden (◘ Tab. 2.2). Spezifische Pathogene erfordern allerdings eine antibiotische Therapie, so z. B. Shigellosen, schwere Salmonellenenteritiden, Yersiniosen, Vibrio cholerae oder toxinbildende C. difficile, Lamblieninfektionen, und Amöbeninfektionen.

Während die NICE-Leitlinie sich aufgrund unzureichender Datenqualität nicht für eine Verwendung von **Probiotika** ausspricht, empfiehlt die ESPGHAN in einem Positionspapier die frühzeitige Verwendung von z. B. LGG (>10^{10} CFU/d) oder S. boulardii (250–750 mg/d) begleitend zur Rehydration, erwogen wird auch L. reuteri DSM 17938 (1- bis 4-mal 10^8 CFU/d) oder hitzeinaktivierter L. acodiphilus LB bei hospitalisierten Kindern mit Gastroenteritis. Die Datenlage bleibt jedoch aufgrund heterogener Dosierungen, verschiedener Probiotika sowie unterschiedlicher Designs herausfordernd (Szajewska, Guarino et al. 2014; Posovszky et al. 2019), so dass die aktuelle Leitlinie aus Deutschland keine Probiotikagabe vorsieht.

▪▪ Stationäre bzw. Intensivtherapie

Die Indikation zur **stationären Therapie** besteht bei schwerer Dehydration, bei Säuglingen <3500 g oder <2 Monaten, Lethargie und Trinkverweigerung, persistierendem Erbrechen, starken Bauchschmerzen und hohem Fieber, anhaltenden blutigen Diarrhöen, aber insbesondere auch bei relevanten Grunderkrankungen sowie unsicheren soziofamiliären Verhältnissen und Adhärenz.

Eine stationäre Therapie sollte auch bei Verdacht auf eine EHEC-Infektion bzw. ein infektassoziiertes hämolytisch urämisches Syndrom erfolgen.

Eine **intensivmedizinische Überwachung/Betreuung** sollte bei Na <130 mmol/l oder >150 mmol/l sowie abhängig vom Allgemeinzustand und Erfolg der initialen Maßnahmen erwogen werden. Bei **Dysnatriämie** ist auf einen langsamen Ausgleich der Serumnatriumkonzentration von etwa 0,5 mmol/l/h zu achten.

Gastrointestinale Infektionen

Tab. 2.2 Antibiotische Therapie bei nachgewiesenen bakteriellen oder parasitären Gastroenteritiserregern. (Mod. nach DGPI-Handbuch, 7. Auflage, 2019)

Erreger	Medikation	Besonderheiten
Behandlung bei nachgewiesener Infektion		
C. difficile (toxinbildend)	Vancomycin p. o. 40 mg/kg/d in 4 ED // Metronidazol 15–30mg/kg/d oral // Fidaxomicin 32mg/kgd in 2 ED (max 400mg/d)	Cave: Asymptomatische Träger (Säuglinge) werden üblicherweise nicht behandelt
Entamoeba histolytica	Metronidazol 35–50 mg/kg/d in 3 ED über 10 d, dann Paromomycin 25–35 mg/kg/d für 7 d	sehr selten.
Shigellose /EIEC	Azithromycin 10 mg/kg/d für 3 d, Ceftriaxon 50 mg/kg i.v. für 2–5 d	Cave: Resistenzen
Vibrio cholerae	Azithromycin 10 mg/kg/d für 3 d Cotrimoxazol 6–12 mg TMP/kg/d für 2–5 d	95 % iges Ansprechen in 24 h, 100 % Elimination
Behandlung in bestimmten Fällen		
Campylobacter jejuni/coli	Azithromycin 10 mg/kg/d für 3 d	Bei schwerer Infektion
Gardia lamblia	Metronidazol 15 mg/kg/d in 2–3 ED für 7–10 d	Bei schwerer Infektion
EHEC	Keine antibiotische Therapie	
Salmonellenenteritis	Ceftriaxon 50–100 mg/kg/d Azithromycin 10 mg/kg/d	Therapie nur bei Säuglingen <3. LM, Immundefizienz, CED, Sepsis, Cave Resistenzentwicklung
Yersiniose	Cotrimoxazol 10 mg TMP/kg/d in 2 ED für 5 d // oder Ceftriaxon 50–100 mg/kg/d	Schwere Infektion, Immundefizienz

ED Einzeldosis, *TMP* Trimethoprim, Achtung: Dosis anpassen bei Niereninsuffizienz, maximale Dosierungen beachten, keine vollständige Aufzählung

Bei schwerer Hyponatriämie mit Enzephalopathie kann initial ca. 2 mmol/kg 3 %ige NaCl-Lösung über 10 min gegeben werden, um einen Anstieg von etwa 5 mmol/l in 1–2 h zu erzielen (Guarino et al. 2014).

- **Monitoring und Verlauf**

Besonders wichtig ist die Objektivierung der relevanten Krankheitsdimensionen initial und im Verlauf, z. B. durch Körpergewichtmessung, Stuhl- und Urinprotokoll, wiederholte Beurteilung der klinischen Anzeichen der Dehydration, spätestens nach 4 h, ggf. mit Kontrolle der Laborparameter.

> Länger andauernde diätetische Restriktionen wie beispielsweise Heilnahrung oder Stillpausen (jenseits einer Reduktion von Laktose bei persistierender Diarrhö) sind zu vermeiden. Bei gestillten Kindern sollte das Stillen parallel zur Rehydration fortgesetzt werden.

- **Prognose**

Obwohl die Prognose der meisten akuten Gastroenteritiden im Kindes- und Jugendalter gut ist und die Verläufe selbstlimitierend sind, ist gerade bei kleinen Kindern eine erhebliche Hospitalisationsrate und eine nicht zu vernachlässigende Mortalität festzustellen.

So liegt die Rate der notwendigen Hospitalisierung bei Kindern mit Rotaviren-Gastroenteritis mit 57 % nahe an der Altersgruppe der Über-69-Jährigen.

> **Cave**
> Besonders schwer verlaufen Rotavireninfektionen in den ersten Lebensmonaten, z. T. auch mit septischem Krankheitsbild und schwerer Hypernatriämie.

- **Prävention**

Gastrointestinale Infektionen werden weit überwiegend fäkal-oral übertragen. Eine Prävention ist durch adäquate Händehy-

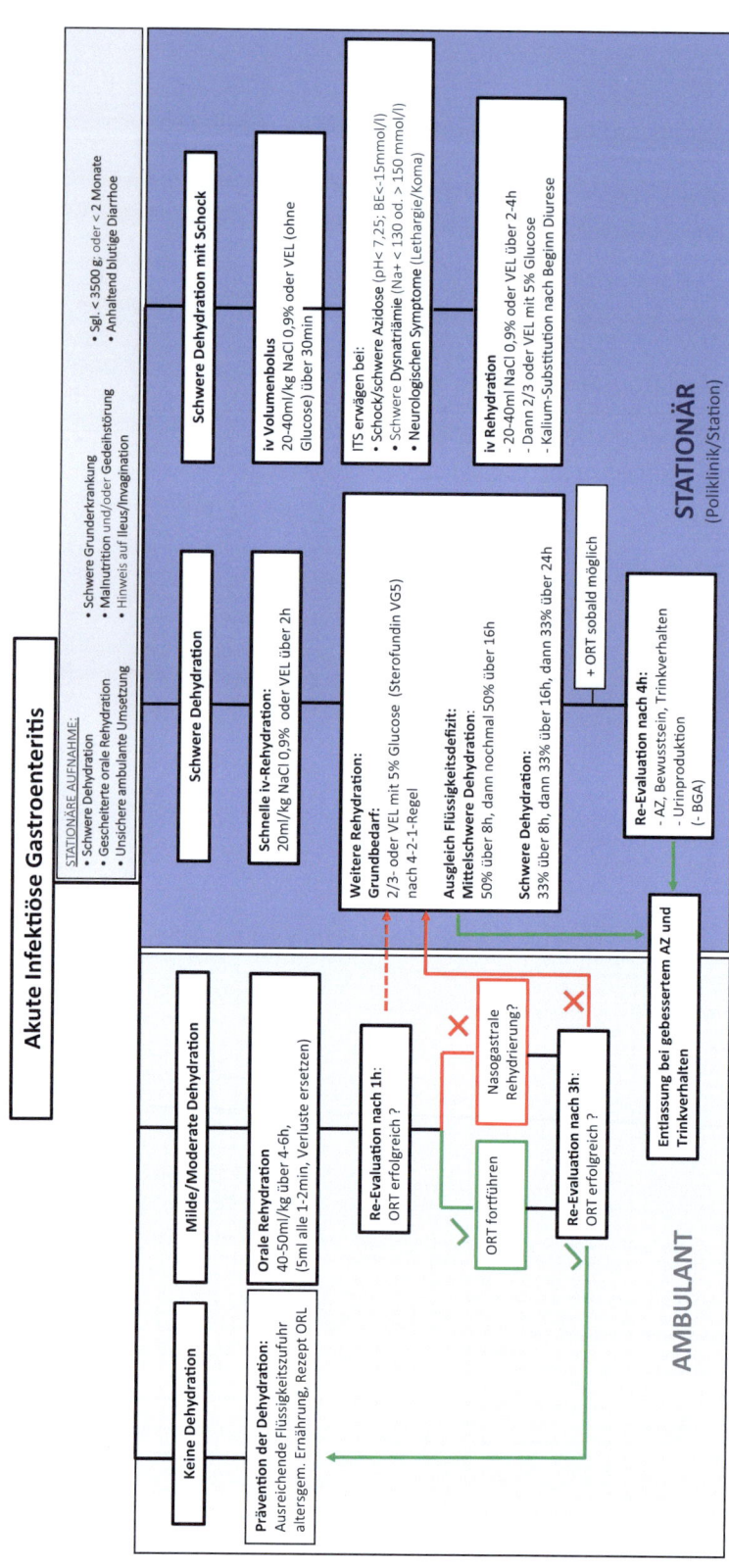

Abb. 2.1 Beispielhaftes Vorgehen bei AGE

giene (vor dem Essen, nach Toilettengang/ Windelwechsel), die Nutzung personenbezogener Handtücher möglich. Gemeinschaftseinrichtungen sollten bis 48 h nach Symptomende, Schwimmbäder oder Wasserparks bis 2 Wochen später gemieden werden (insbesondere bei Kryptosporidien oder Lamblieninfektionen).

Kontaminierte Gegenstände, z. B. beim Windelwechsel, sollten umgehend gereinigt oder desinfiziert werden.

In Ländern mit niedrigem Hygienestandard kann eine Anpassung des Ess- und Trinkverhaltens wirksam sein (keine ungekochten Speisen, Getränke aus verschlossenen Flaschen, „peel it, cook it or forget it").

Stillen reduziert das Erkrankungsrisiko für Gastroenteritiden signifikant.

Im Rahmen der Impfempfehlung der Ständigen Impfkommission ist die **Rotavirenimpfung** sicher und effektiv in der Reduktion schwerer Verläufe. Beachtenswert ist allerdings auch die Risikoerhöhung für Invaginationen insbesondere in der Woche nach der Impfung und die Gefahr der Erkrankung von Kontaktpersonen.

Zur Betreuung hospitalisierter Kinder und Jugendlicher sollten ein Hygieneteam analog der KRINKO-Empfehlung, ein Team zu Antibiotic-Stewardship und eine ausreichende Anzahl von Betten, in denen Patienten kontaktisoliert werden können, zur Verfügung stehen. Eine Kohortierung von Patienten mit unterschiedlichen Enteritiserregern sollte vermieden werden.

- **Qualitätssicherung und Ausstattung**

Bei wenigen anderen Erkrankungen im Kindes- und Jugendalter weicht das häufig angetroffene Handeln von den Behandlungsstandards im Sinn von Behandlungsempfehlungen einschlägiger Fachgesellschaften so stark ab wie in der Versorgung akuter Gastroenteritiden.

Dies betrifft sowohl die Phase der Rehydration und Realimentation mit z. T. inadäquaten Flüssigkeiten und Ernährungsempfehlungen und einer starken, aus der Literatur nicht nachvollziehbaren, Zurückhaltung gegen die Anlage einer nasogastralen Sonde bei unzureichender oraler Akzeptanz, aber auch die medikamentöse Therapie mit häufig verwendeten Antiemetika und anderen Medikamenten mit unvorteilhafter Risiko-Nutzen-Abwägung (◘ Abb. 2.1).

2.2 Postenteritisches Syndrom

Mit postenteritischem Syndrom wird ein Malabsorptionssyndrom bezeichnet, das, gekennzeichnet durch protrahierte oder aber rezidivierende Diarrhöen, über bis zu 8 Wochen nach einer akuten Gastroenteritis auftreten kann.

Das Risiko für die Entwicklung eines postenteritischen Syndroms ist in Entwicklungsländern, bei vorbestehender Malabsorption erheblich erhöht und in Europa mit ca. 1/1000 stationär behandelter Kinder mit akuter Gastroenteritis eher gering.

2.3 Bakterien und Parasiten

Die Erregerdiagnostik bei parasitären Erkrankungen sollte in wiederholten Stuhlproben erfolgen (z. B. 3 Stuhlproben). Bei Verdacht auf Helmintheninfektionen sollte die Präpatenzzeit (also die Zeit bis zum Nachweis im Stuhl) berücksichtigt werden.

Eine Reihe bakterieller Gastroenteritiserreger ist mit spezifischen Komplikationen und Folgeerkrankungen assoziiert, die in Tab. 2.3 kurz dargestellt werden. Für eine ausführlichere Darstellung sei hier auf das DGPI-Handbuch sowie die AWMF Leitlinie verwiesen, zur Therapie von Clostridoides auf die Leitlinie 2024.

Tab. 2.3 Auswahl an Komplikationen und Folgeerkrankungen bakterieller Gastroenteritiserreger

Erreger	Komplikation
Campylobacter spp.	Reaktive Arthritis (HLA-B27), Guillain-Barré-Syndrom, Sepsis, Meningitis
EHEC	Hämorrhagische Kolitis, HUS (10 % der Kinder <6 Jahre)
Salmonella spp.	Bakteriämie ggf. mit fokaler Infektion, Katheterbesiedlung
Shigella spp.	HUS, Sepsis (S. dysenteriae 1), Enzephalopathie
Staphylococcus aureus	Toxisches Schocksyndrom (TSS)
Yersinien	Intestinale Blutung, Invagination, Pseudoappendizitis, Sepsis (v. a. bei NGB), Erythema nodosum, Uveitis anterior, reaktive Arthritis

EHEC Enterohämorrhagische E. coli; *HUS* hämolytisch urämisches Syndrom; *NGB* Neugeborene

2.4 Gastrointestinale Infektionen bei Immundefizienz

Bei Immundefizienz können gastrointestinale Infektionen, die üblicherweise selbstlimitierend verlaufen, einen chronischen Verlauf nehmen und auch ungewöhnliche Erreger können zu schweren Erkrankungen führen. So können z. B. Mikrosporidien oder Candidainfektionen eine Durchfallerkrankung hervorrufen, die z. T. schwer zu therapieren ist.

Meldepflicht

Nach Infektionsschutzgesetz sind Infektionen mit Noro- oder Rotaviren, Salmonellen, Shigellen, Yersinien bei Nachweis meldepflichtig, Lamblien und Campylobacter namentlich, außerdem Cholera, hämolytisch urämisches Syndrom (HUS) und Typhus.

Ausblick

2024 wurde die AWMF-Leitlinie aktualisiert und die zentralen Elemente der internationalen Leitlinien der ESPGHAN (2014) und NICE (2009) berücksichtigt (Guarino et al. 2014).

Dieses Kapitel enthält elektronisches Zusatzmaterial.

Fragen zur Wiederholung

1. Welcher der folgenden gastrointestinalen Erreger wird nicht antibiotisch behandelt:
   a) Entamoeba histolytica
   b) Vibrio cholerae
   c) Yersinia enterocolitica
   d) EHEC

2. Ein zweijähriges Mädchen wird in der Ambulanz Freitag nachmittags vorgestellt mit Erbrechen, Durchfall und etwas Fieber seit 2 Tagen. Seit heute trinke sie schlechter, keine relevanten Vorerkrankungen, der Bruder (5 Jahre) sei auch erkrankt vor etwa einer Woche. Aktuell wirkt sie etwas müde, die Schleimhäute sind noch feucht, Tränen normal, die sonstige körperliche Untersuchung unauffällig bis auf Anzeichen milder bis mäßiger Dehydration. Was ist die richtige Konsequenz:
   a) Umgehende Zugangsanlage und i.v.-Rehydration mit initialem NaCl-0,9 %-Bolus von 10 ml/kg
   b) Beginn oraler Rehydration mit geeigneter oraler Rehydrationslösung in kleinen Schlucken alle 2 min, Anleitung der Mutter
   c) Stationäre Aufnahme zur weiteren Evaluation und ggf. CT-Abdomen
   d) Entlassung mit Tee/Zwieback-Diät und Folgetermin beim Kinderarzt am Montag

3. Welche Erreger gastrointestinaler Infektionen sind nicht mit immunologischen Folgeerkrankungen assoziiert:
   a) Campylobakter jejunii
   b) Salmonella
   c) Yersinien
   d) Noroviren

Literatur

Backendorf V, et al (2019) S2k-Leitlinie akute infektiöse Gastroenteritis im Kindesalter AWMF Registernr. 068-003

Friedman JN, Goldman RD, Srivastava R, Parkin PC (2004) Development of a clinical dehydration scale for use in children between 1 and 36 months of age. J Pediatr 145(2):201–207

Fugetto F, Filice E, Biagi C, Pierantoni L, Gori D, Lanari M (2020) Single-dose of ondansetron for vomiting in children and adolescents with acute gastroenteritis-an updated systematic review and meta-analysis. Eur J Pediatr 179(7):1007–1016

Guarino A, Ashkenazi S, Gendrel D, Lo Vecchio A, Shamir R, Szajewska H, European Society for Pediatric Gastroenterology, Nutrition and D. European Society for Pediatric Infectious (2014). European Society for Pediatric Gastroenterology, Hepatology, and Nutrition/European Society for Pediatric Infectious Diseases evidence-based guidelines for the management of acute gastroenteritis in children in Europe: update 2014. J Pediatr Gastroenterol Nutr 59(1):132–152

Hoffman RJ, Alansari K (2018) Effect of intravenous ondansetron on QTc interval in children with gastroenteritis. Am J Emerg Med 36(5):754–757

Lo Vecchio A, Dias JA, Berkley JA, Boey C, Cohen MB, Cruchet S, Liguoro I, Salazar Lindo E, Sandhu B, Sherman P, Shimizu T, Guarino A (2016) Comparison of recommendations in clinical practice guidelines for acute gastroenteritis in children. J Pediatr Gastroenterol Nutr 63(2):226–235

Posovszky C, Hübner J, Buderus S, Adam R, Papan C, Gruber B, Schmitt A, Schmid F, Krohn K, Wintermeyer P, Schwenke R, de Laffolie J, von Both U. Epple HJ, Reuken P, Kipfmüller F, Fruth A, Simon S, Schneider AM, Hauer A (2024) Akute infekZöse GastroenteriZs im Säuglings-, Kindes- und Jugendalter – Update 2024. S2k-Leitlinie. AWMF-Register Nr. 068/003

Roeb E, Kempf VAJ (2019) Leitsymptom Diarrhoe. De Gruyter

Strand TA, Sharma PR, Gjessing HK, Ulak M, Chandyo RK, Adhikari RK, Sommerfelt H (2012) Risk factors for extended duration of acute diarrhea in young children. PLoS ONE 7(5):e36436

Szajewska H, Guarino A, Hojsak I, Indrio F, Kolacek S, Shamir R, Vandenplas Y, Weizman Z, European Society for Pediatric Gastroenterology and Nutrition H (2014). Use of probiotics for management of acute gastroenteritis: a position paper by the ESPGHAN Working Group for Probiotics and Prebiotics. J Pediatr Gastroenterol Nutr 58(4):531–539.

Motilitätsstörungen

Markus Prenninger, Verena Ellerkamp, Jörg Fuchs, Ingo Königs, Peter Lu, Christian Tomuschat und Desale Yacob

Inhaltsverzeichnis

3.1 Achalasie des Ösophagus – 29
3.1.1 Grundlagen – 29
3.1.2 Therapie – 29

3.2 Gastroösophageale Refluxkrankheit – 31
3.2.1 Grundlagen – 31
3.2.2 Therapie – 31

3.3 Infantile hypertrophe Pylorusstenose – 35
3.3.1 Grundlagen – 35
3.3.2 Therapie – 36

3.4 Motilitätsstörungen des Magens: Gastroparese und Dumpingsyndrom – 38
3.4.1 Verzögerte Magenentleerung: Gastroparese – 38
3.4.2 Beschleunigte Magenentleerung: Dumpingsyndrom – 41

3.5 Morbus Hirschsprung – 43
3.5.1 Grundlagen – 43
3.5.2 Therapie – 43
3.5.3 Hirschsprung-assoziierte Enterokolitis (HAEK) – 46

Für die Autoren bestehen keine Interessenkonflikte.

Ergänzende Information Die elektronische Version dieses Kapitels enthält Zusatzmaterial, auf das über folgenden Link zugegriffen werden kann ▶ https://doi.org/10.1007/978-3-662-65248-0_3.

© Springer-Verlag GmbH Deutschland, ein Teil von Springer Nature 2023
K.-P. Zimmer et al. (Hrsg.), *Gastroenterologie – Hepatologie – Ernährung – Nephrologie – Urologie*, Therapie der Krankheiten im Kindes- und Jugendalter,
https://doi.org/10.1007/978-3-662-65248-0_3

3.6 Pädiatrische chronische intestinale Pseudoobstruktion – 47
3.6.1 Grundlagen – 47
3.6.2 Therapie – 47

Literatur – 49

Motilitätsstörungen

- **Gastointestinale Motilitätsstörungen**

Motilitätsstörungen resultieren aus Störungen im Bereich des enteralen Nervensystems (ENS), der glatten Muskulatur der Darmwand oder der interstitiellen Cajal-Zellen. Klinisch werden Kinder und Jugendliche mit gastrointestinalen (GI) Motilitätsstörungen vielfach am besten in enger Zusammenarbeit zwischen Kinderchirurgie und Kindergastroenterologie (bzw. dem Spezialgebiet Neurogastroenterologie und Motilität, NGM; ▶ Kap. 4) betreut. Die Kinderchirurgie betreut Patienten mit klassischen „chirurgischen" Erkrankungen bzw. schwersten Motilitätsstörungen wie den Morbus Hirschsprung (▶ Abschn. 3.5), bietet aber auch entscheidende Therapieoptionen für Patienten mit anderen Motilitätsstörungen und funktionellen Störungen bei unzureichendem Ansprechen auf konservative Therapie. Nicht selten folgen diese Erkrankungen einem komplexen Verlauf mit hohem Risiko für Komplikationen und verlangen daher nach langfristiger spezialisierter Betreuung.

3.1 Achalasie des Ösophagus

Desale Yacob und Markus Prenninger

3.1.1 Grundlagen

Die Achalasie des Ösophagus ist gekennzeichnet durch fehlende Relaxation (griech. „a-chalasis") des unteren Ösophagussphinkter (UÖS) und fehlende Peristaltik. Die korrekte Diagnosestellung dieser im Kindesalter seltenen Erkrankung ist insbesondere in einem frühen Krankheitsstadium nicht immer einfach (diagnostische Latenz 2,8 Jahre; Franklin et al. 2014). Eine zeitgerechte Therapie und langfristige Betreuung helfen, Komplikationen wie den schwer therapierbaren fortgeschrittenen Megaösophagus zu vermeiden.

- **Symptomatik, Diagnostik und Differenzialdiagnostik**

Progrediente Dysphagie (primär für Flüssigkeiten), Regurgitation und Gewichtsverlust sind die Kardinalsymptome der Achalasie. „Das Erbrochene (eigentlich Regurgitat) schmeckt so, wie man es gegessen hat" – nicht sauer, nicht gallig.

Die apparative **Diagnostik** erfordert Kontrastmittelröntgen, Endoskopie und Manometrie. Goldstandard in der Diagnostik ist die hochauflösende Ösophagusmanometrie.

Differenzialdiagnosen der Achalasie inkludieren gastroösophageale Refluxkrankheit (GÖRK), eosinophile Ösophagitis, (kongenitale) Ösophagusstenosen sowie Ess- und Fütterungsstörung.

3.1.2 Therapie

- **Therapieziel und Therapieprinzip**

Therapieziele sind symptomatische Besserung, ausreichende orale Ernährbarkeit und Vermeiden von Komplikationen (Megaösophagus). Eine kurative Therapie ist nicht verfügbar, die fehlende Ösophagusperistaltik ist im Wesentlichen irreversibel. Verfügbare Therapien zielen auf eine Verbesserung der Ösophagusentleerung durch eine Reduktion des Ruhedrucks im nichtrelaxierenden oder spastischen UÖS ab.

- **Therapeutisches Vorgehen**

Pharmakologische, endoskopische und chirurgische Optionen stehen zur Verfügung:

- - **Pharmakotherapie**

Die Pharmakotherapie der Achalasie mit Nitraten, Kalziumkanalblockern oder Phosphodiesterasehemmern wird aufgrund von Nebenwirkungen und fehlender Langzeitwirkung nur temporär überbrückend verwendet.

- - **Endoskopische Verfahren**

Die endoskopischen Verfahren inkludieren pneumatische Dilatation (PD), endoskopische Botulinumtoxin-Injektion und perorale endoskopische Myotomie (POEM).

Die **endoskopische Botulinumtoxininjektion** ist wenig invasiv und hat ein geringes Nebenwirkungsprofil. Bei größeren Kindern und Jugendlichen werden maximal 100 Einheiten Botulinumtoxin in 2 ml Kochsalzlösung aufgeteilt auf 4–10 Injektionen zirkumferenziell in den UÖS appliziert. Da die Wirkung meist nur

3–6 Monate anhält und wiederholte Gaben eine spätere chirurgische Therapie erschweren könnten, bietet sich auch diese Therapie v. a. zur Überbrückung (z. B. Gewichtsverbesserung) bis zu einem Operationstermin an.

Ein weiteres wenig invasives endoskopisches Verfahren ist die **pneumatische Dilatation** (PD; auch Ballondilatation, BD). Die PD erzielt durch kontrollierte Muskelfasereinrisse eine Reduktion des UÖS-Ruhedrucks. Empfohlene Ballongrößen für Kinder über 8 Jahren sind 30 oder 35 mm. In einer prospektiven Kohortenstudie war eine einzige Sitzung nach 2 Jahren bei 67 % der Kinder effektiv (Di Nardo et al. 2012). Die schwerwiegendste Komplikation ist die Perforation, die aber bei Kindern wesentlich seltener auftritt als bei Erwachsenen. Weitere mögliche Komplikationen sind GÖRK und vorübergehende postprozedurale Schmerzen.

Die **perorale endoskopische Myotomie** POEM ist inzwischen bei Erwachsenen als gering invasives Verfahren mit kürzerem Krankenhausaufenthalt, früherer oraler Ernährung, geringen Kosten und Komplikationen etabliert. POEM gilt als Therapie der Wahl bei Erwachsenen mit spastischer (Typ III) Achalasie, ist aber mit vermehrten Refluxkomplikationen assoziiert, eine zeitgleiche Fundoplicatio ist bei dem rein endoskopischen Verfahren nicht möglich. Einzelne Studien weisen auf Effektivität und Sicherheit von POEM auch bei Kindern hin (Zhong et al. 2021).

Chirurgische Therapieoptionen
Bevorzugte Therapieoption der Achalasie im Kindesalter bleibt derzeit die **Heller-Myotomie** (HM), heute routinemäßig laparoskopisch durchgeführt (LHM). Zeitgleich erfolgt häufig eine partielle Fundoplicatio, um das Risiko von postoperativem GÖRK zu verringern. Eine 360°-Fundoplicatio oder zu enge partielle Fundoplicatio ist bei schwerer Peristaltikstörung prinzipiell zu vermeiden. Ein beträchtlicher Anteil operierter Patienten benötigt im Verlauf weitere Eingriffe. Bei Patienten mit unzureichender Besserung der Dysphagie oder neuerlicher Verschlechterung Wochen oder Monate nach einer LHM kann meist mit einer oder mehreren PD eine anhaltend zufriedenstellende Besserung erreicht werden (eKasuistik 3.1 mit eAbb 3.1; Prenninger et al. 2022).

> PD und LHM sind weiterhin die primären Therapieoptionen für Kinder mit Achalasie. An einigen Zentren wird zuerst eine (oder mehrere) PD-Sitzungen durchgeführt und bei unzureichendem oder nur wenige Monate anhaltendem Ansprechen von einer LHM gefolgt. Die PD kann umgekehrt aber auch als wirksame Rescue-Therapie nach primärer LHM mit unzureichendem oder nicht anhaltendem Ansprechen eingesetzt werden.

Monitoring und Verlauf
Patienten mit behandelter Achalasie brauchen ein langfristiges regelmäßiges Follow-up mit Kontrolle der Symptomatik und gegebenenfalls Schluckaktröntgen oder Endoskopienkontrollen. Surveillance-Endoskopien werden ab 10- bis 15-jähriger Krankheitsdauer wegen deutlich erhöhtem Ösophaguskarzinomrisiko empfohlen.

Prognose
Keiner der therapeutischen Eingriffe ist kurativ. Die fehlende Peristaltik des Ösophagus bleibt bestehen. Kinder mit Achalasie haben vor und nach chirurgischen Eingriffen eine geringere gesundheitsbezogene Lebensqualität als Kinder mit chronisch entzündlicher Darmerkrankung und eine gesunde Kontrollgruppe (Marlais et al. 2011). Die therapeutische Schwächung des UÖS bedingt ein hohes Risiko für gastroösophageale Refluxkrankheit (GÖRK) und erhöhte Morbidität.

Prävention
Obwohl es nicht möglich ist, Achalasien zu verhindern, ist eine hohe Vigilanz für die typische Symptomatik der Schlüssel zur Früherkennung und raschen Therapieeinleitung. Es ist nicht ungewöhnlich, dass Kinder mit Achalasie lange Zeit nicht richtig diagnostiziert werden (Anorexia nervosa und GÖRK sind typische irrtümliche Diagnosen) und schließlich eine fortgeschrittene Erkrankung aufweisen, die nicht mehr gut auf therapeutische Maßnahmen anspricht.

3.2 Gastroösophageale Refluxkrankheit

Ingo Königs

3.2.1 Grundlagen

Gastroösophagealer Reflux (GÖR) ist definiert als Passage von Mageninhalt in die Speiseröhre mit oder ohne Regurgitation oder Erbrechen. Eine gastroösophageale Refluxkrankheit (GÖRK, engl. gastroesophageal reflux disease, GERD) liegt vor, wenn GÖR zu störenden Symptomen, die den täglichen Alltag beeinflussen, und/oder zu Komplikationen führt.

Gastroösophageale Refluxbeschwerden sind eine häufig geäußerte Verdachtsdiagnose. Einerseits ist Reflux aber in vielen Fällen nicht die Hauptursache von Weinen und Schlafstörungen bei Säuglingen oder Husten und anderen extraösophagealen Beschwerden bei größeren Kindern. Andererseits kann Reflux tatsächlich zu schwerer Symptomatik und lebensbedrohlichen Komplikationen führen, insbesondere bei Kindern mit prädisponierenden Vorerkrankungen (z. B. schwerer neurologischer Beeinträchtigung).

- **Symptomatik, Diagnostik und Differenzialdiagnostik**

Symptome bei GÖR sind vielfältig und können individuell und altersabhängig stark variieren, typische Symptome und klinische Zeichen sind in ◘ Tab. 3.1 angegeben.

Ein Beginn der Beschwerden mit über 6 Monaten oder Persistenz bis über 18 Monate ist untypisch für unkomplizierte Regurgitation.

Lethargie, übermäßige Reizbarkeit/Schmerz, vorgewölbte Fontanelle, Krampfanfälle, Makrocephalie, heftiges oder nächtliches Erbrechen können Zeichen eines erhöhten Hirndrucks sein und bedürfen entsprechender Diagnostik. Diarrhöen, rektale Blutabgänge, galliges Erbrechen und ein distendiertes Abdomen können Zeichen anderer gastrointestinaler Ursachen wie Obstruktionen, Motilitätsstörungen oder entzündlichen Darmerkrankungen sein und sind keine typischen Symptome des GÖR.

> Es gibt keinen Goldstandard in der Diagnostik des GÖR.

Der wesentlichste Baustein sind die Anamnese und die körperliche Untersuchung. Biopsien dienen dem Ausschluss von Differenzialdiagnosen, z. B. einer eosinophilen Ösophagitis und einer Barrett-Mukosa. Die Impedanz-pH-Metrie ist v. a. bei atypischen, unklaren oder extraösophagealen Beschwerden wie Husten, nächtlicher Unruhe/Schmerzen oder fraglichem Sandifer-Syndrom hilfreich, um Reflux als Ursache der Beschwerden zu objektivieren (Pilic et al. 2011).

3.2.2 Therapie

- **Therapieziel und Therapieprinzip**

Ziel der Therapie ist die Beseitigung der Symptome, die Sicherstellung des Gedeihens und das dauerhafte Vermeiden von Refluxkomplikationen.

> Ob eine Therapie notwendig ist und welche Art der Therapie, ist stets eine individuelle Entscheidung vor dem Hintergrund des Alters, der spezifischen Beschwerden und dem Krankheitswert für das Kind (GÖRK versus GÖR)!

Die Stufentherapie des GÖRK umfasst konservative nicht-medikamentöse Maßnahmen, die medikamentöse Therapie und schließlich die operative Therapie.

> Entscheidend ist, die potenziell große Anzahl von Kindern (insbesondere Säuglingen) mit nicht therapiebedürftigem physiologischem Reflux zu erkennen und unnötige Therapien zu vermeiden.

- **Therapeutisches Vorgehen**

Nichtmedikamentösen Behandlungsmaßnahmen kommt eine hohe Bedeutung bei.

Tab. 3.1 Symptome, die bei Kindern mit einer gastroösophagealen Refluxkrankheit einhergehen können. (Mod. nach Rosen et al. 2018)

Symptome	Klinische Zeichen
Allgemein	
– Diskomfort/Irritabilität – Gedeih-/Wachstumsstörung – Nahrungsverweigerung – Dystone Bewegungsstörung (Sandifer-Syndrom[a])	– Dentale Erosionen – Anämie
Gastrointestinal	
– Rezidivierende Regurgitationen mit oder ohne Erbrechen – Sodbrennen, Thoraxschmerzen[b] – Epigastrische Schmerzen[b] – Hämatemesis – Dysphagie, Odynophagie	– Ösophagitis – Striktur im Ösophagus – Barrett-Ösophagus
Atemwege	
– Pfeifendes Atemgeräusch – Stridor – Husten – Heiserkeit	– Atemaussetzer – BRUE (brief resolved unexplained events) – Asthma – Rezidivierende Pneumonien (aspirationsbedingt) – Rezidivierende Otitis media

[a] paroxysmale dystone Bewegungsstörung, bei der gleichzeitig ein gastroösophagealer Reflux und manchmal auch eine Hiatushernie besteht (Orphanet 71.272)
[b] typische Symptome einer gastroösophagealen Refluxkrankheit bei älteren Kindern

▪▪ Nichtmedikamentöse Behandlungsmaßnahmen („aufteilen, andicken, lagern")

Die Therapie orientiert sich an AWMF-Leitlinie und ESPGHAN/NASPGHAN-Empfehlungen DGVS 2023, (Rosen et al. 2018). Der erste Schritt ist die ausführliche Aufklärung der Eltern und ggf. der Kinder über die Erkrankung, die diagnostischen und therapeutischen Optionen und die Prognose. Eltern übergewichtiger Kinder ist der bei Erwachsenen nachgewiesene positive Effekt der Gewichtsreduktion auf den GÖR aufzuzeigen (Kaltenbach et al. 2006).

Bei Säuglingen kann eine Anpassung der Nahrungsaufnahme den GÖR positiv beeinflussen. Mit einer Steigerung der Frequenz und einer gleichzeitigen Reduktion der Menge lässt sich der Reflux bei Frühgeborenen und Säuglingen reduzieren (Omari et al. 2002) und eine Überfütterung vermeiden. Ein Versuch wird im Säuglingsalter aufgrund der fehlenden Kosten und Nebenwirkungen trotz weiterer fehlender vergleichender Studien empfohlen.

Andicken der Nahrung oder fertige Anti-Reflux (AR)-Nahrung können Erbrechen und sichtbaren Reflux verhindern, die Anzahl der Tage ohne Reflux erhöhen, die Anzahl der Symptome wie Weinen oder Reizbarkeit reduzieren und die Länge der Refluxepisoden verkürzen, aber nicht den eigentlichen pH-Wert, den Reflux Index (RI) und die Anzahl der Refluxe verbessern (Horvath et al. 2008). Das Andicken der Nahrung wird für Säuglinge mit GÖR und sichtbarem Erbrechen empfohlen.

Unmittelbar vor einer medikamentösen Therapie eines GÖR und nach Ausschöpfen der anderen nichtmedikamentösen Behandlungsmöglichkeiten wird ein 2- bis 4-wöchiger Versuch einer Nahrungsumstellung auf extensiv hydrolysierte (eHF) oder aminosäurebasierte Formula bzw. kuhmilcheiweißfreie Ernährung einer stillenden Mutter empfohlen, da Kinder mit Kuhmilcheiweißallergien nicht selten Erbrechen und Refluxe zeigen.

Lagerungsmaßnahmen können GÖR positiv beeinflussen. Linksseitenlage und leichte Erhöhung des Kopfes reduzieren Refluxe (van

Wijk et al. 2007). Es sollte jedoch jegliche Positionierung außer der Rückenlage (z. B. Elevation des Kopfes, Bauch- oder Seitenlagen) bei schlafenden Säuglingen unterbleiben, da das Risiko eines plötzlichen Kindstodes (sudden infant death syndrome, SIDS) den möglichen Nutzen der Lagerungstherapie für den Reflux bei weitem übersteigt (Moon 2016).

> **! Cave**
> SIDS-Risiko: Schlafende Kinder <1 Jahr nur in Rückenlage positionieren!

Probiotika oder andere Nahrungsergänzungen können aufgrund von fehlender Evidenz zur Therapie des GÖR nicht empfohlen werden.

▪▪ Medikamentöse Therapien
Protonenpumpeninhibitoren (PPI) stellen die Therapie der ersten Wahl bei säureassoziierten bzw. ösophagealen Symptomen dar. In zahlreichen Studien im Erwachsenenalter und in wenigen pädiatrischen Studien konnte die Wirksamkeit verschiedener PPI in Bezug auf die erfolgreiche Behandlung der Symptome bzw. erosiven Ösophagitis nachgewiesen werden (Chiba et al. 1997). Bei langfristiger PPI-Therapie kommt es zu deutlichen Veränderungen der bakteriellen Dünndarmflora und erhöhtem Risiko von Clostridium difficile-Infektionen, Harnwegsinfekten oder Pneumonien (Su et al. 2018; Rosen et al. 2014). Bei Kindern mit langfristiger PPI-Therapie zeigt sich ein erhöhtes Frakturrisiko, welches mit der Länge der Therapie und einem frühen Beginn zunimmt (Malchodi et al. 2019). Aus diesen Gründen sind Indikation und Dauer der Therapie abzuwägen.

Histamin-2-Rezeptorantagonisten (H2RA) werden für Kinder mit Kontraindikationen gegen eine PPI-Therapie empfohlen. Sollten die Symptome unter einer suffizienten Therapie mit PPI oder H2RA nach 4–8 Wochen weiterhin bestehen, müssen alternative Ursachen der Beschwerden ausgeschlossen werden.

Natrium- oder Magnesiumalginate zur antaziden Therapie werden in der medikamentösen Behandlung pädiatrischen Refluxes nicht empfohlen.

Eine prokinetische Therapie mit **Baclofen** beschleunigt die Magenentleerung und kann Reflux durch Reduktion der transienten Sphinkterrelaxationen verbessern (Omari et al. 2006). Baclofen kann daher off-label nach Versagen anderer Pharmakotherapie und vor einer Anti-Reflux-Operation nach individueller kritischer Abwägung versucht werden.

Andere Prokinetika wie Domperidon, Metoclopramid, Erythromycin, Cisaprid oder Bethanechol werden nicht empfohlen.

Dosisempfehlungen für die medikamentöse GÖRK-Therapie sind in ◘ Tab. 3.2 angegeben.

▪▪ Operative Therapien
Fundoplicatio (◘ Abb. 3.1) und andere Anti-Reflux-Chirurgie können erwogen werden bei lebensbedrohlichen Komplikationen einer GÖRK; Therapieresistenz trotz optimaler Therapie nach Ausschluss zugrunde liegender Erkrankungen; chronischen Grunderkrankungen mit hohem Risiko GÖRK-bezogener Komplikationen, z. B. neurologische Beeinträchtigung; und Notwendigkeit für chronische Pharmakotherapie.

Patienten sollen präoperativ sorgfältig abgeklärt werden, möglichst inkl. Funktionsdiagnostik, und über häufige post-Fundoplicatio-Komplikationen wie gas-bloat, Dumping-Syndrom oder persistierende GÖRK-Beschwerden aufgeklärt werden. Die (i. d. R. laparoskopische) Fundoplicatio (◘ Abb. 3.1) stellt den Goldstandard der operativen Therapie einer therapierefraktären gastroösophagealen Refluxkrankheit dar (Rothenberg 2013).

Eine jejunale Sonde kann insbesondere bei Kindern mit bereits liegender Gastrostomiesonde und schweren Refluxkomplikationen eine überbrückend/kurzfristig wirksame und wenig invasive Therapieoption sein (◘ Abb. 3.2).

Bei massivem (auch operativ) therapierefraktärem Reflux stellt die totale ösophagogastrale Diskontinuation eine Therapiealternative dar. Dabei wird der Ösophagus vom Magen abgesetzt und eine ösophagojejunale Anastomose und eine Gastrostomie angelegt. (Bianchi 1997) Dieses OP-Verfahren sollte neurologisch beeinträchtigten Patienten vorbehalten sein, bei denen konservative und operative Verfahren versagt haben und eine perorale Nahrungsauf-

◘ Tab. 3.2 Präparate und Dosisempfehlungen für die medikamentöse Therapie der GÖRK im Kindesalter[a]. (Mod. nach Rosen et al. 2018; mit freundlicher Genehmigung von Wolters Kluwer Health, Inc. 2018)

Medikament	Dosisempfehlung	Maximaldosis[b]	Anmerkungen
Protonenpumpeninhibitoren (PPI)			Therapie der 1. Wahl! Nicht mörsern oder zerkauen!
– Omeprazol	1–4 mg/kg/d	40 mg	
– Lansoprazol	2 mg/kg/d für Säuglinge	30 mg	
– Esomeprazol	10 mg/d (KG <20 kg) oder 20 mg/d (KG >20 kg)	40 mg	Esomeprazolgranulat kann sondiert werden, Esomeprazoltabletten können in Wasser dispergiert werden, umrühren bis die Tablette in Pellets zerfallen ist
– Pantoprazol	1–2 mg/kg/d	40 mg	
Histamin-2-Rezeptor-Antagonisten (H2RA)			Therapie der 2. Wahl bei PPI-Kontraindikation
– Ranitidin	5–10 mg/kg/d	300 mg	
– Cimetidin	30–40 mg/kg/d	800 mg	
– Nizatidin	10–20 mg/kg/d	300 mg	
– Famotidin	1 mg/kg/d	40 mg	
Prokinetika			
– Baclofen	0,5 mg/kg/d	80 mg	Ggf. Therapieversuch mit Baclofen vor chirurgischer Therapie nach Versagen primärer medikamentöser Therapie
– Metoclopramid	0,4–0,9 mg/kg/d	60 mg	Keine Empfehlung für Metoclopramid oder Domperidon zur Therapie der GÖRK im Kindesalter
– Domperidon	0,8–0,9 mg/kg/d	30 mg	
Antazida			Keine Empfehlung zur Therapie der GÖRK im Kindesalter
– Magnesiumalginat plus Simethicon	2,5 ml 3×/d (KG <5 kg) oder 5 ml 3×/d (KG >5 kg)	n. v.	
– Natriumalginat	225 mg Natriumalginat und 87,5 mg Magnesiumalginat 1 Beutel/d (KG <4,54 kg) oder 2 Beutel/d (KG >4,54 kg)	n. v.	

[a] Cave: Anwendung z. T. *off label* in Bezug auf Indikation, Dosierung oder Alter
[b] entsprechend Erwachsenen-Dosierung
d Tag; *KG* Körpergewicht; *n. v.* entsprechende Daten nicht verfügbar.

nahme wegen der Grunderkrankung nicht möglich ist.

- **Monitoring und Verlauf**

Liegt eine klassische GÖRK vor und zeigen sich keine Hinweise auf andere zugrunde liegende Krankheiten oder Warnsymptome, kann bei größeren Kindern ein Therapieversuch mit PPI in einer kinderärztlichen Praxis durchgeführt werden. Sollten nach suffizienter Therapie über 4–8 Wochen, Überprüfung der Compliance und Ausschluss möglicher Differenzialdiagnosen die Refluxsymptome persistieren bzw. nach dem Therapieversuch erneut auftreten oder Alarmsignale vorliegen, erfolgt die Vorstellung an einer Kindergastroenterologie oder Kinderchirurgie.

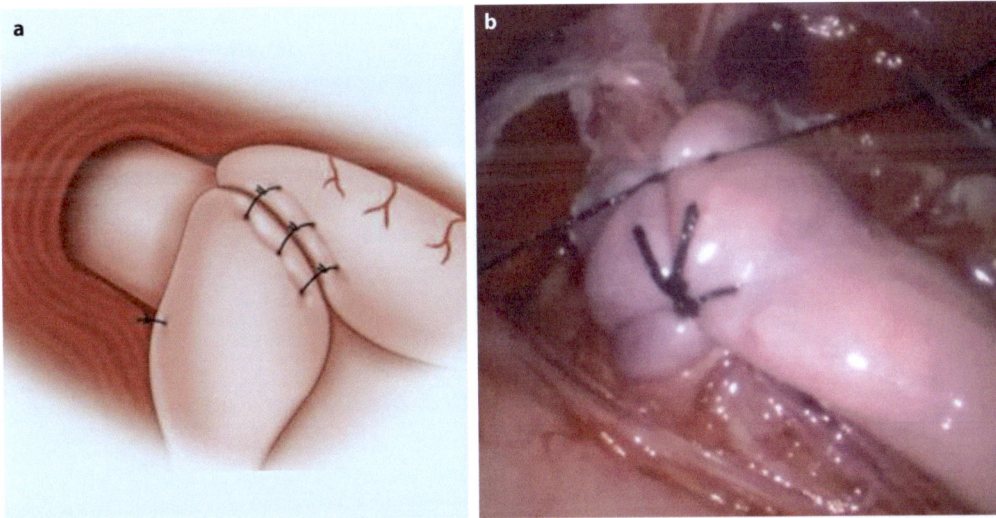

Komplette Fundoplikatio nach Nissen mit 360°-Fundusmanschette. **a** Schemazeichnung (aus Muensterer [57]), **b** laparoskopischer Situs

◘ **Abb. 3.1** Komplette Fundoplikatio nach Nissen mit 360°-Fundusmanschette. **a** Schemazeichnung (Aus: Muensterer OJ (2016) Fundoplication in infants and children. In: Till H, Thomson M, Foker J et al (Hrsg) Esophageal and gastric disorders in infancy and childhood. Springer, Berlin, Heidelberg), **b** laparoskopischer Situs (Aus: Gosemann, JH., Lacher, M. Anti-Reflux-Chirurgie bei mehrfach behinderten Kindern. Monatsschr Kinderheilkd 167, 686–695 (2019). ▶ https://doi.org/10.1007/s00112-019-0733-1)

- **Prognose**

Physiologischer Säuglingsreflux verschwindet in der Regel fast vollständig bis zum Ende des 1. Lebensjahrs (Singendonck et al. 2019). Die Studienlage zur langfristigen Prognose einer manifesten kindlichen (pathologischen) GÖRK gibt keinen eindeutigen Aufschluss. Insgesamt werden ein Alter zu Beginn des Refluxes <5 Jahre, das Vorliegen einer ausgeprägten GÖRK und eine bereits bestehende Therapie mit PPI oder H2RA zum Diagnosezeitpunkt als ungünstige prognostische Faktoren angesehen (Gozalez Ayerbe et al. 2019). Vorliegende Komorbiditäten wie neurologische Erkrankungen können die Prognose wesentlich verschlechtern (Wockenforth et al. 2011).

- **Prävention**

Bei adipösen Kindern ist eine Gewichtsreduktion anzustreben. Alkoholkonsum und Tabakexposition begünstigen das Auftreten eines Refluxes und sollten unterbleiben (Singendonk et al. 2019). Bestimmte Nahrungsmittel (insbesondere fetthaltig), große Nahrungsmengen oder unmittelbar vor dem Schlafengehen erfolgte Nahrungsaufnahme können Reflux begünstigen und provozieren, sodass hierauf ein Schwerpunkt in Anamnese und Handlungsempfehlungen gelegt werden sollte.

- **Ausblick**

Analog zur Chirurgie allgemein ist davon auszugehen, dass die minimalinvasiven Operationsverfahren die offenen bei einem Großteil des Patientenklientels ablösen werden. Weiters ist auch davon auszugehen, dass mit fortschreitender Technik (inkl. Größenreduktion) und Erfahrung der Anteil der roboterassistierten Verfahren zunehmen wird (Hambraeus et al. 2013).

3.3 Infantile hypertrophe Pylorusstenose

Verena Ellerkamp und Jörg Fuchs

3.3.1 Grundlagen

Die infantile hypertrophe Pylorusstenose (IHPS) manifestiert sich zwischen der 2. und 12. Lebenswoche. Das männliche Geschlecht ist etwa 4- bis 6-mal häufiger betroffen. Pa-

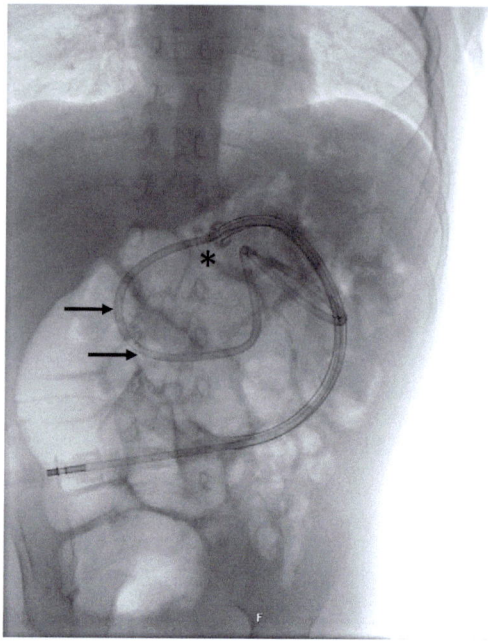

Abb. 3.2 Perkutane endoskopische Gastrostomie (PEG)-Sonde mit zusätzlichem jejunalem Schenkel (PEGJ). Bei dem Patienten mit neurologischer Beeinträchtigung und liegender PEG-Sonde wurde wegen schwerer GÖRK und Aspiration während der Nahrungssondierung vorübergehend auf eine PEGJ umgestellt. Der jejunale Schenkel liegt korrekt: der dünnere Schlauchanteil verläuft nach Eintritt durch die Bauchwand (*) weiter gestreckt ohne Aufschub durch das Antrum und Duodenum (→) bis in die proximalen Jejunumschlingen

thophysiologisch entwickelt sich bei der IHPS eine abnorme Verdickung des pylorischen Sphinktermuskels.

Durch die resultierende Magenentleerungsstörung kommt es zu rezidivierendem schwallartigem, nicht galligem Erbrechen etwa 30–60 min nach der Nahrungsaufnahme. Klinisch fällt eine Vorwölbung des linken Epigastriums mit ausgeprägter Magenperistaltik auf. Die Patienten sind sehr hungrig und unruhig und setzen substanzarme Hungerstühle ab (Vinycomb et al. 2019). Bei anhaltendem Erbrechen entwickelt sich eine schwere Dehydration mit greisenhaftem Aussehen, eingefallener Fontanelle und halonierten Augen, außerdem eine Dystrophie.

Diagnostische Methode der Wahl ist die Sonografie (eKasuistik 3.2). Im Labor zeigt sich im Verlauf später eine **hypochlorämische, hypokaliämische Alkalose.**

Differenzialdiagnosen beinhalten GÖRK, Pylorus- bzw. Dünndamatresie, Malrotation, Volvulus, erhöhten Hirndruck und endokrine bzw. metabolische Ursachen von Erbrechen (z. B. Hypothyreose oder Hypopituitarismus).

3.3.2 Therapie

- **Therapieziel und Therapieprinzip**

Mit der zeitnahen Diagnosestellung und Einleitung einer entsprechenden Therapie soll eine länger andauernde Mangelernährung des Säuglings vermieden werden. Das Ziel ist der Ausgleich der Elektrolytverschiebungen und des Wasserhaushalts mit einer anschließenden Wiederherstellung der freien Passage im Bereich des Pylorus.

- **Therapeutisches Vorgehen**

Bei klinisch-sonographischem Verdacht auf eine IHPS sollte zeitnah in einer kapillären Blutgasanalyse der pH, der Base Excess (BE) sowie das Bikarbonat bestimmt werden. Der Ausgleich der hypochlorämischen, hypokaliämischen Alkalose erfolgt durch eine Infusionstherapie mit halbisotoner Kochsalzlösung (0,45 % Natriumchlorid, Glukose 5 %) mit etwa der eineinhalbfachen Menge des täglichen Flüssigkeitsbedarfs. Zur Entlastung des Magens ist die Anlage einer Magensonde indiziert (Dalton et al. 2016).

Die operative Therapie erfolgt erst nach dem Ausgleich des Säure-Basen-Haushalts, eine notfallmäßige Operation ist nicht indiziert aufgrund der anästhesiologischen Risiken bei nicht korrigierter hypochlorämischer Alkalose.

Eine endoskopische Ballondilatation des Pylorus konnte in Studien keine überzeugenden Therapieerfolge nachweisen. Bei Kindern mit zusätzlichen Narkoserisiken durch schwerwiegende Begleiterkrankungen ist in Ausnahmefällen ein systemischer Therapieversuch mit Parasympatholytika (Atropin) und Oberkörperhochlagerung zu erwägen (Lauriti et al. 2018).

Goldstandard der Therapie ist die Pyloromyotomie nach Weber-Ramstedt. Das Prinzip der Operation beinhaltet eine Längsspaltung der Serosa und der Pylorusmuskulatur ohne Eröffnung der Mukosa (◘ Abb. 3.3).

Die operativen Zugangswege variieren von einem etwa 2–3 cm großen Querschnitt im rechten Oberbauch über einen supraumbilikalen/zirkumbilikalen Zugang bis hin zum laparoskopischen Zugang mit 3 Trokaren mit einer Größe von 1,5–3 mm (ein Kamerazugang, 2 Arbeitstrokare). Laparoskopische Ein-Trokar (Single-site)-Pyloromytomien sind in einzelnen Studien mit geringen Fallzahlen beschrieben worden (Yu et al. 2020). Ein weiterer experimenteller operativer Ansatz ist die gastroduodenoskopische Vollwand-Pyloromytomie mit anschließendem Verschluss der Mukosa mittels Clips (Liu et al. 2020). Eine perioperative Antibiotikabehandlung ist nicht erforderlich.

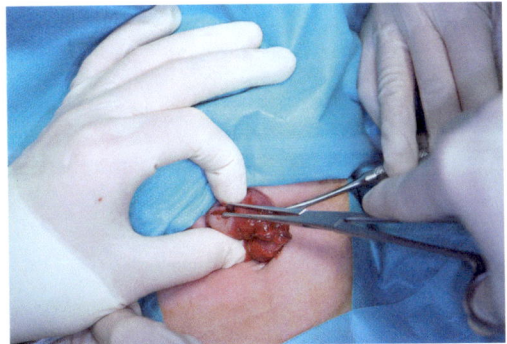

◘ Abb. 3.3 Pyloromyotomie nach Weber-Ramstedt. Intraoperativer Situs. (Mit freundlicher Genehmigung von Dr. Simon Kargl, Linz)

■ Monitoring und Verlauf

Der Nahrungsaufbau kann bereits nach 4–6 h beginnen und ist im Regelfall nach 2 Tagen abgeschlossen (Ausnahme: Schleimhauteröffnung). In seltenen Fällen kann eine unvollständige operative Pyloromyotomie zu einer Persistenz der IHPS führen. Bei unkompliziertem Verlauf können die ambulanten Kontrollen durch den niedergelassenen Kinderarzt erfolgen.

■ Prognose

Die Heilungsrate nach operativer Therapie liegt bei 100 %, gegenüber einer Heilungsrate von 80–85 % bei den im Einzelfall durchgeführten konservativ-medikamentösen Therapieverfahren.

Neben dem klaren kosmetischen Vorteil laparoskopischer Verfahren sind in einigen Studien diverse Unterschiede im Verlauf nach laparoskopischen versus offenen chirurgischen Operationsverfahren beschrieben. In einer zusammenfassenden aktuellen Cochrane-Analyse konnte jedoch lediglich eine schwache Evidenz für geringfügig häufigere Schleimhautverletzungen bei der Laparoskopie belegt werden. In derselben Analyse konnten keine signifikanten Unterschiede bezüglich des Auftretens inkompletter Pyloromyotomie, der Liegedauer, der Dauer des postoperativen Kostaufbaus sowie postoperativer Wundinfektionen nachvollzogen werden (Sathya et al. 2017; Staerkle et al. 2021).

Duodenalschleimhautverletzungen sind mit einer Häufigkeit von 0,5–3,6 % sehr selten. Sie werden in aller Regel durch eine intraoperative Dichtigkeitsprüfung durch Magenaufblähung erkannt und mittels Naht verschlossen. In einem solchen Fall muss eine erneute Pyloromyotomie distant von der ersten erfolgen und der Nahrungsaufbau protrahiert werden.

Die Mortalitätsrate beträgt unter 0,1 % und ist nicht selten auf eine unzureichende präoperative Korrektur der metabolischen Alkalose sowie etwaige schwerwiegende Begleiterkrankungen zurückzuführen.

■ Prävention

Präventiv wird der Verzicht auf Makrolidantibiotika innerhalb der ersten zwei Lebenswochen diskutiert (Murchison et al. 2016). Darüber hinaus ist v. a. die schnelle Diagnose und entsprechende Zuweisung in eine kinderchirurgische Fachabteilung zur Vermeidung länger anhaltender alimentärer Mangelzustände essenziell.

■ Ausblick

Es wird angestrebt, die aktuell noch bis 31.12.2024 gültige AWMF-S1-Leitlinie der

Deutschen Gesellschaft für Kinderchirurgie (DGKCH) zusammen mit den Fachgesellschaften der Deutschen Gesellschaft für Kinder- und Jugendmedizin eV (DGKJ) und Radiologie auf ein S2k- oder besser noch S3-Niveau anzuheben.

3.4 Motilitätsstörungen des Magens: Gastroparese und Dumpingsyndrom

Markus Prenninger

3.4.1 Verzögerte Magenentleerung: Gastroparese

3.4.1.1 Grundlagen

Eine verzögerte Magenentleerung in Abwesenheit einer organischen Obstruktion wird als Gastroparese bezeichnet. Klinische Manifestationen der Gastroparese reichen von milder Symptomatik wie frühzeitigem Sättigungsgefühl, epigastrischem Völlegefühl, Übelkeit und Bauchschmerz bis zu schwerer Manifestation der Stase mit Erbrechen von Nahrung mehrere Stunden oder Tage nach der Mahlzeit. Diagnostischer Goldstandard ist weiterhin die Magenentleerungsszintigrafie. Eine unauffällige Magen-Darm-Passage-Röntgenuntersuchung mit flüssigem Kontrastmittel schließt eine Gastroparese nicht aus. Weitere mögliche Untersuchungen inkludieren den C-13-Atemtest mit Octansäure, die Motility-Kapsel (wireless motility capsule, WMC), die antroduodenale Manometrie, Sonografie, Barostat-Untersuchung und Elektrogastrografie (EGG).

3.4.1.2 Therapie

- Therapieziel

Allgemeine Therapieziele in der Behandlung der Gastroparese sind: Malnutrition bzw. Flüssigkeits- und Elektrolytstörungen auszugleichen; behandelbare Ursachen zu identifizieren und zu beheben; und die Symptomatik zu verbessern.

Ein verständnisvoller Zugang im Patientengespräch ist angebracht. Die chronische Übelkeit und andere Symptome einer Gastroparese sind hoch belastend, beeinträchtigen die Lebensqualität grundlegend und eine therapeutische Besserung ist nicht leicht zu erzielen. Das Ziel ist vielmehr eine zufriedenstellende Kontrolle der Symptomatik als eine Heilung der Erkrankung.

- Therapieprinzip

Die Behandlung der Gastroparese umfasst diätetische, medikamentöse, interventionelle und komplementärmedizinische Maßnahmen.

Mit Blick auf die Ätiologie sollte die Medikamentenliste des Patienten überprüft und ggf. umgestellt werden (eOverview 3.1). Insbesondere im Fall einer vermutlich postviral aufgetretenen Gastroparese ohne Vorerkrankungen ist eine spontane Besserung wahrscheinlich. Bis dahin sollte primär eine nichtinvasive symptomatische Therapie versucht werden.

Weiterhin kann die Behandlung am Schweregrad der Gastroparese ausgerichtet werden (Gumaste und Baum 2008; Waseem et al. 2009):
- Grad 1 (milde Gastroparese): Diätetische Maßnahmen sowie bedarfsweise Antiemetika oder Prokinetika,
- Grad 2 (kompensierte Gastroparese): Kombinationstherapien aus Antiemetika und Prokinetika,
- Grad 3 (schwere Gastroparese oder „Magenversagen"): stationäre Aufnahme, enterale oder parenterale Ernährung oder endoskopische bzw. chirurgische Therapien.

■■ Therapeutisches Vorgehen

Das therapeutische Vorgehen umfasst primär diätetische Maßnahmen und eine Pharmakotherapie.

■■ Diätetische Maßnahmen

Diätetische Empfehlungen werden am besten gemeinsam mit einer erfahrenen Ernährungsfachkraft bzw. Diätologin formuliert. **Fett- und Ballaststoffe (mögliche Phytobezoarbildung) sollten reduziert werden,** selbst im Fall einer zusätzlich bestehenden Obstipation. Häufige kleinere Mahlzeiten, z. B. 4- bis

5-mal täglich, werden empfohlen. Patienten sollten zum Essen häufig dazu trinken aber kohlensäurehaltige Säfte meiden, gut kauen und nach dem Essen für 1–2 h gehen oder sitzen. In schwereren Fällen kann die Kalorienzufuhr zunehmend auf Trinknahrungen umgestellt werden.

Pharmakotherapie
Prokinetika wie Erythromycin und Domperidon sowie Antiemetika wie Ondansetron zählen zu den wirksamsten Substanzen in der Behandlung der Gastroparese. Bei Kombinationstherapie sind mögliche Interaktionen, insbesondere eine QT-Verlängerung, zu beachten (◘ Tab. 3.3).

Weitere Behandlungsmöglichkeiten
Komplementär- und alternativmedizinische Behandlungsmöglichkeiten beinhalten Akupunktur, Ingwer und Pfefferminzöl. Akupunktur war in einzelnen Studien bei Erwachsenen mit Gastroparese effektiv. Ingwer und Pfefferminzöl verbessern die Magenentleerung. Prinzipiell ist die Datenlage in diesem Bereich oft durch geringe Patientenanzahl und methodische Schwierigkeiten gekennzeichnet. Insbesondere Akupunkturverfahren sind im Kindesalter als sicher zu betrachten und finden auch an spezialisierten kindergastroenterologischen Zentren Anwendung bei chronischer Übelkeit.

Interventionelle Maßnahmen sind Patienten vorbehalten, die mit diätetischen und medikamentösen Maßnahmen keine ausreichende Symptomkontrolle erlangen. Endoskopische und chirurgische Maßnahmen inkludieren Botulinumtoxininjektionen, gastrale elektrische Stimulation, Ballondilatation des Pylorus, Nasojejunalsonden, Jejunostomie, Gastrojejunostomie, Pyloroplastik oder Pyloromyotomie und in seltensten Fällen Ösophagojejunostomie.

Botulinumtoxin A wird bei kosmetischen Eingriffen, Muskelspastik aber auch off label bei Achalasie des Ösophagus, des analen Sphinkters und bei Gastroparese eingesetzt. Es handelt sich um ein Neurotoxin von Clostridium botulinum, das die Ausschüttung von Acetylcholin blockiert und eine schlaffe Lähmung verursacht. Für endoskopische Anwendungen werden bei Erwachsenen üblicherweise 100 Internationale Einheiten (IE) pro Sitzung Botulinumtoxin A (je 25 IE pro Quadrant) injiziert, bei Kindern 3–6 IE/kg pro Sitzung, maximal 100 IE (Hirsch et al. 2020; Rodriguez et al. 2012). Die Off-label-Anwendung von Botulinumtoxin A bei Gastroparese kann versucht werden, wenn mit etablierten Therapien kein Auslangen gefunden wurde (◘ Abb. 3.4).

Die **gastrale elektrische Stimulation** (GES, gastric pacing, „Magenschrittmacher") ist an wenigen spezialisierten Zentren eine wesentliche chirurgische Option bei Kindern mit therapierefraktärer Übelkeit und Gastroparese, bei denen alle etablierten medikamentösen Optionen ausgeschöpft wurden. Kleine Fallserien aus wenigen pädiatrischen Zentren haben bisher überaus gute Ergebnisse gezeigt (Lu et al. 2013).

Monitoring und Verlauf
Je nach Schweregrad der Gastroparese sind regelmäßige Kontrollen des Ernährungszustandes bzw. perzentilengerechten Gedeihens zu empfehlen, ggf. auch eine Kontrolle der Vitamine und Spurenelemente z. B. jährlich. Eine laufende medikamentöse Therapie kann weitere Labor- und Elektrokardiogramm (EKG)-Kontrollen diktieren. Psychologische Begleitung ist vielfach hilfreich.

Prognose und Prävention
Die Langzeitprognose bei Kindern ist exzellent. Insbesondere bei postviraler Gastroparese ohne Vorerkrankung ist ein Abklingen der Symptome nach 6–24 Monaten zu erwarten. Eine Primärprävention der häufigsten Ursachen bei Kindern (postviral, idiopathisch) ist nicht möglich. Strengere Glukosekontrolle bei diabetischer Gastroparese spielt im Erwachsenenalter eine größere Rolle. Die Sekundärprophylaxe einer Mangelernährung erfolgt durch die bekannten Maßnahmen.

Tab. 3.3 Mögliche Pharmakotherapie bei Gastroparese im Kindesalter (Mod. nach: Romano et al. 2019; Takemoto et al. 2019)

Wirkstoff	Mögliche Dosierungen, Verabreichung per os (p.o.)	Anmerkungen, Warnhinweise und Praxistipps
Prokinetika		
Erythromycin [a]	Bei Gastroparese vorzugsweise als orale Suspension: 3 mg/kg/Einzelgabe, 4×/d jeweils 30 min vor den 3 Hauptmahlzeiten sowie vor dem Einschlafen p.o. Ev. Dosissteigerung bis zum Wirkungseintritt bis zu 10 mg/kg/Einzelgabe, maximal 250 mg/ED mit EKG-Kontrolle (kontroversiell) Ev. Erythromycinpausen von 2–3 Wochen bei Wirkungsverlust bzw. zyklische Gabe mit jeweils 3 Wochen „on" und 3 Wochen „off therapy"	Makrolidantibiotikum und Motilinrezeptoragonist Eines der wirksamsten Prokinetika im OGIT (Antrumperistaltik, Phase-III-MMC, Magenentleerung) Standardmedikament bei OGIT-Blutungen zur Magenentleerung vor Endoskopie; bei antroduodenaler Manometrie; bei nasojejunaler Sondenanlage und bei diabetischer und anderen Formen der Gastroparese Prokinetisch wirksame Startdosis nur ca. ¼ der antimikrobiell wirksamen Dosierung Nachteil: Tachyphylaxie durch Motilinrezeptordownregulation Risiken und Nebenwirkungen inkludieren: QTc-Verlängerung, erhöhtes Risiko für plötzlichen Herztod, Hepatopathie mit und ohne Ikterus, HPS sowie Entwicklung einer Makrolidantibiotikaresistenz und Auswirkungen auf das Mikrobiom Bei reifen Neugeborenen ist das Risiko eine HPS zu entwickeln 8- bis 10-fach erhöht **Cave:** Kombination mit u. a. Aprepitant, Fosaprepitant und Domperidon vermeiden bzw. zusätzliche EKG-Kontrollen durchführen In Österreich orale Präparate 2021 außer Handel; aus Deutschland zu beziehen
Metoclopramid	Nicht routinemäßig empfohlen	Kombinierter Dopamin (D_2)-Rezeptor- und 5-Hydroxytryptamin (5-HT_3)-Rezeptorantagonist sowie 5-HT_4-Agonist Peripher und zentral wirksam Erhöhte Amplitude von Ösophagus-, Fundus- und Antrumkontraktionen und antiemetische Wirkung via Rezeptoren im Hirnstamm Passiert die Blut-Hirn-Schranke Anwendung nur im Ausnahmefall wegen potenziell schwerer neurologischer Nebenwirkungen: – akut: extrapyramidale Symptome (EPS) mit unkontrollierbaren fazialen Spasmen, okulogyrischer Krise, Torticollis etc. (rasche Therapie mit Biperidin!) – langfristig: tardive Dyskinesie (TD), eine schwerwiegende, teils irreversible, nichtbehandelbare Bewegungsstörung; TD insbesondere bei kumulativer Behandlungszeit >3 Monaten (FDA black box warning!). Falls eine kurzfristige Therapie aufgrund unzureichender Wirkung von Alternativen erwogen wird, soll eine ausführliche, vorzugsweise schriftliche Aufklärung über diese Nebenwirkung erfolgen

(Fortsetzung)

Motilitätsstörungen

Tab. 3.3 (Fortsetzung)

Wirkstoff	Mögliche Dosierungen, Verabreichung per os (p.o.)	Anmerkungen, Warnhinweise und Praxistipps
Domperidon	0,2–0,4 mg/kg/ED, 2- bis 3-mal täglich, maximal 3 × 10 mg p.o., jeweils 15–30 min vor den Mahlzeiten	Peripherer Dopamin (D_2)-Rezeptorantagonist Erwünschten Wirkungen ähnlich dem Metoclopramid Passiert aber Blut-Hirn-Schranke kaum; deutlich weniger zentrale Nebenwirkungen; jedoch erwünschte Wirkung in der durchlässigen CTZ Symptomreduktion von Völlegefühl, frühzeitigem Sättigungsgefühl, Übelkeit und Erbrechen In mehreren Studien wirksam bei diabetischer Gastroparese und funktioneller Dyspepsie Unerwünschte Wirkungen beinhalten Diarrhö, Kopfschmerz und Hyperprolaktinämie (Brustwachstum, -schmerz, Galaktorrhö und Menstruationsstörung) CYP-3A4-Inhibitor; Kombination mit weiteren CYP-3A4-Inhibitoren vermeiden (**Cave:** Erythromycin) Risiko für schwere Arryhthmien (QT-Verlängerung) v. a. bei Patienten >60 Jahren oder hohen Dosen. In Deutschland für Kinder <12 Jahren nicht zugelassen (BfArM. 29.04.2019) In den U.S.A. nur unter besonderen Auflagen verfügbar
Antiemetikum		
Ondansetron [a]	Tablette oder rasch zerfallende Tablette bzw. Lyophilisat Mögliche Dosierung ab 6 Monaten, Körpergewicht 8-15 kg: 2 mg /Einzelgabe; Körpergewicht >15 kg: 4 mg /Einzelgabe bei Bedarf, maximal 2x /d, nach Ausgangs-EKG	5-HT_3-Rezeptor-Blocker Zugelassene pädiatrische Indikation: Nausea und Emesis während zytotoxischer Chemotherapie bei Kindern ab 6 Monaten Sehr häufige unerwünschte Wirkung: Kopfschmerz **Cave**: dosisabhängige Verlängerung des QT-Intervalls Ausgangs-EKG vor mehrfacher oder i.v.-Gabe bzw. Verlaufskontrolle bei längerfristiger Gabe empfohlen (Ausschluss verlängerte QTc-Zeit)

[a] Off label-Anwendung in der Therapie der Gastroparese
CTZ Chemorezeptortriggerzone; *CYP* Cytochrom P450; *ED* Einzeldosis; *EKG* Elektrokardiogramm; *FDA* U.S. Food and Drug Andministration; *HPS* hypertrophe Pylorusstenose; *MMC* migratory motor complex; *OGIT* oberer Gastrointestinaltrakt

3.4.2 Beschleunigte Magenentleerung: Dumpingsyndrom

3.4.2.1 Grundlagen

Das Dumpingsyndrom wurde vor rund 100 Jahren bereits als Folgeerscheinung bestimmter bauchchirurgischer Eingriffe beschrieben und tritt als Komplikation nach Ösophagus- und Magenoperationen auf (Hertz 1913). Dabei kommt es durch eine beschleunigte „Sturzentleerung" (*engl.* to dump = abladen, ausschütten, stürzen) von Mageninhalt in den Dünndarm zu mitunter schwer zuordenbaren Symptomen nach jedem Essen.

Beim **Frühdumping** (innerhalb der 1. h nach der Mahlzeit) führt die sturzartig rasche Entleerung des hyperosmolaren Nahrungsbreis in den Dünndarm zu Flüssigkeitseinstrom und intravasaler Hypovolä-

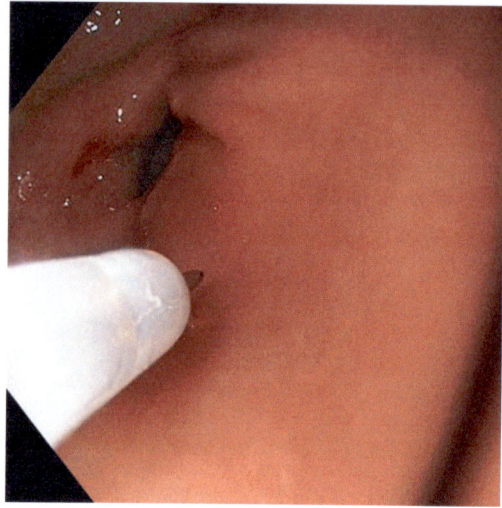

◘ **Abb. 3.4** Intrapylorische Botulinumtoxininjektion. Endoskopische Injektion von 100 Einheiten Botulinumtoxin (off label) aufgeteilt auf 4 × 25 Einheiten rund um den Pyloruskanal bei jugendlichem Patienten mit idiopathischer Gastroparese und unzureichender Nahrungstoleranz unter Prokinetika, Antiemetika und nasogastraler Sondierung

mie, Darmwanddehnung und gesteigerter Motilität, vor allem aber zur Ausschüttung gastrointestinaler und vasoaktiver Hormone. Die klinischen Manifestationen umfassen GI-Symptome wie Bauchschmerzen, Krämpfe, Völlegefühl, Übelkeit und Diarrhö sowie Erschöpfung, das Bedürfnis, sich nach dem Essen hinzulegen, Flushing, Palpitation, Tachykardie, Schwindel, Schweißausbruch und selten Synkope.

Beim **Spätdumping** (1–3 h nach der Mahlzeit) kommt es durch die überschnelle Kohlenhydratbelastung zu übersteigerter Insulinausschüttung und in der Folge zu (reaktiver) Hypoglykämie. Ein Spätdumping kann sich durch Neuroglykopenie (Erschöpfung, Schwäche, Verwirrtheit, Hunger und Synkope) sowie Vagus- und Sympathikusaktivierung (Schweißausbruch, Palpitation, Tremor und Reizbarkeit) äußern.

Unklare, ausschließlich postprandiale Symptome bei Patienten mit entsprechender Voroperation sollten an ein Dumpingsyndrom denken lassen. Das diagnostische Mittel der Wahl ist der modifizierte orale Glukosetoleranz-Test (oGTT). Die weitere diagnostische Abklärung besteht zumeist aus einer Endoskopie und Bildgebung zum Ausschluss von Differenzialdiagnosen (z. B. postoperative Stenosen und Adhäsionen).

3.4.2.2 Therapie

- **Therapieziel und Therapieprinzip**

Die Behandlung des Dumpingsyndroms soll möglichst wenig invasiv die belastenden Symptome lindern und die Lebensqualität verbessern, bis sich eine spontane Besserung über die Zeit einstellt. Diätetische Maßnahmen bilden die Grundlage der Therapie und sind bei einem Großteil der Patienten erfolgreich. Bei unzureichendem Ansprechen können orale (Arcabose) oder parenterale Medikamente (Octreotid) eingesetzt werden. Eine vorübergehende kontinuierliche enterale Ernährung („Dauersondierung") via Gastrostomie oder Ileostomie und chirurgische Maßnahmen (Revisionsoperationen) sind schweren Ausnahmefällen vorbehalten.

- **Therapeutisches Vorgehen**

Das therapeutische Vorgehen umfasst diätetische Maßnahmen und eine Pharmakotherapie.

Diätetische Maßnahmen
- Häufige kleine Mahlzeiten; langsam essen und gut kauen.
- Trinken erst 30 min nach dem Essen; ungezuckerte Getränke.
- Schnell resorbierbare Kohlenhydrate (Mono- und Disaccharide, Glukosepolymere) vollständig vermeiden; Nahrungsmittel mit hohem Ballaststoff- und Eiweißanteil bevorzugen.
- Der Nutzen von viskositätssteigernden Nahrungsmittelergänzungen wie Guarkernmehl, Pektin und Glukomannanen ist nicht sicher belegt.
- Nach dem Essen 30 min hinlegen kann versucht werden (keine Evidenz, obgleich vor über 100 Jahren bereits als sehr hilfreich beschrieben).

Pharmakotherapie (off label)
Acarbose kann zur Behandlung von Spätdumping mit unzureichendem Ansprechen auf di-

ätetische Maßnahmen verwendet werden. Somatostatinanaloga sind Mittel der Wahl bei gesichertem Dumpingsyndrom mit unzureichendem Ansprechen auf diätetische Therapie mit oder ohne Acarbose (◘ Tab. 3.4).

- **Monitoring und Verlauf**

Regelmäßige (chirurgische) Verlaufskontrollen werden in der Regel durch die zugrunde liegende Operation vorgegeben (z. B. Nachkontrollen bei Patienten mit Ösophagusatresie oder nach bariatrischen Operationen).

- **Prognose**

Zum Langzeitverlauf des Dumpingsyndroms liegen kaum Daten vor. Eine Besserung im Laufe der Zeit erscheint jedoch möglich, weshalb primär konservative Therapiemaßnahmen versucht werden sollten. Nur bei anhaltend schwerer therapierefraktärer Symptomatik kann eine chirurgische Reintervention überlegt werden (z. B. Rückoperation eines Magenbypasses).

- **Prävention**

Wichtig ist, insbesondere nach indizierter bariatrischer oder sonstiger Ösophagus- oder Magenoperation, ein evtl. postoperatives Dumpingsyndrom zu erkennen und eine effektive Therapie zu beginnen. Eine Fundoplicatio als ein möglicher Auslöser eines Dumpingsyndroms und weiterer z. T. sehr belastender Post-Fundoplicatio-Symptome sollte prinzipiell zurückhaltend erfolgen.

3.5 Morbus Hirschsprung

Christian Tomuschat

3.5.1 Grundlagen

Morbus Hirschsprung (Hirschsprung's disease, HSCR) ist eine angeborene Fehlbildung des enterischen Nervensystems und tritt mit einer Inzidenz von 1:5000 Geburten auf, männliche Neugeborene sind 4-mal häufiger betroffen als Mädchen. Es besteht eine Assoziation mit Trisomie 21 und anderen genetischen Erkrankungen und Syndromen. Das Fehlen von Ganglienzellen im Plexus submucosus und Plexus myentericus führt zu spastischer Engstellung des betroffenen Segments und Dilatation des proximalen Darms. Das aganglionäre Segment geht immer vom Rektum aus und ist in der Ausdehnung nach proximal variabel.

Die meisten Patienten (80–90 %) werden innerhalb der Neugeborenenperiode diagnostiziert. Klassisch ist das Fehlen von Absetzen des Mekoniums (>60 %) innerhalb der ersten 24 h. Hinzu kommen Zeichen einer distalen Obstruktion mit geblähtem Abdomen, Inappetenz und (galligem) Erbrechen. Die Klinik ist oft protrahiert und einwickelt sich über mehrere Tage. Aufgrund der typischen Zeichen einer distalen Obstruktion kommen differenzialdiagnostisch der Mekoniumileus, das Vorliegen anderer Malformationen des Intestinums, Anomalien des enteralen Systems (chronische intestinale Pseudoobstruktion), andere funktionelle intestinale Störungen als Folge von maternalen Infektionen oder Intoxikationen (Opioide, Magnesium) sowie als primäre Symptomatik im Rahmen eines multiplen endokrinen Neoplasiesyndroms Typ 2 (MEN2) in Betracht (AWMF Leitlinie Aganglionose).

Die digitale rektale Untersuchung oder das Einführen eines rektalen Katheters führt beim kurzstreckigen M. Hirschsprung zur Entleerung von übelriechendem spritzendem Stuhl und Darmgas. Röntgenaufnahmen des Abdomens zeigen meist dilatierte gasgefüllte Darmschlingen, die den Verdacht auf eine distale Obstruktion erhärten.

Der Goldstandard in der Diagnose ist die rektale Schleimhautbiopsie, diese kann als Saugbiopsie oder offen chirurgisch gewonnen werden. Der Nachweis von Ganglienzellen schließt das Vorliegen eines M. Hirschsprung aus. Die hochauflösende anorektale Manometrie ist als Screeningtest v. a. bei Patienten im Alter von >1 Jahr geeignet (Meinds et al. 2018).

3.5.2 Therapie

- **Therapieziel und Therapieprinzip**

Die Therapie des M. Hirschsprung ist chirurgisch mit dem Ziel der Entfernung des agang-

Tab. 3.4 Pharmakotherapie bei Dumping-Syndrom im Kindesalter (Off-label-Anwendungen). (Mod. nach: Scarpellini et al. 2020; Takemoto et al. 2019; Thapar et al. 2018; Mas et al. 2022)

Wirkstoff	Mögliche Dosierungen	Anmerkungen, Warnhinweise und Praxistipps
Acarbose	Jugendliche initial: 3 × 25 mg p.o.; Steigerung um jeweils 25 mg/d alle 2–4 Wochen; maximale Dosis: ≤ 60 kg: 3 × 50 mg; > 60 kg: 3 × 100 mg; direkt vor der Mahlzeit oder mit dem ersten Bissen unzerkaut oder zerkaut einnehmen	– α-Glukosidaseinhibitor – Hemmt die Freisetzung von Glukose und anderen Monosacchariden aus verzehrten Kohlenhydraten – Reduziert GI-Hormonausschüttung und Hypoglykämieneigung des Spätdumpings – Wirkung bei Frühdumping ist unklar – Kann zur Behandlung von Spätdumping mit unzureichendem Ansprechen auf diätetische Maßnahmen verwendet werden – Nebenwirkung: Blähungen und weiche Stühle durch Kohlenhydratmalabsorption; bessern sich bei längerer Einnahme – Transaminasenkontrolle alle 3 Monate im 1. Jahr, danach periodisch; bei steigender Transaminasen Dosis reduzieren; bei Persistenz absetzen – Zugelassen zur Behandlung Erwachsener mit Diabetes mellitus – In Österreich orale Präparate 2021 außer Handel; aus Deutschland zu beziehen
Octreotid	0,5–1 µg/kg s.c.; Schulkinder: 1- bis 2-mal tgl. 0,05(–0,2) mg s.c. 30 min vor Mahlzeit(en)	– Somatostatinanalogon – Zugelassen zur Behandlung von Symptomen endokriner Tumoren und Ösophagusvarizenblutungen – Verzögert die Magenentleerung, hemmt die Freisetzung GI und vasoaktiver Hormone und die Insulinsekretion, daher bei Früh- und Spätdumping wirksam – Mittel der Wahl bei gesichertem Dumpingsyndrom mit unzureichendem Ansprechen auf diätetische Therapie mit – oder ohne Acarbose – Kurzwirksame Präparate (1- bis 3-mal täglich s.c.) erscheinen wirksamer – Langwirksame Präparate (1-mal monatlich i.m.) werden von vielen Erwachsenen präferiert, für Kinder allerdings kaum Daten – Sehr häufige Nebenwirkung: Cholecystolithiasis, v. a. bei Therapiedauer ≥ 12 Monaten (regelmäßige Sonografiekontrollen) – Weitere u. a. hormonelle Nebenwirkungen bei langfristiger Therapie sind zu überwachen

ED Einzeldosis; *GI* gastrointestinal; *i.m.* intramuskulär; *p.o.* per oral; *s.c.* subcutan

lionären Segments und der Herstellung eines normalen Defäkationsmusters unter Erhalt der Kontinenz.

Therapeutisches Vorgehen

Präoperativ sollte mit rektalen 0,9 %igen Natriumchlorid- (NaCl-)Spülungen begonnen werden. Dabei wird die distale funktionale Obstruktion überwunden, der Darm suffizient entleert und ein erfolgreicher Kostaufbau eingeleitet. Eltern sollten in diesem Prozess angelernt werden, um die Spülungen bis zur definitiven Operation selbstständig durchführen zu können.

 Die 0,9 %igen NaCl-Spülungen werden durch einen weichen rektalen Katheter 2- bis 3-mal täglich durchgeführt (10 ml/kg). Dies kann bei sicherer Durchführung bis zur definitiven OP fortgesetzt werden.

Dieses Vorgehen ist bei 75 % der Patienten effektiv, bei den übrigen Patienten kann eine ausgedehntere Aganglionose ursächlich sein (Neuvonen et al. 2015).

> Die Indikation für ein Stoma besteht, wenn die Irrigationen nicht suffizient sind oder Komplikationen wie eine Enterokolitis oder Darmperforation vorliegen.

▪▪ Chirurgisches Vorgehen

Ziel ist die möglichst komplette Resektion des aganglionären Segments mit dem Ziel der Herstellung eines normalen Defäkationsmusters unter Erhaltung der Kontinenz. Seit 1998 hat sich die transanale endorektale Durchzugsoperation nach De La Torre u. Langer durchgesetzt. Der Vorteil der Operation ist, dass in der Regel keine Laparotomie notwendig ist. Jedoch wird der Eingriff zunehmend laparoskopisch-assistiert durchgeführt. Nach Aufspannen des Analkanals wird 0,5–2 cm oberhalb der Linea dentata die Mukosa zirkulär inzidiert, gefolgt von einer Präparation nach proximal, dies erlaubt die transanale Mobilisierung des Rektosigmoids. Mit dieser Technik können 30 cm des Rektosigmoids transanal problemlos mobilisiert werden. Nach dem Nachweis von Ganglienzellen wird die koloanale Anastomose durchgeführt. Ein kurzer sero-muskulärer Cuff (2 cm) ist einem längeren >3 cm vorzuziehen. Bei längerstreckigen Formen (TCA) bietet sich die laparoskopisch-assistierte Kolektomie mit J-Pouch Formation an.

> Perioperativ sollte eine Antibiotikaprophylaxe gegeben werden, z. B. mit Cefuroxim und Metronidazol.

Die Operation wird üblicherweise innerhalb von 2–3 Monaten nach Diagnose durchgeführt. Bedingung ist, dass das Kind stabilisiert, gut gediehen und der Darm suffizient dekomprimiert ist; Mindestalter für Durchzugsoperation 3 Monate (◘ Abb. 3.5).

> Nur kinderchirurgische Zentren mit ausreichender Expertise in der Behandlung von Patienten mit M. Hirschsprung (>5–10 Neudiagnosen/Jahr) sollten die Operation durchführen.

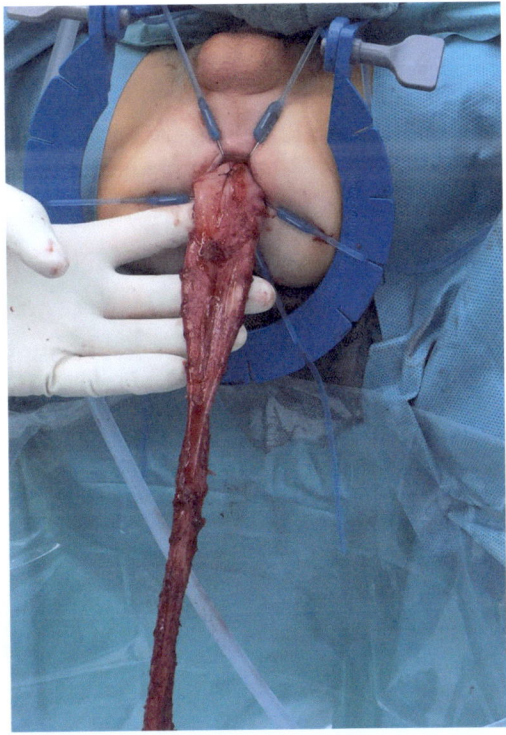

◘ **Abb. 3.5** Endorektale Durchzugsoperation mit Markierung der einzelnen Abschnitte

▪ Monitoring und Verlauf

Der Kostaufbau kann innerhalb der ersten 24–48 h begonnen werden und wird bei gutem Vertragen rasch gesteigert. Perianaler Ausschlag oder Hautirritationen sind nach der Operation häufig und werden mit zinkhaltigen Salben präventiv behandelt. Bei bakteriellen oder fungalen Superinfektionen ist eine antimikrobielle topische Therapie ratsam (Wester et al. 2004). Die Kalibrierung der Anastomose 2–3 Wochen postoperativ mit einem Hegarstift 12 wird einmalig durchgeführt. Regelmäßige Dilatationen dagegen sind nicht notwendig und verhindern das Auftreten einer Striktur oder Enterokolitis nicht (Aworanti et al. 2013). Strikturen sind im Bereich der Anastomose in 10 % der Fälle nach endorektalem Durchzug dokumentiert (Seo et al. 2018). Ist eine Striktur aufgetreten sind vorsichtige Dilatationsversuche möglich, wenn dies nicht toleriert wird, werden diese in Anästhesie durchgeführt.

Postoperativ erfolgt ein regelmäßiges Follow-up in der Klinik.

- **Prognose**

Die Prognose des M. Hirschsprung ist bei optimaler Therapie gut. Wobei die Lebensqualität für Patienten mit langstreckigen M. Hirschsprung-Varianten („total colonic aganglionosis", TCA) oder die Assoziation mit Syndromen deutlich schlechter ist, verglichen mit der kurzstreckigen Variante.

Besonders das Erkennen und Behandeln von Komplikationen nach erfolgter definitiver chirurgischer Therapie hat die postoperative Morbidität deutlich gesenkt. Im Kindergarten- und Grundschulalter wird häufig noch über Darmentleerungsstörungen mit Obstipation oder Stuhlschmieren berichtet, die sich jedoch im Verlauf normalisieren. Nur ein kleiner Prozentsatz hat das Problem über die frühe Kindheit hinaus; allerdings wird der altersabhängige Prozentsatz in verschiedenen Single-center-Fallserien deutlich unterschiedlich angegeben.

Ein spezifisches Problem der langstreckigen Formen ist die HAEK (▶ Abschn. 3.5.3). Stuhlschmieren und Inkontinenz sind ebenfalls häufig. Aufgrund dessen sind auch persistierende psychosoziale Komplikationen sowie Einschränkungen des psychosexuellen Wohlbefindens zu erwarten. Etwa 5–18 % von TCA-Patienten leben mit einem permanenten Stoma. Auch sind urologische Probleme wie Tag- und Nachtenuresis sowie Probleme in der Urodynamik beschrieben. Diese funktionellen Probleme können die Lebensqualität deutlich einschränken und müssen konsequent adressiert werden. Stoffwechselprobleme finden sich in Form von Gedeihstörungen bei Patienten mit langstreckigen Varianten (Engum und Grosfeld 2004; Zimmer et al. 2016). Weiterhin wurde in den letzten Jahren auch auf einen Zusammenhang zwischen M. Hirschsprung und entzündlichen Darmerkrankungen im Erwachsenenalter hingewiesen (Tomuschat et al. 2019; Löf Granström et al. 2018). Dagegen gibt es bisher keine Assoziation von M. Hirschsprung und malignen Erkrankungen.

- **Prävention**

Der M. Hirschsprung ist eine genetische Erkrankung. Das Wiederholungsrisiko für Geschwisterkinder (für Jungen 4 % und Mädchen 1 %) muss den Eltern kommuniziert werden, insbesondere muss auf die deutlich höhere Penetranz von längerstreckigen Formen hingewiesen werden (50 %).

- **Qualitätssicherung und Ausstattung**

Patienten mit dieser Erkrankung benötigen spezialisierte Pflege und Therapie, die von Geburt bis zur Transition in das Erwachsenenalter reicht:
- Die Diagnose des M. Hirschsprung muss durch einen ausgewiesenen Pathologen bestätigt werden.
- Die chirurgische Therapie sollte ein in der kolorektalen Chirurgie des Kindesalters ausgebildeter Kinderchirurg durchführen und entsprechende Fallzahlen nachweisen.
- Akute und chronische Komplikationen sollten nur in den dafür spezialisierten Zentren behandelt werden.
- Die kontinuierliche Verlaufskontrolle ist im interdisziplinären Team unter Einschluss eines Kindergastroenterologen und eines Kinderchirurgen 4-mal pro Jahr durchzuführen, dies kann im Verlauf bei einem therapieadhärenten Patienten auf einmal pro Jahr gesenkt werden.

- **Ausblick**

Obwohl die Grundlagenforschung Erfolge aufweist und Ideen hervorbringt, wie die Stammzellen der Patienten zu nutzen, um die Pathogenese besser zu verstehen, wird für absehbare Zeit die chirurgische Therapie wohl die einzig definitive kurative Therapie bleiben. Zum aktuellen Zeitpunkt gibt es keine Möglichkeit, M. Hirschsprung pränatal verlässlich zu diagnostizieren, sodass sich zukünftige Forschung auch auf diese Frage konzentrieren sollte.

3.5.3 Hirschsprung-assoziierte Enterokolitis (HAEK)

Patienten mit M. Hirschsprung entwickeln in 25–35 % aller Fälle eine HAEK (Frykman und Short 2012). Sie kann vor und nach der definitiven chirurgischen Versorgung auftreten, trägt ein Mortalitätsrisiko zwischen 1–10 % und ist bei Neugeborenen am häufigsten. Patienten mit einem langstreckigen aganglionären Segment haben ein höheres Risiko, eine HAEK zu entwickeln; bis zu 55 %.

Patienten mit einer HAEK zeigen häufig ein geblähtes, weiches Abdomen, Fieber, blutigen übelriechenden Durchfall und Erbrechen. Da die Symptome unspezifisch sind, besteht die Gefahr, die Diagnose zu verkennen und die Beschwerden eher mit einer klassischen Gastroenteritis zu verwechseln. Im Extremfall führt dies zum toxischen Megakolon mit potenziell fatalem Ausgang.

Die Therapie erfolgt mit systemischer Antibiotikagabe, regelmäßigen Darmspülungen sowie Nahrungskarenz. Eine empirische Antibiotikatherapie erfolgt typischerweise mit Metronidazol.

3.6 Pädiatrische chronische intestinale Pseudoobstruktion

Peter Lu und Markus Prenninger

3.6.1 Grundlagen

Chronische intestinale Pseudoobstruktion (CIPO) wird als Begriff für die schwersten gastrointestinalen Motilitätsstörungen verwendet, eine heterogene Gruppe chronischer Erkrankungen mit der klinischen Symptomatik einer Darmobstruktion in Abwesenheit eines mechanischen Passagehindernisses. CIPO im Kindesalter weist spezifische Charakteristika auf, sodass eine rezente Konsensusarbeit die Verwendung des Begriffs pädiatrische intestinale Pseudoobstruktion (PIPO) vorgeschlagen hat (Thapar et al. 2018).

Neugeborene präsentieren sich mit aufgetriebenem Abdomen und galligem Erbrechen. Ältere Säuglinge und Kinder zeigen wiederholte pseudoobstruktive Episoden mit aufgetriebenem Abdomen, Erbrechen, Verstopfung, Diarrhö, Bauchschmerzen und Gedeihstörung. Bei etwa einem Viertel der Kinder mit PIPO liegt zusätzlich eine Malrotation vor.

Die Diagnosekriterien laut aktuellem Konsensus basieren auf einer Kombination aus Klinik, Bildgebung, Genetik, Histologie und Funktionsdiagnostik (antroduodenale Manometrie). Wichtig ist bei (pseudo)obstruktiven Symptomen jeweils das Vorliegen einer echten mechanischen Obstruktion auszuschließen. Dabei ist auch an Malrotation und Volvulus zu denken, die bei Patienten mit PIPO gehäuft auftreten (Di Lorenzo 1999; Mousa et al. 2002). Die Magen-Darm-Passage mit wasserlöslichem Kontrastmittel ist für die Unterscheidung zwischen mechanischer und funktioneller Obstruktion hilfreich.

3.6.2 Therapie

- **Therapieziel und Therapieprinzip**

Therapieziele inkludieren Linderung der Symptome, ausreichende Ernährung für Wachstum und Entwicklung, Verbesserung der Darmmotilität und insbesondere das Vermeiden wiederholter nicht indizierter Operationen (bei pseudoobstruktiven Episoden). Während Phasen akuter Verschlechterung umfasst die Behandlung die Dekompression des Darms, Flüssigkeitsersatz und prokinetische Medikation. Die langfristige Therapie unter der Leitung eines spezialisierten multidisziplinären Teams umfasst Ernährungsmanagement, konservativ medikamentöse Therapie und mitunter operative Maßnahmen.

- **Therapeutisches Vorgehen**

Ernährungsumstellungen können die orale Nahrungstoleranz verbessern. Dazu zählen häufige kleine Mahlzeiten und Lebensmittel von weicher Konsistenz und geringerem Fett- und Ballaststoffgehalt sowie hochkalorische Trinknahrungen. Der Großteil der Kinder mit PIPO benötigt jedoch im Verlauf Sondenernährung. Werden Bolusgaben oder kontinuierliche „Dauersondierung" über eine Magensonde nicht ausreichend toleriert, soll eine jejunale (postpylorische) Ernährung versucht werden (Faure et al. 1999). Etwa ein Drittel der Kinder mit PIPO wird langfristig eine partielle oder total parenterale Ernährung benötigen (Thapar et al. 2018).

Verschiedene **Prokinetika** werden in der Behandlung von Patienten mit PIPO angewandt. Daten im Kindesalter sind noch begrenzt. Cisaprid kann die Darmmotilität und die Verträglichkeit der enteralen Ernährung bei Kindern mit PIPO verbessern, ist jedoch aufgrund möglicher schwerer Nebenwirkungen (Herzrhythmusstörungen) nicht mehr allgemein verfügbar. Erythromycin als Motilinrezeptoragonist wird zur Verbesserung der Motilität des oberen Gastrointestinaltrakts verwendet. Octreotid fördert die Darmmotilität, reduziert andererseits aber die Magenaktivität. Acetylcholinesterasehemmer wie Neostigmin und Pyridostigmin werden zur Behandlung von Erwachsenen mit CIPO eingesetzt und kleine Studien weisen auch auf einen Benefit bei Kindern hin (Manini et al. 2018).

Kinder mit PIPO werden nicht selten mehrfach operiert, bevor die Diagnose einer PIPO korrekt gestellt wird. Die Entscheidung zu einer Operation soll sorgfältig und zurückhaltend getroffen werden, da dadurch akute Verschlechterungen getriggert werden und zunehmende Adhäsionen die Situation langfristig verschlechtern können. Für alle Patienten mit PIPO wird jedoch eine Gastrostomie oder Jejunostomie zur Dekompression, enteralen Ernährung und Medikamentengabe empfohlen. Bei Kindern mit schwerer Symptomatik, insbesondere jenen, die eine parenterale Ernährung benötigen, kann eine Ileostomaanlage zur „Down-stream"-Entlastung des Dünndarms deutliche Verbesserungen erzielen (Elimination des hohen Widerstands im Kolon, das für die Ernährung nicht essenziell ist).

In seltenen Fällen ist eine chirurgische Resektion des betroffenen Darms sinnvoll, jedoch nicht routinemäßig empfohlen, um mögliche Komplikationen wie Adhäsionen, postoperativer Ileus und ein Kurzdarmsyndrom zu vermeiden. Für Kinder, bei denen es bereits zu lebensbedrohlichen PIPO-Komplikationen gekommen ist, kann eine Darmtransplantation (oder multiviszerale Transplantation) erforderlich sein (Thapar et al. 2018; Goulet et al. 2001, 2005).

- **Monitoring und Verlauf**

Kinder mit PIPO benötigen eine sorgfältige Überwachung durch ein multidisziplinäres Team, insbesondere im Fall einer langfristigen Sondenernährung oder parenteralen Ernährung. Der Krankheitsverlauf ist variabel, je nachdem, ob es sich um eine primäre oder sekundäre Form handelt – und, falls sekundär, je nachdem, ob die zugrunde liegende Ursache selbstlimitierend (z. B. im Falle einer viralen Infektion) oder behandelbar (z. B. im Falle einer PIPO sekundär zu Hypothyreose) ist.

- **Prognose**

Kinder mit neonatalem Krankheitsbeginn, Harnwegsbeteiligung, Notwendigkeit einer Operation, myopathischem Subtyp oder abnormaler antroduodenaler Manometrie benötigen am ehesten langfristige Sonden- oder parenterale Ernährung. Eine der Hauptursachen für Morbidität und Mortalität von PIPO sind die Komplikationen der langzeitparenteralen Ernährung, parenterale ernährungsassoziierte Lebererkrankung und zentralvenöse Kathetersepsis. In einer pädiatrischen Fallserie waren 77 % der Mortalität auf die parenterale Ernährung und der Rest auf lymphoproliferative Erkrankung nach Transplantation (PTLD), Infektionen und Multiorganversagen bei Patienten nach Transplantation zurückzuführen (Faure et al. 1999; Mousa et al. 2002).

- **Prävention**

Obgleich eine Prävention von PIPO in den meisten Fällen nicht möglich ist, kann das frühzeitige Erkennen und Vermeiden von Komplikationen im Zusammenhang mit der parenteralen Ernährung die Ergebnisse verbessern.

- **Qualitätssicherung und Ausstattung**

 Kinder mit schwerer PIPO sollen an Zentren mit Kinderchirurgie und Kindergastroenterologie mit Expertise in NGM, chronischem Darmversagen und langzeit- bzw. heimparenteraler Ernährung sowie Stomapflege betreut werden.

- **Ausblick**

Für allgemeine Anmerkungen zu Entwicklungen im Bereich der Motilitätsstörungen

Motilitätsstörungen

inkl. neuer Funktionsdiagnostikmethoden, moderner Prokinetika und interventioneller Therapieverfahren siehe auch ▶ Kap. 4.

Dieses Kapitel enthält elektronisches Zusatzmaterial.

? Fragen zur Wiederholung
1. Welche Antwort zum Krankheitsbild der hypertrophen Pylorusstenose ist korrekt?
   a) Die Diagnose wird neben der typischen Klinik durch eine radiologische Kontrastmitteldarstellung des verengten gastroduodenalen Überganges gestellt.
   b) Die Therapie besteht in einer endoskopischen Dehnung des Magenpförtners.
   c) Bei der hypertrophen Pylorusstenose muss vor der operativen Therapie zunächst die metabolische Azidose ausgeglichen werden.
   d) Die hypertrophe Pylorusstenose entsteht durch eine in der Embryonalzeit nicht zurückgebildete Membran zwischen gastralem und duodenalem Abschnitt oder durch ein Pankreas anulare.
   e) Bei kachektischem Kind kann der Pylorus durch die Bauchdecke zu tasten sein.
2. Welche Antwort zum M. Hirschsprung ist nicht korrekt?
   a) Der M. Hirschsprung tritt bei ca. 1:5000 Geburten auf und ist mit Trisomie 21 und anderen genetischen Erkrankungen und Syndromen assoziiert.
   b) Die Diagnose wird meist bei Neugeborenen mit verspätetem Mekoniumabgang (>24–48 h), aufgetriebenem Abdomen und/oder (galligem) Erbrechen gestellt.
   c) Die Goldstandarddiagnostik ist die Rektumbiopsie. Ein Kolon-Kontrasteinlauf kann präoperativ hilfreich sein. Eine ano-rektale Manometrie kann als Screening-Test v. a. bei Patienten über 1 Jahr hilfreich sein.
   d) Therapieprinzip ist die komplette Resektion des aganglionären Segments, üblicherweise innerhalb von 2 – 3 Monaten nach Diagnosestellung.
   e) Eine Hirschsprung-assoziierte Enterokolitis ist eine gefürchtete Komplikation eines unerkannten M. Hirschsprung mit erheblicher Mortalität, die durch eine zeitgerechte Operation (transanale endorektale Durchzugs-Op) verlässlich verhindert werden kann.
3. Welche Antwort zur (chronischen) pädiatrischen Pseudoobstruktion (PIPO) ist nicht korrekt?
   a) PIPO präsentiert sich mit Symptomen ähnlich einer Darmobstruktion, d. h. aufgetriebenes Abdomen, Erbrechen, Obstipation; nicht selten aber auch mit Diarrhoe.
   b) Die diagnostische Abklärung ist aufwändig und komplex. Eine nur an wenigen Kliniken verfügbare antroduodenale Manometrie ist diagnostisch besonders hilfreich.
   c) Wiederholte operative Interventionen sollten unbedingt vermieden werden, falls keine eindeutige Indikation wie eine radiologisch klare zusätzliche Stenose vorliegt.
   d) Prokinetika sind in der Mehrzahl der Fälle ausreichend wirksam. Invasive Therapieoptionen wie Gastrostomie, Ileo-/Jejunostomie oder Anlage eines zentral venösen Katheters sind selten indiziert.
   e) Auch bei parenteral ernährten Kindern sollte immer versucht werden, zumindest einen Teil des täglichen Kalorienbedarfs enteral, meist via Gastrostomie, zu decken.

Literatur

Zu Abschn. 3.1

Di Nardo G, Rossi P, Oliva S, Aloi M, Cozzi DA, Frediani S, Redler A, Mallardo S, Ferrari F, Cucchiara S (2012) Pneumatic balloon dilation in pediatric achalasia: efficacy and factors predicting outcome at a single tertiary pediatric gastroenterology center. Gastrointest Endosc 76(5):927–932. ▶ https://doi.org/10.1016/j.gie.2012.06.035

Franklin AL, Petrosyan M, Kane TD (2014) Childhood achalasia: a comprehensive review of disease, diagnosis and therapeutic management. World journal of gastrointestinal endoscopy 6(4):105–111. ▶ https://doi.org/10.4253/wjge.v6.i4.105

Goldblum JR, Whyte RI, Orringer MB, Appelman HD (1994). Achalasia. A morphologic study of 42 resected specimens. Am J Surg Pathol 18(4):327–337

Hallal C, Kieling CO, Nunes DL, Ferreira CT, Peterson G, Barros SG, Arruda CA, Fraga JC, Goldani HA (2012) Diagnosis, misdiagnosis, and associated diseases of achalasia in children and adolescents: a twelve-year single center experience. Pediatr Surg Int 28(12):1211–1217. ▶ https://doi.org/10.1007/s00383-012-3214-3

Marlais M, Fishman JR, Fell JM, Haddad MJ, Rawat DJ (2011) UK incidence of achalasia: an 11-year national epidemiological study. Arch Dis Child 96(2):192–194. ▶ https://doi.org/10.1136/adc.2009.171975

Prenninger M, Hofer T, Kargl S, Heger C-V, Righini-Grunder F, Bonfig W (June 2022) High-resolution oesophageal manometry characteristics in a patient with Moyamoya disease with early-onset achalasia (GUCY1A1 gene mutation) (Abstract). J Pediatr Gastroenterol Nutr 74(Suppl. 2):439–440

Williams VA, Peters JH (2009) Achalasia of the esophagus: a surgical disease. J Am Coll Surg 208(1):151–162. ▶ https://doi.org/10.1016/j.jamcollsurg.2008.08.027

Zhong C, Tan S, Huang S, Peng Y, Lü M, Tang X (2021) Clinical outcomes of peroral endoscopic myotomy for achalasia in children: a systematic review and meta-analysis. Dis Esophagus Off J Int Soc Dis Esophagus 34(4):doaa112. ▶ https://doi.org/10.1093/dote/doaa112

Zu Abschn. 3.2

Armstrong D, Bennett JR, Blum AL, Dent J, De Dombal FT, Galmiche JP, Lundell L, Margulies M, Richter JE, Spechler SJ, Tytgat GN, Wallin L (Juli 1996) The endoscopic assessment of esophagitis: a progress report on observer agreement. Gastroenterology 111(1):85–92

Baerg J, Thorpe D, Bultron G, Vannix R, Knott EM, Gasior AC, Sharp SW, Tagge E, St Peter SD (Juni 2013) A multicenter study of the incidence and factors associated with redo Nissen fundoplication in children. J Pediatr Surg 48(6):1306–1311

Bianchi A (September 1997) Total esophagogastric dissociation: an alternative approach. J Pediatr Surg 32(9):1291–1294

Blane CE, Klein MD, Drongowski RA, Sarahan TM, Wesley JR, Coran AG (1986) Gastroesophageal reflux in children: is there a place for the upper gastrointestinal study? Gastrointest Radiol 11(4):346–348

Boix-Ochoa J, Lafuenta JM, Gil-Vernet JM (February 1980) Twenty-four hour exophageal pH monitoring in gastroesophageal reflux. J Pediatr Surg 15(1):74–78

Cabana MD, Slish KK, Evans D, Mellins RB, Brown RW, Lin X, Kaciroti N, Clark NM (Oktober 2014) Impact of physician asthma care education on patient outcomes. Health Educ Behav 41(5):509–517

Chiba N, De Gara CJ, Wilkinson JM, Hunt RH (Juni 1997) Speed of healing and symptom relief in grade II to IV gastroesophageal reflux disease: a meta-analysis. Gastroenterology 112(6):1798–1810

Coletta R, Aldeiri B, Jackson R, Morabito A (Juni 2019) Total esophagogastric dissociation (TEGD): lessons from two decades of experience. J Pediatr Surg 54(6):1214–1219. ▶ https://doi.org/10.1016/j.jpedsurg.2019.02.031

Dalla Vecchia LK, Grosfeld JL, West KW, Rescorla FJ, Scherer LR 3rd, Engum SA (September 1997) Reoperation after Nissen fundoplication in children with gastroesophageal reflux: experience with 130 patients. Ann Surg 226(3):315–321; discussion 321–3

Horvath A, Dziechciarz P, Szajewska H (Dec 2008) The effect of thickened-feed interventions on gastroesophageal reflux in infants: systematic review and meta-analysis of randomized, controlled trials. Pediatrics 122(6):e1268–77. ▶ https://doi.org/10.1542/peds.2008-1900. Epub 2008 Nov 10. Erratum in: Pediatrics. 2009 Apr;123(4):1254. PMID: 19001038.

Francavilla R, Magistà AM, Bucci N, Villirillo A, Boscarelli G, Mappa L, Leone G, Fico S, Castellaneta S, Indrio F, Lionetti E, Moramarco F, Cavallo L (February 2010) Comparison of esophageal pH and multichannel intraluminal impedance testing in pediatric patients with suspected gastroesophageal reflux. J Pediatr Gastroenterol Nutr 50(2):154–160

Gonzalez Ayerbe JI, Hauser B, Salvatore S, Vandenplas Y (2019) Diagnosis and management of gastroesophageal reflux disease in infants and children: from guidelines to clinical practice. Pediatr Gastroenterol Hepatol Nutr 22(2):107–121

Gyawali CP, Kahrilas PJ, Savarino E, Zerbib F, Mion F, Smout AJPM, Vaezi M, Sifrim D, Fox MR, Vela MF, Tutuian R, Tack J, Bredenoord AJ, Pandolfino J, Roman S (Juli 2018) Modern diagnosis of GERD: the Lyon Consensus. Gut 67(7):1351–1362

Hegar B, Dewanti NR, Kadim M, Alatas S, Firmansyah A, Vandenplas Y (Juli 2009) Natural evolution of regurgitation in healthy infants. Acta Paediatr 98(7):1189–1193

Hambraeus M, Arnbjörnsson E, Anderberg M (Dezember 2013) A literature review of the outcomes after robot-assisted laparoscopic and conventional laparoscopic Nissen fundoplication for gastro-esophageal reflux disease in children. Int J Med Robot. 9(4):428–432

Jang HS, Lee JS, Lim GY, Choi BG, Choi GH, Park SH (2001) Correlation of color Doppler sonographic findings with pH measurements in gastroesophageal reflux in children. J Clin Ultrasound 29(4):212–217

Johnson LF, Demeester TR (Oktober 1974) Twenty-four hour pH monitoring of the distal esophagus. A quantitative measure of gastroesophageal reflux. Am J Gastroenterol 62(4):325–32

Kaltenbach T, Crockett S, Gerson LB (8 Mai 2006) Are lifestyle measures effective in patients with gastroesophageal reflux disease? An evidence-based approach. Arch Intern Med 166(9):965–971

DGVS (2023) S2k-Leitlinie Gastroösophageale Refluxkrankheit und eosinophile Ösophagitis. Registernummer 021 – 013, Version 4.1, Stand: 31.07.2022

Malchodi L, Wagner K, Susi A, Gorman G, Hisle-Gorman E (Juli 2019) Early acid suppression therapy exposure and fracture in young children. Pediatrics 144(1):e20182625

Mauritz FA, van Herwaarden-Lindeboom MY, Stomp W, Zwaveling S, Fischer K, Houwen RH, Siersema PD, van der Zee DC (Oktober 2011) The effects and efficacy of antireflux surgery in children with gastroesophageal reflux disease: a systematic review. J Gastrointest Surg 15(10):1872–1878

Mauritz FA, Conchillo JM, van Heurn LWE, Siersema PD, Sloots CEJ, Houwen RHJ, van der Zee DC, van Herwaarden-Lindeboom MYA (2017) Effects and efficacy of laparoscopic fundoplication in children with GERD: a prospective, multicenter study. Surg Endosc 31(3):1101–1110

Meyers WF, Roberts CC, Johnson DG, Herbst JJ (Oktober 1985) Value of tests for evaluation of gastroesophageal reflux in children. J Pediatr Surg 20(5):515–520

Moon RY, TASK FORCE ON SUDDEN INFANT DEATH SYNDROME (November 2016). SIDS and other sleep-related infant deaths: evidence base for 2016 updated recommendations for a safe infant sleeping environment. Pediatrics138(5):e20162940

Nakayama Y, Ida S (April 2017) Endoscopic findings of esophagogastric junction in children. Dig Endosc 29(Suppl 2):11–17

Naik DR, Bolia A, Moore DJ (29 Juni 1985) Comparison of barium swallow and ultrasound in diagnosis of gastro-oesophageal reflux in children. Br Med J (Clin Res Ed) 290(6486):1943–1945

Omari TI, Barnett CP, Benninga MA, Lontis R, Goodchild L, Haslam RR, Dent J, Davidson GP (Oktober 2002) Mechanisms of gastro-oesophageal reflux in preterm and term infants with reflux disease. Gut 51(4):475–479

Omari TI, Benninga MA, Sansom L, Butler RN, Dent J, Davidson GP (Oktober 2006) Effect of baclofen on esophagogastric motility and gastroesophageal reflux in children with gastroesophageal reflux disease: a randomized controlled trial. J Pediatr 149(4):468–474

Orenstein SR, McGowan JD (2008) Efficacy of conservative therapy as taught in the primary care setting for symptoms suggesting infant gastroesophageal reflux. J Pediatr 152(3):310–314

Patra S, Singh V, Chandra J, Kumar P, Tripathi M (April 2011) Diagnostic modalities for gastro-esophageal reflux in infantile wheezers. J Trop Pediatr 57(2):99–103

Pilic D, Fröhlich T, Nöh F, Pappas A, Schmidt-Choudhury A, Köhler H, Skopnik H, Wenzl TG (April 2011) Detection of gastroesophageal reflux in children using combined multichannel intraluminal impedance and pH measurement: data from the German Pediatric Impedance Group. J Pediatr 158(4):650-654.e1

van der Pol RJ, Smits MJ, van Wijk MP, Omari TI, Tabbers MM, Benninga MA (Mai 2011) Efficacy of proton-pump inhibitors in children with gastroesophageal reflux disease: a systematic review. Pediatrics 127(5):925–935. ► https://doi.org/10.1542/peds.2010-2719

Rosen R, Amirault J, Liu H, Mitchell P, Hu L, Khatwa U, Onderdonk A (Oktober 2014) Changes in gastric and lung microflora with acid suppression: acid suppression and bacterial growth. JAMA Pediatr 168(10):932–937

Rosen R, Vanden Y, Singendonk M, Cabana M, Di Lorenzo C, Gottrand F, Gupta S, Langendam M, Stalano A, Thapar N, Tipnis N, Tabbers M (2018) Pediatric gastroesophageal reflux clinical practice guidelines: joint recommendations of the North American Society for Pediatric Gastroenterology, Hepatology, and Nutrition (NASPGHAN) and the European Society for Pediatric Gastroenterology, Hepatology, and Nutrition (ESPGHAN). J Pediatr Gastroenterol Nutr 66(3):516–554

Robertson JO, Jarboe MD (January 2018) Long-term outcomes of transoral incisionless fundoplication in a high-risk pediatric population. J Laparoendosc Adv Surg Tech A 28(1):95–100

Rothenberg SS (September 2013) Two decades of experience with laparoscopic nissen fundoplication in infants and children: a critical evaluation of indications, technique, and results. J Laparoendosc Adv Surg Tech A 23(9):791–794. ► https://doi.org/10.1089/lap.2013.0299. Epub 2013 Aug 13

Singendonk M, Goudswaard E, Langendam M, van Wijk M, van Etten-Jamaludin F, Benninga M, Tabbers M (Juni 2019) Prevalence of gastroesophageal reflux disease symptoms in infants and children: a systematic review. J Pediatr Gastroenterol Nutr 68(6):811–817

Srivastava R, Berry JG, Hall M, Downey EC, O'Gorman M, Dean JM, Barnhart DC (November 2009) Reflux related hospital admissions after fundoplication in children with neurological impairment: retrospective cohort study. BMJ 18(339):b4411

Srivastava R, Downey EC, O'Gorman M, Feola P, Samore M, Holubkov R, Mundorff M, James BC, Rosenbaum P, Young PC, Dean JM (January 2009) Impact of fundoplication versus gastrojejunal feeding tubes on mortality and in preventing aspiration pneumonia in young children with neurologic impairment who have gastroesophageal reflux disease. Pediatrics 123(1):338–345

Su T, Lai S, Lee A, He X, Chen S (January 2018) Meta-analysis: proton pump inhibitors moderately increase the risk of small intestinal bacterial overgrowth. J Gastroenterol 53(1):27–36

Vandenplas Y, Rudolph CD, Di Lorenzo C, Hassall E, Liptak G, Mazur L, Sondheimer J, Staiano A, Thomson M, Veereman-Wauters G, Wenzl TG, North American Society for Pediatric Gastroenterology Hepatology and Nutrition, European Society for Pediatric Gastroenterology Hepatology and Nutrition (Oktober 2009) Pediatric gastroesophageal reflux clinical practice guidelines: joint recommendations of the North American Society for Pediatric Gastroenterology, Hepatology, and Nutrition (NASPGHAN) and the European Society for Pediatric Gastroenterology, Hepatology, and Nutrition (ESPGHAN). J Pediatr Gastroenterol Nutr 49(4):498–547 van Wijk MP, Benninga MA, Dent J, Lontis R, Goodchild L, McCall LM, Haslam R, Davidson GP, Omari T (Dezember 2007). Effect of body position changes on postprandial gastroesophageal reflux and gastric emptying in the healthy premature neonate. J Pediatr 151(6):585–90, 590.e1–2

Wockenforth R, Gillespie CS, Jaffray B (Mai 2011) Survival of children following Nissen fundoplication. Br J Surg 98(5):680–685

Zu Abschn. 3.3

Abdellatif M, Ghozy S, Kamel MG, Elawady SS, Ghorab MME, Attia AW, Le Huyen TT, Duy DTV, Hirayama K, Huy NT (2019) Association between exposure to macrolides and the development of infantile hypertrophic pyloric stenosis: a systematic review and meta-analysis. Eur J Pediatr 178(3):301–314

Basu S, Smith S (2021) Macrolides for the prevention and treatment of feeding intolerance in preterm low birth weight infants: a systematic review and meta-analysis. Eur J Pediatr 180(2):353–378

Calle-Toro JS, Kaplan SL, Andronikou S (2020) Are we performing ultrasound measurements of the wall thickness in hypertrophic pyloric stenosis studies the same way? Pediatr Surg Int 36(3):399–405

Dalton BG, Gonzalez KW, Boda SR, Thomas PG, Sherman AK, St Peter SD (2016) Optimizing fluid resuscitation in hypertrophic pyloric stenosis. J Pediatr Surg 51(8):1279–1282

El-Gohary Y, Abdelhafeez A, Paton E, Gosain A, Murphy AJ (2018) Pyloric stenosis: an enigma more than a century after the first successful treatment. Pediatr Surg Int 34(1):21–27

Hua L, Shi D, Bishop PR, Gosche J, May WL, Nowicki MJ (2005) The role of UGT1A1*28 mutation in jaundiced infants with hypertrophic pyloric stenosis. Pediatr Res 58(5):881–884

Kelay A, Hall NJ (2018) Perioperative complications of surgery for hypertrophic pyloric stenosis. Eur J Pediatr 28(2):171–175

Lauriti G, Cascini V, Chiesa PL, Pierro A, Zani A (2018) Atropine treatment for hypertrophic pyloric stenosis: a systematic review and meta-analysis. Eur J Pediatr 28(5):393–399

Liu ZQ, Li QL, Liu JB, Liu HF, Ye H, Fang Y, Zhou PH (2020) Peroral pyloromyotomy for the treatment of infantile hypertrophic pyloric stenosis. Endoscopy 52(4):E122-e123

Murchison L, De Coppi P, Eaton S (2016) Post-natal erythromycin exposure and risk of infantile hypertrophic pyloric stenosis: a systematic review and meta-analysis. Pediatr Surg Int 32(12):1147–1152

Rosenthal YS, Chodick G, Grossman Z, Shalev V, Koren G (2019) The incidence of infantile hypertrophic pyloric stenosis and its association with folic acid supplementation during pregnancy: a nested case-control study. J Pediatr Surg 54(4):701–706

Sathya C, Wayne C, Gotsch A, Vincent J, Sullivan KJ, Nasr A (2017) Laparoscopic versus open pyloromyotomy in infants: a systematic review and meta-analysis. Pediatr Surg Int 33(3):325–333

Staerkle RF, Lunger F, Fink L, Sasse T, Lacher M, von Elm E, Marwan AI, Holland-Cunz S, Vuille-Dit-Bille RN (2021). Open versus laparoscopic pyloromyotomy for pyloric stenosis. Cochrane Database Syst Rev 3:Cd012827

Vinycomb TI, Laslett K, Gwini SM, Teague W, Nataraja RM (2019) Presentation and outcomes in hypertrophic pyloric stenosis: an 11-year review. J Paediatr Child Health 55(10):1183–1187

Yu LJ, Su BL, Shan WY, Luo CF, Shu Q (2020) Single-site umbilical laparoscopic pyloromyotomy using a pyloric electrocoagulation chisel combined with a left-handed main operation for congenital hypertrophic pyloric stenosis. J Laparoendosc Adv Surg Tech A 30(11):1248–1252

Zu Abschn. 3.4

Boeckxstaens GE (Chair), Parkman HP (Co-Chair), Lindberg G, Elsenbruch S, Sifrim D, Azpiroz F, Houghton LA, Camilleri M (2016). Fundamentals of neurogastroenterology: physiology/motility-sensation. In: DA Drossman, L Chang, DC William, J Kellow, J Tack, WE Whitehead (Hrsg) Rome IV: functional gastrointestinal disorders: disorders of gut-brain interaction, 4th ed., vol. II, Rome Foundation, Raleigh, NC; 2016. S 99–178

Gumaste V, Baum J (2008) Treatment of gastroparesis: an update. Digestion 78(4):173–179

Hertz AF (1913) The cause and treatment of certain unfavorable after-effects of gastro-enterostomy. Ann Surg 58(4):466–472

Hirsch S, Nurko S, Mitchell P, Rosen R (26 Juni 2020). Botulinum toxin as a treatment for feeding difficulties in young children. J Pediatr S0022–3476(20):30766–6

Lu P, Teich S, Di Lorenzo C, Skaggs B, Alhajj M, Mousa HM (Juli 2013) Improvement of quality of life and symptoms after gastric electrical stimulation in children with functional dyspepsia. Neurogastroenterol Motil 25(7):567-e456

Mas E, Borrelli O, Broekaert I, de-Carpi JM, Dolinsek J, Miele E, Pienar C, Koninckx CR, Thomassen RA, Thomson M, Tzivinikos C, Benninga MA (Jan 1 2022) Drugs in Focus: Octreotide Use in Children With Gastrointestinal Disorders. J Pediatr Gastroenterol Nutr 74(1):1–6. ▶ https://doi.org/10.1097/MPG.0000000000003294. PMID: 34508049.

Rodriguez L, Rosen R, Manfredi M, Nurko S (February 2012) Endoscopic intrapyloric injection of botulinum toxin A in the treatment of children with gastroparesis: a retrospective, open-label study. Gastrointest Endosc 75(2):302–309

Romano C, Dipasquale V, Scarpignato C (Aprill 2019) Antiemetic drug use in children: what clinicians need to know. J Pediatr Gastroenterol Nutr 68(4):466–471

Rosen, JM, Saps M (2017) Gastric motor disorders. In: Faure C, Thapar N, Di Lorenzo C (Hrsg) Pediatric neurogastroenterology: gastrointestinal motility and functional disorders in children (2 Aufl). Springer International Publishing Switzerland, S 261–271

Scarpellini E, Arts J, Karamanolis G, Laurenius A, Siquini W, Suzuki H, Ukleja A, Van Beek A, Vanuytsel T, Bor S, Ceppa E, Di Lorenzo C, Emous M, Hammer H, Hellström P, Laville M, Lundell L, Masclee A, Ritz P, Tack J (August 2020) International consensus on the diagnosis and management of dumping syndrome. Nat Rev Endocrinol 16(8):448–466

Takemoto CK, Hodding JH, Kraus DM (original authors), American Pharmacists Association (2019) Lexicomp pediatric & neonatal dosage handbook: an extensive resource for clinicians treating pediatric and neonatal patients (26 Aufl). Wolters Kluwer Clinical Drug Information, Inc.

Waseem S, Moshiree B, Draganov PV (7 January 2009) Gastroparesis: current diagnostic challenges and management considerations. World J Gastronterol 15(1):25–37

Zu Abschn. 3.5

Aworanti O, Hung J, McDowell D, Martin I, Quinn F (2013) Are routine dilatations necessary post pull-through surgery for hirschsprung disease? Eur J Pediatr Surg 23(5):383–388. ▶ https://doi.org/10.1055/s-0033-1333635

Bergeron KF, Silversides DW, Pilon N (2013) The developmental genetics of Hirschsprung's disease. Clin Genet 83(1):15–22. ▶ https://doi.org/10.1111/cge.12032

Duess JW, Hofmann AD, Puri P (2014) Prevalence of Hirschsprung's disease in premature infants: a systematic review. Pediatr Surg Int 30(8):791–795. ▶ https://doi.org/10.1007/s00383-014-3540-8

Engum SA, Grosfeld JL (2004) Long-term results of treatment of Hirschsprung's disease. Semin Pediatr Surg 13(4):273–285. ▶ https://doi.org/10.1053/j.sempedsurg.2004.10.015

Frykman PK, Short SS (2012) Hirschsprung-associated enterocolitis: Prevention and therapy. Semin Pediatr Surg 21(4):328–335. ▶ https://doi.org/10.1053/j.sempedsurg.2012.07.007

Goldstein AM, Cox NJ (2019) Complex simplicity and Hirschsprungs disease. N Engl J Med 380(15):1476–1478. ▶ https://doi.org/10.1056/nejme1903193

Granström AL, Skoglund C, Wester T (2019) Selective serotonin reuptake inhibitors during pregnancy do not increase the risk of Hirschsprung disease. J Pediatr Surg 54(11):2398–2401. ▶ https://doi.org/10.1016/j.jpedsurg.2019.02.015

Granström AL, Amin L, Arnell H, Wester T (2018) Increased risk of inflammatory bowel disease in a population-based cohort study of patients with Hirschsprung disease. J Pediatr Gastroenterol Nutr. ▶ https://doi.org/10.1097/MPG.0000000000001732

Halleran DR, Ahmad H, Lehmkuhl H, Baker P, Wood RJ, Levitt MA, Fisher JG (2020) Suction rectal biopsy is accurate in late preterm infants with suspected Hirschsprung disease. J Pediatr Surg. ▶ https://doi.org/10.1016/j.jpedsurg.2019.09.055

Heuckeroth RO (2018a) Hirschsprung disease – Integrating basic science and clinical medicine to improve outcomes. Nat Rev Gastroenterol Hepatol 15(3):152–167. ▶ https://doi.org/10.1038/nrgastro.2017.149

Heuckeroth RO (2018b) Even when you know everything, there is still more to learn about Hirschsprung disease. Gastroenterology. ▶ https://doi.org/10.1053/j.gastro.2018.11.006

Hukkinen M, Koivusalo A, Merras-Salmio L, Rintala RJ, Pakarinen MP (2015) Postoperative outcome and survival in relation to small intestinal involvement of total colonic aganglionosis. J Pediatr Surg 50(11):1859–1864. ▶ https://doi.org/10.1016/j.jpedsurg.2015.05.017

Kapur RP (2016) Histology of the transition zone in Hirschsprung disease. Am J Surg Pathol 40(12):1637–1646. ▶ https://doi.org/10.1097/pas.0000000000000711

Kapur RP, Reed RC, Finn LS, Patterson K, Johanson J, Rutledge JC (2009) Calretinin immunohistochemistry versus acetylcholinesterase histochemistry in the evaluation of suction rectal biopsies for Hirschsprung disease. Pediatr Dev Pathol. ▶ https://doi.org/10.2350/08-02-0424.1

La Torre-Mondragón L De, Ortega-Salgado JA (1998) Transanal endorectal pull-through for Hirschsprung's disease. J Pediatric Surg. ▶ https://doi.org/10.1016/S0022-3468(98)90169-5

Langer JC, Rollins MD, Levitt M, Gosain A, de la Torre L, Kapur RP, Cowles RA, Horton J, Rothstein DH, Goldstein AM (2017a) Guidelines for the management of postoperative obstructive symptoms in children with Hirschsprung disease. Pediatr Surg Int. ▶ https://doi.org/10.1007/s00383-017-4066-7

Langer JC, Rollins MD, Levitt M, Gosain A, Torre L, Kapur RP, Cowles RA, Horton J, Rothstein DH, Goldstein AM (2017b) Guidelines for the management of postoperative obstructive symptoms in children with Hirschsprung disease. Pediatr Surg Int 33(5):523–526. ▶ https://doi.org/10.1007/s00383-017-4066-7

Meinds RJ, Trzpis M, Broens PMA (September 2018) Anorectal manometry may reduce the number of rectal suction biopsy procedures needed to diagnose Hirschsprung disease. J Pediatr Gastroenterol Nutr 67(3):322–327. ▶ https://doi.org/10.1097/MPG.0000000000002000. PMID: 29652729

Nelson, RL, Ed Gladman, Barbateskovic M (2014). Antimicrobial prophylaxis for colorectal surgery. Cochrane Database System Rev 2014(5):CD001181. ▶ https://doi.org/10.1002/14651858.CD001181.pub4

Neuvonen MI, Kyrklund K, Lindahl HG, Koivusalo AI, Rintala RJ, Pakarinen MP (2015) A population-based, complete follow-up of 146 consecutive patients after transanal mucosectomy for Hirschsprung disease. J Pediatr Surg 50(10):1653–1658. ▶ https://doi.org/10.1016/j.jpedsurg.2015.02.006

Schäppi MG, Staiano A, Milla PJ, Smith VV, Dias JA, Heuschkel R, Husby S et al (2013) A practical guide for the diagnosis of primary enteric nervous system disorders. J Pediatr Gastroenterol Nutr. ▶ https://doi.org/10.1097/MPG.0b013e3182a8bb50

Seo S, Miyake H, Hock A, Koike Y, Yong C, Lee C, Li B, Pierro A (2018) Duhamel and transanal endorectal pull-throughs for Hirschsprung' disease: a systematic review and meta-analysis. Eur J Pediatr Surg 28(1):81–88. ▶ https://doi.org/10.1055/s-0037-1607061

Soret R, Schneider S, Bernas G, Christophers B, Souchkova O, Charrier B, Righini-Grunder F, Aspirot A, Landry M, Kembel SW, Faure C, Heuckeroth RO, Pilon N (November 2020) Glial cell-derived neurotrophic factor induces enteric neurogenesis and improves colon structure and function in mouse models of Hirschsprung diesease. Gastroenterology 159(5):1824–1838.e17. ▶ https://doi.org/10.1053/j.gastro.2020.07.018. Epub 2020 Jul 17. PMID: 32687927

Tomuschat C, Puri P (2015) RET gene is a major risk factor for Hirschsprung's disease: a meta-analysis. Pediatr Surg Int. ▶ https://doi.org/10.1007/s00383-015-3731-y

Tomuschat C, O'Donnell AM, Coyle D, Puri P (2019) Increased protease activated receptors in the colon of patients with Hirschsprung's disease. J Pediatr Surg. ▶ https://doi.org/10.1016/j.jpedsurg.2019.11.009

Wester T, Rintala RJ, Langen J, Wester T, Hadidi A, Bagolan A, Coran A (2004) Early outcome of transanal endorectal pull-through with a short muscle cuff during the neonatal period. J Pediatric Surg. ▶ https://doi.org/10.1016/j.jpedsurg.2003.10.007

Zani A, Eaton S, Morini F, Puri P, Rintala R, van Heurn E, Lukac M et al (2017) European paediatric surgeons' association survey on the management of Hirschsprung disease. Eur J Pediatr Surg. ▶ https://doi.org/10.1055/s-0036-1593991

Zimmer J, Tomuschat C, Puri P (2016) Long-term results of transanal pull-through for Hirschsprung's disease: a meta-analysis. Pediatr Surg Int. ▶ https://doi.org/10.1007/s00383-016-3908-z

Zu Abschn. 3.6

Cucchiara S (2001) Chronic intestinal pseudo-obstruction: the clinical perspective. J Pediatr Gastroenterol Nutr 32(Suppl 1):S21–S22. ▶ https://doi.org/10.1097/00005176-200104001-00010

Di Lorenzo C (1999) Pseudo-obstruction: current approaches. Gastroenterology 116(4):980–987. ▶ https://doi.org/10.1016/s0016-5085(99)70082-x

Di Lorenzo C, Flores AF, Buie T, Hyman PE (1995) Intestinal motility and jejunal feeding in children with chronic intestinal pseudo-obstruction. Gastroenterology 108(5):1379–1385. ▶ https://doi.org/10.1016/0016-5085(95)90685-1

De Giorgio R, Ricciardiello L, Naponelli V, Selgrad M, Piazzi G, Felicani C, Serra M, Fronzoni L, Antonucci A, Cogliandro RF, Barbara G, Corinaldesi R, Tonini M, Knowles CH, Stanghellini V (2010) Chronic intestinal pseudo-obstruction related to viral infections. Transpl Proc 42(1):9–14. ▶ https://doi.org/10.1016/j.transproceed.2009.12.014

Faure C, Goulet O, Ategbo S, Breton A, Tounian P, Ginies JL, Roquelaure B, Despres C, Scaillon M, Maurage C, Paquot I, Hermier M, De Napoli S, Dabadie A, Huet F, Baudon JJ, Larchet M (1999) Chronic intestinal pseudoobstruction syndrome: clinical analysis, outcome, and prognosis in 105 children. French-Speaking Group of Pediatric Gastroenterology. Digestive Dis Sci 44(5):953–959. ▶ https://doi.org/10.1023/a:1026656513463

Giordano C, Sebastiani M, De Giorgio R, Travaglini C, Tancredi A, Valentino ML, Bellan M, Cossarizza A, Hirano M, d'Amati G, Carelli V (2008) Gastrointestinal dysmotility in mitochondrial neurogastrointestinal encephalomyopathy is caused by mitochondrial DNA depletion. Am J Pathol 173(4):1120–1128. ▶ https://doi.org/10.2353/ajpath.2008.080252

Goulet O, Talbotec C, Jan D, Ricour C (2001) Nutritional management of pediatric patients with chronic intestinal pseudo-obstruction syndrome. J Pediatr Gastroenterol Nutr 32(Suppl 1):S44–S47. ▶ https://doi.org/10.1097/00005176-200104001-00020

Goulet O, Sauvat F, Jan D (2005) Surgery for pediatric patients with chronic intestinal pseudo-obstruction syndrome. J Pediatr Gastroenterol Nutr 41(Suppl 1):S66–S68. ▶ https://doi.org/10.1097/01.scs.0000180312.55417.8e

Hashimura Y, Morioka I, Hisamatsu C, Yokoyama N, Taniguchi-Ikeda M, Yokozaki H, Murayama K, Ohtake A, Itoh K, Takeshima Y, Iijima K (2016) Mitochondrial respiratory chain complex IV deficiency complicated with chronic intestinal pseudo-obstruction in a neonate. Pediatrics Int Off J Japan Pediatric Soc 58(7):651–655. ▶ https://doi.org/10.1111/ped.12907

Manini ML, Camilleri M, Grothe R, Di Lorenzo C (2018) Application of pyridostigmine in pediatric gastrointestinal motility disorders: a case series. Paediatr Drugs 20(2):173–180. ▶ https://doi.org/10.1007/s40272-017-0277-6

Mousa H, Hyman PE, Cocjin J, Flores AF, Di Lorenzo C (2002) Long-term outcome of congenital intestinal pseudoobstruction. Dig Dis Sci 47(10):2298–2305. ▶ https://doi.org/10.1023/a:1020199614102

Thapar N, Saliakellis E, Benninga MA, Borrelli O, Curry J, Faure C, De Giorgio R, Gupte G, Knowles CH, Staiano A, Vandenplas Y, Di Lorenzo C (2018) Paediatric intestinal pseudo-obstruction: evidence and consensus-based recommendations from an ESPGHAN-Led expert group. J Pediatric Gastroenterol Nutr 66(6):991–1019. ▶ https://doi.org/10.1097/MPG.0000000000001982. ▶ https://www.espghan.org/dam/jcr:0c7873d9-1bac-47dc-83e5-588916ec54b2/2018_Paediatric_Intestinal_Pseudo_obstruction.pdf. Zugegriffen: 20 Juni 2023

Vargas JH, Sachs P, Ament ME (1988) Chronic intestinal pseudo-obstruction syndrome in pediatrics. Results of a national survey by members of the North American Society of Pediatric Gastroenterology and Nutrition. J Pediatric Gastroenterol Nutr 7(3):323–332

Funktionelle gastrointestinale Störungen

Markus Prenninger und Franziska Righini-Grunder

Inhaltsverzeichnis

4.1 **Säuglingskolik – 57**
4.1.1 Grundlagen – 57
4.1.2 Therapie – 57

4.2 **Funktionelle Diarrhö des Säuglings und Kleinkindes – 58**
4.2.1 Grundlagen – 58
4.2.2 Therapie – 59

4.3 **Syndrom des zyklischen Erbrechens – 59**
4.3.1 Grundlagen – 59
4.3.2 Therapie – 60

4.4 **Ruminationssyndrom – 63**
4.4.1 Grundlagen – 63
4.4.2 Therapie – 63

4.5 **Aerophagie – 65**
4.5.1 Grundlagen – 65
4.5.2 Therapie – 66

Interessenskonflikt: keine.

Ergänzende Information Die elektronische Version dieses Kapitels enthält Zusatzmaterial, auf das über folgenden Link zugegriffen werden kann ▶ https://doi.org/10.1007/978-3-662-65248-0_4.

© Springer-Verlag GmbH Deutschland, ein Teil von Springer Nature 2023
K.-P. Zimmer et al. (Hrsg.), *Gastroenterologie – Hepatologie – Ernährung – Nephrologie – Urologie*, Therapie der Krankheiten im Kindes- und Jugendalter, https://doi.org/10.1007/978-3-662-65248-0_4

4.6	**Funktioneller Bauchschmerz und Reizdarm – 67**	
4.6.1	Grundlagen – 67	
4.6.2	Therapie – 67	
4.7	**Obstipation und Stuhlinkontinenz – 76**	
4.7.1	Grundlagen – 76	
4.7.2	Therapie – 77	

Literatur – 87

Kurzer Einstieg

Funktionelle gastrointestinale Störungen machen mehr als die Hälfte der Beschwerden aus, die von Gastroenterologen betreut werden. Sehr lange wurden diese Störungen als bloße „Ausschlussdiagnosen" von geringem eigenem Stellenwert betrachtet. Für die Betroffenen sind sie jedoch nur allzu real (Thompson 2006).

Bei vielen funktionellen Störungen ist eine multifaktorielle Pathogenese inzwischen ausführlich dokumentiert. Motilitätsstörungen, psychologische, genetische und andere Faktoren greifen ineinander. So findet sich bei einem Teil der Patienten mit Reizmagen (▶ Abschn. 4.6) eine verzögerte Magenentleerung ähnlich wie bei milder Gastroparese (▶ Abschn. 3.4) und bei rund der Hälfte der Patienten mit zyklischem Erbrechen (▶ Abschn. 4.3) eine positive Familienanamnese mit maternaler (mitochondrialer) Vererbung.

Trotz der seit den 1990er Jahren rapiden Zunahme von Forschung und Publikationen zu diesen schon vor Jahrhunderten beschriebenen Störungen sind sie im klinischen Alltag wenig bekannt. Die diagnostische Latenz von zyklischem Erbrechen liegt bei rund 2 Jahren, bis Patienten mit teils schwersten Episoden mit tagelangem Erbrechen korrekt diagnostiziert werden (Baumgartner et al. 2017). Diese Störungen erkennen und dann rasch und effektiv behandeln zu können, wird daher von den Betroffenen und ihren Familien geschätzt.

4.1 Säuglingskolik

Markus Prenninger

4.1.1 Grundlagen

Die Säuglingskolik („Dreimonatskolik" oder nur „Kolik") wird als verhaltensbezogenes Syndrom im frühen Säuglingsalter mit langanhaltenden, schwer zu beruhigenden Schreiphasen beschrieben. Das vermehrte Schreien beginnt in der 2. Lebenswoche, gipfelt mit 6 Wochen und normalisiert sich ab Ende des 3. Lebensmonats.

Symptomatik, Diagnostik und Differenzialdiagnostik

Symptome inkludieren Schreien, Reizbarkeit, Unruhe, Grimassieren und Hochziehen der Knie gegen ein angespanntes Abdomen sowie vermehrte Blähungen. Die Episoden treten vor allem in den Nachmittags- und Abendstunden auf.

Die Diagnose kann nach sorgfältiger Anamnese und körperlicher Untersuchung bei sonst gesundem, afebrilem Säugling unter 5 Monaten mit normalem Perzentilenverlauf von Größe, Gewicht und Kopfumfang gestellt werden. Organische Ursachen liegen in etwa 5 % der Fälle vor.

Differenzialdiagnosen inkludieren Invagination (**Cave:** anhaltende Koliken über viele Stunden, abwechselnd mit Lethargie), inkarzerierte Hernie, Volvulus, Hodentorsion, Hornhautabrasion, Haartorniquets um Zehen, Finger oder Penis, Kuhmilcheiweißallergie, Bland-White-Garland (ALCAPA)-Syndrom, Säuglingsmigräne, mütterlicher Medikamenten- oder Drogenkonsum, zugefügte Verletzungen oder Schütteltrauma.

4.1.2 Therapie

Therapieziel und Therapieprinzip

Die Therapie richtet sich auf die Reduktion der Schreiphasen und die Stärkung der Eltern bzw. Betreuungspersonen.

Die Betreuung der Familie mit einem „Schreibaby" umfasst die Aufklärung über das normale Schreiverhalten eines gesunden Säuglings, einen Plan für den Umgang mit den Schreiphasen, Stärkung und Unterstützungsangebote für die Eltern und die Warnung vor der Gefahr von Schütteltrauma bei unstillbar schreienden Babys.

Therapeutisches Vorgehen

Die unauffällige Untersuchung, das normale Gedeihen und das typisch nur nachmittäglich/abendliche nichtschrille Schreien werden besprochen. Das Konzept des normalen Schreiverhaltens gesunder Säuglinge im Rahmen einer normalen Entwicklung wird erklärt. Bei rund 20 % aller Säuglinge sind diese Schreiphasen besonders ausgeprägt und können als Säuglingskoliken bezeichnet werden. Die Eltern sind nicht schuld an diesem Verhalten oder weniger gute Eltern.

In einer Schreiphase, wenn der Säugling nicht bloß hungrig ist oder eine frische Windel braucht, kann nichtnutritives Saugen oder Nuckeln, sanftes Schaukeln und Schwingen oder Pucken versucht werden. Das Baby darf dabei niemals geschüttelt werden. Verschiedenste gleichmäßige Bewegungen und Geräusche können beruhigend wirken. Babys dürfen aber nicht im Tragesitz auf eine Waschmaschine gestellt werden. Weitere Empfehlungen inkludieren Hinweise zur Reizreduktion, Vermeidung von Übermüdung und Anbahnung eines geregelten Schlaf-Wach-Rhythmus. Wachphasen sollen für Interaktion und Beschäftigung mit dem Säugling genutzt werden.

Das Baby wird nicht zu sehr verwöhnt oder verhätschelt, wenn die Eltern auf seine Bedürfnisse reagieren. Wenn das Kind jedoch durch nichts zu beruhigen ist, ist es erlaubt, das Kind auch für kurze Zeit weinen zu lassen, während sich die Eltern selbst wieder sammeln können. Eine abwechselnde Zuständigkeit der beiden Partner sowie Unterstützung durch Verwandte und Freunde soll besprochen werden, soweit verfügbar. Die Eltern dürfen auch an sich selbst denken und Hilfen annehmen.

Der Versuch einer **kuhmilcheiweißfreien Ernährung** der stillenden Mutter oder einer **extensiv hydrolisierten bzw. aminosäurebasierten Formulanahrung** bei nichtgestilltem Kind kann angeboten werden. Häufige Nahrungsumstellungen sind nicht ratsam. Verschiedene medikamentöse Therapieversuche in den letzten Jahrzehnten haben sich als unwirksam und teils gefährlich erwiesen. Simethicon und Protonenpumpenhemmer sind nicht wirksam. Studien zu Probiotica wie *Lactobacillus reuteri* DSM 17938 sind bei gestillten Kindern teilweise vielversprechend.

- **Prognose**

Im 4. Lebensmonat ist eine deutliche Besserung zu erwarten. Es besteht kein erhöhtes Risiko für die weitere Entwicklung oder ein schwieriges Temperament im späteren Säuglingsalter. Allerdings kann übersteigerte Angst und Frustration der Eltern zu einer belasteten Eltern-Kind-Beziehung führen.

- **Prävention**

Eltern sollen im Rahmen der ersten Kindervorsorgeuntersuchungen bzw. Mutter-Kind-Pass-Untersuchungen auch über normales Schreiverhalten von Babys und die Gefahr von Schütteltrauma informiert werden (Baum 2017).

Bei fragilen familiären Verhältnissen, drohender Erschöpfung oder Überforderung der Betreuungspersonen sind rasch Hilfsangebote wie Schreiambulanzen, Eltern-Kind-Beratungsstellen, Frühe Hilfen („Bündnis gegen Schütteltrauma") oder mitunter eine stationäre Einweisung zur Entlastung zu empfehlen. Nationale Präventionsprogramme und zahlreiche online Quellen bieten umfassende Informationsangebote.

Onlinequellen
- ▶ www.purplecrying.info
- ▶ https://www.bmfsfj.de/bmfsfj/themen/kinder-und-jugend/kinder-und-jugendschutz/bundesstiftung-fruehe-hilfen/neuer-inhalt
- ▶ https://www.elternsein.info/schreien/baby-schreit-viel/

4.2 Funktionelle Diarrhö des Säuglings und Kleinkindes

Markus Prenninger

4.2.1 Grundlagen

Die funktionelle Diarrhö des Säuglings und Kleinkindes („toddler's diarrhea", „Krabblerdurchfall", oder chronisch unspezifischer Durchfall) ist die häufigste Ursache von chronischem Durchfall bei ansonsten gesunden 1- bis 3-Jährigen in Industriestaaten (Hoekstra 1998).

- **Symptomatik, Diagnostik und Differenzialdiagnostik**

Laut Rom-IV-Kriterien sind täglich 4 oder mehr ungeformte, großvolumige und schmerzfreie

Stuhlgänge gefordert. Die Symptomatik muss mindestens 4 Wochen bestehen, im Alter zwischen **6 und 60 Monaten** begonnen haben und es darf keine Gedeihstörung vorliegen, sofern die Kalorienzufuhr adäquat ist.

Die Diagnostik beruht vor allem auf Anamnese und klinischer Untersuchung inkl. Wachstums- und Gewichtsperzentilen. Labordiagnostik ist bei sonst völlig gesundem, gut gediehenem Kind laut Rom-IV-Kriterien vor allem bei Alarmsignalen, relevanter Familienanamnese oder fehlendem Therapieansprechen auf Ernährungsempfehlungen angezeigt. Zöliakieserologie sowie Stuhlbakteriologie und -parasitologie inkl. *Clostridium difficile* und *Giardia lamblia* werden großzügig bestimmt. Je nach Klinik kann weitere Diagnostik indiziert sein, z. B. fäkale Pankreaselastase, okkultes Blut im Stuhl, fäkale Malabsorptionsmarker wie α_1-Atitrypsin, Blutbild, Albumin, Cholesterin und fettlösliche Vitamine oder die Bestimmung von Chlorid im Schweiß.

4.2.2 Therapie

- **Therapieziel und therapeutisches Vorgehen**

Ernährungsempfehlungen und Beruhigung sind die Grundelemente der Betreuung. Wichtig ist das Vermeiden von unnötigen Medikamenten, Diäten und damit verbundener potenzieller Mangelernährung.

Bei Fehlen von Alarmsignalen kann sofort eine **normale ausgewogene Kleinkinderkost** empfohlen werden. Fruchtsäfte, gezuckerte Softdrinks und die gesamte Flüssigkeitszufuhr sind häufig deutlich zu reduzieren. Ist die Diarrhö im Anschluss an eine Gastroenteritis aufgetreten, so wird mitunter durch eine nicht mehr notwendige erhöhte Flüssigkeitszufuhr mit ungeeigneten Getränken die Symptomatik perpetuiert. Der **normale Fettgehalt** der Ernährung soll wieder hergestellt werden.

Von empirischen Therapieversuchen mit Antibiotika, Medikamenten gegen Diarrhö oder bakterielle Überwucherung sowie von restriktiven Diäten gegen unbestätigte Nahrungsmittelintoleranzen ist dringend abzuraten. Das Führen eines Ernährungs- und Stuhltagebuchs kann die Eltern beruhigen, dass keine spezifischen Nahrungsmittel für die Symptomatik verantwortlich sind. Die Beruhigung der Eltern und der Hinweis auf die exzellente Prognose sind entscheidend.

- **Monitoring und Prognose**

Klinische Verlaufskontrollen sowie die üblichen Kindervorsorgeuntersuchungen bzw. Mutter-Kind-Pass-Untersuchungen sind meist ausreichend zur Überprüfung des perzentilengerechten Gedeihens.

Die Prognose ist exzellent. Der Durchfall klingt meist im Alter von 3,5 Jahren ab (Davidson und Wasserman 1966). Wenn keine iatrogene Mangelernährung erfolgt ist, sind keine unmittelbaren oder Langzeitauswirkungen auf Wachstum und Gedeihen und keine späteren Magen-Darm-Erkrankungen zu erwarten.

4.3 Syndrom des zyklischen Erbrechens

Markus Prenninger

4.3.1 Grundlagen

Das Syndrom des zyklischen Erbrechens betrifft vor allem junge Kinder von 2 bis 7 Jahren, kann aber vom Säuglingsalter bis ins hohe Alter auftreten, und ist charakterisiert durch stereotyp wiederkehrende Attacken von anhaltendem Erbrechen über Stunden bis Tage, oft bis zur völligen Erschöpfung des Betroffenen. Zwischen den gefürchteten Attacken sind die Patienten über Wochen bis Monate beschwerdefrei (Gee 1882). Das Syndrom wurde vor über 100 Jahren detailliert beschrieben, bleibt aber weiterhin wenig bekannt, die diagnostische Latenz beträgt rund 2 Jahre (Li und Balint 2000; Baumgartner et al. 2017).

> Bei immer wiederkehrendem Erbrechen und vermeintlichen Gastroenteritiden auch an zyklisches Erbrechen zu denken, ermöglicht eine rasche erfolgreiche Therapie und erspart vielen Betroffenen einen jahrelangen Leidensweg.

- **Symptomatik, Diagnostik und Differenzialdiagnostik**

Die Attacken sowie ihre Periodizität unterscheiden sich zwischen Patienten, treten aber bei ein und demselben Betroffenen stereotyp auf.

Die apparative Diagnostik inkludiert – je nach Symptomatik – umfassende Laborkontrollen, Magen-Darm-Passage-Röntgenuntersuchung, Sonografie des Abdomens inkl. der Nieren, Ösophago-Gastro-Duodenoskopie und Magnetresonanztomografie (MRT) des Kopfes.

> **Wichtig**
> Differenzialdiagnosen umfassen schwerwiegende gastrointestinale, zerebrale (Hirndrucksymptomatik) und metabolisch/endokrinologische Ursachen von Erbrechen.

Der typische Verlauf mit meist völliger Beschwerdefreiheit zwischen den Episoden spricht jedoch gegen viele mögliche organische Ursachen.

4.3.2 Therapie

- **Therapieziel und Therapieprinzip**

Die Ziele der Therapie von zyklischem Erbrechen sind Reduktion von Frequenz und Schwere der Episoden, Reduktion der Schulfehlzeiten und Verbesserung der Lebensqualität (Li und Kovacic 2017).

Antiemetika wie Ondansetron bilden die Grundlage der Therapie akuter Attacken. Lebensstilveränderungen ähnlich der Migränetherapie sind immer indiziert. Bei Patienten mit häufigen oder besonders schweren Attacken ist eine **prophylaktische Therapie** gerechtfertigt. Mitochondriale Supplemente können zuvor oder ergänzend zur Pharmakotherapie versucht werden (Li et al. 2008; Li und Kovacic 2017; Li 2018; umfassende aktuelle Informationen und Videos siehe auch online: ▶ https://www.cvsaonline.org).

- **Therapeutisches Vorgehen**

Das therapeutische Vorgehen variiert je nach Situation:

- ■ **Therapie der akuten Attacke (Notfalltherapie)**

Ondansetron in rasch oral auflösender Form kann zu Hause unmittelbar bei Beginn einer Episode eingenommen werden (◘ Tab. 4.1). Bei unzureichender Wirkung stehen für Jugendliche über 12 Jahren auch Triptane wie Zolmitriptan zur Verfügung.

Bei Nichtbesserung einer schweren Attacke soll die Behandlung in der Klinik bzw. Notaufnahme in einem abgedunkelten ruhigen Raum erfolgen mit Kontrolle der Vitalzeichen alle 4–6 h, Blutabnahme inkl. Elektrolyte und evtl. Asservierung von Blut und Harn für Stoffwechseluntersuchungen. Eine Glukose-Elektrolyt-Infusion und Ondansetron werden i.v. verabreicht. Bei weiter therapieresistentem Erbrechen wird zusätzlich Lorazepam unter SO_2-Monitoring verabreicht (Takemoto et al. 2019; Li und Kovacic 2017).

> Kinder mit bekanntem zyklischem Erbrechen sollen in der Klinikambulanz und Notaufnahme prioritär behandelt werden: so schnell wie möglich i.v.-Zugang legen und Infusionstherapie starten. Eventuell notwendige Untersuchungen wie Sonografien können parallel dazu erfolgen.

Für Kinder mit zyklischem Erbrechen soll ein individuelles schriftliches Behandlungsprotokoll für zuhause und für die Behandlung in einer Notaufnahme erstellt werden.

Lebensstiländerungen Lebensstilveränderung ähnlich wie in der Migränebehandlung umfassen das Vermeiden von Triggern inklusive „positiver" Aufregung (z. B. „Herunterspielen" eines bevorstehenden Geburtstags oder einer Urlaubsreise); Vermeiden von Nahrungsmitteltriggern wie z. B. Schokolade, Käse und Glutamat; gute Schlafhygiene, regelmäßige Schlaf- und Aufstehzeiten (maximal ± 1 h), Vermeiden von Schlafmangel; Vermeiden von Nüchternphasen: 3 Hauptmahlzeiten und 3 Zwischenmahlzeiten auch vor dem zu Bett gehen und vor sportlichen Aktivitäten („3 + 3-Diät").

Funktionelle gastrointestinale Störungen

◘ Tab. 4.1 Auswahl möglicher Pharmakotherapie zur Notfalltherapie beim Syndrom des zyklischen Erbrechens im Kindesalter (**Cave:** Off-label-Anwendungen). (Mod. nach Takemoto et al. 2019; Romano et al. 2019; Li et al. 2008; Li 2018)

Wirkstoff	Mögliche Dosierungen	Anmerkungen und Praxistipps
Ondansetron	Mögliche Dosierung **p.o.** Körpergewicht 8–15 kg und Alter >6 Monate: 2 mg Körpergewicht >15–30 kg: 4 mg Körpergewicht >30 kg: 8 mg	5-HT$_3$-Rezeptor-Blocker Zugelassene pädiatrische Indikation: Nausea und Emesis während zytotoxischer Chemotherapie bei Kindern ab 6 Monaten Sehr häufige unerwünschte Wirkung: Kopfschmerz **Cave:** dosisabhängige Verlängerung des QT-Intervalls Ausgangs-EKG vor Hochdosistherapie, i.v.-Gabe oder multipler p.o.-Gabe empfohlen (Ausschluss verlängerter QTc-Zeit)
	Standarddosis **i.v.** 0,15 mg/kg/ED i.v., maximal 16 mg/ED, über mindestens 15 min bei Bedarf alle 4 h bis zu maximal 3 ED	
	Hochdosis **i.v.** (Off-label-Dosis laut Li 2018) 0,3–0,4 mg/kg/ED, max. 16 mg/ED, alle 4–6 h i.v., p.o., rektal oder topisch	
Granisetron, inhalativ		5-HT$_3$-Rezeptor-Blocker (vgl. Ondansetron) CVS Hope-Studie zur Anwendung von inhalativem Granisetron mittels neuem Aerosolinhalators (Staccato) bei CVS-Patienten läuft Rascher Wirkungseintritt soll vergleichbar sein mit i.v.-Anwendung
Sumatriptan		Sumatriptan lt. NASPGHAN-Konsensus empfohlen (Li et al. 2008; Li 2018); Off-label-Anwendung <18 Jahre Vgl. Zolmitriptan
Zolmitriptan	Ab 12 Jahren, Nasenspray: 2,5 oder 5 mg einmalig mittels Applikator in ein Nasenloch spritzen; eine 2. Dosis kann nach frühestens 2 h versucht werden; maximal 10 mg (2 × 5 mg) in 24 h	Zolmitriptan nasal ist das für Patienten <18 Jahre zugelassene Triptan in Österreich Zugelassene pädiatrische Indikation: Behandlung von Migräne bei Jugendlichen ab 12 Jahren Anwendung unter 12 Jahren nicht empfohlen; in der Praxis nur in seltenen Ausnahmefällen zu erwägen Kontraindikationen u. a. Hypertonie, ischämische Herzkrankheit, periphere Durchblutungsstörungen, zerebrovaskuläre Ereignisse
Glukose-Elektrolyt-Mischinfusion	1,5-fache Erhaltungsrate einer Mischinfusion aus Natriumchlorid 0,9 % plus Glukose 10 % im Verhältnis 1:1 i.v.	Bei Flüssigkeitsdefizit zuvor kristalloider Volumenbolus (NaCl 0,9 %) Neben dem Flüssigkeitsersatz hat Glukose per se therapeutische Wirkung als zellulärer Energielieferant Serumnatrium und -kalium überwachen und ggf. korrigieren
Lorazepam	0,05–0,1 mg/kg/ED alle 6 h i.v. oder p.o. für die ersten 24 h	Zugelassen ab 3 Jahren Übliche Anwendung off label ab dem Neugeborenenalter in gleicher gewichtsabhängiger Dosierung Zusätzlich zu Ondansetron i.v. bei unzureichender Wirkung Sedierung und schlaffördernde Wirkung therapeutisch erwünscht bei therapieresistenter Episode von zyklischem Erbrechen **Cave:** Pulsoximetrie (SO$_2$)-Monitoring bei i.v.-Sedierung empfohlen

CVS „cyclic vomiting syndome" bzw. Syndrom des zyklischen Erbrechens; *ED* Einzeldosis; *EKG* Elektrokardiogramm; *i.v.* intravenös; *p.o.* per os

Prophylaktische Therapie Bei häufigen oder schweren Attacken (z. B. mehr als 1/Monat) ist eine täglich einzunehmende prophylaktische Therapie gerechtfertigt (◘ Tab. 4.2).

Bei mäßig schwerem Verlauf können die mitochondrialen Supplemente Riboflavin, L-Karnitin oder Coenzym Q10, gut verträglich als Nahrungsergänzung, mit guter Evi-

◘ **Tab. 4.2** Auswahl möglicher Pharmakotherapie zur prophylaktischen Therapie beim Syndrom des zyklischen Erbrechens im Kindesalter (**Cave**: Off-label-Anwendungen). (Mod. nach Takemoto et al. 2019; Romano et al. 2019; Li et al. 2008; Li 2018)

Wirkstoff	Mögliche Dosierungen	Anmerkungen und Praxistipps
Coenzym Q10	10 mg/kg/d in 2 ED p.o., maximal 600 mg/d	Alleinige prophylaktische Therapie bei mäßig schwerem Verlauf Zusätzliche prophylaktische Therapie zu z. B. Cyproheptadin, Amitriptylin
Cyproheptadin	0,25–0,5 mg/kg/d in 1–3 ED p.o.; bei zyklischem Erbrechen vorzugsweise in 1 ED abends; maximal 12 mg/d; Anm.: 4 mg-Tablette teilbar; für Teilung in ¼ Tabletten sind Tablettenteiler aus der Apotheke zu empfehlen	Erste Wahl für prophylaktische Therapie im Alter <5 Jahre (off label, laut Konsensus, Li 2008) Verfügbar in Deutschland und den USA; in Österreich aus Deutschland zu importieren; bei Lieferschwierigkeiten des Präparats (z. B. 2020) auch Reinsubstanz verfügbar FDA-Zulassung für allergische Rhinitis bei Patienten ab 2 Jahren Kontraindikationen: u. a. Glaukom, pyloroduodenale Obstruktion, Blasenhalsobstruktion, MAO-Hemmer-Einnahme Typische unerwünschte Wirkungen: Sedierung (ggf. einschleichen, z. B. Dosissteigerung alle 3–7 d), Gewichtszunahme (Vorsicht bei vorbestehender Adipositas)
Amitriptylin	Kinder <50 kg: 0,25 mg/kg/d in 1 ED p.o. abends, 1–2 h vor dem Einschlafen; bei Bedarf alle 1–2 Wochen steigern um 0,25 mg/kg/d bis auf 1 mg/kg/d, nach Ausgangs-EKG Jugendliche ≥ 50 kg: 10 mg/d in 1 ED p.o. abends, 1–2 h vor dem Einschlafen; Bei Bedarf alle 1–2 Wochen steigern um die Startdosis von 10 mg/d bis auf 50 mg/d	Erste Wahl für die prophylaktischen Therapie im Alter ≥ 5 Jahre (off label, laut Konsensus, Li 2008) Zugelassene pädiatrische Indikationen u. a. Enuresis nocturna ab 6 Jahren und Migräneprophylaxe bei Erwachsenen EKG vor Therapiebeginn (Ausschluss langes-QT-Syndrom, AV-Block) **Cave**: Antidepressiva erhöhen das Risiko für Suizidgedanken bei Kindern und Jugendlichen mit Depression oder anderen psychiatrischen Störungen **Cave**: bei Überdosierung: gefährliche ventrikuläre Arrhythmien, Kammerflimmern (beachte QRS-Verbreiterung im EKG) Ärztliche Überprüfung alle 3 Monate bei Langzeittherapie Therapiebeendigung schrittweise über mehrere Wochen' Behandlung je nach Subtyp: Kinder mit Migräne in der persönlichen oder Familienanamnese sprechen besonders gut auf Cyproheptadin, Amitriptylin oder Propranolol an. Mädchen mit katamenischem (menstruellem) zyklischen Erbrechen sprechen oft auf orale Kontrazeptiva an. Die Sato-Variante des zyklischen Erbrechens mit Hypertonie zwischen den schweren Episoden wird mit trizyklischen Antidepressiva oder Valproinsäure behandelt

AV atrioventrikulär; *EKG* Elektrokardiogramm; *ED* Einzeldosis; *FDA* U.S. Food and Drug Andministration; *i.v.* intravenös; *MAO-Hemmer* Monoaminooxidasehemmer; *p.o.* per os

denz versucht werden bzw. bei schwerem Verlauf zusätzlich zur medikamentösen Therapie eingenommen werden.

Die prophylaktischen Medikamente der Wahl sind unverändert für **Kinder <5 Jahren Cyproheptadin** und für **Kinder und Jugendliche ≥5 Jahren Amitriptylin**. Ein Therapieversuch mit Cyproheptadin ist jedoch auch bei größeren Kindern möglich. Weitere Antimigränetherapeutika wie Propranolol und Flunarizin können prophylaktisch eingesetzt werden.

■■ **Behandlung des therapieresistenten Patienten**

Patienten mit therapieresistentem oder atypischem Verlauf oder Beginn vor dem 2. Lebensjahr sollten (nochmals) umfassend abgeklärt und mögliche Differenzialdiagnosen ausgeschlossen werden. Die weitere Therapie erfolgt beim Kindergastroenterologen, pädiatrischen Neurogastroenterologen und/oder Neuropädiater. Mögliche Optionen inkludieren: weitere Antimigränetherapeutika, Aprepitant i.v. oder in einem prophylaktischen oralen Schema 2-mal pro Woche (off label, teuer), Amitriptylin in erhöhter Dosierung unter EKG- und Spiegelkontrolle, Amitriptylin in Kombinationstherapie sowie Antikonvulsiva wie Topiramat und Valproat.

■ **Monitoring und Prognose**

Erfahrungsgemäß führt die Gewissheit über die Diagnose und die Verfügbarkeit wirksamer Therapien zu einer unmittelbaren Erleichterung. Durch die Therapieoptionen lassen sich bei den meisten Patienten die Episoden rasch reduzieren oder verkürzen. Notwendige regelmäßige Kontrollen ergeben sich dann aus der Art der Therapie (z. B. 3-monatliche Kontrollen unter Amitriptylintherapie, EKG- und Spiegelkontrollen bei hohen Dosierungen). Bei zufriedenstellendem Verlauf mit seltenen und rasch terminierbaren Attacken empfehlen wir eine zumindest jährliche Kontrolle, bis eine prophylaktische Dauertherapie beendet werden kann.

Beim Großteil der Patienten klingt das zyklische Erbrechen bis zum Alter von 10 Jahren ab. Allerdings werden etwa 75 % bis zum 18. Lebensjahr stattdessen einen Migränekopfschmerz entwickeln (Li und Kovacic 2017).

4.4 Ruminationssyndrom

Franziska Righini-Grunder

4.4.1 Grundlagen

Das Syndrom der Rumination wird anhand der Rom-IV-Kriterien definiert. Es handelt sich um ein Tic-ähnliches, willkürlich aber unbewusst ablaufendes, wiederkehrendes Regurgitieren von Mageninhalt ohne Recken oder Würgen, in der Regel unmittelbar nach Nahrungsaufnahme. Der Mageninhalt wird in Folge ausgespuckt oder wieder runtergeschluckt (lat. ruminare = wiederkäuen).

■ **Diagnostik und Differenzialdiagnostik**

Bei unklarer Präsentation können hochauflösende Ösophagusmanometrie und/oder Impedanz-pH-Metrie die Diagnose sichern bzw. bekräftigen (Righini-Grunder et al. 2017). Mögliche Differenzialdiagnosen inkludieren Refluxkrankheit, Achalasie, Gastroparese und zyklisches Erbrechen (Alioto und Di Lorenzo 2017; eTab. 4.1).

4.4.2 Therapie

■ **Therapieziel**

Mit einer frühzeitig gesicherten Diagnose und Therapie wird versucht, einer weiteren Chronifizierung und Stigmatisierung vorzubeugen und dadurch die Prognose zu verbessern. Unnötige kostspielige und belastende Abklärungen werden somit vermieden.

Therapieprinzip

> **Wichtig**
> Die Aufklärung über die funktionelle/habituelle Genese der Beschwerden bildet den ersten Therapiepfeiler zur Behandlung der Rumination.

Zwerchfellatmung unter physiotherapeutischer Anleitung ist die Therapie mit bester Evidenz und Erstlinientherapie.

Durch die tiefe Atmung können (unbewusste) Kontraktionen der Bauchwandmuskulatur und somit Hochdrücken von Mageninhalt verhindert werden („competing response") (Chitkara et al. 2006).

Ebenfalls kommen der Psychologie und Verhaltenstherapie eine wichtige Rolle zu, gerade wenn auslösende psychologische Stressoren vorliegen.

Alternative Therapieprinzipien, welche zur Ablenkung dienen, beinhalten Kaugummi kauen und Relaxationstraining, jedoch ist die Evidenz zur Wirksamkeit gering. In therapierefraktären Situationen kann die medikamentöse Therapie mit Baclofen versucht werden. Der γ-Aminobuttersäure (GABA)-Rezeptor-Agonist bewirkt eine Reduktion der Relaxationen und eine Druckerhöhung des unteren Ösophagussphinkters.

- **Therapeutisches Vorgehen**

Nach initialer Aufklärung über das Zustandsbild wird eine Physiotherapie zur Instruktion einer **Zwerchfellatmung** initiiert (◘ Abb. 4.1). Finden sich zudem psychosoziale Triggerfaktoren, sollen bereits zeitgleich **verhaltenstherapeutische Maßnahmen** in die Wege geleitet werden.

Bei Nichtansprechen auf die initialen therapeutischen Maßnahmen sollte eine Zuweisung an eine **Kindergastroenterologie** erfolgen, wo eine interdisziplinäre Betreuung angeboten werden kann – gemeinsam mit Psychologie, Physiotherapie, Diätologie und Sonderkinderpädagogik bei kleinen Kindern (Wahrnehmung anregen, Rituale, z. B. Essenstisch gemeinsam abräumen, andere Reize setzen), damit es nicht zu dem selbststimulierenden Verhalten kommt.

In therapierefraktären Situationen kann ein Off-label-Versuch mit peroraler **Baclofentherapie** vorgenommen werden, Dosen von 3×10 mg täglich peroral sind bei Erwachsenen beschrieben (Pauwels et al. 2018).

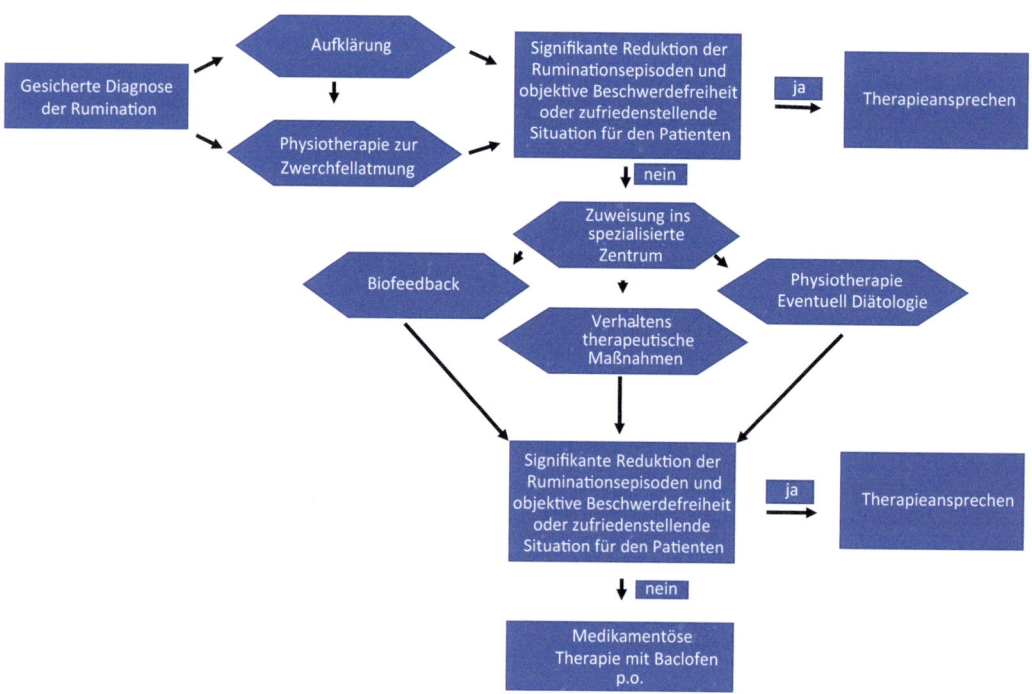

◘ Abb. 4.1 Therapiealgorithmus bei Rumination

Bei Kindern wurde eine Baclofendosierung von **0,5 mg/kg/d in 3 Einzeldosen,** maximal 3 × 10 mg bzw. 30 mg/d für eine ähnliche Anwendung, die Refluxtherapie, beschrieben (Vadlamudi et al. 2013). Hauptsächliche Nebenwirkung bei diesen Dosen im Kindesalter ist Müdigkeit.

Therapie der Säuglingsrumination Rumination im Säuglingsalter tritt zwischen **3 und 8 Monaten** als selbststimulierendes Verhalten insbesondere bei Vernachlässigung oder neurologischer Grunderkrankung auf und erfordert dringende Intervention. Therapieprinzip ist, die Interaktion zu verbessern und den Eltern oder Betreuungspersonen zu helfen, die physischen und emotionalen Bedürfnisse des Säuglings zu erkennen und darauf adäquat zu reagieren.

- **Monitoring und Verlauf**

Patienten und Familien sollten insbesondere bei therapierefraktärem Verlauf oder psychosozialen Belastungssituationen eine längerfristige Unterstützung durch spezialisierte Fachkräfte sowohl medizinisch wie auch psychologisch erhalten.

Die Prognose ist in der Regel gut, aber abhängig von der Akzeptanz der verhaltensbedingten Genese und der Motivation der Familie zur Mitarbeit. Bei Nichtansprechen auf therapeutische Maßnahmen kann sich eine psychosoziale Belastungssituation sekundär manifestieren mit negativen Konsequenzen in Bezug auf das Sozialleben und die Lebensqualität, Patienten trauen sich z. B. nicht mehr auszugehen und auswärts mit Freunden zu essen. Studien hierzu fehlen.

- **Prävention**

Eine wirksame Primärprävention ist nicht verfügbar. Durch die rasche korrekte Diagnose der immer noch wenig bekannten Störung (15 Monate diagnostische Latenz in einer österreichischen Fallserie; Hofer et al. 2017) können sekundäre Komplikationen vermieden werden.

4.5 Aerophagie

Franziska Righini-Grunder

4.5.1 Grundlagen

Exzessives Luftschlucken wird als Aerophagie bezeichnet und kann zu vermehrtem Rülpsen oder Windabgang und vor allem zu ausladendem und geblähtem Abdomen mit Bauchschmerzen führen. Der abdominelle Meteorismus ist typischerweise zunehmend über den Tagesverlauf. Über die Nacht hin wird die gastrointestinale Luft absorbiert oder (hörbar) ausgeschieden. Daher sind die Symptome in der Regel morgens nach dem Aufstehen noch nicht vorhanden.

Die Aerophagie gehört wie auch die Rumination (▶ Abschn. 4.4) zu den Tic-ähnlichen, habituellen funktionellen gastrointestinalen Zustandsbildern und wird anhand der Rom-IV-Kriterien definiert (Hyams et al. 2016).

- **Symptomatik, Diagnostik und Differenzialdiagnostik**

Die Diagnose wird anhand des klinischen Zustandsbildes gestellt und nach Ausschluss der folgenden Differenzialdiagnosen: Gastroparese (verzögerte Magenentleerung) und Motilitätsstörungen des Dünndarmes (chronische intestinale Pseudoobstruktion), bakterielle Überwucherung des Dünndarmes, Malabsorptionssyndrom (z. B. bei Zöliakie oder Disaccharidasemangel), anatomische Malformationen (z. B. eine tracheoösophagealen Fistel). Auch eine schwere funktionelle Obstipation kann zu einem ausgeprägten Meteorismus führen.

Da bei der Aerophagie keine Alarmzeichen wie Gedeihstörung, obstruktive Symptome oder Stuhlgangalterationen bestehen, kann auf eine extensive Abklärung verzichtet werden. Bei unklarer Präsentation kann die Impedanz-pH-Metrie, die oft massiv salvenartig gehäuften Luftschlucke nachweisen und damit die Diagnose bekräftigen (Halb et al. 2014).

Supragastric belching Das SGB ist eine mit der Aerophagie verwandte funktionelle Störung, bei der Luft meist in rascher Folge hintereinander in den Ösophagus gesaugt und mit deutlichem Rülpsen wieder ausgestoßen wird, ohne den Magen zu erreichen. Bei klinischer Unsicherheit ist die Impedanz-pH-Metrie pathognomonisch.

4.5.2 Therapie

- **Therapieziel und Therapieprinzip**

Den ersten Therapiepfeiler zur Behandlung der Aerophagie bildet die Aufklärung über das Vorliegen des funktionellen Zustandsbildes und dessen gute Prognose (▶ Abschn. 4.4). Weitere Therapiemaßnahmen bilden Lifestyle-Anpassungen wie Reduktion von Kaugummikauen, kohlensäurehaltige Getränke, langsames Essen.

Liegen zusätzliche psychologische Faktoren wie eine Angststörung oder chronische Stresssituationen vor, empfehlen sich Psychotherapie oder Verhaltenstherapie. Kinder und Jugendliche mit einer Aerophagie weisen häufiger als Gleichaltrige ohne Aerophagie psychosoziale Belastungssituationen auf, welche zu chronischem Stress führen und die Lebensqualität negativ beeinflussen. Ebenso finden sich gehäuft Somatisierungsstörungen.

Biofeedback und Hypnosetherapie können unterstützend eingesetzt werden, sofern geschulte Therapeuten zur Verfügung stehen.

- **Therapeutisches Vorgehen**

Nach Aufklärung über das Zustandsbild werden die genannten **Lifestylemaßnahmen** empfohlen. Finden sich zudem psychosoziale Triggerfaktoren, sollen zeitgleich bereits **verhaltenstherapeutische Maßnahmen** in die Wege geleitet werden. Emotionaler oder physischer Missbrauch bei Kindern und Jugendlichen wurde als negativer Risikofaktor evaluiert. Eine zugrunde liegende chronische Obstipation oder Obstipationstendenz soll mit Macrogol 3350 oder 4000 behandelt werden.

Bei Nichtansprechen auf die initialen therapeutischen Maßnahmen erfolgt eine Zuweisung an eine **Kindergastroenterologie,** wo eine interdisziplinäre Betreuung gemeinsam mit Psychologie, Logopädie, Sonderkinderpädagogik und Diätologie angeboten werden kann. Weitere Verhaltensmaßnahmen sind: nach Mahlzeiten durch den leicht geöffneten Mund atmen lassen, Luftschlucke erkennen lernen, Ablenkung, alternative Reize sowie die Schulung der (Atem)wahrnehmung (▶ Abschn. 4.4).

In therapierefraktären schwierigsten Situationen soll die Indikation zur Sondeneinlage nasogastral oder sogar einer Gastrostomie zum Entlasten überprüft werden. Benzodiazepine werden in emotional instabilen Situationen und bei Angststörungen angewendet, jedoch nicht primär zur Aerophagiebehandlung. Baclofen (▶ Abschn. 4.4) kann einen positiven Effekt auf exzessives Luftaufstoßen haben. Studien hierzu fehlen jedoch.

Therapie des Supragastric belching Die Therapie bei Supragastric belching (SGB) erfolgt durch Psychologie, Physiotherapie und v. a. Logopädie, z. B. Atemübungen mit langsamer Zwerchfellatmung, In- und Exspiration über je 3 s bzw. atmen durch den geöffneten Mund, während die Zungenspitze die Rückseite der oberen Schneidezähne berührt.

- **Prognose**

Bei guter Compliance mit den Verhaltensmaßnahmen kann sich die Symptomatik von Aerophagie oder SGB erfahrungsgemäß innerhalb von 1–4 Wochen fast vollständig zurückbilden. Zu Monitoring und Verlauf sowie Prognose und Prävention siehe auch ▶ Abschn. 4.4.

4.6 Funktioneller Bauchschmerz und Reizdarm

Markus Prenninger

4.6.1 Grundlagen

Chronische Bauchschmerzen sind der häufigste Vorstellungsgrund in der kindergastroenterologischen Ambulanz und einer der häufigsten Beschwerden in der Pädiatrie allgemein. Auch über 50 Jahre nach der ersten Meilensteinstudie von Apley und Naish 1958 bleibt die diagnostische Abklärung und langfristige Betreuung von Kindern mit chronischen Bauchschmerzen herausfordernd. Sie verlangt Kenntnisse der komplexen Pathophysiologie und vielfältigen Differenzialdiagnosen, Empathie und ausreichend Zeit von Seiten des Arztes wie auch Geduld und Engagement von Seiten des Patienten und der Familie (Brusaferro et al. 2018; Di Lorenzo et al. 2005a).

Chronischer Bauchschmerz ohne nachweisbare organische Ursache wird als funktioneller Bauchschmerz bezeichnet. Nach aktuellen Rom-IV-Kriterien können 4 Untertypen von funktionellen Bauchschmerzstörungen unterschieden werden:
− Reizmagen (funktionelle Dyspepsie),
− Reizdarmsyndrom (RDS),
− abdominelle Migräne und
− funktioneller Bauchschmerz nicht näher bezeichnet.

Das biopsychosoziale Modell und insbesondere Störungen der Hirn-Darm-Interaktion (oder Mikrobiota-Hirn-Darm-Interaktion) gelten heute als anerkannte Grundlagen der Entstehung funktioneller gastrointestinaler Beschwerden und die viszerale Hyperalgesie scheint das Endergebnis von sensibilisierenden psychosozialen und medizinischen Faktoren auf dem Boden von genetischer Prädisposition und frühen Lebensereignissen zu sein (Faure und Righini-Grunder 2017).

■ **Symptomatik, Diagnostik und Differenzialdiagnostik**

Bei Kindern zwischen 4 und 18 Jahren mit typischer Symptomatik ohne Vorliegen von Alarmsymptomen kann die Diagnose funktionelle Bauchschmerzstörung bereits klinisch gestellt werden (Di Lorenzo et al. 2005a). Die Anamnese soll routinemäßig Screeningfragen hinsichtlich Obstipation, Angst, Depression, Missbrauch und Schlafmangel/Bildschirmzeiten enthalten. Sinnvoll sind auch Basislabor und Sonografie (Layer et al. 2011). Eine probatorische Laktose- und Fruktoseeliminationsdiät für jeweils 7–10 Tage oder entsprechende H_2-Atemtests können versucht werden. Weiterführende invasive Untersuchungen sind grundsätzlich nur bei Vorliegen von Alarmsignalen oder wegweisendem Basislabor vorzunehmen.

4.6.2 Therapie

■ **Therapieziel**

Die Pathogenese des funktionellen Bauchschmerzes beruht auf vielfältigen biopsychosozialen, zum Teil auch unveränderlichen genetischen Faktoren.

> Das primäre Ziel der Bauchschmerzbehandlung ist daher die Rückkehr zu normaler Alltagsaktivität, Verbesserung der Lebensqualität und Symptomreduktion, während ein vollständiges Verschwinden der Bauchschmerzen nicht garantiert werden kann (Di Lorenzo et al. 2005a; Mahajan und Kaplan 2006).

Bei Schulkindern ist ein wichtiges Ziel die Reduktion von Schulfehlzeiten. Die Teilnahme am Unterricht spielt eine große Rolle in der sozialen, akademischen und beruflichen Entwicklung des Kindes. Patienten können sich individuell in verschiedenen Lebensbereichen durch die Bauchschmerzen beeinträchtigt fühlen. So kann beispielsweise das wichtigste Ziel für einen begeisterten Fußballspieler die neuerliche Teilnahme am Fußballtraining sein, das zuletzt wegen der wiederkehrenden Bauchschmerzen vor jedem Training aufgegeben werden musste.

▪ **Therapieprinzip**

Evaluation und weitere Behandlung gelingen am besten im **biopsychosozialen Kontext.** Obgleich evtl. vorliegende psychische Belastungsfaktoren nicht die eigentliche Ursache des chronischen Bauchschmerzes sind, ist es wichtig, solche Belastungen als mögliche Trigger zu identifizieren und anzugehen (Di Lorenzo et al. 2005a).

Grundlage ist die therapeutische Allianz zwischen Behandler, Patient und Familie sowie eine verständliche **Erklärung und Beruhigung.** Die weitere Behandlung beruht auf drei Therapiemodalitäten:
- **Verhaltensmaßnahmen** mit oder ohne formelle Psychotherapie,
- **diätetische Maßnahmen** und
- im Einzelfall symptomorientierte **Pharmakotherapie.**

Für **physikalische Therapien** inkl. Massage, Akupunktur, Yoga und Reflexologie bei Bauchschmerz oder Reizdarm gibt es nur begrenzt Evidenz.

Die Auswahl der Therapieoptionen orientiert sich am **Schweregrad** der Symptomatik (mod. nach Drossman 2016):
- **Milde Symptomatik,** geringfügige GI-Beschwerden und leichter Schmerz ohne sonstige komorbide somatische Beschwerden:
- Die Behandlung fokussiert auf Informieren, Beruhigen und evtl. einfache diätetische Maßnahmen (Identifikation und Reduktion von Nahrungsmitteln, die die Beschwerden verstärken).
- **Moderate Symptomatik** mit vereinzelter Einschränkung der Alltagsaktivität und Schulfehlzeiten:
- Für diese Patientengruppe empfiehlt sich zusätzlich zu den Verhaltensmaßnahmen eine professionelle psychologische Behandlung und evtl. eine Pharmakotherapie im Sinne einer Bedarfsmedikation bei Symptomexazerbationen.
- **Schwere Symptomatik,** häufig in Verbindung mit psychischer Komorbidität wie Angst, Depression und Somatisierungstendenz, Persönlichkeitsstörung und chronisch beeinträchtigte Alltagsaktivität. Die Patienten äußern häufig eine unrealistische Erwartungshaltung einer „Heilung", können psychosoziale Faktoren in der Krankheitsentstehung schwer akzeptieren oder verlangen nach immer weiteren organischen Untersuchungen.
- Diese Patienten profitieren von einem langfristigen engmaschigen therapeutischen Kontakt mit regelmäßigen kurzen Konsultationen beim Kinderarzt oder Kindergastroenterologen; multidisziplinärer Betreuung inklusive Psychologie und Sozialarbeit; Schulrehabilitation; Schmerzambulanz oder stationärer psychosomatischer Betreuung; sowie evtl. längerfristiger Pharmakotherapie.

▪ **Therapeutisches Vorgehen**

Die einzelnen Therapiebausteine werden nachfolgend erörtert:

▪▪ **Informieren und beruhigen**

Für eine erfolgreiche therapeutische Allianz braucht es ausreichend Zeit, ein offenes Ohr für die „ganze Geschichte" des Patienten und das Angebot einer langfristigen Betreuung, Unterstützung und Erreichbarkeit.

> Take your time, take a deep breath and listen to the whole story. (Jennifer Verrill Schurman).

Zentrale Aspekte eines guten Arzt-Patienten-Gesprächs sind hier besonders wichtig: offene Fragen, aktives Zuhören (affirmatives Nicken u. a. nonverbale Kommunikation), Patient aussprechen lassen (Patienten werden nach durchschnittlich 11 s zum ersten Mal unterbrochen! Ospina et al. 2019), das Krankheitsmodell des Patienten und der Familie erfragen („Was denkst Du/denken Sie, woher die Beschwerden kommen könnten? Wovor haben Sie Sorge?"), die Erwartungen des Patienten/der Familie erkunden und realistische Behandlungsziele setzen.

Wichtige Punkte, die in der Aufklärung besprochen werden sollen (Vergleich mit Migränekopfschmerz, Konzept der viszeralen Hypersensitivität, Einfluss der Hirn-Darm-Achse), sind anhand konkreter Beispiele in eOverview 4.1 dargestellt.

Patienteninformationen finden sich auch vielfältig online, z. B.: Erklärungsvideos für Betroffene der Gesellschaft für Pädiatrische Gastroenterologie, Hepatologie und Ernährung, GPGE, ▶ https://www.gpge.eu/elternkinder („Bauchschmerzen einfach erklärt"); Patientenformation und Videos der Rome Foundation (▶ https://theromefoundation.org/patient-educational-q-a/).

▪▪ Verhaltensmaßnahmen

Jene Bereiche, in denen der Bauchschmerz die Alltagsaktivität und Lebensqualität beeinträchtigt, werden identifiziert und einfach anwendbare Verhaltensmaßnahmen zur Verbesserung der Situation erarbeitet: So z. B. der Vorschlag bei Bauchschmerz sich nur 10 min hinlegen, um zu entspannen und dann bewusst wieder leichte Bewegung durchzuführen, weiterzuspielen oder wieder am Unterricht teilzunehmen (eOverview 4.2).

> Behandlungsplan mit dem Patienten und der Familie individuell aushandeln! Immer mehrere Auswahlmöglichkeiten an Therapieoptionen anbieten!

Die Rückkehr zu ungestörtem Schulbesuch kann vor allem bei starken Bauchschmerzen herausfordernd sein. Bei diesem Prozess wird zunächst das Ausmaß der Schulfehlzeiten eruiert (z. B. Fehltage in den letzten 30 Tagen). Wichtig ist es, dass die Eltern Kontakt mit der Schule aufnehmen und gemeinsam einen Zeitplan zum Nachholen von versäumtem Stoff erstellen. Im Einzelfall kann auch Bedarfsmedikation (z. B. spasmolytisch, antidiarrhöal) mitgegeben werden. Bei ausgeprägter Schulaversion ist eine schrittweise Rückkehr zu planen (zuerst täglich wieder das Schulgebäude betreten, die Hausaufgaben abholen, danach stundenweise den Unterricht besuchen). Psychologische Unterstützung oder eine stationäre psychosomatische Betreuung, um wieder eine geordnete Tagesstruktur zu etablieren, können indiziert sein.

▪▪ Psychologie und Psychotherapie

Bei mäßig bis schwerer Symptomatik ist psychosoziale Unterstützung zu empfehlen. Einerseits werden dann mögliche Belastungsfaktoren inklusive Hinweis auf evtl. Missbrauch nochmals evaluiert. Andererseits können an die erhobenen Belastungsfaktoren (Stress) angepasste psychologische Behandlungen angeboten werden, u. a. kognitive Verhaltenstherapie, Entspannungstechniken, Hypnose und Kombinationstherapien.

- Die **kognitive Verhaltenstherapie** (KVT) leitet Patienten an, kognitive Verzerrungen zu erkennen und dysfunktionale, unangemessene Denkmuster zu korrigieren, um konkrete Verbesserungen im Alltag zu erreichen. Ein Patient, der überzeugt ist, dass der Bauchschmerz Ausdruck einer unerkannten tödlichen Erkrankung sei, würde angeleitet, diese Überzeugung infrage zu stellen und durch eine realitätsadäquatere Wahrnehmung zu ersetzen.
- **Entspannungstechniken** inkludieren Bauchatmung, progressive Muskelrelaxation, geleitete Imaginationsreisen und Biofeedback.
- Die **Hypnotherapie** (HT) umfasst drei aufeinanderfolgende Elemente: Induktion, Tiefenentspannung und hypnotische Suggestion.

Die KVT und HT zeichnen sich zunehmend als Therapien der Wahl für Kinder mit funktionellem Bauchschmerz ab, eine abschließende Beurteilung der Effektivität bleibt aber noch schwierig.

▪▪ Diätetische Maßnahmen

Ernährungsumstellungen gehören zu den ersten und am häufigsten von Betroffenen versuchten Therapiemaßnahmen (Brusaferro et al. 2018). Dazu zählen der Einsatz löslicher Ballaststoffe; bestimmte Nahrungsmittel und Präparate wie Kiwi, Papaya und Aloe; Eliminationsdiäten in Bezug auf Laktose, Fruktose, Gluten oder die aufwändigere Reduktion von fermentierbaren Oligosacchariden, Disacchariden, Monosacchariden und Polyolen (Low-FODMAP-Diät) sowie das Vermeiden von Kaffee, besonders scharfen, würzigen, fetten Speisen oder vermuteten

allergischen Triggern wie Kuhmilch, Weizen und Hühnerei.
- Evidenz besteht für probatorische Eliminationsversuche von Fruktose und Laktose sowie gegebenenfalls entsprechende Diäten.
- Low-FODMAP- oder glutenfreie Diäten (nach Ausschluss einer Zöliakie) können unter Anleitung einer Ernährungsfachkraft versucht werden (z. T. kontrovers).
- Einzelne Nahrungsmittel, die individuell als Beschwerdetrigger identifiziert wurden, können vermieden werden, wobei von umfangreichen unnötigen Restriktionen dringend abgeraten werden muss, da diese mit zunehmender Anzahl eliminierter Nahrungsmittel als Prädisposition für eine Essstörung gelten.

■■ Pharmakotherapie

Medikamente zur Therapie von funktionellen Bauchschmerzstörungen sollen im Kindesalter nur im Einzelfall bei schwerer Symptomatik, sorgsam und vorzugsweise kurzfristig nach Ausschöpfen der genannten Therapieoptionen zur Anwendung kommen. Eine umfassende Aufklärung und Einwilligung in eine Off-label-Anwendung sind vorauszusetzen. Die individuelle Auswahl der Medikation orientiert sich an den vorherrschenden Symptomen wie z. B. unspezifischer Bauchschmerz, Oberbauchbeschwerden bei Reizmagen, Völlegefühl, Blähungen, Durchfall oder Verstopfung bei Reizdarm (◘ Abb. 4.2 und ◘ Tab. 4.3).

Die **Rolle der Pharmakotherapie** bei kindlichem funktionellem Bauchschmerz wird allerdings kontrovers diskutiert. Einerseits könne die Verordnung von Medikamenten zu einer iatrogenen Schmerzverstärkung führen. Andererseits wird in der Pädiatrie bei sonstigen wenig gefährlichen chronischen Schmerzerkrankungen wie der Migräne eine medikamentöse Therapie allgemein akzeptiert. Auch bei funktionellen Bauchschmerzen könne demnach ein sparsamer Gebrauch von

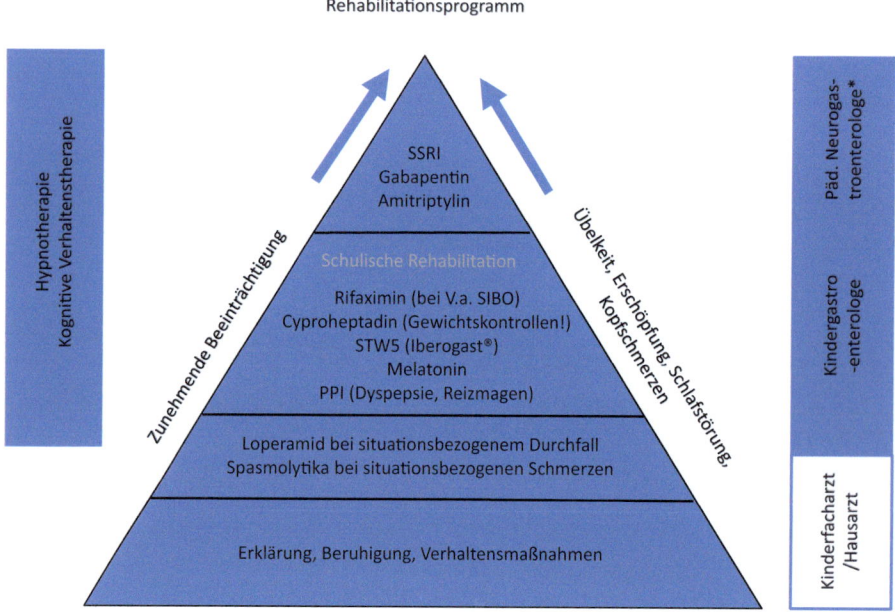

*Gegebenenfalls Kooperation mit Kinderpsychiater, SIBO, small intestinal bacterial overgrowth, bakterielle Überwucherung des Dünndarms; PPI, proton pump inhibitor, Protonenpumpenhemmer; SSRI, selective serotonin reuptake inhibitor, selektiver Serotonin Wiederaufnahmehemmer

◘ **Abb. 4.2** Behandlungspyramide bei schwerem pädiatrischem funktionellem Bauchschmerz und Reizdarm. **Cave**: Off-label-Anwendungen der genannten Medikamente; die Abwägung „pro" oder „kontra" Einsatz von Pharmakotherapie muss sich u. a. an den jeweils altersspezifischen Zulassungen, aktuellen nationalen Leitlinien und den lokalen Standards orientieren

Funktionelle gastrointestinale Störungen

Tab. 4.3 Pharmakologische Therapieoptionen bei funktionellen Bauchschmerzstörungen inklusive Reizdarmsyndrom je nach vorherrschender Symptomatik. Cave: großteils Off-label-Anwendungen[a]. (Mod. nach Layer et al. 2011; Takemoto et al. 2019)

Wirkstoff	Mögliche Dosierungen, Verabreichung p.o	Anmerkungen
Amitriptylin[c]	Kinder <50 kg: 0,25 mg/kg/d in 1 ED p.o. abends, 1–2 h vor dem Einschlafen; bei Bedarf alle 1–2 Wochen um 0,25 mg/kg/d bis auf 1 mg/kg/d steigern Jugendliche ≥50 kg: 10 mg/d in 1 ED p.o. abends, 1–2 h vor dem Einschlafen; bei Bedarf alle 1–2 Wochen um die Startdosis von 10 mg/d bis auf 50 mg/d steigern	Älteres, trizyklisches Antidepressivum In niedriger, schmerzmodulierender Dosierung ein Mittel der Wahl bei verschiedenen chronischen Schmerzerkrankungen, abdomineller Migräne und zyklischem Erbrechen im Kindesalter Entsprechend AWMF-Leitlinie soll Amitriptylin eher nicht für die Behandlung von Kindern mit Reizdarm eingesetzt werden (Layer et al. 2011) Reservetherapie durch erfahrene Spezialisten bei schweren funktionellen Bauchschmerzstörungen, nachdem andere Maßnahmen inkl. Psychotherapie ausgeschöpft worden sind Vor Therapiebeginn ist ein EKG durchzuführen (Ausschluss Long-QT-Syndrom, AV-Block) Cave: Antidepressiva erhöhen das Risiko für Suizidgedanken bei Kindern und Jugendlichen mit Depression oder anderen psychiatrischen Störungen Überdosierung: gefährliche ventrikuläre Arrhythmien, Kammerflimmern (QRS-Verbreiterung im EKG!) Ärztliche Überprüfung alle 3 Monate bei Langzeittherapie Eintreten der Schmerzreduktion kann einige Wochen bis teilweise Monate beanspruchen Übliche Therapiedauer z. B. 6 Monate über die Beschwerdebesserung hinaus oder bis zum Ende des Schuljahres Therapiebeendigung schrittweise über mehrere Wochen
Bifidobacterium-Stämme		Siehe Lactobacillus casei rhamnosus
Butylscopolamin (Hyoscin-N-Butylbromid)[b]	Kinder ≥6 Jahre: 1 10-mg-Dragee bei Bedarf; Tageshöchstdosis 6 Dragees; als Bedarfsmedikation bei Reizdarm empfehlen wir einen besonders sparsamen Gebrauch, z. B. maximal wenige Dragees pro Woche	Spasmolytikum, anticholinerg bzw. antimuscarinerg Rasch wirksame Bedarfstherapie bei krampfartigen Bauchschmerzen Allein das Wissen, ein krampflösendes Medikament für den „Notfall" dabei zu haben, kann zu deutlicher Besserung führen Bei korrekter Einnahme keine Beeinträchtigung im Straßenverkehr zu erwarten Kontraindikationen: Engwinkelglaukom, obstruktive Uropathie, obstruktive GI-Erkrankung, Ileus

(Fortsetzung)

Tab. 4.3 (Fortsetzung)

Wirkstoff	Mögliche Dosierungen, Verabreichung p.o	Anmerkungen
Citalopram [c]	≥12 Jahre: Beginn mit 10 mg/d in 1 ED; Bei Bedarf Steigerung um 10 mg/d alle 2 Wochen bis maximal 40 mg/d	Selektiver Serotoninwiederaufnahmehemmer (SSRI) Wahrscheinlich geringere schmerzmodulierende Wirkung als Amitriptylin Mögliche Reservetherapie durch erfahrene Spezialisten bei schweren funktionellen Bauchschmerzstörungen (vgl. Amitriptylin) Anwendung vorzugsweise bei entsprechender psychiatrischer Komorbidität Cave: Antidepressiva erhöhen das Risiko von Suizidgedanken bei Kindern und Jugendlichen mit depressiver Störung und anderen psychiatrischen Störungen Großzügig EKG-Kontrolle (QTc) bei >20 mg/d Therapieende: Ausschleichen über mehrere Wochen
Colestyramin (Cholestyramin-Harz) [c]	Jugendliche ≥12 Jahre: 3 × 4 g (= 3 × 1 Beutel); Beginn mit 1 Beutel an Tag 1 und 2 Beutel an Tag 2; Kinder <12 Jahren: 3 × 2 g (= 3 × ½ Beutel) oder eine Einzeldosis von 4 g (= 1 Beutel) pro 70 kg Körpergewicht; Beginn mit 1 ED pro Tag; Steigerung jeden 5.–7. Tag bis zum Erreichen von 3 ED pro Tag	Gallesäurebinder Bei 10–32 % von erwachsenen Patienten mit diarrhöprädominantem Reizdarmsyndrom kann eine Gallensäuremalabsorption ursächlich sein Therapieversuch bei Reizdarm mit Diarrhö, mögliche Gallesäuremalabsorption Unerwünschte Wirkungen u. a. Obstipation, langsam einschleichende Dosierung, Dosisreduktion bei vorbekannter Obstipation
Cyproheptadin [b,c]	Kinder ≥ 2 Jahre: 0,25–0,5 mg/kg/d in 2–4 ED; maximal 3 × 4 mg bzw. 12 mg/d; Optional Beginn mit nur 1 abendlichen ED und Steigerung über einige Tage auf 3 ED entsprechend 0,25 mg/kg/d; ggf. nach 1 Woche weitere Steigerung bis 0,5 mg/kg/d, max. 12 mg/d Anm.: 4-mg-Tablette teilbar; für Teilung in ¼ Tabletten sind Tablettenteiler aus der Apotheke zu empfehlen	Antihistaminikum mit zusätzlichen GI-Wirkungen Verfügbar in Deutschland und USA; in Österreich zu importieren; in den letzten Jahren Lieferschwierigkeiten, Reinsubstanz weiter verfügbar FDA-Zulassung für allergische Rhinitis bei Patienten ab 2 Jahren Gastroenterologische Anwendungsgebiete off label ab 2 Jahren: funktionelle Dyspepsie, abdominelle Migräne, Appetitstimulation, zyklisches Erbrechen (erste Wahl <5 Jahren) Kontraindikationen u. a. Glaukom, pyloroduodenale Obstruktion, Blasenhalsobstruktion, MAO-Hemmer Einnahme Unerwünschte Wirkung v. a. Sedierung (vorzugsweise einschleichend mit abendlicher Dosis beginnen), Gewichtszunahme (Vorsicht bei vorbestehender Adipositas)
Esomeprazol [b,c,d]	Kinder <20 kg: 10 mg Granulat 1-mal täglich; Kinder ≥20 kg: 20 mg magensaftresistente Tablette 1-mal täglich 1 h vor dem Frühstück oder einer anderen Mahlzeit; nicht zerkauen oder zerdrücken; Tablette kann in einem Glas mit Wasser dispergiert werden, umrühren bis die Tablette in Pellets zerfallen ist	Protonenpumpenhemmer (PPI) Empirischer Therapieversuch bei Verdacht auf säureassoziierte epigastrische oder retrosternale Beschwerden bei größeren Kindern (▶ Abschn. 3.2) Off-label-Therapieversuch bei funktioneller Dyspepsie bei größeren Kindern, z. B. für jeweils wenige Tage, falls Exazerbationen subjektiv gut ansprechen Keine Langzeittherapie bei funktionellen Beschwerden! Cave: Langzeitnebenwirkungen inkludieren erhöhtes Gastroenteritis- und Pneumonierisiko, mögliche Osteoporose, Fundusdrüsenpolypen

(Fortsetzung)

Funktionelle gastrointestinale Störungen

Tab. 4.3 (Fortsetzung)

Wirkstoff	Mögliche Dosierungen, Verabreichung p.o	Anmerkungen
Gabapentin [c]		GABA-Analogon Antiepileptikum; Zweitlinienneuromodulator bei neuropathischen Schmerzen, chronischem Schmerz Anwendung durch erfahrenen Spezialisten, pädiatrischen Neurogastroenterologen und/oder Neuropädiater
Hyoscyamine		Spasmolytikum, verfügbar in den USA (vgl. Butylscopolamin)
Lactobacillus casei rhamnosus (LCR 35)	Kinder ab 2 Jahren: 3–6 Kapseln täglich aufgeteilt auf 3 ED; Anwendung bis zu 3 Monate; bei Antibiotikaeinnahme: 2 h Pause zwischen Antibiotika- und Probiotikaeinnahme	Möglicher Therapieversuch bei funktionellem Bauchschmerz, v. a. bei Reizdarm oder postinfektiösen Beschwerden Eine z. T. noch schwache Evidenz besteht u. a. für Lactobacillus casei rhamnosus GG (LGG), L. reuteri, Bifidobacterium infantis und B.-bifidis-Stämme
Laktulose [b]	1–2 g/kg/d in 1–3 ED bzw. 1–3 ml/kg/d einer 10 g/15 ml-Lösung; Übliche Dosierung für Jugendliche: 1- bis 4-mal täglich 10–20 ml; In der Langzeitbehandlung Dosistitration/-reduktion nach Effekt	Osmotisches Laxans; synthetisches, nichtresorbierbares Disaccharid Symptomatische Therapie der Obstipation bei obstipationsprädominantem RDS
Linaclotid [c]		Prosekretorisches Laxans (Guanylatcyclase-C-Aktivierung) Zugelassen für mittelschweres bis schweres Reizdarmsyndrom mit Obstipation bei Erwachsenen Off-label-Verwendung zwischen 6 und 18 Jahren, strenge Kontraindikation <6 Jahren Anwendung nur im Ausnahmefall durch erfahrene Spezialisten
Loperamid [b]	Jugendliche ≥ 8 J: Beginn z. B. mit 2 mg 1- bis 2-mal täglich, z. B. vor dem Verlassen des Hauses, z. B. vor der Schule, vor dem Ausgehen, Dosistitration nach Bedarf; Oder nur als Bedarfsmedikation mitführen, z. B. auf Busreisen, vor Schularbeiten	Symptomatische Therapieoption bei diarrhöprädominantem Reizdarmsyndrom In schweren Fällen auch tägliche Anwendung in geringster wirksamer Dosis Unerwünschte Wirkung v. a. Obstipation (Dosisreduktion! Neben 2-mg-Kapseln steht auch eine 0,2-mg/ml-Lösung zur Verfügung)
Lubiproston [c]		Prosekretorisches Laxans (ClC-2-Chloridkanal) In Deutschland, Österreich und der Schweiz derzeit nicht erhältlich bzw. zugelassen; aus den USA zu beziehen FDA-Zulassung für Frauen ab 18 Jahren mit obstipationsprädominantem RDS Off-label-Verwendung unter 18 Jahren durch erfahrene Spezialisten

(Fortsetzung)

Tab. 4.3 (Fortsetzung)

Wirkstoff	Mögliche Dosierungen, Verabreichung p.o	Anmerkungen
Melatonin [b,c]	Übliche Dosierungen ab dem Schulalter: 2–10 mg ca. 1–2 h vor dem zu Bett gehen	Zugelassen für die Behandlung der Insomnie bei Erwachsenen ab 55 Jahren Weit verbreitete Off-label-Verwendung u. a. bei pädiatrischen und neuropädiatrischen Patienten mit Schlafstörung Sicherstes schlafanstoßendes Medikament Möglicher zusätzlicher antinozizeptiver Effekt bei Reizdarm
Montelukast [c]	6 bis <15 Jahre: 5 mg einmal täglich abends ≥15 Jahre: 10 mg einmal täglich abends	Therapieversuch bei funktioneller Dyspepsie mit duodenaler Eosinophilie (>20 Eosinophile/HPF) Unerwünschte Wirkungen: Verhaltensänderungen, Aggression, Schlafstörung, Albträume
Omeprazol [b,c,d]	10 bis <20 kg: 10 mg in 1 ED ≥20 kg: 20 mg in 1 ED 30 min vor einer Mahlzeit	PPI (siehe Esomeprazol)
Pantoprazol [b,c,d]	5–16 Jahre: 20 oder 40 mg in 1 ED, vorzugsweise 30 min vor einer Mahlzeit	PPI (siehe Esomeprazol)
Paroxetin [c]		SSRI (siehe Citalopram)
Pfefferminzöl [b]	≥12 Jahre und ≥40 kg: 3 × 1 Kapsel (0,2 ml = 181,6 mg) einnehmen; Kapseln dürfen nicht zerkaut oder zerquetscht werden; Therapieversuch für 2 Wochen; bei Erfolg für 2–3 Monate	Spasmolytisch (Kalziumkanalblockade) Zugelassen für die symptomatische Linderung von Bauchschmerz, Krämpfen und Blähungen insbesondere bei RDS Evidenz für Schmerzreduktion bei RDS
Polyethylenglykol (PEG bzw. Makrogol 3350 oder 4000) [b]	0,2–0,8 g/kg/d in 1 oder mehreren Einzeldosen; Pulver in ausreichend Flüssigkeit aufgelöst (siehe Beipacktext) oder Lösung zum Einnehmen; In der Langzeitbehandlung Dosistitration/-reduktion nach Effekt	Symptomatisch bei obstipationsprädominantem RDS bzw. Bauchschmerz in Kombination mit Obstipation Laxans der ersten Wahl
Polyethylenglykol (PEG) Elektrolytpulver zum Auflösen [b]		

(Fortsetzung)

Funktionelle gastrointestinale Störungen

Tab. 4.3 (Fortsetzung)

Wirkstoff	Mögliche Dosierungen, Verabreichung p.o	Anmerkungen
Prucaloprid [c]	6 Monate bis 18 Jahre: 0,04 mg/kg/d in 1 ED, max. 2 mg/d	Prokinetisches Laxans (hoch selektiver 5-HT$_4$-Agonist). Zugelassene Indikation: symptomatische Therapie der Obstipation bei Erwachsenen, bei denen (herkömmliche) Laxanzien keine ausreichende Wirkung zeigen. Off-label-Anwendung <18 Jahren durch kindergastroenterologische Spezialisten bei refraktärer Obstipation und obstipationsprädominantem RDS. Keine kardialen Nebenwirkungen wie bei Cisaprid und Tegaserod bekannt. Unerwünschte Wirkungen u. a. Bauchschmerz, Diarrhö, Kopfschmerz, Schwindel
Rifaximin [c]	Kinder ≥12 Jahre: 3 × 200 mg bis 2 × 400 mg täglich für 1–2 Wochen; Therapie kann bei Bedarf in Zyklen wiederholt werden	Nichtresorbierbares Breitbandantibiotikum. Off-label-Use bei funktionellem Bauchschmerz, insbesondere bei diarrhöprädominantem RDS. **Cave:** allergische Reaktionen inkl. exfoliative Dermatitis und Anaphylaxie wurde z. T. innerhalb von 15 min beobachtet
Simethicon	Kinder ≥6 Jahre und Jugendliche: 20–30 Tr (25 Tr = 1 ml = 69,19 mg) alle 4–6 h, max. 87 Tr/d (max. 240 mg/d); Erwachsene: 30–45 Tr alle 4–6 h, max. 231 Tr/d (max. 639 mg/d)	Simethicon und Dimeticon sind entschäumende Mittel. Geringe Evidenz für die Behandlung von Blähungen, Distension, Meteorismus und Flatulenz bei Reizdarm. Möglicher Therapieversuch
STW5, STW5-II [b]	Kinder von 3–5 Jahren: 3 × 10 Tr/d; Kinder von 6–11 Jahren: 3 × 15 Tr/d; Erwachsene und Jugendliche ab 12 Jahren: 3 × 20 Tr/d	Kombinationspräparat aus 9 Pflanzenextrakten. Zugelassene Indikation: funktionelle Störungen wie Reizmagen und Reizdarm bei Kindern und Erwachsenen ab 3 Jahren. **Cave:** seltene, schwere Fälle von Leberschädigung sowie Fälle von Leberversagen sind bei Anwendung schöllkrauthaltiger Arzneimittel aufgetreten. Keine Anwendung bei vorbestehender Lebererkrankung; sofort beenden bei Auftreten von Ikterus, dunklem Urin oder entfärbtem Stuhl

[a] Anwendung von Pharmakotherapie bei kindlichen Bauchschmerzstörungen in der Regel durch kindergastroenterologische Spezialisten bei unzureichender Wirkung nichtpharmakologischer Therapieoptionen und/oder Psychotherapie. Die Abwägung „pro" oder „kontra" Einsatz von Pharmakotherapie muss sich u. a. an den nationalen altersspezifischen Zulassungen, Leitlinien, lokalen Standards und der Verfügbarkeit orientieren
[b] Bewährte Medikamente, die in spezialisierten Zentren häufiger bzw. auch bei anderen kindergastroenterologischen Indikationen eingesetzt werden
[c] Off-label-Anwendungen in der Therapie pädiatrischer funktioneller Bauchschmerzstörungen
[d] Protonenpumpeninhibitoren: für weitere mögliche Dosierungsschemata aktuelle ESPGHAN/NASPGHAN-Empfehlungen (▶ Kap. 3)

ED Einzeldosis, *GI* gastrointestinal; *p.o.* per os; *RDS* Reizdarmsyndrom; *Tr* Topfen

Therapie der abdominellen Migräne Die Therapie der abdominellen Migräne umfasst Information, Beruhigen, geregelter Tagesablauf und Schlafzeiten, limitierte Medienzeiten, regelmäßiger Ausdauersport und vermeiden von Triggern. Die Anfallstherapie inkludiert Ibuprofen, Parazetamol, Triptane und Antiemetika. Bei häufigen schweren Attacken ist die prophylaktische Therapie mit z. B. **Cyproheptadin**, Flunarizin, Pizotifen, Amitriptyline oder Propranolol angezeigt (▶ Abschn. 4.3).

- **Monitoring und Verlauf**

Das Angebot einer langfristig begleitenden Betreuung mit klinischen Verlaufskontrollen in den ersten Wochen sowie kurzfristig verfügbarer Kontrollen bei Verschlechterung sind therapeutisch günstig. Dabei sollen auch evtl. initial noch nicht manifeste Alarmsignale ausgeschlossen werden.

- **Prognose**

Die empathische klinische Betreuung führt bereits bei 40–70 % der Kinder zum Abklingen der Beschwerden. 25–66 % könnten im Erwachsenenalter entweder weiterhin unter Bauchschmerz leiden oder andere somatische oder psychische Symptome entwickeln (Campo et al. 2001; Chitkara et al. 2005). Als Risikofaktoren für eine schlechtere Prognose bzw. persistierende Beschwerden gelten Beginn im Alter <6 Jahren, Beschwerdedauer >6 Monate, positive Familienanamnese für funktionelle Bauchschmerzen, multiple operative Eingriffe, niedriger Sozialstatus oder Bildungsniveau und psychologische Faktoren wie Angst, Depression, niedriges Selbstwertgefühl und negative Lebensereignisse.

- **Prävention**

Die Grundsätze der Betreuung, die Aufmerksamkeit nicht übermäßig auf den Schmerz zu konzentrieren und das Vermeiden von Untersuchungen, die noch mehr Verunsicherung schaffen, können helfen, eine Chronifizierung mit verringerter Lebensqualität und Funktionseinschränkung inkl. verlorene Schulzeit zu vermeiden.

4.7 Obstipation und Stuhlinkontinenz

Markus Prenninger

4.7.1 Grundlagen

Die chronische Obstipation zählt ebenso wie der chronische Bauchschmerz zu den häufigsten Beschwerden in der Allgemeinmedizin, Pädiatrie und insbesondere Kindergastroenterologie. Auch die Obstipation ist ein Symptom mit heterogenen Ursachen und ist mit eingeschränkter Lebensqualität und hohen Kosten für das Gesundheitssystem verbunden (Liem et al. 2009).

Bei Kindern über 1 Jahr mit Obstipation liegt in über 90 % der Fälle eine funktionelle Obstipation ohne identifizierbare organische Ursache vor.

Früh beginnende, schwere Obstipation mit Überlaufstuhlinkontinenz kann zum dominierenden Thema in einer Familie werden und Erziehung, Schulerfolg, Geschwister und sogar die Partnerschaft der Eltern belasten. Rasche Abklärung und Therapieeinleitung stehen daher im Vordergrund. Anders als beim Bauchschmerz ist bei der Obstipation in der Regel auch eine frühzeitige medikamentöse Therapie angezeigt (Tabbers et al. 2014; GPGE 2022).

- **Symptomatik, Diagnostik und Differenzialdiagnostik**

Die Diagnose wird klinisch anhand der aktuellen **Rom-IV-Kriterien** gestellt. Nicht nur Stuhlfrequenz und -konsistenz sind dafür entscheidend, sondern auch schmerzhafter Stuhlgang, Stuhlhaltemanöver und Überlaufinkontinenz (Di Lorenzo et al. 2016). Das Gefühl inkompletter Stuhlentleerung des Kindes und das Gefühl der Eltern, dass beim Stuhlgang oder beim Sauberkeitstraining etwas nicht stimmt, sind hinweisend. Perianale Fissuren und Blut am Stuhl sind typische Beschwerden. Im Laufe von Monaten oder Jahren kann eine zunehmende Koprostase und Rektum- bzw. Kolondilatation zur Überlaufinkontinenz führen. Ergiebige Stuhlentleerungen treten oft nur alle 7–10 Tage auf, bis dahin zeigt das Kind eine steigende Reizbarkeit, Inappetenz und wiederholt erfolglose Defäkationsversuche.

Bei Vorliegen von Alarmsignalen (eOverview 4.3) oder therapieresistentem Verlauf ist eine apparative Diagnostik angezeigt (u. a. Schilddrüsenhormone, Zöliakie-Serologie, Abdomensonografie, anorektale Manometrie und Kolontransitzeit).

4.7.2 Therapie

- **Therapieziel**

Primäres Ziel der Therapie ist eine regelmäßige, beschwerdefreie und komplette Defäkation. Damit einher geht die Herstellung der altersentsprechenden Kontinenz, falls bereits Überlaufstühle bestanden hatten.

- **Therapieprinzip**

Wichtig und prognostisch günstig ist ein rascher Therapiebeginn nach gezielter klinischer Diagnostik.

> „Patients suffering from chronic constipation have rarely been helped by extensive work-up." (Carlo Di Lorenzo).

Grundlage des Obstipationsmanagements bilden
1. Aufklärung,
2. Stuhltraining und
3. frühzeitige medikamentöse Therapie mit osmotischen Laxanzien.

Ein normales Maß an körperlicher Bewegung, Flüssigkeits- und Ballaststoffzufuhr wird empfohlen (Koppen et al. 2018; Tabbers et al. 2014). Strengste Verbote von Bananen, Schokolade und anderen „stopfenden" Nahrungsmitteln sind nicht hilfreich.

> „Viel trinken, viel Ballaststoffe und viel Bewegung" wurde lange Zeit sehr betont. Diese Maßnahmen allein greifen bei chronischer Obstipation im Säuglings- und Kindesalter zu kurz.

Prä- und Probiotika, Milchzucker, komplementäre und alternative Medizin, Biofeedback, Psychotherapie und viele Hausmittel werden nicht routinemäßig empfohlen. **Psychologische Evaluation und Begleitung** können aber aufgrund der Belastung durch die Obstipation und insbesondere Inkontinenz oder bei komorbider psychischer Störung dringend indiziert sein.

- **Therapiedauer und Therapieintensität**

Eine **leichte** Obstipationsneigung, die ggf. schon länger bekannt ist, aber dem Patienten erst seit wenigen Wochen Probleme bereitet, kann mit Stuhltraining und osmotischem Laxans für wenige Wochen behandelt werden.

Liegt bereits eine **Koprostase** oder insbesondere eine **Überlaufinkontinenz** vor, erfolgt die Therapie in 3 Schritten: Desimpaktion, Erhaltungstherapie und Entwöhnung, falls möglich.

Langjährige **mäßig bis schwere Obstipationsprobleme** können zusätzlich mit vereinzelt rektaler Therapie (Zäpfchen, Klysmen) und kurzfristig mit stimulierenden Laxanzien behandelt werden. Kindergartenpädagogik, Psychologie, Beckenbodenphysiotherapie, Diätologie und verwandte Gesundheitsberufe können überaus hilfreich bei der Unterstützung von Verhaltensmaßnahmen und Toilettentraining sein.

Die **Therapiedauer** bei chronischer Obstipation beträgt mindestens 2 Monate, davon mindestens 1 Monat beschwerdefrei und mindestens bis zum Abschluss des Sauberkeitstrainings. Bei schwerer langjähriger Obstipation ist erfahrungsgemäß von mindestens 6–12 Monaten intensiver medikamentöser Therapie auszugehen. Danach erfolgt eine Reevaluation ggf. mit neuerlicher Funktionsdiagnostik durch die Kindergastroenterologie (z. B. Kolontransitzeit, Kolonmanometrie).

- **Therapeutisches Vorgehen**

Die unterschiedlichen Therapiebausteine werden nachfolgend erörtert:

■■ Informieren, Toilettentraining und Stuhltagebuch

Der Ablauf der normalen Defäkation und die Entstehung einer Verstopfung werden altersgerecht erklärt. Die deutsche Version des Erklärungsvideos „The poo in you" ist dabei hilfreich (▶ https://www.gpge.eu/eltern-kinder). Für Erwachsene amüsant und detailliert sind auch andere Videos und Literatur wie „Darm mit Charme" (▶ https://m.youtube.com/watch?v=MFsTSS7aZ5o). Manche Kliniken und Kindergastroenterologieteams bieten auch eigenes Informationsmaterial an.

> Im Rahmen des Toilettentrainings wird empfohlen, dass sich Kinder ab 2–4 Jahren 1- bis 3-mal täglich nach einer Mahlzeit (gastrokolischer „Reflex") für 5–10 min auf die Toilette setzen.

Ob Ablenkung, Vorlesen, Bilderbücher und Videos beim Toilettentraining hilfreich oder kontraproduktiv sind, ist individuell zu entscheiden. Ausreichend Zeit, eine entspannte Sitzposition, Fußschemel bei kleinen Kindern, kindergerechte Sitzauflagen und eine für das Kind angenehme Umgebung unterstützen die Bemühungen. Ein geplantes Sauberkeitstraining bei kleinen Kindern sollte erst nach Besserung der Obstipation begonnen werden.

Im Stuhltagebuch kann das Kind für jedes durchgeführte Toilettentraining einen Sticker einkleben. Wichtig sind Lob und Belohnung für die Bemühung an sich, unabhängig vom „Erfolg" der Defäkation.

■■ Medikamentöse orale Therapie: osmotische Laxanzien

Zahllose pflanzliche und synthetische, stimulierend oder osmotisch wirkende Laxanzien werden z. T. seit über 1000 Jahren verwendet (z. B. Senna Alkaloide). Pflaumensaft, andere Steinobstsäfte, Sirupe, Öle, abführende Lebensmittel u. v. a. können wirksam sein. Osmotisches Laxans der Wahl bei **chronischer Verstopfung** ist heute **Polyethylenglykol (PEG bzw. Makrogol)**. PEG-Präparate mit Elektrolyten bieten einen theoretischen Sicherheitsvorteil bei sehr hohen Dosierungen, die zu Diarrhö führen. Präparate ohne Elektrolyte sind nahezu geschmacksneutral, werden leichter akzeptiert und können in Wasser, Säfte, Breie, Suppen etc. gemischt werden. Alternativ wird weiterhin **Laktulose** verwendet, falls PEG-Präparate nicht verfügbar sind oder nicht gewünscht werden. Laktulose ist etwas weniger wirksam und verursacht vermehrte Blähungen (◘ Tab. 4.4).

Die Tageszeit der Verabreichung und die Aufteilung in 1 oder mehrere Einzeldosen sind weniger entscheidend als das regelmäßig konsequente Erreichen der Tagesdosis. Die Dosistitration sollte in kleinen Schritten erfolgen, z. B. nur einmal wöchentliche Steigerung oder Senkung um ein Viertel oder die Hälfte der bislang verwendeten Dosis mit dem Ziel von 1–2 weichen Stühlen täglich für die ersten Monate.

Liegt bereits eine **Koprostase** vor, beginnt die Therapie mit einer **Desimpaktion** (Clean out) mit erhöhter Laxanziendosierung für 3–6 Tage. Zusätzliche oder alleinige Klysmen können individuell nach Toleranz bzw. Wunsch nach beschleunigter Desimpaktion gegeben werden (evtl. unter Sedierung). Nach erfolglosen ambulanten Behandlungsversuchen sollte eine stationäre Aufnahme zum Clean out angeboten werden.

> Das aggressive medikamentöse Clean out ist entscheidend für den weiteren Therapieerfolg.

Wiederholte, zu kurz und zu niedrig dosierte Therapieversuche mit verschiedenen Laxanzien führen rasch zu Frustration bei Patienten und Familie. Es entsteht der Eindruck, man habe „bereits alles probiert" aber es gebe nichts, was dem Kind tatsächlich helfe. Ein erfolgreiches Clean out bedeutet in der Regel unkontrolliert enorme Stuhlmengen und entsprechend großen Hygieneaufwand über mehrere Tage – am besten an einem Wochenende durchzuführen.

■■ Rektale Laxanzien und Klysmen

Suppositorien und Klysmen (Einläufe, Klistiere) mit verschiedensten Wirkstoffen und Spüllösungen sind in zahlreichen Anwendungsformen verfügbar (◘ Tab. 4.5). Wenn

Funktionelle gastrointestinale Störungen

Tab. 4.4 Auswahl einiger häufig verwendeter oraler Laxanzien und mögliche Dosierungsschemata. (Mod. nach Tabbers et al. 2014; Takemoto et al. 2019)

Wirkstoff	Übliche Dosierungen (p.o.)	Anmerkungen
Polyethylenglykol (PEG bzw. Makrogol) ohne Elektrolyte (z. B. PEG 3350, PEG 4000)	**Desimpaktion:** 1–1,5 g/kg/d in einer oder mehreren ED für 3–6 d; **Erhaltungtherapie:** 0,2–0,8 g/kg/d in einer oder mehreren Einzeldosen; Dosistitration z. B. wöchentlich in kleinen Schritten; bei Pulverpräparaten: Beutelinhalt in ausreichend Flüssigkeit auflösen (Beipacktext)	Osmotisches Laxans: bindet Wasser, weicht den Stuhl auf, fördert die Peristaltik durch Distension des Lumens. **Laxans der ersten Wahl** (lt. ESPGHAN/NASPGHAN-Empfehlungen, Tabbers et al. 2014) Mehrere Präparate als Pulver zum Auflösen oder flüssig mit Zulassung ab 2 Jahren verfügbar. National unterschiedlich Präparate für Kinder ab 1 Jahren oder ab 6 Monaten als Medikamente oder Medizinprodukte zugelassen. Anwendung <6 Monaten von Spezialisten im Ausnahmefall off label nach sorgfältigem Ausschluss von Morbus Hirschsprung und anderen organischen Ursachen. Verwendung der Reinsubstanz (weißes Pulver) bei Nichtverfügbarkeit von Präparaten ohne Elektrolyten off label möglich
Polyethylenglykolelektrolytpulver (PEG bzw. Makrogol) zum Auflösen	Dosierung Polyethylenglykol (PEG bzw. Makrogol) ohne Elektrolyte	Vermindertes Risiko von Elektrolytentgleisung bei Überdosierung. Teils erschwerte Compliance durch salzigen Geschmack. Siehe Polyethylenglykol (PEG bzw. Makrogol) ohne Elektrolyte
Laktulose	1–2 g/kg/d in 1–3 ED bzw. 1–3 ml/kg/d einer 10 g/15 ml-Lösung; Übliche Dosierung für Jugendliche: 1- bis 4- mal täglich 10–20 ml	Osmotisches Laxans; synthetisches, nicht resorbierbares Disaccharid. Alternative zu Polyethylenglykol. Kann z. B. zu Fruchtsäften, Wasser oder Milch gemischt werden
Bisacodyl	2–10 Jahren: 5 mg (1 Dragee) täglich ≥10 Jahre: 5–10 mg (1–2 Dragees) täglich. Typische Verabreichung abends für Stuhlgang am darauffolgenden Morgen oder morgens für Stuhlgang nach 6–12 h	Stimulierendes Laxans; Diphenylmethanderivat. Zweitlinien-Therapie (s. Text). Wenn möglich, zeitlich begrenzte Anwendung. Nicht zerkauen oder zermörsern. Bei Kleinkindern und neurologischer Beeinträchtigung nur, wenn Dragees ohne Aspirationsgefahrgeschluckt werden können. Häufige Nebenwirkung: abdominelle Krämpfe und Schmerzen, Durchfall, Übelkeit (Dosisreduktion versuchen!)

(Fortsetzung)

Tab. 4.4 (Fortsetzung)

Wirkstoff	Übliche Dosierungen (p.o.)	Anmerkungen
Natriumpicosulfat	4–10 Jahre: 2,5–5 mg/d (5–10 Tr); ≥10 Jahre: 5–10 mg/d (10–20 Tr) Alternative Dosierung, off label, laut ESPGHAN/NASPGHAN (Tabbers et al. 2014): 1 Monat bis 4 Jahre: 2,5–10 mg 1 ED/d 4–18 Jahre: 2,5–20 mg 1 ED/d	Stimulierendes Laxans; ebenso wie Bisacodyl ein Diphenylmethanderivat, u. a. als Tropfen und Gel verfügbar Vgl. Bisacodyl
Senna	Zahlreiche Präparate in Form von Sirup, Tabletten, Tee, Täfelchen, „Abführschokolade" u. a.; Dosisangaben u. a. in g Sennesblättern oder mg Sennosid B Bsp. Dragee: ab 12 Jahren 1 Dragee (entsprechend 20 mg Sennosid B) einmal täglich vor dem Schlafengehen Dosierung laut ESPGHAN/NASPGHAN (Tabbers et al. 2014): 2–6 Jahre: 2,5–5 mg 1- oder 2-mal täglich 6–12 Jahre: 7,5–10 mg/d >12 Jahre 15–20 mg/d	Stimulierende Laxanzien; Anthraquinonderivat FDA-Zulassung von Senna für Kinder ab 2 Jahren zur kurzzeitigen Behandlung einer Obstipation Zulassungsalter der einzelnen Präparate beachten; je nach Dosierung häufig ab 12 Jahren Bisacodyl u. a. stimulierende Laxanzien

ED Einzeldosis; *FDA* U.S. Food and Drug Andministration; *HAPC* „high amplitude propagating contractions"; *PEG* Polyethylenglykol (Makrogol); *Tr* Tropfen

Funktionelle gastrointestinale Störungen

Tab. 4.5 Auswahl einiger häufig verwendeter rektaler Laxanzien und mögliche Dosierungsschemata. (Mod nach Tabbers et al. 2014; Takemoto et al. 2019)

Wirkstoff	Übliche Dosierungen	Anmerkungen
Bisacodylsuppositorium	Dosierung laut Herstellerangabe: >10 Jahre: 10 mg (1 Zäpfchen) zur sofortigen Entleerung Alternative Dosierung laut ESPGHAN/NASPGHAN (Tabbers et al. 2014): ≥2–10 Jahre: 5 mg (½ Zäpchen) einmal täglich >10 Jahre: 5–10 mg einmal täglich	Stimulierendes Laxans Bisacodyl ist auch Teil von Testprotokollen für die Kolonmanometrie, über Katheter in das proximale Kolon eingebracht oder rektal verabreicht, üblicherweise innerhalb von 10–30 min wirksam Tab. 4.4, Bisacodyl **Cave:** kann zu schmerzhafter Empfindung insbesondere bei Analfissur oder Proktitis führen
Dodecyl(sulfoacetat)-Natriumsalz-Mikroklistier	Microklistiertuben zu 5 ml (bzw. 45 mg): Kinder <3 Jahren: ½ Tube bei Bedarf; Tubenhals nur zur Hälfte einführen; Erwachsene und Kinder ≥3 Jahren: 1 Tube bei Bedarf; Tubenhals ganz einführen	Tensid Wirkt auf den Stuhl, nicht auf die Rektalschleimhaut Soll stuhlweichmachend wirken Keine Evidenz für Wirksamkeit bei pädiatrischer Obstipation Nebenwirkungen selten berichtet
Glyzerinsuppositorium	Säuglinge und Kleinkinder: bei Bedarf 1 Zäpfchen zu 1 g Kinder und Erwachsene: bei Bedarf 1 Zäpfchen zu 2 g Erwachsene in hartnäckigen Fällen: bei Bedarf 1 Zäpfchen zu 3 g	Stimulierende Wirkung auf Rektalschleimhaut Stuhlerweichender und gewisser Gleiteffekt Nebenwirkung: gelegentlich brennendes Gefühl im Mastdarm
Klistiere	–	Siehe Text

ED Einzeldosis; *FDA* U.S. Food and Drug Andministration; *HAPC* „high amplitude propagating contractions"; *PEG* Polyethylenglykol (Makrogol); *Tr* Tropfen

möglich zeitlich begrenzt sind sie u. a. bei Therapieresistenz, Exazerbationen, neurologischen Grunderkrankungen oder akuter Obstipation rasch wirksam. Kinder mit chronischer Obstipation und gewohnt schmerzhafter Defäkation sind häufig sehr sensibilisiert. Für akut notwendige Klysmen sollte dann großzügig eine **Sedierung** angeboten werden.

> In Zusammenhang mit der Anwendung **phosphathaltiger Klysmen** im Kindesalter wurden mehrfach Todesfälle publiziert (Ladenhauf et al. 2012; FDA 2014). Falls überhaupt dürfen diese nur unter strenger Einhaltung der umfangreichen Warnhinweise und Kontraindikationen angewandt werden. Zahlreiche sichere und gleich wirksame Alternativen sind vorzuziehen und können in Apotheken individuell hergestellt werden.

Praktikabel sind z. B. fertige 150-ml-Kunststoffflaschen mit rektalem Applikator gefüllt mit einer Lösung aus 100 ml physiologische Kochsalzlösung und 50 ml Glycerolum, maximal 5–10 ml/kg/Anwendung. Diese Glyzerollösung ist rasch wirksam, kann aber zu leichten brennenden Schmerzen führen. Reines Leitungswasser ist weniger wirksam und wird gut vertragen.

In seltenen schwierigen Fällen, bei akuter Verschlechterung, harten Fäkalithen, starken Schmerzen, aufgetriebenem Abdomen und sehr selten kardiorespiratorischer Beeinträchtigung durch extreme Koprostase

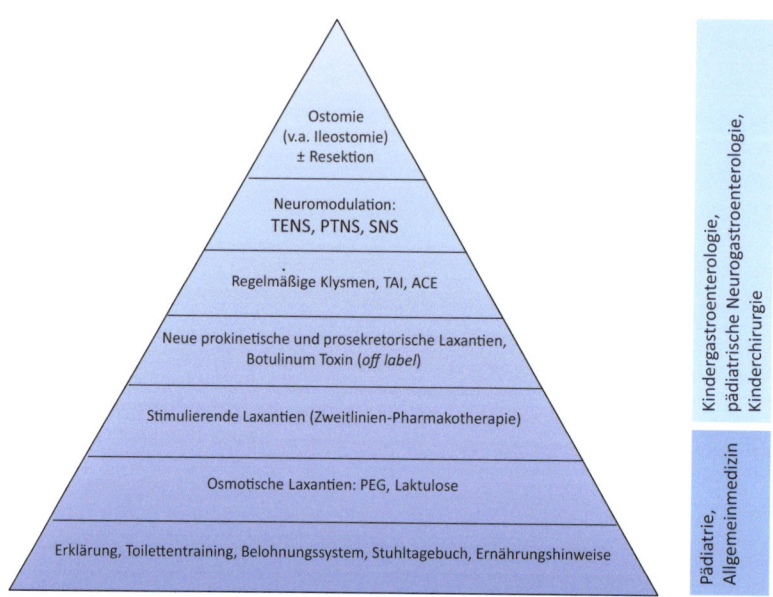

Abb. 4.3 Behandlungspyramide bei funktioneller Obstipation. (Adaptiert nach: Koppen und Benninga 2017; mit freundlicher Genehmigung von (c) Springer Nature 2017. All Rights Reserved.) Der Stellenwert bzw. die Reihung von Off-label-Pharmakotherapie versus rektale Therapien versus elektrische Nervenstimulation kann von verschiedenen Experten unterschiedlich bewertet werden. *ACE* antegrade continence enema (Malone-Stoma, Zökostomie, Appendikostomie); *PEG* Polyethylenglykol (Makrogol); *PTNS* posterior tibial nerve stimulation; *SNS* sakrale Nervenstimulation; *TAI* transanale Irrigation; *TENS* transdermale elektrische Nervenstimulation

mit Zwerchfellhochstand oder abdominellem Kompartmentsyndrom kann eine **manuelle Desimpaktion** möglichst in Analgosedierung angezeigt sein. (Vorsicht bei respiratorischer Beeinträchtigung.)

- - **Überweisung an die Kindergastroenterologie und weiterführende Therapie**

In therapieresistenten Fällen erfolgen diagnostische Reevaluation und weitere medikamentöse, nichtmedikamentöse und selten chirurgische Therapieoptionen. **Stimulierende Laxanzien** wie Bisacodyl, Natriumpicosulfat und Senna Alkaloide werden, wenn möglich, zeitlich begrenzt als Zweitlinientherapie oder „Add on" eingesetzt.

Moderne z. T. hoch selektive **prokinetische und prosekretorische Laxanzien** inkludieren Prucaloprid, Linaclotid, Lubiproston und eine Reihe weiterer noch nicht oder nicht mehr zugelassener Substanzen. Sie sind im Kindesalter aktuell nicht routinemäßig empfohlen und werden in Ausnahmefällen nach entsprechender Funktionsdiagnostik von spezialisierten Kindergastroenterologen off label eingesetzt (zu Prucaloprid, Linaclotid und Lubiproston siehe auch ◘ Tab. 4.3 im ▶ Abschn. 4.6. Funktioneller Bauchschmerz und Reizdarm).

Die **transanale Irrigation (TAI)** ist eine aufwändigere, aber sehr wirksame Therapieoption bei refraktärer funktioneller oder organischer Obstipation und/oder Stuhlinkontinenz. Systeme mit eigenen Kinderkathetergrößen und einer europäischen Zulassung **ab 3 Jahren** sind erhältlich. Über einen geblockten Rektalkatheter werden langsam größere Einlaufmengen eingebracht und erreichen auch proximale Kolonabschnitte. Eine formelle Patienten- bzw. Elternschulung durch ausgebildetes Personal ist erforderlich (eVideo 4.1; Mosiello et al. 2017).

Elektrische Nervenstimulation bzw. Neuromodulation inkludiert die sakrale Nervenstimulation (SNS) und die perkutane N. tibialis-Stimulation **(percutaneous od. posterior tibial nerve stimulation, PTNS)**. Die SNS mit implantierten Geräten wird an wenigen Zentren eingesetzt und hat sich in zahlreichen Studien als hoch effektiv bei therapieresistenten Defäkationsstörungen erwiesen. Die PTNS über transdermale Klebeelektroden im Bereich des Knöchels ist einfach und patientenfreundlich anzuwenden, wird zunehmend genutzt und war in mehreren Studien wirksam in der Behandlung therapieresistenter pädiatrischer funktioneller Obstipation und/oder Stuhlinkontinenz.

Invasivere Therapieoptionen inkludieren die intrasphinkterische Botulinumtoxininjektion und Operationen wie die Ileostomie sowie in seltensten Fällen irreversible Operationen wie die Sigmaresektion nach umfassender Funktionsdiagnostik inkl. Kolonmanometrie (◘ Abb. 4.3).

> Nach spätestens 3 Monaten therapieresistenter Obstipation unter adäquat dosierter Medikation erfolgt eine Überweisung an die Kindergastroenterologie für weiterführende Maßnahmen.

Die Stufentherapie der funktionellen Obstipation ist in ◘ Abb. 4.3 zusammengefasst.

Therapie der nichtretentiven Stuhlinkontinenz

Stuhlinkontinenz bei Kindern ist in rund 5 % der Fälle durch organische Erkrankungen wie anorektale Malformationen oder neuromotorische Erkrankungen bedingt. In 95 % der Fälle liegt eine funktionelle Inkontinenz vor. Davon sind 80–90 % auf **Überlaufinkontinenz bei Obstipation** („Stuhlschmieren") zurückzuführen.

In den übrigen **10–20 %** der Fälle liegt eine **nichtretentive Stuhlinkontinenz** (*Syn.* funktionelle nichtretentive Stuhlinkontinenz, „Enkopresis") vor. Dabei treten wenige großvolumige Inkontinenzepisoden typischer Weise nachmittags nach der Schule und nicht nachts auf. Die Kolontransitzeit ist nicht verlängert. Therapeutisch steht das **strikte Toilettentraining** im Vordergrund (3-mal täglich nach Mahlzeiten und nach der Schule 5–10 min ohne Ablenkung), häufig auch mit psychologischer Unterstützung. Osmotische Laxanzien sind nicht indiziert. In schwierigen Fällen können von Kindergastroenterologen individuell u. a. Loperamid, Bisacodyl, transanale Irrigation oder Neuromodulation/Nervenstimulation eingesetzt werden (Weissenberg 1926; Bongers et al. 2007; Burgers und Benninga 2009; Rajindrajith et al. 2021).

Monitoring und Verlauf

Bei Obstipation mit Koprostase empfehlen wir 1–2 Telefonkontakte in den ersten 2 Wochen nach dem „Clean Out" zur Besprechung des Therapieerfolgs und der Dosistitration der Laxanzien; sowie eine ambulante Kontrolle nach 1 und 6 Monaten oder bei Beendigung der Laxanzientherapie. Bei schwerer therapierefraktärer Obstipation können 1- bis 3-monatliche Kontrollen und Therapieumstellungen notwendig sein sowie eine jährliche Reevaluation inkl. Funktionsdiagnostik mit dem Ziel evtl. bestehende Zweitlinienlaxanzien, Off-label-Medikamente oder rektale Therapien zu reduzieren oder zu beenden.

Prognose

> Von Kindern mit ausgeprägter Obstipation befinden sich 5 Jahre nach Behandlungsbeginn weiterhin nur 50 % in Remission.

Prävention

Eine ausgewogene gesunde Ernährung mit normaler Ballaststoffzufuhr, normaler Flüssigkeitszufuhr und ausreichend körperliche Aktivität sind aus mehreren Gründen zu empfehlen. Auch eine negative Wahrnehmung von Schultoiletten und entsprechendes Vermeidungsverhalten kann ein modifizierbarer Risikofaktor für das Auftreten einer Obstipation sein (Laffolie et al. 2021).

Liegt bereits eine chronische Obstipation vor, steht die Sekundärprophylaxe im Vordergrund. Durch rasche aggressive Therapie kann das Auftreten einer Koprostase und Überlaufinkontinenz vermieden werden.

Qualitätssicherung

Qualitätssicherung und Ausstattung sowie ein Zukunftsausblick werden im Folgenden für alle oben diskutierten **funktionellen GI-Störungen** gemeinsam besprochen.

> **Funktionelle** GI-Störungen sollen – anders als schwerwiegende Motilitätsstörungen – primär in einem allgemein-pädiatrischen Setting betreut werden.

Die Diagnosestellung erfolgt laut Rom-IV-Kriterien in der Regel **klinisch** und erfordert keine aufwändige apparative Ausstattung. Bei diagnostischer Unklarheit, Alarmsymptomen, atypischem oder therapieresistentem Verlauf soll die **Überweisung an den Kindergastroenterologen** erfolgen. Diagnostisch können dann Bildgebung, Endoskopie und ggf. eine aufwändige Funktionsdiagnostik erfolgen. Therapeutisch stehen dann ein multidisziplinäres Team sowie Erfahrung mit Off-label-Medikation und interventionellen Therapieoptionen zur Verfügung.

Patienten mit funktionellen GI-Störungen können von Kinderfachärzten, Kinderchirurgen und Allgemeinmedizinern mit ausreichend großer spezifischer Expertise betreut werden. Die Zertifizierung eines Kinderarztes als **Kindergastroenterologe** erfolgt international unterschiedlich durch die entsprechenden Fachgesellschaften und/oder nationalen Ärztekammern nach definierten Ausbildungszeiten (z. B. GPGE-Zertifizierung: 2 oder 3 Jahre; Deutsche Bundesärztekammer: 18 Monate; Österreichische Ärztekammer: 3 Jahre; Schweizerisches Institut für ärztliche Weiter- und Fortbildung: 3 Jahre; American Board of Pediatrics: 3 Jahre).

Innerhalb der Kindergastroenterologie ist **Neurogastroenterologie und Motilität (NGM)** eine sich rasch weiterentwickelnde Subspezialität. 53 % Prozent der Ärzte in kindergastroeterologischer Ausbildung haben Interesse an dieser Subspezialität, das Ausbildungsangebot ist aber noch beschränkt (Graham et al. 2019). Eine z. B. 1-jährige Ausbildung („advanced fellowship" in NGM) wird an sehr wenigen Zentren außerhalb der Anerkennung durch Ärztekammern bzw. ohne Board Certification angeboten. Patienten mit entsprechenden Symptomen und Erkrankungen finden noch immer nicht rasch einen passenden Spezialisten.

Die apparative Diagnostik im Spezialgebiet der NGM ist umfangreich und technisch aufwändig. Die basale **Funktionsdiagnostik** umfasst die Impedanz-pH-Metrie des Ösophagus, die hochauflösende (HR-)Ösophagusmanometrie, die Magenentleerungszintigrafie mit exakt definierten Testmahlzeiten, die Kolontransitzeit mit röntgendichten Markern und die HR-anorektale Manometrie. Fortgeschrittene Methoden inkludieren die HR-antroduodenale und Kolonmanometrie und viele weitere, z. T. auch noch experimentelle Methoden.

Das **therapeutische** Armamentarium des Motilitätsspezialisten inkludiert Verhaltensmaßnahmen, Psychotherapie, diätetische Maßnahmen, Pharmakotherpie mit zahlreichen modernen z. T. hochrezeptorselektiven Prokinetika, interventionelle Maßnahmen wie endoskopische Botulinumtoxinanwendungen und elektrische Nervenstimulatoren/Neuromodulation sowie chirurgische Maßnahmen, die in der Regel eine spezielle Expertise an einem ausgewiesenem Zentrum verlangen.

Personell ist für die Betreuung von Patienten mit schweren funktionellen Störungen die Verfügbarkeit eines multidisziplinären Teams aus Kindergastroenterologen sowie Diplompflege, Psychologie, Ernährungsfachkraft/Diätologie, Sonderkinderpädagogik, Sozialarbeit, Physiotherapie und Logopädie mit spezifischer kindergastroenterologischer Expertise wünschenswert.

- **Ausblick**

Mit dem steigenden Interesse an der Neurogastroenterologie und dem raschen Anstieg von Forschung und Publikationen in diesem Bereich ist ein zunehmend besseres Verständnis der Pathogenese von funktionellen GI-Störungen zu erwarten. Wichtige offene Bereiche und Hinweise für ein geeignetes Studiendesign zur Untersuchung funktioneller Störungen finden sich u. a. in den Empfehlungen der Rome Foundation (Spiegel et al. 2016).

Neue oder noch wenig verbreitete Verfahren im Bereich der **Funktionsdiagnostik** inkludieren antroduodenale und Kolonmanometrie mit endoskopisch eingebrachten Kathetern, 3D-Manometrie, Functional Lumen Imaging Probe (EndoFLIP, EsoFLIP); sowie weniger invasive Motilitätsuntersuchungen wie Kolonszintigrafie, Smart Pill System, Motilis Capsule 3D Motility System und Cine-Magnetresonanztomografie (Cine-MRT). Eine verbesserte Analysesoftware bzw. künstliche Intelligenz inkl. künstlicher neuronaler Netze wird vermutlich auch die Funktionsdiagnostik in den nächsten Jahren grundlegend beeinflussen.

Zur **Therapie** der funktionellen GI-Störungen sind besser definierte Indikationen mit klarer Evidenz für das Kindesalter von den bei Erwachsenen bereits etablierten peripher gastrointestinal oder zentral neuromodulatorisch wirkenden Medikamente zu fordern (z. B. Prucaloprid, Linaclotid, Lubiproston, Cyproheptadin und Amitriptylin sowie Botulinumtoxininjektionen). Weitere hochselektive prokinetische Medikamente werden erforscht und z. T. bereits verwendet (z. B. Plecanatid, Naronaprid, Velusetrag). Für nichtpharmakologische Therapieformen wie die elektrische Neuromodulation (insbesondere SNS und PTNS bei Defäkationsstörungen, gastrale elektrische Stimulation und R.-auricularis-N.-vagi-Stimulation bei Gastroparese, Übelkeit und Bauchschmerz) ist eine verbesserte Datenlage für das Kindesalter zu erwarten.

Dieses Kapitel enthält elektronisches Zusatzmaterial.

❓ Fragen zu Wiederholung

1. In der Morgenbesprechung Ihrer Klinik wird vom Nachtdienstteam die Aufnahme eines 7 Jahre alten Jungen um 4 Uhr morgens wegen wiederholtem Erbrechen berichtet. Die Aufnahmediagnose lautet akute Gastroenteritis mit mäßiger Exsikkose. Der Patient sei im letzten Jahr mehrfach beim Kinderarzt wegen ähnlicher akuter Gastroenteritiden behandelt worden, die sich jeweils unter oraler Rehydration innerhalb von 2 Tagen wieder vollständig gebessert hatten. Die Anamnese mit dem Patienten war schwierig, er hatte nur mit kurzen Worten geantwortet und die Augen kaum geöffnet. Er klagte über leichte Bauchschmerzen. Es bestanden zwischen den berichteten Gastroenteritiden keine neuen Symptome im letzten Jahr. Der Patient war bis vor einem Jahr gesund, es besteht ein Status-post-Appendektomie vor 2 Jahren, die Familienanamnese war unergiebig. Die Vitalzeichen waren stabil, das Abdomen weich. Die Laborbefunde inkl. metabolischem Panel und Blutbild zeigten eine milde Azidose und milde Hypokaliämie und waren sonst unauffällig. Die Abdomensonografie zeigte ebenfalls keine wegweisenden Auffälligkeiten. Sie werden den Patienten nun visitieren. Er erbricht weiterhin stündlich. Was sind Ihre nächsten Schritte:
   a) Bei bisher unergiebiger Diagnostik und anhaltend ausgeprägtem Erbrechen ist an einen Ileus zu denken und eine akute Computertomografie des Abdomens durchzuführen; zudem Nahrungskarenz, chirurgisches Konsil und kristalloide Infusion.
   b) Die wahrscheinlichste Diagnose bei mehrfach ähnlichen Episoden ist zyklisches Erbrechen. Der Patient soll sofort eine Glukose-Elektrolyt-Infusion und Ondansetron i.v. nach Elektrokardiogramm (EKG)-Kontrolle erhalten. Eine weitere apparative Diagnostik bei klinischer Diagnose zyklisches Erbrechen erfolgt im Anschluss.
   c) Aufgrund mehrfacher Episoden von Erbrechen im letzten Jahr ist an eine Hirndrucksymptomatik bzw. einen Tumor zu denken und rasch eine Magnetresonanztomografie des Kopfes zu planen.
   d) Die wahrscheinlichste Diagnose bei klinisch weichem Abdomen ist eine neuerliche Gastroenteritis wie auch bei den zuvor berichteten Episoden. Leitliniengemäß ist eine orale Rehydrierung durchzuführen, insbesondere bei der vorliegenden leichten Hypokaliämie. Falls weiterhin rezidivierendes Erbrechen bestehen sollte, kann Ondansetron einmalig oral verabreicht werden.

e) Primär ist an eine neuerliche Attacke von zyklischem Erbrechen zu denken. Aufgrund der Schwere der anhaltenden Attacke ist bei dem Patienten im Alter von über 5 Jahren umgehend eine wirksame Therapie mit Amitriptylin zu beginnen.

2. Eine 15 Jahre alte Patientin wird wegen rezidivierendem postprandialem Erbrechen seit 1 Jahr mit zunehmender Verschlechterung seit 1 Monat vorgestellt. Das von Patientin und Mutter beschriebene Erbrechen tritt inzwischen nach nahezu jeder Mahlzeit auf, z. T. schon gegen Ende der Mahlzeiten. Die Patientin wird dadurch massiv eingeschränkt, sie kann sich nicht mehr auswärts mit Freundinnen zum Essen treffen aus Sorge vor Erbrechen in der Öffentlichkeit. Zu Hause stellt die Familie eine Schüssel neben den Esstisch, in die die Patientin spucken/erbrechen kann. Das Erbrechen selbst toleriert die Patientin gut, sie kann inzwischen gut damit umgehen. Das berichtete Erbrechen ist nicht schmerzhaft und tritt ohne Recken oder Würgen auf. Es besteht keine Dysphagie, keine weiteren Beschwerden, keine relevante persönliche oder Familienanamnese. Ein PPI-Versuch vor 2 Monaten mit Pantoprazol 40 mg/d für 2 Wochen erbrachte keine eindeutige Besserung.

   a) Es besteht der hochgradige Verdacht auf Achalasie. Dabei liegt eigentlich kein „Erbrechen" sondern eine Regurgitation von Nahrung vor. Diagnostisch ist ein Schluckaktröntgen, eine Ösophagogastroduodenoskopie mit Biopsien und eine Manometrie zu planen und therapeutisch ggf. eine Ballondilatation oder laparoskopische Heller-Myotomie nach chirurgischem Konsil zu planen.
   b) Es besteht ein Verdacht auf Ulkuskrankheit mit Magenausgangsstenose. Diagnostisch ist ein Magen-Darm-Passage-Röntgenuntersuchung und eine Ösophagogastroduodenoskopie mit Biopsien zu planen und therapeutisch rasch eine neuerliche, längerfristige Therapie mit Pantoprazol zu beginnen.
   c) Es besteht der Verdacht auf ein Ruminationssyndrom. Primär ist eine sorgfältige apparativ diagnostische Abklärung inkl. Sonografie, Endoskopie und zerebraler Bildgebung unumgänglich. Nach Ausschluss organischer Ursachen kann eine antiemetische Pharmakotherapie begonnen werden.
   d) Es besteht der Verdacht auf ein Ruminationssyndrom. Eine ausführlichere klinische Beurteilung der Diagnosekriterien und evtl. Alarmsymptome ist ausreichend. Es kann unmittelbar ein Verhaltenstraining primär mit Atemübungen (Zwerchfellatmung) unter Zuziehen der Physiotherapie und Psychologie begonnen werden. Eine apparative Diagnostik muss im Falle eines unklaren oder therapieresistenten Verlaufs später ergänzt werden.
   e) Es besteht der Verdacht auf ein Ruminationssyndrom. Zuerst ist eine sorgfältige apparativ diagnostische Abklärung inkl. Sonografie, Endoskopie, Magen-Darm-Passage-Röntgenuntersuchung und zerebraler Bildgebung zu planen. Danach kann ein Verhaltenstraining primär mit Atemübungen (Zwerchfellatmung) unter Zuziehen der Physiotherapie und Psychologie begonnen werden.

3. Welche Aussagen zur Pharmakotherapie der (chronischen) funktionellen Obstipation im Kindesalter treffen zu:
   a) Polyethylenglykol (PEG, Makrogol) führt, wie zahlreiche andere Laxanzien auch, zu einem Gewöhnungseffekt. Bei gesicherter Diagnose einer funktionellen Obstipation ohne weitere Alarmsymptome soll daher eine maximale Therapiedauer von 2 Monaten grundsätzlich nicht überschritten werden.
   b) Um einen Gewöhnungseffekt zu vermeiden, sollen Laxanzien inklusive PEG prinzipiell nicht regelmäßig über mehrere Tage, sondern bei

Bedarf je nach aktueller Stuhlkonsistenz eingenommen werden.
c) Insbesondere bei Kleinkindern sollte die Verschreibung von Laxanzien nur in Ausnahmefällen erfolgen. Im Kleinkindesalter sind Probiotika (insbesondere Bifidobacterium bifidis und Lactobacillus rhamnosus GG) inzwischen Mittel der Wahl bei chronischer Obstipation ohne Koprostase.
d) Erste Wahl bei funktioneller Obstipation (ab einem Alter von 6 Monaten oder 1 Jahren je nach nationalen Präparatzulassungen) ist heute PEG.
e) Falls bei einem pädiatrischen Patienten eine Indikation für PEG gegeben ist, darf eine maximale Tagesdosis von 0,8 g/kg/d im Kindesalter nicht überschritten werden.

Literatur

Alioto A, Di Lorenzo C (2017) Rumination syndrome. In: Faure C, Di Lorenzo C, Thapar N. Pediatric Neurogastroenterology. 2 Aufl., Springer International Publishing Switzerland, S 437–444

Apley J, Naish N (1958) Recurrent abdominal pains: a field survey of 1,000 school children. Archives of disease in childhood 33(168):165–170

Barr RG, Konner M, Bakeman R, Adamson L (1991) Crying in !Kung San infants: a test of the cultural specifity hypothesis. Dev Med Child Neurol 1991(33):601–610

Baum R (2017). Colic. In: McInery TK, Adam HK, Campbell DE, DeWitt TG, Foy JM, Kamat DM (2017) American Academiy of Peditarics Textbook of Pediatric Care, 2 Aufl. American Academy of Pediatrics, Elk Grove Village, IL, S 1868–1870

Baumgartner S, Hofer T, Wintersteiger B, Eitelberger F, Prenninger M (2017) The cyclic vomiting syndrome (CVS): a consecutive peadiatric case series (Abstract). Pädiatrie 29(1):74

Benninga M, Candy DC, Catto-Smith AG, Clayden G, Loening-Baucke V, Di Lorenzo C, Nurko S, Staiano A (2005) The Paris consensus on childhood constiaption terminology (PACCT) group. J Pediatr Gastroenterol Nutr 40(3):273–275

Benninga MA, Voskuijl WP, Taminiau JAJM (2004) Childhood constipation: is there new light in the tunnel? J Pediatr Gastroenterol Nutr 39(5):448–464

van den Berg MM, Benninga MA, Di Lorenzo C (2006) Epidemiology of childhood constipation: a systematic review. Am J Gastroenterol 101(10):2401–2409

Bongers MEJ, Tabbers MM, Benninga MA (2007) Functional nonretentive fecal incontinence in children. J Pediatr Gastroenterol Nutr 44(1):5–13

Brusaferro A, Farinelli E, Zenzeri L, Cozzali R, Esposito S (2018) The management of paediatric functional abdominal pain disorders: latest evidence. Pediatr Drugs 2018(20):235–247

Bufler P, Groß M, Uhlig HH (2011) Chronischer Bauchschmerz bei Kindern und Jugendlichen. Dtsch Ärztebl Int 108(17):295–304

Burgers R, Benninga MA (2009) Functional nonretentive fecal incontinence in children: a frustrating and long-lasting clinical entity. J Pediatr Gastroenterol Nutr 48 Suppl 2:S98-S100

Campo JV, Di Lorenzo C, Chiappetta L, Bridge J, Colborn DK, Gartner Jr JC, Gaffney P, Kocoshis S, Brent D (2001) Adult outcomes of pediatric recurrent abdominal pain: do they just grow out of it? Pediatrics 108(1):E1

Chitkara DK, Rawat DJ, Talley NJ (2005) The empidemiology of childhood recurrent abdominal pain in Western countires: a systematic review. Am J Gastroenterol 100(8):1868–75

Davidson MDM, Wasserman MDR (1966) The irritable colon of childhood (chronic nonspecific diarrhea syndrome). J Pediatr 69(6):1027–1038

Di Lorenzo C (2005) Abdominal pain: is it in the gut or in the head? J Pediatr Gastroenterol Nutr 41 Suppl 1:S44–S46

Di Lorenzo C, Colletti RB, Lehmann HP, Boyle JT, Gerson WT, Hyams JS, Squires RH, Walker LS, Kanda PT, AAP Subcommittee, NASPGHAN Committee on Chronic Abdominal Pain (2005a) Chronic abdominal pain in children: a clinical report of the American Academy of Pediatrics and the North American Society for Pediatric Gastroenterology, Hepatology, and Nutrition. J Pediatr Gastroenterol Nutr 40(3):245–248

Di Lorenzo C, Colletti RB, Lehmann HP, Boyle JT, Gerson WT, Hyams JS, Squires RH, Walker LS, Kanda PT, AAP Subcommittee, NASPGHAN Committee on Chronic Abdominal Pain (2005b) Chronic abdominal pain in children: a technical report of the American Academy of Pediatrics and the North American Society for Pediatric Gastroenterology, Hepatology, and Nutrition. J Pediatr Gastroenterol Nutr 40(3):249–261

Di Lorenzo C (Chair), Hyams JS (Co-Chair), Saps M, Shulman RJ, Staiano A, vam Tilburg MAL (2016). Childhood functional gastrointestinal disorders: child/adolescent. In: Drossman DA, Chang L, William DC, Kellow J, Tack J, Whitehead WE (Hrsg). Rome IV: functional gastrointestinal disorders: disorders of gut-brain interaction, 4 Aufl, Bd II, Rome Foundation, Raleigh, NC, S 1297–1371

Drossman DA (2016) Functional gastrointestinal disorders and the Rome IV process. In: Drossman DA, Chang L, William DC, Kellow J, Tack J, Whitehead WE (Hrsg). Rome IV: functional gastrointestinal disorders: disorders of gut-brain interaction, 4 Aufl, Bd II, Rome Foundation, Raleigh, NC, S 801–832

Faure C, Righini-Grunder F (2017) Visceral sensitivity. In: Faure C, Thapar N, Di Lorenzo C (Hrsg) (2017) Pediatric neurogastroenterology: gastrointestinal motility and functional disorders in children, 2 Aufl, Springer International Publishing Switzerland 2017, S 39–52

FDA (2014) FDA warns of possible harm from exceeding recommended dose of over-the-counter sodium phosphate products to treat constipation. FDA Drug Safety Communication, Safety Announcement [1-8-2014]. ▶ https://www.fda.gov/drugs/drug-safety-and-availability/fda-drug-safety-communication-fda-warns-possible-harm-exceeding-recommended-dose-over-counter-sodium. Zugegriffen: 3 Juni 2021

Fontana M, Bianchi C, Cataldo F, Conti Nibali S, Cucchiara S, Gobio Casali L, Iacono G, Sanfilippo M, Torre G (1989) Bowel frequency in healthy children. Acat Paediatr Scand 78(5):682–684

Ford AC, Lacy BE, Harris LA, Quigley EMM, Moayyedi P (2019) Effect of antidepressants and psychological therapies in irritable bowel syndrome: an updated systematic review and meta-analysis. Am J Gastroenterol 114(1):21–39

Gee S (1882) On fitful or recurrent vomiting. St. Bartholomew Hosp. Rev. 1882(18):1–6

Ghosh S, Barr RG (2004) Colic and gas. In: Walker WA, Goulet O, Kleinman RE, Sherman PM, Shneider BJ, Sanderson IR (Hrsg) Pediatric gastrointestinal disease: pathophysiology, diagnosis, and management. B.C. Decker, Hamilton, Ontario, S 2010–2024

GPGE (2022) S2k-Leitlinie Funktionelle (nicht-organische) Obstipation und Stuhlinkontinenz im Kindes- und Jugendalter. Version 3.0, Stand 04.04.2022, Gültig bis 03.04.2027. ▶ https://register.awmf.org/de/leitlinien/detail/068-019

Graham K, Belkind-Gerson J, Darbari A, Boyle JT (2019) Barriers in neurogastroenterology and motility training: experience for pediatric gastroenterology fellows. J Pediatr Gastroenterol Nutr 68(6):806–810

Halb C, Pomerleau M, Faure C (2014) Multichannel intraesophageal impedance pattern of children with aerophagia. Neurogastroenterol Motil 26(7):1010–1014. ▶ https://doi.org/10.1111/nmo

Hofer T, Baumgartner S, Eitelberger F, Gugl S, Prenninger M (2017) Clinical characteristics and diagnostic delay of rumination syndrome: a consecutive pediatric case series (Abstract). Pädiatrie 29(1):64

Hoekstra JH (1998) Toddler diarrhea: more a nutritional disorder than a disease. Arch Dis Child 79(1):2–5

Hyams JS, Di Lorenzo C, Saps M, Shulman RJ, Staiano A, van Tilburg M (2016) Functional disorders: children and adolescents. Gastroenterology. pii: S0016-5085(16)00181-5. ▶ https://doi.org/10.1053/j.gastro.2016.02.015

Kleine-Tebbe J, Reese I, Ballmer-Weber BK, Beyer K, Erdmann S, Fuchs T, Henzgen M, Heratizadeh A, Huttegger I, Jäger L, Jappe U, Lepp U, Niggemann B, Raithel M, Saloga J, Szépfalusi Z, Zuberbier T, Werfel T, Vieths S, Worm M (2009) Leitlinie der Deutschen Gesellschaft für Allergologie und klinische Immunologie (DGAKI), des Ärzteverbandes Deutscher Allergologen (ÄDA), der Gesellschaft für Pädiatrische Allergologie und Umweltmedizin (GPA), der Österreichischen Gesellschaft für Allergologie und Immunologie (ÖGAI) und der Schweizerischen Gesellschaft für Allergologie und Immunologie (SGAI) nach Übernahme des Task Force Report* der European Academy of Allergology and Clinical Immunology (EAACI). Allergo J 2009(18):267–273

Koletzko S, Bufler P (2014) Funktionelle Störungen des Gastrointestinaltrakts. In: Reinhardt D, Nicolai T, Zimmer K-P (Hrsg) Therapie der Krankheiten im Kindes- und Jugendalter, 9 Aufl., Springer-Verlag Berlin Heidelberg, S 909–916

Koppen IJN, Benninga MA (2017) Functional constipation in children. In: Faure C, Thapar N, Di Lorenzo C (Hrsg) Pediatric neurogastroenterology: gastrointestinal motility and functional disorders in children, 2 Aufl, Springer International Publishing Switzerland, S 445–458

Koppen IJN, Vriesman MH, Tabbers MM, Di Lorenzo C, Benninga MA (2018) Awareness and implementation of the 2014 ESPGHAN/NASPGHAN guidelines for childhood functional constipation. J Pediatr Gastroenterol Nutr 66(5):732–737

Ladenhauf H, Stundner O, Spreitzhofer F, Deluggi S (2012) Severe hyperphosphatemia after administration of sodium-phosphate containing laxatives in children: case series and systematic review of literature. Pediatr Surg Int 28(8):805–814

Laffolie J, Ibrahimi G, Zimmer KP (2021) Poor perception of school toilets and increase of functional constipation. Schultoilettenvermeidung führt zu funktioneller Obstipation. Klinische Padiatrie 233(1):5–9. ▶ https://doi.org/10.1055/a-1263-0747

Layer P, Andresen V, Pehl C, Allescher H, Bischoff SC, Claßen M, Enck P, Frieling T, Haag S, Holtmann G, Karaus M, Kathemann S, Keller J, Kuhlbusch-Zicklam R, Kruis W, Langhorst J, Matthes H, Mönnikes H, Müller-Lissner S, Musial F, Otto B, Rosenberger C, Schemann M, van der Voort I, Dathe K, Preiß JC (2011) S3-Leitlinie Reizdarmsyndrom: Definition, Pathophysiologie, Diagnostik und Therapie: Gemeinsame Leitlinie der Deutschen Gesellschaft für Verdauungs-und Stoffwechselkrankheiten (DGVS) und der Deutschen Gesellschaft für Neurogastroenterologie und Motilität (DGNM). Z Gastroenterol 2011(49):237–293

Li BUK (2018) Managing cyclic vomiting syndrome in children: beyond the guidelines. Eur J Pediatr 177(10):1435–1442

Li BU, Balint JP (2000) Cyclic vomiting syndrome: evolution in our understanding of a brain-gut disorder. Adv Pediatr 2000(47):117–160

Li BUK, Kovacic K (2017) Cyclic vomiting syndrome: comorbidities and treatment. In: Faure C, Thapar N, Di Lorenzo C (Hrsg) Pediatric neurogastroenterology: gastrointestinal motility and functional disorders in children, 2 Aufl, Springer International Publishing Switzerland, S 423–431

Li BUK, Lefevre F, Chelimsky GG, Boles RG, Nelson SP, Lewis DW, Linder SL, Issenman RM, Rudolph CD (2008) North American society for pediatric gastroenterology, hepatology, and nutrition consensus statement on the diagnosis and management of cyclic vomiting syndrome. J Pediatr Gastroenterol Nutr 47:379–393

Liem O, Harman J, Benninga M, Kelleher K, Mousa H, Di Lorenzo C (2009) Health utilization and cost impact of childhood constipation in the United States. J Pediatr 154(2):258–262

Loening-Baucke V (2004) Functional fecal retention with encopresis in childhood. J Pediatr Gastroenterol Nutr 38(1):79–84

Lux S, Prenninger M, Grabner S, Eitelberger F (2013) Nur eine Gastroenteritis? (Abstrakt). Monatsschr Kinderheilkd 161[Suppl 3]:304–305

Mahajan LA, Kaplan B (2006) Chronic abdominal pain of childhood and adolescence. In: Wyllie R, Hyams JS (Hrsg) Pediatric gastrointestinal and liver disease: Pathophysiology/Diagnosis/Managment, 3 Aufl, Saunders Elsevier, S 111–125

Mokha MR, Hyams JS (2017) Irritable bowel syndrome. In: Faure C, Thapar N, Di Lorenzo C (Hrsg) Pediatric neurogastroenterology: gastrointestinal motility and functional disorders in children, 2 Aufl, Springer International Publishing Switzerland, S 399–410

Mosiello G, Marshall D, Rolle U, Crétolle C, Santacruz BG, Frischer J, Benninga MA (2017) Consensus review of best practice of transanal irrigation in children. J Pediatr Gastroenterol Nutr 64(3):343–352

Mugie SM, Benninga MA, Di Lorenzo C (2011) Epidemiology of constipation in children and adults: a systematic review. Best Pract Res Clin Gastroenterol 25(1):3–18

Murray HB, Juarascio AS, Di Lorenzo C, Drossman DA, Thomas JJ (2019) Diagnosis and treatment of rumination syndrome: a critical review. Am J Gastroenterol 2019(114):562–578

Nurko S (Chair), Benninga MA (Co-Chair), Faure C, Hyman PE, Schechter NL, St James-Roberts I (2016) Childhood functional gastrointestinal disorders: neonate/toddler. In: Drossman DA, Chang L, William DC, Kellow J, Tack J, Whitehead WE (Hrsg). Rome IV: functional gastrointestinal disorders: disorders of gut-brain interaction, 4 Aufl, Bd II, Rome Foundation, Raleigh, NC, S 1237–1296

Ospina NS, Phillips KA, Rodriguez-Gutierrez R, Castaneda-Guarderas A, Gionfriddo MR, Branda ME, Montori VM (2019) Eliciting the patient's agenda – secondary analysis of recorded clinical encounters. J Gen Intern Med 34(1):36–40

Pauwels A, Broers C, van Houtte B, Rommel N, Vanuytsel T, Tack J (2018) A randomized double-blind, placebo-controlled, cross-over study using baclofen in the treatment of rumination syndrome. Am J Gastroenterol 2018(113):97–104

Pijpers MA, Bongers ME, Benninga MA, Berger MY (2010) Functional constipation in children: a systematic review on prognosis and predictive factors. J Pediatr Gastroenterol Nutr 50(3):256–268

Prenninger M, Brandstetter E, Bauer V, Steiner E, Eitelberger F (2011) Bauchschmerz und massiv geblähtes Abdomen: ein windiges Problem mit reichlich Luft in der Impedanz-pH-Metrie (Abstrakt). paediatrie hautnah 23(2):190–191

Rajindrajith S, Hettige S, Gulegoda I, Jayawickrama N, De Silva SC, Samarakoon HK, de Silva RL, Abeyagunawardena S, Devanarayana NM (2018) Aerophagia in adolescents is associated with exposure to adverse life events and psychological maladjustment. Neurogastroenterol Motil 30(3). ▶ https://doi.org/10.1111/nmo.13224. Epub 2017 Oct 3. PMID: 28971549

Rajindrajith S, Devanarayana NM, Thapar N, Benninga MA (2021) Functional fecal incontinence in children: epidemiology, pathophysiology, evaluation, and management. J Pediatr Gastroenterol Nutr 2021 (Published Ahead of Print). ▶ https://doi.org/10.1097/MPG.0000000000003056

Righini Grunder F, Aspirot A, Faure C (2017) High-resolution esophageal manometry patterns in children and adolescents with rumination syndrome. J Pediatr Gastroenterol Nutr 2017(65):627–632

Romano C, Dipasquale V, Scarpignato C (2019) Antiemetic drug use in children: what clinicians need to know. J Pediatr Gastroenterol Nutr 68(4):466–471

Sood MR, Kovacic K (2017) Functional abdominal pain. In: Faure C, Thapar N, Di Lorenzo C (Hrsg) Pediatric neurogastroenterology: gastrointestinal motility and functional disorders in children, 2 Aufl, Springer International Publishing Switzerland S 411–422

Spiegel B (Chair), Irvine JE (Co-Chair), Tack J (Co-Chair), Crowell MD, Gwee KA, Ke M, Schmulson MJW, Whitehead WE (2016) Design of treatment trials for functional gastrointestinal disorders. In: Drossman DA, Chang L, William DC, Kellow J, Tack J, Whitehead WE (Hrsg) (2016) Rome IV: functional gastrointestinal disorders: disorders of gut-brain interaction, 4 Aufl, Bd II, Rome Foundation, Raleigh, NC, S 1373–1444

Tabbers MM, Di Lorenzo C, Berger MY, Faure C, Langendam MW, Nurko S, Staiano A, Vandenplas Y, Benninga MA (2014) Evaluation and treatment of functional constipation in infants and children: evidence-based recommendations from ESPGHAN and NASPGHAN. J Pediatr Gastroenterol Nutr 58(2):258–274

Takemoto CK, Hodding JH, Kraus DM (original authors), American Pharmacists Association (2019) Lexicomp pediatric & neonatal dosage handbook: an extensive resource for clinicians treating pediatric and neonatal patients, 26 Aufl, Wolters Kluwer Clinical Drug Information, Inc. 2019

Thapar N, Benninga MA, Crowell MD, Di Lorenzo C, Mack I, Nurko S, Saps M, Shulman RJ, Szajewska H, van Tilburg M, Enck P (2020) Paediatric functional abdominal pain disorders. Nat Rev Dis Primers 6(1):89

Thompson WG (2006) The road to Rome. In: Drossman DA, Corazziari E, Delvaux M, Spiller RC, Talley

NJ, Thompson WG, Whitehead WE (Hrsg). Rome III: the functional gastrointestinal disorders. 3 Aufl, Degnon Associates, Inc., McLean, Virginia, S 855–865

van Tilburg, MAL, Hyman PE, Walker L, Rouster A, Palsson OS, Kim SM, Whitehead WE (2015) Prevalence of functional gastrointestinal disorders in infants and toddlers. J Pediatr 166(3):684–689

Vadlamudi NB, Hitch MC, Dimmit RA, Thame KA (2013) Baclofen for the treatment of pediatric GERD. J Pediatr Gastroenterol Nutr 2013(57):808–812

Voskuijl WP, Reitsma JB, van Ginkel R, Büller HA, Taminiau JA, Benninga MA (2006) Longitudinal follow-up of children with functional nonretentive fecal incontinence. Clin Gastroenterol Hepatol 4(1):67–72

Weissenberg S (1926) Über Enkopresis. Z Kinder-Heilk 1926(40):674–677

Whithney HB (1898) Cyclic vomiting: a brief review of this affection as illustrated by a typical case. Arch Pediatr 1898(15):839–845

Yacob D, Di Lorenzo C (2017) Colonic manometry. In: Faure C, Thapar N, Di Lorenzo C (Hrsg) Pediatric neurogastroenterology: gastrointestinal motility and functional disorders in children, 2 Aufl, Springer International Publishing Switzerland 2017, S 107–116

Erkrankungen des oberen Gastrointestinaltrakts

André Hörning und Michael Böttcher

Inhaltsverzeichnis

5.1 Ösophagusatresie – 92
5.1.1 Grundlagen – 92
5.1.2 Therapie – 92

5.2 Eosinophile Ösophagitis – 94
5.2.1 Grundlagen – 94
5.2.2 Therapie – 95

5.3 Gastritis, Ulzera – 100
5.3.1 Grundlagen – 100
5.3.2 Therapie – 101

Literatur – 109

Ergänzende Information Die elektronische Version dieses Kapitels enthält Zusatzmaterial, auf das über folgenden Link zugegriffen werden kann ▶ https://doi.org/10.1007/978-3-662-65248-0_5.

© Springer-Verlag GmbH Deutschland, ein Teil von Springer Nature 2023
K.-P. Zimmer et al. (Hrsg.), *Gastroenterologie – Hepatologie – Ernährung – Nephrologie – Urologie,* Therapie der Krankheiten im Kindes- und Jugendalter, https://doi.org/10.1007/978-3-662-65248-0_5

5.1 Ösophagusatresie

Michael Böttcher

5.1.1 Grundlagen

Die Ösophagusatresie ist eine kongenitale Anomalie in der embryonalen Entwicklung des Vorderdarms. Der exakte Mechanismus ist nicht bekannt. Die Klassifikation der Ösophagusatresie ist international uneinheitlich. In Deutschland wird vor allem die Einteilung nach Vogt verwendet (eTab. 5.1).

Bei ca. 55 % der Fälle liegen **eine oder mehrere Begleitfehlbildungen** vor, wobei diese die Mortalität der Kinder maßgeblich determinieren. Die häufigsten sind mit 30 % kardiale Fehlbildungen wie ein Ventrikelseptumdefekt oder eine Fallot-Tetralogie. Weiterhin kommt es häufig zu anorektalen (14 %), urogenitalen (14 %), gastrointestinalen (13 %) und muskuloskeletalen (10 %) Begleitfehlbildungen. Etwa 10 % aller Kinder mit Ösophagusatresie haben eine VACTERL-Assoziation sowie 1 % das CHARGE-Syndrom (autosomale dominante Mutation im *CHD7*-Gen, Choanalatresie, charakteristisches CHARGE-Ohr, Missbildung der Gesichtsnerven, Herzdefekt, Wachstums- und mentale Retardierung, genitale Hypoplasie). Etwa 6 % aller Kinder mit Ösophagustresie haben Trisomie 18 (Edwards-Syndrom) und 1–3 % Trisomie 21 (Down-Syndrom).

- Symptomatik

Bei fast allen Feten (90 %) kommt es im Laufe der Gestation zu einem Polyhydramnion. Dies begünstigt eine Frühgeburtlichkeit und kann in geringerem Geburtsgewicht resultieren.

Da das Füllungsvolumen des proximalen Ösophagusblindsacks nur 1–2 ml beträgt, kann das Kind weder Speichel noch Milch schlucken. Viele Kinder fallen daher unmittelbar nach der Geburt mit vermehrtem Speicheln und Dyspnoe auf. Bei anderen Kindern führt die erste Fütterung zu Husten und Würgen, die Milch wird unverdaut wieder ausgespuckt. Bei entsprechendem Verdacht wird zunächst versucht eine Magensonde zu legen und ein Röntgenthorax durchgeführt.

- Diagnostik

Die Diagnose kann bereits pränatal mittels Sonografie und MRT gestellt werden. Aktuell werden ca. 20 % aller Ösophagusatresiekinder mit einer Fistel und mehr als 50 % mit Atresie ohne Fistel pränatal (meist zwischen der 14.–24. SSW) erkannt. Typische Zeichen sind neben dem Polyhydramnion eine kleine oder fehlende Magenblase sowie ein dilatierter oberer Ösophagusstumpf.

Die postnatale Diagnostik: Beim Versuch eine **Magensonde** zu legen, lässt sich diese bis zur Atresie vorschieben oder schlägt dort um. Die **Röntgenübersichtsaufnahme** des **Thorax** zeigt meist den erweiterten, mit Luft gefüllten proximalen Blindsack, sodass die Atresie bereits zu erkennen ist. Bei der Ösophagusatresie Typ IIIb nach Vogt (eTab. 5.1) kann weiterhin die Länge der Atresie über den Abstand von der Spitze der Magensonde und der Bifurkation (hier nimmt die Fistel bei dieser Form ihren Ursprung) abgeschätzt werden. Ab einem Abstand von drei Wirbelkörpern wird meist von einer Long-gap-Atresie vom Typ II oder IIIa gesprochen. Es empfiehlt sich zudem, bei der **Röntgenübersichtsaufnahme** des Thorax das **Abdomen** mit einzublenden, da der luftgefüllte Dünndarm eine tracheoösophageale Fistel beweist und andererseits ein luftleeres Abdomen mehrere Stunden nach der Geburt als Hinweis auf eine Atresie vom Typ II nach Vogt bzw. vom Typ B (eTab. 5.1) gilt. Zudem sollte stets perioperativ eine **Bronchoskopie** zur Darstellung der Fistel bzw. Ausschluss einer proximalen tracheoösophagealen Fistel durchgeführt werden. Die Fistel findet sich im Bereich der pars membranacea der Trachea und lässt sich besonders bei Inspiration gut identifizieren. Weiterhin sollten neben der rechts deszendierenden Aorta (ca. 5 %) auch andere Begleitfehlbildungen aus der VACTERL-Assoziation präoperativ diagnostiziert werden.

5.1.2 Therapie

- Therapieziel

Das Ziel jeder operativen Therapie besteht darin,

Erkrankungen des oberen Gastrointestinaltrakts

- die tracheoösophageale Fistel zu unterbinden sowie
- den proximalen und distalen Ösophagusstumpf zur gleichen Zeit zu anastomisieren.

Im Regelfall sollte die Versorgung insbesondere bei Vorhandensein einer Fistel innerhalb der ersten 72 h erfolgen.

Bis zur Operation können bei den Kindern mittels leichter Oberkörperhochlagerung (45 %) und Schlürfsonde (doppeltes Lumen) mit kontinuierlicher Saugung Aspirationen verhindert werden. Kinder sollten möglichst spontan atmen. Bei Anwendung von nichtinvasiver positiver Druckventilation wie CPAP oder einer invasiven Beatmung kann es zu einer starken gastralen Distension kommen, die zu intestinalen Perforation bzw. zum Zwerchfellhochstand mit konsekutiver Behinderung der Ventilation führen kann.

- **Therapieprinzip**

Es gibt verschiedene Techniken zur Korrektur einer Ösophagusatresie. Die optimale Technik ist abhängig von der Form der Atresie und der Expertise des chirurgischen Teams. Nach einer Lernkurve für das Zentrum, ist die Versorgung mittels Thorakoskopie und Thorakotomie hinsichtlich Outcome gleichwertig.

> Ein wichtiges Ziel ist der Erhalt des nativen Ösophagus. Zum einen muss die tracheoösophageale Fistel ligiert und zum anderen die Kontinuität wiederhergestellt werden.

Bei sehr leichten Kindern oder sehr langem Abstand (long-gap) kann es sinnvoll sein, zunächst nur die tracheoösophageale Fistel zu ligieren, eine Gastrostomie anzulegen und im Verlauf die Anastomose durchzuführen. Insbesondere bei sehr langen Abständen ist eine Korrektur 12 Wochen nach der Geburt sinnvoll. In dieser Zeit wachsen die Ösophagusstumpfe und werden kräftiger, sodass das häufig eine Anastomose möglich wird.

Andere Optionen zur Verlängerung des Ösophagus sind Myotomien, die sequenzielle extrathorakale Ösophaguselongation nach Kimura sowie die Traktionsmethode nach Foker. Ist nach 12 Wochen keine Anastomose möglich, scheint nach aktueller Datenlage der Magenhochzug die besten Ergebnisse zu erzielen. Sollte dieser nicht möglich sein, da z. B. die Gefäßarkade der großen Kuvertur im Rahmen einer Gastrostomie verletzt wurde, dann können Kolon- oder Dünndarminterponat verwendet werden.

Bei einer isolierten tracheoösophagealen Fistel (Typ IV nach Vogt; eTab. 5.1) ist die Fistel meist am Übergang zwischen zervikaler und thorakaler Trachea lokalisiert. Das klinische Bild ergibt sich aus rezidivierenden Entsättigungen nach Nahrungsaufnahme oder Aspirationspneumonien, die anderweitig nicht erklärt werden können. Die Diagnose kann mittels Bronchoskopie gestellt werden. Sinnvoll ist es, die Fistel mittels eines Drahts oder Fogarty-Katheters zu kanülieren, um sie in der anschließenden Operation leichter zu identifizieren. Der operative Standardzugang ist die Darstellung der Fistel über eine zervikale Inzision oder, bei tiefer gelegenen Fisteln, über einen meist rechtsseitigen transthorakalen Zugang.

> Es ist bisher nicht abschließend geklärt, welches Elongations- und Ersatzverfahren die beste Lebensqualität ergibt.

- **Prognose**

Die Mortalität wird heute ausnahmslos durch Frühgeburtlichkeit und begleitende Fehlbildungen bestimmt. Langfristig überleben über 90 % aller Patienten. Die häufigsten postoperativen Komplikationen sind Anastomosenstenose (40 %), Anastomoseninsuffizienz (20 %), Rezidivfistel (5 %) und Rekurrenzläsionen (5 %). Im Falle einer Anastomosenstenose erfolgen Dilationen z. B. mittels endoskopischer Ballondilatation. Die Anastomoseninsuffizienz zeigt eine klare Assoziation mit der Spannung der Anastomose. Wenn weniger als ein Viertel der Zirkumferenz betroffen ist, reicht meist eine konservative Therapie mit einer Schlürfsonde, Antibiotika, Nahrungskarenz und parenteraler Ernährung. Bei größeren Insuffizienzen werden endoskopische Verfahren erfolgreich eingesetzt.

Alle Kinder mit einer Ösophagusatresie haben eine Dysmotilität, insbesondere der gastroösphageale Reflux muss langfristig und auch im Erwachsenenalter überwacht werden. Das Risiko für einen Barrett-Ösophagus ist im Erwachsenenalter 4-mal höher! Eine Antirefluxplastik ist jedoch nur bei 15–20 % aller Kinder notwendig. Die Lebensqualität betroffener Patienten ist langfristig vergleichbar mit gesunden Kontrollen.

Das Risiko für ein zweites Kind mit Ösophagusatresie in der gleichen Familie liegt bei 1 %. Wenn ein Zwilling eine Ösophagusatresie hat, beträgt das Risiko für den zweiten Zwilling nur 2,5 %.

- **Qualitätssicherung**

Wie bei allen seltenen Erkrankungen ist eine Versorgung in einem spezialisierten Zentrum, das sämtliche diagnostischen und therapeutischen Möglichkeiten besitzt, sinnvoll. Patienten mit dieser Erkrankung benötigen spezialisierte Pflege und Therapie, die von Geburt bis zur Transition in das Erwachsenenalter reicht. Die Behandlung sollte möglichst in spezialisierten Kliniken erfolgen, die diese Expertise durch entsprechende Fallzahlen (Zielzahl sind 10 Primäroperationen pro Jahr) nachweisen können und ebenfalls geschult sind, die Besonderheiten der in Anfangszeit häufig auftretenden Komplikationen zu behandeln.

5.2 Eosinophile Ösophagitis

André Hörning

5.2.1 Grundlagen

Die eosinophile Ösophagitis (EoE) ist eine chronische, immunvermittelte Erkrankung der Speiseröhre, die durch Symptome der ösophagealen Dysfunktion und histologisch durch eine eosinophil-prädominante Inflammation gekennzeichnet ist (Madisch et al. 2023). Unbehandelt nimmt sie in der Regel den Verlauf einer chronisch-persistierenden Entzündung, die zu einem bindegewebigen Umbau des Ösophagus mit Strikturen und Funktionsstörungen führt. Eine frühe Diagnose und Therapieeinleitung sind daher essenziell. um schwerwiegende lebenslange Komplikationen zu verhindern.

Seit der Erstbeschreibung in den frühen 1990er Jahren hat sich die EoE von einer kasuistisch beschriebenen Rarität zu einer der häufigsten entzündlichen Erkrankungen der Speiseröhre entwickelt (Attwood und Sabri 2014). Die EoE wird durch Nahrungsmittelallergene ausgelöst und kann durch Inhalationsallergene getriggert werden (Mishra et al. 2001). Sie findet sich gehäuft bei Kindern mit begleitender Atopie oder atopischer Prädisposition (Spergel et al. 2012; Straumann et al. 2014). So ist es nicht ungewöhnlich, dass eine saisonale Häufung der Manifestationen der EoE bzw. deren klinische Exazerbation oftmals im Frühjahr beobachtet wird. Es besteht eine **familiäre Häufung und eine genetische Prädisposition** für die EoE (Alexander et al. 2014; Allen-Brady et al. 2017).

Der chronische Verlauf, die derzeit noch eingeschränkten therapeutischen Möglichkeiten und die Notwendigkeit engmaschiger klinischer und endoskopisch-histologischer Verlaufskontrollen wirkt sich negativ auf die gesundheitsbezogene Lebensqualität (HRQOL, „health related quality of life") bei Kindern und Erwachsenen aus (Klinnert et al. 2014; Klinnert et al. 2019; Taft et al. 2019). Bolus- und Erstickungsängste können den Lebensalltag belasten, Angstzustände und Depressionen sind die Folge (Harris et al. 2013; Mukkada et al. 2018). Die Prävalenz atopischer Begleiterkrankungen ist bei EoE-Patienten höher als in der Normalbevölkerung und liegt bei Kindern zwischen 42–96 % (Gonzalez-Cervera et al. 2017). Dazu gehören das Asthma bronchiale (in ca. 40 % d.F.), die Neurodermitis (in ca. 30 % d.F.), die Pollinosis (in ca. 60 % d.F.; Furuta und Katzka 2015). Letztlich können zudem eine bedeutende Anzahl von Kindern mit operierter Ösophagusatresie (in ca. 15 % d.F.) eine EoE entwickeln (Furuta und Katzka 2015; Krishnan 2019).

Es ist ferner zu beachten, dass eine umschriebene Anzahl an genetisch-syndromalen

Erkrankungen des oberen Gastrointestinaltrakts

Erkrankungen eine Prädisposition zur Ausbildung einer EoE aufweisen. Zu diesen zählen u. a. die Gruppe der erblichen Bindegewebserkrankungen (Ehlers-Danlos-Syndrom, Loeys-Dietz-Syndrom), das Schwere Dermatitis-multiple Allergien-metabolischer Verlust (SAM)-Syndrom und die Hyper-IgE-Syndrom (Ryu et al. 2020).

- **Symptomatik, Diagnostik und Differenzialdiagnostik**

Die klinische Präsentation der EoE ist bei Kindern und Jugendlichen sehr unterschiedlich. Während die häufigsten Symptome bei Jugendlichen durch Dysphagie und Bolusobstruktion gekennzeichnet sind, treten bei Kleinkindern und Kindern Refluxsymptome, Erbrechen, abdominelle Schmerzen, Nahrungsverweigerung und Wachstumsstörungen am häufigsten auf (eTab. 5.2).

Die Diagnose der EoE wird histologisch gestellt, eine Endoskopie des oberen Magen-Darm-Trakts ist somit immer erforderlich, wobei Stufenbiopsien die Sensitivität verbessern. Endoskopisch sichtbare strukturelle Veränderungen der Speiseröhre, die mit der EOE einhergehen, sind weißliche Exsudate (entsprechen eosinophilen Mikroabszessen), Längsfurchen und ein Schleimhautödem (eAbb. 5.1). Während diese als Zeichen der akuten Entzündung zu werten sind, spiegeln eine fixierte Ringbildung (sog. Trachealisierung oder Felinisierung der Speiseröhre), ein kleinkalibriges Ösophaguslumen und umschriebene Strikturen ein chronisches Fibrosestadium wider (Straumann et al. 2012; Dellon et al. 2014).

> Zur histologischen Diagnose der EoE sollen mind. 2 Biopsien je Etage (unteres, mittleres und oberes Ösophagusdrittel) entnommen werden, außerdem Biopsien aus Magen und Duodenum zum Ausschluss einer eosinophilen Gastroenteropathie. Eine Eosinophilenzahl von >15 pro hochauflösendes Gesichtsfeld (HPF, Standardgröße 0,3 mm^2) gilt als diagnostischer Schwellenwert für eine EoE.

Differenzialdiagnosen: eOverview 5.1.

5.2.2 Therapie

- **Therapieziel**

> Das Ziel der Induktions- und der Erhaltungstherapie ist die klinische und histologische Remission.

Für die Überprüfung des Vorliegens einer histologischen Remission eignet sich momentan nur die Endoskopie mit Biopsie. Die Überprüfung der Induktionstherapie wird in der Regel nach 8–12 Wochen empfohlen (Madisch et al. 2023). Aufgrund des chronisch progressiven Charakters der Erkrankung sollten EoE-Patienten nach erfolgreicher Induktionstherapie eine dauerhafte remissionserhaltende Therapie erhalten (Madisch et al. 2023). Diese kann prinzipiell in der Fortsetzung der medikamentösen Therapie, wenn möglich in halbierter Dosis, oder in einer Langzeitelimination von identifizierten Nahrungsmittelallergenen geschehen.

- **Therapieprinzip**

Die häufigsten EoE-auslösenden Nahrungsmittelallergene finden sich in
- Kuhmilch (65–74 %) gefolgt von
- Weizen und Hühnerei (17–40 %),
- Soja (10–38 %),
- Nüssen (6 %) und
- Fisch (Spergel et al. 2012).

Die Identifikation des auslösenden Allergens und die anschließende Elimination aus der Nahrung führt zur Abheilung der Ösophagitis. Komplizierend für die Diagnostik und die Identifikation des auslösenden Allergens ist es jedoch, dass gerade im jungen Kleinkindes- und Schulkindesalter eine Polysensibilisierung gegen die oben genannten Nahrungsmittelgruppen zu beobachten ist. Dies bedeutet, dass der Auslöser der EoE zumeist durch 1–3 Nahrungsmittelallergene bedingt ist und sowohl das einzelne aber auch deren Kombination entsprechend schwer zu identifizieren ist (Kagalwalla et al. 2011; Spergel et al. 2012; Cianferoni et al. 2019).

Diese offensichtliche Komplexität führt zu einem therapeutischen Dilemma, denn eine ursächliche Therapie – die gezielte Entwicklung einer Immuntoleranz gegenüber dem auslösenden Allergen – gibt es derzeit nicht. Therapieformen umfassen die Behandlung mit einem Protonenpumpeninhibitor, diätetische Eliminationstherapiekonzepte (6-FED, eine Elementardiät) oder eine lokal-topische Behandlung mit Budesonid (derzeit für das Kindesalter noch im Off-label-Use; Madisch et al. 2023).

> Das Therapieprinzip bei der nicht strikturierenden EoE im Kindes- und Jugendalter besteht entweder in der antientzündlichen Behandlung durch eine orale Hochdosis-PPI-Therapie (wirkt antazid und antientzündlich), in der Elimination des auslösenden Nahrungsmittels oder durch eine oral verabreichte Budesonidmedikation (visköser Saft oder Schmelztablette).

Die Therapien weisen unterschiedlich hohe Effektivitätsraten auf, insbesondere die diätetischen Optionen implizieren häufig Adhärenzprobleme, ganz besonders in der Adoleszenz. Sollten sich bereits sehr früh Adhärenzprobleme für eine 6-FED-/Elementarnahrung abzeichnen, wäre eine allergietestgesteuerte, individualisierte Eliminationsdiät eine therapeutische Option. Ein etabliertes Allergietestverfahren zur Identifikation eines möglichen auslösenden Nahrungsmittelallergens ist der Prick- oder Prick-to-Prick-Hauttest. Mittels dieses Tests lassen sich die Immunantworten auf die 6 häufigsten Nahrungsmittelallerge und ggf. weitere anamnestisch relevante Nahrungsmittel durch intrakutanes Auftragen untersuchen. Pricktest-gesteuerte Diäten sind hinsichtlich des Erreichens der histologischen Remission den Alternativen 6-FED (Kinder 73 %) und Elementardiät (Kinder 91 %) deutlich unterlegen (Kinder 48 %; Arias et al. 2014).

Therapeutisches Vorgehen

> Der Therapieerfolg soll 8–12 Wochen nach Einleitung der Induktions- bzw. der Erhaltungstherapie klinisch und endoskopisch-histologisch kontrolliert werden. Nach Erreichen einer klinisch-histologischen Remission sollte eine remissionserhaltende Therapie fortgeführt werden. Regelmäßige endoskopisch-histologische Verlaufskontrollen sind für das Therapiemonitoring erforderlich, da es bisher keine nichtinvasiven Biomarker gibt (Abb. 5.1).

Protonenpumpeninhibitoren

Die Behandlung mit einem PPI stellt im Kindes- und Jugendalter eine effektive, kostengünstige, leicht verfüg- und anwendbare und letztlich nebenwirkungsarme Therapieoption dar. Sie ist neben der Anwendung einer Eliminations- oder Elementardiät, die sich insbesondere im Säuglings- und Kleinkindesalter anbietet, bevorzugt anzuwenden.

> Bei aktiver nichtstrikturierender EoE im Kindes- und Jugendalter sollte zur Remissionsinduktion (klinisch und histologisch) primär eine orale Hochdosis-PPI-Therapie erfolgen.

Diät

Die **Elementardiät** ist eine aminosäurebasierte Formulanahrung, sie weist eine sehr hohe Effektivität auf und ist diesbezüglich vergleichbar mit der oralen Budesonidtherapie (Tab. 5.1). Betrachtet man die histologische Remission, so ist sie allen anderen diätetischen Therapien überlegen. Eine Metaanalyse zeigte eine Remissionsrate von 90,8 % (Arias et al. 2014). Die Elementardiät wird, wie alle anderen Therapieoptionen zur Remissionsinduktion, für 8 Wochen eingesetzt, bevor eine endoskopisch-histologische Evaluation des Therapieerfolges durchgeführt wird. Bei histologischer Remission erfolgt eine Reprovokation vergleichbar zur 6-FED. Aufgrund der häufig auftretenden Adhärenzprobleme, insbesondere in der Adoleszenz, ist der praktische Nutzen der Elementardiät in der Behandlung der EoE allerdings eingeschränkt.

Die **6-Food-Eliminationsdiät** (6-FED) ist eine empirische Eliminationsdiät mit hoher Wirksamkeit. Hierbei werden die Nahrungsmittel eliminiert, die am häufigsten mit Nahrungsmittelallergien assoziiert sind:

Erkrankungen des oberen Gastrointestinaltrakts

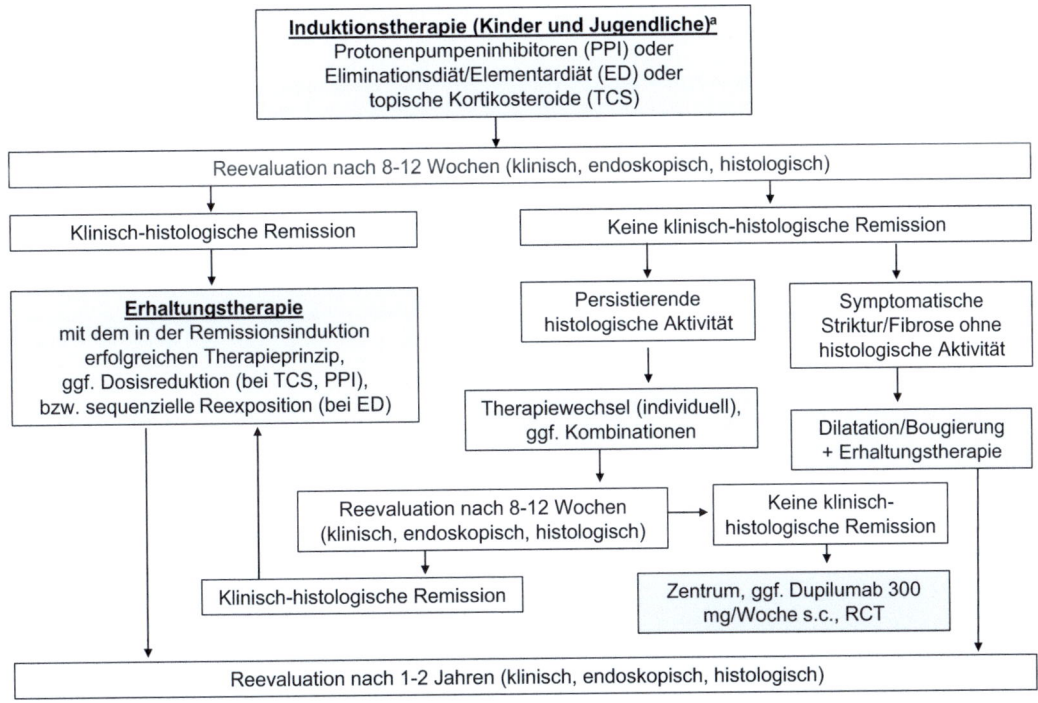

◘ Abb. 5.1 Therapiealgorithmus: eosinophile Ösophagitis. [a]Bei einer Striktur immer topische Kortikosteroide (TCS) verabreichen. (Modifiziert nach DGVS S2k-Leitlinie 2023)

◘ Tab. 5.1 Vergleich der Therapieeffizienz: histologische Remissionsinduktion. (Mod. nach: Arias A et al. 2014)

Behandlung	Studien (n)		Histologische Remission (%)	
	Kinder	Erwachsene	Kinder	Erwachsene
Elementardiät	12	1	91	94
6-FED	7	4	73	71
Allergietest gesteuert	12	2	48	32

38 Studien, 1317 Patienten (1128 Kinder, 189 Erwachsene)
6-FED 6-Food-Eliminationsdiät mit Verzicht auf: Milch, Ei, Weizen, Soja, Nuss, Fisch

Kuhmilchproteine, Weizen, Soja, Ei, Nüsse und Fisch/Meeresfrüchte. In retrospektiven Studien konnte bei Kindern gezeigt werden, dass bis zu 74 % der so behandelten Patienten eine histologische Remission zeigten, jedoch konnte bei der Wiedereinführung der einzelnen Nahrungsmittel mittels erneuter Endoskopien nur bei wenigen Patienten das jeweilig auslösende Nahrungsmittel identifiziert werden (Kagalwalla et al. 2011; Kalgalwalla et al. 2006). Eine 2014 publizierte Metaanalyse ergab auf Basis von 7 Studien (davon 4 an Kindern) histologische Remissionsraten von 73 % bei Kindern und von 71 % bei Erwachsenen nach 6-Food-Eliminationsdiät (Arias et al. 2014).

> Die strikte Adhärenz auslösender und die Entzündung unterhaltender Nahrungsmittelallergene ist ein wesentliches Therapieziel.

Empirische 4-Food- oder 2-Food-Eliminationsdiäten können in diesen Situationen als Alternative erwogen werden, sie sind aber weniger effektiv als die 6-Food-Eliminationsdiät (DGVS-Leitlinie 2023). Kürzlich wurde eine klinisch gut umsetzbare empirische 1-FED (Elimination von Kuhmilchprotein) in einer prospektiven Studienreihe untersucht (Wechsler et al. 2021). Nach gezielter Kuhmilchproteinelimination erreichte die Hälfte der behandelten Kinder die histologische Remission, bei ca. 60 % verbesserten sich die vorbeschriebenen Symptome (Wechsler et al. 2021). Somit wäre auch eine 1-FED denkbar, effektiv und recht leicht umzusetzen unter Berücksichtigung der Lebensqualität der behandelten Kinder, denn endoskopische Verlaufskontrollen könnten eingespart werden.

Der Nutzen von Allergietests in der Identifikation verantwortlicher Nahrungsmitteltrigger ist begrenzt (siehe Tab. 5.1). Aus diesem Grund ist eine **allergietestbasierte oder -gesteuerte Eliminationsdiät** generell nicht zu empfehlen und individuellen Entscheidungen vorenthalten.

Im Kindes- und Jugendalter sollte bereits bei initialer Diagnosestellung eine qualifizierte Ernährungsfachkraft, die auch in der Therapie von Nahrungsmittelallergien versiert ist, involviert werden, da eine Gedeihstörung vermieden oder ggf. behoben werden muss. Die Ernährungsberatung und -erziehung ist zur Aufrechterhaltung der Diätadhärenz wesentlich; bei Verdacht auf einen (selektiven) Nährstoffmangel ist die Anfertigung eines Ernährungsprotokolls angezeigt. An dieser Stelle ist zu betonen, dass die Ernährungsberatung bei Kindern mit EoE aufwendig ist und für das Behandlungsteam, Eltern und Patient eine große Herausforderung darstellt. Obwohl der Verzicht auf Kuhmilchprotein bei ca. 50–60 % der Kinder erfolgreich zu sein scheint, benötigt die verbleibende Hälfte deutlich individuellere Ernährungspläne und -strategien. Hilfreiche Informationen mit praktischen Tipps zur individualisierten Beratung finden sich zusammengefasst in der Arbeit von Groetch M et al. (2017).

> Bei aktiver EoE ohne Striktur im Kindes- und Jugendalter können zur Remissionsinduktion (klinisch und histologisch) alternativ zum PPI eine 6-Food-Elimationsdiät, bzw. eine Elementardiät oder die Anwendung topischer Kortikosteroide erfolgen.

▪▪ Topische Steroide

Die letzte sehr wirksame und empfohlene Therapiealternative sind topische Steroidformulierungen, deren remissionsinduzierende und -erhaltende Wirkung ebenfalls sehr gut belegt ist. Zum Einsatz kommen bevorzugt Budesonidsuspensionen und seit kurzem eine für die Therapie der EoE für das Erwachsenenalter zugelassene Budesonidschaumtablette (1 mg bzw. 0,5 mg im Off-label-Use). Die topische Anwendung oraler Budesonidsuspensionen wird gut toleriert, die Therapieadhärenz ist groß. Die topische Steroidtherapie sollte nur so kurz wie möglich zum Erreichen der histologischen Remission eingesetzt werden (2×1 mg/d bei Kindern >10. Lebensjahr und $2 \times 0,5$ mg/d bei Kindern <10. Lebensjahr für 8–12 Wochen) und die Dosierung danach auf eine Erhaltungstherapie halbiert werden (z. B. $2 \times 0,5$ mg/d bei Kindern >10. Lebensjahr und $2 \times 0,25$ mg/d bei Kindern 10. Lebensjahr; Madisch et al. 2023).

Bei aktiv entzündlicher strikturierender EoE besteht im Kindes- und Jugendalter die Indikation der Primärtherapie für Budesonid zur Remissionsinduktion (klinisch und histologisch).

▪▪ Reprovokationskonzept nach empirischer Eliminationsdiät (6-FED oder Elementardiät)

Bislang mangelt es an einem standardisierten Vorgehen hinsichtlich der Dauer und Reihenfolge der Wiedereinführung von eliminierten Nahrungsproteinen nach Remissionsinduktion. Nur eine begrenzte Anzahl von Studien ist derzeit verfügbar, in denen die sequenzielle Wiedereinführung von Lebensmitteln nach einer Eliminationsdiät bewertet wurde. Darüber hinaus gibt es keinen Konsens über die Reihenfolge und Dauer der Wiedereinführungsphase.

Kürzlich wurde ein Protokoll für die Wiedereinführung von Lebensmitteln nach einer

6-FED vorgeschlagen, das aus 6 vordefinierten Wiedereinführungsgruppen besteht (Madison et al. 2020). Die Autoren raten mit Nahrungsmitteln niedrigen allergenen Risikos über mehrere Wochen zu beginnen und teilen diese in vordefinierte Gruppen A bis D ein, bevor die Wiedereinführung mit den zumeist identifizierten EoE-auslösenden allergenen Nahrungsmitteln begonnen wird (Gruppe E). Die letzte Gruppe E besteht aus sieben Risikonahrungsmitteln, hier wird zwischen den einzelnen Nahrungsmitteleinführungen eine endoskopische Verlaufskontrolle empfohlen. Die Einführungsreihenfolge wird in der Reihenfolge Fisch/Schalentier, Baumnüssen, Erdnuss, Soja, Ei, Weizen und letztlich Kuhmilch vorgenommen (Madison et al. 2020) und geht einher mit den konzertierten Empfehlungen EoE-behandelnder Zentren (eKasuistik 5.1: Klinischer Fall mit eAbb. 5.2).

- **Prävention**

Eine Reihe von Umweltfaktoren in der frühen Kindheit kann mit der Entwicklung der EoE in Verbindung gebracht werden. Dies sind potenziell modifizierbare Risikofaktoren, die, wenn sie sich in zukünftigen epidemiologischen Studien weiter bestätigen sollten, von präventivmedizinischer Bedeutung sein können.

Epidemiologische Evidenz gibt es für **wiederholte antimikrobielle Therapien im Säuglingsalter**, welche signifikant mit einem erhöhten Risiko für eine sowohl im Kindes- (Jensen et al. 2013, 2018) als auch im Erwachsenenalter (Dellon et al. 2021) diagnostizierte EoE assoziiert sind. Evidenz gibt es ferner für **weitere frühkindliche Faktoren:** mütterliche fieberhafte perinatale Infektionen, Frühgeburtlichkeit, Sectio caesaria und die Einnahme von Antazida im Säuglingsalter. Ein Haustier im Haushalt zu haben erscheint protektiv. Diese Assoziationen sind jedoch mit Vorsicht einzuordnen, da mögliche nicht identifizierte Begleitfaktoren diese Studienergebnisse beeinflussen können und große epidemiologisch-genetische Studien fehlen.

- **Qualitätssicherung**

Als Voraussetzung zur Durchführung des Behandlungsstandards bzw. des erreichbaren Höchstmaßes an medizinischer Versorgung (Kinderrechtskonvention, Art. 24, Abs. 1) sind neben den Grundsätzen der Ethik und Berufsordnung – z. B. Therapiefreiheit, keine Weisung von Nichtärzten, Patientenwohl als oberstes Gebot – der aktuell verfügbare naturwissenschaftliche Erkenntnisstand, die ärztliche Erfahrung, der Facharztstandard und die Leitlinien wissenschaftlicher Fachgesellschaften verbindlich. Demnach sind folgende Qualitätskriterien zu beachten:

- Die Diagnose der EoE erfolgt endoskopisch und histologisch, sie muss durch einen Kindergastroenterologen gestellt werden.
- Die kontinuierliche Verlaufskontrolle unter Förderung der Diätadhärenz ist im interdisziplinären Team unter Einschluss eines Kindergastroenterologen, einer Ernährungsfachkraft, ggf. eines Psychotherapeuten und eines Sozialarbeiters bei einem diätadhärenten Patienten ein- bis zweimal pro Jahr durchzuführen.
- Der Zeitaufwand für die diätetische Behandlung eines EoE-Patienten durch eine erfahrene Ernährungsfachkraft beträgt etwa 10 h/Jahr (bei 30 Patienten entspricht das einer 0,5 Vollzeitstelle, VK).
- Für die Diagnosestellung von 10 Patienten (inkl. prästationärer Vorstellung, tagesstationär oder stationär durchgeführter Endoskopie in Analgosedierung, Befund- und Diagnoseeröffnung) und die kontinuierliche ambulante Verlaufskontrolle von 30 EoE-Patienten ist pro Jahr als ausschließliche Tätigkeit 0,25 VK eines Kindergastroenterologen erforderlich (inkl. Fortbildung).

- **Ausblick**
- **Empfehlungen zur Diagnostik und Therapie der EoE:** Sie sind erstmals für den deutschsprachigen Raum in der aktualisierten AWMF-S2k-Leitlinie „Gastroösophagealer Reflux" der DGVS (2023) erarbeitet und aufgenommen worden. Die Konsultationsfassung steht seit August 2022 zur Verfügung.
- **Biomarker:** Die aktuell empfohlenen Verlaufsendoskopien belasten die kindlichen Patienten, sie sind jedoch notwendig zur

Evaluation des Therapieerfolgs und zur histologischen Beurteilung der individuellen immunologischen Reaktion auf die Reprovokation nach Nahrungselimination. Durch eine Identifikation spezifischer und valider Biomarker würde diese belastende Untersuchung verzichtbar werden.
- **Neue wirksame Therapieoptionen:**
  - Seit Anfang 2023 ist der kombinierte anti-IL4R- und anti-IL13R-Antikörper **Dupilumab** zur Behandlung der eosinophilen Ösophagitis bei Jugendlichen ab 12 Jahren mit einem Körpergewicht von mindestens 40 kg, die mit einer konventionellen medikamentösen Therapie unzureichend therapiert sind, diese nicht vertragen oder für die eine solche Therapie nicht in Betracht kommt, zugelassen. Die empfohlene Dosierung für Dupilumab bei Patienten ab 12 Jahren beträgt 300 mg wöchentlich. Eine Therapiezulassung ab dem 1. Lebensjahr ist im Jahr 2024 zu erwarten.
  - Derzeit läuft eine prospektive, randomisierte, placebokontrollierte Behandlungsstudie für die Anwendung einer **budesonidhaltigen Schmelzschaumtablette** (0,5 mg bzw. 1 mg) bei Kindern und Jugendlichen mit EoE im Alter zwischen 2 und 17 Jahren. Eine Zulassung für die Pädiatrie wird in 2024 erwartet.
  - Weitere Ergebnisse der jeweiligen Phase-2-Studien RPC4046 (ein Anti-IL13-Antikörper) sind für das Erwachsenenalter sehr vielversprechend.

5.3 Gastritis, Ulzera

André Hörning

5.3.1 Grundlagen

Schleimhautentzündungen des Magens (Gastritis) und des Zwölffingerdarms (Duodenitis) entstehen durch verschiedene infektiöse, chemisch-toxische oder immunologische Auslöser. Beides sind histologische und keine klinischen Diagnosen, denn sie können auch ohne Symptome auftreten. Als Ulkus bezeichnet man einen makroskopisch sichtbaren, in der Regel mit Fibrinschorf belegten Schleimhautdefekt mit einem Durchmesser von mehreren Millimetern, der im Gegensatz zur Erosion über die Muscularis mucosae hinaus reicht. Die Pathogenese der Ulkuserkrankung ist multifaktoriell, sie entsteht durch Einwirkung von Magensäure bei meist vorgeschädigter Schleimhaut im Magen (Ulkus ventriculi; eAbb. 5.3 oder häufiger im Duodenum (Ulkus duodeni; eAbb. 5.4). Zu den aggressiven prädisponierenden Faktoren der Ulkusentstehung zählen neuronale Einflüsse wie Stress (Operationen, Traumen etc.), hormonelle Veränderungen (z. B. Hypergastrinämie beim Zollinger-Ellison-Syndrom; vermehrte Histaminfreisetzung bei Verbrennungen), Medikamente (z. B. Chemotherapie, mehrwöchige und hochdosierte Glukokortikoidtherapie, NSAR durch Beeinträchtigung der Prostaglandinsynthese) sowie auch infektiöse Ursachen wie z. B. eine Helicobacter-pylori (Hp)-Infektion.

■ **Symptomatik, Diagnostik und Differenzialdiagnostik**

Symptome reichen vom asymptomatischen Verlauf bis hin zu epigastrischen Schmerzen, epigastrischer Druckdolenz, gastroösophagealen Refluxsymptomen, Appetitlosigkeit bis hin zu Übelkeit mit/ohne Erbrechen oder unklaren Unruhezuständen bei psychomotorisch retardierten Kindern. Beim Ulkus lassen sich häufig, aber nicht immer, stärkere postprandiale oder nächtliche Oberbauchschmerzen, Übelkeit, Erbrechen oder im Blutungsfalle eine chronische Eisenmangelanämie bzw. Meläna oder gar ein akuter Hämoglobinabfall beobachten. Differenzialdiagnostische Ursachen für eine chronische Gastritis sind in folgender Übersicht zusammengestellt. Eine häufige Ursache im Kindes- und Jugendalter stellt die Helicobacter-pylori-Gastritis (B-Gastritis, eAbb. 5.4 und 5.5) dar, auf die im Folgenden näher eingegangen wird.

> Die Diagnose einer Hp-Gastritis wird endoskopisch-histologisch gestellt. Hierfür sind Biopsien im Magenantrum (mindestens eine Biopsie an der großen und eine

an der kleinen Kurvatur, jeweils 2 bis 3 cm vor dem Pylorus) und im Magenkorpus (eine Biopsie an der großen Kurvatur und eine an der kleinen Kurvatur) erforderlich.

Ursachen und Differenzialdiagnosen der Gastritis mit/ohne Ulzera
- Atrophische Gastritis (selten):
  - Autoimmune Gastritis (A-Gastritis ggf. mit perniziöser Anämie) mit Hypergastrinämie aufgrund der Hypochlorhydie, Antikörper gegen Parietalzellen und Intrinsic-Factor, substitutionspflichtiger schwerer Vitamin-B_{12}-Mangel
  - Mulitfokal atrophisch (Hp-Gastritis-bedingte Schleimhautatrophie)
- Nichtatrophische Gastritis (häufiger):
  - Hp-induzierte Gastritis (B-Gastritis, eAbb. 5.4 und 5.4)
- Andere:
  - Eosinophile Ösophagitis, eosinophile Gastritis/Gastroenteritis/Kolitis mit ösophagealer Beteiligung (EGID; Abschn. 5.2)
  - Morbus Crohn mit Magenbeteiligung
  - Zöliakie
  - Infektionen (fungal, viral, parasitär)
  - Chemische Gastritis z. B. durch NSAR, Gallereflux, Medikamentenhypersensitivität
  - Strahlengastritis
  - Autoimmunerkrankungen mit lymphozytärem oder granulomatösem (M. Wegener, Kollagenosen/Vaskulitis) Infiltrationsmuster, chronisch septische Granulomatose
  - Graft-versus-Host-Erkrankung (GvHD)
  - Stauungsgastritis bei portaler Hypertension
  - Riesenfaltengastritis des Kindesalters (CMV-Infektion, Hp-Infektion) mit konsekutiver Hypoproteinämie durch gastralen Eiweißverlust

5.3.2 Therapie

■ **Therapieziel**

Ziel der Therapie ist die Eradikation des Helicobacter pylori (Hp) mit nachfolgender Abheilung der Gastritis und Ulkuserkrankung.

■ **Therapieindikation**

Da die meisten mit Hp infizierten Kinder ohne Ulkuserkrankung/Erosionen beschwerdefrei sind (Sierra et al. 2013) bedeutet daher allein die Diagnose einer Hp-assoziierten Gastritis keine zwingende Therapieindikation. Dies gilt vor allem dann, wenn es sich um einen Zufallsbefund, z. B. im Rahmen einer endoskopisch geführten Zöliakiediagnostik, handelt. Auch die bei 70–80 % der Hp-infizierten Kindern gefundene Nodularität im Antrum stellt per se keine Indikation zur Therapie dar, da sie nicht mit den Symptomen in Zusammenhang gebracht werden kann (Fischbach et al. 2016). Die im Erwachsenenalter beschriebene Assoziation mit dem Adenokarzinom des Magens oder eines mukosaassoziierten lymphatischem Gewebelymphoms (MALT) ist bei Kindern und Jugendlichen nicht gegeben. Das Risiko wird zumindest für Europa und Nordamerika für das Kindesalter als äußerst gering eingeschätzt (Jones et al. 2017).

Finden sich ein Ulkus und/oder Erosionen besteht eine **eindeutige Therapieindikation,** da die Eradikationstherapie zur Abheilung führt und dadurch ein Rezidiv vermieden wird (Fischbach et al. 2016). Die Behandlung mit dem PPI sollte nach Beendigung der Eradikationstherapie für 2–4 Wochen fortgesetzt werden, eine endoskopische Verlaufskontrolle (Ulkusheilung und histologisch und kultureller Nachweis der Hp-Eradikation) wird 2 Wochen nach Beenden der PPI-Therapie empfohlen (Jones et al. 2017). Weiterführende Strategien finden sich in den Leitlinienempfehlungen der NASPGHAN/ESPGHAN (Jones et al. 2017).

Eine **relative Therapieindikation** besteht bei Kindern, die wegen ausgeprägter Symptome endoskopiert wurden und bei denen sich eine Hp-positive Gastritis ohne das

Auftreten von Ulzera/Erosionen nachweisen ließ, ebenso bei Kindern mit einer positiven Familienanamnese für ein Magenkarzinom bei Verwandten ersten Grades.

Es finden sich ferner Fallberichte für eine assoziierte Eiweißverlustenteropathie im Kindes- und Jugendalter, welche von einer HP-Eradikation profitierten (Kato et al. 2020). Eine Koinzidenz der Hp-Infektion in Form einer therapie- bzw. substitutionsrefraktären Eisenmangelanämie oder als Ursache einer chronisch-idiopathischen thrombozytopenischen Purpura (ITP) ist im Kindesalter beschrieben (Jones et al. 2017). Die Studienlage ist für die chronische ITP bei Kindern nicht eindeutig, große prospektiv-randomisierte Studien fehlen.

In der aktualisierten ESPGHAN/NASPGHAN-Leitlinie wird mit schwachem Empfehlungsgrad empfohlen einen nichtinvasiven Hp-Test (z. B. monoklonaler Ag-Test im Stuhl) bei Kindern mit chronischer ITP, bei denen andere Ursachen ausgeschlossen wurden, durchzuführen und bei Hinweisen für eine Hp-Infektion die Diagnose endoskopisch-histologisch zu sichern (falls es der Grad der Thrombozytopenie erlaubt) um nach kultureller Anzucht resistogrammgerecht therapieren zu können (Jones et al. 2017).

> Wenn beim symptomatischen Kind Hp nachgewiesen wurde und eine komplizierte Gastritis mit/ohne Ulkuserkrankung besteht, so ist eine resistogrammgerechte antimikrobielle Kombinationstherapie indiziert. Eine absolute Indikation für eine Eradikationstherapie besteht ferner beim Nachweis zahlreicher Erosionen oder gastralem Eiweißverlust bei Riesenfaltengastritis. Ebenso wird entsprechend der aktuellen Leitlinien der ESPGHAN/NASPGHAN und der JSPGHAN eine Eradikationstherapie bei einer Hp-assoziierten Eisenmangelanämie und bei einer Hp-assoziierten chronischen ITP empfohlen.

▪ Therapieprinzip

Besteht die Indikation für eine Eradikationstherapie, so sollte die Auswahl der Antibiotika resistogrammgerecht und entsprechend der aktuellen Leitlinienempfehlungen (Jones et al. 2017) umgesetzt werden (◘ Abb. 5.2).

Das Hauptziel der Behandlung besteht darin, die höchstmögliche Eradikationsrate durch die Erstlinientherapie zu erreichen. Der Erfolg der Therapie hängt somit von der Empfindlichkeit der Erreger gegen die zum Einsatz kommenden Antibiotika, der adäquaten Dosis und Dauer der Medikation sowie der Zuverlässigkeit der Medikamenteneinnahme ab.

Bei Kindern und Jugendlichen stehen zahlreiche Reservemedikamente der Eradikationstherapie wie Wismuthsalze, Tetrazyklin, Gyrasehemmer nur eingeschränkt zur Verfügung bzw. sind nur bedingt zugelassen oder gar kontraindiziert. Daher gilt bei Kindern noch mehr als bei Erwachsenen, dass mit der ersten Therapie eine möglichst hohe Heilungsrate erreicht werden sollte. Denn eine oder mehrere fehlgeschlagene Therapien bedeuten für die Kinder und ihre Eltern eine besondere Belastung, da ggf. eine erneute Endoskopie zur Biopsiegewinnung bei unklarer Resistenzlage erfolgt bzw. weitere Therapien mit den potenziellen Nebenwirkungen empfohlen werden.

Antimikrobielle Resistenzlage Resistenzraten von isolierten Hp-Stämmen gegen Clarithromycin und Metronidazol haben im Kindes- und Erwachsenenalter weltweit zugenommen. So stieg die Rate der primären Clarithromycinresistenz im Erwachsenenalter in Deutschland von 4,8 % der Jahre 2001/2002 auf 10,9 % in den Jahren 2011/2012 (Wuppenhorst et al. 2014), während die Rate der primären Metronidazolresistenz in den Jahren 2011/2012 im Erwachsenenalter bei 36 % beziffert wurde. Europaweit differieren die Primärresistenzraten für Clarithromycin mit 5,6–36,6 % stark, es zeigen sich vor allem in den süd- und osteuropäischen Ländern Resistenzraten von >20 %.

▪ Therapeutisches Vorgehen

Die primäre Eradikationstherapie wird als Tripletherapie durchgeführt. Eine Entscheidungshilfe bietet der Therapiealgorithmus (◘ Abb. 5.2). Die Therapiedauer umfasst 14 Tage, die Dosierungen der Substanzen

Erkrankungen des oberen Gastrointestinaltrakts

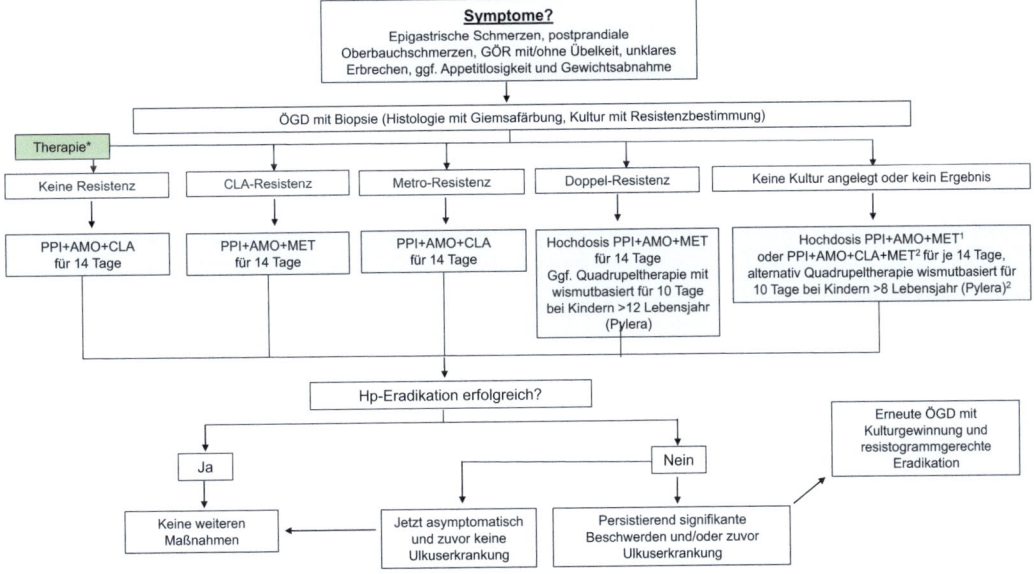

◘ **Abb. 5.2** Therapeutisches Management der Hp-Gastritis

können der ◘ Tab. 5.2 entnommen werden. Die Resistenztestung und die nachfolgend entsprechend gesteuerte Eradikationstherapie sind verpflichtender Behandlungsstandard und Kernforderung aktueller europäischer und nordamerikanischer Leitlinienempfehlungen (Jones et al. 2017).

> Angesichts der hohen Resistenzrate der Hp-Isolate von Kindern und Jugendlichen in Deutschland und Österreich muss eine empirische Behandlung bei symptomatischen Kindern ohne vorheriges Antibiogramm abgelehnt werden.

Wenn keine Informationen zur Antibiotikaresistenz, insbesondere zur Resistenz gegenüber Clarithromycin vorliegen, so ist in diesen Fällen eine Hochdosistherapie mit PPI plus Amoxicillin und Metronidazol durchzuführen (Jones et al. 2017). Alternativ kann bei Kindern unter 8 Jahren eine wismuthbasierte Therapie mit Amoxicillin und Metronidazol und bei Kindern über 8 Jahren in Kombination mit Metronidazol und Tetrazyklin eingesetzt werden (Jones et al. 2017; Kotilea et al. 2021; Zhou et al. 2020). Die Überlegenheit der wismuthaltigen Vierfachtherapie gegenüber der Standardtripletherapie wurde in einer umfangreichen Metaanalyse bestätigt (Venerito et al. 2013). Als Alternative kann die gleichzeitige Gabe von PPI mit den Antibiotika Amoxicillin, Clarithromycin und Metronidazol (konkomitierende

◘ **Tab. 5.2** Dosierungsempfehlungen, resistogrammgerecht anzuwenden. (Mod. nach Jones et al. 2017)

Körpergewicht	PPI (mg/d)	Amoxicillin (g/d)	Clarithromycin (g/d)	Metronidazol (g/d)
>15–25< kg	20–20	0,5–0,5 (0,75–0,75)*	0,25–0,25	0,25–0,25
>25–35< kg	30–30	0,75–0,75 (1,0–1,0)*	0,5–0,25	0,5–0,25
>35≤ kg	40–40	1,0–1,0 (1,5–1,5)*	0,5–0,5	0,5–0,5

Alternativ kann bei Jugendlichen über 8 Jahren eine bismutbasierte Therapie mit Tetrazyklin und Metronidazol eingesetzt werden. Bei einem Gewicht unter 50 kg ist eine Dosisreduktion zu beachten, um die Metronidazol- und Tetrazyklindosen unter 30 mg/kg zu halten
*Hochdosistherapie Amoxicillin

Vierfachtherapie) über 14 Tage versucht werden, sie ist der Standardtripletherapie signifikant überlegen (Fischbach et al. 2016).

Von der in früheren Leitlinien empfohlenen **sequenziellen Therapie**, welche aus einer 5-tägigen PPI-Therapie mit Amoxicillin gefolgt von einer 5-tägigen Therapie mit dem PPI plus Metronidazol und Clarithromycin besteht, wird in empirischer Anwendungsweise (d. h. ohne vorliegendes Resistogramm) mittlerweile mangels therapeutischer Überlegenheit und aufgrund hoher Resistenzbildung **abgeraten** (Fischbach et al. 2016; Jones et al. 2017).

> Wegen der hohen Clarithromycinresistenz sollen ohne antibiotische Resistenztestung eine sequenzielle Therapie über 10 Tage oder eine clarithromycinbasierte Tripletherapie bei Kindern und Jugendlichen nicht angewandt werden.

Im Falle einer **Penicillinallergie** ist eine Dreifachtherapie anstelle von Amoxicillin mit Metronidazol in Standarddosis anzuwenden, wenn der Stamm für Clarithromycin und Metronidazol empfänglich ist. Wenn der Stamm gegen Clarithomycin resistent ist, ist eine wismutbasierte Therapie mit Tetracyclin anstelle von Amoxicillin zu verwenden, wenn das Kind >8 Jahre alt ist.

Als häufige Nebenwirkung aller Therapieschemata treten Diarrhö, aber auch Übelkeit, Kopf- und Bauchschmerzen, Geschmacksstörungen sowie selten Erbrechen auf. In einer umfangreichen Metaanalyse konnte diesbezüglich gezeigt werden, dass eine Supplementation mit Probiotika (z. B. Lactobacillus) die Diarrhö vermindern kann (Fang et al. 2019).

PPI sollten mit einer Dosis von 2 mg/kg in zwei Einzeldosen eingesetzt werden und mindestens 15 min vor einer Mahlzeit und die Antibiotika mit der Mahlzeit eingenommen werden, damit die Bioverfügbarkeit von Clarithromycin durch die Säuresuppression verbessert wird.

- **Monitoring und Verlauf**

Frühestens 6 Wochen nach dem Ende der antimikrobiellen Therapie und frühestens 2 Wochen nach Beendigung der PPI-Therapie sollte eine Erfolgskontrolle der Eradikationstherapie erfolgen.

> Die Therapiekontrolle erfolgt nicht endoskopisch, sondern noninvasiv unter Anwendung eines C-13-Atemtests (bei Kindern >6 Lebensjahre) oder mittels eines fäkalen monoklonalen Hp-Antigentests 4–8 Wochen nach beendeter Eradikationstherapie.

Falls die Eradikationstherapie misslingt, sollte bei Beschwerdepersistenz oder initialem Nachweis einer Ulkuserkrankung mittels neuerlicher ÖGD und kultureller Anzüchtung eruiert werden, welche Auswahl antimikrobieller Substanzen zum Therapieerfolg führen.

> Alle invasiven und nichtinvasiven Testverfahren auf eine Hp-Infektion werden durch eine Vorbehandlung mit säuresuppressiven Substanzen und Antibiotika beeinträchtigt und können falsch negative Testresultate nach sich ziehen. Antibiotika sollten mindestens 4 Wochen, Protonenpumpeninhibitoren 2 Wochen, und H_2-Rezeptorantagonisten mindestens 3 Tage vorher abgesetzt werden.

- **Prophylaxe der Ausbildung einer erosiven Gastritis/Gastroduodenitis**

Eine Prophylaxe sollte bei kritisch kranken Kindern und bei Koagulopathie eingesetzt werden. Chronisch erkrankte Kinder mit Oberbauchbeschwerden, bei denen schleimhautschädigende Medikamente wie z. B. Glukokortikoide und NSAR nicht abgesetzt werden können, sollten endoskopisch beurteilt werden, und ggf. eine Langzeitprophylaxe mit Protonenpumpenhemmern (mind. 1 mg/kg/d p.o.) erhalten.

5.3.2.1 Therapie seltener Ursachen peptischer Ulzera

Seltene Ursachen peptischer Ulzera sind z. B. das Zollinger-Ellison-Syndrom (ZES, Gastrinom) oder eine G-Zell-Hyperplasie. Beim Auftreten mehrerer und vor allem therapierefraktärer peptischer Ulzera in Magen und Duodenum und begleitender chronischer

Diarrhö muss an eine neuroendokrine Neoplasie gedacht werden. Die meisten Gastrinome treten sporadisch auf, in 20–25 % der Fälle sind sie Teil der multiplen endokrinen Neoplasie vom Typ 1 (MEN 1, Wermer-Syndrom). Es ist wichtig, diejenigen Patienten mit ZES/MEN1 frühzeitig zu identifizieren, da sich ihre Behandlung von derjenigen mit sporadischer Erkrankung unterscheidet (Jensen und Ito, 2000). Die durch die Hypergastrinämie bei beiden Erkrankungen stark vermehrte Magensäureproduktion, die schmerzhafte, therapieresistente oder rezidivierende, große Ulzera und z. T. Durchfälle verursachen kann, wird heute sowohl akut als auch langfristig medikamentös kontrolliert.

- **Therapeutisches Vorgehen**

> Protonenpumpeninhibitoren (PPI) sind das Mittel der Wahl.

Eine dauerhafte Therapie mit einem PPI (z. B. Omeprazol 1–2 mg/kg/d) kann so zu einer Abheilung der Ulzera und zur Beschwerdefreiheit führen. Auch Histamin-H_2-Rezeptor-Antagonisten sind wirksam, aber viele Patienten benötigen häufige und hohe Dosen. Die Dosierung richtet sich nach dem klinischen Effekt und dem Magen-pH-Wert, teilweise sind exzessive Dosierungen notwendig.

Bei Durchfällen kann das Somatostatinanalogon Octreotid (Dosierung bei Schulkindern: 1- bis 2-mal 0,05–0,2 mg/d s.c.) eingesetzt werden. Es führt über eine Hemmung der Gastrinproduktion zu einer verminderten Säuresekretion. Durch die effektive Pharmakotherapie ist eine Antrektomie nur noch selten notwendig.

Bei Patienten mit sporadischem ZES sollte eine Resektion der Gastrinome erwogen werden, wann immer dies möglich ist, denn dies führt bei 20–45 % der Patienten zur Heilung. Die Rolle der chirurgischen Resektion von Gastrinomen bei MEN1/ZES ist allerdings umstritten. Es wird empfohlen, die Resektion Patienten mit Tumoren von mehr als 1,5/2 cm Größe vorzubehalten, da bei Vorliegen multipler, kleinerer Gastrinome weniger gute Heilungsraten erreicht werden (Jensen und Ito, 2000). Bei fortgeschrittenen metastasierten Tumoren gibt es verschiedene Behandlungen, darunter Chemotherapie, Somatostatin-/Interferonanaloga, Embolisierung von Lebermetastasen und ausgedehnte chirurgische Eingriffe. Neuere Behandlungsmethoden (darunter eine auf den Somatostatinrezeptor gerichtete Strahlentherapie, neue Chemotherapeutika und Wachstumsfaktor-/Tyrosinkinaseinhibitoren) werden gegenwärtig evaluiert.

5.3.2.2 Therapie der gastrointestinalen Ulkusblutung

Obere gastrointestinale Blutungen (proximal des Treitz-Ligaments) äußern sich in der Regel durch Hämatemesis und/oder Melena. Im Vergleich dazu ist eine Hämatochezie in der Regel ein Zeichen für eine untere gastrointestinale Quelle (definiert als distal des Treitz-Ligaments).

Bei **hämodynamisch stabilen Patienten** mit geringen Blutmengen im Erbrochenen und einer wahrscheinlichen Erklärung (z. B. milde Blutung im Bereich eines PEG-Stomas) ist eine klinische Beobachtung mit Herz-Kreislauf-Überwachung im stationären Aufenthalt inklusive einer supportiven medikamentösen Säuresuppression zunächst ausreichend, um das Risiko einer erneuten Blutung zu verringern. Die endoskopische Beurteilung kann innerhalb von 24 h erfolgen.

Bei **Patienten mit größeren Blutmengen** im Erbrochenen mit Absinken der Hämoglobinkonzentration um >2 g/dl und/oder **hämodynamischer Instabilität** sind die folgenden Maßnahmen zu ergreifen:

- **Nasogastrale Sonde**: Bei Patienten mit ungeklärten gastrointestinalen Blutungen, die klinisch signifikant sind, kann eine nasogastrale oder orogastrale Sondenspülung hilfreich sein, um die Diagnose zu bestätigen und festzustellen, ob die Blutung anhält. Durch die ermöglichte Lavage lassen sich frisches Blut und Gerinnsel entfernen. Dies erleichtert die endoskopische Intervention und verringert zudem das Risiko einer Aspiration. Die Spülung kann entweder mit Wasser oder normaler Kochsalzlösung bei Raumtemperatur durchgeführt werden.
- **Stabilisierung des Kreislaufs** durch Gabe von Volumen und Erythrozytenkonzen-

traten (Transfusionsgrenze Hb <7 g/dl) nach allgemeingültigen intensivmedizinischen Richtlinien und Berücksichtigung des Krankheitsprofils.
- Bei Gerinnungsstörungen (z. B. aufgrund von Leberinsuffizienz, Hämophilie, Thrombozytopenie) **Gabe von Frischplasma oder Einzelfaktor- bzw. Thrombozytenkonzentraten**. Die Applikation von Tranexamsäure als antifibrinolytische Substanz scheint gemäß der randomisierten, kontrollierten HALT-IT-Studie für die obere und untere gastrointestinale Blutung jedoch keinen Vorteil zu bringen (Collaborators 2020).
- Die **Bestimmung des Blutharnstoffs** kann neben der klinischen Symptomatik einen Anhalt zur weiteren Einschätzung der Lokalisation der Blutungsquelle bieten. Ein Anstieg des Harnstoffwerts bei regelrechter Nierenfunktion deutet auf eine Blutung im Bereich des oberen GIT hin, da das Blut im Rahmen der intestinalen Passage Zeit hat, um absorbiert zu werden, welches zu einem Anstieg des Harnstoffwertes führt. Ein normaler oder niedriger Harnstoffwert schließt allerdings eine obere GI-Blutung nicht aus.

- **Endoskopische Diagnostik und Therapie**

Die Endoskopie wird je nach initialer Risikoeinschätzung innerhalb der ersten 6–12 h (bei Schocksituation) bis zu 24 h empfohlen. Hämodynamisch instabile Patienten sollten vor der Endoskopie stabilisiert werden, einschließlich der Verabreichung von Blutprodukten (Erythrozyten- und ggf. Thrombozytenkonzentrate bei < 50/nl) und der Korrektur einer Koagulopathie (FFP, PPSB) über großlumige venöse Zugänge. Die Endoskopie wird bei Kindern in der Regel in Vollnarkose mit endotrachealer Intubation durchgeführt. Sie ist auch bei Kindern mit geringgradigen Blutungen angezeigt, die ungeklärt sind und anhalten oder rezidivieren. Es ist zu beachten, dass der Durchmesser und damit verbunden die Größe des Arbeitskanals der limitierende Faktor in der Auswahl der interventionellen Blutstillungstechnik darstellen. Erst bei Kindern mit einem Körpergewicht >10–15 kg können Endoskope und Techniken, die im Erwachsenenalter eingesetzt werden, verwendet werden. Standardgastroskope für den pädiatrischen Einsatz haben einen Außendurchmesser von 4,9–6,0 mm und einen Arbeitskanal von 2,0 mm (eAbb. 5.6). Sie können Nadeln für die Injektionstherapie (4–6 mm Länge) und bipolare sowie Argonplasmakoagulationssonden aufnehmen, jedoch keine Gefäßclips oder Ligationsapparaturen. „Over the Scope Clips" (OTSC) werden mit einem zusätzlichen Apparat am Endoskop befestigt.

Kurz vor Untersuchungbeginn (ca. 15 min) soll zunächst eine Entleerung des Magens durch die intravenöse Verabreichung von Erythromycin (1–3 mg/kg als ED) erreicht werden.

Eine Reihe an interventionellen endoskopischen Blutstillungsmethoden können mit Berücksichtigung der altersabhängigen Limitationen angewendet werden (Banc-Husu et al. 2017). Hierzu gehören die
- Injektionstherapie mittels Suprareninlösung (1:1000) und Fibrinkleber, die
- thermische Therapie durch Elektrokoagulation bzw. Argonplasmakoagulation, falls verfügbar, und die
- mechanische Therapie durch luminal anwendbare Gefäßclips (TTS-Clips) oder sog. „Over the Scope Clips" OTSC, durch hämostatisches Spray bzw. Pulver oder Gummibandligatur (im Falle von variköses Blutungen).
- Bei sichtbarem Gefäßstumpf oder noch nicht stehender, lokalisierter Blutung kann nach vorheriger Präparation mittels Suprareninjektion ein Hemoclip platziert werden, alternativ ist auch der OTSC möglich. Die Sicherheit und Wirksamkeit der OTSC bei akuten GI-Blutungen im Kindesalter wurde kürzlich gezeigt (Tran et al. 2018).
- Auch der Einsatz der Elektrokoagulation oder ggf. Unterspritzung/Sklerosierung mit Äthoxysklerol (**Cave:** Dosis bei Kindern sehr viel geringer als bei Erwachsenen, Gesamtmenge von 0,1 ml/kg darf nicht überschritten werden) oder Fibrinkleber wird situativ bei kleinen Kindern und technischer Limitation (z. B. auch bei Ösophagusstenose und damit

fehlender Möglichkeit der Anwendung von OTSC oder Nutzen eines Endoskops mit ausreichendem Instrumentierkanal zur endoluminalen Anwendung von Gefäßclips) findet Anwendung.

Als Alternative bei altersbedingter Limitation kann auch eine Adrenalininjektion am Ulkusrand und im Bereich des Gefäßstumpfes zur ersten Blutstillung eingesetzt werden. Wenn anatomisch möglich, sollte hiernach die Ulkusblutung oder Dieulafoy-Läsion zusätzlich mit einem Gefäßclip oder mittels elektrothermischer Behandlung versorgt werden. Sollte es bei schwierigen Bedingungen und eingeschränkter Sicht ein sicherer Gefäßverschluss nicht möglich sein, ist auch ein vorübergehendes „Bridging" durch endoskopisches Auftragen eines Hämostasepulvers (z. B. Endoclot©, Hemospray©, Purastat©) möglich.

> Eine endoskopische Kontrolle sollte 12 h postinterventionell unbedingt erfolgen.

Die Verwendung von Gummibandligaturen ist im Kindesalter den varikösen Blutungen des Ösophagus vorenthalten. Alternativ kann bei Ösophagus- und Fundusvarizen eine Okklusion mit Histoacryl/Lipidiol problemlos erfolgen. Pro Einzelinjektion soll nicht mehr als 0,5 ml maximal zweimalig eingesetzt werden, da sonst die Gefahr einer Lungenembolie besteht.

Weitere Informationen insbesondere auch zur Therapie variköser Blutungen und blutenden Angiodysplasien im Kindesalter bietet die Leitlinienempfehlung der ESPGHAN/ESGE (Thomson et al. 2017; Tringali et al. 2017).

> Bei Versagen der genannten Maßnahmen und weiterbestehender hämodynamisch relevanter Blutung muss ein multidisziplinäres Vorgehen mit Einbindung chirurgischer und radiologischer Expertise erfolgen.

- **Zusätzliche medikamentöse Therapie bei der oberen gastrointestinalen Blutung**
- **Säureblockade,** z. B. durch Omeprazol oder Esomeprazol verringert die Rezidivblutung, den Bedarf an Bluttransfusionen und letztlich auch die Krankenhausaufenthaltsdauer (Barkun et al. 2019; Chiu et al. 2016; Keating 2011) (Dosierung 1 mg/kg als initiale Kurzinfusion i.v., dann 2–4 mg/kg/d über Perfusor als Dauerinfusion i.v. über 72 h). Es soll eine Anhebung des Magen-pH-Werts auf >7 (pH-Wert-Kontrolle über endoskopisch eingelegte Magensonde) erreicht werden. Damit wird die Gerinnung bei peptischen Läsionen erleichtert. In-vitro-Studien haben gezeigt, dass die Gerinnung und die Thrombozytenaggregation eingeschränkt ist, wenn der pH-Wert unter 5,9 liegt (Lanas et al. 2018). Auch eine Dauerinfusion mit H_2-Rezeptor-Antagonisten, z. B. mit Famotidin oder Ranitidin, stellt eine wirkungsvolle Alternative dar. Sucralfat, ein basisches Aluminiumsalz von Saccharosesulfat, das nach Einnahme im sauren Milieu des Magens durch Vernetzung ein in Wasser unlösliches Polymer bildet, ist weniger wirksam als H_2-Rezeptorblocker oder Protonenpumpeninhibitoren.
- **Antimikrobielle Therapie** mit Ampicillin/Sulbactamsäure oder Cefotaxim i.v. in Standarddosierung für 3 Tage. Insbesondere bei Patienten mit Leberzirrhose und akuter Varizenblutung kann die frühzeitige Gabe von Antibiotika mit breitem gram-negativen Wirkspektrum das Auftreten klinisch relevanter bakterieller Infektionen verhindern und damit die Letalität deutlich reduzieren. Die Wahl des Antibiotikums sollte ferner patientenspezifische als auch umgebungsspezifische (z. B. Keim- und Resistenzspektrum im Krankenhaus) mikrobiologische Aspekte berücksichtigen
- Bei portaler Hypertension kann **Somatostatin oder Octreotid** (das Analogon von Somatostatin) in ausgewählten Fällen schwer zu kontrollierender Ösophagus- oder Fundusvarizenblutungen als Zusatztherapie bei der Blutstillung helfen (Eroglu et al. 2004; Lam et al. 2001). Octreotid reduziert hierbei den portalvenösen Zufluss und den intravariköse Druck. Darüber hinaus können diese Medikamente das Risiko von nichtvarikö-

sen Blutungen ebenso verringern (Imperiale und Birgisson 1997). Octreotid wird üblicherweise als Initialbolus von 1–3 µg/kg (maximal 100 µg) verabreicht, gefolgt von 1–3 µg/kg/h als kontinuierliche i.v.-Infusion (Eroglu et al. 2004). Die Infusionsrate wird anschließend entsprechend dem Ansprechen titriert. Die optimale Dauer der Therapie ist nicht geklärt und muss für den Einzelfall klinisch entschieden werden. Zu den unerwünschten Wirkungen gehören Bradykardie und Hyperglykämie. Wenn die Blutung aufhört, wird die Octreotiddosis in der Regel schrittweise über etwa 24 h reduziert, bevor sie beendet wird. Alternativ ist auch die Applikation von **Terlipressin** (Glycylpressin) Bolus 0,01–0,02 mg/kg alle 6 h möglich, im Erwachsenenalter senkt es gemäß einer umfangreichen Metaanalyse signifikant die Mortalität (Ioannou et al. 2003).

Dieses Kapitel enthält elektronisches Zusatzmaterial.

? Fragen zur Wiederholung

1. Welches der folgenden Symptome lässt **nicht** an eine EoE denken?
   a) Rezidivierende chronische Kopfschmerzen
   b) Gewichtsverlust
   c) Erbrechen
   d) Bolusgeschehen bzw. Fremdkörpergefühl in der Speiseröhre
   e) Postprandialer Singultus
2. Welche Aussage zur Diagnostik der EoE **trifft zu**?
   a) Nur makroskopisch veränderte Ösophagusschleimhaut sollte biopsiert und histologisch untersucht werden.
   b) Neben der ösophagealen Stufenbiopsie sollte die Magenschleimhaut und das Duodenum auch biopsiert werden.
   c) Eine Langzeit-Impedanz-pH-Metrie und ein Röntgenbreischluck sind immer erforderlich.
   d) Für den diagnostischen Cut-off Wert ist das Lebensalter zu berücksichtigen, er liegt bei >30 Eos/HPF.
   e) IgE-basierte Allergietestergebnisse liefern bei Kindern mit gleichzeitiger saisonaler Inhalationsallergie zuverlässig eine Aussage zum EoE-auslösenden Allergen.
3. Welche Remissioninduktionstherapie ist die 1. Wahl der EoE im Kindesalter?
   a) Budesonid
   b) 6-FED
   c) Elementardiät
   d) Protonenpumpeninhibitor
   e) 1-FED
4. Welche Aussage zur weiteren Vorgehensweise der obigen Fallbeschreibung **trifft zu**?
   a) Es liegen eine Zöliakie und eine Hp-induzierte Antrumgastritis vor. In jedem Falle sollte bei dem makroskopischen Verdacht auf eine Hp-Infektion eine kulturelle Anzüchtung und Resistogrammdiagnostik erfolgen, damit zusätzlich zur Einleitung einer glutenfreien Ernährung die antibiogrammgerechte Eradikationstherapie erfolgen kann. Da die Hp-Infektion Auslöser der Zöliakie ist, sollte die Eradikationstherapie erfolgen.
   b) Es liegen eine Zöliakie und eine Hp-induzierte Antrumgastritis vor. Bei dem makroskopischen Verdacht auf eine Hp-Infektion kann eine kulturelle Anzüchtung und Resistogrammdiagnostik erfolgen. Damit eröffnet sich die Option bei fehlender Symptombesserung unter gewissenhaftem und striktem Glutenverzicht und Normalisierung der zöliakieserologischen Parameter eine antibiogrammgerechte Eradikationstherapie durchzuführen.
   c) Es liegen eine Zöliakie und eine Hp-induzierte Antrumgastritis vor. Zusätzliche Biopsien zur kulturellen Anzüchtung des Hp-Stammes und Resistogrammdiagnostik wird nicht empfohlen, da weder Schleimhauterosionen noch Ulzera vorliegen. Sollte unter einem gewissenhaften und strikten Glutenverzicht sowie Normalisierung der zöliakie-

serologischen Parameter eine Symptomverbesserung ausbleiben, so wäre eine erneute obere Endoskopie zur Verlaufsdiagnostik inklusive einer Biopsatgewinnung für die kulturelle Hp-Anzüchtung zu erwägen, wenn eine Eradikationstherapie mit dem Patienten/den Eltern erörtert und bei entsprechendem Hp-Nachweis geplant ist.

d) Sollte bei persistierenden epigastrischen Schmerzen eine erneute endoskopische Untersuchung zur Diagnostik einer Hp-Infektion durchgeführt werden, so sollte die Behandlung mit einem PPI wenigstens einen Tag vorher beendet werden, da eine Beeinträchtigung der kulturellen Anzüchtung nicht zu erwarten ist.

e) Sollte bei persistierenden epigastrischen Schmerzen eine erneute endoskopische Untersuchung zur Diagnostik einer Hp-Infektion durchgeführt werden, so wird empfohlen 3 Biopsien im Bereich der Antrumschleimhaut inkl. einer im präpylorischen Bereich zu entnehmen.

5. Welche Aussage zur Diagnostik der Hp-Gastritis **trifft zu**?

a) Zur Diagnose einer Hp-induzierten Gastritis, welche ursächlich für die epigastrischen Beschwerden sind, reicht ein Nachweis des Hp-Antigens im Stuhl mittels monoklonaler Antikörper im Enzymimmunoassay (EIA) oder ein C-13-Atemtest.

b) Auf die diagnostische Endoskopie sollte aufgrund der Beeinträchtigung für den kindlichen Patienten verzichtet werden und stattdessen eine empirische clarithromycinbasierte Tripletherapie durchgeführt werden.

c) Bei dem beim Patienten beschriebenen Endoskopiebefund mit Nachweis einer antrumbetonten lymphonodulären Schleimhautaufwerfung besteht der hochgradige Verdacht auf eine Hp-induzierte Gastritis. Der histologische Nachweis mittels Giemsa-Färbung sichert die Diagnose, weitere Untersuchungen sind nicht notwendig.

d) Bei allen Kindern, die aufgrund epigastrischer Beschwerden endoskopiert werden, sollte mittels histologischer Untersuchung und kultureller Anzüchtung nach einer Hp-induzierten Gastritis gefahndet werden.

e) Die Diagnose einer aktiven Hp-Infektion kann dann gestellt werden, wenn entweder Hp kultiviert werden kann oder wenn histologisch eine Hp-Gastritis nachgewiesen wird. Die kulturelle Anzüchtung des Hp stellt nicht nur den Goldstandard für den biopsiebasierten Nachweis für die aktive Infektion dar, sie ist zudem für Empfindlichkeitstests zur Optimierung der Eradikationstherapie essenziell.

6. Welche Eradikationstherapie ist die 1. Wahl bei der Hp-Gastritis im Kindesalter?

a) PPI, Amoxicillin, Clarithromycin
b) PPI, Amoxicillin, Metronidazol
c) Bismuth und tretracyclinbasierte Therapie ab dem 12. Lebensjahr
d) Resistogrammgerechte Therapie
e) Hochdosistherapie mit PPI, Clarithromycin, Metronidazol

Literatur

Zu Abschn. 5.1

Pardy C, D'Antonio F, Khalil A, Giuliani S (2019) Prenatal detection of esophageal atresia: a systematic review and meta-analysis. Acta Obstet Gynecol Scand ▶ https://doi.org/10.1111/aogs.13536

Zu Abschn. 5.2

Alexander ES, Martin LJ, Collins MH, Kottyan LC, Sucharew H, He H, Mukkada VA, Succop PA, Abonia JP, Foote H, Eby MD, Grotjan TM, Greenler AJ, Dellon ES, Demain JG, Furuta GT, Gurian LE, Harley JB, Hopp RJ, Kagalwalla A, Kaul A, Nadeau KC, Noel RJ, Putnam PE, von Tiehl KF, Rothenberg ME (2014 Nov) Twin and family studies reveal strong environmental and weaker genetic cues explaining heritability of eosinophilic esophagitis. J Allergy Clin Immunol 134(5):1084–1092.e1. ▶ https://doi.org/10.1016/j.jaci.2014.07.021. Epub

2014 Sep 22. PMID: 25258143; PMCID: PMC4253562

Allen-Brady K, Firszt R, Fang JC, Wong J, Smith KR, Peterson KA (2017 Oct) Population-based familial aggregation of eosinophilic esophagitis suggests a genetic contribution. J Allergy Clin Immunol 140(4):1138–1143. ▶ https://doi.org/10.1016/j.jaci.2016.12.979. Epub 2017 Feb 10. PMID: 28192145

Arias A et al (2014) Efficacy of dietary interventions for inducing histologic remission in patients with eosinophilic esophagitis: a systematic review and meta-analysis. Gastroenterology 146(7):1639–1648

Attwood S, Sabri S (2014) Historical aspects of eosinophilic esophagitis: from case reports to clinical trials. Dig Dis 32(1–2):34–9. ▶ https://doi.org/10.1159/000357007. Epub 2014 Feb 28. PMID: 24603378

Cianferoni A et al (2019) Food avoidance strategies in eosinophilic oesophagitis. Clin Exp Allergy 49(3):269–284

Croese J et al (2003) Clinical and endoscopic features of eosinophilic esophagitis in adults. Gastrointest Endosc 58(4):516–522

Dellon ES, Hirano I (2018). Epidemiology and natural history of eosinophilic esophagitis. Gastroenterology 154(2):319–332 e313

Dellon ES, et al (2014) A phenotypic analysis shows that eosinophilic esophagitis is a progressive fibrostenotic disease. Gastrointest Endosc 79(4):577–585 e574

Dellon ES, et al (2021) Early life factors are associated with risk for eosinophilic esophagitis diagnosed in adulthood. Dis Esophagus 34(2)

Madisch A, Koop H, Miehlke S, Leers J, Lorenz P, Lynen P, Jansen OP, Schilling D, Labenz J, Allescher HD, Bläker H (2023) S2k-Leitlinie Gastroösophageale Refluxkrankheit und eosinophile Ösophagitis der Deutschen Gesellschaft für Gastroenterologie, Verdauungs- und Stoffwechselkrankheiten (DGVS) – März 2023 – AWMF-Registernummer: 021–013. Z Gastroenterol. 2023 Jul; 61(7):862–933. German. 10.1055/a-2060-1069. Epub 2023 Jul 10. PMID: 37494073

Furuta GT, Katzka DA (2015) Eosinophilic Esophagitis. N Engl J Med 373(17):1640–1648

Gonzalez-Cervera J, et al (2017) Association between atopic manifestations and eosinophilic esophagitis: A systematic review and meta-analysis. Ann Allergy Asthma Immunol 118(5):582–590 e582

Goetch M, et al (2017) Dietary therapy and nutrition management of eosinophilic esophagitis: a work group report of the American Academy of Allergy, Asthma, and Immunology. J Allergy Clin Immunol Pract 5(2):312–324.e29. ▶ https://doi.org/10.1016/j.jaip.2016.12.026

Groetch M, Venter C, Skypala I, Vlieg-Boerstra B, Grimshaw K, Durban R, Cassin A, Henry M, Kliewer K, Kabbash L, Atkins D, Nowak-Węgrzyn A, Holbreich M, Chehade M (2017 Mar-Apr) Eosinophilic Gastrointestinal Disorders Committee of the American Academy of Allergy, Asthma and Immunology. Dietary Therapy and Nutrition Management of Eosinophilic Esophagitis: A Work Group Report of the American Academy of Allergy, Asthma, and Immunology. J Allergy Clin Immunol Pract 5(2):312–324.e29. ▶ https://doi.org/10.1016/j.jaip.2016.12.026. PMID: 28283156

Harris RF, Menard-Katcher C, Atkins D, Furuta GT, Klinnert MD (2013 Oct) Psychosocial dysfunction in children and adolescents with eosinophilic esophagitis. J Pediatr Gastroenterol Nutr 57(4):500–5. ▶ https://doi.org/10.1097/MPG.0b013e31829ce5ad. PMID: 23752077

Henderson CJ et al (2012) Comparative dietary therapy effectiveness in remission of pediatric eosinophilic esophagitis. J Allergy Clin Immunol 129(6):1570–1578

Hirano I et al (2013) Endoscopic assessment of the oesophageal features of eosinophilic oesophagitis: validation of a novel classification and grading system. Gut 62(4):489–495

Jensen ET et al (2013) Early life exposures as risk factors for pediatric eosinophilic esophagitis. J Pediatr Gastroenterol Nutr 57(1):67–71

Jensen ET, et al (2018). Early-life environmental exposures interact with genetic susceptibility variants in pediatric patients with eosinophilic esophagitis. J Allergy Clin Immunol 141(2):632–637 e635

Kalgalwalla AF, Sentomgo TA et al (2006) Effect of six-food elimination diet on clinical and histological outcomes in eosinophilic esophagitis. Clin Gastroenterol Hepatol 4:1097–102

Kagalwalla AF et al (2011) Identification of specific foods responsible for inflammation in children with eosinophilic esophagitis successfully treated with empiric elimination diet. J Pediatr Gastroenterol Nutr 53(2):145–149

Klinnert MD, Silveira L, Harris R, Moore W, Atkins D, Fleischer DM, Menard-Katcher C, Aceves S, Spergel JM, Franciosi JP, Furuta GT (2014 Sep) Health-related quality of life over time in children with eosinophilic esophagitis and their families. J Pediatr Gastroenterol Nutr 59(3):308–316. ▶ https://doi.org/10.1097/MPG.0000000000000451. PMID: 24897164; PMCID: PMC4141021

Klinnert MD, Atkins D, Pan Z, Franciosi JP, Aceves SS, Spergel JM, Furuta GT (2019 Dec) Symptom Burden and Quality of Life Over Time in Pediatric Eosinophilic Esophagitis. J Pediatr Gastroenterol Nutr 69(6):682–689. ▶ https://doi.org/10.1097/MPG.0000000000002479. PMID: 31436703

Krishnan U (2019 Nov 29) Eosinophilic Esophagitis in Esophageal Atresia. Front Pediatr 7:497. ▶ https://doi.org/10.3389/fped.2019.00497. PMID: 31850292; PMCID: PMC6895897.

Lucendo AJ, et al (2016) Efficacy of proton pump inhibitor drugs for inducing clinical and histologic remission in patients with symptomatic esophageal eosinophilia: a systematic review and meta-analysis. Clin Gastroenterol Hepatol 14(1):13–22 e11

Lucendo AJ, Molina-Infante J, Arias A et al (2017) Guidelines on eosinophilic esophagitis: evidence-based statements and recommendations for diagnosis and management in children and adults. United European Gastroenterol J 5:335–358

Madison JM et al (2020) Strategy for food reintroduction following empiric elimination and elemental dietary therapy in the treatment of eosinophilic gastrointestinal disorders. Curr Gastroenterol Rep 22(5):25. ▶ https://doi.org/10.1007/s11894-020-00758-2

Markowitz JE et al (2003) Elemental diet is an effective treatment for eosinophilic esophagitis in children and adolescents. Am J Gastroenterol 98(4):777–782

Mukkada V, Falk GW, Eichinger CS, King D, Todorova L, Shaheen NJ (2018 Apr) Health-Related Quality of Life and Costs Associated With Eosinophilic Esophagitis: A Systematic Review. Clin Gastroenterol Hepatol 16(4):495–503.e8. ▶ https://doi.org/10.1016/j.cgh.2017.06.036. Epub 2017 Jun 24. PMID: 28655543

Ryu S, Lee KH, Tizaoui K, Terrazzino S, Cargnin S, Effenberger M, Shin JI, Kronbichler A (2020 Sep 30) Pathogenesis of Eosinophilic Esophagitis: A Comprehensive Review of the Genetic and Molecular Aspects. Int J Mol Sci 21(19):7253. ▶ https://doi.org/10.3390/ijms21197253. PMID: 33008138; PMCID: PMC7582808

Safroneeva E, et al (2016) Symptoms have modest accuracy in detecting endoscopic and histologic remission in adults with eosinophilic esophagitis. Gastroenterology 150(3):581–590 e584

Shah A et al (2009) Histopathologic variability in children with eosinophilic esophagitis. Am J Gastroenterol 104(3):716–721

Shaheen NJ, et al (2018) Natural history of eosinophilic esophagitis: a systematic review of epidemiology and disease course. Dis Esophagus 31(8)

Simon D et al (2016) Eosinophilic esophagitis is characterized by a non-IgE-mediated food hypersensitivity. Allergy 71(5):611–620

Simon D et al (2014) Eosinophilic esophagitis and allergy. Dig Dis 32(1–2):30–33

Spergel JM (2007) Eosinophilic esophagitis in adults and children: evidence for a food allergy component in many patients. Curr Opin Allergy Clin Immunol 7(3):274–278

Spergel JM, et al (2012) Identification of causative foods in children with eosinophilic esophagitis treated with an elimination diet. J Allergy Clin Immunol 130(2):461–467 e465

Spergel JM, Brown-Whitehorn TF, Cianferoni A, Shuker M, Wang ML, Verma R, Liacouras CA (2012 Aug) Identification of causative foods in children with eosinophilic esophagitis treated with an elimination diet. J Allergy Clin Immunol 130(2):461–7.e5. ▶ https://doi.org/10.1016/j.jaci.2012.05.021. Epub 2012 Jun 27. PMID: 22743304

Straumann A, Aceves SS, Blanchard C, Collins MH, Furuta GT, Hirano I, Schoepfer AM, Simon D, Simon HU (2012 Apr) Pediatric and adult eosinophilic esophagitis: similarities and differences. Allergy 67(4):477–90. ▶ https://doi.org/10.1111/j.1398-9995.2012.02787.x. Epub 2012 Feb 8. PMID: 22313241

Taft TH, Guadagnoli L, Edlynn E (2019 Dec 9) Anxiety and Depression in Eosinophilic Esophagitis: A Scoping Review and Recommendations for Future Research. J Asthma Allergy 12:389–399. ▶ https://doi.org/10.2147/JAA.S193045. PMID: 31849499; PMCID: PMC6910091

Wechsler JB, Schwartz S, Arva NC, Kim KA, Chen L, Makhija M, Amsden K, Keeley K, Mohammed S, Dellon ES, Kagalwalla AF (2022 Aug) A Single-Food Milk Elimination Diet Is Effective for Treatment of Eosinophilic Esophagitis in Children. Clin Gastroenterol Hepatol 20(8):1748–1756.e11. ▶ https://doi.org/10.1016/j.cgh.2021.03.049. Epub 2021 Apr 3. PMID: 33823291; PMCID: PMC10123872

Zu Abschn. 5.3

Abu-Mahfouz MZ, Prasad VM, Santogade P, Cutler AF (1997) Helicobacter pylori recurrence after successful eradication: 5-year follow-up in the United States. Am J Gastroenterol 92(11):2025–2028. ▶ https://www.ncbi.nlm.nih.gov/pubmed/9362184

Arenz T, Antos D, Russmann H, Alberer M, Buderus S, Kappler M, Koletzko S (2006) Esomeprazole-based 1-week triple therapy directed by susceptibility testing for eradication of Helicobacter pylori infection in children. J Pediatr Gastroenterol Nutr 43(2):180–184. ▶ https://doi.org/10.1097/01.mpg.0000228103.89454.a2

Banc-Husu AM, Ahmad NA, Chandrasekhara V, Ginsberg GG, Jaffe DL, Kochman ML, Mamula P (2017) Therapeutic endoscopy for the control of nonvariceal upper gastrointestinal bleeding in children: a case series. J Pediatr Gastroenterol Nutr 64(4):e88–e91. ▶ https://doi.org/10.1097/MPG.0000000000001457

Barkun AN, Almadi M, Kuipers EJ, Laine L, Sung J, Tse F, Bardou M (2019) Management of nonvariceal upper gastrointestinal bleeding: guideline recommendations from the international consensus group. Ann Intern Med 171(11):805–822. ▶ https://doi.org/10.7326/M19-1795

Cassina M, et al. (2016) Prevalence, characteristics, and survival of children with esophageal atresia: a 32-year population-based study including 1,417,724 consecutive newborns. Birth Defects Res A Clin Mol Teratol 106:542–548

Chiu PW, Joeng HK, Choi CL, Tsoi KK, Kwong KH, Lam SH, Sung JJ (2016) High-dose omeprazole infusion compared with scheduled second-look endoscopy for prevention of peptic ulcer rebleeding: a randomized controlled trial. Endoscopy 48(8):717–722. ▶ https://doi.org/10.1055/s-0042-107590

Collaborators H-IT (2020) Effects of a high-dose 24-h infusion of tranexamic acid on death and thromboembolic events in patients with acute gastrointestinal bleeding (HALT-IT): an international randomised, double-blind, placebo-controlled trial. Lancet 395(10241):1927–1936. ▶ https://doi.org/10.1016/S0140-6736(20)30848-5

Deurloo JA, Ekkelkamp S, Hartman EE, Sprangers MG, Aronson DC (2005) Quality of life in adult survivors of correction of esophageal atresia. Arch Surg 140:976–980

Eroglu Y, Emerick KM, Whitingon PF, Alonso EM (2004) Octreotide therapy for control of acute gastrointestinal bleeding in children. J Pediatr Gastroenterol Nutr 38(1):41–47. ▶ https://doi.org/10.1097/00005176-200401000-00011

Faber J, Bar-Meir M, Rudensky B, Schlesinger Y, Rachman E, Benenson S, Wilschanski M (2005) Treatment regimens for Helicobacter pylori infection in children: is in vitro susceptibility testing helpful? J Pediatr Gastroenterol Nutr 40(5):571–574. ▶ https://doi.org/10.1097/01.mpg.0000155567.71902.75

Fang HR, Zhang GQ, Cheng JY, Li ZY (2019) Efficacy of Lactobacillus-supplemented triple therapy for Helicobacter pylori infection in children: a meta-analysis of randomized controlled trials. Eur J Pediatr 178(1):7–16. ▶ https://doi.org/10.1007/s00431-018-3282-z

Feydt-Schmidt A, Kindermann A, Konstantopoulos N, Demmelmair H, Ballauff A, Findeisen A, Koletzko S (2002) Reinfection rate in children after successful Helicobacter pylori eradication. Eur J Gastroenterol Hepatol 14(10):1119–1123. ▶ https://doi.org/10.1097/00042737-200210000-00013

Fischbach W, Malfertheiner P, Lynen Jansen P, Bolten W, Bornschein J, Buderus S, Glocker E, Hoffmann JC, Koletzko S, Labenz J, Mayerle J, Miehlke S, Mössner J, Peitz U, Prinz C, Selgrad M, Suerbaum S, Venerito M, Vieth M, Verantwortlich fur die D (2016) S2k-guideline Helicobacter pylori and gastroduodenal ulcer disease. Z Gastroenterol 54(4):327–363. ▶ https://doi.org/10.1055/s-0042-102967

Foker JE, Linden BC, Boyle EM Jr, et al (1997) Development of a true primary repair for the full spectrum of esophageal atresia. Ann Surg 226(4):533–41 [discussion: 541–3]

Garcia M, Downs J, Russell A, Wang W (2018) Impact of biobanks on research outcomes in rare diseases: a systematic review. Orphanet J Rare Dis 13:202

Gawad N, Wayne C, Bass J, Nasr A (2018) A chest tube may not be needed after surgical repair of esophageal atresia and tracheoesophageal fistula. Pediatr Surg Int 34:967–970

Gibreel W et al (2017) Swallowing dysfunction and quality of life in adults with surgically corrected esophageal atresia/tracheoesophageal fistula as infants: forty years of follow-up. Ann Surg 266:305–310

Gisbert JP, Arata IG, Boixeda D, Barba M, Canton R, Plaza AG, Pajares JM (2002) Role of partner's infection in reinfection after Helicobacter pylori eradication. Eur J Gastroenterol Hepatol 14(8):865–871. ▶ https://doi.org/10.1097/00042737-200208000-00009

Holland AJ, Fitzgerald DA (2010) Oesophageal atresia and tracheo-oesophageal fistula: current management strategies and complications. Paediatr Respir Rev 11:100–106

Ioannides AS, Copp AJ (2009) Embryology of oesophageal atresia. Semin Pediatr Surg 18:2–11

Imperiale TF, Birgisson S (1997) Somatostatin or octreotide compared with H2 antagonists and placebo in the management of acute nonvariceal upper gastrointestinal hemorrhage: a meta-analysis. Ann Intern Med 127(12):1062–1071. ▶ https://doi.org/10.7326/0003-4819-127-12-199712150-00002

Ioannou GN, Doust J, Rockey DC (2003) Systematic review: terlipressin in acute oesophageal variceal haemorrhage. Aliment Pharmacol Ther 17(1):53–64. ▶ https://doi.org/10.1046/j.1365-2036.2003.01356.x

Iwanczak B, Biernat M, Iwanczak F, Grabinska J, Matusiewicz K, Gosciniak G (2012) The clinical aspects of Helicobacter heilmannii infection in children with dyspeptic symptoms. J Physiol Pharmacol 63(2):133–136. ▶ https://www.ncbi.nlm.nih.gov/pubmed/22653899

Jensen RT, Ito T (2000) Gastrinoma. In Feingold KR, Anawalt B, Boyce A, Chrousos G, de Herder WW, Dhatariya K, Dungan K, Grossman A, Hershman JM, Hofland J, Kalra S, Kaltsas G, Koch C, Kopp P, Korbonits M, Kovacs CS, Kuohung W, Laferrere B, McGee EA, McLachlan R, Morley JE, New M, Purnell J, Sahay R, Singer F, Stratakis CA, Trence DL, Wilson DP (Hrsg) Endotext. South Dartmouth, MA

Jones NL, Koletzko S, Goodman K, Bontems P, Cadranel S, Casswall T, Espghan N (2017) Joint ESPGHAN/NASPGHAN guidelines for the management of Helicobacter pylori in children and adolescents (update 2016). J Pediatr Gastroenterol Nutr 64(6):991–1003. ▶ https://doi.org/10.1097/MPG.0000000000001594

Kato S, Abukawa D, Furuyama N, Iinuma K (1998) Helicobacter pylori reinfection rates in children after eradication therapy. J Pediatr Gastroenterol Nutr 27(5):543–546. ▶ https://doi.org/10.1097/00005176-199811000-00009

Kato S, Nishino Y, Ozawa K, Konno M, Maisawa S, Toyoda S, Iinuma K (2004) The prevalence of Helicobacter pylori in Japanese children with gastritis or peptic ulcer disease. J Gastroenterol 39(8):734–738. ▶ https://doi.org/10.1007/s00535-004-1381-2

Kato S, Shimizu T, Toyoda S, Gold BD, Ida S, Ishige T, Nutrition. (2020) The updated JSPGHAN guidelines for the management of Helicobacter pylori infection in childhood. Pediatr Int 62(12):1315–1331. ▶ https://doi.org/10.1111/ped.14388

Keating GM (2011) Intravenous esomeprazole: a pharmacoeconomic profile of its use in the prevention of recurrent peptic ulcer bleeding. Pharmacoeconomics 29(6):535–543. ▶ https://doi.org/10.2165/11207430-000000000-00000

Kim BJ, Kim HS, Jang HJ, Kim JH (2018) Helicobacter pylori eradication in idiopathic Thrombocytopenic Purpura: a meta-analysis of randomized trials.

Gastroenterol Res Pract 2018:6090878. ▸ https://doi.org/10.1155/2018/6090878

Knippig C, Arand F, Leodolter A, Nilius M, Bayerdorffer E, Klein U, Malfertheiner P (2002) Prevalence of H. pylori-infection in family members of H. pylori positive and its influence on the reinfection rate after successful eradication therapy: a two-year follow-up. Z Gastroenterol 40(6):383–387. ▸ https://doi.org/10.1055/s-2002-32128

Kimura K, Soper RT (1994) Multistaged extrathoracic esophageal elongation for long gap esophageal atresia. J Pediatr Surg 29(4):566–568

Koletzko S, Richy F, Bontems P, Crone J, Kalach N, Monteiro ML, Megraud F (2006) Prospective multicentre study on antibiotic resistance of Helicobacter pylori strains obtained from children living in Europe. Gut 55(12):1711–1716. ▸ https://doi.org/10.1136/gut.2006.091272

Kotilea K, Cadranel S, Salame A, Nguyen J, Mahler T, Miendje Deyi VY, Bontems P (2021) Efficacy and safety of bismuth-based quadruple therapy for Helicobacter pylori eradication in children. Helicobacter 26(4):e12825. ▸ https://doi.org/10.1111/hel.12825

Lal DR et al (2017) Challenging surgical dogma in the management of proximal esophageal atresia with distal tracheoesophageal fistula: outcomes from the Midwest Pediatric Surgery Consortium. J Pediatr Surg 53:1267–1272

Lam JC, Aters S, Tobias JD (2001) Initial experience with octreotide in the pediatric population. Am J Ther 8(6):409–415. ▸ https://doi.org/10.1097/00045391-200111000-00005

Lanas A, Dumonceau JM, Hunt RH, Fujishiro M, Scheiman JM, Gralnek IM, Sung JJY (2018) Non-variceal upper gastrointestinal bleeding. Nat Rev Dis Primers 4:18020. ▸ https://doi.org/10.1038/nrdp.2018.20

Mishra A, Hogan SP, Brandt EB et al (2001) An etiological role for aeroallergens and eosinophils in experimental esophagitis. J Clin Invest 107:83–90

Muensterer OJ, Sterlin A, Oetzmann von Sochaczewski C, Lindner A, Heimann A, Balus A, Dickmann J, Nuber M, Patel VH, Manfredi MA, Jennings RW, Smithers CJ, Fauza DO, Harrison MR (2020) An experimental study on magnetic esophageal compression anastomosis in piglets. J Pediatr Surg 55(3):425–432. ▸ https://doi.org/10.1016/j.jpedsurg.2019.04.029. Epub 2019 May 11. PMID: 31128845

Niv Y, Hazazi R (2008) Helicobacter pylori recurrence in developed and developing countries: meta-analysis of 13C-urea breath test follow-up after eradication. Helicobacter 13(1):56–61. ▸ https://doi.org/10.1111/j.1523-5378.2008.00571.x

Niv Y, Hazazi R, Waked A, Lederfein T, Achiel K (2008) Helicobacter pylori recurrence and infection rate in Israeli adults. Dig Dis Sci 53(5):1211–1214. ▸ https://doi.org/10.1007/s10620-007-0016-x

O'Connell JS et al (2019) Post-operative paralysis and elective ventilation reduces anastomotic complications in esophageal atresia: a systematic review and meta-analysis. Pediatr Surg Int 35:87–95

Okuda M, Kikuchi S, Mabe K, Osaki T, Kamiya S, Fukuda Y, Kato M (2017) Nationwide survey of Helicobacter pylori treatment for children and adolescents in Japan. Pediatr Int 59(1):57–61. ▸ https://doi.org/10.1111/ped.13038

Pedersen RN, Calzolari E, Husby S, Garne E, EUROCAT Working group (2012) Oesophageal atresia: prevalence, prenatal diagnosis and associated anomalies in 23 European regions. Arch Dis Child 97:227–232

Prechtl J, Deutschmann A, Savic T, Jahnel J, Bogiatzis A, Muntean W, Hoffmann KM (2012) Monitoring of antibiotic resistance rates of Helicobacter pylori in Austrian children, 2002–2009. Pediatr Infect Dis J 31(3):312–314. ▸ https://doi.org/10.1097/INF.0b013e31823d9490

Righini Grunder F, Petit LM, Ezri J, Jantchou P, Aspirot A, Laberge S, Faure C (2019) Should proton pump inhibitors be systematically prescribed in patients with esophageal atresia after surgical repair? J Pediatr Gastroenterol Nutr 69(1):45–51. ▸ https://doi.org/10.1097/MPG.0000000000002328. PMID: 30889131

Robinson K, Lehours P (2020) Review - Helicobacter, inflammation, immunology and vaccines. Helicobacter 25(Suppl 1):e12737. ▸ https://doi.org/10.1111/hel.12737

Rothenberg SS (2012) Thoracoscopic repair of esophageal atresia and tracheoesophageal fistula in neonates: evolution of a technique. J Laparoendosc Adv Surg Tech A 22(2):195–199

Rowland M, Kumar D, Daly L, O'Connor P, Vaughan D, Drumm B (1999) Low rates of Helicobacter pylori reinfection in children. Gastroenterology 117(2):336–341. ▸ https://doi.org/10.1053/gast.1999.0029900336

Russo G, Miraglia V, Branciforte F, Matarese SM, Zecca M, Bisogno G, Parodi E, Amendola G, Giordano P, Jankovic M, Corti A, Nardi M, Farruggia P, Battisti L, Baronci C, Palazzi G, Tucci F, Ceppi S, Nobili B, Ramenghi U, De Mattia D, Notarangelo L, Group A-I S (2011) Effect of eradication of Helicobacter pylori in children with chronic immune thrombocytopenia: a prospective, controlled, multicenter study. Pediatr Blood Cancer 56(2):273-278. ▸ https://doi.org/10.1002/pbc.22770

Schwille IJ, Giel KE, Ellert U, Zipfel S, Enck P (2009) A community-based survey of abdominal pain prevalence, characteristics, and health care use among children. Clin Gastroenterol Hepatol 7(10):1062–1068. ▸ https://doi.org/10.1016/j.cgh.2009.07.002

Selgrad M, Meissle J, Bornschein J, Kandulski A, Langner C, Varbanova M, Malfertheiner P (2013) Antibiotic susceptibility of Helicobacter pylori in central Germany and its relationship with the number of eradication therapies. Eur J Gastroenterol Hepatol 25(11):1257–1260. ▸ https://doi.org/10.1097/MEG.0b013e3283643491

Shaw-Smith C (2006) Oesophageal atresia, tracheo-oesophagealfistula, and the VACTERL association: review of genetics and epidemiology. J Med Genet 43(7):545–554

Shieh HF, Jennings RW (2017) Long-gap esophageal atresia. Semin Pediatr Surg 26:72–77

Sierra MS, Hastings EV, Goodman KJ (2013) What do we know about benefits of H. pylori treatment in childhood? Gut Microbes 4(6):549–567. ▶ https://doi.org/10.4161/gmic.27000

St Peter SD, Ostlie DJ (2010) Laparoscopic gastric transposition with cervical esophagogastric anastomosis for long gap pure esophageal atresia. J Laparoendosc Adv Surg Tech A 20(1):103–106

Spee LA, Madderom MB, Pijpers M, van Leeuwen Y, Berger MY (2010) Association between helicobacter pylori and gastrointestinal symptoms in children. Pediatrics 125(3):e651-669. ▶ https://doi.org/10.1542/peds.2010-0941

Street ME, Caruana P, Caffarelli C, Magliani W, Manfredi M, Fornaroli F, de'Angelis GL (2001) Antibiotic resistance and antibiotic sensitivity based treatment in Helicobacter pylori infection: advantages and outcome. Arch Dis Child 84(5):419–422. ▶ https://doi.org/10.1136/adc.84.5.419

Sykora J, Hejda V, Varvarovska J, Stozicky F, Siala K, Schwarz J (2004) Helicobacter heilmannii gastroduodenal disease and clinical aspects in children with dyspeptic symptoms. Acta Paediatr 93(5):707–709. ▶ https://www.ncbi.nlm.nih.gov/pubmed/15174799

Tanny SPT et al (Mai 2021) Pediatrics 147(5):e2020029884. ▶ https://doi.org/10.1542/peds.2020-029884

Thomson M, Tringali A, Dumonceau JM, Tavares M, Tabbers MM, Furlano R, Zambelli A (2017) Paediatric gastrointestinal endoscopy: European society for paediatric gastroenterology hepatology and nutrition and European society of gastrointestinal endoscopy guidelines. J Pediatr Gastroenterol Nutr 64(1):133–153. ▶ https://doi.org/10.1097/MPG.0000000000001408

Toracchio S, Cellini L, Di Campli E, Cappello G, Malatesta MG, Ferri A, Marzio L (2000) Role of antimicrobial susceptibility testing on efficacy of triple therapy in Helicobacter pylori eradication. Aliment Pharmacol Ther 14(12):1639–1643. ▶ https://doi.org/10.1046/j.1365-2036.2000.00870.x

Tran P, Carroll J, Barth BA, Channabasappa N, Troendle DM (2018) Over the scope clips for treatment of acute nonvariceal gastrointestinal bleeding in children are safe and effective. J Pediatr Gastroenterol Nutr 67(4):458–463. ▶ https://doi.org/10.1097/MPG.0000000000002067

Tringali A, Thomson M, Dumonceau JM, Tavares M, Tabbers MM, Furlano R, Zambelli A (2017) Pediatric gastrointestinal endoscopy: European Society of Gastrointestinal Endoscopy (ESGE) and European Society for Paediatric Gastroenterology Hepatology and Nutrition (ESPGHAN) Guideline Executive summary. Endoscopy 49(1):83–91. ▶ https://doi.org/10.1055/s-0042-111002

Urbani L et al (2018) Multi-stage bioengineering of a layered oesophagus with in vitro expanded muscle and epithelial adult progenitors. Nat Commun 9:4286

Venerito M, Krieger T, Ecker T, Leandro G, Malfertheiner P (2013) Meta-analysis of bismuth quadruple therapy versus clarithromycin triple therapy for empiric primary treatment of Helicobacter pylori infection. Digestion 88(1):33–45. ▶ https://doi.org/10.1159/000350719

Wuppenhorst N, Draeger S, Stuger HP, Hobmaier B, Vorreiter J, Kist M, Glocker E-O, ResiNet Study G (2014) Prospective multicentre study on antimicrobial resistance of Helicobacter pylori in Germany. J Antimicrob Chemother 69(11):3127–3133. ▶ https://doi.org/10.1093/jac/dku243

Yan TL, Hu QD, Zhang Q, Li YM, Liang TB (2013) National rates of Helicobacter pylori recurrence are significantly and inversely correlated with human development index. Aliment Pharmacol Ther 37(10):963–968. ▶ https://doi.org/10.1111/apt.12293

Zeng M, Mao XH, Li JX, Tong WD, Wang B, Zhang YJ, Zou QM (2015) Efficacy, safety, and immunogenicity of an oral recombinant Helicobacter pylori vaccine in children in China: a randomised, double-blind, placebo-controlled, phase 3 trial. Lancet 386(10002):1457–1464. ▶ https://doi.org/10.1016/S0140-6736(15)60310-5

Zhao JB, Yuan L, Yu XC, Shao QQ, Ma J, Yu M, Ding SZ (2021) Whole family-based Helicobacter pylori eradication is a superior strategy to single-infected patient treatment approach: A systematic review and meta-analysis. Helicobacter 26(3):e12793. ▶ https://doi.org/10.1111/hel.12793

Zhou Y, Ye Z, Wang Y, Zhang Y, Tang Z, Yan W, Huang Y (2020) Comparison of four different regimens against Helicobacter pylori as a first-line treatment: a prospective, cross-sectional, comparative, open trial in Chinese children. Helicobacter 25(2):e12679. ▶ https://doi.org/10.1111/hel.12679

Zöliakie

Klaus-Peter Zimmer

Inhaltsverzeichnis

6.1 Grundlagen – 116
6.1.1 Nicht-Zöliakie-Weizen-/Glutensensitivität – 117

6.2 Therapie – 117

Literatur – 123

INTERESSENKONFLIKTE: Der Autor war ehrenamtlich Mitglied des Wissenschaftlichen Beirates der DZG und der Ernährungskommission der DGKJ. Ansonsten bestehen keine Interessenkonflikte, insbesondere nicht zu Firmen.

Ergänzende Information Die elektronische Version dieses Kapitels enthält Zusatzmaterial, auf das über folgenden Link zugegriffen werden kann ▶ https://doi.org/10.1007/978-3-662-65248-0_6.

© Springer-Verlag GmbH Deutschland, ein Teil von Springer Nature 2023
K.-P. Zimmer et al. (Hrsg.), *Gastroenterologie – Hepatologie – Ernährung – Nephrologie – Urologie,* Therapie der Krankheiten im Kindes- und Jugendalter, https://doi.org/10.1007/978-3-662-65248-0_6

6.1 Grundlagen

Die Zöliakie – im Erwachsenenalter auch Sprue genannt – wird inzwischen nicht mehr als isolierte glutensensitive Enteropathie, sondern als **immunologische Systemerkrankung** angesehen, die bei genetisch (HLA-DQ2 und/oder HLA-DQ8) disponierten Individuen nach Zufuhr von Prolaminen, den alkohollöslichen Anteilen von Getreideprodukten, und möglicherweise zusätzlich durch einen dritten Faktor ausgelöst wird, z. B. Rotavirusinfektion. Mit einer Prävalenz von 1 % ist die Zöliakie in Deutschland ähnlich häufig wie im internationalen Vergleich. Davon ist der größte Teil oligosymptomatisch und, weil unerkannt, nicht als Zöliakie diagnostiziert bzw. behandelt.

Mit der von K.W. Dicke eingeführten glutenfreien Diät (GFD) steht eine bewährte und zuverlässige Therapie zur Verfügung, die allerdings weder im Sinne einer Überbehandlung leichtfertig bzw. unbegründet (▶ Abschn. 6.1.1) noch von ihrem Präventionspotenzial ungenutzt oder verzögert eingesetzt werden soll.

- **Symptomatik, Diagnostik und Differenzialdiagnostik**

Eine glutenfreie Ernährungsweise sollte erst nach korrekter Zöliakie-Diagnostik begonnen werden: folgende diagnostische Kriterien stehen zur Verfügung (eTab. 6.1):
– Klinik: Anamnese und Symptomatik,
– Serologie: Gesamt-IgA und TG2-IgA,
– duodenale Biopsie: histologisch Marsh 2–3,
– Remission unter GFD: klinisch und serologisch.

Die klassische Malabsorptions**symptomatik** der Zöliakie mit Gedeihstörung, Durchfall, ausladendem Abdomen, somatischer und psychomotorischer Retardierung, Mangelzuständen für Eisen oder Folsäure liegt bei maximal 20–30 % der Zöliakiepatienten vor. Weitere Symptome wie Bauchschmerzen, Erbrechen, Obstipation, Irritabilität, Müdigkeit, Blähungen sowie auch Assoziationen mit syndromalen, genetischen oder anderen autoimmunen Erkrankungen müssen im klinischen Kontext bewertet werden und sollten bei zöliakieverdächtiger Konstellation Anlass zum **serologischen Screening** sein.

Auf die Durchführung einer duodenalen Biopsie bei Verdacht auf eine Zöliakie kann verzichtet werden, wenn der **TG2-IgA-Titer 10-fach** über dem oberen Normwert erhöht ist, eine klassische Zöliakiesymptomatik mit Malabsorption inkl. Gedeihstörung, Durchfall, ausladendem Abdomen besteht, gleichzeitig der Endomysiumantikörper in einer getrennten Probe positiv ist und diese Entscheidung nach Aufklärung durch einen Kindergastroenterologen erfolgte. Nach der neuesten Leitlinie der Europäischen Gesellschaft für Gastroenterologie, Hepatologie und Ernährung (ESPGHAN) könnte auch bei asymptomatischen Zöliakie-Patienten mit 10-facher TG2-IgA-Titererhöhung auf die Biopsie verzichtet werden. Manifestiert sich die Zöliakie asymptomatisch (z. B. im Rahmen eines Diabetes mellitus Typ 1) oder extraintestinal (u. a. Dermatitis herpetiformis Duhring, IgA-Nephropathie, autoimmune Hepatitis, pulmonale Hämosiderose), so scheint der positive prädiktive Wert eines 10-fach erhöhten TG2-IgA-Titers für das Vorliegen einer Marsh 2 oder 3 Läsion (Cave: „patchy lesions", Normwerte: intraepitheliale Lymphozyten, IEL < 20/100 Enterozyten, Villus-Krypten-Verhältnis > 2) jedoch geringer zu sein (eTab. 6.1). Die HLA-DQ2/8-Typisierung dient allein dem Ausschluss der Zöliakie.

> **Cave**
> Eine Marsh-2 Läsion ist endoskopisch aufgrund der (noch) vorhandenen Zotten nicht zu erkennen (eAbb. 6.1).

Bei der **latenten, potenziellen** oder **subklinischen Zöliakie** liegen, bei genetischer Disposition, weder klinisch noch serologisch noch bioptisch für die Diagnose und damit für die Indikationsstellung einer GFD ausreichende Befunde vor. Daher ist es bei Verdacht auf niedrige Glutenzufuhr und aufgrund der Glutenabhängigkeit der Befunde im Sinne der Diagnosesicherung für den Patienten günstiger, die Glutenzufuhr zu steigern als eine GFD „ex juvantibus" zu starten (eKasuistik. 6.1).

Bei **asymptomatischen Risikopatienten** ist eine Zöliakie entweder regelmäßig serologisch zu screenen oder (im negativen Fall einmalig) mit einer molekulargenetischen Typisierung auf HLA-DQ2/8 (genotypisch HLA-DQβ1*0201/α1*0501 in cis-Position in Verbindung mit HLA-DR3, HLA-DQβ1*0301/α1*0201 in trans-Position in Verbindung mit HLA-DR5 und HLA-DQβ1*0302/α1*0301) auszuschließen.

Screening bei asymptomatischen Risikopatienten
- Down-Syndrom
- Turner-Syndrom
- Williams-Beuren-Syndrom
- IgA-Mangel
- Diabetes mellitus Typ 1 (ca. 5 %)
- Autoimmune Thyreoiditis
- Autoimmune Hepatitis
- IgA-Nephropathie
- Anorexia nervosa
- Chronische Kopfschmerzen (unklarer Genese)
- Depression
- Epilepsie
- Erstgradige Verwandte (ca. 10 %)
- Osteoporose/Osteopenie (unklarer Genese)
- Eisenmangelanämie (unklarer Genese)
- Kleinwuchs (unklarer Genese)

Die **differenzialdiagnostische Abklärung** schließt ein:
- gastrointestinale Infektionen,
- Nahrungsmittelunverträglichkeiten: Nahrungsmittelallergien u. a. Weizen-/Glutenallergie, genetisch oder sekundär bedingte Malabsorptionen und Maldigestionen,
- chronisch-entzündliche Darmerkrankungen inkl. Autoimmunenteropathie,
- Reizdarm bzw. funktionelle Bauchschmerzen nach Rome IV.

Mit GFD behandelte Patienten, deren Zöliakieserologie sich normalisierte und bei denen keine Hinweise auf Inadhärenz bestehen, aber deren Symptome persistieren, sollten differenzialdiagnostisch (endoskopisch) reevaluiert werden.

6.1.1 Nicht-Zöliakie-Weizen-/Glutensensitivität

Die **Nicht-Zöliakie-Weizen-/-Glutensensitivität** ist eine pathogenetisch und diagnostisch (laborchemisch) wenig charakterisierte Entität, bei der überwiegend erwachsene Patienten nach der Einführung einer glutenfreien Diät eine Linderung ihrer Beschwerden berichten. Amylase-Trypsin-Inhibitoren (ATI) – neben dem Gluten Bestandteil des Endosperms im Weizenkorn – werden als Auslöser diskutiert. Ohne Durchführung einer doppeltblind placebokontrollierten Belastung und ohne Berücksichtigung eines nachhaltigen Diäterfolgs wird die Prävalenz der Nicht-Zöliakie-Weizen-/-Glutensensitivität bis etwa 15 % der Bevölkerung eingeschätzt. Die Symptomatik ist vergleichbar zur Zöliakie, wobei neurologische/psychiatrische Beschwerden (z. B. „Brain Fog") im Vordergrund stehen können. Auffällig sind die Überlappungen von Nicht-Zöliakie-Weizen-/Glutensensitivität und Reizdarmsyndrom, die beide auf eine **FODMAP**- (**F**ermentable **O**ligo-, **D**i-, **M**onosaccharides, **A**nd **P**olyols) freie Diät eine symptomatische Verbesserung zeigen (eKasuistik 6.2).

6.2 Therapie

- **Therapieziel**

Mit dem frühen Erkennen einer Zöliakie und dem zeitnahen Beginn der glutenfreien Ernährungsweise, der aber nicht vor Abschluss des serologisch und darmbioptisch durchgeführten Nachweises erfolgen soll, sind alle akuten und langfristigen Komplikationen dieser Erkrankung vermeidbar.
- Zu den **akuten Komplikationen** gehören u. a. Malabsorption von Nährstoffen sowie körperliche und psychomotorische Entwicklungsverzögerung.
- Zu den **langfristigen Komplikationen** der Zöliakie zählen bei inadäquat durchge-

führter glutenfreier Ernährungsweise eine Beeinträchtigung der Lebensqualität, ein erhöhtes Risiko für Infertilität, Frühgeburt, Aborte, SGA und Osteoporose, ein erhöhtes Malignomrisiko (insbesondere T-Zell-Lymphome) und eine erhöhte Mortalität. Bei mangelnder Diätcompliance bzw. jahrelanger Glutenzufuhr bei unerkannter Zöliakie besteht ein erhöhtes Risiko, andere Autoimmunerkrankungen (z. B. Diabetes mellitus Typ 1) zu entwickeln.

> Daher ist die lebenslange und strikte Adhärenz zur glutenfreien Diät (GFD) das wesentliche Therapieziel.

Erst die klinische (nach 2–4 Wochen) und serologische (nach 3–6 Monaten) Remission unter GFD erfüllt das letzte essenzielle Kriterium zur **Bestätigung der Zöliakiediagnose;** dabei ist der Nachweis einer Mukosaheilung, die oft erst nach vielen Monaten eintritt, nicht erforderlich.

Extraintestinale Manifestationen der Haut, der Niere, der Lunge, des ZNS u. a. können sich partiell oder komplett zurückbilden, wenn eine Zöliakie früh diagnostiziert und die GFD im frühen Alter einsetzt und konsequent eingehalten wird. Auch für die Therapiekontrolle einer mit der Zöliakie **assoziierten Erkrankung** wie dem Diabetes mellitus Typ 1 kann eine GFD vorteilhaft sein, durch eine Verbesserung der somatischen Entwicklung und Füllung der Eisenspeicher, bei vermehrtem Bedarf an Insulin, aber niedrigerem HbA_{1c}-Wert und weniger Hypoglykämien.

> Beschwerdefreiheit aber auch Entwicklungsfortschritte (Lernfähigkeit, Aufholwachstum, Pubertätsentwicklung) dienen dazu, den Patienten bei den Verlaufskontrollen in seiner **Diätadhärenz** zu bekräftigen.

■ **Therapieprinzip**

Die GFD beruht auf dem Ausschluss der alkohollöslichen Anteile (Prolamine) des Weizenproteins **Gluten** (Gliadin), von **Roggen** (Secalin) und **Gerste** (Hordein), die toxische Peptidsequenzen („Repeats") enthalten, die sehr prolin- (15 mol%) und glutaminreich (35 mol%) und proteolytisch relativ resistent sind. Deren Glutamin wird vom Autoantigen der Zöliakie, der Gewebstransglutaminase 2, in Glutaminsäure überführt, sodass im Rahmen der Antigenpräsentierung über HLA-DQ2- oder -DQ8-Moleküle die Aktivierung der T-Lymphozyten gesteigert wird. Auch das hochmolekulare Glutenin ist für Zöliakiepatienten toxisch.

Hafer enthält im alkohollöslichen Teil (Avenin) etwa halb so viele Proline im Vergleich zu Weizen, Roggen und Gerste, besitzt aber auch vergleichbare Peptidsequenzen, die T-Lymphozyten von Zöliakiepatienten aktivieren, sodass von einer geringeren Toxizität bzw. einem höheren Toleranz- und Toxizitätsschwellenwert bei unterschiedlicher individueller Anfälligkeit auszugehen ist. Während der Verzicht auf Weizen-, Roggen- und Gersteprodukte unstrittig ist und in den nationalen und internationalen Leitlinien der Hafer davon unter ärztlicher Verlaufskontrolle ausgenommen ist, lassen die zur Toleranz des Hafers durchgeführten klinische Studien Schwächen erkennen: begrenzte Zahl insbesondere an jugendlichen Studienteilnehmern, hohe Anzahl an Studienaussteigern, keine Überprüfung der Menge an zugeführtem Hafer, begrenzte Dauer und Nachhaltigkeit der Belastung, wenige doppelblind placebokontrollierte Studien u. a. Wenige Zöliakiepatienten äußern eine eindeutige Unverträglichkeit gegenüber Hafer. Es steht keine diagnostische Methode zur Verfügung, Zöliakiepatienten sicher zu identifizieren, die Hafer nicht tolerieren, bzw. die individuelle Toleranzschwelle für Hafer zu ermitteln. Auch für Gluten ist die empfundene Verträglichkeit nicht maßgeblich.

> Die Vermeidung jeglicher Komplikationen der Zöliakie ist an die Bedingung gebunden, die GFD lebenslang und strikt durchzuführen.

Eine semistrikte oder gar symptomorientierte Durchführung der GFD gewährleistet keine Befreiung einer zöliakiebedingten Gesundheitseinschränkung. In Abhängigkeit von der initialen Symptomausprägung kann die GFD als Einschränkung oder Verbesserung der Lebensqualität empfunden werden.

Gegenüber einer normalen (glutenhaltigen) Ernährungsweise entstehen monatliche Zusatzkosten von etwa 80–100 € (Mehrkostenstudie der Deutschen Zöliakie-Gesellschaft, DZG, 2015). Im Gegensatz zu vielen europäischen Ländern werden diese in Deutschland in der Regel nicht erstattet; es gibt keine gesetzliche Verpflichtung für die Krankenkassen zur Kostenübernahme (Ausnahmefälle auf Antrag). Von Zöliakie betroffene Hartz-IV-Empfänger können vom Staat einen Zuschuss von ca. 70 € beantragen. Liegt ein Behindertengrad von mindestens 30 % vor – wobei allein die Zöliakie mit einem Behindertengrad von 20 % einhergeht – kann ein Härtefall im Rahmen der Einkommenssteuer geltend gemacht werden.

Die lebenslange strikte glutenfreie Ernährungsweise wurde jahrzehntelang als **sehr wirksame** und **sichere Therapieform** angesehen. Es gibt neuerdings Studien, die den Gehalt einer GFD an Kalorien, einfachen Kohlenhydraten, Ballaststoffen, gesättigten Fettsäuren, Salz, Spurenelementen (Zink, Magnesium, Eisen) und Vitaminen (Vitamin D, Folsäure) kritisch bewerten, eine Schwermetallbelastung (Arsen, Cadmium, Quecksilber, Blei) vermuten und die Frage stellen, ob, bei leichtfertiger Anwendung, als grundsätzlicher Nachteil einer GFD neben der Maskierung einer Zöliakie und dem Triggern einer Essstörung oder Obstipation das kardiovaskuläre Risiko erhöht ist. Diese Aspekte sprechen gegen eine leichtfertige Anwendung der GFD, die in manchen Ländern (USA) bereits 25 % der Bevölkerung betreffen.

- **Therapeutisches Vorgehen**

Glutenhaltige Lebensmittel sind: Weizen, Roggen, Gerste, Einkorn, Dinkel, Grünkern, Bulgur, Couscous, Malz, Bier sowie alle Produkte, die aus den genannten Getreiden hergestellt werden, wie Gries, Pizza, Nudeln, Eiswaffeln, Kekse etc.

In der westlichen Ernährung verzehrt ein Erwachsener täglich 15–20 g Gluten; bei Kleinkindern beträgt die tägliche Glutenzufuhr ca. 5–10 g. Im **Codex alimentarius** (Abb. 6.1) wird ein Nahrungsprodukt als „glutenfrei" deklariert, wenn es weniger als 2 mg Gluten pro 100 g Lebensmittel enthält (Übersicht), d. h. ein Zöliakiepatient soll weniger als 10 mg Gluten pro Tag zu sich nehmen. Primaweizenstärke mit max. 0,3 g Eiweiß pro 100 g gilt als glutenfrei; der Eiweißanteil in Sekundaweizenstärke (bis 5 g/100 g) ist für Zöliakiepatienten jedoch zu hoch.

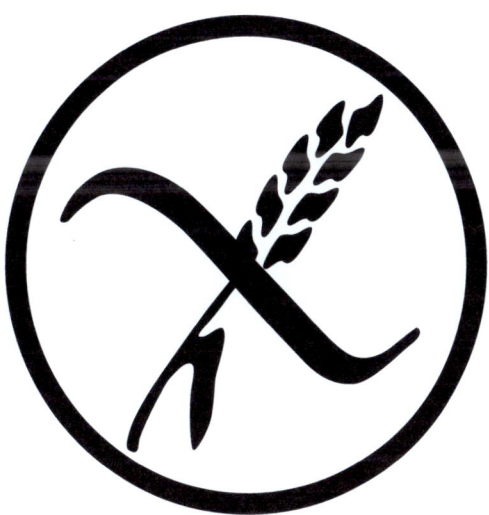

Abb. 6.1 Symbol für „glutenfrei" nach dem Codex alimentarius

Glutenfreie Grundnahrungsmittel
- Kastanienmehl
- Buchweizen
- Mais
- Hirse
- (Wild)reis
- Soja Sesam
- Milch/Butter
- Margarine
- Eier
- Essig
- Kartoffeln
- Fleisch, unverarbeitet
- Fisch, unverarbeitet
- Nüsse
- Honig
- Zucker
- Obst
- Gemüse
- Tee
- Fett/Öl
- Quinona
- Amaranth

- Alkohol
- Stärke
- Maltodextrin
- Teff
- Lupiniensamen
- Johannlsbrotkernmehl
- Tapiola
- Manniok

Während Grundnahrungsmittel bezüglich ihres Glutengehalts relativ klar definiert sind, ist es bei Fertigprodukten empfehlenswert, neben dem Glutenfreisymbol (◘ Abb. 6.1) den Informationsbroschüren und Empfehlungen der DZG zu vertrauen („Aufstellung glutenfreier Arzneimittel" der DZG mit Hinweis auf Medizin-, Dental-, Mund- und Zahnpflegeprodukte und Kosmetik).

Nach der EU-Lebensmittelinformationsverordnung (LMIV, EU 1169/2011, verbindlich in der EU seit 13.12.14) muss sowohl bei loser unverpackter als auch verpackter Ware glutenhaltiges Getreide als eines von 14 Hauptallergenen gekennzeichnet werden bzw. im Zutatenverzeichnis des jeweiligen Produkts namentlich aufgeführt sein. Die Kennzeichnungspflicht gilt auch für Restaurants oder am Buffet oder wenn Gluten z. B. lediglich als Emulgator, Bindemittel oder Stabilisator im fertigen Lebensmittel enthalten ist. Bei der Verwendung von Hafer ist auf sortenreine, nichtkontaminierte Haferflocken zu achten. Neben der DZG bietet auch der European Regional Development Fund (Focus IN CD) der Europäischen Union mit E-Learning-Tools eine gute Informationsgrundlage zur Zöliakie für Patienten und Eltern (▶ https://www.interreg-central.eu/Content.Node/Focus-IN-CD.html).

Im Rahmen der **Diätberatung durch eine qualifizierte Ernährungsfachkraft** erhalten die Eltern bzw. Patienten detaillierte Einblicke in die Zubereitung von glutenfreiem Essen in der hauseigenen Küche. Ggf. sind Haus-, Kindergarten- und Schulbesuche der Ernährungsfachkraft erforderlich, um Kontaminationen in Küche und am Esstisch zu vermeiden. Vorsicht ist beispielsweise bei der Herstellung von Soßen, Benutzung von Zusätzen wie Paniermehl, Kauf von Wurstwaren oder Bratheringen, Joghurt- und Frischkäsezubereitungen, Roquefort und Schmelzkäsezubereitungen und verarbeiteter Schokolade – reiner Kakao ist glutenfrei – geboten.

Die Ernährungsberatung und -erziehung ist zur Aufrechterhaltung der Diätadhärenz wesentlich; bei Verdacht auf einen (selektiven) Nährstoffmangel ist ein Ernährungsprotokoll angezeigt.

Eine laktosefreie oder -reduzierte Diät und eine Substitution mit Pankreasenzymen, Folsäure, Eisen, Magnesium, Vitamin B_{12} oder fettlöslichen Vitaminen sind bei der Zöliakie im Kindes- und Jugendalter in der Regel – auch transient – nicht erforderlich. Die Erholung des Mangelzustands unter alleiniger GFD zeigt indirekt die Erholung der Mukosa an.

Patienten mit **Zöliakiekrise** werden insbesondere in Entwicklungsländern beobachtet, wobei eine parenterale Zufuhr von Flüssigkeit, Elektrolyten, Bicarbonat und Nährstoffen (selten unter Gabe von Steroiden) notwendig ist (**Cave**: Refeeding-Syndrom).

Vor dem Beginn einer GFD ist die **Indikationsstellung** zu prüfen und den Eltern/Patienten zu erläutern. Bei begründetem Verdacht auf Zöliakie (eTab. 6.1), d. h. insbesondere bei der klassischen symptomatischen Malabsorptionssymptomatik, ist die GFD unstritig. Auch bei den selteneren atypisch-symptomatischen Formen ist eine GFD angebracht, weil damit extraintestinale Manifestationen durchaus in Remission gelangen können. Nicht eindeutig nach Studienlage bzw. für die Patienten schwerer nachvollziehbar ist die Indikation bei fehlender gastrointestinaler Manifestation, z. B. bei Patienten mit Dermatitis herpetiformis Duhring. Dies gilt, obwohl es durchaus gute Argumente und Hinweise dafür gibt, dass auch bei diesen Formen Komplikationen der klassischen Zöliakie (z. B. erhöhtes Malignom- und Mortalitätsrisiko) auftreten (eKasuistik 6.3).

- **Monitoring und Verlauf**

Bis zum Eintritt der klinischen und serologischen Remission unter glutenfreier Diät sind wiederholte ambulante Verlaufskontrollen empfehlenswert, u. a. um der Familie frühzeitig praktische Hilfen bei der Einführung der glutenfreien Diät anzubieten oder das Ansprechen der Diät zu dokumentieren und der Familie eine positive Rückkopplung zu geben. Danach schließt eine **jährliche Verlaufskontrolle** die Dokumentation der somatischen und psychomotorischen Entwicklung inkl. Gewichts-, Wachstums- und Pubertätsentwicklung ein. Ist diese erfreulich, reicht die serologische Kontrolle auf TG2-IgA bzw. EMA. Bestätigt auch eine negative Serologie die Diätadhärenz, so sollte die positive Bestätigung für das Kind bzw. den Jugendlichen und seine Eltern nicht ausbleiben.

Insbesondere wenn es Symptome, Beschwerden oder sonstige Hinweise für eine **schlechte Diätadhärenz** gibt, ist eine weitere Abklärung der Hintergründe unter Einschluss einer Ernährungsfachkraft, eines Psychotherapeuten oder Sozialarbeiters im interdisziplinären Team ratsam. Tests zum Nachweis von Gluten im Urin sind denen im Stuhl überlegen. Sollte der Jugendliche die Notwendigkeit einer GFD nach jahrelangem Wohlbefinden grundsätzlich infrage stellen, sollte eine ärztliche Begleitung im Sinne einer Verlaufs- und Befundkontrolle unter glutenhaltiger Ernährung angeboten werden.

Bis ins jugendliche Alter sollte die Adhärenz zur GFD bei symptomatischen Zöliakiepatienten mindestens 70–80 % betragen. Bei oligosymptomatischen Patienten kann die GFD zu einer schlechten Diätadhärenz und einer eingeschränkten Lebensqualität führen.

> Die Diätadhärenz hängt von kognitiven, emotionalen und soziokulturellen Faktoren, Akzeptanz der Erkrankung, aber auch von einer nachhaltigen bzw. regelmäßigen ambulanten Anbindung in einem Zentrum mit multiprofessioneller Ausstattung ab.

Die Mitgliedschaft in der Deutsche Zöliakie-Gesellschaft (DZG) und deren Mitbetreuung ist adhärenzförderlich; das Führen eines Zöliakiepasses ist empfehlenswert.

Eine Glutenbelastung ist nur bei HLA-DQ2/8 positiven Patienten angezeigt – z. B. bei den sehr seltenen seronegativen Fällen wie beim variablen Immundefektsyndrom oder wenn die Diagnose aufgrund von lückenhafter Diagnostik anzuzweifeln ist. Sie sollte mit 10–15 g Gluten pro Tag erfolgen und klinisch, serologisch und bioptisch im Verlauf bis zu 2 Jahren kontrolliert werden.

- **Prognose**

Bei strikter Adhärenz zur GFD ist die Prognose der klassischen malabsorptiven Zöliakie exzellent, d. h. es ist keine Einschränkung von Lebensqualität und Lebenserwartung oder das Auftreten von zöliakiebedingten Komplikationen zu befürchten.

Bei den nichtklassischen Zöliakieformen kann die Adhärenz zur GFD schlechter ausgebildet sein und der präventive Effekt bezüglich der zöliakiebedingten Komplikationen ist weniger eindeutig belegt.

- **Prävention**

In Studien konnte für Zöliakiepatienten unter strikter GFD die Vermeidung von Infertilität, Frühgeburt, Aborte, SGA und Osteoporose, eines im Erwachsenalter erhöhten Malignomrisikos (insbesondere T-Zell-Lymphome) und einer erhöhten Mortalität gezeigt werden. Es gibt deutliche Hinweise für ein Präventionspotenzial der GFD für andere autoimmune Erkrankungen. Bei der Assoziation mit Diabetes mellitus Typ 1 besteht ein erhöhtes Risiko zur Retino- und Nephropathie. Weiterhin wirkt sich bei diesen Patienten eine strikte GFD günstig auf das klinische Beschwerdebild, Gewicht, Wachstum, den HbA_{1c}-Wert und das Auftreten von Hypoglykämien aus. Es fehlen Studien zur Koinzidenz, die einen vorteilhaften Effekt der strikten GFD auf die diabetische Vaskulopathie prüfen.

Ein Malignomrisiko besteht insbesondere bei refraktärer Zöliakie, eine Zöliakieform, die im Kinder- und Jugendalter extrem selten ist. Das Malignomrisiko von Patienten mit Dermatitis herpetiformis Duhring kann durch eine strikte GFD verhindert werden.

Entgegen früherer Einschätzung schützt Stillen nicht vor Zöliakie. Auch das frühe Einführen von kleinen Glutenmengen unter gleichzeitigem Stillen nach 4 Lebensmonaten scheint bei genetisch disponierten Säuglingen das Risiko, eine Zöliakie zu entwickeln, nicht zu reduzieren. Grundsätzlich sollte Gluten als Beikost nicht innerhalb der ersten vier Lebensmonate und nicht später als nach sechs Lebensmonaten eingeführt werden. Eine späte Gluteneinführung führt bei Zöliakiepatienten zu einer milderen Zöliakiemanifestation bzw. verzögert diese. Die Rotavirusschluckimpfung scheint gegenüber der Zöliakie ein Präventionspotenzial zu besitzen.

- **Qualitätssicherung**

Als Voraussetzung zur Durchführung des Behandlungsstandards bzw. des erreichbaren Höchstmaßes an medizinischer Versorgung (Kinderrechtskonvention, Art. 24, Abs. 1) sind neben den Grundsätzen der Ethik und Berufsordnung – z. B. Therapiefreiheit, keine Weisung von Nichtärzten, Patientenwohl als oberstes Gebot – der aktuell verfügbare naturwissenschaftliche Erkenntnisstand, die ärztliche Erfahrung, der Facharztstandard und die Leitlinien wissenschaftlicher Fachgesellschaften verbindlich. Demnach sind folgende Qualitätskriterien zu beachten:

— Die Diagnose der Zöliakie muss durch einen Kindergastroenterologen bestätigt werden.
— Im präpubertären Alter sollten mindestens 70–80% der Patienten mit klassischer Zöliakie eines Behandlungszentrums nachhaltig diätadhärent sein, d. h. sich in klinischer und serologischer (TG2-IgA negativ) Remission befinden.
— Weder akute noch chronische Komplikationen der Zöliakie sollten nach Diagnosestellung auftreten.
— Die kontinuierliche Verlaufskontrolle unter Förderung der Diätadhärenz ist im interdisziplinären Team unter Einschluss eines Kindergastroenterologen, einer Ernährungsfachkraft, ggf. eines Psychotherapeuten und eines Sozialarbeiters bei einem diätadhärenten Patienten einmal pro Jahr durchzuführen, d. h. die alleinige Betreuung durch eine Ernährungsfachkraft nach Diagnosestellung ist fachlich inadäquat.
— Der Zeitaufwand für die diätetische Behandlung eines Zöliakiepatienten durch eine erfahrene Ernährungsfachkraft beträgt etwa 6,5 h/Jahr (bei 100 Patienten 0,5 Vollzeitstellen, VK).
— Für die Diagnosestellung von 10 Patienten (inkl. prästationärer Vorstellung, tagesstationär oder stationär durchgeführter Endoskopie in Analgosedierung, Befund- und Diagnoseeröffnung) und die kontinuierliche ambulante Verlaufskontrolle von 100 Zöliakiepatienten ist pro Jahr als ausschließliche Tätigkeit 0,25 VK eines Kindergastroenterologen erforderlich (inkl. Fortbildung).

Sowohl eine relative Mangelausstattung, bei der die erreichbare Behandlungsinfrastruktur signifikant zurückbleibt, als auch eine absolute Mangelausstattung mit Unterschreitung des fachärztlichen Standards im Sinne einer nicht ausreichenden Versorgung (nach SGB V, § 12, Abs. 1) ist dem Patienten bzw. den Eltern als Recht und Pflicht im Sinne einer Einrichtungsaufklärung mitzuteilen.

- **Ausblick**

Es werden aktuell mehr als zehn verschiedene experimentelle Therapieansätze alternativ zur GFD entwickelt, u. a. Abbau durch Prolylendopeptidasen, Hemmung von Transglutaminase 2 oder Biologikaantikörper gegen Immunfaktoren der Zöliakieentzündung, die weder als Phase-III-Studien noch bei Kindern geprüft wurden bzw. sich als (nachhaltig) wirkungsvoll und sicher erwiesen haben. Ein patentierter Schluckimpfstoff zur Prävention der Zöliakie bei genetisch disponierten Säuglingen wurde gesamtökonomisch kritisch bewertet.

Dieses Kapitel enthält elektronisches Zusatzmaterial.

Fragen zu Wiederholung

1. Bei der Verlaufskontrolle eines 8-jährigen Zöliakiepatienten fragen die Eltern, ob bei ihrer 4-jährigen Tochter auch eine Zöliakie vorliegen kann. Welche Aussage zum familiären Risiko einer Zöliakie trifft zu?
   a) Nur symptomatische Familienmitglieder sollten serologisch gescreent werden.
   b) Wenn die gesamte Familie sich glutenfrei ernährt, schließt der negative TG2-IgA-Titer eine Zöliakie aus.

c) Ist ein Familienmitglied HLA-DQ2 bzw. -DQ8 negativ, ist die Zöliakie nicht ausgeschlossen.
d) Asymptomatische Familienmitglieder mit Zöliakie sind (bei normalen Gesamt-IgA) in der Regel TG2-IgA negativ.
e) Erstgradige Verwandte eines Zöliakie-Patienten besitzen ein Risiko von etwa 10 %, eine Zöliakie zu entwickeln.

2. Bei einem 4-jährigen Mädchen mit rezidivierender Eisenmangelanämie wurde aufgrund eines 10-fach über der Norm erhöhten TG2-IgA-Titers und einer Marsh-3-Läsion eine GFD angesetzt und zur Diagnosebestätigung ist lediglich noch die klinische und serologische Remission erforderlich. Leider ist es trotz fleisch- und wursthaltiger Ernährung nach einem dreiviertel Jahr wieder zu einem Abfall der Transferrinsättigung gekommen und der TG2-IgA-Titer ist nicht abgefallen. Die Diätassistentin findet heraus, dass die Eltern die GFD zuverlässig durchführen, bei der Durchsicht des Ernährungsprotokolls fällt aber auf, dass die Eltern die Schokoküsse fälschlicherweise für glutenfrei halten. Welche Aussage zu den Bestandteilen der Schokoküsse trifft zu?
a) Reine Schokolade ist glutenhaltig.
b) Der Eiweißschaum der Schokoküsse enthält Gluten.
c) Ein einmaliger versehentlicher Verzehr ist für den fehlenden Abfall des TG2-IgA-Titers verantwortlich.
d) Die Waffel am Boden des Schokokusses enthält Gluten.
e) Bei der GFD stellen reine Grundnahrungsmittel mehr als industriell hergestellte Fertigprodukte eine Gefahr für die Diätadhärenz dar.

3. Welches Nahrungsmittel ist glutenfrei?
a) Dinkel
b) Einkorn
c) Buchweizen
d) Bulgur
e) Grünkern 1

Literatur

Felber J, Bläker H, Fischbach W, et al. (2022) Aktualisierte S2k-Leitlinie Zöliakie der Deutschen Gesellschaft für Gastroenterologie, Verdauungs- und Stoffwechselkrankheiten (DGVS), AWMF-Registernummer: 021–021. Z Gastroenterol 60:790–856. ▶ https://register.awmf.org/assets/guidelines/021-021l_S2k_Zoeliakie_2022-05.pdf. Zugegriffen: 24 Jan 2023

Hansen D, Brock-Jacobsen B, Lund E, Bjorn C, Hansen LP, Nielsen C, Fenger C, Lillevang ST, Husby S (2006) Clinical benefit of a gluten-free diet in type 1 diabetic children with screening-detected celiac disease: a population-based screening study with 2 years' follow-up. Diabetes Care 29(11):2452–2456

Husby S, Koletzko S, Korponay-Szabo IR, Kurppa K, Mearin ML, Ribes-Koninckx C, Shamir R, Troncone R, Auricchio R, Castillejo G, Christensen R, Dolinsek J, Gillett P, Hróbjartsson A, Koltai T, Maki M, Nielsen SM, Popp A, Størdal K, Werkstetter K, Wessels M (2020) European Society Paediatric Gastroenterology, Hepatology and Nutrition Guidelines for Diagnosing Coeliac Disease 2020. J Pediatr Gastroenterol Nutr 70(1):141–157

Khashan AS, Henriksen TB, Mortensen PB, McNamee R, McCarthy FP, Pedersen MG, Kenny LC (2010) The impact of maternal celiac disease on birthweight and preterm birth: a Danish population-based cohort study. Hum Reprod 25(2):528–534

Laass MW, Schmitz R, Uhlig HH, Zimmer KP, Thamm M, Koletzko S (2015) The prevalence of celiac disease in children and adolescents in Germany. Dtsch Arztebl Int 112(33–34):553–560

de Laffolie J, Simon A, Zimmer KP (2019) Nicht-Zöliakie Glutensensitivität, glutenfreie Ernährung und FODMAP Diät. Kinder- und Jugendarzt 50(9/19): 548–555

de Laffolie J, Simon A, Zimmer KP (2019) Nicht-Zöliakie Glutensensitivität, glutenfreie Ernährung und FODMAP Diät. Kinder- und Jugendmedihin im Druck

Neelmeier T (2014) Aufklärungspflicht als Abwehrrecht. Dtsch Arztebl Int 111(25):A 1138–1140

Rohrer TR, Wolf J, Liptay S, Zimmer KP, Frohlich-Reiterer E, Scheuing N, Marg W, Stern M, Kapellen TM, Hauffa BP, Wolfle J, Holl RW, Initiative DPV, BCNDM, the German (2015) Microvascular complications in childhood-onset type 1 diabetes and celiac disease: a multicenter longitudinal analysis of 56,514 patients from the German-Austrian DPV database. Diabetes Care 38(5):801–807

Schuppan D, Zimmer KP (2013) The diagnosis and treatment of celiac disease. Dtsch Arztebl Int 110(49):835–846

Ventura A, Magazzu G, Greco L (1999) Duration of exposure to gluten and risk for autoimmune disorders in patients with celiac disease. SIGEP Study Group for Autoimmune Disorders in Celiac Disease. Gastroenterology 117(2):297–303

Zimmer KP (2011) Nutrition and celiac disease. Curr Probl Pediatr Adolesc Health Care 41(9):244–247

Erkrankungen des unteren Gastrointestinaltrakts

Thomas Franz Krebs, Konrad Reinshagen, Jens-Oliver Steiß, Verena Ellerkamp, Jörg Fuchs, Michael Boettcher, Robert Bergholz und Jan de Laffolie

Inhaltsverzeichnis

7.1 Fehlbildungen – 127
7.1.1 Duodenalatresien und Pankreas anulare – 127
7.1.2 Atresien und Stenosen des Dünn- und Dickdarms – 128
7.1.3 Therapie – 128
7.1.4 Malrotationsfehlbildungen des Darms – 128

7.2 Nahrungsmittelallergien – 129
7.2.1 Grundlagen – 129
7.2.2 Therapie – 130

7.3 Autoimmunenteropathie – 133
7.3.1 Grundlagen – 133
7.3.2 Therapie – 133

INTERESSENKONFLIKTE: keine Interessenkonflikte.

Ergänzende Information Die elektronische Version dieses Kapitels enthält Zusatzmaterial, auf das über folgenden Link zugegriffen werden kann ▶ https://doi.org/10.1007/978-3-662-65248-0_7.

© Springer-Verlag GmbH Deutschland, ein Teil von Springer Nature 2023
K.-P. Zimmer et al. (Hrsg.), *Gastroenterologie – Hepatologie – Ernährung – Nephrologie – Urologie,* Therapie der Krankheiten im Kindes- und Jugendalter,
https://doi.org/10.1007/978-3-662-65248-0_7

7.4　Exsudative Enteropathie und Eiweißverlust – 134
7.4.1　Grundlagen – 134
7.4.2　Therapie – 135

7.5　Intestinale Tumore, Polypen, Polyposis-Syndrome – 136
7.5.1　Grundlagen – 136
7.5.2　Therapie – 136

7.6　Hernien – 139
7.6.1　Bauchwandhernien – 139
7.6.2　Therapie – 139
7.6.3　Zwerchfellhernien – 140

7.7　Mesenterialzysten – 140
7.7.1　Grundlagen – 140
7.7.2　Therapie – 141

7.8　Anorektale Fehlbildungen – 141
7.8.1　Grundlagen – 141
7.8.2　Therapie – 142

7.9　Stuhlinkontinenz – 146
7.9.1　Grundlagen – 146
7.9.2　Therapie – 146

Literatur – 149

Erkrankungen des unteren Gastrointestinaltrakts

7.1 Fehlbildungen

Thomas Franz Krebs und Konrad Reinshagen

Ungefähr ein Drittel aller intestinalen Obstruktionen des Neonaten haben eine Darmatresie als Ursache. Die Diagnose wird in ca. 30 % aller Patienten pränatal gestellt, wobei insbesondere die hohen Darmatresien sonografische Auffälligkeiten bereits in der frühen Phase der Schwangerschaft zeigen. Es gibt verschiedene morphologische Formen der Atresie, die aber auf die Therapie keinen Einfluss haben. Lediglich sollten Stenosen des Darmlumens abgegrenzt werden, da sie häufig erst verzögert diagnostiziert werden. In der Regel besteht eine große Kaliberdifferenz zwischen erweitertem präatretischem Darm und hypoplastischem postatretischem Darm.

Klinisch fallen die Kinder je nach Höhe der Atresie mit Nahrungsunverträglichkeit, galligem Erbrechen und distendiertem Abdomen im Sinne eines Ileus auf. Für alle Darmatresien gilt, dass sie kein Notfalleingriff sind, sondern nach Stabilisierung, Ausgleich des Elektrolyt-Haushalts und Diagnostik operativ versorgt werden müssen.

7.1.1 Duodenalatresien und Pankreas anulare

7.1.1.1 Grundlagen

Duodenalatresien und -stenosen treten selten (1:2500 bis 1:5000 Lebendgeburten), dabei gehäuft bei Trisomie 21 auf, wobei in 50 % auch Fehlbildungen anderer Organsysteme vorliegen (Herz, Ösophagus, anorektal, urogenital). Ursächlich wird eine Rekanalisierungsstörung der embryonalen Duodenalanlage angenommen. Morphologisch kann man die Duodenalatresie in membranöse Formen sowie komplette Unterbrechungen unterscheiden. Dies bedeutet therapeutisch eine unterschiedliche operative Herangehensweise.

- **Diagnostik**

Duodenalatresien werden in der Regel pränatal diagnostiziert. Neben einem Polyhydramnion ist sonografisch ein Double Bubble (eAbb. 7.1) auffällig. Postpartal besteht meist Erbrechen von Milch oder galliges Erbrechen abhängig davon, ob die Atresie pro- oder postpapillär besteht. Bei der körperlichen Untersuchung zeigt sich ein distendierter Oberbauch kombiniert mit einem eingefallenen Unterbauch; Mekonium kann abgesetzt werden.

In der Röntgenleeraufnahme und im Sonogramm zeigt sich eine Double-Bubble. Bei Stenose ohne komplette Obstruktion ist Luft im Dünndarm möglich. Differenzialdiagnostisch ist ein Volvulus bei Malrotation abzugrenzen (von Schweinitz, B. Ure 2019).

7.1.1.2 Therapie

- **Therapieziel und Therapieprinzip**

Nach der Geburt sollte dem Neonaten eine nasogastrale Sonde zur Entlastung des Magens gelegt werden. Ein sorgfältiges Monitoring der Elektrolyte ist erforderlich, bis das Kind frühelektiv operativ versorgt wird.

- ■ **Operative Therapie**

Bei einer Atresie des Duodenums oder einem Pankreas anulare wird die über viele Jahre etablierte Duodenoduodenostomie durchgeführt. Dabei erfolgt die proximale Blindsackeröffnung quer, die Eröffnung des distalen Darmabschnitts längs zur „Diamond-shaped"-Anastomose. Der Zugang kann über eine Oberbauchquerlaparotomie sowie laparoskopisch mit 3 Trokaren erfolgen. Gelegentlich wird auch die Jejunoduodenostomie durchgeführt, bei der allerdings eine ausgeschaltete Darmschlinge resultiert.

Bei nicht unterbrochener Kontinuität des Duodenums und einer Duodenalmembran kann diese von erfahrenen Gastroenterologen endoskopisch inzidiert werden. In Fällen, in denen dies nicht möglich ist, erfolgt operativ eine Längsinzision des Duodenums, die Resektion der Membran unter besonderer Beachtung der Papilla Vateri und ein queres Vernähen (Heinecke-Mikulicz-Plastik) der Duodenotomie.

Der postoperative Kostaufbau kann bei einer einliegenden transanastomotischen

Sonde bereits am 1. postoperativen Tag mit geringen Nahrungsmengen gestartet werden.

- **Prognose**

Die Prognose der Patienten mit Duodenalmembran und -atresien wird fast ausschließlich durch evtl. vorliegende Begleiterkrankungen bestimmt. Resultierende gastrointestinale Probleme können funktioneller Natur sein, wie gastroösophagealer Reflux, Blind-Loop-Syndrom oder ein persistierendes Megaduodenum mit Passageproblemen.

7.1.2 Atresien und Stenosen des Dünn- und Dickdarms

7.1.2.1 Grundlagen

Atresien bzw. angeborene Stenosen des Dünn- und Dickdarms sind seltene Fehlbildungen des Gastrointestinaltrakts (eAbb. 7.2 und 7.3). Ursächlich werden Ischämien in der Spätentwicklung des Fetus vermutet. Dünndarmatresien und -stenosen haben eine Inzidenz von 1:5000 Lebendgeburten und weisen in der Regel keine weiteren Fehlbildungen auf. Eine Assoziation zur zystischen Fibrose (Mukoviszidose) besteht mit einem 200-fach erhöhten Risiko.

Die Kolonatresie ist sehr selten mit einer Inzidenz von 1:66.000 Lebendgeborenen und ist assoziiert mit anderen gastrointestinalen Fehlbildungen, wie Dünndarmatresien, der Laparoschisis aber auch dem M. Hirschsprung. Klinisch finden sich postnatal eine progrediente Abdominaldistension, hochgestellte Darmgeräusche und schließlich galliges Erbrechen. Mekonium setzen 30 % der Kinder ab.

Die Abdomenübersichtsröntgenaufnahme oder das Sonogramm zeigen multiple Darmspiegel. Die Klinik und das Röntgenbild sind von der „Höhe" der Atresie im Gastrointestinaltrakt abhängig.

7.1.3 Therapie

- **Therapieziel und Therapieprinzip**

Gemeinsames Ziel ist die Kontinuitätsherstellung des Gastrointestinaltrakts unter Erhalt aller Darmsegmente. Die Dringlichkeit wird durch Faktoren wie Gestationsalter, Höhe der Atresie und klinischer Allgemeinzustand bestimmt.

Die Operation erfolgt mittels Laparotomie, in einzelnen Fällen ist diese auch laparoskopisch möglich. Abgestorbene, perforierte oder ischämische Darmsegmente werden entfernt. Eine primäre Kontinuitätswiederherstellung sollte angestrebt werden. Wenn das Therapieziel einzeitig nicht erreichbar ist, muss temporär ein Anus praeter angelegt werden, der in Abhängigkeit von Gestationsalter und Gewicht des Kindes sowie Kaliberdifferenzen der zu anastomosierenden Darmsegmente im weiteren Verlauf zurückverlegt werden kann (Fontenot et al. 2011). Postoperativ sollte der Darm mittels nasogastraler Sonde entlastet werden. Sobald der gallige Reflux nachlässt, kann schrittweise mit dem Kostaufbau werden.

- **Prognose**

Die Prognose nach Dünndarm- und Kolonatresie ist von der Länge und dem Zustand des verbliebenen Darms abhängig. Insbesondere Patienten mit einer hohen Jejunalatresie haben häufig über Monate funktionelle Probleme mit einer gestörte Magen-Darm-Passage. Generell ist die Überlebensrate deutlich über 95 %. Problematisch sind Patienten mit einem resultierenden Kurzdarmsyndrom und Patienten mit Apple-Peel-Syndrom, die häufig über Jahre auf eine parenterale Ernährung angewiesen sind.

7.1.4 Malrotationsfehlbildungen des Darms

7.1.4.1 Grundlagen

Rotationsanomalien des Darms zeigen eine Dominanz zum männlichen Geschlecht, sie treten klinisch mit relevanter Symptomatik bei 1:6.000 Lebendgeborenen auf. Es besteht ein weites Spektrum anatomischer Varianten. Rotationsanomalien liegen immer bei kongenitalen Zwerchfelldefekten, Laparoschisis oder Omphalozele vor. Gehäuft findet sich eine Assoziation mit Duodenal-/Dünndarmatresien (Little und Smith 2010). Es besteht meist eine Nonrotation/inkomplette Rotationslage des Dünndarms (**Cave**: Volvulusgefahr). Malrotationen sind häufig ein Zufallsbefund, haben gelegentlich funktionelle Passageprobleme oder führen zu einem Volvulus mit perakutem Krankheitsverlauf. Dabei erschwert die initial milde Symptomatik die frühzeitige Diagnosestellung des Volvulus.

Spezifische Diagnostik bei der Malrotation sind die obere Magen-Dünndarm-Passage (MDP) und die Laparoskopie bzw. Laparotomie. Im Falle eines vermuteten Volvulus erfolgt die Diagnostik mittels Röntgenabdomenübersichtsaufnahme und Sonografie, bei der die verdrehte Mesenterialwurzel identifiziert werden kann. Eine pathologische Blutgasanalyse ist Nachweis einer bereits eingetretenen Darmischämie. In der Frühphase ist die Blutgasanalyse deshalb kein sicheres diagnostisches Kriterium zum Ausschluss eines Volvulus.

7.1.4.2 Therapie

■ **Therapieziel und Therapieprinzip**
Eine Malrotation an sich ist kein klinischer Notfall, ausgenommen, wenn sie klinisch im Rahmen eines akuten Volvulus in Erscheinung tritt, welcher aufgrund der entstehenden intestinalen Ischämie ein perakutes Krankheitsbild verursacht. Wird bei älteren Patienten die Malrotation als Zufallsbefund entdeckt, wird eine operative Therapie aufgrund der aktuellen Datenlage kontrovers diskutiert.

> **Wichtig**
> Bei akuter Symptomatik und „verfallendem Kind" zwingt dies zu raschem operativem Handeln!
> Ein normales Laktat ist kein sicheres Ausschlusskriterium eines Volvulus, da eine Entgleisung des Elektrolythaushalts und ein Anstieg des Laktatwerts sicher erst bei ischämischer Schädigung des Darms auftreten.

Maßnahmen zur Stabilisierung beinhalten eine intravenöse Flüssigkeitszufuhr; Ausgleich der Elektrolyt- und Säure-Basen-Störung sowie die Anlage einer Magensonde.

Das Ziel einer Malrotationsoperation, die in erfahrenen Händen laparoskopisch durchgeführt werden kann, ist die Durchtrennung der Ladd-Bänder sowie die Herstellung einer normalen oder Nonrotationslage, sodass die gastrointestinale Passage gewährleistet ist und die mesenteriale Blutversorgung ohne Gefahr für die Entstehung eines Volvulus sichergestellt ist.

Im Falle eines Volvulus ist eine schnelle operative Sicherstellung der mesenterialen Durchblutung das wichtigste Ergebnis. Ist bereits eine Darmschädigung eingetreten, so sollten regenerationsfähige Darmanteile belassen werden und im Rahmen einer Second-look-Operation nach 48 h ggf. erneut beurteilt werden. Ziel ist es, möglichst viel Darm zu erhalten und die Entstehung eines Kurzdarmsyndroms zu vermeiden.

■ **Qualitätssicherung**
Qualitätskriterium für die Behandlung von Darmatresien ist die Vermeidung von Darmverlust, insbesondere die Entstehung eines Kurzdarmsyndroms.

7.2 Nahrungsmittelallergien

Jens-Oliver Steiß

7.2.1 Grundlagen

Unter einer Nahrungsmittelallergie (NMA) versteht man eine immunologisch vermittelte Überempfindlichkeitsreaktion gegenüber pflanzlichen oder tierischen Proteinen in der Nahrung. Es wird zwischen IgE-vermittelten Sofortreaktionen oder nicht-IgE-, zumeist T-Zell-vermittelten, erst nach Stunden oder Tagen zu klinischer Symptomatik führenden, zellulären Mechanismen differenziert (eOverview 7.1). Die Sensibilisierung kann bereits diaplazentar, über die Muttermilch, bei Patienten mit einer atopischen Dermatitis insbesondere über die Haut oder über den Gastrointestinaltrakt bei direkter Aufnahme erfolgen.

- **Häufigkeit und Auslöser**

Es sind wesentlich mehr Kinder sensibilisiert als allergisch. In der Studie zur Gesundheit von Kindern und Jugendlichen in Deutschland (KiGGS) weisen etwa 20 % eine serologisch nachgewiesene Sensibilisierung gegen Nahrungsmittel auf. Die Prävalenz einer nachgewiesenen allergischen Reaktion liegt jedoch lediglich bei 4,2 %. Eine aktuelle populationsbezogene europäische Studie ergab eine Prävalenz von 0,8–3,8 %. Die häufigsten Auslöser von Nahrungsmittelallergien im Kindes- und Jugendalter sind Kuhmilch, Erdnuss, Nüsse, Hühnerei und Meeresfrüchte inkl. Fisch (eTab. 7.1). Dabei ist die Häufigkeit einer Nahrungsmittelallergie bei Kindern mit einer atopischen Dermatitis mit etwa einem Drittel deutlich höher. Erklärt wird dies durch eine defekte Hautbarriere, die eine Sensibilisierung gegen Allergene aus der Umwelt begünstigt. Bei nicht-IgE-vermittelten Nahrungsmittelallergien finden sich keine belastbaren Zahlen zur Inzidenz. Bekannt ist jedoch, dass 40–50 % der allergischen Reaktionen auf Kuhmilch im ersten Lebensjahr (wie z. B. die allergische Proktokolitis) nicht-IgE-vermittelt sind.

- **Symptomatik, Diagnostik und Differenzialdiagnostik**

Eine Nahrungsmittelallergie kann sich an jedem Organsystem manifestieren. Die Beschwerden reichen von lokalen Symptomen bis zur lebensbedrohlichen Anaphylaxie (eTab. 7.2). Augmentationsfaktoren wie körperliche Belastung, Infektionen, Medikamente (z. B. NSAR), Alkohol oder eine Mastozytose können die Schwelle einer klinischen Reaktion herabsetzen. Beim selten auftretenden „Food-Protein-Induced Enterocolitis Syndrome" (FPIES) ist ein Erbrechen 1–4 h nach Aufnahme des auslösenden Nahrungsmittels mit massiver Beeinträchtigung des Allgemeinzustands in der akuten Phase sowie dem Fehlen von IgE-vermittelten kutanen oder respiratorischen Symptomen ein wichtiges Kriterium.

Einen diagnostischen Workflow bei Verdacht auf eine Kuhmilchproteinallergie finden Sie unter eAlgorithmus 7.1, bei einem allgemeinen Verdacht auf eine Nahrungsmittelallergie unter eAlgorithmus 7.2.

7.2.2 Therapie

- **Therapieziel**

Bei der Behandlung von NMA werden verschiedene Therapieziele verfolgt:
– Normale körperliche und psychische Entwicklung mit möglichst geringen Einschränkungen im Alltag,
– Symptomfreiheit,
– orale Toleranzentwicklung,
– Schulung des Patienten und/oder der Eltern (Bezugspersonen).

Um diese Ziele zu erreichen sind zumeist eine enge Kooperation zwischen Allergologie/Gastroenterologie und einer allergologisch versierten Ernährungsfachkraft sowie ein fundiertes allergologisches Wissen notwendig.

- **Therapieprinzip und therapeutisches Vorgehen**

Kausale Behandlungsoptionen einer NMA sind noch immer kaum möglich. Die Therapie stützt sich auf eine Allergenkarenz, Ernährungsberatungen durch geschulte Fachkräfte sowie – bei entsprechender Indikation – das Vorhalten eines Notfallsets mit Anaphylaxieschulung (Übersicht und ◘ Tab. 7.1).

Erkrankungen des unteren Gastrointestinaltrakts

Tab. 7.1 Bestandteile eines Notfallsets

Wirkstoff	Applikation	Kinder <1 J oder <7,5 kg KG	Kinder 1–6 J oder 7,5–25 kg KG	Kinder 7–16 J. oder 25–50 kg KG	Erwachsene oder >50 kg KG
Adrenalin	Autoinjektor i.m	Nur bei dringender Indikation 150 µg	150 µg[a]	300 µg[a]	300–500–600 µg
H_1-Antihistaminikum	Nach Patientenalter und -präferenz, oral als Flüssigkeit oder (Schmelz)tablette, die Dosis des jeweiligen Antihistamikums kann bis auf das Vierfache der Einzeldosis erhöht werden				
Glukokortikoid	Nach Patientenalter und -präferenz, rektal oder oral (als Flüssigkeit oder Tablette) mit 50–100 mg Prednisolonäquivalent				
$β_2$-Adrenozeptoragonist	2 Hübe bei bekanntem Asthma bronchiale oder vorheriger Reaktion mit Bronchospasmus				

[a]Zulassung je nach Autoinjektorpräparat
KG: Körpergewicht

Indikationen für die Verordnung eines Adrenalinautoinjektors
- Patienten mit systemischer allergischer Reaktion und Asthma bronchiale (auch ohne Anaphylaxie in der Vorgeschichte)
- Progrediente Schwere der Symptomatik einer systemischen allergischen Reaktion
- Vorgeschichte früherer anaphylaktischer Reaktionen gegen nicht sicher vermeidbare Auslöser
- Systemische Allergie mit extrakutanen Symptomen auf potente Allergene wie Erdnüsse, Baumnüsse, Milch, Sesam
- Hoher Sensibilisierungsgrad mit erhöhtem Anaphylaxierisiko – vor allergischer Provokationstestung
- Patienten, die bereits auf kleinste Mengen des Allergens reagieren

Empfehlungen für Eliminationsdiäten sollten auf oralen Provokationstestungen beruhen und sind im Kindesalter nur für 1–2 Jahre gültig. Danach muss die klinische Aktualität erneut überprüft werden. Die Induktion einer oralen Toleranz mit dem Ziel, dass geringe Mengen des Allergens vertragen werden, ist ein weiteres therapeutisches Ziel. Eine erste Zulassung für eine orale Immuntherapie bei Erdnussallergie ist erfolgt, eine weitere Option für eine epikutane Immuntherapie wird erwartet.

Die medikamentöse Therapie der NMA beschränkt sich auf die anaphylaktische Reaktion und multiple Nahrungsmittelallergene mit schwer eliminierbaren Allergenen. Sie eignet sich als kurzfristige symptomatische Maßnahme (Tab. 7.2). Eine evidenzbasierte Pharmakotherapie der NMA konnte bis jetzt nicht etabliert werden. Bei der eosinophilen Ösophagitis wird eine Lokaltherapie mit einem topischen Glukokortikoid (z. B. Budesonid DA), oder eine Präparation mit diesen Wirkstoffen in viskoser Lösung, ein Protonenpumpenhemmer (PPI) sowie für Jugendliche ab 12 Jahren, die mit einer konventionellen medikamentösen Therapie unzureichend therapiert sind, das Biologikum Dupilumab eingesetzt.

Monitoring und Verlauf
Der natürliche Verlauf einer NMA ist variabel. Es werden dabei drei Phänotypen unterschieden: Transient, persistierend und pollenassoziierte NMA.

Prognose
Bei IgE-vermittelten Allergien ist die Prognose vom auslösenden Nahrungsmittel abhängig. Kuhmilch-, Hühnerei- und Weizenallergien sind zumeist bis zum Schulalter nicht mehr

Tab. 7.2 Pharmakotherapie unter Nicht-Intensivtherapie-Bedingungen (z. B. ambulantes Umfeld)

Wirkstoff	Applikation	Patient <7,5 kg KG	Patient 7,5–25 (–30)[d] kg KG	Patient 30–60 kg KG	Patient >60 kg KG
Adrenalin	Intramuskulär	50–600 µg			
Adrenalin	Autoinjektor, i.m	Nicht zugelassen	150 µg	300 µg	1- bis 2-mal 300 µg oder 500 µg
Adrenalin	Inhalativvernebler	2–5 ml[b]			
Adrenalin	Intravenös[a]	titrierend Boli 1 µg/kg KG			
Dimetinden	Intravenös	1 ml[c]	1 ml/10 kg[c] (max. 4 ml)	1 Amp = 4 ml[c]	1–2 Amp = 4–8 ml[c] (1 ml/ 10 kg KG)
Prednisolon	Intravenös	50 mg	100 mg	250 mg	500–1.000 mg
Salbutamol	Inhalativ	2 Hübe DA per Spacer	2 Hübe DA per Spacer	2–4 Hübe DA per Spacer	2–4 Hübe DA per Spacer
Volumen	Bolus (NaCl 0,9 %)	20 ml/kg KG	20 ml/kg KG	10–20 ml/kg KG	10–20 ml/kg KG
Sauerstoff	Inhalativ	2–10 l/min	5–12 l/min	5–12 l/min	5–12 l/min

[a] Für die intravenöse Gabe wird von einer 1 mg/ml Adrenalinlösung 1 ml auf 100 ml NaCl 0,9 % verdünnt (Endkonzentration 10 µg/ml)
[b] Für die Inhalation wird die Stammkonzentration verwendet (1 mg/ml)
[c] Eine Konzentration von 1 mg/ml (1 ml enthält 1 mg Dimetindenmaleat)
[d] Unterschiedliche gewichtsabhängige Zulassungen bei unterschiedlichen Autoinjektoren

relevant. Hingegen persistieren Allergien gegen Erdnüsse, Schalenfrüchte und Fisch häufig bis in das Erwachsenenalter.

Bei nicht-IgE-vermittelten Formen ist die Prognose günstig; meist ist nach 1–2 Jahren eine spontane Toleranzentwicklung zu erwarten.

- **Prävention**

Stillen ist mit Abstand die beste Präventionsmaßnahme gegen NMA. Die Vorbeugung von Allergien bei Kindern beginnt bereits intrauterin. Eine ausgewogene und abwechslungsreiche Ernährung in der Schwangerschaft ist wichtig. Die Meidung bestimmter Lebensmittel, um das Allergierisiko des ungeborenen Kindes zu senken, hat keinen nachweisbaren Nutzen. Ausdrücklich sei auf die Leitlinie AWMF-Sk3-Leitlinie Allergieprävention verwiesen. Diese und die AWMF-Sk2-Leitlinie Management IgE-vermittelter Nahrungsmittelallergien und Sk2-Leitlinie Akuttherapie und Management der Anaphylaxie haben 2021 ein Update erhalten und sind veröffentlicht worden. Daneben gibt es weitere Positionspapiere und Leitlinien zu spezifischen Themen der Nahrungsmittelallergie und Nahrungsmittelunverträglichkeit (▶ https://www.awmf.org).

- **Ausblick**

Die orale Immuntherapie (OIT) ist unter den allergiespezifischen Therapien der Nahrungsmittelallergien eine vielversprechende Option. Die OIT stellt eine Abkehr von dem Paradigma der Karenz hin zu einer kontrollierten Konfrontation mit dem Allergen dar. Die OIT mit zugelassenen Medikamenten sollte jedoch ausschließlich von erfahrenen Allergologen durchgeführt werden.

7.3 Autoimmunenteropathie

7.3.1 Grundlagen

■■ Symptomatik, Diagnostik und Differenzialdiagnostik

Üblicherweise tritt die schwere Diarrhö im Alter von 8–12 Wochen auf, es sind aber auch verzögerte Fälle mit Gedeihstörung beschrieben (Singhi et al. 2014). In anderen Fallbeschreibungen führten atrophische Gastritis oder lymphozytäre Kolitis v. a. in Kombination mit extraintestinalen Symptomen wie autoimmunhämolytischer Anämie, Arthritis, rezidivierenden Ausschlägen, Autoimmunhepatitis, -thyreoiditis oder Typ-1-Diabetes zur Diagnose.

Wichtige Differenzialdiagnosen sind das
- Wiskott-Aldrich-Syndrom (Thrombozytopenie, Ekzem, Diarrhö, Autoimmunphänomene, Mangel an CD8-Lymphozyten, rezidivierende Infektionen)
- Omenn-Syndrom (schwere Erythrodermie, Lymphadenopathie, Hepatosplenomegalie, Alopezie, Pneumonien, Eosinophilie, B-Zell Mangel, Kolitis).
- IPEX bzw. IPEX-like: Trias aus AIE, Endokrinopathien und Dermatitis (keine $CD4^+$-/$CD25^+$-Zellen).
- APS 1 bzw. APS 2: Mindestens zwei der klassischen Trias: mukokutane Candidiasis, Hypoparathyroidismus und adrenerge Insuffizienz.

> Bei immunologisch bedingter Panenteritis im Säuglings- und Kleinkindesalter in Form chronisch entzündlicher Darmerkrankungen oder AIE sollte stets eine Abklärung zum Ausschluss primärer Immundefekte erfolgen.

7.3.2 Therapie

■ Therapieziel

Zu den wichtigsten Therapiezielen der AIE zählt die Aufrechterhaltung bzw. Optimierung des Ernährungsstatus mit dem Versuch der enteralen Ernährung. Etwa die Hälfte der Patienten benötigt zumindest zeitweise eine parenterale Ernährung. Weiterhin stehen die Behandlung der Immundysregulation und die Vermeidung sowie frühe Identifikation und Behandlung von Komplikationen insbesondere schwerer Infektionen und extraintestinale Komplikationen im Mittelpunkt.

■ Therapieprinzip und therapeutisches Vorgehen

Die primäre Behandlung besteht in der Regel in Glukokortikoiden, in steroidrefraktären Fällen kommen in Fallserien Calcineurininhibitoren, Mykophenolatmofetil, Tacrolimus, Sirolimus oder Azathioprin, in jüngeren Fallbeschreibungen auch TNFα-Antikörper zum Einsatz.

Bei **IPEX** wird eine hämatopoetische Stammzelltransplantation als kurative Behandlung beschrieben, die Abwägung gegenüber der immunsuppressiven Therapie sollte an entsprechend erfahrenen Zentren getroffen werden. Hierbei spielt das bessere Outcome bei Transplantation vor relevanter Organdysfunktion eine wichtige Rolle (Barzaghi F et al. 2018).

In der Betreuung von Patienten mit **IPEX-like-Syndrom** können z. B. bei CTLA-4-Defizit Kostimulatormodulationen, wie Abatacept, erwogen werden.

Eine Substitution der Hypogammaglobulinämie ist häufig notwendig. Bei Patienten mit relevantem Infektionsrisiko sollte eine prophylaktische Antibiotikagabe erwogen werden. Bei Autoimmunneutropenie ist eine Therapie mit Granulocyte Colony Stimulating Factor (GCSF) möglich.

Die topische Therapie der Dermatitis erfolgt üblicherweise mit steroidhaltigen Medikamenten. Bei Patienten mit APS-1 steht neben der immunsuppressiven Therapie die antifungale Therapie der rezidivierenden Candidiasis sowie die Substitution von Gluko- und Mineralokortikoiden im Vordergrund, außerdem ist häufig eine Kalzium- und Vitamin-D-Substitution indiziert.

■ **Monitoring und Verlauf**
Neben Ernährungstherapie und Immunsuppression ist ein engmaschiges Monitoring zur Früherkennung von Komplikationen essenziell. Hierbei muss sowohl auf Folgen der Grunderkrankung inkl. Mangelernährung geachtet, aber auch die therapiebedingten Komplikationen durch regelmäßige Anbindung frühzeitig erkannt und behandelt werden.

■ **Prognose**
AIE-Erkrankungen sind mit hoher Morbidität und Mortalität (bis zu 30 %) behaftet. In den größten Kohorten wurde das 10-Jahres-Überleben mit 81,5 % für IPEX-like und 65 % für IPEX beschrieben mit signifikant besserem Überleben nach HSCT (Gambineri et al. 2018). Neben der dargestellten komplexen Betreuung steht das Vermeiden bzw. frühe Erkennen von Komplikationen im Vordergrund. So wird die beschriebene mediane Lebenserwartung von bis zu 34 Jahren für APS-1-Patienten vorwiegend durch Komplikationen wie adrenerge Krisen, diabetische Ketoazidosen und Sepsis begrenzt (Ahonen et al. 1990).

■ **Prävention**
Verwandten sollte eine humangenetische Beratung angeboten werden. Hierbei sollten die Art der Vererbung sowie das Wiederholungsrisiko thematisiert werden. Pränatale Testung ist möglich. Verwandten von APS-1-Patienten sollte endokrinologische Testung angeboten werden, 14 % weisen unerkannte Endokrinopathien auf.

7.4 Exsudative Enteropathie und Eiweißverlust

Jan de Laffolie

7.4.1 Grundlagen

Intestinaler Eiweißverlust spielt bei einer Reihe von Erkrankungen eine wichtige Rolle, besonders wenn eine Kompensation durch gesteigerte Albuminsynthese bzw. hierfür erforderliche Ernährung nicht gelingt. Lymphangiektasien und M. Ménétrier sind selten, weit häufiger ist das Auftreten im Rahmen kardiologischer Grunderkrankungen sowie lymphatischer Obstruktion, typischerweise im Bild eines „failing Fontan" (eTab. 7.3).

■ **Symptomatik, Diagnostik und Differenzialdiagnostik**
Das **Leitsymptom** der Eiweißverlustenteropathie („Protein Losing Enteropathy", PLE) besteht in Eiweißmangelödemen (typisch symmetrisch und lageabhängig, einseitige oder lokal begrenzte Ödeme weisen auf Lymphgefäßfehlbildungen bei primären intestinalen Lymphangiektasien hin), oft gepaart mit gastrointestinalen Symptomen wie Durchfall, Erbrechen und Bauchschmerzen sowie Komplikationen wie Chylothorax, Aszites, Perikard- oder Pleuraergüssen oder Wachstumsstörungen.

Üblicherweise finden sich Leuko- und Lymphopenie, niedrige Albumin- und Kalziumserumspiegel, Immunglobuline (außer IgE) sowie Mangel an fettlöslichen Vitaminen. **Diagnostisch wegweisend** ist die Bestimmung der fäkalen α_1-Antitrypsinkonzentration; hierzu ist kein Sammelstuhl mehr notwendig. In der Endoskopie zeigt sich ein charakteristisches Bild bei Lymphangiektasien, dies kann durch eine sehr fettreiche Mahlzeit am Vorabend noch klarer hervortreten. Ein falsch negatives fäkales α_1-Antitrypsin findet sich bei gastralem Eiweißverlust und M. Ménétrier aufgrund pH-abhängigen (ph ≤ 3) gastralen Abbaus, dies lässt sich durch Therapie mit Protonenpumpenhemmern umgehen. Der Proteinverlust betrifft häufig vorwiegend Proteine mit niedrigem Turnover wie Albumin, Coeruloplasmin oder Immunglobuline; andere wie Gerinnungsfaktoren, Transferrin oder IgE sind weniger betroffen.

Die **differenzialdiagnostische** Abklärung der Hypalbuminämie schließt zunächst ein:
— Verminderte Produktion: Proteinmangelernährung, Lebersynthese eingeschränkt,

Erkrankungen des unteren Gastrointestinaltrakts

- Vermehrte Verluste: Nephrotisches Syndrom, Brandverletzung o. ä., Eiweißverlustenteropathie,
- Umverteilung: Sepsis, Hyperinflammation, Vaskulitis.

Im diagnostischen Vorgehen ist neben der Panendoskopie und ggf. Kapselendoskopie auch die Szintigrafie an wenigen Standorten etabliert, zumeist mit Tc99m-Human-Serum-Albumin (HSA) (Sensitivität ca. 96 %, Spezifität 100 %).

7.4.2 Therapie

- **Therapieziel**

Zunächst steht die ursächliche Therapie im Vordergrund, zusätzlich sollte bei intestinalen Lymphangiektasien eine Substitution mit mittelkettigen Triglyzeriden und proteinreicher, fettarmer Ernährung erfolgen. Eine Immunglobulinsubstitution ist nicht immer erforderlich, regelhaft jedoch die Substitution fettlöslicher Vitamine in wasserlöslicher Form.

- **Therapieprinzip und therapeutisches Vorgehen**

Die enterale Proteinzufuhr sollte gesteigert werden, meist auf 1,5–3,0 g/kg/d bis zum Erreichen einer positiven Proteinbilanz. Im Rahmen der Therapie intestinaler Lymphangiektasien führt ein weitgehender Verzicht auf langkettige Fettsäuren zur Reduktion des lymphatischen Flusses. Viele Patienten benötigen eine teil- oder vollparenterale Ernährung.

Therapieversuche wurden mit Octreotid und Lansoprazol beschrieben, die Wirkweise ist hierbei unklar. Bei Patienten mit Fontan-Zirkulation werden neben kardiologischer bzw. kardiochirurgischer Optimierung bis zur Herztransplantation, Therapieversuche mit Kortikosteroiden und Heparin beschrieben. Aktuell wird meist eine Kombination von pulmonaler Vasodilatation und antiinflammatorischer Therapie versucht (z. B. Budesonid und Sildenafil). Interventionelle Dekompressionen des Ductus thoracicus wurden zuletzt mit teils gutem Ansprechen durchgeführt, größere Studien fehlen (Antonio et al. 2016).

Bei Patienten mit M. Ménétrier kann eine Behandlung mit H_2-Blockern und Omeprazol versucht werden.

Bei lokalisiertem Befall ist die Option einer Resektion zu prüfen, dies trifft aber nur für eine Minderheit der Patienten zu.

Für die seltene Krankheitsursache des angeborenen CD55-Mangels wird eine Off-label-Therapie mit Eculizumab beschrieben, diese sollte bei den betroffenen Patienten mit unklarer Ursache frühzeitig überprüft und erwogen werden. Der CD55-Mangel führt zu einer übermäßigen Komplementaktivierung, die mittels Antikörper gegen Komplement C5 antagonisiert werden kann.

- **Prognose**

Die Prognose der Eiweißverlustenteropathie variiert stark mit der Ursache. Bei Patienten mit Fontan-Zirkulation tritt sie in 5–13 % der Fälle auf und ist mit schlechtem Überleben assoziiert (5-Jahres-Überleben ca. 50 %), auch wenn zuletzt bessere Überlebensraten berichtet wurden (bis 88 bzw. 96 %). Wesentliche Komplikationen sind Infektionen, Wachstums- und Entwicklungsverzögerung, Osteopenie und Mangelversorgung durch Malabsorption.

- **Prävention**

In der Prävention einer PLE nach Fontan-Zirkulation wurden einige Risikofaktoren identifiziert, hierzu zählen Bradyarrythmien, Zwerchfellparesen und Stenosen im Bereich der Zirkulation sowie die Länge des Intensiv- und Krankenhausaufenthalts. Protektiv ist die weiterhin nachgewiesene Durchgängigkeit der Fenestrierung. Wachstum und Entwicklung sollten im Auge behalten werden, da häufig erhebliche Einschränkungen entstehen (Sekundärprävention).

- **Qualitätssicherung**

In Anbetracht modifizierbarer Risikofaktoren und dem Mangel an einer einheitlich erfolgreichen Therapiestrategie ist eine multidisziplinäre Betreuung essenziell für eine optimale Diagnosestellung und Therapie. Die Mortalität der Patienten mit PLE ist bei Kindern mit Fontan-Zirkulation mit der Anzahl und Dauer aktiver Phasen der PLE assoziiert, somit ist zur Reduktion der Mortalität ein aggressives multimodales Vorgehen angezeigt.

7.5 Intestinale Tumore, Polypen, Polyposis-Syndrome

Jan de Laffolie

7.5.1 Grundlagen

Als Polyp wird prinzipiell jede Raumforderung in das Darmlumen bezeichnet; in der Regel handelt es sich aber v. a. um Raumforderungen, die vom Epithel ausgehen (eTab. 7.4).

Polyposis-Syndrome sind seltene genetische Erkrankungen, bei denen es zu vermehrtem und/oder verfrühtem Auftreten intestinaler Polypen kommt.

Andere intestinale Tumore des Kindes- und Jugendalters sind zwar vielfältig, aber ausgesprochen selten (eTab. 7.5, mod. nach Aretz et al 2010), am häufigsten noch im Rahmen einer schwersten Refluxösophagitis oder im Rahmen anderer prädisponierender Faktoren (Verlust von Tumorsuppressorgenen o. Ä.).

- **Symptomatik, Diagnostik und Differenzialdiagnostik**

Die typische Symptomatik umfasst blutige oder schleimige Stuhlbeimengungen, bei Polyposis-Syndromen auch Obstipation oder Diarrhöen und unspezifische abdominelle Symptome. Die häufigsten intestinalen Polypen des Kindesalters sind **juvenile Polypen**. Hier enthält die Anamnese häufig rezidivierende schmerzlose rektale Blutungen, es kann auch zum spontanen Abgang eines Polypen oder dessen Bestandteilen kommen. Gelegentlich wird von transanalem Vorfall des Polypen berichtet oder dieser ist bei einer digital rektalen Untersuchung tastbar. In 30 % der Fälle findet sich eine Eisenmangelanämie. Jungen sind etwas häufiger betroffen. Die meisten juvenilen Polypen werden zwischen dem 2. und 6. Lebensjahr auffällig. **Hyperplastische Polypen** sind im Kindesalter deutlich seltener, sie sind in der Regel im Rektosigmoid lokalisiert. In der Histologie werden elongierte Krypten und papilläre Epithelzellen beschrieben, es besteht kein bekanntes Entartungsrisiko.

> **Wichtig**
> - Bei spontanem, unkompliziertem Abgang eines Polypen sollte eine histologische Untersuchung vorgenommen werden, in der Regel ist keine weitere Diagnostik erforderlich.
> - Eine endoskoskopische Abklärung mit Verdacht intestinaler Polypen sollte als (Ileo)koloskopie durchgeführt werden und nicht auf das Rektosigmoid begrenzt sein.
> - Bei zahlreichen juvenilen Polypen im Kolon sowie einer suggestiven Familienanamnese sollte ein juveniles Poyposissyndrom (JPS) mit Entartungsrisiko abgeklärt werden.

Unter den Polyposis-Syndromen tritt die **familiäre adenomatöse Polyposis (FAP)** mit ihren Varianten am häufigsten auf (eOverview 7.2). Das übliche diagnostische Vorgehen ist je nach Vorstellungsgrund in ◘ Tab. 7.3, eAbb. 7.5 und 7.6 (mod. nach Aretz et al 2010) dargestellt (nach Hyer et al. 2019). Bei Patienten mit Nachweis von Adenomen im Kolon schließt eine negative FAP-Genetik die Diagnose nicht vollständig aus.

Risikofaktoren für Entartung sind Größe >10 mm, Ulzerationen oder Blutungen aus der Oberfläche. Hier sollten Polypektomien zur genauen Bestimmung des Dysplasiegrads erfolgen.

7.5.2 Therapie

- **Therapieziel**

Ziel der Therapie einzelner oder weniger Polypen ist die Entfernung mit histologischer Untersuchung unter optimalen Bedingungen. Hierbei sollte im Rahmen der Koloskopie auf weitere Polypen geachtet werden. Bei positiver Familienanamnese oder mehreren juvenilen Polypen sollte ein juveniles Polyposis-Syndrom ausgeschlossen werden.

■ **Therapieprinzip**
Sehr kleine Polypen bis zur Größe von 3 bis max. 5 mm können mit einer Biopsiezange entfernt werden, für größere Polypen wird eine Diathermieschlinge verwendet. Zur Blutungsprophylaxe sind gelegentlich Clips notwendig. Komplikationen stellen bei gestielten Polypen eine Seltenheit dar.

Zur Vermeidung kolorektaler Karzinome ist bei Jugendlichen z. B. mt FAP oft eine Proktokolektomie notwendig. Die Entscheidung zum Zeitpunkt der Proktokolektomie sollte unter Berücksichtigung des Risikos im individuellen Fall getroffen werden. Neben häufigen Empfehlungen, wie Entfernungen bei zahlreichen Adenomen >10 mm oder teppichartiger Auskleidung des Kolons, sollten auch Lebensplanung, Bildungsbiografie und Berufsplanung des Patienten berücksichtigt werden.

> **Wichtig**
> Die Geschwindigkeit der Progression von Adenom zu Karzinom ist bei Patienten mit FAP nicht beschleunigt.

Das Risiko kolorektaler Karzinome vor dem 20. Lebensjahr ist mit 0,2 % niedrig, extrakolonische Malignome (Leber, ZNS, Schilddrüse) sind mit 1–2 % bei jungen Erwachsenen mit FAP selten.

IPAA (Proktokolektomie mit ileopouchanaler Anastomose) wird in der Regel empfohlen bei hoher rektaler Polypenlast (>20) sowie hoher Gesamtlast (>500). Die Entscheidung sollte stets mit Familie und Chirurgen getroffen werden, sie sollte auch die Mutation sowie das Risiko von Desmoidtumoren und die Folgen für Fertilität bei Mädchen berücksichtigen. Auch nach der Kolektomie sollten endoskopische Kontrollen in 6-monatigen bis jährlichen Abständen erfolgen.

Ösophagogastroduodenoskopien bei Patienten mit FAP sollten nach der Spigelman-Einteilung der duodenalen Erkrankung erfolgen. Während ca. 50 % der Patienten bis zum 17. Lebensjahr eine duodenale Polyposis entwickeln, sind duodenale Karzinome vor dem 30. Lebensjahr selten, vor dem 20. Lebensjahr eine absolute Ausnahme.

Auch Funduspolypen sind häufige endoskopische Befunde bei Jugendlichen und jungen Erwachsenen mit FAP; es wurden bisher keine gastrischen Karzinome vor dem Alter von 25 Jahren beschrieben.

■ **Monitoring und Verlauf**
Der **einzelne juvenile Polyp** bedarf nach erfolgreicher Polypektomie und histologischer Aufarbeitung keiner weiteren Kontrollendoskopien. Eine erneute Vorstellung sollte bei erneutem Auftreten verdächtiger Symptome vereinbart werden.

Im Rahmen einer Erkrankung mit **Polyposis-Syndromen** steht das Monitoring und die Vermeidung von Komplikationen/Folgeerkrankungen im Vordergrund. Bei allen intestinalen Tumoren sind unnötige Endoskopien soweit möglich zu vermeiden. So sind zwar bei Kindern ab 8 Jahren mit FAP schon Adenome beschrieben, diese haben aber i. d. R. noch keine Entartungstendenz. Nach aktuellen ESPGHAN-Stellungnahmen scheint die vormalige Empfehlung jährlicher Koloskopien ab dem 10. Lebensjahr nicht mehr in jedem Fall notwendig. Bei Patienten mit APC-Mutation ohne Adenome sollten Sicherheitskoloskopien alle 5 Jahre bis zum 50. Lebensjahr oder bis zum Auftreten von Adenomen durchgeführt werden. Nach Auftreten von Polypen richtet sich die Überwachungsfrequenz nach dem kolonischen Phänotyp.

Das Monitoring bei Polyposissyndromen richtet sich nach Phänotyp und Entität (◘ Tab. 7.3). Weitere Angaben zur empfohlenen Früherkennung finden sich unter ▶ www.nccn.org sowie auf den Websites der Fachgesellschaften.

■ **Prognose**
Die Prognose juveniler Polypen ist sehr gut, Rezidive werden zwischen 4 % und 7 % beschrieben, eine entsprechende Instruktion der Familien zur Wiedervorstellung bei erneutem rektalen Blutabgang sollte erfolgen.

Tab. 7.3 Vorsorgeschema für Polyposissyndrome (mod. nach Aretz et al 2010)

Syndrom	Koloskopie		ÖGD		Dünndarm		Ergänzende Untersuchungen
	Beginn (LJ)	Intervall (Jahre)	Beginn (LJ)	Intervall (Jahre)	Beginn (LJ)	Intervall (Jahre)	
FAP	10–12	1–2	<25–30	3	k.E	k.E	Jährliche Untersuchung Schilddrüse und Abdomen inkl Sonografie ab 10.–12. LJ
aFAP	18–20	1–2	<25–30	3	k.E	k.E	Jährliche Untersuchung Schilddrüse und Abdomen inkl Sonografie ab 10.–12. LJ
PJS	8–20	2–3	8–12	2–3	k.E	k.E	Screening Hoden und Ovarialtumoren, Brustkrebsscreening im jungen Erwachsenenalter
FJP	10–15	1–3	10–15	1–3	8–12	2–3	Screening für vaskuläre Malformationen, Blutbild, klinische Überwachung
CS	50	10	k.E	k.E	k.E	k.E	Engmaschige Überwachung hinsichtlich der prädisponierten Tumoren Schilddrüse ab dem jugendlichen Alter sonst ab dem jungen Erwachsenenalter
HP	20	1–3	k.E	k.E	k.E	k.E	Keine

ÖGD Ösophagogastroduodenoskopie; *FAP* familiäre adenomatöse Polyposis; *aFAP* attentuierte familiäre adenomatöse Polyposis; *PJS* Peutz-Jeghers-Syndrom; *FJP* familiäre juvenile Polyposis; *CS* Cowden-Syndrom; *HP* hyperplastische Polypen; *LJ* Lebensjahr

Die Prognose der Patienten mit Polyposis-Syndromen variiert stark.

- **Prävention**

Eine Chemoprävention mit Sulindac zeigte bei Kindern ohne Polypen keinen Effekt auf die Adenomentwicklung. Zur Wirkung von Celecoxib (16 mg/kg/d), ggf. kombiniert mit Diflouromethylornithin, das bei Erwachsenen und in kleinen Studien bei Jugendlichen eine signifikante Reduktion der Anzahl kolorektaler Polypen zeigte, fehlen Langzeitdaten und Sicherheitsprofil sowie die Untersuchung, ob eine Progression zu Karzinomen verlangsamt werden kann.

- **Qualitätssicherung**

Die Kinderendoskopie ist ein typischer Interaktionsort multiprofessioneller Teams. Zum optimalen Gelingen ist eine enge und vertrauensvolle Kooperation erforderlich zwischen Kinderärzten, (Kinder)anästhesie, Kindergastroenterologen und -pneumologen, Kinderchirurgen und -radiologen, oft Erwachsenenendoskopie bzw. Erwachsenengastroenterologie, Pflege aus den beteiligten Bereichen, Pathologen und Kooperationspartnern für weiterführende Untersuchungen. Nicht zu vernachlässigen ist die Prozess- und Ablauforganisation mit Koordination der Termine, Endoskopievorbereitung, aber auch der notwendigen Materialien und entsprechender Logistik (Aufbereitung, Sterilisation, Wartung, Vorhaltung von Einmalmaterial). Hinsichtlich der Anforderungen an Ausstattung und Erfahrung kann auf nationale und internationale Leitlinien verwiesen werden (▶ https://www.gpge.eu/leitlinien; ▶ https://www.espghan.org).

> Der Kindergastroenterologe bringt Erfahrung mit Kindern und den entsprechenden Krankheitsbildern ein, bei interventionellen Eingriffen ist eine Ab-

wägung der Kooperation mit dem diesbezüglich erfahrenen Erwachsenengastroenterologen sinnvoll (z. B. Versorgung in Deutschland mit ERCP oder erweiterten endoskopischen Eingriffen).

Um effektive Beobachtungen zur langfristigen Wirksamkeit der Monitoringstrategie und medikamentöser Therapien zu erhalten, sollten alle Kinder und Jugendlichen mit Polyposis Syndromen im Rahmen von Registerstudien betreut und nachverfolgt werden.

7.6 Hernien

Michael Boettcher

7.6.1 Bauchwandhernien

7.6.1.1 Grundlagen

Die indirekte **Leistenhernie** betrifft ca. 3 % aller Kinder. Etwa 60 % haben isoliert einen rechtsseitigen Leistenbruch, 20 % links und 20 % beidseitig. Bei einer Leistenhernie verschließt sich der physiologisch angelegte offene Processus vaginalis (peritoneales Divertikulum) während der letzten Phase der Embryonalzeit nicht. Leistenhernien sind bei Jungen deutlich häufiger als bei Mädchen (4:1–8:1).

Nabelhernien resultieren aus einem unvollständigen postpartalen Verschluss des Nabelrings und betreffen ca. 20 % aller Neugeborenen. Viele Nabelhernien verschließen sich spontan. Epidemiologisch sind Kinder dunkler Hautfarbe überproportional betroffen.

Epigastrische und **supraumbilikale Hernien** dagegen sind angeborene oder erworbene Fasziendefekte in der Linea alba zwischen der Rektusmuskulatur. Die **Femoralhernie** ist im Kindesalter eine ausgesprochene Rarität. Sie entsteht aus einer Faszienlücke entlang der Lacuna vasorum dorsal des Lig. inguinale. **Narbenhernien** sind nach vorausgegangenen Operationen zu verzeichnen und treten nach ca. 1 % aller abdominellen Eingriffe auf. Sie inkarzerieren im Kindesalter so gut wie nie.

Vor allem Frühgeborene, Immunsupprimierte und Patienten mit erhöhtem intraabdominellen Druck (v. a. Lebertransplantation) haben ein erhöhtes Risiko für Hernien.

- **Diagnostik**

Die Diagnose der Hernien ist überwiegend klinisch. In einigen Fällen und vor allem zur Abgrenzung von anderen Differenzialdiagnosen kann eine Sonografie sinnvoll sein.

7.6.2 Therapie

> **Wichtig**
> — Eine Reposition ist nur dann erfolgreich, wenn das Kind anschließend spontan schmerzfrei ist und aufhört zu weinen.
> — Supraumbilikale und epigastrische Hernien müssen präoperativ markiert werden.

- **Therapieziel**

Bei Inkarzeration sollte eine Hernie möglichst zeitnah reponiert werden (Mayo- oder Frosch-Bein-Technik). In einigen Fällen gelingt die Reposition erst in Sedierung oder Narkose. Auch nach einer erschwerten Reposition ist eine elektive Herniotomie sinnvoll. Viele Autoren empfehlen eine Operation innerhalb von einer Woche und bei Frühgeborenen innerhalb von 72 h, da bei einem Drittel der Patienten eine erneute Inkarzeration nach einer erschwerten Reposition auftreten wird.

Das Ziel der Operation ist der Verschluss der entsprechenden Hernie. Die Operation sollte möglichst als geplanter Eingriff unter bestmöglichen anästhesiologischen Bedingungen durchgeführt werden. Dies kann bedeuten, dass frühgeborene Kinder mit einer Leistenhernie erst kurz vor Entlassung beispielsweise in wach-kaudaler Anästhesie operiert werden. Eine häufige Empfehlung ist die operative Versorgung einer Leistenhernie innerhalb von 2 Wochen nach Diagnosestellung. Bei kleinen Nabelhernien (<2 cm) kann mindestens bis zum Alter von 4 Jahren gewartet werden. Größere Nabelhernien

(>2 cm) verschließen sich selten spontan und werden oft nach dem 1. Lebensjahr versorgt.

> Eine elektive Hernienversorgung ist in fast allen Fällen sinnvoll. Bei sehr unreifen Neonaten sollten innovative Anästhesiekonzepte wie Kaudalanästhesie verwendet werden.

▪▪ Chirurgisches Prinzip
Bei der indirekten Leistenhernie reicht beim Kind eine hohe Bruchsackligatur aus. Beim offenen Vorgehen sollte beim Mädchen der Bruchsack an die Externusfaszie genäht und damit das Lig. rotundum fixiert werden (Technik nach Bastianelli). Bei direkten Hernien kann abhängig vom Alter eine Fasziendopplung oder postpubertär ein Netz (Onlay- oder Inlay-Technik) verwendet werden.

Bei Nabelhernien ist eine Operation meist nicht notwendig. Viele Nabelhernien verschließen sich spontan bis zum Schulalter. Bei großen Defekten wird dann abhängig vom Alter ebenfalls eine Fasziendopplung oder postpubertär ein Netz verwendet.

▪▪ Postoperatives therapeutisches Vorgehen und Monitoring
Eine offene oder laparoskopische Herniotomie kann ambulant durchgeführt werden. Bei Kindern mit Risikofaktoren kann eine stationäre ggf. sogar intensivmedizinische Versorgung notwendig sein. Die Verwendung der Regionalanästhesie macht eine intensivmedizinische Überwachung auch bei Frühgeborenen weniger wahrscheinlich.

▪ Prognose
Die Rezidivhäufigkeit einer Leistenhernie im Kindesalter liegt bei 0,1 % bei Mädchen und 1 % beim Jungen. Weitere Komplikationen sind Gefäßverletzungen, Serome oder Hämatome (5 %), Wundinfektionen (1 %), Neuralgie (1 %) bei Verwendung eines Netzes, Hodenschädigung (<1 %), und ein sekundärer Hodenhochstand (<1 %). Bei Nabelhernien liegt die Rezidivrate bei 1 % und die Rate an Infektionen bei <1 %. Bei epigastrischen Hernien kommen Rezidive sehr selten vor.

▪ Qualitätssicherung
Herniotomien gehören zum Repertoire aller kinderchirurgischen Einheiten. Für eine sinnvolle Versorgung sollte jedoch eine gute Expertise für Kinderanästhesie vorliegen und eine Mindestanzahl von 25 Eingriffen pro Jahr sollten vorgewiesen werden können.

> Eine Versorgung in einem Zentrum mit hoher operativer Expertise ist v. a. bei Rezidiveingriffen sinnvoll.

▪ Ausblick
Herniotomien bzw. Herniorrhaphien werden zunehmend laparoskopisch durchgeführt. Ein stationärer Aufenthalt ist nur noch bei Komorbidität erforderlich.

7.6.3 Zwerchfellhernien

Die kongenitale Zwerchfellhernie ist charakterisiert durch eine fetale Hernierung der abdominellen Organe durch einen Zwerchfelldefekt in den Thorax. Der exakte Mechanismus ist nicht bekannt. Es scheint aber eine Kombination aus genetischen und epigenetischen Faktoren zu sein. Die meisten angeborenen Zwerchfellhernien werden pränatal diagnostiziert. Das ist insofern wichtig, da insbesondere angeborene Zwerchfellhernien mit ausgeprägter Lungenhypoplasie von einer Entbindung in einem Zentrum für Zwerchfellhernien mit der Möglichkeit einer ECMO-Therapie profitieren. Aufgrund der im wesentlichen neonatalen Versorgung wird die kongenitale Zwerchfellhernie im Band Neonatologie dargestellt.

7.7 Mesenterialzysten

Robert Bergholz

7.7.1 Grundlagen

Mesenterialzysten sind seltene intraabdominelle Läsionen mit einer Inzidenz von 1:20.000 (von Schweinitz und Ure 2019).Unter dem Begriff der Mesenterialzyste werden verschiedene zystische Entitäten im Bereich des Mesenteriums aber auch des Retroperitoneums subsumiert. Eine einheitliche Klassifikation ist bisher nicht ausreichend gelungen (Aguayo und Ostlie 2010; Fontenot et al. 2011). Aktuell werden zystische Raumforderungen des Mesenteriums oder Retroperitoneums histologisch unterschieden in lymphatische Zysten, Lymphangiome, vaskuläre Malformationen, Zysten mesothelialen Ursprungs (einfache mesotheliale Zyste, benignes und malignes zystisches Mesotheliom), enterale Zysten oder enterale Duplikationszysten, urogenitale Zysten, Dermoidzysten/Teratome und Pseudozysten nach Infektionen oder Trauma (Fontenot et al. 2011). Obwohl radiologisch nicht sicher zu differenzieren, ist ihre Unterscheidung insbesondere im Hinblick auf das klinische Verhalten relevant: Einfache lymphatische und mesotheliale Zysten bleiben in der Regel über die Zeit stabil und asymptomatisch, während Lymphangiome und gutartige zystische Mesotheliome aggressive und scheinbar invasive Eigenschaften aufweisen können (Fontenot et al. 2011; Jimenez et al. 2004; Suri und Langer 2011; Zee et al. 2011). Teratome können langfristig maligne transformieren wohingegen das maligne zystische Mesotheliom eine, wenn auch seltene, primäre maligne Neoplasie ist (Baglaj et al. 2008).

7.7.2 Therapie

- **Therapieziel**

Das Therapieziel ist mittelfristig die komplette Entfernung der Zyste nach Diagnosestellung, um langfristigen Komplikationen wie Einblutungen, Infektionen oder maligner Transformation im Falle von Teratomen vorzubeugen (Burjonrappa et al. 2009; Haxhija et al. 2011; Hsiao und Langer 2012).

- **Therapieprinzip und therapeutisches Vorgehen**

Das Therapieprinzip ist die operative Entfernung der Zyste, ggf. unter Mitnahme der betroffenen Darmsegmente. Mutilierende Resektionen, z. B. unter Mitnahme des Pankreas oder der Nieren, sind zu vermeiden. Eine Ableitung der Zyste über eine Roux-Y-rekonstruierte Jejunumschlinge und ein „watch and wait" kann erfolgen.

- **Monitoring und Verlauf**

Rezidive, insbesondere von lymphatischen Malformationen, sind häufig (Burjonrappa et al. 2009; Haxhija et al. 2011; Kiely et al. 2012) Serologische Verlaufsmarker sind nicht sicher bekannt, daher bleibt die visuelle Kontrolle mittels Bildgebung, primär die Sonografie, in standardisierten Intervallen.

7.8 Anorektale Fehlbildungen

Verena Ellerkamp und Jörg Fuchs

7.8.1 Grundlagen

Die verschiedenen Formen der anorektalen Fehlbildungen manifestieren sich mit einer Häufigkeit von 1:4.000 Lebendgeburten. Jungen sind häufiger betroffen. Die schwerste Form, die Kloakenfehlbildung, macht etwa 10 % aller anorektalen Malformationen aus.

Die anorektalen Malformationen sind immer wieder verschieden klassifiziert worden. International gebräuchlich ist mittlerweile die 2005 etablierte **Krickenberg-Klassifikation** (eTab. 7.7).

- **Symptomatik, Diagnostik und Differenzialdiagnostik**

Obwohl anorektale Malformationen im **pränatalen Ultraschall** mit einer diagnostischen Genauigkeit von 91 % diagnostiziert werden könnten, erfolgt dies nur in etwa 16–30 % der Fälle. In der Mehrzahl der Fälle wird die Diagnose im Rahmen der aufmerksamen Untersuchung der Anogenitalregion beim Neugeborenen gestellt. Ein fehlender Anus, perineale Analfisteln sowie ein Sinus urogenitalis sind im Wesentlichen Blickdiagnosen. Dennoch kommt es manchmal bei Analatresie mit perinealer Fistel zu einer verzögerten Diagnose. Die Konfiguration des **Analgrüb-**

chens und des Gesäßes („flat bottom") sowie die Höhe des Os coccygeum erlauben Rückschlüsse auf die Ausprägung der Fehlbildung. Die Mekoniumentleerung aus der Vagina oder der Urethra zeigen entsprechende Fisteln an.

Bei Vorliegen einer Analatresie müssen Begleitfehlbildungen, insbesondere das Vorliegen eines VACTERL-Syndroms ausgeschlossen werden. Das **VACTERL-Syndrom** ist durch Vorhandensein von mindestens drei der folgenden Fehlbildungen gekennzeichnet: Wirbeldefekte (**v**ertebrae), **a**norektale Malformationen, **c**ardiovaskuläre Malformationen, Ösophagusatresien (**t**racheo-esophageal fistula), urogenitale Fehlbildungen (**r**enal malformations) und Extremitätenfehlbildungen (malformations of the **l**imbs). In Verbindung mit einer anorektalen Malformation finden sich am häufigsten zusätzliche kardiovaskuläre Fehlbildungen sowie Fehlbildungen des Urogenitaltrakts und spinale Fehlbildungen mit jeweils etwa 20–30 %

Zusätzliche Informationen erbringen die perineale **Sonografie** und das **Invertogramm**. Im Weiteren hat die Röntgendarstellung des aboralen Anus-praeter-Schenkels sowie die Miktionszystourethrografie zur Darstellung eines Fistelgangs vom Blindsack zu Urethra, Vagina oder Blase für das chirurgische Vorgehen eine eminente Bedeutung.

7.8.2 Therapie

- **Therapieziel und Therapieprinzip**

Innerhalb der ersten 24–48 Lebensstunden sollte in Abhängigkeit von der Form der Analatresie eine operative Entlassung des Enddarms durch eine **Kolostomie** oder eine primäre **minimale posteriore sagittale Anorektoplastik** angestrebt werden, um seltenen lebensbedrohlichen Rupturen im Bereich des Blindsacks vorzubeugen. Bei primär unauffälligem Mekoniumabgang über eine perineale Fistel kommt es immer wieder zu einer verzögerten Diagnose.

Mittelfristig sind das Erreichen einer (sozialen) Kontinenz sowie die Rekonstruktion einer kosmetisch normalen Anogenitalregion primäres Therapieziel. Darüber hinaus muss die häufige und belastende Obstipation der Patienten adäquat therapiert werden. Ferner ist bei Kloakenfehlbildungen die Erforderlichkeit zur Entlastung eines möglichen Hydrometrokolpos (ca. 30 %) zu prüfen sowie der Erhalt der späteren Fertilität und Kohabitationsfähigkeit anzustreben.

Auch nach erfolgreicher operativer Korrektur ist eine gute kinderchirurgische Anbindung mit regelmäßigen Kontrollen der Defäkation und ggf. Optimierung mittels Bowelmanagement langfristig erforderlich.

- **Therapeutisches Vorgehen**

Grundlage für das initiale Vorgehen bei einer Analatresie ist in ◘ Abb. 7.1 dargestellt. Auf diese Weise wird entschieden, ob das Neugeborene eine primäre Korrektur oder eine passagere Kolostomie erhält.

Darüber hinaus sollten ausführliche Gespräche mit den Angehörigen über die weitere Prognose der Fehlbildung hinsichtlich späterer Kontinenz, etc. geführt werden.

Bei Indikation zur **protektiven Kolostomie** bietet ein Descendostoma mit distanten Stomata den Vorteil einer Prävention von Stuhlübertritt in den Blindsack mit nachfolgender Distension. Darüber hinaus eignet sich das distale, eng eingenähte Stoma für die spätere Kontrastmitteldarstellung des Blindsacks mit etwaigen Fisteln. Die laparoskopische Anlage ist beschrieben. Bei unkomplizierten Atresien, bei denen eine primäre Anorektoplastik aufgrund von Begleitfehlbildungen/-erkrankungen nicht sinnvoll ist, ist theoretisch auch ein Transversostoma möglich.

Bei Indikation zur Entlastung eines Hydrometrokolpos erfolgt dies in der Narkose zur Kolostomieanlage entweder mittels Katheteranlage durch den „common channel" in die Vagina, – wenn dadurch nicht der vesikale Abfluss verlegt wird – oder durch eine perkutane Pigtail-Katheter-Anlage. Bei Vorliegen einer Kloakenfehlbildung mit Uterus und/oder Vagina duplex (50 %), ist die Drainage beider Kavitäten zu gewährleisten, ggf. durch Fensterung der Hemivaginae.

Erkrankungen des unteren Gastrointestinaltrakts

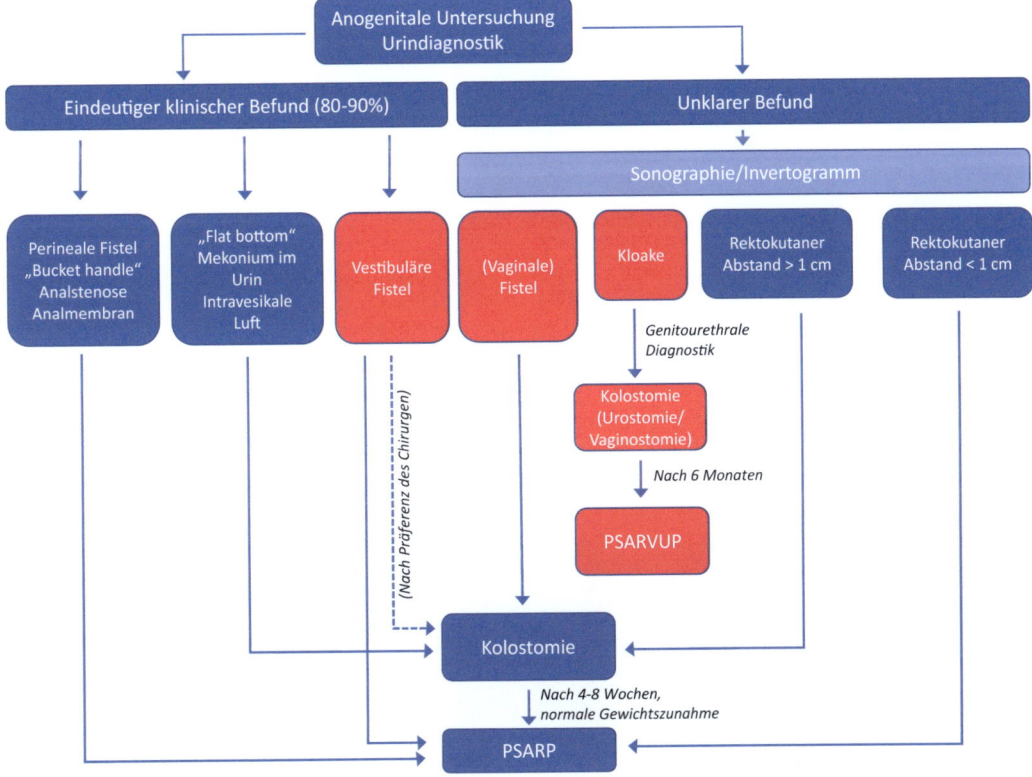

Abb. 7.1 Vorgehen bei einem Kind mit Analatresie

Tiefe Analatresien mit und ohne Fistel sollten innerhalb der ersten 48 Lebensstunden durch eine **minimale posteriore sagittale Anoplastik** korrigiert werden (Abb. 7.2). Ein Anus praeter ist nicht erforderlich, und die Wundinfektionsrate ist aufgrund des noch sterilen Mekoniums außerordentlich gering.

Bei Analatresien mit perinealer Fistel, die jenseits des Neugeborenenalters diagnostiziert werden, sind bei guter Erfahrung des Chirurgen sowie entsprechender Vorbereitung des Kindes mittels Nahrungskarenz und Vorbereitung des Darms ebenfalls primäre Korrekturen ohne Anus-praeter-Schutz möglich. Bei allen anderen Formen ist ein 3-zeitiges Vorgehen mit Anlage einer **Kolostomie** im Colon descendens notwendig.

Analatresien mit rektovestibulärer Fistel, rektourethraler Fistel und Analatresien ohne Fistel und Abstand zum Analgrübchen >1 cm werden mittels **posteriorer sagittaler Anorektoplastik** nach Peña/de Vries oder anteriorer sagittaler Anorektoplastik nach Mollard korrigiert. Die laparoskopisch assistierte posteriore sagittale Anorektoplastik erleichtert die Präparation bei Patienten mit Fistel zum Blasenhals. Die meisten Kinderchirurgen führen gegenwärtig die Korrektur nach Peña durch.

Die hohen Formen der Analatresien werden ebenfalls durch eine posteriore sagittale Anorektoplastik nach de Vries/Peña korrigiert. Gelegentlich muss wegen der Höhe des Blindsacks oder einer vesikalen Fistel zusätzlich eine **Laparotomie oder Laparoskopie** durchgeführt werden.

Kloakenfehlbildungen werden unter Kolostomieschutz mittels posteriorer sagittaler Anorektovaginourethroplastik korrigiert, je nach Länge des „common channels" ggf. unter laparoskopischer Assistenz oder Laparotomie. Bei unzureichend mobilisierbarem vaginalem Gewebe ist bei Vagina duplex ein

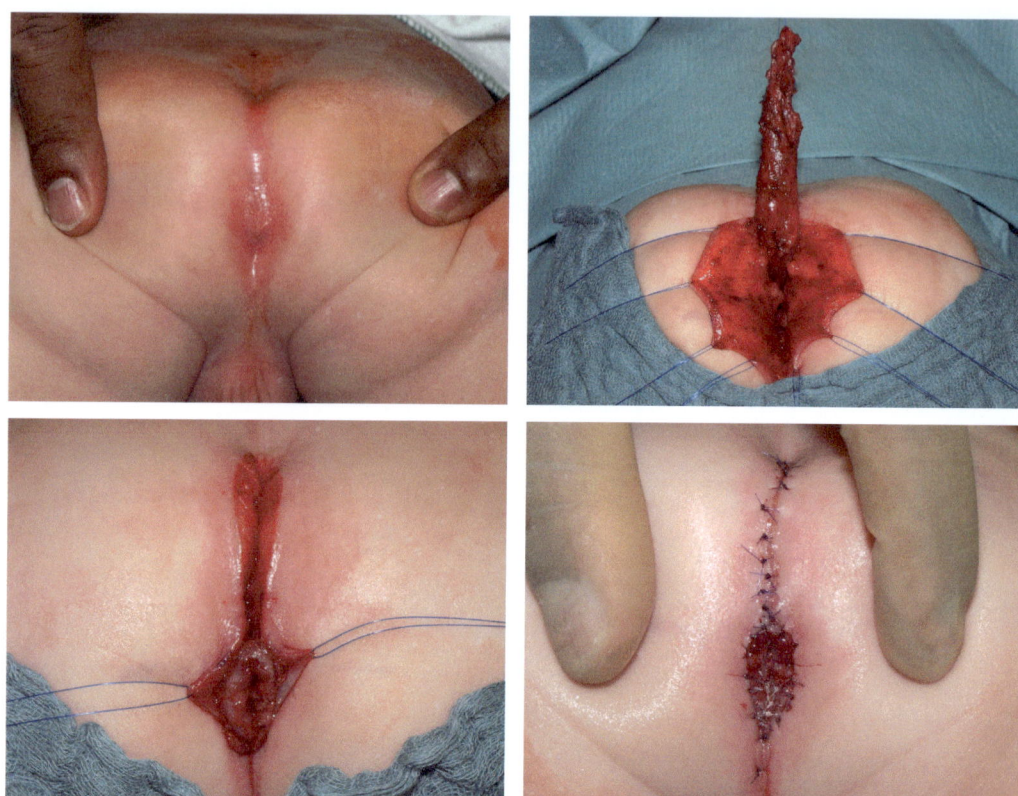

◻ Abb. 7.2 Minimale posteriore sagittale Anoplastik

vaginaler Switch möglich oder eine primäre Vaginalersatzplastik mittels Koloninterponat zu erwägen. Kontrovers diskutiert wird jedoch das optimale Alter bei **Vaginoplastik**.

In Einzelfällen werden Kloakalfehlbildungen ohne Hydrometrokolpos übersehen und lediglich die bestehende Analatresie korrigiert, nicht aber der Sinus urogenitalis. Bei diesen Patientinnen wird die Diagnose dann ggf. erst im Rahmen der Menarche gestellt.

Für alle chirurgischen Eingriffe wird eine perioperative **Antibiotikatherapie** empfohlen. 10–14 Tage nach Korrektur einer Analatresie beginnt eine anale **Bougierungsbehandlung** mit Hegar-Stiften.

- **Monitoring und Verlauf**

Im Rahmen regelmäßiger ambulanter Kontrollen in einer kinderchirurgischen Spezialsprechstunde ist schon im Kleinkindalter häufig eine Therapie von Obstipationsbeschwerden erforderlich. Diese erfolgt adäquat mit macrogolbasierten Laxanzien und einer ausgewogenen Ernährung.

Narbigen Stenosen wird mittels analer Bougierungsregimes vorgebeugt. Die digital-rektale Untersuchung ist maßgeblich zum Ausschluss narbiger Stenosen, die ebenfalls primär mit einer Obstipationsneigung einhergehen können und durch eine inadäquate oder nicht regelmäßige Bougierungsbehandlung befördert werden.

Es ist wichtig, in Fällen mit einer guten Prognose für die Stuhlkontinenz die Familien wiederholt auf eine lebenslange Obstipationsneigung hinzuweisen und diese adäquat zu managen. Eine Überlaufenkopresis bei schlecht therapierter andauernder Obstipation ist zu vermeiden. Tritt sie auf, ist eine orale Therapie mit oralen Laxanzien nicht ausreichend, regelmäßige rektale Einläufe über mehrere Wochen führen in den meisten Fällen zu einer nachhaltigen Besserung.

Bei Inkontinenz und Stuhlschmieren nach Ausschluss einer Überlaufenkopresis profitieren die Patienten von einem Bowelmanagement mittels retrograden oder auch antegraden Irrigationen des Dickdarms. Supportiv ist bei guter Kooperation der Patienten ein physiotherapeutisches Beckenbodentraining/Biofeedback hilfreich.

Aufgrund der häufig bestehenden assoziierten urologischen Fehlbildungen sind ggf. kinderurologische Kontrollen erforderlich.

Mädchen mit Kloakenfehlbildungen sollten etwa ab der Pubarche an ein Zentrum mit kindergynäkologischer Expertise angebunden werden.

- **Prognose**

Die **Mortalität** der Patienten mit anorektalen Malformationen beträgt 10–20 %. Die Ursachen liegen dabei fast ausschließlich in den Begleitfehlbildungen (VACTERL).

Postoperative **Strikturen** im Bereich des Neoanus werden in der Literatur mit etwa 14–38 % angegeben. Zur Vorbeugung sind eine sorgfältige Präparation des Rektums unter Vermeidung von Durchblutungsstörungen des Gewebes und eine spannungsfreie Anastomose maßgeblich. Eine postoperative Bougierungsbehandlung des Anus verhindert darüber hinaus die Entwicklung hypertropher zirkulärer Narben. Ein sich postoperativ entwickelnder **Rektumprolaps** (3–27 %) kann hinweisend sein auf eine relevante Stenose, tritt aber auch aufgrund von unterentwickelter Beckenboden- und Sphinktermuskulatur insbesondere bei den hohen Formen mit rektovesikaler Fistel oder Kloakenfehlbildung auf.

Seltener (~10 %) treten postoperative **Nahtdehiszenzen** auf, meist bedingt durch eine nicht spannungsfreie Anastomose, sowie Wundinfektionen.

Rezidivierende rektourethrale Fisteln kommen in bis zu 15 % der Fälle vor.

Unter Berücksichtigung aller Formen anorektaler Malformationen werden etwa 45 % der Kinder kontinent. Kinder mit perinealer Fistel haben eine Chance von 90–100 %, kontinent zu werden. Im Gegensatz dazu erreichen Kinder mit prostatischer Fistel nur in 30 % der Fälle eine Kontinenz. Bei rektovesikaler Fistel oder Kloakenfehlbildung ist dieser Anteil noch deutlich geringer.

Damit stellt die **Stuhlinkontinenz** eines der Hauptprobleme nach Korrektur einer Analatresie dar. Leider führen Sekundärkorrekturen kaum zum Erfolg. Prozeduren wie die Grazilisplastiken mit ihren zahlreichen Modifikationen oder Levatorplastiken zeigen im Langzeitverlauf sehr ernüchternde Resultate. Lediglich bei den Reoperationen nach Peña bei inkorrekter Position des Anus werden langfristige Verbesserungen mit einer Häufigkeit von bis zu 25 % angegeben.

Bei Patientinnen mit Kloakenfehlbildungen sind zusätzlich zur Stuhlinkontinenz auch Vernarbungen und Stenosen der (Neo)vagina, Fehlbildungen oder sekundäre Funktionsstörungen des Uterus häufig. Entsprechend können Infertilität, rezidivierender Hämatokolpos/-metra sowie Kohabitationsstörungen resultieren. Daneben kann in vielen Fällen eine Urininkontinenz bestehen. Die Therapiemöglichkeiten reichen von urethralen Sling-Plastiken und sauberen Einmalkatheterismus (CIC) bis hin zur Anlage kontinenter Katheterstomata und Blasenhalsverschluss.

Bei beiden Geschlechtern konnten im Erwachsenenalter in einigen Studien **sexuelle Dysfunktionen** im Vergleich zur Normalbevölkerung nachgewiesen werden.

Etwa 20–40 % aller Kinder mit anorektalen Malformationen haben langfristig **urogenitale Probleme** wie Blasenfunktionsstörungen, Niereninsuffizienz durch urologische Fehlbildungen, Vaginalstenosen etc..

Sämtliche hier genannten Aspekte erfordern daher nicht nur eine regelmäßige und umfassende kinderchirurgisch-kinderurologische/-gynäkologische Betreuung, sondern darüber hinaus auch eine strukturierte Transition der betroffenen Patienten in spezialisierte Zentren für Erwachsene.

7.9 Stuhlinkontinenz

Konrad Reinshagen

7.9.1 Grundlagen

Stuhlinkontinenz ist ein schwerwiegendes Problem, welches die Lebensqualität der Patienten signifikant beeinträchtigt. Ursächlich können neben funktionellen Ursachen auch eine pathologische veränderte Stuhlkonsistenz und Frequenz sein. In diesem Abschnitt wird die Behandlung der Inkontinenz aufgrund anatomischer Ursachen nach anorektalen Fehlbildungen oder Verletzungen, neurogener Ursachen nach Spina Bifida oder sacrococcygealen Teratomen beschrieben.

Zur erfolgreichen Behandlung der Inkontinenz und Einschätzung der Prognose ist die Klärung der Ursache der Inkontinenz unabdingbar (eAbb. 7.7).

- **Symptomatik, Diagnostik und Differenzialdiagnostik**

Die Ausprägung einer Inkontinenz reicht von gelegentlichem Stuhlschmieren bis hin zum kompletten Unvermögen, festen Stuhlabgang zu kontrollieren.

Diagnostisch ist die genaue Anamnese der wichtigste Parameter, der insbesondere die entsprechenden Vorerkrankungen oder Operationen umfasst. Die körperliche Untersuchung inklusive der proktologischen Inspektion und Untersuchung ist von größter Bedeutung. An invasiver Diagnostik besteht die Notwendigkeit einer Rekto-/ Proktoskopie, bei Voroperationen können bildgebende Verfahren wie die Endosonografie und das Beckenboden-MRT einen Hinweis auf Läsionen des Schließmuskelapparats geben.

Differenzialdiagnostisch abzugrenzen ist die funktionelle Inkontinenz. Unterscheiden kann man dabei die einfache funktionelle Inkontinenz von der Überlaufenkopresis. Sie tritt häufiger bei Jungen auf und ist assoziiert mit ADHS oder anderen kinder- und jugendpsychiatrischen Erkrankungen. Da die funktionelle Inkontinenz meist einer Retentionsinkontinenz, Enkopresis, entspricht, verweisen wir bezüglich der Therapie auf ▶ Abschn. 4.7.

7.9.2 Therapie

- **Therapieziel**

Ziel der der Behandlung ist das Erreichen einer Kontinenz, die es dem Patienten ermöglicht, ohne Einschränkungen an dem altersentsprechenden sozialen Leben teilzunehmen. Ist das Erreichen einer Kontinenz nicht möglich, so bleibt das Ziel einer „sozialen" Kontinenz, die es dem Patienten ermöglicht den Stuhlgang mit Hilfsmitteln so zu steuern, dass er ebenfalls am sozialen Leben ohne Einschränkungen teilnehmen kann (Bowelmanagement).

- **Therapieprinzip**

Funktionelle Inkontinenz wird in erster Linie mit stuhlregulierenden Maßnahmen bei der Überlaufenkopresis sowie Verhaltenstherapie und kinder- und jugendpsychiatrischer Betreuung bei den übrigen funktionellen Ursachen behandelt (▶ Abschn. 4.7).

Bei Defekten des Schließmuskelsystems oder neurogenen Ursachen muss primär geklärt werden, ob mittels einer operativen Intervention eine Verbesserung der Kontinenz erreicht werden kann. Ist dies nicht möglich, so muss mit der vorhandenen anatomischen Situation eine größtmögliche Kontinenz erreicht werden.

- **Therapeutisches Vorgehen**

Liegt eine anatomische bzw. physiologische Ursache für die Inkontinenz vor, müssen folgende ursächliche Probleme der Inkontinenz unterschieden werden:
- **Koloproktologische Probleme:** Dazu gehören Fissuren, Fisteln wie auch ein rezidivierender Anal- oder Rektumprolaps. Diese proktologischen Probleme sind chirurgisch gut therapierbar.
- Bei **Defekten des Schließmuskelapparats** muss durch einen koloproktologisch versierten Arzt diagnostiziert werden, ob ein Schließmuskeldefekt nach Unfall oder Voroperationen wie Fisteln vorliegt. Diese können evtl. durch eine Schließmuskelrekonstruktion operativ behoben werden. Liegt ein Schließmuskeldefekt nach Analatresie vor, so ist eine Schließmuskelrekonstruktion meist nicht möglich. Häufig fehlt

Erkrankungen des unteren Gastrointestinaltrakts

den Patienten zudem ein normaler Analkanal mit dem sensiblen Anoderm. Bei hohen Formen der Analatresie liegt fast immer eine Sakraldyplasie vor, die auf eine Minderinnervation des Rektums hindeutet. Bei tiefen Formen der Inkontinenz nach Analatresie kann durch Verfahren wie eine Sakralnervenstimulation oder Sphinkterrekonstruktion mittels Gracilisplastik nach Abschluss des körperlichen Wachstums bei einzelnen gut ausgewählten Patienten eine Verbesserung der Inkontinenz erzielt werden.

— Die **neurogene Inkontinenz** ist nur in Ausnahmefällen kausal behandelbar. Insbesondere nach Spina Bifida oder beim Tethered Cord ist eine engmaschige neurochirurgische Mitbetreuung erforderlich, um eine Verschlechterung der neurogenen Inkontinenz rechtzeitig zu identifizieren und ggf. therapeutisch einzugreifen. Auch bei ausgeprägten Sakraldysplasien oder einem kaudalen Regressionssyndrom ist eine zufriedenstellende Kontinenz ohne Bowelmanagement in der Regel nicht zu erzielen.

Ist das Erreichen einer Kontinenz mit den aufgeführten Maßnahmen nicht möglich, so können Trainingsmaßnahmen sowohl bei der funktionellen wie auch bei der anatomisch/physiologisch begründeten Inkontinenz die Kontrolle des Stuhlgangs verbessern.

1. **Beckenbodentraining**: Durch physiotherapeutisches Training des Beckenbodens kann eine mäßige Schließmuskelschwäche behandelt werden.
Das Beckenbodentraining wird von speziell geschulten Physiotherapeuten angeboten, einige wenige sind auf Kinder spezialisiert.
2. **Biofeedback-Training**: Bei einer wenig ausgeprägten Inkontinenz können mit Hilfe von Biofeedback-Training der Schließmuskelapparat und Beckenboden behandelt werden. Zudem verbessert das Beckenbodentraining auch die Entleerung des Enddarms. Sowohl Beckenbodentraining wie auch Biofeedback-Training erfordern die aktive Mitarbeit der Patienten. Ein Training vor dem abgeschlossenen 4. Lebensjahr ist nicht möglich. Das Biofeedback-Training wird vierteljährlich verschrieben. Erfolge und Fortschritte können in modernen computerbasierten Systemen dokumentiert werden.
3. **Bowelmanagement**: Das Bowelmanagement ermöglicht, den Stuhlgang kontrolliert herbeizuführen. Wichtig ist dabei die Einstellung der richtigen Stuhlkonsistenz sowie eine altersadäquate Abführmaßnahme, die von den Eltern oder dem Patienten eigenständig durchgeführt wird.
   a. **Wash Out**: Das klassische retrograde Wash Out entspricht dem regelmäßigen Abführen mittels peranalem Einlauf. In Kliniken mit großer Erfahrung kann die notwendige, zu applizierende, Flüssigkeitsmenge mittels Sonografie bestimmt werden. Das zeitliche Intervall der Einläufe muss individuell austariert werden und Bedarf einer guten Mitarbeit der Patienten und deren Familien.
   b. Bei Patienten, die anale Manipulationen nicht tolerieren oder ablehnen, bleibt die Möglichkeit einer **anterograden Darmspülung**. Dabei kann die anterograde Darmspülung entweder über eine in den Zökalpol eingelegte PEG-Sonde oder über ein Spülstoma (Malone-Stoma) appliziert werden. Der Vorteil des Malone-Stomas, welches operativ angelegt werden muss, ist die kaum zu identifizierende Stomaöffnung am Nabel oder rechten Unterbauch. Das Prinzip des anterograden Wash Out entspricht dem klassischen Bowelmanagement. Jedoch dauert die anterograde Spülung bei einzelnen Patienten sehr lange und wird nicht von allen Patienten gut toleriert.
4. In Fällen kompletten Unvermögens flüssigen oder festen Stuhl zurückzuhalten, kann auch die **Anlage eines Stomas** für den Patienten notwendig bzw. hilfreich sein. Es ist als Ultima Ratio zu werten. In schweren Fällen mit komplexen Fehlbildungen wie dem kaudalen Regressionssyndrom oder der Spina Bifida ermöglicht es dem Patienten sich autonom zu versorgen.

■ **Monitoring und Verlauf**

Die Behandlung der Stuhlinkontinenz erfordert eine langfristige Anbindung der Patienten. Die Steuerung der jeweils notwendigen therapeutischen Maßnahmen muss dem Alter der Patienten angepasst werden und ist gemeinsam mit dem Patienten, bei kleinen Patienten mit den Patienten und den Eltern abzustimmen. Bei organischen Ursachen ist die Transition zu Gastroenterologen und Proktologen wichtig, da die Patienten eine lebenslange Betreuung benötigen.

■ **Prognose**

Die funktionelle Inkontinenz ist prognostisch als günstig einzuschätzen mit einer hohen Rate an Spontanheilung nach der Pubertät. Bei muskulären oder neurogenen Ursachen ist eine Kontinenz häufig nicht zu erreichen. Ziel ist es eine soziale Kontinenz zu erreichen, die es dem Patienten ermöglicht am sozialen Leben unbeeinträchtigt teilzunehmen.

■ **Qualitätssicherung**

Die Behandlung einer Inkontinenz sollte interdisziplinär von Kindergastroenterologen, koloproktologisch versierten Kinderchirurgen sowie bei Bedarf von Kinder- und Jugendpsychiatern durchgeführt werden. Eine besondere apparative Ausstattung ist für die meisten Patienten nicht erforderlich, jedoch spezifische Erfahrung und Expertise. In besonderen Fällen können eine anorektale Manometrie sowie ein Beckenboden-MRT oder eine Defäkografie erforderlich sein.

Dieses Kapitel enthält elektronisches Zusatzmaterial.

? Fragen

1. Zur klinischen Untersuchung kommt ein männliches, eutrophes Neugeborenes. Sie stellen das Fehlen des Anus fest. Aus dem Meatus urethrae an der Glans penis entleert sich neben Urin auch schwärzliches Sekret. Welche Aussage ist richtig?
    a. Die Analatresie tritt typischerweise isoliert ohne weitere Fehlbildungen auf – Mekoniumabgang über die Urethra ist unwahrscheinlich, es muss sich um äußere Verschmutzung handeln.
    b. Es handelt sich um eine akute Harnwegsinfektion. Ein U-Stix und eine mikrobiologische Urinuntersuchung sind indiziert.
    c. Das Entleeren von Mekonium über die Urethra kann beim Neugeborenen physiologisch sein.
    d. Es handelt sich um eine schwere Form der Hypospadie. Eine operative Korrektur zum Ende des ersten Lebensjahres wird angestrebt.
    e. Es liegt eine anorektale Fehlbildung vor, das Entleeren von Mekonium aus der Urethra lässt auf eine rektourethrale oder rektovesikale Fistel schließen

2. Welche Aussage ist richtig?
    a. Die Reposition einer inkarzerierten Hernie führt nicht zu sofortiger Schmerzfreiheit.
    b. Nabelhernien (<2 cm) sollen zeitnah operiert werden.
    c. Die Mayo- oder Frosch-Bein-Technik eignen sich für die Therapie einer inkarzerierten Hernie.
    d. Die Technik nach Bastianelli ist bei Nabelhernien die Technik der Wahl.
    e. Bei epigastrischen Hernien sind Rezidive häufig.

3. Welche Aussage im Hinblick auf anorektale Malformationen ist NICHT richtig?
    a. Bei Vorliegen einer Analatresie kommen gehäuft Begleitfehlbildungen vor.
    b. Häufigste assoziierte Begleitfehlbildung bei Analatresie ist eine radiale Reduktionsfehlbildung des Unterarms.
    c. Urologische Fehlbildungen werden bei etwa 30 % der Analatresien beschrieben.
    d. Kardiale Fehlbildungen werden in bis zu 30 % der Analatresien gesehen.
    e. Kloakenfehlbildungen gehen häufig mit einer Doppelanlage der Vagina einher.

Literatur

Abschn. 7.1

Aguayo P, Ostlie DJ (2010) Duodenal and intestinal atresia and stenosis. In: Holcomb GW III, Murphy JP, Ostlie DJ (Hrsg) Ashcraft's pediatric surgery. Elsevier Saunders, Philadelphia, S 400–415

Baglaj M, Carachi R, Lawther S (2008) Multiple atresia of the small intestine: a 20-year review. Eur J Pediatr Surg 18(1):13–18

Burjonrappa SC, Crete E, Bouchard S (2009) Prognostic factors in jejuno-ileal atresia. Pediatr Surg Int 25:795–798

Fontenot B, Streck C, Hebra A, Cina R, Gutierrez P (2011) Pyloric atresia. Am Surg 77:249–250

Haxhija EQ, Schalamon J, Höllwarth ME (2011) Management of isolated and associated colonic atresia. Pediatr Surg Int 27:411–Applegate KE, Anderson JM, Klatte EC (2006) Intestinal malrotation in children: a problem-solving approach to the upper gastrointestinal series. Radiographics 26(5):1485–1500

Hsiao M, Langer JC (2012) Surgery for suspected rotation abnormality: selection of open vs laparoscopic surgery using a rational approach. J Pediatr Surg 47:904–910

Jimenez JC, Emil S, Podnos Y, Nguyen N (2004) Anular pancreas in children: a recent decade's experience. J Pediatr Surg 39(11):1654–1657

Kiely EM, Pierro A, Pierce C, Cross K, de Coppi P (2012) Clot dissolution: a novel treatment of midgut volvulus. Pediatrics 129:e1601–e1604

Little DC, Smith SD (2010) Malrotation. In: Holcomb GW III, Murphy JP, Ostlie DJ (Hrsg) Ashcraft's pediatric surgery. Elsevier Saunders, Philadelphia, S 416–424

on Schweinitz, Ure B (Hrsg.) (2019), Kinderchirurgie. Springer Reference Medizin, Springer-Verlag GmbH Deutschland

Moldrem AW, Papaconstantinou H, Broker H, Megison S, Jeyarajah DR (2008) Late presentation of intestinal malrotation: an argument for elective repair. World J Surg 32(7):1426–1431

Stephens LR, Donoghue V, Gillik J (2012) Radiological versus clinical evidence of malrotation, a tortuous tale – 10-year review. Eur J Pediatr Surg 22:238–242

Suri M, Langer JC (2011) A comparison of circumbilical and transverse abdominal incisions for neonatal abdominal surgery. J Pediatr Surg 46:1076–1080

van der Zee DC (2011) Laparoscopic repair of duodenal atresia: revisited. World J Surg 35:1781–1784

Abschn. 7.2

Ando H, Meverare R, Konto Y et al (2008) Utility of ovomucoid-specific IgE concentrations in predicting symptomatic egg allergy. J Allergy Clin Immunol 122:583–588

Beyer K, Grabenhenrich L, Hartl M et al (2015) Predictive values of component-specific IgE for the outcome of peanut and hazelnut food challenges in children. Allergy 70:90–98

Grabenhenrich L, Trendelenburg V, Bellach J et al (2020) Frequency of food allergy in school-aged children in eight European countries – The EuroPrevall-iFAAM birth cohort. Allergy 75:2294–2308

Henzgen M, Ballmer-Weber B, Erdmann S et al (2008) Skin testing with food allergens. J Dtsch Dermatol Ges 6(11):983–988

Lange L, Lasota L, Finger et al. Ana o 3-specific IgE is a good predictor for clinical relevant cashew allergy in children. Allergy 2017; 72: 598–603

Lange L, Beyer K für die AG Nahrungsmittelallergie der GPA, orale Nahrungsmittelprovokationen bei Verdacht auf eine Nahrungsmittelallergie im Säuglings- und Kindesalter. Pädiatrische Allergologie 2019; Sonderheft Nahrungsmittelallergie: 32–48

Lange L, Gernet S (2020) Fallstricke in der Diagnostik von Nahrungsmittelallergien. Monatsschr Kinderheilkd 168:647–657

Niggemann B, Rolinck-Werninghaus C, Mehl A et al (2005) Controlled oral food challenges in children - when indicated, when superfluous? Allergy 60:865–870

Renz H, Allen KJ, Sicherer SH et al (2018) Food allergy. Nat Rev Dis Primers 4(4):17098

Ring J, Beyer K, Biedermann T et al (2021) Leitlinie zu Akuttherapie und Management der Anaphylaxie – Update 2021. Allergo J Int 30:1–25

Vickery BP, Casalde TB, Beyer K et al (2018) AR101 Oral Immunotherapy for peanut allergy. N Engl J Med 379(21):1991–2001

Abschn. 7.3

Ahonen P, Myllärniemi S, Sipilä I, Perheentupa J (1990) Clinical variation of autoimmune polyendocrinopathy-candidiasis-ectodermal dystrophy (APECED) in a series of 68 patients. N Engl J Med 322:1829–1836

Chen CB, Tahboub F, Plesec T et al (2020) A Review of Autoimmune Enteropathy and Its Associated Syndromes. Dig Dis Sci 65:3079–3090

Gambineri E, Ciullini Mannurita S, Hagin D et al (2018) Clinical, immunological, and molecular heterogeneity of 173 patients with the phenotype of immune dysregulation, polyendocrinopathy, enteropathy, X-linked (IPEX) syndrome. Front Immunol 9:2411

Worm M, Reese I, Ballmer-Weber B et al. Leitlinie zum Management IgE-vermittelter Nahrungsmittelallergien. Allergo J Int 2021 in press

Abschn. 7.4

Antonio M, Gordo A, Pereira C, Pinto F, Fragata I, Fragata J (2016) Thoracic duct decompression for protein-losing enteropathy in failing Fontan circulation. Ann Thorac Surg 101:2370–2373

Alkofair B, Alruwaili A, Gai J, Harahsheh AS (2020Sep) Impact of protein-losing enteropathy in children who underwent the Fontan operation. Cardiol Young 30(9):1273–1280. Epub 2020 Jul 20 PMID: 32684182

Hraska V (2013) Decompression of thoracic duct: new approach for the treatment of failing Fontan. Ann Thorac Surg 96:709–711

Schleiger A, Ovroutski S, Peters B, Schubert S, Photiadis J, Berger F, and Kramer P (2020) Treatment strategies for protein-losing enteropathy in Fontan-palliated patients. Cardiology in the Young

Schumacher KR, Cools M, Goldstein BH et al (2011) Oral budesonide treatment for protein-losing enteropathy in Fontan-palliated patients. Pediatr Cardiol 32:966–971

Abschn. 7.5

Aretz S (2010) Differenzialdiagnostik und Früherkennung hereditärer gastrointestinlaer Polyposis Syndrome. Dt Ärzteblatt Int 107(10):163–173

Attard TM, Cuffari C, Tajouri T et al (2004) Multicenter experience with upper gastrointestinal polyps in paediatric patients with familial adenomatous polyposis. Am J Gastroenterol 99:681–686

Attard T, Giglio P, Koppula S et al (2007) Brain tumours in individuals with familial adenomatous polyposis. Cancer 109:761–766

Aziz O, Athanasiou T, Fazio VW et al (2006) Meta- analysis of observational studies of ileorectal versus ileal pouch-anal anastomosis for familial adenomatous polyposis. Br J Surg 93:407–417

Borry P, Fryns JP, Schotsmans P et al (2006) Presymptomatic and predictive genetic testing in minors: a systematic review of guidelines and position papers. Clin Genet 70:374–381

Coleman P, Barnard NA (2007) Congenital hypertrophy of the retinal pigment epithelium: prevalence and ocular features in the optometric population. Ophthalmic Physiol Opt 27:547–555

Friedl W, Caspari R, Sentellar M et al (2001) Can APC mutation analysis contribute to therapeutic decisions in familial adenomatous polyposis? Experience from 680 FAP families. Gut 48:515–521

Gallagher MC, Phillips R, Bulow S (2006) Surveillance and management of upper gastrointestinal disease in familial adenomatous polyposis. Fam Cancer 5:263–273

Hyer W, Fell JM (2001) Screening for familial adenomatous polyposis. Arch Dis Child 84:377–378

Hyer W, Cohen S, Attard T et al Management of FAP in Children and Adolescents: Position Paper from the ESPGHAN Poyposis Working Group. JPGN 2019;68. 428–41

Levine F, Coxworth J, Stevenson D et al (2010) Parental attitudes, beliefs and perceptions about genetic testing for FAP and colorectal cancer surveillance in minors. J Genet Counsel 19:269–279

Sinha A, Tekkis PP, Rashid S et al (2010) Risk factors for secondary proctectomy in patients with familial adenomatous polyposis. Br J Surg 97:1710–1715

Vasen HF, Van der Luijt RB, Slors JF et al (1996) Molecular genetic tests as a guide to surgical management of familial adenomatous polyposis. Lancet 348:433–435

Vasen HF, Mosleim G, Alonso A et al (2008) Guidelines for the clinical management of familial adenomatous polyposis (FAP). Gut 57:704–713

Wu JS, Paul P, McGannon EA et al (1998) APC genotype, polyp number and surgical options in familial adenomatous polyposis. Ann Surg 227:57–62

Abschn. 7.6

Brandt ML (2008) Pediatric hernias. Surg Clin N Am 88:27–43

Dreuning K, Maat S, Twisk J, van Heurn E, Derikx J (2019) Laparoscopic versus open pediatric inguinal hernia repair: state-of-the-art comparison and future perspectives from a meta-analysis. Surg Endosc 33:3177–3191

Fortelny, René H., and Alexander H. Petter-Puchner. "Future Perspectives on Complications in Inguinal Hernia Repair." Inguinal Hernia Surgery. Springer, Milano, 2017. 187–192

Gahukamble DB, Khamage AS (1996) Early versus delayed repair of reduced incarcerated inguinal hernias in the pediatric population. J Pediatr Surg 31(9):1218–1220

Hoelzle, Martin, et al. "Comparison of awake spinal with awake caudal anesthesia in preterm and ex-preterm infants for herniotomy 1." Pediatric Anesthesia 20.7 (2010): 620–624

Kantor N, Travis N, Wayne C, Nasr A (2019Sep) Laparoscopic versus open inguinal hernia repair in children: which is the true gold-standard? A systematic review and meta-analysis. Pediatr Surg Int 35(9):1013–1026. Epub 2019 Jul 10 PMID: 31292721

Mullassery D, Pedersen A, Robb A, Smith N (2016) Incisional hernia in pediatric surgery—experi- ence at a single UK tertiary centre. J Pediatr Surg 51(11):1791–1794

Muensterer OJ, Gianicolo E (2019Aug) Contralateral processus closure to prevent metachronous inguinal hernia: A systematic review. Int J Surg 68:11–19. Epub 2019 Jun 8 PMID: 31185313

Pogorelić Z, Huskić D, Čohadžić T, Jukić M, Šušnjar T (2021Apr 11) Learning Curve for Laparoscopic Repair of Pediatric Inguinal Hernia Using Percutaneous Internal Ring Suturing. Children (Basel). 8(4):294

Zens T, Nichol PF, Cartmill R et al (2017) Management of asymptomatic pediatric umbilical hernias: a systematic review. J Pediatr Surg 52(11):1723–1731

Zens TJ, Rogers A, Cartmill R et al (2019) Age-dependent outcomes in asymptomatic umbilical hernia repair. Pediatr Surg Int 35(4):463–468

Abschn. 7.7

Vanek VW, Phillips AK (1984) Retroperitoneal, mesenteric, and omental cysts. Arch Surg 119:838–842

Ros PR et al (1987) Mesenteric and omental cysts: histologic classification with imaging correlation. Radiology 164:327–332

de Perrot, M., Bründler, M., Tötsch, M., Mentha, G. & Morel, P. Mesenteric cysts. Toward less confusion? Dig Surg 17, 323–328 (2000)

Caropreso PR (1974) Mesenteric cysts: a review. Arch Surg 108:242–246 de Perrot M, Rostan O, Morel P, Le Coultre C (1998) Abdominal lymphangioma in adults and children. Br J Surg 85:395–397

Weiss, S. W. & Tavassoli, F. A. Multicystic mesothelioma. An analysis of pathologic findings and biologic behavior in 37 cases. Am J Surg Pathol 12, 737–746 (1988)

Kim S-H, Kim H-Y, Lee C, Min HS, Jung S-E (2016) Clinical features of mesenteric lymphatic malformation in children. J Pediatr Surg 51:582–587

Defnet AM, Bagrodia N, Hernandez SL, Gwilliam N, Kandel JJ (2016) Pediatric lymphatic malformations: evolving understanding and therapeutic options. Pediatr Surg Int 32:425–433

Wassef M et al (2015) Vascular Anomalies Classification: Recommendations From the International Society for the Study of Vascular Anomalies. Pediatrics 136:e203-214

Abschn. 7.8

Loane M et al (2011) Paper 4: EUROCAT statistical monitoring: Identification and investigation of ten year trends of congenital anomalies in Europe. Birth Defects Res A 91:S31–S43

Bahlmann F, Merz E, Weber G, Macchiella D (1996) Prenatal diagnosis and management of gastroschisis and omphalocele. Pediatr Surg Int 11:67–71

Bergholz R, Boettcher M, Reinshagen K, Wenke K (2014) Complex gastroschisis is a different entity to simple gastroschisis affecting morbidity and mortality-A systematic review and meta-analysis. J Pediatr Surg 49:1527–1532

Morrison JJ et al (1998) Intra-amniotic inflammation in human gastroschisis: possible aetiology of postnatal bowel dysfunction. Br J Obstet Gynaecol 105:1200–1204

Tibboel D et al (1986) The natural history of gastroschisis during fetal life: development of the fibrous coating on the bowel loops. Teratology 33:267–272

Stevenson RE, Rogers RC, Chandler JC, Gauderer MWL, Hunter AGW (2009) Escape of the yolk sac: a hypothesis to explain the embryogenesis of gastroschisis. Clin Genet 75:326–333

Bielicki, I. N., Somme, S., Frongia, G., Holland-Cunz, S. G. & Vuille-Dit-Bille, R. N. Abdominal Wall Defects-Current Treatments. Children (Basel) 8, (2021)

Kelly KB, Ponsky TA (2013) Pediatric Abdominal Wall Defects. Surg Clin North Am 93:1255–1267

Campos, B. A., Tatsuo, E. S. & Miranda, M. E. Omphalocele: how big does it have to be a giant one? J Pediatr Surg 44, 1474–1475; author reply 1475 (2009)

Mastroiacovo P (2008) Risk factors for gastroschisis. BMJ 336:1386–1387

Gremm B, Sohn C, Beldermann F, Bastert G (1997) Increased AFP in maternal serum as an indication for invasive diagnosis. Zentralbl Gynakol 119:560–566

Kuleva M, Khen-Dunlop N, Dumez Y, Ville Y, Salomon LJ (2012a) Is complex gastroschisis predictable by prenatal ultrasound? BJOG 119:102–109

Kuleva M, Salomon LJ, Benoist G, Ville Y, Dumez Y (2012b) The value of daily fetal heart rate home monitoring in addition to serial ultrasound examinations in pregnancies complicated by fetal gastroschisis. Prenat Diagn 32:789–796

Andrade WS et al (2019) Fetal intra-abdominal bowel dilation in prediction of complex gastroschisis. Ultrasound Obstet Gynecol 54:376–380

Andrade WS et al (2017) Sonographic Markers in the Prediction of Fetal Complex Gastroschisis. Fetal Diagn Ther

Morozov D et al (2018) Hypoxic renal injury in newborns with abdominal compartment syndrome (clinical and experimental study). Pediatr Res 83:520–526

Molik KA et al (2001) Gastroschisis: a plea for risk categorization. J Pediatr Surg 36:51–55

Adams AD, Stover S, Rac MW (2021) Omphalocele-What should we tell the prospective parents? Prenat Diagn 41:486–496

Benjamin B, Wilson GN (2014) Anomalies associated with gastroschisis and omphalocele: Analysis of 2825 cases from the Texas Birth Defects Registry. J Pediatr Surg 49:514–519

Mills JL et al (2012) Folate and vitamin B12-related genes and risk for omphalocele. Hum Genet 131:739–746

Bergholz R et al (2021) Fetoscopic techniques for prenatal covering of gastroschisis in an ovine model are technically demanding and do not lead to permanent anchoring on the fetus until the end of gestation. Surg Endosc 35:745–753

Bergholz R et al (2012) Fetoscopic management of gastroschisis in a lamb model. Surg Endosc 26:1412–1416

Kahl P et al (2012) Macroscopic and histopathologic findings in a laparoschisis model in fetal sheep: comparisons with gastroschisis in human fetuses and implications for prenatal interventions. Arch Gynecol Obstet 285:15–19

Kohl T, Tchatcheva K, Stressig R, Gembruch U, Kahl P (2009) Is there a therapeutic role for fetoscopic surgery in the prenatal treatment of gastroschisis? A feasibility study in sheep. Surg Endosc 23:1499–1505

Abschn. 7.9

Rajindrajith S, Devanarayana NM, Thapar N, Benninga MA (2021) Functional Fecal Incontinence in Children: Epidemiology, Pathophysiology, Evaluation, and Management. J Pediatr Gastroenterol Nutr. 72(6):794–801

von Gontard A, Hussong J, Yang SS, Chase J, Franco I, Wright A (2021) Neurodevelopmental disorders and incontinence in children and adolescents: Attention-deficit/hyperactivity disorder, autism spectrum disorder, and intellectual disability-A consensus document of the International Children's Continence Society Neurourol Urodyn. 2021 Sep 29. Online ahead of print

Optimization of sphincter function after the ileoanal reservoir procedure. A prospective, randomized trial. Jorge JM, Wexner SD, Morgado PJ Jr, James K,

Nogueras JJ, Jagelman DG.Dis Colon Rectum. 1994 May;37(5):419–23

Holschneider A, Hutson J, Peña A, Beket E, Chatterjee S, Coran A, Davies M, Georgeson K, Grosfeld J, Gupta D, Iwai N, Kluth D, Martucciello G, Moore S, Rintala R, Smith ED, Sripathi DV, Stephens D, Sen S, Ure B, Grasshoff S, Boemers T, Murphy F, Söylet Y, Dübbers M, Kunst M.J (2005) Preliminary report on the International Conference for the Development of Standards for the Treatment of Anorectal Malformations Pediatr Surg 40(10):1521–6

Chronisch entzündliche Darmerkrankungen

Jan Däbritz und Jan de Laffolie

Inhaltsverzeichnis

8.1 Morbus Crohn – 154
8.1.1 Grundlagen – 154
8.1.2 Therapie – 155

8.2 Colitis ulcerosa – 161
8.2.1 Grundlagen – 161
8.2.2 Therapie – 161

Literatur – 164

Ergänzende Information Die elektronische Version dieses Kapitels enthält Zusatzmaterial, auf das über folgenden Link zugegriffen werden kann ▶ https://doi.org/10.1007/978-3-662-65248-0_8.

© Springer-Verlag GmbH Deutschland, ein Teil von Springer Nature 2023
K.-P. Zimmer et al. (Hrsg.), *Gastroenterologie – Hepatologie – Ernährung – Nephrologie – Urologie*, Therapie der Krankheiten im Kindes- und Jugendalter,
https://doi.org/10.1007/978-3-662-65248-0_8

- **Ein erster Überblick**

Die Diagnose von chronisch entzündlichen Darmerkrankungen (CED) wird bei circa 25 % aller Patienten bereits vor dem 18. Lebensjahr gestellt. Die Betreuung und Behandlung von Kindern und Jugendlichen mit CED sind komplex, sodass ein multidisziplinäres Behandlungsteam und eine ganzheitliche Betreuung dieser Patienten in einem entsprechenden Zentrum erforderlich sind. Das Vorgehen bei Kindern und Jugendlichen mit Morbus Crohn und Colitis ulcerosa unterscheidet sich dabei von den Handlungsempfehlungen für betroffene Erwachsene. In jedem Fall sollte daher die Betreuung von Patienten unter 18 Jahren mit Verdacht auf oder mit gesicherter CED durch oder zumindest in enger Zusammenarbeit mit Kinder-/Jugend-Gastroenterologen erfolgen.

8.1 Morbus Crohn

8.1.1 Grundlagen

Das klinische Erscheinungsbild von CED bei Kindern und Jugendlichen kann dem bei Erwachsenen zwar ähnlich sein, allerdings unterscheidet sich der Phänotyp der Erkrankung teils deutlich, z. B. durch (alters)spezifische Komplikationen wie Wachstumsretardierung oder Pubertätsverzögerung.

Die Wahrscheinlichkeit für das Vorliegen eines genetisch bedingten Immundefekts mit CED-typischer intestinaler Entzündung ist insbesondere bei sehr frühem Krankheitsbeginn gegeben. Folgende Faktoren sind mit monogenetischen Formen einer CED assoziiert: Beginn der Erkrankung vor dem 6. Lebensjahr, positive Familienanamnese hinsichtlich CED und/oder Immundefizienz, häufige Infektionen oder Fieber unklarer Genese, assoziierte Autoimmunphänomene (Arthritis, primär sklerosierende Cholangitis, Anämie, endokrine Störungen), sehr schwere CED und/oder ausbleibendes Ansprechen auf konventionelle Therapieoptionen bei CED, hämophagozytische Lymphohistiozytose, Haut-/Nagel- oder Haarläsionen und/oder Tumoren.

Bei Kindern innerhalb der ersten 2 Lebensjahre mit Verdacht auf eine CED muss zusätzlich ein primärer Immundefekt ausgeschlossen werden. Dazu empfiehlt sich die Bestimmung von Immunglobulinen (IgG, IgM, IgA und ggf. IgE), Lymphozytensubpopulationen (T-, B-, NK- Zellen), (Lymphozyten-)Funktionstests sowie ggf. genetische Untersuchungen und die Bestimmung von speziellen Autoantikörpern. Die Diagnostik einer möglicherweise zugrunde liegenden Nahrungsmittelallergie sollte durch eine empirische Eliminationsdiät erfolgen. Im Rahmen der Allergie- bzw. Immundiagnostik sollten ein pädiatrischer Allergologe bzw. Immunologe sowie ggf. eine Kinderernährungs-/Diätfachkraft involviert werden.

Zu den möglichen Beschwerden bzw. Zeichen bei Krankheitsbeginn gehören neben Allgemeinsymptomen wie Fieber, Abgeschlagenheit und Blässe von Haut und Schleimhäuten auch gastrointestinale Symptome (dünne Stühle oder blutige Diarrhö, Bauchschmerzen), Verzögerung von Wachstum und Entwicklung, abdominelle/r Druckschmerz oder Resistenz (insbesondere im rechten Unterbauch), perianaler Befall (Fisteln, Fissuren, Abszesse), okkultes Blut im Stuhl sowie extraintestinale Manifestationen (insbesondere Haut-, Gelenk-, Augen- sowie Leber-/Gallenwegsbeteiligung).

Besonders der Morbus Crohn zeigt im Kindes- und Jugendalter eine ausgesprochen hohe interindividuelle Variabilität. Die Symptome treten nicht selten nur sehr schleichend auf und können aufgrund ihrer unterschiedlichen Ausprägung und Intensität im Einzelfall leicht mit unspezifischen oder funktionellen Beschwerden verwechselt werden. Der konsequenten Ursachenforschung chronischer bzw. chronisch rezidivierender Bauchschmerzen, einer länger andauernden (Eisenmangel)anämie, der Stagnation der Gewichts- und Längenentwicklung oder einer verzögert eintretenden oder gar ausbleibenden Pubertät kommt daher ein hoher Stellenwert zu. Gleiches gilt für suspekte Laborbefunde, die im Rahmen der Basisdiagnostik erhoben werden.

Der Verdacht auf das Vorliegen eines Morbus Crohn bei Kindern und Jugendlichen ergibt sich, ähnlich wie bei Erwachsenen, aus der Kombination von Symptomen und auffälligen Laborparametern bei der (erweiterten) Basisdiagnostik. Die Diagnose wird bei entsprechenden Auffälligkeiten mittels apparativer Diagnostikverfahren gestellt (Maaser et al 2019, Oliva et al. 2018, eOverview 8.1). Für das Vorliegen eines Morbus Crohn sprechen eine perianale und/oder Dünndarmbeteiligung sowie die typischen endoskopischen und mikroskopischen Zeichen. Eine Beteiligung des oberen Gastrointestinaltrakts spricht zwar an sich für das Vorliegen eines Morbus Crohn; allerdings sind unspezifische Gastritis oder Duodenitis bei Kindern und Jugendlichen sowohl beim Morbus Crohn als auch bei der Colitis ulcerosa beschrieben.

Zu den wichtigsten Differenzialdiagnosen einer CED bei Kindern und Jugendlichen gehören funktionelle Magen-Darm-Erkrankungen (z. B. Reizdarm-Syndrom), Kuhmilchproteinallergie, Kohlenhydratmalabsorption, infektiöse (Entero)kolitis, Zöliakie, Purpura Schönlein-Henoch, Appendizitis, Analfissur, Darmpolyp, Invagination, Meckel-Divertikel, Darmtuberkulose sowie medikamenten-assoziierte Beschwerden. Abzugrenzen sind ansonsten gastrointestinale Manifestationen einer Immundefizienz/-dysfunktion – so sollte bei unzureichendem Ansprechen oder Hinzutreten anderer klinischer Faktoren die Möglichkeit eines primären Immundefekts bzw. einer monogenetischen Erkrankung in Betracht gezogen und entsprechende Untersuchungen durchgeführt werden.

8.1.2 Therapie

- **Therapieziel**

Die Behandlung muss bei betroffenen Kindern und Jugendlichen schnell einsetzen, konsequent, manchmal intensiv und meist multimodal erfolgen, d. h. nötigenfalls mehrere Therapiemethoden, wie medikamentöse Therapie, chirurgische Verfahren, Ernährungstherapie und psychologische Betreuung gleichzeitig umfassen. Ziel der Therapie ist die klinische und laborchemische Remission mit mukosaler bzw. transmuraler Heilung, um langfristig eine Darmschädigung bzw. Komplikationen sowie eine Progression der Erkrankung zu verhindern. Gleichzeitig sollen Nebenwirkungen von Medikamenten minimiert, die Notwendigkeit von chirurgischen Eingriffen und Krankenhausaufenthalten reduziert und durch eine gute psychosoziale Begleitung die Lebensqualität verbessert werden.

Zur Abschätzung der Krankheitsaktivität und des Therapieansprechens haben sich insbesondere im Rahmen von Studien klinische Indices bewährt, die speziell für Kinder und Jugendliche mit Morbus Crohn entwickelt wurden (Pediatric Crohn's Disease Activity Index, PCDAI). Der PCDAI erfasst klinische Symptome (Bauchschmerzen, Allgemeinbefinden, Stuhlgang), körperliche Untersuchungsbefunde (Wachstum, Abdomen, Perianalbereich, weitere extraintestinale Symptome) und Laborwerte (Hämatokrit, Albumin, Blutkörperchensenkungsgeschwindigkeit).

- **Therapieprinzip**

Die Therapie des Morbus Crohn im Kindes- und Jugendalter besteht aus der Therapie zur Remissionsinduktion und der Therapie zur Remissionserhaltung. Die Dauer der Erhaltungstherapie beträgt in der Regel mehrere Jahre bzw. bis mindestens zum Abschluss der Pubertät. Die Behandlung der betroffenen Kinder und Jugendlichen mit CED erfordert eine Fokussierung auf den Patienten sowie seine Familie, einen multidisziplinären Ansatz und eine entsprechende interdisziplinäre Zusammenarbeit.

Vor Beginn einer immunsuppressiven Therapie sollten der Impfstatus der Patienten sowie vorangegangene Infektionen erfasst werden. Bei fehlendem Impfschutz sollten dem Alter der Patienten und den Empfehlungen der Ständigen Impfkommission am Robert-Koch-Institut entsprechend Impfungen vor Beginn der immunsuppressiven Therapie durchgeführt werden. Besondere Bedeutung kommt den Lebendimpfungen zu (Mumps, Masern, Röteln, Varizellen), da diese zu einem späteren Zeitpunkt, d. h. während der immunsuppressiven Therapie, in der Regel kontraindiziert sind. Des Weiteren muss vor Beginn einer immunsuppressiven Therapie, insbesondere vor einer Therapie mit TNFα-Antikörpern, eine latente Tuberkulose mittels Röntgenthorax und Tuberkulosebluttest (QuantiFERON) ausgeschlossen werden. Vor einer Therapie mit Thiopurinen sollte der Genotyp (oder die Aktivität) der Thiopurinmethyltransferase (TPMT) bestimmt werden, da bei vererbter geringer oder fehlender TPMT-Aktivität das erhöhte Risiko einer schweren Thiopurinvergiftung besteht.

- **Therapeutisches Vorgehen**

Therapie der ersten Wahl zur Remissionsinduktion bei Kindern und Jugendlichen mit Morbus Crohn ist die ausschließliche enterale Ernährungstherapie mit einer Trink-/Sondennahrung über 6–8 Wochen (Bischoff et al 2020). Bei Versagen oder Ablehnung der enteralen Ernährungstherapie kommen in der Regel Kortikosteroide zum Einsatz.

TNFα-Blocker (Adalimumab, Infliximab) sind für Patienten ab dem vollendeten 6. Lebensjahr für die Behandlung des Morbus Crohn zugelassen und sollen insbesondere bei Vorliegen von Risikofaktoren rechtzeitig, d. h. oft bereits initial zur Remissionsinduktion eingesetzt werden (◘ Abb. 8.1 und ◘ Tab. 8.1).

> Kinder und Jugendliche mit Morbus Crohn, die im Rahmen einer leitliniengerechten Induktionstherapie in Woche 12 keine Remission erreichen, tragen ein erhöhtes Risiko für komplizierte Verläufe.

Zur Remissionserhaltung werden bei Kindern und Jugendlichen mit Morbus Crohn regelmäßig Immunmodulatoren (Thiopurine, Methotrexat) und/oder Biologika (Adalimumab, Infliximab) eingesetzt. Aufgrund von Studienlage und Medikamentenzulassungen bei Kindern und Jugendlichen mit CED sind nicht selten ein Off-label-Gebrauch bzw. individualisierte Therapieansätze, z. B. unter

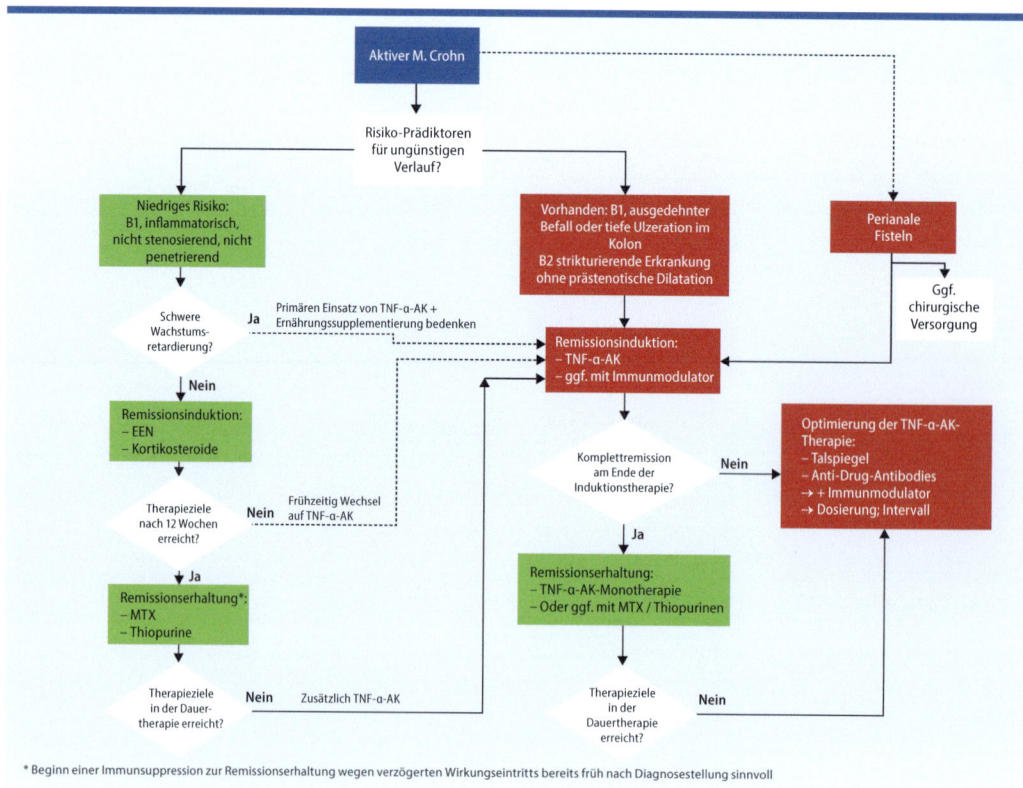

◘ Abb. 8.1 Schema initiale Therapie Morbus Crohn nach van Rheenen et al 2020 **MTX** Methotrexat, **AK** Antikörper, **EEN** Exklusiv enterale Ernährung

Chronisch entzündliche Darmerkrankungen

Tab. 8.1 Therapie des Morbus Crohn bei Kindern und Jugendlichen in Abhängigkeit von Prognosefaktoren (Risikostratifizierung)

Prädiktor	Empfohlene Therapie
B1 + persistierende Erkrankung nach 12 Wochen trotz adäquater Induktion	Therapieintensivierung/-umstellung erwägen
B1 + Wachstumsverzögerung	EEN, früh Anti-TNF-erwägen
Panenterische Erkrankung oder tiefe kolonische Ulzera	Anti-TNF-Induktion
Perianale Erkrankung	Anti-TNF-Induktion (und ggf. Chirurgie und Antibiotika)
Strikturierend oder penetrierendes Verhalten (B2/B3)	Ohne Stenose: Anti-TNF-Induktion Mit Dilatation, Obstruktion: Chirurgie und Anti-TNF

B1 entzündlich, nicht penetrierend, nicht stenosierend; *B2* stenosierend; *B3* penetrierend, fistulierend (gemäß der Paris-Klassifikation des Morbus Crohn)
EEN exklusive enterale Ernährung

Einsatz anderer Dosierungen und Intervalle bzw. anderer Biologika oder von Signalinhibitoren („Kleine Moleküle" „small molecules") notwendig.

Ungefähr 25 % der im Kindesalter diagnostizierten Fälle von Morbus Crohn benötigen innerhalb von 5 Jahren nach der Diagnose eine chirurgische Resektion, wobei die ileozökale Resektion die Hälfte der Fälle ausmacht. Bei isoliertem Befall des terminalen Ileums und unzureichendem Ansprechen oder Strikturbildung stellt das operative Vorgehen, inkl. Strikturoplastik, eine wichtige Option dar. Chirurgische Interventionen folgen bei Kindern und Jugendlichen mit CED ansonsten de facto demselben Indikationsspektrum wie in der Erwachsenenmedizin.

Therapie extraintestinaler Manifestationsformen

Eine extraintestinale Manifestation in Form einer peripheren Arthritis ist meist Ausdruck weiterhin aktiver luminaler Erkrankung, sodass die Therapie primär auf Remissionsinduktion der CED ausgerichtet sein muss. Sulfasalazin, das auch bei Arthritis eingesetzt werden kann, sowie Anti-TNF-Antikörper sind hier wichtige Therapiebausteine.

Die Behandlung axialer Spondyloarthritiden oder Sakroileitis sollte in Abstimmung mit Kinder-/Jugend-RheumatologInnen erfolgen. Die Verwendung von nichtsteroidalen Antiphlogistika sollte so kurz und niedrig dosiert wie möglich gehalten werden, um eine vermehrte Aktivität der CED zu vermeiden.

Bei Transaminasenerhöhung oder Anzeichen für Cholestase sollten weitere Untersuchungen hinsichtlich einer Autoimmunhepatitis (AIH) bzw. primär sklerosierender Cholangitis (PSC) durchgeführt werden, üblicherweise Ultraschall, MRCP und Labor inkl. Gesamt-IgG, AIH-Serologie sowie hepatotropher Viren. Die Therapie der AIH erfolgt nach der entsprechenden Leitlinie. Verlaufskontrollen sollten regelmäßig durchgeführt werden. Das Vorliegen einer PSC sollte zu intensiviertem Screening hinsichtlich früher kolorektaler Karzinome und Cholangiokarzinome führen, obwohl diese sehr selten sind. Die ursächliche Behandlung der PSC ist nicht möglich, medikamentöse Therapien umfassen Ursodesoxycholsäure 10–15 mg/kg/d oder orales Vancomycin (25 mg/kg/d bis max. 1500 mg in 3 Einzeldosen; off-label!) für 12 Wochen. Keine dieser Therapien hat aber bisher eine Verzögerung der Krankheitsprogression nachweisen können.

Bei Morbus Crohn stellt die relevante Wachstumsverzögerung eine Indikation zur frühzeitigen Therapie mit Anti-TNF-Antikörpern dar. Angemessene Anbindung an ein kindergastroenterologisch geführtes Team ist wichtig, um eine gute Krankheitskontrolle und altersgerechte Begleitung und Unterstützung der Patienten in der Krankheitsbewältigung zu gewährleisten, aber auch um Komplikationen zu erkennen oder zu vermeiden und hinsichtlich der Patientenbiografie auch den Übergang in das System der Erwachsenenversorgung zu optimieren.

▪ Monitoring und Verlauf

Der natürliche Verlauf der Erkrankung zeigt, dass ein sehr früher Manifestationszeitpunkt im Kindes- bzw. Jugendalter und eine inadäquate initiale Therapie mit einer schlechten Prognose einhergehen (eTab. 8.1). Die Dauer der Erhaltungstherapie beträgt daher in der Regel mehrere Jahre, auf jeden Fall aber bis zum Abschluss der Pubertät. Kinder und Jugendliche mit Morbus Crohn sind aufgrund der medizinischen und chirurgischen Interventionen insbesondere der Gefahr von Wachstumsstörungen, Pubertätsverzögerung und Ernährungsdefiziten ausgesetzt. Bei den Betroffenen besteht zudem das Risiko von Komplikationen auch außerhalb des Gastrointestinaltrakts, wie z. B. an den Augen, Gelenken, der Leber/Gallenwege oder der Haut. Darüber hinaus besteht bei den Patienten durch die immunsuppressive Therapie die Gefahr von Nebenwirkungen sowie ein erhöhtes Risiko für (opportunistische) Infektionen. Insbesondere bei einer Therapie mit Thiopurinen sind zumindest zu Beginn der Therapie engmaschige Laborkontrollen obligat. Im weiteren Verlauf sind Kontrolluntersuchungen in der Regel mindestens alle 3 Monate sinnvoll (häufiger bei komplizierten oder therapierefraktären Verläufen). So kann auch bei Kindern und Jugendlichen in klinischer Remission durch die regelmäßige Beurteilung der klinischen Krankheitsaktivität (z. B. mittels PCDAI) und die Kontrolle von Biomarkern der Entzündung (z. B. C-reaktives Protein, fäkales Calprotektin, Hämoglobin, Hämatokrit, Albumin) ein Schub der Erkrankung rechtzeitig erkannt und die Therapie frühzeitig optimiert oder ggf. umgestellt werden.

> Neben der klinischen Verlaufskontrolle wird häufig bei luminaler Erkrankung das fäkale Calprotektin als nichtinvasiver Verlaufsparameter verwendet. Häufig werden Grenzwerte hinsichtlich mukosaler Heilung von ca. 300 μg/g und für die tiefe Heilung von 100 μg/g angegeben.

Bei jedem Verdacht auf ein Therapieversagen bzw. vor jeder Therapieeskalation sollte zunächst die bisherige Therapie soweit möglich optimiert werden. Dazu gehört die Überprüfung der Medikamentenadhärenz, -dosierung und -wirksamkeit. Ansonsten spielen bei der Behandlung von Kindern und Jugendlichen mit CED und hier insbesondere bei klinischem Wirkverlust von Thiopurinen (Azathioprin, 6-Mercaptopurin) und/oder Anti-TNFα-Blockern (Infliximab, Adalimumab) auch das therapeutische Drugmonitoring mit Bestimmung der Thiopurinmetabolite (6TGN und 6MMP) bzw. der Talspiegel und der Anti-Drug-Antikörper für Biologika eine wichtige Rolle (◘ Tab. 8.2). Eine erneute Endoskopie mit Histologie ist vor größeren Therapieumstellungen sinnvoll.

> Wenn bei ausreichender Infliximabanwendung kein Ansprechen zu beobachten ist, also das Prinzip der TNF-Blockade nicht ausreichend wirkt (ohne Nachweis von Antikörpern mit adäquaten Medikamentenspiegeln), stellt Adalimumab keine vielversprechende Option dar und es sollte ein anderes Wirkprinzip verfolgt werden.

▪ Prognose

Die Diagnose eines Morbus Crohn im sehr frühen Kindes-/Jugendalter korreliert mit einer schlechten Prognose (eTab. 8.1). Betroffene Kinder und Jugendliche haben bei Diagnosestellung im Vergleich zu Erwachsenen häufiger bereits einen ausgeprägten intestinalen Befall und eine rasche Krankheitsprogression.

Zu den prognostischen Risikofaktoren (Ricciuto et al. 2021) bei Kindern und Jugendlichen mit Morbus Crohn zählen:
- tiefe Ulzerationen im Kolon,
- ausgedehnter Befall (Pankolitis),
- anhaltende hohe Entzündungsaktivität trotz adäquater Therapie zur Remissionsinduktion,
- deutliche Wachstumsretardierung,
- Pubertätsverzögerung,
- schwere Osteoporose,

◨ **Tab. 8.2** Therapeutisches Drugmonitoring von Thiopurinen. (Mod. nach Van Rheenen et al. 2020)

6-TGN (pmol/8 × 10^8 Ery)	6-MMP (pmol/8 × 10^8 Ery)	Wirksituation	Empfehlung
Niedrig (<230)	Normal (<5700)	Unterdosiert, non-compliance	
Niedrig (<230)	Hoch (≥5700)	Hepatotoxizität	TPMT-Hypermetabolisation, Allopurinol erwägen (dann Dosis auf ¼ reduzieren)
Zielbereich 230–450	Normal oder hoch	Entzündungsaktivität	Therapiewechsel
Hoch (>450)	Normal	KM-Toxizität (oft niedrige TPMT-Aktivität	Therapiewechsel oder, falls heterozygot, extreme Dosisreduktion
Hoch (>459)	Hoch	KM oder Hepatotoxizität	Dosisreduktion ggf. Wechsel

6-TGN 6-Thioguanin-Nukleotid, *6-MMP* 6-Methylmercaptopurin *TPMT* Thiopurinmethyltransferase, *KM* Knochenmark

- Gelenk- oder Hautbeteiligung,
- strikturierende oder penetrierende Erkrankung,
- ausgeprägter perianaler Befall.

■ **Prävention**

Es existieren bisher keine primärpräventiven Ansätze der CED im Kindes- und Jugendalter. Eine Rationale wäre die Reduktion modifizierbarer Risikofaktoren, wo möglich (Antibiotika in der frühen Kindheit, hochverarbeitete Nahrungsmittel, protektiv Stillen).

Eine Wachstumsstörung ist bei Kindern und Jugendlichen mit Morbus Crohn eine der häufigsten extraintestinalen Manifestationen. Solche Wachstumsstörungen lassen sich durch rasche Diagnose, adäquate/intensive Therapie mit zurückhaltendem Einsatz von Glukokortikoiden sowie durch ausreichende Energie-/Nährstoffversorgung verhindern oder verbessern. Körpergewicht und -höhe, BMI, Wachstumsgeschwindigkeit und Pubertätsstadien (nach Tanner) sollten mindestens alle 3–6 Monate bestimmt und in entsprechende Wachstums-/Perzentilenkurven eingetragen werden. Die Bestimmung des Skelettalters (Röntgenuntersuchung der linken Hand) kann bei der Abschätzung einer Wachstumsstörung hilfreich sein und der Befund sollte zusammen mit Kinderradiologen und -endokrinologen besprochen werden.

Zur Abschätzung der Versorgung mit Mikronährstoffen sollten bei Kindern und Jugendlichen mit CED jährlich Serumeisen, Vitamin D und ggf. Vitamin B_{12} bestimmt werden. Bei Hinweisen auf Malnutrition, Malabsorption, Mangelzustände oder bei spezifischen Risikofaktoren (wie z. B. bei parenteraler oder enteraler Ernährung) sind häufigere sowie zusätzliche Kontrollen von Kalzium, Phosphat, Magnesium, Folsäure, Vitamin A und E, Zink, Prothrombinzeit und ggf. eine DEXA-Untersuchung indiziert (Goyal 2020). Mangelzustände sind entsprechend auszugleichen. Zur Behandlung von häufig nachweisbaren Eisenmangelzuständen wird bevorzugt Eisencarboxymaltose intravenös eingesetzt, da orale Eisenpräparate oft unwirksam sind bzw. von den Patienten nicht vertragen oder abgelehnt werden.

Eine verminderte Knochendichte (Osteopenie) wird bei ca. 30 % aller Kinder und Jugendlichen mit CED beobachtet. Ursachen sind Vitamin-D-Mangel, Kalziummalabsorption, Pubertätsverzögerung, krankheitsbedingte Entzündungsaktivität und/oder Therapie mit Glukokortikoiden. Daher sind engmaschige Kontrolluntersuchungen (inkl. Pubertätsentwicklung), die Optimierung der Ernährung sowie der möglichst zurückhaltende Einsatz von Glukokortikoiden von besonderer Wichtigkeit. Da die Empfehlungen für eine adäquate Vitamin D- und Kalziumzufuhr durch eine normale Ernährung oft nicht erreicht werden, ist bei Kindern und Jugendlichen mit CED regelmäßig eine Vitamin-D- und Kalziumsupplementation erforderlich.

Eine immunsuppressive Therapie mit Glukokortikoiden, Immunmodulatoren und/oder Biologika geht mit einem erhöhten Risiko für bakterielle, virale und Pilzinfektionen einher. Daher sind eine entsprechende Aufklärung der Patienten und ihrer Angehörigen sowie ggf. Vorsichtsmaßnahmen erforderlich.

Extraintestinale Manifestationen einer CED bei Kindern und Jugendlichen können Leber, Gallenwege, Haut, Mund, Gelenke, Augen und selten auch andere Organe betreffen. Daher sind regelmäßige Vorsorge- und Laboruntersuchungen erforderlich. Dies beinhaltet die Überprüfung der Leberfunktionsparameter (ASAT, ALAT, AP, GGT); jährliche hautärztliche sowie augenärztliche Kontrolluntersuchungen oder früher bei entsprechenden Beschwerden, Auffälligkeiten der Sklera oder bei Langzeittherapie mit Glukokortikoiden.

Kolitisassoziierte Krebserkrankungen kommen bei CED-Patienten auch schon vor dem 18. Lebensjahr vor, wobei das Risiko mit zunehmender Erkrankungsdauer und dem Ausmaß der Kolitis steigt. Grundsätzlich wird ein Beginn der Untersuchungen zur Krebsfrüherkennung 7–10 Jahre nach der Diagnose empfohlen. Bei CED-Patienten mit PSC sollten jährliche Vorsorgekoloskopien durchgeführt werden; zusätzlich sollten jährliche Ultraschalluntersuchungen zur Beurteilung der Gallenwege mit Bestimmung des Tumormarkers CA19-9 im Serum erfolgen. Bei allen Kindern und Jugendlichen mit CED sollten wegen des erhöhten Hautkrebsrisikos jährliche Vorsorgeuntersuchungen beim Hautarzt erfolgen; zugleich sind die Patienten auf einen konsequenten Lichtschutz und die Gefahren exzessiver Sonnenlichtexposition hinzuweisen. Das Lymphomrisiko ist bei CED-Patienten gegenüber der Normalbevölkerung vermutlich nicht signifikant erhöht; allerdings kann eine Therapie mit Thiopurinen (Azathioprin, 6-Mercaptopurin) und/oder Biologika zu einer Erhöhung des Lymphomrisikos führen. Dennoch existieren derzeit keine Handlungsempfehlungen zur Früherkennung von Lymphomen bei Patienten mit CED.

Bei Kindern und Jugendlichen mit CED besteht ein erhöhtes Risiko für psychosoziale Probleme und psychiatrische Erkrankungen, welche negative Einflüsse auf Schule und Ausbildung, Familie und Freizeitaktivitäten sowie Krankheitsverlauf und Lebensqualität haben können. Das Auftreten von Depressionen und Schlafstörungen bei Kindern und Jugendlichen mit CED korreliert mit der Krankheitsaktivität sowie psychosozialen und sozioökonomischen Faktoren. Daher empfiehlt sich bei allen Kindern und Jugendlichen mit CED eine psychologische Mitbetreuung oder zumindest eine regelmäßige psychosoziale Anamnese. In der Früherkennung und Prävention dieser Problemkonstellation kann die Mitgliedschaft in Selbsthilfevereinen sehr hilfreich sein.

- **Qualitätssicherung**

Epidemiologische Daten von Kindern und Jugendlichen mit CED in Deutschland werden im Register CEDATA der deutschsprachigen Gesellschaft für Pädiatrische Gastroenterologie und Ernährung e. V. erfasst (► www.gpge.eu).

Die Vernetzung über nationale und internationale Fachgesellschaften (Gesellschaft für pädiatrische Gastroenterologie und Ernährung GPGE e. V./European Society for Pediatric Gastroenterology, Hepatology and Nutrition, ESPGHAN) ermöglicht die Versorgung auf dem aktuellen Stand der medizinischen Wissenschaft; der Austausch über Qualitätszirkel, Arbeitsgruppen und die Teilnahme an Registern (im deutschsprachigen Raum CEDATA GPGE) ermöglicht kontinuierliche Qualitätsverbesserung auf lokaler, regionaler und überregionaler Ebene.

Chronisch entzündliche Darmerkrankungen

- **Transitionsmedizin**

Kinder und Jugendliche mit CED haben einen besonderen Bedarf an Gesundheitsversorgung und Gesundheitsförderung. Eine besonders kritische Phase stellt dabei auch der Übergang in die Erwachsenenmedizin im Alter zwischen 16 und 21 Jahren dar. Versorgungsdefizite in dieser Transitionsphase äußern sich in Therapieabbrüchen, unzureichender Medikamentenadhärenz und dem gehäuften Auftreten von – möglicherweise vermeidbaren – Komplikationen. Eine interdisziplinäre und ganzheitliche strukturierte Transition von chronisch kranken Jugendlichen in die Erwachsenenmedizin ist dabei unabdingbar. Im Vordergrund jeder erfolgreichen Transition steht, die betroffenen Jugendlichen zur selbstbestimmten Krankheitskontrolle zu befähigen. Dies ist durch eine enge Zusammenarbeit von Patienten, Familien, Ärzten, Fallmanagern, Psychologen, Sozialarbeitern, Diätberatern, Fachgesellschaften, Selbsthilfegruppen und Kostenträgern möglich. Eine begleitete Transition von der Jugend- in die Erwachsenenmedizin sollte im Rahmen eines positiv evaluierten strukturierten Transitionsprogramms erfolgen. Solche Transitionsprogramme koordinieren die einzelnen Transitionsgespräche und -sprechstunden und stellen spezielle Informationsmaterialien, Fragebögen, Checklisten sowie Epikrisen für den Transfer in die Erwachsenenmedizin zur Verfügung.

8.2 Colitis ulcerosa

8.2.1 Grundlagen

▶ Abschn. 8.1.1.

Das Vorliegen relevanter Wachstums- und Gedeihstörung sollte bei Patienten mit Colitis ulcerosa, die nicht steroidabhängig sind, an Differenzialdiagnosen wie Crohn-Kolitis und Wachstumshormonmangel denken lassen.

Bei Kindern und Jugendlichen mit Colitis ulcerosa ist in ca. 60 % das gesamte Kolon betroffen (Pankolitis), bei ca. 25 % sind Teile des Kolonrahmens mitbetroffen und bei ca. 5 % findet sich eine isolierte Proktitis. Bei Kindern und Jugendlichen mit Colitis ulcerosa kann es neben der typischen Lokalisation der Erkrankung – kontinuierliche Entzündung ausgehend vom Rektum – auch atypische Phänotypen geben. Dazu gehören die Aussparung des Rektums, kurze Dauer mit fokalem Befallmuster, Linksseitenkolitis mit isoliertem Zökumbefall, Beteiligung des oberen Gastrointestinaltrakts sowie akute schwere Kolitis mit transmuraler Entzündung. Diese individuellen atypischen Phänotypen allein sollten nicht zu einer Reklassifizierung der Erkrankung als Morbus Crohn führen. Patienten mit Kolitis und atypischen oder kombinierten makroskopischen und mikroskopischen Befunden und Symptomen für einen Morbus Crohn oder eine Colitis ulcerosa werden als „nicht zu klassifizierende CED" bezeichnet.

8.2.2 Therapie

▶ Abschn. 8.1.2.

- **Therapieziel**

Die Krankheitsaktivität bzw. das klinische Therapieansprechen können bei Kindern und Jugendlichen mit Colitis ulcerosa mittels des nichtinvasiven Krankheitsaktivitätsindex PUCAI (Pediatric Ulcerative Colitis Activity Index) abgeschätzt werden. Der PUCAI erfasst dabei Bauchschmerzen, rektale Blutungen, Stuhlgang und Aktivitätseinschränkungen.

- **Therapieprinzip**

▶ Abschn. 8.1.2.

- **Therapeutisches Vorgehen**

Die Remissionsinduktion bei Kindern und Jugendlichen mit Colitis ulcerosa erfolgt in der Regel mit 5-Aminosalizylaten oder Kortikosteroiden. Kortikosteroide sollte man

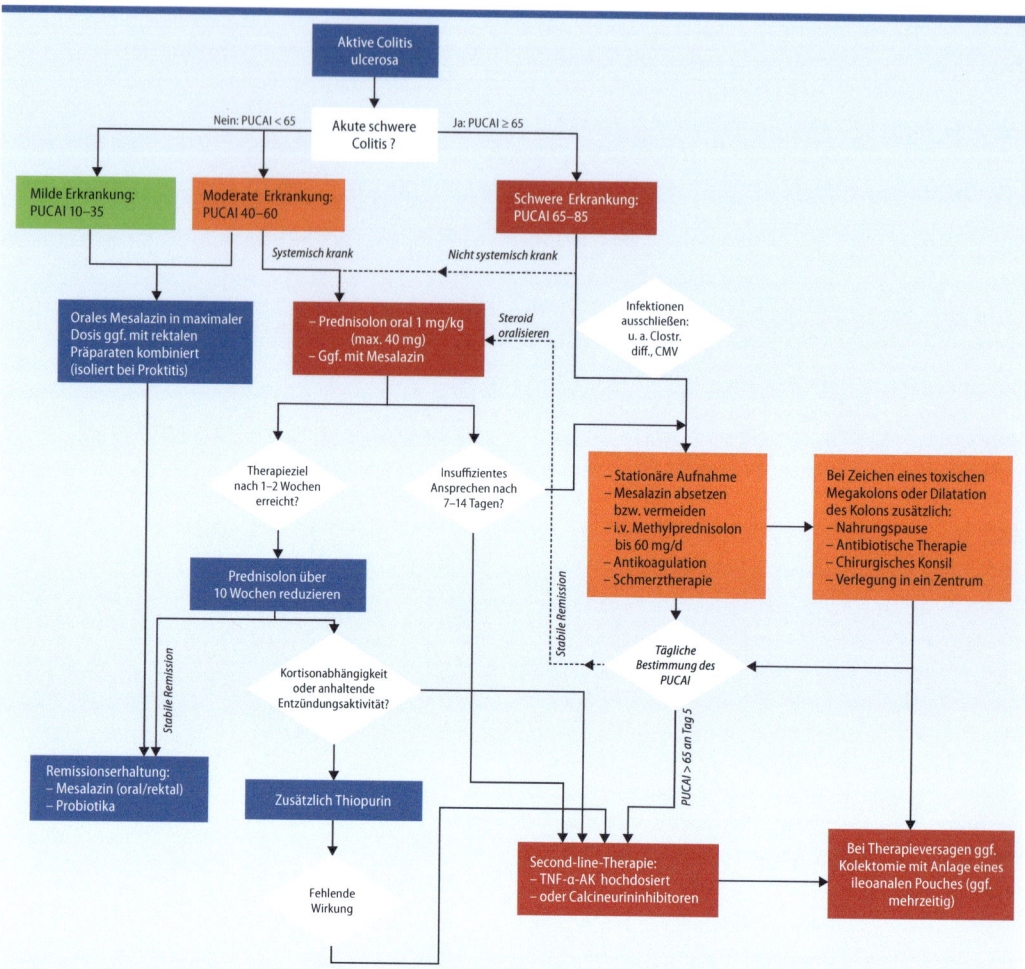

Abb. 8.2 Schema: Erhaltungstherapie Colitis ulcerosa (mod. nach Turner et al 2018); PUCAI = Paediatric Ulcerative Colitis Activity Index

jedoch bei Kindern und Jugendlichen mit CED möglichst zurückhaltend bzw. nur initial zur Remissionsinduktion und zur Schubkontrolle einsetzen. Eine langfristige und/oder oft wiederholte Anwendung von Steroiden bei dieser Patientengruppe ist u. a. aufgrund der gravierenden Nebenwirkungen auf das Wachstum und die körperliche Entwicklung obsolet.

Die remissionserhaltende Therapie bei Kindern und Jugendlichen mit Colitis ulcerosa erfolgt mit 5-Aminosalizylaten (Abb. 8.2), bei ausgedehntem und schwerem Befall in Kombination mit Thiopurinen oder Biologika (Adalimumab, Infliximab). Weitere Biologika sind nur für die Behandlung von erwachsenen Patienten mit Colitis ulcerosa zugelassen (Golimumab, Vedolizumab, Ustekunimab), ebenso neuere Substanzgruppen wie JAK-Inhibitoren (Upadacitinib, Tofacitinib) und S1P-Modulatoren (Ozanimod). Chirurgische Verfahren gehören im Langzeitverlauf zum festen Therapierepertoire schwerer bzw. komplizierter Verläufe.

Bei Kindern und Jugendlichen mit Verdacht auf eine schwere akute Colitis ulcerosa ist eine stationäre Diagnostik und Therapie angezeigt. Zur Therapie der schweren akuten

Colitis ulcerosa im Kindes- und Jugendalter wird Methylprednisolon eingesetzt. Bei unzureichender Besserung am 3. Tag sollte eine Sigmoidoskopie u. a. zum Ausschluss von CMV-Kolitis durchgeführt werden. Zur Zweitlinientherapie bei akuter schwerer Colitis ulcerosa sollte eine subtotale Kolektomie mit Ileostoma erwogen werden. Mit Hinblick auf die Entwicklung eines toxischen Megakolons besteht zur Entscheidung für diese chirurgische Option ein vergleichsweise kleines Zeitfenster. Konservativ kommen Calcineurin-Inhibitoren (Cyclosporin A, Tacrolimus) und TNFα-Blocker (Infliximab) in Betracht, wobei Calcineurin-Inhibitoren aufgrund ihrer Toxizität nicht zur Erhaltungstherapie geeignet sind. Die Steroidtherapie wird vor Entlassung auf orale Prednisolongaben umgestellt (initial 20 % höhere Dosis als die Methylprednisolondosis vor Entlassung) und über 10 Wochen schrittweise reduziert. Zusätzlich muss eine Therapie mit Thiopurinen (Azathioprin) erwogen werden. Letztlich wird bei der Entlassung in die ambulante Betreuung die orale/rektale Gabe von 5-Aminosalizylaten fortgeführt.

Kolektomie bei CU

Patienten mit steroidabhängiger Colitis ulcerosa trotz optimaler medikamentöser Therapie oder Dysplasie im Kolon sollte eine elektive Kolektomie angeboten werden (Rinawi et al. 2017), üblicherweise als zweistufiges Verfahren: Proktokolektomie und ileoanale Anastomose (IPAA) mit Ileostomie. Alternativ kann ein dreistufiges Verfahren mit vorgeschalteter Kolektomie und Ileostomaanlage bei sehr schweren Verläufen, akut schwerer Kolitis, hochdosierter Immunsuppression und Steroiden sowie schlechtem Allgemeinzustand und Ernährungszustand indiziert sein. Die letztliche Entscheidung wird mit Patienten und Chirurgen individualisiert getroffen.

Das kumulative Risiko einer Kolektomie bei Kindern und Jugendlichen mit Colitis ulcerosa liegt nach einem Jahr bei 8 %, nach 2 Jahren bei 15 % und nach 5 Jahren bei 20 % Rinawi et al. 2017.

■ **Kontrolle und Verlauf**
▶ Abschn. 8.1.2.

■ **Prognose**
▶ Abschn. 8.1.2.

■ **Prävention**
▶ Abschn. 8.1.2.

■ **Qualitätssicherung**
▶ Abschn. 8.1.2.

■ **Ausblick**
▶ Abschn. 8.1.2.

Dieses Kapitel enthält elektronisches Zusatzmaterial.

❓ Fragen

1. 14-jährige Patientin mit bekanntem Morbus Crohn unter Erhaltungstherapie mit Azathioprin beschwerdefrei, aber BSG und fäkales Calprotektin jetzt deutlich erhöht. Welches Vorgehen ist in dieser Situation am sinnvollsten?
   a. Bestimmung der TPMT-Aktivität
   b. Bestimmung der Anti-Drug-Antikörper
   c. Planung einer Endoskopie
   d. Gabe von Allopurinol
   e. Bestimmung der Thiopurinmetabolite
2. 11-jähriger Junge mit Erstdiagnose Morbus Crohn und ausgeprägtem intestinalen und perianalen Befall. Welche Therapie ist in dieser Situation am ehesten indiziert?

a. Ernährungstherapie
   b. Methylprednisolon
   c. Budesonid
   d. Anti-TNFα
   e. Azathioprin
3. Biomarker der intestinalen Entzündung können bei verschiedenen diagnostischen und therapeutischen Entscheidungen im Rahmen der Versorgung von Patienten mit Morbus Crohn hilfreich sein. Wann sind Biomarker dabei **am wenigsten** hilfreich?
   a. Abgrenzung vom Reizdarmsyndrom
   b. Abschätzung des Entzündungsgrades
   c. Beurteilung des Therapieansprechens
   d. Vorhersage von Rezidiven
   e. Indikation zur Operation

Literatur

Bischoff SC, Escher J, Hébuterne X, Kłęk S, Krznaric Z, Schneider S, Shamir R, Stardelova K, Wierdsma N, Wiskin AE, Forbes A (März 2020) ESPEN practical guideline: clinical Nutrition in inflammatory bowel disease. Clin Nutr 39(3):632–653. ▶ https://doi.org/10.1016/j.clnu.2019.11.002. Epub 2020 Jan 13 PMID: 32029281

Aardoom MA, Joosse ME, de Vries ACH, Levine A, de Ridder L. Malignancy and Mortality in Pediatric-onset Inflammatory Bowel Disease: A Systematic Review. Inflamm Bowel Dis. 2018 Mar 19;24(4):732–741. ▶ https://doi.org/10.1093/ibd/izx104.

Goyal A, Zheng Y, Albenberg LG, Stoner NL, Hart L, Alkhouri R, Hampson K, Ali S, Cho-Dorado M, Goyal RK, Grossman A. Anemia in children with inflammatory bowel disease: a position paper by the IBD Committee of the North American Society of Pediatric Gastroenterology, Hepatology and Nutrition. Journal of pediatric gastroenterology and nutrition. 2020 Oct 1;71(4):563-82. ▶ https://doi.org/10.1097/MPG.0000000000002885

Hyams JS, Ferry GD, Mandel FS, Gryboski JD, Kibort PM, Kirschner BS, Griffiths AM, Katz AJ, Grand RJ, Boyle JT, et al. Development and validation of a pediatric Crohn's disease activity index. J Pediatr Gastroenterol Nutr. 1991 May;12(4):439-47. PMID: 1678008

Maaser C, Sturm A, Vavricka SR, Kucharzik T, Fiorino G, Annese V, Calabrese E, Baumgart DC, Bettenworth D, Borralho Nunes P, Burisch J, Castiglione F, Eliakim R, Ellul P, González-Lama Y, Gordon H, Halligan S, Katsanos K, Kopylov U, Kotze PG, Krustiņš E, Laghi A, Limdi JK, Rieder F, Rimola J, Taylor SA, Tolan D, van Rheenen P, Verstockt B, Stoker J (1 Februar 2019) European Crohn's and Colitis Organisation [ECCO] and the European Society of Gastrointestinal and Abdominal Radiology [ESGAR]. ECCO-ESGAR guideline for diagnostic assessment in IBD part 1: initial diagnosis, monitoring of known IBD, detection of complications. J Crohns Colitis 13(2):144–164. ▶ https://doi.org/10.1093/ecco-jcc/jjy113. PMID: 30137275

Mack CL, Adams D, Assis DN, Kerkar N, Manns MP, Mayo MJ, Vierling JM, Alsawas M, Murad MH, Czaja AJ. Diagnosis and Management of Autoimmune Hepatitis in Adults and Children: 2019 Practice Guidance and Guidelines From the American Association for the Study of Liver Diseases. Hepatology. 2020 Aug;72(2):671–722. ▶ https://doi.org/10.1002/hep.31065. Epub 2020 May 12. PMID:31863477

Miele E, Shamir R, Aloi M, Assa A, Braegger C, Bronsky J, de Ridder L, Escher JC, Hojsak I, Kolaček S, Koletzko S, Levine A, Lionetti P, Martinelli M, Ruemmele F, Russell RK, Boneh RS, van Limbergen J, Veereman G, Staiano A (April 2018) Nutrition in pediatric inflammatory bowel disease: a position paper on behalf of the porto inflammatory bowel disease group of the european society of pediatric gastroenterology, hepatology and nutrition. J Pediatr Gastroenterol Nutr 66(4):687–708. ▶ https://doi.org/10.1097/MPG.0000000000001896. PMID: 29570147

Oliva S, Thomson M, de Ridder L, Martín-de-Carpi J, Van Biervliet S, Braegger C, Dias JA, Kolacek S, Miele E, Buderus S, Bronsky J, Winter H, Navas-López VM, Assa A, Chong SKF, Afzal NA, Smets F, Shaoul R, Hussey S, Turner D, Cucchiara S (September 2018) Endoscopy in pediatric inflammatory bowel disease: a position paper on behalf of the porto IBD group of the european society for pediatric gastroenterology, hepatology and nutrition. J Pediatr Gastroenterol Nutr 67(3):414–430. ▶ https://doi.org/10.1097/MPG.0000000000002092. PMID: 30130311

Ricciuto A, Aardoom M, Orlanksi-Meyer E, Turner D, Griffiths AM (2021) PredicBng Outcomes in Pediatric Crohn's Disease for Management OpBmizaBon: SystemaBc Review and Consensus Statements From the Pediatric Inflammatory Bowel Disease–Ahead Program on behalf of the Pediatric Inflammatory Bowel Disease–Ahead Steering Commi7ee. Gastroenterology 160: 403–436

van Rheenen PF, Aloi M, Assa A, Bronsky J, Escher JC, Fagerberg UL, Gasparetto M, Gerasimidis K, Griffiths A, Henderson P, Koletzko S, Kolho KL, Levine A, van Limbergen J, Martin de Carpi FJ, Navas-López VM, Oliva S, de Ridder L, Russell RK, Shouval D, Spinelli A, Turner D, Wilson D, Wine E, Ruemmele FM (Oktober 2020). The medical management of paediatric Crohn's disease: an ECCO-ESPGHAN guideline update. J Crohns Colitis 7:jjaa161. ▶ https://doi.org/10.1093/ecco-jcc/jjaa161. Epub ahead of print. PMID: 33026087

Turner D, Otley AR, Mack D, et al. Development, validation, and evaluation of a pediatric ulcerative colitis activity index: a prospective multicenter study. Gastroenterology 2007;133:423–32

Turner D, Ruemmele FM, Orlanski-Meyer E, Griffiths AM, de Carpi JM, Bronsky J, Veres G, Aloi M, Strisciuglio C, Braegger CP, Assa A, Romano C, Hussey S, Stanton M, Pakarinen M, de Ridder L, Katsanos KH, Croft N, Navas-López VM, Wilson DC, Lawrence S, Russell RK (August 2018) Management of paediatric ulcerative colitis, Part 2: acute severe colitis-an evidence-based consensus guideline from the european Crohn's and colitis organization and the european society of paediatric gastroenterology, hepatology and nutrition. J Pediatr Gastroenterol Nutr 67(2):292–310. ▶ https://doi.org/10.1097/MPG.0000000000002036. PMID: 30044358

Rinawi F, Assa A, Eliakim R, Mozer-Glassberg Y, Nachmias-Friedler V, Niv Y, Rosenbach Y, Silbermintz A, Zevit N, Shamir R. Risk of Colectomy in Patients With Pediatric-onset Ulcerative Colitis. J Pediatr Gastroenterol Nutr. 2017 Oct;65(4):410–415. ▶ https://doi.org/10.1097/MPG.0000000000001545. PMID: 28207474.

Cholestase

Philip Bufler, Christian Hudert, Claus Petersen, Eva-Doreen Pfister und Konrad Reinshagen

Inhaltsverzeichnis

9.1 Syndromale Erkrankungen mit Cholestase – 169
9.1.1 Grundlagen – 169
9.1.2 Therapie – 170

9.2 Gallengangatresie – 170
9.2.1 Grundlagen – 170
9.2.2 Therapie – 172

9.3 Progressive familiäre intrahepatische Cholestase (PFIC) – 174
9.3.1 Grundlagen – 174
9.3.2 Therapie – 174

9.4 Störungen der Gallensäuresynthese – 177
9.4.1 Grundlagen – 177
9.4.2 Therapie – 177

9.5 Choledochuszysten – 178
9.5.1 Grundlagen – 178
9.5.2 Therapie – 178

9.6 Cholezystolithiasis – 180
9.6.1 Grundlagen – 180
9.6.2 Therapie – 180

Ergänzende Information Die elektronische Version dieses Kapitels enthält Zusatzmaterial, auf das über folgenden Link zugegriffen werden kann ▶ https://doi.org/10.1007/978-3-662-65248-0_9.

© Springer-Verlag GmbH Deutschland, ein Teil von Springer Nature 2023
K.-P. Zimmer et al. (Hrsg.), *Gastroenterologie – Hepatologie – Ernährung – Nephrologie – Urologie*, Therapie der Krankheiten im Kindes- und Jugendalter,
https://doi.org/10.1007/978-3-662-65248-0_9

9.7 Cholangitis – 182
9.7.1 Grundlagen – 182
9.7.2 Therapie – 182

Literatur – 183

9.1 Syndromale Erkrankungen mit Cholestase

Philip Bufler und Christian Hudert

9.1.1 Grundlagen

- **Symptomatik, Diagnostik und Differenzialdiagnostik**

Syndromale, monogenetische Erkrankungen sind wichtige Differenzialdiagnosen der neonatalen Cholestase. Ein prominentes Beispiel ist das Alagille-Syndrom, das durch Mutationen in Genen verursacht ist, die den NOTCH-Signalweg beeinträchtigen. In ca. 95 % ist das *JAG1*-Gen betroffen, in seltenen Fällen ist der Rezeptor NOTCH2 betroffen. Der NOTCH-Signalweg ist hochgradig konserviert und bedeutsam für die Zelldifferenzierung und -migration in frühen embryonalen Entwicklungsstadien, was die Vielzahl an assoziierten syndromalen Stigmata erklärt. In den meisten Fällen (90 %) liegt eine intrahepatische Hypoplasie der kleinen Gallenwege vor, die zur Cholestase führt.

Weitere, sehr seltene syndromale, cholestatische Erkrankungen sind das Arthrogryposis-renal dysfunction cholestasis (ARC)- und McCune-Albright-Syndrom.

Bei den sogenannten Ziliopathien mit Duktalplattenmalformation tritt die Cholestase häufig erst jenseits der Neonatalperiode auf. Primäre Zilien werden auf nahezu allen Körperzellen exprimiert und spielen eine wichtige Rolle im Rahmen der Organogenese. Ziliopathien sind unter anderem mit Nieren- und Leberzysten vergesellschaftet (◘ Tab. 9.1).

Bei allen syndromalen Cholestaseerkrankungen zeigt sich in der Regel eine Erhöhung des direkten Bilirubins, der γGT und der Transaminasen. Ausnahme ist das ARC-Syn-

◘ **Tab. 9.1** Syndromale Erkrankungen mit Cholestase

Erkrankung		Klinik	Gen
Alagille-Syndrom		Hypoplasie der intrahepatischen Gallenwege mit Cholestase, charakteristische Fazies, Wirbelkörperveränderungen, Embryotoxon posterior, Herzfehler (häufig periphere Pulmonalstenose)	*JAG1, NOTCH2*
Arthrogryposis-renal dysfunction cholestasis (ARC)-Syndrom		Arthrogryposis, renotubuläre Azidose, Cholestase mit **niedriger γGT**, faziale Dysmorphien, Dystrophie	*VIPAR, VPS33B*
McCune-Albright-Syndrom		Hyperpigmentierung der Haut (Café-au-lait-Flecken), fibröse Knochendysplasie, endokrine Dysfunktion, Cholestase	Somatische Mutationen im *GNAS*-Locus
Ziliopathien	Nierenzysten-und-Diabetes-Syndrom („renal cysts and diabetes syndrome")	Nierenzysten, Diabetestyp: MODY 5, Pankreasanomalien, genitourethrale Fehlbildungen, Cholestase	*HNF1B*
	Polyzystische Nierererkrankungen	Nieren- und Leberzysten, Cholestase, je nach Gendefekt assoziierte syndromale Dysmorphien	*PKD1, PKD2, PRKCSH, SEC63, PKHD1*
	Kongenitale Leberfibrose	Cholestase, z. T. mit Nierenbeteiligung, Ichtyosis, Schwerhörigkeit	*CLDN1, DCDC2, ZFYVE19*

drom, das charakteristischer Weise mit einer niedrigen γGT einhergeht. Zusätzlich können, v. a. beim Alagille-Syndrom, stark erhöhte Cholesterin- und Triglyzeridwerte vorliegen. Erhöhte Gallensäurespiegel im Serum gehen mit einem z. T. extremen Juckreiz einher.

9.1.2 Therapie

- **Therapieziel**

Die Früherkennung syndromaler, cholestatischer Erkrankungen soll zur Vermeidung einer Vitamin-K-Mangelblutung sowie dem Erkennen anderer, potenziell lebensbedrohlicher Begleiterkrankungen wie Herzfehler beitragen.

> Therapieziel angeborener, cholestatischer Erkrankungen ist ein möglichst normales Gedeihen, die Reduktion des Gallensäurepools und der Ausgleich von Mangelzuständen fettlöslicher Vitamine.

- **Therapeutisches Vorgehen**

In Vordergrund steht die supportive Therapie mit Ausgleich von Mangelzuständen durch Gabe fettlöslicher Vitamine. Eine MCT-haltige Ernährung kann zu einer besseren Kalorienaufnahme bei Cholestase beitragen. Eine regelmäßige Kontrolle der fettlöslichen Vitamine ist erforderlich.

- **Praxistipp**

Falls unter oraler Vitaminsubstitution keine normwertigen Serumspiegel erreicht werden, sollte eine parenterale Substitution angestrebt werden.

Die Gabe von Ursodeoxycholsäure wird beim Alagille-Syndrom mit Gallenganghypoplasie empfohlen (Kamath et al. 2010).

Eine frühzeitig durchgeführte externe Gallediversion kann bei Alagille-Syndrom durch Reduktion des Gallensäurepools das Outcome der Leber verbessern und den Juckreiz eindämmen. Die Therapie des Juckreizes erfolgt in Analogie zur PFIC (▶ Abschn. 9.3).

Seit kurzem ist der „Intestinal bile acid inhibitor" (IBAT) Maralixibat für die Therapie des cholestatischen Pruritus bei Alagille-Syndrom ab dem Alter von 2 Monaten zugelassen (Gonzales et al 2021). Die Ergebnisse einer Phase 3-Studie bei Alagille-Syndrom zu einem zweiten IBAT-Inhibitor Odevixibat, der bereits zur Therapie der PFIC zugelassen ist, sind noch nicht publiziert. Beide IBAT-Inhibitoren reduzieren den Gallensäurepool im Serum und hemmen den oft unerträglichen Juckreiz. Der langfristige Einfluss auf das Überleben mit eigener Leber ist noch nicht geklärt. (Kamath, Stein et al. 2020).

- **Prognose**

Die Prognose des Alagille-Syndroms ist hoch variabel und wird durch kardiovaskuläre und hepatische Komplikationen beeinflusst. Die Mortalität liegt insgesamt bei ca. 10–20 %.

Patienten mit Ziliopathien erleiden häufig sowohl eine chronische Nieren- als auch Leberinsuffizienz mit rezidivierenden Cholangitiden und müssen in Folge nieren- und lebertransplantiert werden.

Kinder mit ARC-Syndrom haben eine deutlich eingeschränkte Lebenserwartung und versterben oft bereits im ersten Lebensjahr.

- **Qualitätssicherung**

Säuglinge und Kinder mit angeborener Cholestase sollten langfristig in einem kinderhepatologischen Kompetenzzentrum betreut werden.

9.2 Gallengangatresie

Claus Petersen und Eva-Doreen Pfister

9.2.1 Grundlagen

Die Gallengangatresie (biliary atresia, BA) zählt mit einer Inzidenz von ca. 1:19.000 zu den seltenen Erkrankungen und wir rechnen in Deutschland mit ca. 35–40 Fällen pro Jahr. Obwohl die BA eine entzündliche Erkrankung aller Gallengänge ist, wird sie nach wie vor über den irreversiblen Verschluss ihrer extrahepatischen Anteile definiert. Die Ursache dieser progredienten Entzündung ist bis heute unbekannt, wobei die aktuell favorisierte

Cholestase

Hypothese besagt, dass es sich um eine postpartal getriggerte autoimmunologische Erkrankung handeln könnte. In Ermangelung einer kausalen Behandlungsstrategie steht die chirurgische Behandlung im Vordergrund, die aus einer primären biliodigestiven Ableitung (Kasai-Operation) und ggf. sequenzieller Lebertransplantation (LTx) besteht.

- **Symptomatik, Diagnostik und Differenzialdiagnostik**

Der diagnostisch-therapeutische Algorithmus einer Gallengangatresie ist in ◘ Abb. 9.1 dargestellt.

Typische **Differenzialdiagnosen** zur Gallengangatresie sind:
- Strukturelle Anomalien
  - Kongenitale Anomalien der Gallenwege/Choledochuszyste
  - Inspissated-bile-syndrome
  - Neonatale sklerosierende Cholangitis
- Metabolische, syndromale, endokrine, kardiale Störungen und Infektionen
  - Alagille-Syndrom
  - Neonatale Hepatitis (Ausschlussdiagnose)
  - α_1-Antitrypsinmangel
  - Zystische Fibrose
  - Panhypopituitarismus/Hypothyreose
  - Niemann-Pick C
  - Hämophagozytierende Lymphohistiozytose
  - Infektionen, TORCH (mit Syphilis!)
  - Defekte des Gallensäurestoffwechsels
  - Lysosomale Erkrankungen
  - Zellweger-Syndrom (u. a. peroxisomale Störungen)
  - Toxisch-/TPN-/medikamenteninduzierte Cholestase
  - Peripartale Asphyxie, Herzinsuffizienz
  - Progressive familiäre intrahepatische Cholestase (PFIC)

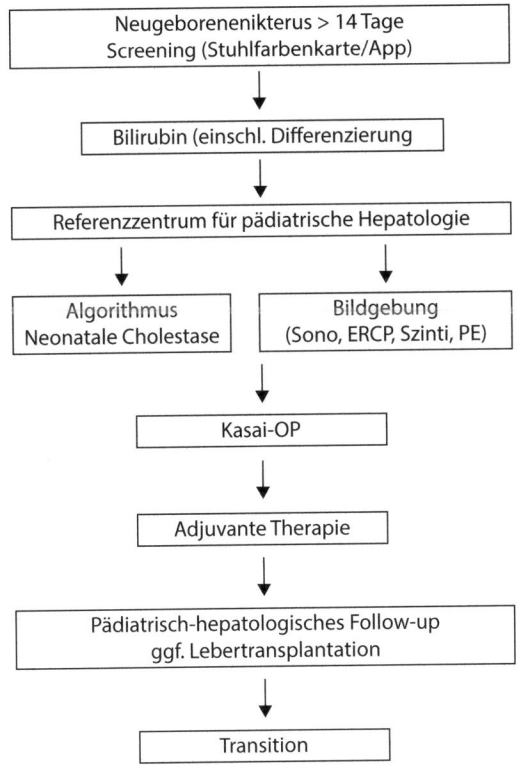

◘ **Abb. 9.1** Gallengangatresie: Diagnostisch-therapeutischer Algorithmus

9.2.2 Therapie

- **Therapieziel**

Das übergeordnete Therapieziel ist das Überleben der BA-Kinder an sich, wobei primär ein möglichst langes Überleben mit der eigenen Leber angestrebt wird. Dabei spielt die Früherkennung eine zentrale Rolle, da Neugeborene, die vor dem 60. Lebenstag nach Kasai operiert werden, eine statistisch höhere Chance auf einen günstigen Verlauf haben. Für die Patienten, bei denen die Fibrosierung der Leber kontinuierlich fortschreitet und die durch die klinischen Konsequenzen der portalen Hypertension bedroht sind, ist eine engmaschige Betreuung durch eine pädiatrische Hepatologie notwendig, um eine dann unumgängliche LTx zeitgerecht vorzubereiten.

> Die Voraussetzung für den günstigen Verlauf der BA ist nach einer rechtzeitigen Diagnose die frühe Kasai-Operation und die engmaschige Nachbetreuung in einem pädiatrischen Leberzentrum.

- **Therapieprinzip**

Die Behandlung der BA erfolgt bis heute ausschließlich chirurgisch. Eine Portoenterostomie sollte in einem erfahrenen Zentrum möglichst frühzeitig erfolgen, um die Chancen auf einen günstigen Verlauf zu wahren. Primäre Lebertransplantationen sind obsolet und sollten nur dann in Betracht gezogen werden, wenn die BA so spät erkannt wurde, dass bereits eine portale Hypertension besteht und der Eingriff mehr Nach- als Vorteile bringen würde. In allen anderen Fällen wird auch eine perfekt durchgeführte Kasai-Operation einen guten Verlauf nicht garantieren, das Intervall bis zur LTx aber verlängern können. Durch die Möglichkeiten der Split-Leber-Transplantation sowie der Lebendspende ist es heute möglich, allen pädiatrischen BA-Patienten ein Organangebot zu machen. Kinder, die mit ihrer eigenen Leber das Adoleszentenalter ikterusfrei erreichen, sollen in ein hepatologisches Transitionsprogramm übernommen werden. Das gilt insbesondere auch für junge Frauen und deren Familienplanung.

> Das primäre Behandlungsziel der BA ist ein möglichst langes ikterusfreies Überleben, möglichst mit der eigenen Leber. Es basiert auf einer sequenziellen chirurgischen Therapie, die aus der Kasai-Operation und der optionalen Lebertransplantation besteht.

In einem gemeinsamen Beschluss pädiatrischer und kinderchirurgischer Fachgesellschaften wurde in Übereinstimmung mit den aktualisierten AWMF-Leitlinien festgeschrieben, dass Patienten, bei denen der Verdacht auf eine BA geäußert wird, umgehend in ein pädiatrisch-hepatologisches Zentrum überwiesen werden sollen.

- **Therapeutisches Vorgehen**

Bei allen Kindern, deren Neugeborenenikterus über den 14. Lebenstag hinaus besteht, ist die Bestimmung und Differenzierung des Bilirubins notwendig. Das gilt besonders dann, wenn auch acholische Stühle auftreten. Wenn diese Befunde den Verdacht auf eine BA erhärten, sollte die zeitnahe Überweisung in ein pädiatrisches hepatologisches Zentrum erfolgen. Dort wird nach einem diagnostischen Algorithmus der „neonatalen Cholestase" vorgegangen, bei dem es vorrangig darum geht häufige Differenzialdiagnosen (Alagille-Syndrom, α_1-Antitrypsinmangel, etc.) auszuschließen. In der Sonografie können dann eine kleine Gallenblase und das sog. „triangular-sign" sowie eine negative hepatobiliäre Sequenzszintigrafie und/oder eine Leberbiopsie die notwendigen Indikatoren für die Visualisierung der extrahepatischen Gallenwege darstellen. Diese kann durch eine ERCP oder durch eine offene oder minimalinvasive Cholangiografie erfolgen. Eine MRCP kann diese invasiven Untersuchungen bisher nicht ersetzen. Die dann indizierte Portoenterostomie nach Kasai sollte so schnell wie möglich erfolgen. Der Nutzen einer postoperativen adjuvanten Steroidtherapie ist nach wie vor Gegenstand zahlreicher Untersuchungen.

Die Substitution fettlöslicher Vitamine und die hochkalorische Ernährung ggf. mit einem hohen Anteil von MCT-Fetten sind zumindest in der frühen postoperativen

Phase obligatorisch. Die Notwendigkeit einer Antibiotikaprophylaxe zur Verhinderung aszendierender Cholangitiden ist bisher genauso wenig bewiesen wie der Nutzen von oralen Cholagoga.

- **Monitoring und Verlauf**

Die postoperative Nachbetreuung von BA-Patienten sollte genau wie Diagnostik und Therapie ausschließlich in pädiatrischen Leberzentren erfolgen. Dabei richten sich das Intervall und der Umfang der postoperativen Kontrollen nach dem individuellen Krankheitsgeschehen, das im günstigsten Fall über mehrere Dekaden transplantationsfrei verlaufen kann. Dabei gilt es zu bedenken, dass jedes Kind mit einer BA lebenslang ein chronischer „Leberpatient" bleibt, sodass es unbedingt notwendig ist, an jedem Referenzzentrum ein Transitionsprogramm zu etablieren.

- **Prognose**

In den Industriestaaten überleben mehr als 90 % der Kinder mit BA länger als 10 Jahre. Leider erreichen aber weniger als 50 % der Patienten das zweite Lebensjahr ohne LTx. Jenseits dieser kritischen Marke sinkt diese Zahl der Transplantationen zwar langsam, aber dennoch kontinuierlich ab. Man darf heute davon ausgehen, dass nur etwa 20 % aller BA-Patienten langfristig mit ihrer eigenen Leber symptomarm überleben können.

- **Prävention**

Da die Ursache der BA unbekannt ist, gibt es keine Prävention. Lediglich die Früherkennung könnte im übertragenen Sinn so bezeichnet werden, weil die rechtzeitig einsetzende chirurgische Therapie die sekundären Schädigungen der Leber minimieren kann. Dazu zählt postoperativ auch eine spezielle pädiatrisch-hepatologische Betreuung, welche das langfristige Überleben mit der eigenen Leber optimieren kann.

Als Screeningverfahren wird zunehmend der Einsatz von Stuhlfarbenkarten etabliert, welches auch als App verfügbar ist.

- **Qualitätssicherung und Ausstattung**

Eine Vereinbarung zwischen den pädiatrischen und der kinderchirurgischen Fachgesellschaft sieht vor, dass Kinder mit BA und anderen neonatalen Lebererkrankungen nur in solchen Zentren behandelt werden, die neben einer pädiatrischen Hepatologie, einschließlich eines pädiatrischen LTX-Programms, vor allem über kinderchirurgische Expertise in neonataler hepatobiliärer Chirurgie verfügen müssen. Spezialisierungen in der Endoskopie (ERCP bei Neugeborenen) und Erfahrungen bei der pathologischen Beurteilung von kindlichen Lebererkrankungen sind wünschenswert.

Zur Qualitätssicherung sollten Zentren, welche diese Voraussetzungen erfüllen, Mitglieder der europäischen Kompetenzinitiative für seltene Lebererkrankungen sein (▶ https://rare-liver.eu/).

> Da die BA eine seltene Erkrankung von bisher unbekannter Ätiologie ist, wird nur die Zentralisation der Patienten und eine internationale Vernetzung von Kompetenzzentren die Behandlung verbessern, Qualitätsstatus definieren und vorgeben und auch die klinische und die Grundlagenforschung voranbringen.

- **Ausblick**

Auch nach jahrzehntelangen Forschungsaktivitäten zeichnet sich kein Durchbruch bei der Behandlung der BA ab. Und das kann sich voraussichtlich erst dann ändern, wenn Ursache und Pathomechanismus besser verstanden werden. Bis dahin wird sich aber durch flächendeckendes Screening und Zentralisation der Patienten eine Verbesserung der individuellen Krankheitsverläufe erreichen lassen. Außerdem gibt es vielversprechende Ansätze, mittels adjuvanter Therapien sowohl den frühen postoperativen als auch den langfristigen Verlauf günstig zu beeinflussen. Und neben der Transition von BA-Patienten ist auch die Unterstützung betroffener Familien notwendig, was in erster Linie durch Selbsthilfegruppen geleistet wird (z. B. ▶ https://leberkrankes-kind.de/).

9.3 Progressive familiäre intrahepatische Cholestase (PFIC)

Christian Hudert und Philip Bufler

9.3.1 Grundlagen

Über die letzten Jahrzehnte wurde eine Gruppe von spezifischen Defekten der zellulären Gallensekretion beschrieben, welche als progressive familiäre intrahepatische Cholestase (PFIC) klassifiziert werden. Zum heutigen Zeitpunkt werden insgesamt 6 Erkrankungen der PFIC zugeordnet, die jeweils durch eine dezidierte monogene Variante verursacht sind und einen autosomal-rezessiven Erbgang aufweisen (eTab. 9.1). Die PFIC ist für ca. 10 % der Fälle mit neonataler Cholestase ursächlich (Mieli-Vergagni 2014).

Differenzialdiagnostisch hinweisend für die PFIC im Rahmen der Abklärung einer chronischen cholestatischen Erkrankung ist das **Vorliegen einer normwertigen γGT** (mit Ausnahme der PFIC-Typ 3) bei erhöhten Gallensäuren im Serum. Immunhistochemisch kann das Fehlen der entsprechenden Transporterproteine (z. B. BSEP, MDR3) im Leberbiopsat nachgewiesen werden. Die Sicherung der Diagnose basiert immer auf der **genetischen Analyse der pathogenen Variante**, wobei heute häufig Paneluntersuchungen für cholestatische Lebererkrankungen zum Einsatz kommen. Die Kenntnis der genauen Mutation (homozygot/compound heterozygot, missense, nonsense, insertion) kann relevante Informationen zu Prognose des Therapieerfolgs bzw. des allgemeinen Outcomes der Erkrankung ergeben.

9.3.2 Therapie

- **Therapieziel**

Zum Zeitpunkt existiert für keine Erkrankung innerhalb des PFIC-Spektrums ein kurativer bzw. primär mechanismusspezifischer Therapieansatz.

Das übergeordnete Therapieziel besteht in der **Reduktion bzw. Resolution der Cholestase** und der damit verbundenen chronischen hepatozellulären Toxizität der Gallensäuren. Damit einhergehend soll eine **Besserung des cholestatischen Pruritus** erreicht und das **Überleben mit der eigenen Leber** möglichst lange aufrechterhalten werden. Die Progression der Leberfibrose bis hin zur Leberzirrhose ist je nach PFIC-Typ und Mutation hochvariabel. Ist das Endstadium der Lebererkrankung erreicht, ist die Lebertransplantation die einzige Therapieoption, um das Überleben zu sichern.

- **Therapieprinzip**

Die Mechanismen der Cholestase finden sich in einer reduzierten Kapazität der Gallensekretion (PFIC-Typ 1–3, 6), reduziertem intrazellulären Kontakt durch fehlerhafte Tight-junction-Proteine (PFIC-Typ 4) sowie durch eine zentrale Regulationsstörung des Gallensäuremetabolismus über den Farsenoid-X-Rezeptor (FXR, PFIC-Typ 5). Da bisher keine zielgerichtete Therapie verfügbar ist, besteht das Therapieprinzip aller Formen der PFIC in der **Reduktion des Gallesäurepools** durch die **Unterbrechung des enterohepatischen Kreislaufs**.

Dies kann sowohl **operativ** über die (interne oder externe) partielle biliäre Diversion, als auch **medikamentös** über die kürzlich zugelassenen Inhibitoren der ilealen apikalen Gallensäuretransporter (IBAT) erreicht werden (Kamath et al. 2020).

Ein weiterer allgemeiner Baustein der Behandlung der Cholestase und der damit einhergehenden Malnutrition besteht in der **Supplementation der fettlöslichen Vitamine** sowie einer **adäquaten kalorischen Zufuhr** mit einer **MCT-reichen Ernährung**.

- **Therapeutisches Vorgehen**

Ein zentraler pathophysiologischer Aspekt der chronischen Cholestase ist die **Malabsorption von Fetten und fettlöslichen Vitaminen**. Die Supplementation der fettlöslichen Vitamine (A, D, E und K) sollte bei allen Kindern mit PFIC und persistierender Cholestase unter regelhafter laborchemischer Kontrolle alle 3–6 Monate erfolgen (◘ Tab. 9.2).

> Bei jeder neuen Diagnose einer PFIC mit Cholestase sollte eine Gerinnungskontrolle durchgeführt werden. Ist die **Gerinnung eingeschränkt** (Erniedrigung des Quick), ist die **sofortige intravenöse Vitamin-K-Gabe** indiziert!

Die Ernährung von Säuglingen mit PFIC basiert auf den allgemeinen Ernährungsprinzipien bei chronischer Cholestase (◘ Tab. 9.2). Die Gabe von Muttermilch bzw. das Stillen sollte bei jedem Kind weiter gefördert werden. Um den erhöhten Energiebedarf im Rahmen der Malnutrition und chronischen Lebererkrankung zu decken, wird jedoch fast immer eine zusätzliche Supplementierung mit Spezialmilchen notwendig. Es stehen hierfür industriell gefertigte Formelnahrungen mit einem hohen Anteil an mittelkettigen Triglyceriden (MCT, z. B. Heparon) zur Verfügung. MCT-Fette können ohne die Mizellenbildung der Galle **über diskrete Transporter direkt aufgenommen** werden, haben jedoch einen geringeren kalorischen Energiegehalt.

> **Praxistipp**
>
> Kinder mit chronischer Cholestase benötigen in der Regel eine höhere kalorische Zufuhr. Die (hoch)kalorische Energiezufuhr sollte unter genauer Betrachtung des Ernährungsstatus und der somatischen Entwicklung berechnet und entsprechend im Verlauf angepasst werden. Hierbei kann die **Formulanahrung in höherer Konzentration** (z. B. Heparon 18–22 %) zubereitet werden oder bei älteren Kindern eine Substitution mit MCT-Fetten und komplexen Kohlenhydraten erfolgen.

Konservative Therapie

Im klinischen Alltag ist die Behandlung des cholestatischen Pruritus von zentraler Bedeutung. Der Juckreiz ist für Patienten mit chronischer Cholestase häufig schon ab dem Kleinkindalter die subjektiv schwerwiegendste Beeinträchtigung und kann nicht zuletzt die Lebensqualität entscheidend beeinflussen. Für die medikamentöse Therapie des cholestatischen Juckreiz standen bis vor kurzem ausschließlich Präparate unter Off-label-Nutzung zur Verfügung. Hierbei werden verschiedene pharmakologische Prinzipien angewandt (◘ Tab. 9.3):

- Ein Baustein besteht in der choleretischen Therapie (Verbesserung des Galleflusses). Die **Ursodeoxycholsäure** ist eine natürliche, tertiäre Gallensäure, welche im Vergleich zu den primären Gallensäuren Cholsäure und Chenodeoxycholsäure weniger lipophil und nicht zytotoxisch wirkt. Durch die relative Konzentrationsveränderung der Gallensäuren kommt es zu einer Stimulation des Galleflusses.
- **Cholestyramin** ist ein Austauscherharz, welches im Darmlumen an Gallensäuren bindet und somit zu einer vermehrten

◘ **Tab. 9.2** Empfehlungen zur Anpassung der enteralen Ernährung und Supplementation mit fettlöslichen Vitaminen bei Kindern mit chronischer Cholestase. (Nach Mouzaki et al. JPGN 2019)

Vitamin A	**<10 kg: 5000 IE/d; >10 kg 10.000 IE/d**
Vitamin D	2000–5000 IE/d
Vitamin E (α-Tocopherol)	15–25 IE/kg/d
Vitamin K	2–5 mg/d
Energie	ca. 130 % der altersentsprechenden Energieempfehlung
Fette	30–50 % der Gesamtkalorien, davon Beginn mit 30 % MCT-Anteil
Proteine	130–150 % der altersentsprechenden Empfehlung
Kohlenhydrate	40–60 % der Gesamtkalorien

Tab. 9.3 Empfehlungen zur konservativen Stufentherapie des cholestatischen Pruritus bei Kindern mit chronischer Cholestase (Nach Kronsten et al. JPGN 2013)

Erstlinientherapie	
Ursodeoxycholsäure	10–20 mg/kg/d in 2 ED p.o
Cholestyramin	240 mg/kg/d in 3 ED p.o., max. 8 g/d
Zweitlinientherapie	
Rifampicin	5–10 mg/kg/d in 2 ED p.o., max. 600 mg/d
Drittlinientherapie	
Naltrexon	0,25–0,5 mg/kg/d p.o., max. 50 mg/d

Ausscheidung über den Stuhl führt. **Rifampicin** ist ein Agonist des Rezeptors für Xenobiotika Pregnan-X (oder PXR) und führt über eine verminderte Transkription von CYP7A1 zu einer Inhibition der Gallensäuresynthese. **Naltrexon** schließlich ist ein Opioidrezeptorantagonist und wird als Drittlinientherapeutikum des cholestatischen Pruritus angewendet.

Moderne Therapeutika

Seit kurzem ist der erste Wirkstoff aus der Gruppe der IBAT-Inhibitoren, **Odevixibat**,- für die medikamentöse Therapie der PFIC ab dem 6. Lebensmonat zugelassen. In der Zulassungsstudie (PEDFIC1, Kohorte mit Patienten mit PFIC-Typ 1 und 2) erreichte Odevixibat (n = 42) mit der anhaltenden Senkung des Bilirubins im Serum und Besserung des cholestatischen Pruritus über 24 Wochen im Vergleich zur Placebogruppe (n = 20) beide primären Endpunkte. In einer Interimsanalyse der Folgestudie (PEDFIC2) zeigten sich diese therapeutischen Effekte auch für Patienten mit anderen PFIC-Typen.

Die Dosierung von Odevixibat beträgt 40 µg/kg p.o., bei fehlendem Therapieansprechen innerhalb von 3 Monaten kann eine Dosissteigerung auf bis zu 120 µg/kg p.o. erfolgen.

Operative Therapie

Zur effektiven Unterbrechung des enterohepatischen Kreislaufs der Gallensäuren steht die operative Intervention mittels einer externen (über Stoma) oder internen (über ein Dünndarminterponat in das Kolon abgeleiteten) **partiellen biliären Diversion** (PBD) zur Verfügung.

Eine Metaanalyse ergab bei 155 untersuchten Kindern mit PFIC ein relevantes Ansprechen des cholestatischen Pruritus nach PBD bei 67 %, wobei die Bestimmung der GS im Serum signifikant niedriger war (Verkade et al. JPGN 2020;71: 176–183).

In einer Untersuchung des klinischen Langzeitoutcome (>15 Jahre Beobachtungszeitraum) von 186 Kindern mit PFIC-Typ 2 war die PBD (n = 48) im Vergleich mit der konservativen Therapie (n = 138) mit einem signifikant längeren Überleben mit der eigenen Leber assoziiert (Global NAPPED Consortium).

Monitoring und Verlauf

Die Betreuung von Kindern mit PFIC sollte primär durch spezialisierte Kindergastroenterologen erfolgen. Die regelhaften klinischen Verlaufsvorstellungen nach gesicherter Diagnose (Genetik) beinhalten das laborchemische sowie radiologische Monitoring von Cholestase sowie der Leberschädigung.

> **Klinische Verlaufskontrollen bei PFIC**
> - **Klinik**: Ikterus, Juckreiz, Kratzspuren, Leberhautzeichen, venöser Umgehungskreislauf, Dystrophie
> - **Laborchemie**: Blutbild, Bilirubin T/D, AST, ALT, γGT, AP, PCHE, GLDH, Gerinnung, AFP
> - **Radiologie** (Sonografie, Elastografie): Leberparenchymveränderungen (Steatose, Fibrose, Zirrhose, Hinweis für HCC und CCC!), Lebergefäßflüsse, Aszites, Splenomegalie

> **Cave**
> Insbesondere bei der PFIC-Typ 2, 3, 4 und 5 besteht ein erhöhtes Risiko für die Entwicklung eines hepatozellulären Karzinom (HCC), für die PFIC-Typ 2 zusätzlich für die Entwicklung eines Cholangiokarzinom (CCC). Ein Screening ist ab dem 1. Lebensjahr zwingend notwendig!

- **Prognose**

Die Prognose innerhalb des Spektrums der PFIC ist entscheidend vom Typ und der spezifischen Mutation abhängig (eTab. 9.1). Letztlich kann jede PFIC mit einer fortschreitenden Leberfibrose bis zur Leberzirrhose einhergehen und eine Lebertransplantation notwendig machen.

Auch ein intraktabler, cholestatischer Pruritus mit hoher Einschränkung der Lebensqualität kann die Indikation zur Lebertransplantation darstellen.

- **Prävention**

Die Morbidität der PFIC ist kritisch mit einer frühzeitigen Diagnosestellung und adäquaten Therapieeinleitung verbunden. Inwieweit die Notwendigkeit einer Lebertransplantation im Krankheitsverlauf der PFIC durch den Einsatz der neuen IBAT reduziert wird, müssen zukünftige prospektive klinische Studien aufzeigen.

- **Qualitätssicherung und Ausstattung**

Für die Diagnose und Therapie der PFIC im Kindes- und Jugendalter ist die Einhaltung professioneller Standards unabdingbar.
— Die Diagnosestellung der PFIC sollte durch einen Kindergastroenterologen geführt werden.
— Die Therapie und das Monitoring der PFIC sollten in einem spezialisierten kinderhepatologischen Zentrum erfolgen, wobei hierbei eine erfahrene Kinderradiologie von besonderer Bedeutsamkeit ist (Screening HCC!).
— Bei fortschreitender Lebererkrankung sollte die Anbindung an ein Zentrum mit pädiatrischem Lebertransplantationsprogramm zur Evaluation und weiteren Betreuung etabliert werden.

9.4 Störungen der Gallensäuresynthese

Philip Bufler

9.4.1 Grundlagen

Angeborene Erkrankungen der Gallensäuresynthese sind sehr seltene Ursachen einer cholestatischen Lebererkrankung bei Neugeborenen, Kindern oder Erwachsenen und können mit neurologischen Symptomen vergesellschaftet sein. Diagnostisch wegweisend ist die massenspektrometrische Analyse der Gallensäuren im Serum oder Urin. Die Diagnose wird durch die genetische Untersuchung gesichert. Bisher sind Mutationen in 9 Enzymen beschrieben (Al-Hussaini et al. 2017), die bei der Oxidation und Konjugation der Seitenketten oder Synthese des Steroidrings der Gallensäuren eine Rolle spielen (eTab. 9.2).

> — Das Vorliegen einer Cholestase in Verbindung mit niedrigen Serumgallensäuren ist hochverdächtig auf das Vorliegen einer Störung des Gallensäuremetabolismus.
> — Gallensäuresynthesedefekte sind trotz Cholestase mit einer niedrigen γGT assoziiert.

Die Akkumulation toxischer Gallensäurederivate führt bereits im frühen Säuglingsalter zu einer progressiven, cholestatischen Hepatopathie, bei der aufgrund der niedrigen Gallensäurespiegel im Serum in der Regel kein Juckreiz auftritt. Begleitend kommt es zu einer Fettresorptionsstörung und einem Mangel an fettlöslichen Vitaminen (Setchell et al. 2013).

9.4.2 Therapie

Die Therapie mit Cholsäure (5–15 mg/kg) oder Chenodeoxycholsäure (4–8 mg/kg) hemmt die frühe Gallensäuresynthese und damit die Produktion toxischer Gallensäurederivate. Ursodeoxycholsäure hat keinen therapeutischen Effekt. Ein Mangel an fettlöslichen Vitaminen muss ausgeglichen werden.

- **Monitoring und Verlauf**

Regelmäßige Kontrolle der fettlöslichen Vitamine sowie der perzentilengerechten Entwicklung.

- **Prognose**

Gallensäuresynthesedefekte haben bei früher Diagnosestellung und unter Langzeittherapie mit Cholsäure oder Chenodeoxycholsäure eine gute Prognose (Heubi et al. 2017; Kimura et al. 2021).

9.5 Choledochuszysten

Konrad Reinshagen

9.5.1 Grundlagen

Choledochuszysten sind zystische Erweiterungen sowohl der intra- wie auch der extrahepatischen Gallenwege. Die Ätiologie ist nicht endgültig geklärt. Diskutiert wird eine Anomalie des pankreatikobiliären Übergangs, der in einem Long Common Channel mündet. Dies führt zu einem Rückfluss von Pankreassekret in die Gallenwege, was zu einer Erweiterung der Gallenwege führt. Konsekutiv kommt es zu einer Entzündung mit einem Epithelschaden, einer Dysplasie, die langfristig zu einer malignen Entartung im Bereich der Gallenwege führt. Andere Theorien gehen von einer kompletten angeborenen zystischen Erweiterung der Gallenwege aus.

Eine Sonderform der Choledochuszysten, das Caroli-Syndrom, ist mit autosomal rezessiv oder dominant vererbten polyzystischen Nieren assoziiert und geht häufig mit einer Gallengangatresie einher.

- **Symptomatik**

Die meisten Patienten mit Choledochuszysten werden in den ersten Lebensjahren symptomatisch. Die klassische Symptomatik von Patienten mit Choledochuszysten sind der Ikterus, ein tastbarer Oberbauchtumor und abdominelle Schmerzen. 85 % aller Kinder weisen initial einen Ikterus und einen tastbaren Oberbauchtumor auf; Säuglinge zeigen häufig einen Ikterus, entfärbten Stuhlgang und Erbrechen.

Differenzialdiagnostisch müssen Erkrankungen wie Leberzysten, mesenteriale Zysten, Darmduplikaturen und Gallenblasenduplikaturen ausgeschlossen werden.

- **Diagnostik**

Es gibt keine Laboruntersuchungen, die spezifisch für Choledochuszysten sind. Bei Diagnosestellung sollten die Laborparameter ALAT, ASAT sowie γGT und alkalische Phosphatase, Bilirubin unterteilt in direktes und indirektes Bilirubin bestimmt werden. Da pathophysiologisch möglicherweise ein Long Common Channel vorliegt ist eine Bestimmung der Pankreaslipase und Pankreasamylase angezeigt. Bildgebende Diagnostik wie Ultraschall, MRCP und bei verbleibenden Unsicherheiten ERCP ist indiziert (eAbb. 9.1).

9.5.2 Therapie

- **Therapieziel und Therapieprinzip**

Das Therapieziel ist, einen normalen Gallenfluss herzustellen und damit langfristige Komplikationen wie Cholangitiden, Pankreatitiden sowie den Umbau der Leber in eine Leberfibrose zu vermeiden. Zudem besteht bei Patienten mit Choledochuszysten das Risiko zur Entstehung eines cholangiozellulären Karzinoms, welches durch eine frühzeitige Operation der Choledechuszysten reduziert werden soll.

Der Zeitpunkt der operativen Korrektur wird derzeit noch kontrovers diskutiert; bei symptomatischen Patienten oder beim Auftreten von Cholangitiden ist eine frühzeitige Operation angezeigt.

- **Therapeutisches Vorgehen**

Das therapeutische Vorgehen ist abhängig von der Form der Choledochuszysten. Das Ziel der Operation ist in allen Fällen die Resektion der Zyste und Verbesserung des Gallefluss (Soares et al 2017):

Typ-1- und **Typ-4-Choledochuszysten** werden komplett reseziert. Als Rekonstruktion hat sich die biliodigestive Anastomose nach Roux-Y etabliert. Die entsprechende Roux-Y-Schlinge sollte mindestens eine Länge von 45 cm haben, um rezidivierende Cholangitiden zu vermeiden. Einzelne Chirurgen propagieren eine Rekonstruktion mittels Hepatikoduodenostomie. Das Risiko für rezidivierende Cholangitiden oder Gallereflux in den Magen sind ein deutlicher Nachteil dieser Technik. Minimalinvasiv erfahrene Chirurgen führen die Operation laparoskopisch durch mit vergleichbaren Operationszeiten und gleichen Ergebnissen wie die offene Operation. Aufgrund des geringeren Operationstraumas, geringerer Schmerzen und weniger peritonealer Verwachsungen sollte bei entsprechender Erfahrung die minimalinvasive Technik angewendet werden.

Bei der **Choledochuszyste Typ 2** wird die entsprechende Zyste einfach exzidiert. Minimalinvasive erfahrene Chirurgen führen die Operation laparoskopisch durch.

Die **Choledochuszyste Typ 3** kann mittels endoskopischer Intervention behandelt werden. Dabei ist die ERCP mit Sphinkterotomie die Technik der Wahl. Bei einer im Kindesalter durchgeführten Sphinkterotomie bleibt die endoskopische Überwachung notwendig.

Das **Caroli-Syndrom** hat aus dem Formenkreis der Choledochuszysten die schlechteste Prognose. Bei lokalem oder unilobulärem Auftreten kann eine Hemihepatektomie oder Segmentresektion der Leber durchgeführt werden. Bei diffusem Befall und fortschreitender Erkrankung bleibt die Lebertransplantation die einzige kurative Therapieoption.

- **Monitoring und Verlauf**

Patienten, die aufgrund einer Choledochuszyste behandelt worden sind, müssen im weiteren Verlauf der Erkrankung durch einen pädiatrischen Gastroenterologen oder Gastroenterologen betreut werden. Generell bleiben ca. 90 % aller Patienten nach Resektion einer Choledochuszyste und Rekonstruktion mittels Roux-Y-Schlinge mehr als 5 Jahre symptomfrei. Eine Antibiotikaprophylaxe zur Vermeidung von bakteriellen Cholangitiden wird nicht empfohlen.

Jedoch können auch bei Kindern Komplikationen wie Choledochussteine, Gallenwegsstenosen oder Anastomosenstenosen auftreten. Da das Malignitätsrisiko nach Exzision der Choledochuszyste erhöht bleibt, müssen die Patienten auch im Erwachsenenalter jährlich mittels Ultraschalldiagnostik und Laboruntersuchungen überwacht werden.

- **Prognose**

Auch langfristig können bei Patienten Komplikationen auftreten. In der Folge können akute oder aber auch chronische bakterielle Cholangitiden auftreten. Um die 25 % aller Patienten haben langfristig Komplikationen im Sinne einer Choledocho- oder Hepatolithiasis. Risikofaktor für die Entstehung von Steinen sind weiter bestehende Erweiterungen der Gallenwege oder Stenosen im Bereich der Gallenwege oder der Anastomose (Saluja et al 2012).

Maligne Entartung ist insbesondere bei Choledochuszysten Typ 1 und 4 auch nach der operativen Entfernung der Zysten eine langfristige Komplikation. Die Inzidenz des cholangiozellulären Karzinoms bei Choledochuszysten liegt bei ca. 10 %. Mutmaßlich ist der Reflux von Pankreassekret in die Gallenwege aufgrund der Verschmelzungsanomalie von Pankreas und Gallengang mit ursächlich für die Karzinogenität. Die hohe Rate an malignen Entartungen lässt eine engmaschige Überwachung der Patienten auch langfristig als dringend geboten erscheinen (Madadi-Sanjani et al. 2019).

Das Caroli-Syndrom resultiert langfristig immer in einer Leberzirrhose, die kausal nur mittels einer Lebertransplantation behandelt werden kann. Die Prognose der Lebertransplantation wird im ▶ Kap. 12 behandelt.

- **Qualitätssicherung**

Ziel der Therapie von Choledochuszysten ist die Symptomfreiheit. Als Qualitätsindikator kann eine geringe Operationskomplikationsrate gelten. Rezidivierende Cholangitiden sind zudem ein negativer Qualitätsindikator.

9.6 Cholezystolithiasis

Konrad Reinshagen

9.6.1 Grundlagen

Bei ca. 20 % aller Europäer lassen sich bei genauer Diagnostik Gallensteine nachweisen. Tatsächlich wird ungefähr die Hälfte aller Menschen mit Gallensteinen im Laufe ihres Lebens symptomatisch. Im Kindesalter treten Gallensteine gehäuft bei hämolytischen Bluterkrankungen auf. Aufgrund des hohen Zellumsatzes kommt es bei den Patienten zu Bilirubinsteinen. Weitere prädisponierende Faktoren sind Gallensäureverlustsyndrome, parasitäre oder bakterielle Erkrankungen wie auch genetisch bedingte Erkrankungen (eTab. 9.3 und 9.4). Davon abzugrenzen ist das vorübergehende Auftreten einer Cholezystolithiasis im Rahmen einer längeren Antibiotikatherapie. Die medikamentenassoziierten Steine lösen sich nach Beendigung der Medikation meist spontan auf.

- **Symptomatik, Diagnostik und Differenzialdiagnostik**

Zu den wichtigsten **Symptomen** beim Steinleiden der Gallenblase und des Gallengangs sind die teils kolikartigen Schmerzen im rechten Oberbauch mit einer Länge >15 min, Fieber und ein Ikterus. Der Schmerz kann dabei in die rechte Schulter ausstrahlen und ist oft assoziiert mit Übelkeit oder Erbrechen.
Diagnose einer **akuten Cholezystitis:**
– Murphy-Zeichen,
– Leukozytose,
– Fieber und
  1. Cholelithiasis oder
  2. sonografische Zeichen einer Cholezystitis.

Klinisch ist es wichtig abzuklären, ob neben der Cholezystolithiasis auch eine Choledocholithiasis vorliegt. Dies hat nicht nur eine diagnostische Bedeutung, sondern ist wichtig für die Therapieplanung.

Wahrscheinlich ist eine **Choledocholithiasis,** wenn folgende Kriterien vorliegen:
– sonografischer Nachweis eines erweiterten Gallengangs (>7 mm) und erhöhtes Bilirubin, pathologische Werte für gGT, AP, ALAT oder ASAT,
– sonografische Darstellung einer Choledocholithiasis,
– klinische und laborchemische Werte einer aufsteigenden Cholangitis.

Differenzialdiagnosen sind die akute akalkuläre Cholezystitis, Ulcus ventriculi oder duodeni sowie eine medikamentenassoziierte Cholezystolithiasis (Antibiotika).

9.6.2 Therapie

Die Behandlung einer Cholezystolithiasis ist nur bei symptomatischen Patienten indiziert, sowie bei asymptomatischen Patienten mit einem Nachweis von:
– Gallensteinen >3 cm Durchmesser,
– Gallenblasenpolypen,
– Porzellangallenblase.

- **Therapieziel**
– Vermeidung erneuter biliärer kolikartiger Schmerzen,
– Vermeidung von Komplikationen der Cholezystolithiasis,
– Prävention von malignen Entartungen.

- **Therapieprinzip**

Eine Behandlung der akuten kolikartigen Schmerzen bei bekannter Cholezystolithiasis erfolgt mittels NSAR, bei Bedarf zusätzlich Spasmolytika, wie N-Butylscopolamin, gewichts- und altersadaptiert dosiert. Bei stärksten Schmerzen können auch Opioide eingesetzt werden. Eine Zertrümmerung von Konkrementen mittels der extrakorporalen Stoßwellenlithotripsie ist aufgrund der hohen Rate an Rezidiven nicht mehr vertretbar.

Eine medikamentöse choleretische Behandlung mittels Ursodeoxycholsäure sollte lediglich Patienten mit sehr geringen Symptomen vorbehalten sein, bei Cholesterinsteinen <5 mm oder Sludge. Bei nachgewiesener biliärer Dyskinesie (z. B. mittels Sonografie und Reizmahlzeit) sollte ein chirurgisches Vorgehen gewählt werden. Bei größeren Konkrementen gelingt die Therapie mit Choleretika nur in Ausnahmefällen, ist aber ein sinnvolles Medikament zur Vermeidung intrahepatischer Steinrezidive. Der Patient sollte darüber aufgeklärt werden, dass die kurative Behandlung der symptomatischen Cholezystolithiasis mit Ausnahme des Säuglings- und Kleinkindesalter (Jeanty et al 2015) die Cholezystektomie darstellt.

> Die Therapie der symptomatischen Cholezystolithiasis ist die Cholezystektomie. Ausnahme sind lediglich die Cholezystolithiasis im Säuglings- und Kleinkindesalter sowie die antibiotikaassoziierte Cholezystolithiasis.

■ **Therapeutisches Vorgehen**
Die Cholezystektomie wird heutzutage unabhängig vom Patientenalter laparoskopisch durchgeführt, da das laparoskopische Vorgehen sowohl hinsichtlich der Operationszeit als auch der Operationsergebnisse der offenen Operation überlegen ist. Ausnahme stellen Patienten mit erheblichen peritonealen Verwachsungen aus Voroperationen oder internistischen Vorerkrankungen, die eine Laparoskopie aus anästhesiologischen Gründen verbieten, dar.

■■ **Symptomatische Cholezystolithiasis**

> Die laparoskopische Cholezystektomie bei der symptomatischen Cholezystolithiasis sollte im symptomfreien Intervall durchgeführt werden.

■■ **Akute Cholezystitis**
Die akute Cholezystitis ist eine ernstzunehmende Erkrankung, die bei Fortschreiten in eine septische Cholangitis übergehen kann. Das Vorgehen hängt unter anderem vom Alter und der Genese/Beschaffenheit der Steine ab. So kann bei Patienten mit Pigmentsteinen eine Kombination aus Ursodeoxycholsäure mit einer systemischen Antibiotikatherapie kombiniert werden.

Bei der akuten Cholezystitis des adoleszenten Patienten – vorwiegend mit Cholesterinsteinen – sollte innerhalb der ersten 24 h nach Beginn der Symptomatik eine Cholezystektomie durchgeführt werden. Auch diese wird primär laparoskopisch durchgeführt. Ursächlich ist in 90 % ein passiver oder dauerhafter Verschluss des Ductus cysticus. Die Ergebnisse der frühen Cholezystektomie sind bezüglich der Krankenhausverweildauer und der Morbidität der verzögerten Cholezystektomie überlegen (Gallaher und Charles 2018). Aufgrund der geringen Fallzahl im Kindes- und Jugendalter liegen entsprechende Zahlen für die akute Cholezystitis lediglich für das Erwachsenenalter vor.

■■ **Cholezystolithiasis mit Choledocholithiasis**
Auch bei einer Cholezystolithiasis mit Choledocholithiasis ist die laparoskopische Cholezystektomie die Therapie der Wahl. Vor der Cholezystektomie erfolgt die Steinextraktion aus dem Ductus hepatocholedochus mittels der endoskopisch retrograden Cholangiopankreatikografie (ERCP). Sollte die Steinextraktion mittels ERCP nicht gelingen, so kann eine Choledochusrevision während der laparoskopischen Cholezystektomie erfolgen. Eine laparoskopische oder offene Choledochusrevision mit Steinextraktion und Einlage einer T-Drainage ist aber nur in seltenen Fällen notwendig.

Bei sehr großen Choledochussteinen kann die Steinextraktion trotz Papillotomie und Ballondilatation der Papille praktisch unmöglich werden. In diesen Fällen kann eine adjuvante extrakorporale Lithotripsie zu einer Reduktion der Steingröße führen, um dann erfolgreich eine endoskopische Steinextraktion durchführen zu können (Podboy et al 2022).

■ **Prognose**
Die akute Cholezystitis ist die häufigste Komplikation von Gallensteinen. Die konservative Therapie hat eine schlechte Prognose. Mehr als 1/3 aller Patienten, die konservativ behandelt werden, haben innerhalb von 2 Jahren weitere Komplikationen wie eine Choledocholithiasis oder eine biliäre Pankreatitis.

■ **Prävention**
Eine bedarfsgerechte Ernährung zur Erhaltung eines altersentsprechenden normalen Körpergewichts können der Entwicklung von Cholesteringallensteinen vorbeugen (S. 3-Leitlinie „Adipositas"). Eine generelle

medikamentöse Prävention von Steinen wird nicht empfohlen, kann aber vorübergehend eine Wirkung beispielsweise bei starker Gewichtsabnahme oder bei der Auflösung von antibiotikaassoziierten Gallenblasensteinen darstellen.

Ausnahmen bilden Patienten mit einem Low-phospholipid-associated-Cholelithiasissyndrom (der Nachweis erfolgt mittels Mutation im hepatokanalikulären Phospholipidtransporter ABCB4), bei denen bereits nach Diagnosestellung eine Therapie mit Ursodeoxycholsäure erfolgen sollte.

- **Qualitätssicherung und Ausstattung**

Die Ergebnisqualität der Cholezystektomien erfolgt durch das aQua-Institut (Institut für angewandte Qualitätsförderung und Forschung im Gesundheitswesen). Dieses bewertet die eingriffsspezifischen Komplikationen wie beispielsweise die akzidentelle Durchtrennung oder Verschluss des DHC, die Reinterventionsrate sowie die Mortalität.

- **Ausblick**

Eine Langzeitbeobachtung von Patienten, denen in der Kindheit oder der Adoleszenz die Gallenblase entfernt worden ist, ist bisher nicht verfügbar. Das Risiko in einem langen Beobachtungszeitraum eine Choledocholithiasis oder Hepatolithiasis zu entwickeln, ist bei bereits im Jugendalter cholezystektomierten Patienten nicht bekannt.

Zudem fehlen Longitudinalstudien, die die Lebensqualität der Patienten nach Cholezystektomie im Vergleich zur normalen altersäquivalenten Bevölkerung untersuchen.

9.7 Cholangitis

Konrad Reinshagen

9.7.1 Grundlagen

Die akute Cholangitis ist eine gefürchtete Komplikation der Choledocholithiasis. Sie ist meist Resultat einer biliären Abflussstörung und einer Infektion. Beim adoleszenten Patienten ist die häufigste Ursache der biliären Abflussstörung bei 28–70 % der Fälle die Choledocholithiasis. Bei Kindern und Kleinkindern liegt meist eine Anlageanomalie, wie eine Choledochuszyste, ein Long Common Channel oder eine biliodigestive Anastomose nach Operation vor. Ausgesprochen selten sind im Kindesalter benigne/maligne Stenosen.

- **Diagnostik**

Nach der Tokyo-Leitlinie 2018 ist die Diagnose der Cholangitis gesichert, wenn systemische Infektionszeichen (klinisch: Fieber; laborchemisch: Leukozytose oder Leukozytopenie, CRP-Erhöhung), ein Verschlussikterus oder erhöhte Cholestaseparameter im Blut sowie sonografisch ein erweiterter Gallengang bzw. eine Cholangiolithiasis oder ein anderer pathologischer Befund an den Gallengängen vorliegen (Kiriyama et al. 2018).

9.7.2 Therapie

- **Therapieprinzip**

Eine Cholangitis ist eine foudroyant verlaufende Erkrankung, bei der die Diagnostik einer biliären Obstruktion zügig erfolgen muss. Kann die Diagnostik nicht mittels Sonografie und MRCP erfolgen, so muss eine endoskopisch retrograde Cholangiografie (ERC) zeitnah durchgeführt werden. Bei schwerem Verlauf kann eine intensivmedizinische Überwachung indiziert sein.

- **Therapeutisches Vorgehen**

Nach der Diagnosestellung erfolgt die sofortige Initiierung einer Antibiotikatherapie gemäß den Empfehlungen der DGPI. Daneben ist, je nach Ursache der Cholangitis, eine Gallengangsobstruktion auszuschließen. Im Falle einer Gallenwegsobstruktion ist eine endoskopische Steinextraktion bzw. Stenosebehandlung dringlich durchzuführen. Ist dies endoskopisch nicht möglich, so stehen entweder radiologisch interventionelle Techniken, wie die perkutane transhepatische Cholangiodrainage (PTCD) oder operative Verfahren zur Verfügung. Sollte eine Choledocholithiasis Ursache der Cholangitis sein, so ist die

Cholezystektomie frühelektiv durchzuführen (▶ Abschn. 9.6.2).

■ **Prognose**

Im Kindesalter ist die Prognose einer akuten Cholangitis gut. Risikofaktoren für einen schweren Verlauf sind eine ineffektive Therapie, antibiotikaresistente Keime, eine hohe Komorbidität und andere Ursachen für die Gallenwegsobstruktion als Gallengangssteine (Rosing et al. 2007).

Dieses Kapitel enthält elektronisches Zusatzmaterial.

? Fragen zur Wiederholung

1. Welche Aussage trifft nicht zu?
   a. Die Gallengangsatresie ist eine seltene Erkrankung, die meist durch einen Ikterus prolongatus auffällt.
   b. Im Gegensatz zu anderen neonatalen Erkrankungen, welche mit Ikterus einhergehen, leiden Patienten mit Gallengangsatresie nicht unter einem Pruritus.
   c. Eine Gallediversionsoperation beim Alagille-Syndrom kann durch die Verringerung des Gallesäuredepots das native Überleben der Leber verlängern.
   d. Da viele neonatale cholestatische Erkrankungen nicht kausal zu heilen sind, ist das primäre Therapieziel das Gedeihen der Kinder sicherzustellen und Mangelzustände zu vermeiden.
   e. Es gibt polyzystische Nierenerkrankungen, die mit einer Cholestase einhergehen können.
2. Welche Aussage trifft zu?
   a. Die Therapie der akuten Cholezystitis bei jugendlichen Patienten kann immer mittels konservativer Therapie bwz. Antibiotikatherapie erfolgen.
   b. Die antibiotikaassoziierte Cholezystolithiasis hat ein hohes Risiko für eine biliäre Pankreatitis und sollte deshalb schnellstmöglich operativ versorgt werden.
   c. Bei der symptomlosen Cholezystolithiais ist die Behandlung mit Urosdeoxycholsäure die Therapie der Wahl und in über 80% erfolgreich.
   d. Die akute Cholezystitis im Kindesalter hat langfristig eine gute Prognose und ist deshalb immer konservativ zu behandeln.
   e. Bei adoleszenten Patienten ist die häufigste Ursache für eine Cholangitis eine Choledocholithiasis, im Kindesalter häufiger eine anatomisch Anlagestörung.
3. Welche Aussage ist richtig?
   a. Choledochuszysten sind benigne Erkrankungen. Sollte der Patient operiert sein, besteht kein Risiko für eine Folgeerkrankung mehr.
   b. Aufgrund des hohen Risikos für das Auftreten von Cholangitiden sollten die Patienten zumindest für 5 Jahre eine Antibiotikaprophylaxe einnehmen.
   c. Auch nach einer Resektion einer Choledochuszyste können Cholangitiden auftreten.
   d. Das Caroli-Syndrom ist eher dem Formenkreis der Gallengangsatresie zuzuordnen.
   e. Um Malignome zu vermeiden, müssen alle Kinder mit Choledochuszysten frühzeitig, möglichst in den ersten 3 Lebensmonaten operativ korrigiert werden.

Literatur

Al-Hussaini AA, Setchell KDR, AlSaleem B, Heubi JE, Lone K, Davit-Spraul A, Jacquemin E (2017) Bile acid synthesis disorders in arabs: a 10-year screening study. J Pediatr Gastroenterol Nutr 65(6):613–620

Baker A, Kerkar N, Todorova L, Kamath BM, Houwen RHJ (Februar 2019) Systematic review of progressive familial intrahepatic cholestasis. Clin Res Hepatol Gastroenterol 43(1):20–36. ▶ https://doi.org/10.1016/j.clinre.2018.07.010. Epub 2018 Sep 17

Cammann S, Timrott K, Vonberg RP, Vondran FW, Schrem H, Suerbaum S, Klempnauer J, Bektas H, Kleine M (August 2016) Cholangitis in the postoperative course after biliodigestive anastomosis. Langenbecks Arch Surg 401(5):715–724. ▶ https://doi.org/10.1007/s00423-016-1450-z. Epub 2016 May 28 PMID: 27236290

Dyson JK, Beuers U, Jones DEJ, Lohse AW, Hudson M (23. Juni 2018) Primary sclerosing cholangitis. Lancet 391(10139):2547–2559. ▶ https://doi.org/10.1016/S0140-6736(18)30300-3. Epub 2018 Feb 13 PMID: 29452711

European Association for the Study of the Liver (2017) Electronic address: easloffice@easloffice.eu; European Association for the Study of the Liver. EASL clinical practice guidelines: the diagnosis and management of patients with primary biliary cholangitis. J Hepatol. 67(1):145–172. ▶ https://doi.org/10.1016/j.jhep.2017.03.022. Epub 2017 Apr 18. PMID: 28427765

Gallaher JR, Charles A (8 März 2022) Acute cholecystitis: A review. JAMA 327(10):965–975. ▶ https://doi.org/10.1001/jama.2022.2350. PMID: 35258527

Gonzales E, Hardikar W, Stormon M, Baker A, Hierro L, Gliwicz D, Lacaille F, Lachaux A, Sturm E, Setchell KDR, Kennedy C, Dorenbaum A, Steinmetz J, Desai NK, Wardle AJ, Garner W, Vig P, Jaecklin T, Sokal EM, Jacquemin E (30. Oktober 2021) Efficacy and safety of maralixibat treatment in patients with alagille syndrome and cholestatic pruritus (ICONIC): a randomised phase 2 study. Lancet 398(10311):1581–1592. ▶ https://doi.org/10.1016/S0140-6736(21)01256-3. Epub 2021 Oct 28 PMID: 34755627

Heubi JE, Bove KE, Setchell KDR (2017) Oral cholic acid is efficacious and well tolerated in patients with bile acid synthesis and zellweger spectrum disorders. J Pediatr Gastroenterol Nutr 65(3):321–326

Jeanty C, Derderian SC, Courtier J, Hirose S (August 2015) Clinical management of infantile cholelithiasis. J Pediatr Surg 50(8):1289–1292. ▶ https://doi.org/10.1016/j.jpedsurg.2014.10.051. Epub 2014 Nov 20 PMID: 25783306

Kamath BM, Loomes KM, Piccoli DA (2010) Medical management of alagille syndrome. J Pediatr Gastroenterol Nutr 50(6):580–586

Kamath BM, Stein P, Houwen RHJ, Verkade HJ (2020) Potential of ileal bile acid transporter inhibition as a therapeutic target in Alagille syndrome and progressive familial intrahepatic cholestasis. Liver Int 40(8):1812–1822

Kimura A, Mizuochi T, Takei H, Ohtake A, Mori J, Shinoda K, Hashimoto T, Kasahara M, Togawa T, Murai T, Iida T, Nittono H (2021) Bile acid synthesis disorders in Japan: long-term outcome and chenodeoxycholic acid treatment. Dig Dis Sci 66(11):3885–3892

Kiriyama S, Kozaka K, Takada T et al (2018) Tokyo guidelines 2018: diagnostic and severity grading criteria for acute cholangitis. J Hepatobiliary Pancreat Sci 25:17–30

Kronsten V, Fitzpatrick E, Baker A (August 2013) Management of cholestatic pruritus in paediatric patients with alagille syndrome: the King's College Hospital experience. J Pediatr Gastroenterol Nutr 57(2):149–154. ▶ https://doi.org/10.1097/MPG.0b013e318297e384. PMID: 23619030

Madadi-Sanjani O, Wirth TC, Kuebler JF, Petersen C, Ure BM (April 2019) Choledochal cyst and malignancy: a plea for lifelong follow-up. Eur J Pediatr Surg 29(2):143–149. ▶ https://doi.org/10.1055/s-0037-1615275. Epub 2017 Dec 19 PMID: 29258149

Mouzaki M, Bronsky J, Gupte G, Hojsak I, Jahnel J, Pai N, Quiros-Tejeira RE, Wieman R, Sundaram S (2019 Oct) Nutrition Support of Children With Chronic Liver Diseases: A Joint Position Paper of the North American Society for Pediatric Gastroenterology, Hepatology, and Nutrition and the European Society for Pediatric Gastroenterology, Hepatology, and Nutrition. J Pediatr Gastroenterol Nutr 69(4):498–511. ▶ https://doi.org/10.1097/MPG.0000000000002443. PMID: 31436707.

Podboy A, Gaddam S, Park K, Gupta K, Liu Q, Lo SK (Mai 2022) Management of difficult choledocholithiasis. Dig Dis Sci 67(5):1613–1623. ▶ https://doi.org/10.1007/s10620-022-07424-9. Epub 2022 Mar 29 PMID: 35348969

Rosing DK, De Virgilio C, Nguyen AT et al (2007) Cholangitis: analysis of admission prognostic indicators and outcomes. Am Surg 73:949–954

Saluja SS, Nayeem M, Sharma BC, Bora G, Mishra PK (März 2012) Management of choledochal cysts and their complications. Am Surg 78(3):284–290 PMID: 22524764

Setchell, K. D., J. E. Heubi, S. Shah, J. E. Lavine, D. Suskind, M. Al-Edreesi, C. Potter, D. W. Russell, N. C. O'Connell, B. Wolfe, P. Jha, W. Zhang, K. E. Bove, A. S. Knisely, A. F. Hofmann, P. Rosenthal and L. N. Bull (2013). „Genetic defects in bile acid conjugation cause fat-soluble vitamin deficiency." Gastroenterology 144(5): 945–955 e946; quiz e914–945

Soares KC, Goldstein SD, Ghaseb MA, Kamel I, Hackam DJ, Pawlik TM (Juni 2017) Pediatric choledochal cysts: diagnosis and current management. Pediatr Surg Int 33(6):637–650. ▶ https://doi.org/10.1007/s00383-017-4083-6. Epub 2017 Mar 31 PMID: 28364277

Hepatitiden

Stefan Wirth, Christian Hudert und Jan de Laffolie

Inhaltsverzeichnis

10.1 Virushepatitiden – 186
10.1.1 Hepatitis A – 186
10.1.2 Hepatitis B – 187
10.1.3 Hepatitis C – 189
10.1.4 Hepatitis D – 191
10.1.5 Hepatitis E – 192

10.2 Autoimmune Lebererkrankungen – 192
10.2.1 Grundlagen – 192
10.2.2 Therapie – 193

10.3 Leberinfektionen mit Bakterien, Pilzen und Parasiten – 196
10.3.1 Grundlagen – 196
10.3.2 Therapie – 198

10.4 Metabolische Dysfunktion assoziierte steatotische Lebererkrankung (MASLD), vormalig Nicht-alkoholische Fettlebererkrankung (NAFLD) – 199
10.4.1 Nomenklatur – 199
10.4.2 Grundlagen – 200
10.4.3 Therapie – 201

Literatur – 205

Ergänzende Information Die elektronische Version dieses Kapitels enthält Zusatzmaterial, auf das über folgenden Link zugegriffen werden kann ▶ https://doi.org/10.1007/978-3-662-65248-0_10.

© Springer-Verlag GmbH Deutschland, ein Teil von Springer Nature 2023
K.-P. Zimmer et al. (Hrsg.), *Gastroenterologie – Hepatologie – Ernährung – Nephrologie – Urologie*, Therapie der Krankheiten im Kindes- und Jugendalter,
https://doi.org/10.1007/978-3-662-65248-0_10

10.1 Virushepatitiden

Stefan Wirth

Das klinische Bild einer Hepatitis kann von Hepatitisviren oder anderen hepatotropen Viren, Bakterien oder auch Protozoen hervorgerufen werden. Die „klassischen" Hepatitisviren, von denen 5 charakterisiert und in ◘ Tab. 10.1 zusammengefasst sind, verursachen die Hepatitiden A, B, C, D und E. Chronische Verlaufsformen mit Krankheitswert sind bei der Hepatitis B, C und D bekannt; bei immunsupprimierten Patienten wurden auch chronische Verläufe bei der Hepatitis E beschrieben (RKI 2019).

10.1.1 Hepatitis A

10.1.1.1 Grundlagen

Die Hepatitis A ist eine selbstlimitierende akute Leberentzündung, die durch ein RNA-Virus von 27–32 nm Durchmesser nach fäkal oraler Schmierinfektion hervorgerufen wird. Die Inkubationszeit beträgt 10–14 Tage. Das Virus wird in der Inkubationsphase im Stuhl ausgeschieden, wobei die Ansteckungsfähigkeit bis etwa 1 Woche nach Krankheitsbeginn anhält. Der klinische Verlauf ist altersabhängig. Bei kleinen Kindern wird die Infektion häufig gar nicht bemerkt und verläuft asymptomatisch oder mit nur geringen Krankheitszeichen. Die häufigsten klinischen Symptome sind Übelkeit und Erbrechen, Ikterus, Durchfall, Bauchschmerzen und allgemeine Abgeschlagenheit bei geringem Appetit und erhöhten Temperaturen. Die Durchseuchungsrate der deutschen Bevölkerung ist in den letzten Jahrzehnten deutlich rückläufig (Abutaleb und Kottilil 2020).

Die Diagnose wird nach Ausbruch der Erkrankung mit den entsprechenden klinischen Zeichen durch die Bestimmung des anti-HAV-IgM gestellt. Die IgM-Antikörper sind etwa 3 Monate (bis zu 1 Jahr) im Serum nachweisbar. Im weiteren Verlauf steigt gleichzeitig das anti-HAV-IgG im Serum an. Dieser Antikörper persistiert Jahre bis lebenslang und ist Ausdruck von Immunität.

Ein chronischer HAV-Trägerstatus ist nicht bekannt. Es kann allerdings zu rezidivierenden oder auch protrahierten Verläufen kommen, die 2–3 Monate nach klinischer Besserung durch einen erneuten Ikterus und den Wiederanstieg der Transaminasen auffallen. Fulminante Verlaufsformen der Hepatitis A sind möglich, treten im Kindesalter aber ausgesprochen selten auf.

10.1.1.2 Therapie

■ **Therapieziel**

Eine kausale Therapie existiert nicht. Es wird Bettruhe nach Bedarf und Selbstregulation des Kindes empfohlen. Auch das Nahrungsangebot sollte sich nach den aktuellen Bedürfnissen des Erkrankten richten. Spezielle Diätempfehlungen existieren nicht, auch eine medikamentöse Behandlung wird nicht empfohlen. Bei schweren cholestatischen Verlaufsformen sollten die Gerinnungsparameter kontrolliert werden. Bei länger anhaltender Cholestase kann die Supplementation von fettlöslichen Vitaminen erforderlich werden.

◘ **Tab. 10.1** Hepatitis-Alphabet

Diagnose	Virus	Genom	Virusfamilie	Diagnostik
Hepatitis A	HAV	RNA	Picorna-Virus	Anti-HAV
Hepatitis B	HBV	DNA	Hepadna-Virus	HBsAg, HBV-DNA
Hepatitis C	HCV	RNA	Flavi-Virus	Anti-HCV, HCV-RNA
Hepatitis D	HDV	RNA	Viroid	Anti-HDV, HDV-RNA
Hepatitis E	HEV	RNA	Hepevirus	Anti-HEV

- **Prävention**

Die Prävention umfasst Hygienemaßnahmen und Immunprophylaxe:

Hygienemaßnahmen

Es gilt vor allem, Schmierinfektionen zu verhindern. Daher ist eine einwandfreie persönliche Hygiene, und ganz besonders die sorgfältige Händedesinfektion nach Kontakt mit vermutlich kontaminierten Gegenständen und Personen, notwendig. Im stationären Betrieb sollte der Patient je nach Schwere der Erkrankung für mindestens 1 Woche isoliert werden.

Aktive und passive Immunprophylaxe

Es steht ein Totimpfstoff zur Verfügung. Dieser kann auch in Kombination mit der Impfung gegen Hepatitis B durchgeführt werden. Bei einem engen Kontakt zu einem Erkrankten kann eine rasche Impfung, die innerhalb von 1 Woche durchgeführt wird (2-Dosen-Schema), als sogenannte Riegelungsimpfung eine Erkrankung verhindern. In ausgewählten Fällen kann bei individuell besonders gefährdeten Personen eine passive Immunisierung mit Immunglobulinen sinnvoll sein. Diese muss innerhalb von 10 Tagen nach der HAV-Exposition verabfolgt werden, damit bei etwa 80–90 % keine Infektion auftritt.

Bei Reisen in Endemiegebiete oder für alle gefährdeten Personen ist eine aktive Hepatitis-A-Impfung zu empfehlen. Sie ist für Kinder ab 12 Monate zugelassen. Der Impfschutz beginnt bei mehr als 95 % der Geimpften 2 Wochen nach der ersten Impfung.

10.1.2 Hepatitis B

10.1.2.1 Grundlagen

Die Hepatitis B kann akut oder chronisch verlaufen und wird durch ein Hepadna-Virus hervorgerufen. Man unterscheidet das Hüllprotein (HBsAg), das Kernprotein (HBcAg), welches allerdings nicht im Blut nachweisbar ist, sondern lediglich auf Hepatozyten exprimiert wird, sowie das HBeAg, das die lösliche Form des HBcAg darstellt und im Serum nachgewiesen werden kann. Ebenfalls im Serum nachweisbar ist das Virusgenom (HBV-DNA). Klinisch kann die akute Hepatitis B der Hepatitis A ähneln. Auch hier sind asymptomatische und subklinische Formen häufig. Auch extrahepatische Manifestationen wie Arthralgien, Exantheme (u. a. Gianotti-Crosti-Syndrom) oder Myalgien kommen vor.

Die Diagnostik wird durch den Nachweis von HBsAg, HBeAg, HBV-DNA, anti-HBs, anti-HBe und anti-HBc im Serum gestellt. Anti-HBc-IgG ist Ausdruck einer chronischen oder überstandenen Hepatitis B, anti-HBc-IgM Ausdruck einer akuten Hepatitis B. In der Akutphase sind HBsAg und HBeAg regelmäßig nachweisbar. Später kann es dann zur Serokonversion zu anti-HBe kommen und bei Ausheilung verschwindet das HBsAg und es bildet sich anti-HBs.

Die Übertragung des Hepatitis-B-Virus erfolgt klassischerweise durch Kontakt mit Blut und Blutprodukten bzw. Intimkontakte. Im Kindesalter spielt praktisch nur noch die vertikale Transmission eine Rolle, wenn die Neugeborenen HBsAg positiver Mütter nicht innerhalb von 24 h aktiv und passiv immunisiert werden. Bei 5–10 % der geimpften Neugeborenen muss allerdings trotzdem mit einer Infektion gerechnet werden, welche dann chronisch verläuft. Die Inkubationszeit beträgt 2–4 Monate, im Mittel etwa 3 Monate (Nguyen et al. 2020).

10.1.2.1.1 Chronische Hepatitis B

Eine chronische Hepatitis B liegt vor, wenn das HBsAg nicht nach etwa 8 Wochen verschwindet, sondern über einen Zeitraum von mehr als 6 Monaten nachgewiesen werden kann. Neben dem HBsAg ist in der hochreplikativen Krankheitsphase auch das HBeAg im Serum vorhanden. In dieser ersten Phase der chronischen Erkrankung unterscheidet man zwischen immuntolerant und immunreaktiv: In der immuntoleranten Phase besteht eine sehr hohe Virusreplikation mit HBV-DNA-Konzentrationen von 10^7–10^9 Virionen/ml. Die Serumtransaminasen sind im Normbereich. Kommt es dann zu einer Aktivierung des Immunsystems, dessen Zeitpunkt im Einzelfall nicht prognostizierbar ist, steigen die Serumtransaminasen an und die Erkrankung geht von der immuntoleranten in die immunreaktive Phase über. Am Serostatus ändert sich zunächst nichts. Es kann aber in dieser Phase zu einer Serokonversion von HBeAg zu anti-HBe kommen. HBsAg ist unverändert nachweisbar und die HBV-DNA reduziert sich dann nach der Serokonversion auf Werte zwischen 10^2–10^5 Virionen/ml im Serum. Die Transaminasen normalisieren sich und bleiben auch im weiteren Verlauf im Regelfall im Normbereich. Die HBV-DNA sollte nach einer Serokonversion unter 2000 U/ml im Serum liegen. Die spontane Serokonversionsrate hängt vom Infektionsweg ab und liegt bei vertikaler Transmission zwischen 2,5 und 5 %/Jahr, nach parenteraler Transmission bei etwas über 10 %. Das Risiko einer Leberzirrhose bis zum Erwachsenenalter ist nicht höher als 3–5 %.

Sollten nach der Serokonversion von HBeAg zu anti-HBe anhaltend erhöhte Transaminasen vorhanden sein, muss man an eine HBeAg-Minusvariante ggf. auch mit hoher Virusreplikation oder an eine Koinfektion mit dem HD-Viroid denken (◘ Abb. 10.1).

10.1.2.2 Therapie

10.1.2.2.1 Akute Hepatitis B

- **Therapieziel**

Wie bei der Hepatitis A gibt es für die akute Hepatitis B keine spezifische Behandlung, sondern man richtet sich nach den Symptomen. Sollte allerdings der Verdacht auf die Entstehung eines fulminanten Verlaufs bestehen, kann eine Frühbehandlung mit einem Nukleosid- oder Nukleotidanalogon hilfreich sein.

- **Prognose**

Bei den meisten Patienten heilt die akute Hepatitis B aus. Der Verlauf ist allerdings altersabhängig. Die Chronizitätsrate für Säuglinge beträgt 90 %, für Kleinkinder 40–60 % und für ältere Kinder wie bei Erwachsenen etwa 10 %.

- **Prävention**

Hygienische Maßnahmen verhindern die perkutane oder mukokutane Übertragung. HBV-Träger sollten in der Wohngemeinschaft oder dem Haushalt keine Geräte wie Nagelschere, Rasierapparat oder Zahnbürste gemeinsam mit anderen benutzen. Letztlich

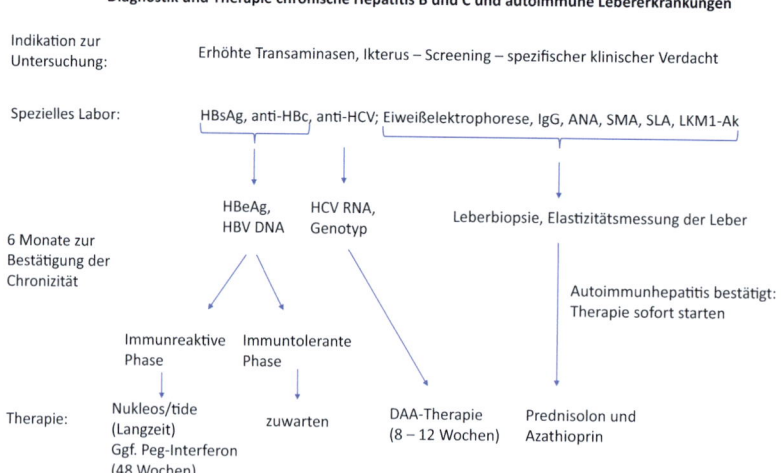

◘ Abb. 10.1 Diagnostik und Therapie der chronischen Hepatitis B und C und autoimmuner Lebererkrankungen

besteht die Möglichkeit einer postexpositionellen Immunprophylaxe, die spätestens 12 h nach Inokulation virushaltigen Materials erfolgen sollte. Dafür steht ein spezifisches Hepatitis-B-Immunglobulin zur Verfügung. Wichtig ist vor allem die passive Immunisierung in Kombination mit der aktiven Impfung von Neugeborenen HBsAg-positiver Mütter. Neugeborene, die geimpft wurden, können von Anfang an gestillt werden.

■ ■ **Aktive Immunprophylaxe**
Die Hepatitis-B-Impfung ist seit vielen Jahren eine von der STIKO empfohlene Grundimmunisierung für Säuglinge und Kleinkinder. Sie ist in die Kombinationsimpfungen integriert. Die Grundimmunisierung besteht aus 3 Impfungen und eine Auffrischung ist im Regelfall erst nach über 10–15 Jahren notwendig.

■ **Qualitätssicherung**
Eine Erkrankung mit dem Hepatitis-B-Virus ist meldepflichtig.

10.1.2.2.2 Chronische Hepatitis B

■ **Therapieziel**
Die Ziele in der Behandlung sind die Normalisierung der Serumtransaminasen und die Reduktion der HBV-DNA, möglichst unterhalb der Nachweisgrenze. Da die Serokonversion zu anti-HBs, welche eine Ausheilung der Erkrankung bedeuten würde, kaum erreichbar ist, ist das primäre Ziel die Serokonversion zu anti-HBe.

■ **Therapeutisches Vorgehen**
Grundsätzlich stehen zwei Therapieprinzipien zur Verfügung.

Man kann mit **Interferonen** über einen Zeitraum von 48 Wochen behandeln, wobei die Therapie den T-Zell-stimulatorischen, antiproliferativen und antiviralen Effekt der Alpha-Interferone ausnutzt. Die Therapie wird schon seit über 20 Jahren durchgeführt. Aktuelle Daten zeigen, das die Behandlung mit PEG-Interferon-alfa eine anti-HBe-Serokonversionsrate von etwa 25 % bei einer Behandlungsdauer von 48 Wochen nach sich zieht. Die Serokonversion zu anti-HBs liegt bei etwa 8 %. Die Therapie ist nur indiziert, wenn der Patient in der immunreaktiven Phase ist, also erhöhte Serumtransaminasen aufweist. Die anti-HBe-Serokonversion unter Therapie bei immuntoleranten Patienten ist zu gering.

Das zweite Therapieprinzip ist die Behandlung mit replikationsmindernden Substanzen, den **Nukleosid- oder Nukleotidanaloga**. Für Kinder und Jugendliche sind 2 Präparate, das Entecavir ab 2 Jahren und das Tenofovir ab 12 Jahren, zugelassen. Die Serokonversionsrate liegt erfahrungsgemäß bei 15–25 % im ersten Behandlungsjahr und damit im Durchschnitt etwas niedriger als für die interferonbasierten Therapieoptionen. Entscheidend ist, dass sich Behandler und Patient darüber im Klaren sind, dass es sich hier um eine Langzeittherapie über einige Jahre handelt. Die Serokonversion zu anti-HBe ist nicht prognostizierbar, sodass die Supprimierung der HBV-DNA keine Schlüsse auf eine anstehende Serokonversion zulässt. Die Therapiedauer ist noch nicht konsentiert. Man kann aber davon ausgehen, dass ein Mindestzeitraum von 3 Jahren notwendig ist. Wenn die Serokonversion zu anti-HBe eintritt, soll noch für mindestens 6, besser 12 Monate weiter therapiert werden (Spyrou et al. 2020).

■ **Prognose**
Kommt es zu einer Serokonversion zu anti-HBe sind die Transaminasen üblicherweise im Normbereich. Hier sind jährliche Verlaufskontrollen notwendig. Eine Aktivierung ist immer möglich.

10.1.3 Hepatitis C

10.1.3.1 Grundlagen
Die Hepatitis-C-Infektion bleibt meist asymptomatisch oder äußert sich mit unspezifischen Symptomen. Eine akute Hepatitis C unterscheidet sich nicht wesentlich von einer akuten Hepatitis A oder B. Ein fulminanter Verlauf kommt nur sehr selten vor. Wie bei der Hepatitis B können bei HCV-infizierten

Patienten extrahepatische Manifestationen auftreten. Der Erreger ist ein RNA-Virus aus der Flavivirenfamilie. Die Inkubationszeit der akuten Infektion liegt bei etwa 2–26 Wochen (Houghton et al. 2019).

Die Diagnose erfolgt durch den Nachweis von anti-HCV-Antikörpern sowie durch die Bestimmung der HCV-RNA im Serum. Da mit einem chronischen Verlauf in über 60 % der Fälle zu rechnen ist, soll eine akute Hepatitis C so rasch wie möglich nach Diagnosestellung behandelt werden. Die Therapie wird mit einem DAA (Direct antiviral agent) durchgeführt (▶ Abschn. 10.1.3.2).

10.1.3.1.1 Chronische Hepatitis C

Die chronische Hepatitis C wird in Industrieländern fast ausschließlich vertikal übertragen. Auch hier ist die Krankheitsprogredienz gering, und bei einer histologisch milden entzündlichen Aktivität liegt die Leberzirrhoserate bis zum Erwachsenenalter unter 5 %. Bis zum Alter von 4 Jahren kann es in etwa von 10–25 %, Genotyp abhängig, zu einer spontanen Viruselimination kommen. Die Diagnose wird mit der Bestimmung der anti-HCV und HCV-RNA leicht gestellt, wobei HCV-RNA quantitativ bestimmt wird und die Identifizierung des Genotyps sinnvoll ist. 70–75 % der europäischen Patienten haben Genotyp 1, etwa 5–15 % Genotyp 2, 5–10 % Genotyp 3 und eine Minderheit Genotyp 4.

10.1.3.2 Therapie

- **Prävention**

Bisher gibt es keine aktive oder passive Immunisierung gegen die Hepatitis C.

10.1.3.2.1 Chronische Hepatitis C

Mit der Zulassung neuer direkt antiviral wirkender Medikamente (DAA) und der Etablierung interferonfreier Therapieoptionen für alle HCV-Genotypen kam es zu einer ausgesprochen erfreulichen Weiterentwicklung der zuvor angewandten zugelassenen interferonbasierten Therapiekonzepte. PEG-Interferon und Ribavirin, mit denen man bei Genotyp 1 eine Erfolgsrate von etwa 50 % erreichen konnte, sind heute obsolet. Die Therapie war nebenwirkungsreich und musste parenteral verabreicht werden. Die Entwicklung weiterer Polymerase- und Proteaseinhibitoren führte bereits 2014 zur Zulassung interferonfreier oral applizierbarer Therapieregime für Erwachsene. Man unterscheidet bei den DAA zwischen Proteaseinhibitoren, NS5A-Inhibitoren und Polymeraseinhibitoren. Sie müssen in einer Kombination verabreicht werden, um effizient zu sein. Die Therapie im Kindes- und Jugendalter ist aufgrund des natürlichen Krankheitsverlaufs und der Zulassungsbestimmungen frühestens ab dem vollendeten 3. Lebensjahr sinnvoll und indiziert.

> Die chronische Hepatitis C stellt grundsätzlich eine Indikation zur antiviralen Therapie dar, da auch bei jungen Kindern eine hohe Erfolgsrate besteht.

Es gibt nun auch Präparate, die pangenotypisch wirken und somit auch für den schwieriger zu therapierenden Genotyp 3 geeignet sind. ◘ Tab. 10.2 fasst die zugelassenen Medikamente für Kinder und Jugendliche zusammen.

In klinischen Studien wurden sequenziell nach Altersgruppen folgende Substanzen untersucht: Sofosbuvir (Sovaldi) in Kombination mit Ribavirin für die Behandlung von Genotyp 2 (Therapiedauer 12 Wochen) und 3 (Therapiedauer 24 Wochen), Ledipasvir/Sofosbuvir (Harvoni) für die Genotypen 1 und 4 (Therapiedauer 12 Wochen), Elbasvir/Grazoprevir ebenfalls für die Genotypen 1 und 4 sowie die pangenotypisch wirksamen Kombinationen Glecaprevir/Pibrentasvir (Maviret) mit 8 Wochen Therapiedauer und Sofosbuvir/Velpatasvir (Epclusa) mit 12 Wochen Therapiedauer. Die klinische Studie mit der ebenfalls pangenotypisch wirksamen Kombination Sofosbuvir/Velpatasvir/Voxilaprevir (Vosevi) wurde nur für die Patientengruppe ab 12 Jahre durchgeführt. Es stehen aktuell zwei Medikamentenkombinationen für Genotyp 1 und 4, drei pangenotypische sowie eine für Genotyp 2 und 3 zur Verfügung. Letztere ist aufgrund der längeren und differenzierteren Therapiedauer nicht zu empfehlen. Es ist naheliegend, ein Präparat mit pangenotypischer Wir-

Hepatitiden

Tab. 10.2 DAA zur Behandlung der chronischen Hepatitis C bei Kindern und Jugendlichen

Substanzen	Handelsname	Genotyp	Therapiedauer (Wochen)	Ab 3 Jahren zugelassen	Ab 12 Jahren zugelassen
Sofosbuvir/Ledipasvir	Harvoni	1, 4	12	Ja	Ja
(Ribavirin/Sofosbuvir)	Ribavirin, Sovaldi	2, 3	12/24	Ja	Ja
Elbasvir/Grazoprevir	Zepatier	1, 4	12		Studien abgeschlossen und 2023 publiziert, Zulassungsantrag für 12- bis 17-Jährige gestellt
Sofosbuvir/Velpatasvir	Epclusa	1–6	12	Ja	Ja
Glecaprevir/Pibrentasvir	Maviret	1–6	8	Ja	Ja
Sofosbuvir/Velpatasvir/Voxilaprevir	Vosevi	1–6	8(–12)	Nicht geplant	

kung über 8 Wochen einzusetzen. Die Medikamente werden sehr gut vertragen. In einer Zusammenfassung einiger klinischen Studien bei Kindern wurden folgende Häufigkeiten an unerwünschten Wirkungen dokumentiert: Kopfschmerzen 27 %, Durchfall 14 %, Müdigkeit 13 %, Übelkeit 12 %, Husten 10 %, Erbrechen 10 %. Bei Erwachsenen gab es keine signifikanten Unterschiede zu den Placeboarmen.

Nach Therapiebeginn sollten nach 4 Wochen, 8 Wochen und 12 Wochen die Transaminasen und Viruslast kontrolliert werden. Bei über 95 % der Patienten ist die HCV-RNA bereits nach 4 Wochen negativ. Die Behandlung wird als erfolgreich betrachtet, wenn die HCV-RNA auch 24 Wochen nach Therapieende negativ bleibt. Mit Rückfällen muss im Regelfall nicht gerechnet werden (Wirth et al. 2021; Kim et al. 2020).

- **Prognose**

Mit den neuen Therapieoptionen ist die Prognose ausgezeichnet. Bei über 95 % der Patienten kann das Virus eliminiert werden.

- **Qualitätssicherung**

Der feststellende Arzt ist nach § 6 IfSG verpflichtet, den Verdacht sowie Erkrankung und Tod an akuter Virushepatitis C an das zuständige Gesundheitsamt namentlich zu melden.

10.1.4 Hepatitis D

10.1.4.1 Grundlagen

Die Hepatitis D ist eine akute oder chronische Leberentzündung, die durch ein inkomplettes Virus (Viroid), das zur Replikation auf das Hepatitis-B-Virus angewiesen ist, hervorgerufen wird. Es benutzt, da es keine eigene Hülle hat, das HBsAg, um damit in die Hepatozyten eindringen zu können. Die Koinfektion ist seltener geworden und führt bei chronischem Verlauf regelmäßig zu einer Verschlechterung der chronischen Hepatitis B (Maggiore und Giacomo 2016).

Die Diagnostik der Erkrankung ist einfach und wird durch die Bestimmung des anti-HD, des HD-Ag und der HDV-RNA im Serum geführt.

10.1.4.2 Therapie

Die Behandlung ist bisher nicht sehr effektiv. Am ehesten werden PEG-Interferon-basierte Optionen empfohlen. Aktuell werden Interferonkombinationsstudien mit Virusaufnahmeinhibitoren (z. B. Myrcludex B), die am NTCB-Rezeptor, über den das HBsAg in die Hepatozyten aufgenommen wird, wirken, mit Nukleinsäurepolymeren als Inhibitoren der HBsAg-Sekretion und Substanzen zur Inhibition der Virusverpackung (z. B. Lonafarnib) durchgeführt. Seit Mitte 2020 ist nun

Myrcludex B unter Hepcludex (Bulevirtide) in Europa für Erwachsene zugelassen. Klinische Studien haben gezeigt, dass der Wirkstoff gut verträglich ist, sehr effektiv die Vermehrung von Hepatitis-D-Viren hemmt und zu einer Verbesserung der Leberfunktion führt. Das Medikament wird in Kombination mit α-PEG-Interferon angewandt. Unter dem Aspekt, dass eine Serokonversion zu anti-HBe von Vorteil zu sein scheint, sollte man einen HBeAg- und anti-HD positiven Patienten therapieren (Spyrou et al. 2020).

10.1.5 Hepatitis E

10.1.5.1 Grundlagen

Die Hepatitis E ist eine selbstlimitierende akute Leberentzündung, die durch ein RNA-Virus aus der Familie der Hepaviren hervorgerufen wird. Nach einer Inkubationszeit von etwa 40 Tagen kommt es zu einer klinisch symptomatischen akuten Hepatitis, die dem Verlauf der Hepatitis A entspricht. Neue Daten zeigen, dass die Hepatitis E oft auch blande verläuft und die Durchseuchung auch hierzulande zunimmt. Die Erkrankung wird fäkal oral übertragen und ist vor allem in Ländern mit einfachen hygienischen Verhältnissen anzutreffen. In Deutschland wird die Erkrankung mit dem Genuss von Schweinefleisch in Verbindung gebracht. Für den hauptsächlich in Deutschland und anderen Industrienationen vorkommenden HEV-Genotyp 3 und den in Teilen Asiens vorkommenden Genotyp 4 stellt das Hausschwein ein wichtiges tierisches Reservoir dar. Für die in Asien und Afrika hauptsächlich anzutreffenden Genotypen 1 und 2 ist der Mensch das einzige bekannte Reservoir. Die Diagnose erfolgt durch den Nachweis des spezifischen Antikörpers (anti-HEV).

Bei immunsupprimierten Patienten sind chronische Verläufe möglich, die innerhalb weniger Jahre zu einer Leberzirrhose mit entsprechenden Komplikationen führen können. Eine fulminante Hepatitis kommt selten vor (Goel und Aggarwal 2020).

10.1.5.2 Therapie

Im Regelfall ist bei der akuten Hepatitis E keine Therapie erforderlich. Patienten mit schwerem Verlauf und vorgeschädigter Leber wurden erfolgreich mit Ribavirin behandelt.

- **Prävention**

Eine spezifische Immunprophylaxe steht nicht zur Verfügung, es gibt allerdings Impfstoffe in klinischen Studien, wovon einer in China zugelassen wurde.

Die Maßnahmen im Krankenhaus und die Zulassung zu Gemeinschaftseinrichtungen erfolgen analog zu Hepatitis A.

10.2 Autoimmune Lebererkrankungen

Stefan Wirth

Unter autoimmunen Lebererkrankungen werden die Autoimmunhepatitis (AIH), die autoimmunsklerosierende Cholangitis (ASC), das Overlap-Syndrom, die primär sklerosierende Cholangitis (PSC) und die De-novo-Autoimmunhepatitis zusammengefasst. Eine Sonderform ist die Riesenzellhepatitis mit hämolytischer Anämie (positiver Coombs-Test), die selten vor allem im Säuglings- und Kleinkindalter vorkommt. Die Erkrankungen sind selten und bedürfen der raschen Diagnostik, da progrediente Lebererkrankungen drohen. Die Therapie muss daher unmittelbar eingeleitet werden, um Folgeerkrankungen wie eine Leberzirrhose und portale Hypertension möglichst zu vermeiden (Wirth 2016).

10.2.1 Grundlagen

Die **Autoimmunhepatitis** ist eine progrediente, chronisch entzündliche Lebererkrankung ungeklärter Ätiologie mit fortschreitender Zerstörung des Leberparenchyms. Es werden 2 Typen unterschieden, wobei Typ 1 im Kindes- und Jugendalter sowie bei Erwachsenen vorkommt (adulte Form) und Typ 2 mit einem jüngeren Manifestationsalter als juvenile Form bezeichnet wird. Die Häufigkeit liegt bei ca. 1–10 Fällen pro 1.000.000 Einwohner. Mädchen sind in einem Verhältnis von 2:1 häufiger betroffen als Jungen. Die Ätiologie in der AIH ist nicht bekannt. Am ehesten wird die Autoimmunreaktion in der Leber durch Umweltfaktoren auf Basis einer genetischen Prädisposition getriggert. Es gibt HLA-Typen, die besonders häufig gefunden werden. Mehrere Faktoren werden als Auslöser diskutiert, wie z. B. vorausgegangene Virusinfektionen. Eine Assoziation mit anderen Autoimmunerkrankungen wird häufig beobachtet (Autoimmunthyreoiditis, Diabetes mellitus, Zöliakie, chronisch entzündliche Darmerkrankung).

Die AIH ist keine leicht zu diagnostizierende Erkrankung, da sie häufig schleichend verläuft. Die Patienten sind oligo- oder asymptomatisch und fallen oft erst durch den Zufallsbefund erhöhter Lebertransaminasen auf. Die Symptome sind uncharakteristisch wie allgemeine Abgeschlagenheit, Appetitlosigkeit, Bauchschmerzen, Blässe oder Durchfall. Ein Ikterus ist mit 57 % noch einer der häufigsten Befunde. Motorisch oder sonografisch lässt sich eine eher milde Hepato- und Splenomegalie nachweisen. Selten kommt es zu einem akuten Leberversagen. Die Konzentration der Serumtransaminasen ist meistens deutlich erhöht und die Werte liegen zwischen 100 und 1000 U/l oder sogar noch höher. Je nach Ausmaß der Cholestase lässt sich ein erhöhter Bilirubinwert mit direktem Bilirubinanteil nachweisen. Charakteristisch ist eine Hypergammaglobulinämie mit einer deutlich erhöhten Immunglobulin-G-Konzentration. Die Diagnose wird letztlich aus der Kombination und anhand der nachweisbaren Autoantikörper gestellt (eTab. 10.1). Allerdings ist diese Konstellation nicht bei allen Patienten vorhanden und negative Befunde schließen eine Autoimmunhepatitis nicht notwendigerweise aus. Im Kindesalter werden die Antikörpertiter bereits ab 1:20 als positiv gewertet. Diagnostisch müssen virale Hepatitiden und andere Lebererkrankungen wie α_1-Antitrypsinmangel, Morbus Wilson und eine nicht-alkoholische Fettleberhepatitis ausgeschlossen werden. Um die Diagnose zu erleichtern, hat man ein diagnostisches Scoring-System entwickelt, welches die Antikörperhöhe, Antikörperkonstellation, den histologischen Befund und den Ausschluss viraler Hepatitiden einschließt. Auch dieses System ist aber nicht absolut sicher.

Unbedingt notwendig zur Diagnostik ist die Sonografie der Leber inklusive Messung der Lebersteifigkeit als Maß der Fibrose und insbesondere die Leberbiopsie zur Beurteilung der Histologie. Bei Diagnosestellung liegt der Anteil der Patienten mit einer Leberzirrhose, bei der der AIH Typ 1 vorliegt, zwischen 40 % und 50 % und bei Typ 2 bei ca. 20 %. Zum Ausschluss einer Gallengangsbeteiligung im Sinne einer autoimmunsklerosierenden Cholangitis (ASC) wird die Durchführung einer MRCP im Rahmen der Erstdiagnostik empfohlen.

Die **autoimmun-sklerosierende Cholangitis** (ASC) ist eine autoimmune Lebererkrankung, die ätiologisch der AIH nahesteht und durch die chronische Entzündung und Fibrose der intra- und/oder extrahepatischen Gallenwege charakterisiert ist. Auch bei der ASC finden sich vor allem ANA und SMA-Antikörper sowie die Hypergammaglobulinämie. Besonders häufig scheint eine Assoziation mit chronisch entzündlichen Darmerkrankungen zu sein (Hudert et al. 2020).

10.2.2 Therapie

- **Therapieziel**

Mit den aktuell zur Verfügung stehenden Therapeutika ist die Heilung einer Autoimmunhepatitis oder einer autoimmunsklerosierenden Cholangitis nur bei einer Minderheit der Fälle möglich. Das Ziel ist also die Normalisierung der Serumtransaminasen und die Reduktion der entzündlichen Aktivität im Lebergewebe. In der Remissionsphase sind die Transaminasen normal und auch die IgG-Konzentration wieder im Normalbereich. Die Autoantikörper fallen ab und können auch in einigen Fällen negativ werden. Auch bei erheblichem fibrotischem Umbau ohne eine Leberzirrhose

Tab. 10.3 Medikamentöse Behandlung bei autoimmunen Lebererkrankungen

Medikament	AIH	ASC	PSC	De-Novo-AIH
Prednisolon	+++	+++	-	+++
Azathioprin	+++	+++	-	+++
Cyclosporin	++	++	-	++
Tacrolimus	+	+	-	+
MMF (Mycophenolatmofetil))	++	++	-	++
Cyclophosphamid	+	+	-	+
Methotrexat	+	+	-	+
Rituximab	+	+	-	-
Infliximab	+	+	-	-
Ursodesoxycholsäure	-	++	+++	-

kann unter suffizienter Behandlung eine deutliche Besserung erwartet werden.

- **Therapieprinzip**

Das Therapiekonzept besteht in der Immunsuppression. In ◘ Tab. 10.3 sind die medikamentösen Optionen für die verschiedenen autoimmunen Lebererkrankungen zusammengefasst.

- **Therapeutisches Vorgehen**

Die Standardtherapie basiert auf der kombinierten Gabe von Kortison und Azathioprin. Die Therapie soll unverzüglich nach Diagnosestellung begonnen werden. Die Akuttherapie erfolgt zunächst z. B. mit **Prednisolon** 2 mg/kg, maximal 60 mg. Initial kann intravenös behandelt werden, im Verlauf wird auf die orale Gabe umgestellt. Man beginnt die immunmodulatorische Begleittherapie mit **Azathioprin** in den ersten Behandlungstagen. Vor Therapiebeginn kann die Aktivität der Thiopurinmethyltransferase (TPMT) bestimmt werden. Gegebenenfalls müsste bei Vorliegen einer geringeren Metabolisierungsrate die Dosierung des Azathioprins niedriger gehalten werden. Die Zieldosis sollte 2 mg/kg (maximal 2,5 mg/kg) betragen. Man kann davon ausgehen, dass etwa 85 % der Patienten auf die Behandlung ansprechen und innerhalb von 3 Monaten eine Remission erreichen. Entsprechend angepasst muss die Glukokortikoiddosis reduziert werden. Die Erhaltungsdosierung beträgt etwa 2,5–5 mg/d, bei Azathioprin 1–2 mg/kg/d.

Budesonid sollte in der Initialbehandlung bei Kindern nicht eingesetzt werden.

Wenn keine Remission erzielt werden kann, kann als Alternative Cyclosporin A oder Mycophenolatmofetil Anwendung finden. **Cyclosporin A** dosiert man 4 mg/kg Körpergewicht in 2 täglichen Dosen und überwacht die Serumkonzentration, die in der Anfangsphase mit der monoklonalen Bestimmungsmethode etwa 120–150 ng/ml betragen sollte. **Mycophenolatmofetil** wird in einer Dosierung von 20 mg/kg 2-mal täglich in Kombination mit Prednisolon verabreicht. Auch **Tacrolimus** kann versucht werden.

◘ Abb. 10.2 zeigt die Eskalationsstufen für therapierefraktäre Verläufe. Wenn die Remission auch unter der Eskalation ausbleibt, können Biologika wie Rituximab oder Infliximab versucht werden (Mataya et al. 2018).

- **Monitoring und Verlauf**

In der Initialtherapiephase müssen kurzfristige Laborkontrollen, insbesondere des Blutbildes vorgenommen werden. Die regelmäßigen laborchemischen und klinischen Verlaufskontrollen richten sich nach dem Therapieergebnis. Nach 3-monatiger Therapie sollte die Remission eingetreten sein. Bei Stabilität sind 3-monatliche und später auch 6-monatliche Verlaufskontrollen sinnvoll.

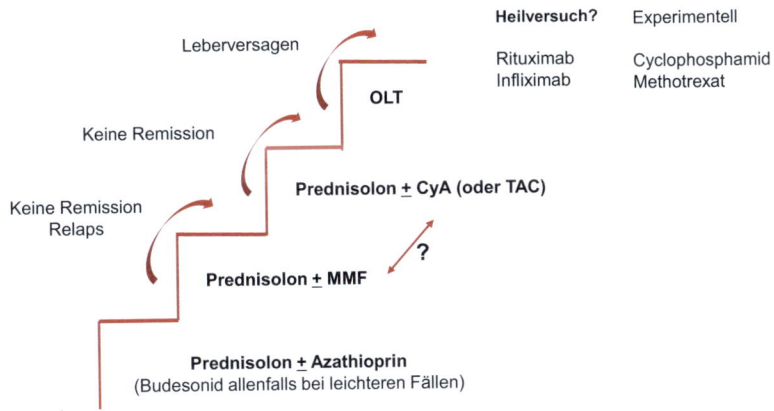

Abb. 10.2 Eskalationsstufen für therapierefraktäre Verläufe

Prognose

Unter suffizienter immunsuppressiver Therapie ist die Langzeitprognose gut. Wichtig ist die Aufrechterhaltung einer dauerhaften Remission und die kompetente Behandlung von Rezidiven, die sich durch erhöhte Transaminasen ankündigen. Es besteht grundsätzlich das Risiko des Übergangs in eine Leberzirrhose. Vereinzelt kann später ein hepatozelluläres Karzinom auftreten. Auch benötigen einige Kinder im Langzeitverlauf eine Lebertransplantation. Nach erfolgreicher Lebertransplantation ist ein Rezidiv der Autoimmunhepatitis in ca. 30–40 % der Fälle möglich. Bei ca. 20 % der Patienten mit AIH-Typ 1 kann eine Beendigung der Therapie nach Jahren erreicht werden, während bei der AIH-Typ 2 fast immer eine lebenslange Immunsuppression notwendig ist. Vor Beendigung der Therapie wird eine Leberbiopsie empfohlen (Mack et al. 2020).

Prävention

Kinder mit chronischen Lebererkrankungen sollten gegen Hepatitis A und B immunisiert sein. Auch die üblichen von der STIKO empfohlenen Impfungen sollten konsequent durchgeführt werden.

Qualitätssicherung

Aufgrund der Seltenheit der Erkrankungen sollte die Therapie von einem pädiatrischen Gastroenterologen mit entsprechender Erfahrung durchgeführt werden. Es ist wichtig, rechtzeitig einen progredienten Verlauf zu erkennen, der ggf. die Überweisung in ein Lebertransplantationszentrum notwendig macht.

Ausblick

Aktuell sind keine weiteren therapeutischen Optionen in Sicht. Es bleibt zu hoffen, dass die Ätiologie der autoimmunen Lebererkrankungen besser verstanden wird, um auf dieser Basis neue Therapieoptionen zu entwickeln.

10.2.2.1 Primär sklerosierende Cholangitis (PSC)

Unter der PSC versteht man eine chronisch entzündliche Lebererkrankung, die durch eine progressive obliterierende Fibrose der intra- und extrahepatischen Gallenwege charakterisiert ist. Die Assoziation mit chronisch entzündlichen Darmerkrankungen, insbesondere der Colitis ulcerosa, ist in den meisten Fällen nachgewiesen. Diagnostisch beweisend ist die MRCP-Untersuchung. Ggf. muss auch eine endoskopische retrograde Cholangiopankreatikografie (ERCP) durchgeführt werden.

Eine immunsuppressive Behandlung ist wenig aussichtsreich. Es wird die Gabe von **Ursodeoxycholsäure** in einer täglichen Dosis von 15–25 mg/kg empfohlen.

Wenn die Erkrankung progredient verläuft, kann sie in eine Leberzirrhose übergehen. Strikturen in den Gallenwegen sind möglich, die die Anlage eines Stents erfordern. Des Weiteren besteht langfristig das Risiko der Entwicklung eines Gallengangkarzinoms.

10.2.2.2 Overlap-Syndrom

Das Overlap-Syndrom wird von einigen Autoren als solches bezeichnet, wenn die Differenzierung zwischen AIH und ASC schwer möglich ist. Die Vorgehensweise orientiert sich an der AIH (▶ Abschn. 10.2.2).

10.2.2.3 De-novo-Autoimmunhepatitis

Die De-novo-Autoimmunhepatitis kann nach einer Lebertransplantation, die nicht aufgrund einer AIH durchgeführt wurde, auftreten. Die Vorgehensweise entspricht der bei AIH (▶ Abschn. 10.2.2).

10.2.2.4 Riesenzellhepatitis und autoimmunhämolytische Anämie

Diese Erkrankung kommt bei Säuglingen und auch Kleinkindern sehr selten vor. Durch den histologischen Nachweis von Riesenzellen in der Leber mit gleichzeitigem Vorliegen einer Coombs-positiven autoimmunhämolytischen Anämie, Hepatomegalie, Ikterus und erhöhter IgG-Konzentration im Serum kann die Diagnose gestellt werden. AIH-spezifische Antikörper sind negativ.

Die Kinder sprechen nur teilweise auf eine Steroid- und Azathioprintherapie an. Bei Therapieversagen ist **Rituximab** als B-Zell-depletierende Therapie erfolgversprechend (Hudert et al. 2020).

10.3 Leberinfektionen mit Bakterien, Pilzen und Parasiten[1]

Jan de Laffolie

10.3.1 Grundlagen

Die Diagnostik bakterieller, fungaler oder parasitärer Leberinfektionen ist stark abhängig von Alter, Vorerkrankungen und Situation (Immunsuppression, Exposition gegenüber Tieren und Gewässern, Aufenthalt in Risiko-/Endemiegebieten). Es müssen Infektionsweg (hämatogen, lymphogen, chologen) und Erregerspektrum abhängig von Risikofaktoren (Lebertransplantation oder Gallenwegsoperationen, Vorhandensein von Nabelvenenkathetern bei Früh- und Neugeborenen) abgewogen werden.

Bei im einzelnen seltenen Erkrankungen erfordert die Häufigkeit insgesamt jedoch ein strukturiertes diagnostisches und therapeutisches Vorgehen. Hier ist auch auf die ständigen Weiterentwicklungen und die Möglichkeit der Kontaktaufnahme mit Behandlungszentren, z. B. für die Echinokokkose, zu verweisen.

- **Symptomatik, Diagnostik und Differenzialdiagnostik**

Die Symptomatik des **Leberabszesses** ist unspezifisch mit Fieber, Schmerzen im rechten Oberbauch oder epigastrisch und Abgeschlagenheit. Die Diagnose wird mittels Sonografie und MRT/CT gestellt. Im CT besteht die weitere Möglichkeit der diagnostischen und therapeutischen Punktion und Drainageanlage.

In der Diagnostik des Leberabszesses bei Früh- und Neugeborenen sollten auch seltene Differenzialdiagnosen wie Abszesse durch Treponema pallidum bei konnataler Syphilis und Mikroabszesse durch Listerien im Rahmen der Granulomatosis infantiseptica bedacht werden. Es sollte eine Abklärung hinsichtlich immunologischer Grunderkrankungen erfolgen.

Viele der Erreger (◻ Tab. 10.4) sind kaum anzuzüchten, insofern kommen regelmäßig serologische und PCR-Nachweisverfahren zum Einsatz.

> Bei Patienten mit Leberabszess sollte eine septische Granulomatose umgehend ausgeschlossen werden.

---

[1] Nach Bialek, R. (2013). Gastrointestinale Infektionen. In: Rodeck, B., Zimmer, K.P. (eds) Pädiatrische Gastroenterologie, Hepatologie und Ernährung. Springer, Berlin, Heidelberg. ▶ https://doi.org/10.1007/978-3-642-24710-1_7.

Hepatitiden

Tab. 10.4 Leberinfektionen durch Bakterien, Pilze, Protozoen und Helminthen. Aufgeführt werden Erkrankungen, Erreger und ggf. Besonderheiten

Bakterien	Pilze	Protozoen	Helminthen
Borrelieninfektionen	Candida spp., Aspergillus spp.	Amöbenruhr Entamoeba histolytica (fäkal-orale Übertragung in tropischen und subtropischen Ländern)	Askariasis Ascaris lumbricoides (vorwiegend in Ländern des globalen Südens vorkommend) Aufsteigende, chologene Leberinfektion
Katzenkratzkrankheit Bartonella henselae - Peliosis hepatis (Gefäßaussackungen) - Bazilläre Angiomatose (Gefäßneubildung in der Leber) Risiko: Katzenkontakt	Blastomykose, Histoplasmose, Kokzidioido- und Parakokzidioidomykose Risiko: Aufenthalt in Endemiegebieten	Leishmaniasis	Echinokokkose (eOverview 10.1) - Zystische Echinokokkose - Alveoläre Echinokokkose
Leptospirose Leptospira interrogans Risiko: Kontakt mit Nagern und Urin/kontaminierte Gewässer	Mucorales und Fusariumarten	Kryptosporidiose Risiko: Immundefekt, HIV, bei Gesunden leichte Gastroenteritis	Toxokariasis (eOverview 10.2) Toxocara canis oder cati Risiko: Hunde und Katzenkontakt, insbesondere im Ausland
Brucellose Risiko: Verzehr von Rohmilchprodukten in Risikogebieten z. B. Russland, Mittelmeerraum		Malaria tertiana (Band Infektiologie)	Trematoden (eOverview 10.3) (Saugwürmer oder Egel) Kleine Leberegel (Clonorchis sinensis oder Opsthorchis viverrini) Großer Leberegel (Fasciola hepatica) Risiko: Aufenthalt in Endemiegebieten
Lepra Risiko: Aufenthalt Endemiegebiet		Toxoplasmose (Band Infektiologie)	Schistomsomiasis (eOverview 10.4) Darm: S. mansoni, S. japonicum, S. intercalatum Blase: S. haematobium
Q-Fieber (Coxiella burnetti)			
Rikettsiosen z. B. Rocky Mountain spotted fever (Amerika) Zeckenbissfieber (Mittelmeer und Afrika) Tsutsugamushi-Fieber (Süostasien, Übertragung durch Laufmilben) Risiko: Aufenthalt Endemiegebiet			

10.3.2 Therapie

- **Therapieziel**

Das Therapieziel besteht in Erhalt des gesunden Lebergewebes und Beendigung der Infektion, das Prinzip in der Bekämpfung der Infektionserreger mit adäquater antibiotischer, antifungaler und antiparasitärer Therapie sowie in einigen Fällen topischer Therapie in Form von Entlastung mittels Punktion und Drainageanlage, PAIR-Verfahren bei Echinokokkose oder Resektion.

- **Therapeutisches Vorgehen**

Die kalkulierte antibiotische Therapie bei Leberabszessen umfasst betalaktamasefeste Antibiotika und Anaerobierabdeckung, z. B. in der Kombination von Piperacillin/Cefotaxim/Ceftriaxon oder Carbapenemen und Metronidazol. Nach Identifikation folgt die resistogrammgerechte Therapie für 6–8 Wochen.

Die Indikation zur perkutanen Drainage hängt wesentlich von Größe und Binnenstruktur ab, prinzipiell sind kleinere Abszesse auch konservativ ausheilbar.

Bei Früh- und Neogeborenen mit Granulomatosis infantiseptica erfolgt die antibiotische Therapie durch Aminopenicilline mit Aminoglykosid oder mit Cotrimoxazol, bei konnataler Syphilis mit Penicillin.

Bei Frühgeborenen mit Leberabszess bei Nabelvenenkatheter sollte im Fall von **Hefepilzen** die Therapie mit Amphotericin B, Azolderivat oder Chinocandin durchgeführt werden.

Amöbenleberabszesse werden mit Metronidazol für 10 Tage oder Tinidazol für 5 Tage behandelt, eine Drainage ist hier i. d. R. nicht erforderlich. Erregernachweis im Punktat sowie Stuhlnachweis von Amöben bleiben meist nicht erfolgreich, charakteristisch ist das rasche Ansprechen mit klinischer und laborchemischer Besserung.

Kala Azar oder viszerale Leishmaniose werden 5 Tage mit i.v.-liposomalem Amphotericin B mit 3–4 mg/kg/d und einer erneuten Gabe an Tag 10 behandelt, für die „importierte" viszerale Leishmaniose vom amerikanischen Kontinent wird eine durchgehende Therapie für 10 Tage empfohlen.

Die Behandlung der **Kryptosporidiose** bei Immunsupprimierten (jenseits der Wiederherstellung zellulärer Immunität) stellt große Probleme dar, da die meisten kalkulierten Schemata keinen Vorteil gegen Placebo in Studien zeigten. Die Diarrhöen können symptomatisch durch Rinderkolostrum enteral behandelt werden.

Eine chologene **Askarisinfektion** der Leber wird behandelt mit Metronidazol für 3 Tage oder Pyrantel sowie Albendazol (hierfür in Deutschland keine Zulassung, Kinder über 2 Jahre 400 mg, im 2. Lebensjahr 200 mg), ggf. muss eine ERCP erwogen werden.

Bei aktiver **Echinokokkose** mit Zyste wird häufig eine 3-monatige Therapie mit Albendazol (p.o.,15 mg/kg/d in 2 ED, max. 2×400 mg) empfohlen, bei fehlendem Ansprechen und ausgeschlossener Verbindung zum Gallengangssystem kann ein PAIR-Verfahren (perkutane Punktion und Aspiration, Instillation von Alkohol oder hochmolarer Kochsalzlösung für 30–60 min, dann Reaspiration) verwendet werden, alternativ eine Exstirpation der Zyste unter Albendazolgabe. Im Zysteninhalt gelingt der Nachweis der Skolizes mit typischen Häckchenformen schon mikroskopisch. Cave: Es sollte bei Echinokokkoseverdacht sowie anderen seltenen Infektionen Kontakt zu einem erfahrenen Behandlungszentrum frühzeitig gesucht werden (z. B. über die Fachgesellschaft GPGE e. V.).

Die Therapie der **alveolären Echinokokkose** erfolgt meist mittels radikaler Exstirpation unter oraler Albendazolgabe, gefolgt von aktuell empfohlener lebenslanger Albendazolbehandlung. Letztere muss auch erfolgen, wenn eine Entfernung nicht möglich ist.

Die Behandlung der **Toxokariasis** erfolgt mit Albendazol 15 mg/kg/d in 2 ED, max. 2×400 mg über 7–21 Tage.

Die Therapie der **Schistosomiasis** erfolgt mit Praziquantel 40(–60) mg/kg/d für 3 Tage, eine Verlaufskontrolle und ggf. Wiederholung ist erforderlich.

Die Therapie **des kleinen Leberegel** wird mit Praziquantel 75 mg/kg/d für 2 Tage durchgeführt mit ggf. Zweitbehandlung nach

6 Wochen. Eine chronische Infektion mit kleinem Leberegel kann zu Leberzirrhose und Cholangiokarzinomen führen.

Therapie der **Fasciola hepatica** erfolgt mit Triclabendazol 10–20 mg/kg einmalig, spontane Eradikationen scheinen häufig.

- **Monitoring und Verlauf**

Bei Infektionen der Leber durch Parasiten oder Würmer muss an spezifische Erregereigenschaften gedacht werden, so ist bei der Infestation des Darms mit Würmern eine Verlaufskontrolle und ggf. Wiederholung der initialen Therapie notwendig.

- **Prognose**

Die Prognose variiert stark von extrem hoher Letalität Frühgeborener bei Leberabszessen bis zu exzellenten Prognosen bei Leberinfektionen in späterem Lebensalter mit adäquater Therapie. Allerdings sollte sich gerade bei Erkrankungen der Gallenwege eine Nachbeobachtung anschließen um eine oligo- oder asymptomatische Leberfibrose und/oder portale Hypertension rechtzeitig zu erkennen.

Bei Leberabszessen können Wochen bis Monate bis zur vollständigen Rückbildung der sonografischen Befunde vergehen.

- **Prävention**

Frühgeborene sollten, nicht nur aufgrund des Risikos eines Leberabszesses, den Nabelvenenkatheter nur so lange behalten, wie dieser notwendig ist und nicht durch alternative, weniger risikoanfällige Zugangswege ersetzt werden kann. Hierzu gehört auch der enterale oder orale Nahrungsaufbau zur Vermeidung einer zu langen parenteralen Ernährung (▶ Kap. 19).

Bei Infektionen, die aus Endemiegebieten mit fäkal oralem Infektionsweg eingebracht werden, gelten die allgemeinen Hygieneregeln, wie z. B. der Verzicht auf rohe Nahrungsmittel, die nicht geschält werden können und eine entsprechende Händehygiene.

Vor einer Reise sollten Informationen über spezifische Risiken eingeholt werden, sodass das Verhalten angepasst werden kann, z. B. durch Vermeidung des Kontakts mit begrünten Ufern von Binnengewässern in Gebieten mit Schistosomiasis.

10.4 Metabolische Dysfunktion assoziierte steatotische Lebererkrankung (MASLD), vormalig Nicht-alkoholische Fettlebererkrankung (NAFLD)

Christian Hudert und Jan de Laffolie

10.4.1 Nomenklatur

In einem internationalen Konsensus-Prozess unter Führung der AASLD und EASL wurde eine neue Nomenklatur für die steatotischen Lebererkrankungen, einschließlich der Nicht-alkoholischen Fettlebererkrankung, eingeführt (◘ Tab. 10.5) (Rinella et al. 2023). Rationale und Ziele waren hierfür insbesondere die genauere pathophysiologische

◘ **Tab. 10.5** Änderung der Nomenklatur

Alter Begriff	Alte Abkürzung	Neuer Begriff	Neue Abkürzung
Nicht-alkoholische Fettlebererkrankung	NAFLD	Metabolische Dysfunktion assoziierte steatotische Lebererkrankung*	MASLD
Nicht-alkoholische Steatohepatitis	NASH	Metabolische Dysfunktion assoziierte Steatohepatitis*	MASH

*Übersetzung durch die Autoren. Die offiziellen deutschen Begriffe sind zum Zeitpunkt des Drucks noch nicht veröffentlicht. Englische Originalbegriffe: metabolic dysfunction-associated steatotic liver disease, MASLD; metabolic dysfunction-associated steatohepatitis.

bzw. ätiologische Zuordnung und Strukturierung, die Vermeidung von stigmatisierenden Begriffen, sowie die Umwandlung einer Ausschlussdiagnose in eine positive Diagnose. So kann nach den neuen Kriterien bei Nachweis einer Steatosis der Leber (radiologisch oder histologisch) und mindestens einem definierten metabolischen Risikofaktor die Diagnose Metabolische Dysfunktion assoziierte steatotische Lebererkrankung (MASLD)* gestellt werden. Gleichzeitig besteht in der Pädiatrie weiterhin die Notwendigkeit einer umfassenden Differentialdiagnostik zum Ausschluss konkurrierender Lebererkrankungen (Mann et al. 2023). Zur einfacheren Lesbarkeit des Textes wurden die neuen Begriffe auch in Bezug auf bereits publizierte Studien verwandt (entsprechend Definition der Studienpopulationen nach Kriterien der NAFLD bzw. NASH).

10.4.2 Grundlagen

Aufgrund der hohen Prävalenz der MASLD im Kindes- und Jugendalter ist eine rationale Diagnostik im klinischen Alltag von hervorragender Bedeutung. Hierbei ist es entscheidend, konkurrierende Lebererkrankungen mit Notwendigkeit einer spezifischen Therapie sicher zu erkennen. Des Weiteren stellt die Unterscheidung zur Metabolische Dysfunktion assoziierten Steatohepatitis (MASH) eine diagnostische Herausforderung dar, welche momentan nur durch eine Leberbiopsie gesichert werden kann.

Die aktualisierte Leitlinie der DGVS zur NAFLD empfiehlt im Kindes- und Jugendalter eine Stufendiagnostik (◘ Tab. 10.6).

> Die Diagnose der MASLD oder MASH soll durch die Kindergastroenterologie/-hepatologie bestätigt werden.

◘ **Tab. 10.6** Diagnostisches Stufenschema zur Differenzialdiagnose der MASLD/NAFLD

Stufe	Verantwortlich	Indikation	Untersuchungen
Screening	Pädiatrie	Adipositas	ALT, AST, γGT Sonografie Abdomen
Basisdiagnostik 1	Adipositaszentrum Kinderhepatologie	ALT erhöht >6 Monate oder immer bei Vorliegen von Alarmzeichen	Differentialblutbild, Quick, PTT, Leberautoantikörper (ANA, AMA, SMA, LKM, LC1), Bilirubin total und direkt, Immunglobuline (IgG/M/A), Transglutaminase IgA, CK, LDH, AP, Coeruloplasmin, A1AT, Cholesterin, HDL, LDL, T3, fT4, TSH, Virusserologie (CMV, EBV, HAV, HBV, HCV, HEV) Bei Hinweis für Autoimmunhepatitis: Leberbiopsie
Basisdiagnostik 2	Kinderhepatologie	ALT weiter erhöht, Basisdiagnostik 1 ohne Auffälligkeiten	Kupfer im 24-h-Sammelurin, ggf. A1AT-Genetik, LAL-D Enzymatik. Laktat, Ammoniak, Aminosäuren im Plasma, Acylcarnitinprofil, Organische Säuren im Urin. Schweißtest, ggf. Echokardiografie Bei unauffälligen Befunden: Leberbiopsie erwägen

Alarmzeichen: Splenomegalie, V. a. höhergradige Leberfibrose/-zirrhose (sonomorphologisch oder über Elastografie), Cholestase, auffällige Familien- oder Reiseanamnese

◘ Tab. 10.7 Beispiele für Inhalte der Ernährungsberatung bei Kindern mit MASLD	
Allgemeine Empfehlungen	Nahrungsauswahl anhand der Ernährungspyramide, fettreduzierte Kost und Nahrungsmittel, regelhafte Mahlzeitenstruktur, Vermeiden von Snacken, Vermeidung energiedichter Nahrungsmittel
Besondere Empfehlungen	Fruktosereduzierte Ernährung: insbesondere Verzicht auf Getränke basierend auf Maissirup (high-fructose corn sirup, HFCS)

10.4.3 Therapie

- **Therapieziel**

Das übergeordnete Therapieziel bei Kindern mit MASLD und MASH besteht in Vermeidung von Komplikationen durch Verbesserung der metabolischen Situation und Behandlung des Übergewichts. Die Gewichtsabnahme kann sowohl den Grad der Steatose als auch die entzündliche Aktivität der MASH reduzieren. Unter histologischer Kontrolle sind bei Erwachsenen entsprechend Effekte ab einem Gewichtsverlust von >5 % bzw. >10 % des Körpergewichts nachgewiesen worden.

In der Regel reiht sich dieses Therapieziel in die Ziele der multiprofessionellen Adipositastherapie mit ein, die allgemein als Verbesserung des Gesundheitszustands, der Lebensqualität (hierzu gehören auch Aspekte altersgerechter Teilhabe an der Gesellschaft) und Lebenserwartung umschrieben werden.

- **Therapieprinzip**

Eine spezifische medikamentöse Therapie der MASLD und insbesondere MASH steht aktuell nicht zur Verfügung.

Bei Kindern und Jugendlichen mit MASLD oder MASH und bestehendem Übergewicht sollte eine nachhaltige Gewichtsabnahme angestrebt werden. Dies stellt häufig eine bedeutsame Herausforderung für die betroffenen Kinder und Jugendlichen und ihre Familien dar (Wiegand & Kühnen 2020). Insbesondere bei Kindern und Jugendlichen mit Adipositas oder extremer Adipositas kann die Anbindung an ein spezialisiertes Zentrum zur multimodalen Lifestyle-Therapie indiziert sein. Hierbei wird ein multiprofessionelles Team unter Einbindung von Kinderärzten, Pflege, Physiotherapeuten, Sozialarbeitern, KJP sowie Ernährungstherapeuten eingesetzt.

Neben den sozialpädiatrischen sowie kinder- und jugendpsychiatrischen Aspekten in der Therapie der Adipositas, stellen die regelmäßige Bewegungsaktivität sowie die Ernährung die wichtigsten Säulen dar (AWMF S3 Leitlinie zur Therapie und Prävention der Adipositas im Kindes- und Jugendalter).

- **Therapeutisches Vorgehen**

Die Lifestyle-Therapie ist der Goldstandard in der Therapie der MASLD und MASH und entspricht in den Grundsäulen der Adipositastherapie (AWMF S3 Leitlinie zur Therapie und Prävention der Adipositas im Kindes- und Jugendalter).

In einer Interventionsstudie mit 53 Patienten mit MASLD konnte unter sequenzieller Biopsie nach 24 Monaten eine Gewichtsabnahme mit histologischer Besserung der Steatose, lobulären Inflammation sowie hepatozytären Ballonierung assoziiert werden (Nobili et al. 2008).

Die Lifestyle-Intervention bestand hierbei aus einer monatlichen 1-stündigen Ernährungsberatung, einer individuell angepassten hypokalorischen Diät (25–30 kcal/kg/d; Zusammensetzung: Kohlenhydrate 50–60 %, Protein 15–20 %, Fette 23–30 % davon 2/3 ungesättigte Fettsäuren, 1/3 gesättigte Fettsäuren, Omega-6-Omega-3-Ratio 4:1) mit dem Ziel einer negativen täglichen Energiebilanz sowie der Anleitung zu einer moderaten täglichen Bewegungsaktivität (45 min/d aerobe Aktivität). Zusätzlich wurden verhaltenstherapeutische Inhalte vermittelt (z. B. Selbstmonitoring, Familien-basierte Programme zur Selbstverstärkung, Achtsamkeit, Identifizierung von Hochrisikosituationen, Stimuluskontrolle).

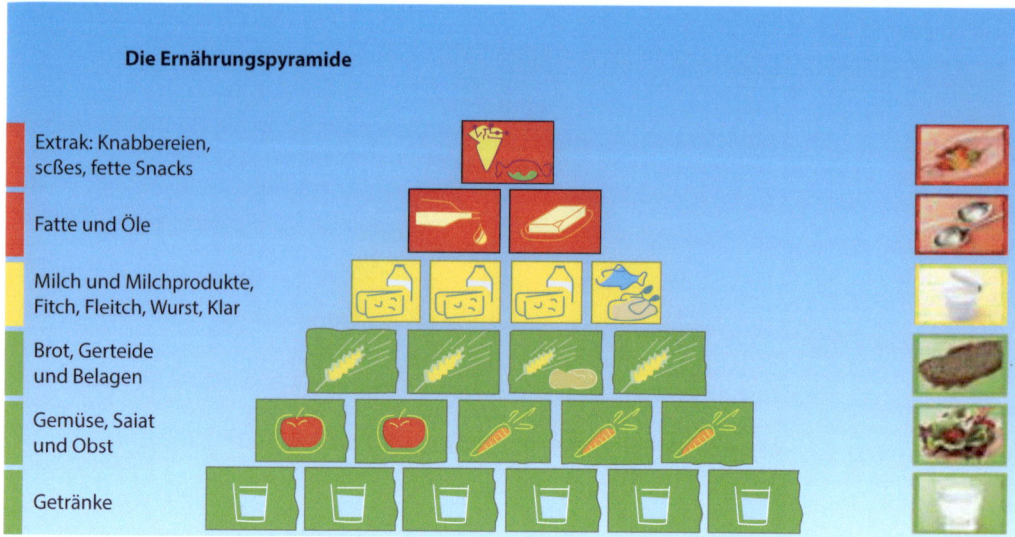

☐ **Abb. 10.3** Ernährungspyramide. (Mit freundl. Genehmigung der Bundesanstalt für Landwirtschaft und Ernährung, BLE)

▪▪ Ernährung

Ernährungsinterventionen zeigen im Rahmen kombinierter, multiprofessioneller Programme die besten Resultate. Es müssen hinreichend Zeit und Ressourcen für Information der Patienten und Eltern bereitgestellt werden. Zentral ist die Reduktion der Energiedichte zugeführter Nahrung und Getränke (☐ Tab. 10.6). Ein weiteres Ziel besteht in der Reduktion des Risikos für sekundäre Essstörungen und eine Verbesserung des psychosozialen Status (Resilienz, soziale Kompetenz).

Die vermehrte Zufuhr von Obst und Gemüse bei reduzierter Kalorienzufuhr ist ebenso wichtig wie die Beachtung des glykämischen Index, alters- und alltagsgerecht kommuniziert, z. B. in Form eines Ampelsystems.

> Es sollten soziale Bedeutung und Wertigkeit des Essens gefördert sowie geselliges Lernen von Essensvorlieben ermöglicht werden. Die ausreichende Einbeziehung der Familie fördert die Langzeitcompliance der Patienten.

In Deutschland wird neben der Ernährungspyramide der DGE (☐ Abb. 10.3) die optimierte Mischkost mittels Ampelsystem benutzt, hinzugetreten ist die Kennzeichnung mit Nutriscore (getragen von DAG, DDG, DGKJ, DGE, DANK, anzeigbar mithilfe der Open Food Facts App).

Balancierte Kostformen mit sehr niedriger Energiezufuhr (800–1.200 kcal/d) ermöglichen einen starken Gewichtsverlust ohne langfristige Effekte und sind speziellen, zeitlich begrenzten Situationen unter engmaschiger Betreuung durch Experten vorbehalten.

Extreme Kostformen wie totales Fasten, häufige verschiedene Reduktionsdiäten, Ananasdiät etc. sollten nicht angewandt werden.

▪▪ Bewegung

> Erst in Kombination mit Bewegungs- und Verhaltenstherapie lassen sich langfristige Effekte erzielen.

Am erfolgreichsten sind Steigerungen der körperlichen Aktivität im Gruppensetting aufgrund gegenseitiger Motivationseffekte. Hierbei sollte kein Leistungsanspruch bestehen, auf eine gelenkschonende Durchführung geachtet und die begleitenden theoretischen Inhalte Patienten und Eltern gezielt vermittelt werden. Empfohlen werden 90 min. moderate Aktivität täglich als Kraft- und Ausdauertraining, als motivierende Bewegungsspiele und Übungsformen sowie als generell erhöhte Aktivität im Alltag.

Die langfristige Steigerung der körperlichen Aktivität im Alltag ist effektiver als die Teilnahme an zeitlich limitierten Sportprogrammen. Die körperliche Aktivität muss an den Grad der Adipositas angepasst und geschlechtsspezifisch gestaltet werden.

▪▪ Verhaltenstherapie

Das Ziel flexibel kontrollierten Essverhaltens ist langfristig rigiden Verhaltenskontrollen überlegen, so sollten verhaltenstherapeutische Maßnahmen hinsichtlich des Ernährungs- und Bewegungsverhaltens Bestandteil gezielter Programme zur Behandlung der Adipositas sein. Durch Stabilisierung von Selbstwertgefühl und erreichter Verhaltensmodifikationen können langfristige Rückfälle reduziert werden. Hierbei sind Kombinationen verhaltenstherapeutischer Interventionen mit mittlerer und höherer Intensität zu bevorzugen.

▪▪ Adipositaschirurgische Eingriffe

Adipositaschirurgische Eingriffe bei extremer Adipositas im Erwachsenenalter führen zu rascher und deutlicher Gewichtsreduktion bzw. Malabsorption durch Verkleinerung der Absorptionsfläche sowie begleitenden Mechanismen, z. B. Senkung appetitsteigernder und Anstieg sättigender Hormone.

Bei Jugendlichen mit extremer Adipositas können bariatrische Verfahren über die Gewichtsreduktion die metabolische Stoffwechsellage sowie den Verlauf der MASLD verbessern.

Die Indikationsstellung bariatrischer Verfahren im Jugendalter ist Gegenstand intensiver und kontroverser Diskussion und zum Zeitpunkt nur in Ausnahmefällen zu erwägen. Immer sollten vor einer individuellen Evaluation alle konservativen Maßnahmen in geeigneten Programmen ausgeschöpft und psychiatrische Komorbiditäten ausgeschlossen sein. Ohne intensive Einbettung in Vorbereitung und Nachsorge sind adipositaschirurgische Eingriffe mit zahlreichen Komplikationen und ggf. lebenslangen Folgeproblemen behaftet. Insgesamt sollten aufgrund der limitierten Studienlage und invasiven bzw. irreversiblen Verfahren diese nur unter strenger Indikationsstellung in spezialisierten Kinderadipositaszentren evaluiert werden.

Für die Definition von BMI-Grenzwerten analog zur Erwachsenenleitlinie fehlen bei Kindern und Jugendlichen die Daten. Analog kann eine adipositaschirurgische Maßnahme unter oben erwähnten Bedingungen in Erwägung gezogen werden, wenn bei BMI über 35 kg/m2 mindestens eine Komorbidität vorliegt und bei einem BMI >50 kg/m2 ohne Komorbiditäten. Es sollten keine Eingriffe vor Tanner-Stadium IV bzw. 95 % der prognostizierten Endgröße erfolgen.

▪ Monitoring und Verlauf

Die Lifestyle-Therapie mit Ziel der Gewichtsabnahme sollte, soweit infrastrukturell verfügbar, über einen längeren Zeitraum in einem sozialpädiatrischen Zentrum mit Schwerpunkt Adipositas multiprofessionell durchgeführt und nachbeobachtet werden.

Die kontinuierliche Verlaufskontrolle der MASH ist im interdisziplinären Team unter Einschluss der Kindergastroenterologie mindestens einmal pro Jahr durchzuführen. Hierbei ist neben der klinischen Untersuchung und laborchemischen Kontrolle auch die radiologische Verlaufskontrolle von Leberparenchymveränderungen bedeutsam, insbesondere um eine fortschreitende Fibrose im Rahmen der MASH zu erkennen.

Verschiedene klinische Fibrosescores, basierend auf anthropometrischen und laborchemischen Parametern wurden in pädiatrischen MASLD-Kohorten untersucht. Ein relevanter diagnostischer Nutzen über die alleinige Bestimmung der Transaminasen hinaus konnte bisher jedoch für keinen Score in einer unabhängigen Kohorte oder Metaanalyse gesichert werden (Kalveram et al. 2024).

Die sonomorphologische Untersuchung wird vorwiegend zur Bewertung der Steatose angewandt. Eine genaue Graduierung des Leberfettgehalts ist jedoch ebenso wie die Sensitivität bei geringer Steatosis relevant limitiert.

Zur Einschätzung der Leberfibrose hat sich die Lebersteifigkeitsmessung über die Modalität der Elastografie in den letzten Jahren etabliert. Hierzu stehen verschiedene klinisch validierte Verfahren (z. B. Fibroscan, Shear-wave Elastography, Magnetresonanzelastografie) zur Verfügung.

- **Prognose**

Bei ca. 25 % der Kinder und Jugendlichen mit MASLD entwickelt sich eine MASH mit chronisch-inflammatorischer Aktivität und potenziell fortschreitender Leberfibrose. Aus Daten im Erwachsenenalter ist bekannt, dass diese wiederum bei ca. 25 % der Patienten mit MASH in eine Leberzirrhose mündet. Die MASH-assoziierte Leberzirrhose ist heute in den USA die zweithäufigste Indikation zur Lebertransplantation. Ein unabhängig erhöhtes Risiko besteht bei Patienten mit MASH auch für die Entwicklung eines HCC, wobei hierfür bisher keine gesicherten Fälle bei Kindern und Jugendlichen beschrieben wurden. Dennoch besteht aufgrund der dramatischen Zunahme der Prävalenz der kindlichen MASLD und MASH die Sorge um bereits frühzeitig im Jugend- bzw. jungen Erwachsenenalter auftretende schwere hepatische Komplikationen oder kardiovaskuläre Ereignisse.

Die Einschätzung des natürlichen Verlaufs bzw. der Prognose der MASLD und MASH ist aufgrund fehlender sequenzieller Daten mit hoher wissenschaftlicher Güte zum Zeitpunkt maßgeblich limitiert und impliziert einen dringlichen Aufruf zu prospektiven longitudinalen klinischen Studien.

- **Prävention**

Die Prävention der MASLD beinhaltet einen übergeordneten gesellschaftspolitischen Ansatz zu Lebensstil und Ernährung im Kindes- und Jugendalter als Prävention der Adipositas und assoziierter metabolischer Dysregulation. Dies beinhaltet auch den Umgang mit (digitalem) Medienkonsum, sozioökonomischen Aspekten zur Teilhabe (z. B. Sportvereine) und Mobbing. Ein wichtiger Baustein ist die frühzeitige ernährungsphysiologische Erziehung (z. B. Ernährungspyramide) und das Bereitstellen von altersentsprechenden gesunden und abwechslungsreichen Mahlzeiten in Kindertagesstätten und Schulen.

> **Links zu Fachgesellschaften in der Behandlung MASLD/MASH und Adipositas**
> - Arbeitsgemeinschaft Adipositas im Kindes- und Jugendalter (AGA): ▶ www.a-g-a.de
> - Deutsche Adipositas Gesellschaft (DAG): ▶ www.adipositas-gesellschaft.de
> - Deutsche Gesellschaft für Kinder- und Jugendmedizin (DGKJ:) ▶ www.dgkj.de
> - Gesellschaft für Pädiatrische Gastroenterologie und Ernährung (GPGE): ▶ https://www.gpge.eu
> - European Society for Paediatric Gastroenterology Hepatology and Nutrition (ESPGHAN): ▶ https://www.espghan.org

Dieses Kapitel enthält elektronisches Zusatzmaterial.

? Fragen zur Wiederholung
1. Welche Aussage trifft zu?
   a. Bei der Hepatitis A, D und E gibt es keine chronischen Verläufe.
   b. Patienten mit chronischer Hepatitis B in der immuntoleranten Phase werden mit einem Nukleosidanalogon behandelt.
   c. Das primäre Therapieziel in der Behandlung der chorischen Hepatitis B ist die Serokonversion zu anti-HBs, die in 25–30 % erreicht wird.
   d. Zur Vermeidung einer perinatalen Transmission einer HBsAg-positiven Mutter wird das Neugeborene innerhalb von 48 h postpartal aktiv geimpft.
   e. Die immunreaktive Phase der chronischen Hepatitis B ist durch den Nachweis von HBsAg, HBeAg, hoher HBV-DNA-Konzentration und erhöhten Transaminasen charakterisiert.
2. Die chronische Hepatitis C wird bei Kindern wie folgt therapiert?

a. Eine Behandlung ist nicht notwendig, da die spontane Viruselimination hoch ist.
   b. Ab 6 Jahren ist Sofosbuvir und Ledipasvir für Genotyp 2 und 3 zugelassen.
   c. Peg-Interferon und Ribavirin ist die Standardtherapie für diese Altersgruppe.
   d. Glecaprevir und Pibrentasvir können für die Genotypen 1–6 für 8 Wochen verabreicht werden.
   e. Die Heilungsrate mit „direct antiviral agent" (DAA) liegt bei ca. 7.
3. Welche Aussage ist richtig?
   a. Die Diagnose der Autoimmunhepatitis wird durch den Nachweis der Antikörper ANCA, SMA und SLA gestellt.
   b. Eine Behandlung wird nach dem Nachweis der Chronizität begonnen.
   c. Die immunsuppressive Therapie muss über mindestens 3(–5) Jahre durchgeführt werden.
   d. Die Erkrankung kann aufgrund ihrer typischen Symptome meistens im Frühstadium diagnostiziert werden.
   e. Die medikamentöse Therapie wird mit Prednisolon in Kombination mit Mycophenolatmofetil begonnen.

Literatur

Abschn. 10.1 und Abschn. 10.2

Abutaleb A, Kottilil S (2020) Hepatitis A: epidemiology, natural history, unusual clinical manifestations, and prevention. Gastroenterol Clin North Am 49(2):191–199

Goel A, Aggarwal R (2020) Hepatitis E: epidemiology, clinical course, prevention, and treatment. Gastroenterol Clin North Am 49(2):315–330

Houghton M. Hepatitis C Virus: 30 Years after Its Discovery. Cold Spring Harb Perspect Med. 2019 Dec 2;9(12):a037069. ▶ https://doi.org/10.1101/cshperspect.a037069. PMID: 31501269; PMCID: PMC6886456.

Hudert C, Henning, S, Bufler P (2020) Autoimmune Lebererkrankungen bei Kindern und Jugendlichen. Pädiatrie up2date 15:327–339

Kim NG, Kullar R, Khalil H et al (2020) Meeting the WHO hepatitis C virus elimination goal: review of treatment in paediatrics. J Viral Hepat 27(8):762–769

Mack CL, Adams D, Assis DN et al (August 2020) Diagnosis and management of autoimmune hepatitis in adults and children: 2019 practice guidance and guidelines from the American association for the study of liver diseases. Hepatology 72(2):671–722

Maggiore G, De Giacomo C (2016) Hepatitis D in children. J Pediatr Gastroenterol Nutr 63(1):e20

Mataya L, Patel N, Azzam RK (1. November 2018) Autoimmune liver diseases in children. Pediatr Ann 47(11):e452–e457

Nguyen MH, Wong G, Gane E, Kao JH, Dusheiko G (2020 Feb 26) Hepatitis B Virus: Advances in Prevention, Diagnosis, and Therapy. Clin Microbiol Rev 3(2):e00046–19. ▶ https://doi.org/10.1128/CMR.00046-19. PMID: 32102898; PMCID: PMC7048015

RKI (2020) Virushepatitis B und D sowie virushepatitis C im Jahr 2019. Epidemiologisches Bulletin 30/31:3–31

Spyrou E, Smith CI, Ghany MG (2020) Hepatitis B: current status of therapy and future therapies. Gastroenterol Clin North Am 49(2):215–238

Wirth S (2016) Autoimmune Lebererkrankungen. Monatsschr Kinderheilkd 164:465–471

Wirth S, Schreiber-Dietrich D, Dietrich CF (2021) Aktuelle Therapie der chronischen Hepatitis C bei Kindern und Jugendlichen. Monatsschr Kinderheilkd 169:534–541

Abschn. 10.3

Bennett N, Maglione PJ, Wright BL, Zerbe C (9. Mai 2018) Infectious complications in patients with chronic granulomatous disease. J Pediatric Infect Dis Soc. 7(suppl_1):S12-S17. doi: ▶ https://doi.org/10.1093/jpids/piy013. PMID: 29746678; PMCID: PMC5985728

Bobić B, Nikolić A, Radivojević SK, Klun I, Djurković-Djaković O (November 2012) Echinococcosis in Serbia: an issue for the 21st century? Foodborne Pathog Dis 9(11):967–973. ▶ https://doi.org/10.1089/fpd.2012.1227. Epub 2012 Oct 31 PMID: 23113724

Fievet L, Michel JL, Harper L, Turquet A, Moiton MP, Sauvat F (Mai 2012) Abcès hépatique chez l'enfant : à propos d'un cas [Management of pediatric liver abscess]. Arch Pediatr 19(5):497–500. French. ▶ https://doi.org/10.1016/j.arcped.2012.02.009. Epub 2012 Mar 28. PMID: 22463954

Hesse AA, Nouri A, Hassan HS, Hashish AA (Mai 2012) Parasitic infestations requiring surgical interventions. Semin Pediatr Surg 21(2):142–150. ▶ https://doi.org/10.1053/j.sempedsurg.2012.01.009. PMID: 22475120

Schwartz C, Fallon PG (Oktober 2018) Schistosoma „Eggs-Iting" the host: granuloma formation and egg excretion. Front Immunol 29(9):2492. ▶ https://doi.org/10.3389/fimmu.2018.02492.PMID:30459767;PMCID:PMC6232930

Weatherhead JE, Hotez PJ (August 2015) Worm infections in children. Pediatr Rev 36(8):341–52; quiz 353–4. ▶ https://doi.org/10.1542/pir.36-8-341. PMID: 26232464

Abschn. 10.4

AWMF S3-Leitlinie (2019) Therapie und Prävention der Adipositas im Kindes- und Jugendalter. ▶ https://www.awmf.org/uploads/tx_szleitlinien/050-002l_S3_Therapie-Praevention-Adipositas-Kinder-Jugendliche_2019-11.pdf

Kalveram L, Baumann U, De Bruyne R, Draijer L, Janczyk W, Kelly D, Koot BG, Lacaille F, Lefere S, Lev HM, Lubrecht J, Mann JP, Mosca A, Rajwal S, Socha P, Vreugdenhil A, Alisi A, Hudert CA; ESPGHAN Fatty Liver Special Interest Group. Noninvasive scores are poorly predictive of histological fibrosis in paediatric fatty liver disease. J Pediatr Gastroenterol Nutr. 2024 Jan; 78(1):27–35. https://10.1002/jpn3.12068. Epub 2023 Dec 29.

Mann JP, Vreugdenhil AC, Zellos A, Krag A, Konidari A, Alisi A, Koot B, Kohlmaier B, Hudert CA, Tzivinikos C, Arikan C (2023 Jul) Diagnosis of fatty liver in children should occur in parallel to investigation for other causes of liver disease. Lancet Gastroenterol Hepatol 8(7):598–600. ▶ https://doi.org/10.1016/S2468-1253(23)00100-0. Epub 2023 Apr 4. PMID: 37028436

Nobili V, Manco M, Devito R et al (2008) Lifestyle intervention and antioxidant therapy in children with nonalcoholic fatty liver disease: a randomized, controlled trial. Hepatology 48(01):119–128

Rinella ME, Lazarus JV, Ratziu V, Francque SM, Sanyal AJ, Kanwal F, Romero D, Abdelmalek MF, Anstee QM, Arab JP, Arrese M (2023 Jun 24) A multi-society Delphi consensus statement on new fatty liver disease nomenclature. Ann Hepatol 29(1):101133. ▶ https://doi.org/10.1016/j.aohep.2023.101133. Online vor dem Druck. PMID: 37364816

Wiegand S, Kühnen P (2020) Obesity is rarely curable: individual concepts and therapy programs for children and adolescents. Bundesgesundheitsbl 63:821–830 ▶ https://doi.org/10.1007/s00103-020-03164-1

Hepatopathien

Philip Bufler

Inhaltsverzeichnis

11.1 Morbus Wilson – 208
11.1.1 Grundlagen – 208
11.1.2 Therapie – 209

11.2 α_1-Antitrypsinmangel – 212
11.2.1 Grundlagen – 212
11.2.2 Therapie – 213

11.3 Störungen des Bilirubinstoffwechsels – 214
11.3.1 Grundlagen – 214
11.3.2 Therapie – 214

Literatur – 217

Philip Bufler ist Mitglied des Advisory-Boards der Firmen Univar Solutions und Orphalan GmbH und erhielt Vortragshonorare der Firma Orphalan GmbH.

Ergänzende Information Die elektronische Version dieses Kapitels enthält Zusatzmaterial, auf das über folgenden Link zugegriffen werden kann ▶ https://doi.org/10.1007/978-3-662-65248-0_11.

© Springer-Verlag GmbH Deutschland, ein Teil von Springer Nature 2023
K.-P. Zimmer et al. (Hrsg.), *Gastroenterologie – Hepatologie – Ernährung – Nephrologie – Urologie*, Therapie der Krankheiten im Kindes- und Jugendalter,
https://doi.org/10.1007/978-3-662-65248-0_11

11.1 Morbus Wilson

11.1.1 Grundlagen

Der M. Wilson ist eine autosomal-rezessiv vererbte Erkrankung des Kupferstoffwechsels mit einer geschätzten Prävalenz von 1:30.000. Ursächlich für die Erkrankung sind Mutationen im *ATP7B*-Gen, das für eine Kupfer transportierende ATPase kodiert. Es sind über 500 Mutationen beschrieben, die zu einer progressiven, toxischen Akkumulation von Kupfer beginnend in der Leber, später auch im ZNS und anderen Organen führen.

- **Symptomatik**

Das Durchschnittsalter bei Diagnosestellung des M. Wilson im Kindes- und Jugendalter liegt bei ca. 13 Jahren. Bei Kindern <3 Jahre ist die Diagnosestellung unwahrscheinlich, da erst einige Zeit vergehen muss, bis ausreichend toxisches Kupfer im Körper eingelagert wird. Prinzipiell sollte bei unklarer Leberwerterhöhung immer ein M. Wilson ausgeschlossen werden. Bei Kindern <10 Jahre mit Leberbeteiligung liegen in 4–6 % neurologische Begleitsymptome vor, milde kognitive Einschränkungen sind wahrscheinlich deutlich häufiger. Bei asymptomatischen Kindern oder bei milder Leberbeteiligung ist der Nachweis des KF-Kornealrings selten, bei neurologischer Beteiligung dagegen fast obligat. Im Rahmen eines akuten Leberversagens bei M. Wilson ist häufig eine Coombs-negative, hämolytische Anämie nachzuweisen. Klinische Symptome, siehe ◘ Tab. 11.1.

- **Diagnostik und Differenzialdiagnostik**

Die Diagnostik beinhaltet stets die Kombination aus klinischen und paraklinischen Parametern, da außer einer positiven Genetik mit Nachweis einer homozygoten oder compound heterozygoten Variante einer als sicher pathogen bekannten Mutation im *ATP7B*-Gen kein Einzeltest per se beweisend ist. Bei jungen oder asymptomatischen Patienten ist die Diagnosestellung oft besonders schwierig, da Coeruloplasmin und Kupfer im 24 h-Urin als zentrale, nichtinvasive Laborparameter häufig normal

◘ **Tab. 11.1** Klinische Symptome des M. Wilson

Organsystem	Symptomatik
Leber	Transaminasenerhöhung als Zufallsbefund, Steatosis hepatis, Leberfibrose, dekompensierte Leberzirrhose mit portaler Hypertension, akutes Leberversagen mit Hämolyse
Niere	Tubulopathie (Fanconi-Syndrom, renal-tubuläre Azidose, Aminoazidurie), Nephrokalzinose, Nephrolithiasis
Auge	Kayser-Fleischer-Kornealring (Kupferablagerung in der hinteren Basalmembran)
Nervensystem	Rigor, Tremor, Ataxie, Bradykinesie, Dyskinesie, Dysarthrie, Hypomimie, Hypersalivation, schlaganfallähnliche Symptome
Psychiatrische Symptome	Verhaltensauffälligkeiten, kognitive Schwäche, affektive Störungen, Psychose, Apathie
Blut	Akute oder chronische Hämolyse (vor allem bei akutem Leberversagen)
Herz-Kreislauf-System	Kardiomyopathie, Arrhythmie
Bewegungsapparat	Osteomalazie, Osteoporose, degenerative Gelenkerkrankungen
Verdauungssystem	Cholelithiasis, Pankreatitis, spontane bakterielle Peritonitis
Endokrin	Hypoparathyreoidismus, Infertilität
Kutan	Lipome, blaue Lunulae an den Fingern

Tab. 11.2 Medikamente bei M. Wilson

	D-Penicillamin	Trientin-4-HCL	Trientin-2-HCL	Zink
Wirkstärken	150 mg, 300 mg Penicillamin	150 mg Trientin	300 mg Trientin-dihydrochlorid, entspricht 200 mg Trientin	25 mg, 50 mg Zink
Darreichung	Magensaftresistente Tablette, nicht teilbar	Filmtablette, teilbar	Hartkapsel, nicht teilbar	Hartkapsel, nicht teilbar
Aufbewahrung	Nicht >25 C°	Keine besonderen Anforderungen	Keine besonderen Anforderungen	Nicht >25 C°
Dosierung	10–20 mg/kg	Kinder ab 5 J.: 225–600 mg (1,5–4 Tabletten)	Kinder ab 5 J.: 400–1000 mg (2–5 Kapseln)	1.–6. J.: 2 × 25 mg 6.–16. J. <57 kg: 3 × 25 mg >16. J. oder >57 kg: 3 × 50 mg

sind und kein Kayser-Fleischer-Kornealring vorliegt. Die Kupferausscheidung im Urin unter der Gabe von Penicillamin (Penicillamin-Test) kann bei Kindern und Jugendlichen die Diagnostik unterstützen (eOverview 11.1, eTab. 11.1 und 11.2). Entsprechend des Positionspapiers der ESPGHAN (European Society of Pediatric Gastroenterology, Hepatology and Nutrition) wird folgendes Diagnostikschema empfohlen (Socha, Janczyk et al. 2018):
1. Schritt
   a. Klinische Evaluation für Hepatosplenomegalie, Aszites, K-F-Ring
   b. Leberwerte: ALT/AST, Bilirubin gesamt/direkt, INR, AP
   c. Serum-Coeruloplasmin, 24h-Urin-Kupferausscheidung
2. Schritt: Genetik
   a. Untersuchung bekannter Mutationen
   b. Sequenzierung des gesamten Gens ATP7B
3. Schritt: Leberbiopsie mit Bestimmung des Leberkupfergehalts ▶ Beim 24-h-Sammelurin auf die Verwendung eines strikt Kupfer-freien Sammelgefäßes achten.

Nach jedem Diagnostikschritt wird der Aktivitäts-Score bestimmt (◘ Tab. 11.3). 4 oder mehr Punkte bestätigen die Diagnose (Ferenci, Caca et al. 2003). Bei fulminanter, hepatischer Manifestation des M. Wilson bei Kindern imponieren ein

- Dysproportional hohes Bilirubin (>17.5 mg/dl)
- Erniedrigte AP (durch Zinkmangel bedingt)
- Relativ niedrige Transaminasen (100-500 U/l) – Zirrhose-bedingt
- Hämolytische Anämie (durch große Mengen frei zirkulierendes Kupfer ausgelöst)
- Nierenversagen

▶ Das Familienscreening von Verwandten 1. Grades (ab dem 2.-3. Lebensjahr) ist obligat
▶ Allen Betroffenen sollte eine genetische Beratung empfohlen werden
▶ Differentialdiagnostisch müssen immer andere Ursachen einer Leberwerterhöhung, z. B. Infektionen oder Stoffwechseldefekte, ausgeschlossen werden

11.1.2 Therapie

Therapieziel

Im Rahmen der Initialtherapie wird das im Körper akkumulierte Kupfer mittels sogenannter Chelatoren eliminiert. Die Erhaltungstherapie verhindert die erneute Akkumulation von Kupfer durch Gabe von Chelatoren oder Zinksalzen.

Tab. 11.3 Nebenwirkungen von Chelatbildnern und Zink (Nicastro et al 2010)

	D-Penicillamin	Trientin-4-HCL	Trientin-2-HCL	Zink
Sehr häufig	Meist harmlose und reversible Geschmacksstörungen Magenunverträglichkeit, Inappetenz, Übelkeit, Brechreiz, Durchfälle			
Häufig	Knochenmarksuppression mit Agranulozytose, Panzytopenie Hauterscheinungen überwiegend allergischer Natur ggf. mit Fieber Schleimhautkomplikationen Proteinurie, Hämaturie	Übelkeit	Übelkeit	Magenreizungen, Erhöhung Amylase, Lipase, alkalische Phophatase
Gelegentlich	Myasthenes Syndrom Erhöhung antinukleäre Antikörper Magen- und Darmblutungen	Ausschlag, Pruritus, Erythem, sideroblastische Anämie	Anämie, aplastische Anämie, sideroblastische Anämie Dystonie Tremor Hautausschlag	Sideroblastische Anämie Leukopenie

> Das primäre Therapieziel ist das Erreichen einer Kupferhomöostase durch eine lebenslang durchzuführende Therapie

Therapieprinzip

Chelatoren wie D-Penicillamin oder Trientine binden freies Kupfer im Serum und fördern die renale Elimination. Zinksalze blockieren die intestinale Resorption von Kupfer und werden für die Langzeittherapie eingesetzt.

> Bis zum Erreichen der klinischen Remission wird eine kupferarme Diät unter Verzicht auf Meeresfrüchte, Nüsse, Schokolade, Pilze und Innereien empfohlen.

Therapeutisches Vorgehen

Standardmedikation für die Remissionsinduktion („Entkupferung") ist D-Penicillamin (Tab. 11.2). Die orale Dosierung wird, insbesondere bei neurologischer Symptomatik, langsam über mehrere Wochen auf 20 mg/kg/d in 2–3 Einzeldosen (ED) erhöht. Da Nahrung die intestinale Resorption von D-Penicillamin hemmt, muss die Medikation eine Stunde vor oder 2 h nach den Mahlzeiten eingenommen werden. Die Begleittherapie mit Pyridoxin wird nicht mehr routinemäßig empfohlen. Die Therapie mit D-Penicillamin ist mit signifikanten Nebenwirkungen vergesellschaftet.

Bei Auftreten von Nebenwirkungen unter der Therapie mit D-Penicillamin kann auf Trientine umgestellt werden. Es sind zwei verschiedene Präparate (Trientin-2-HCL, Trientin-4-HCL) verfügbar, die sich in der Dosierung und der Teilbarkeit der Tabletten unterscheiden (Tab. 11.2). Das Verträglichkeitsprofil von Trientine scheint günstiger als das von D-Penicillamin zu sein (Tab. 11.3). Selten treten allergische Reaktionen auf, sowie Arthralgien, Muskelkrämpfe oder sideroblastische Anämie (Socha et al. 2018). Auch unter der einschleichenden Therapie mit Trientine kann eine Verschlechterung der neurologischen Symptomatik beobachtet werden.

Die Wirksamkeit von Trientine ist vergleichbar mit D-Penicillamin (Weiss et al. 2013). Auch Trientine sollte eine Stunde vor oder 2 h nach den Mahlzeiten eingenommen werden.

Zink induziert die Expression von Metallothionein, welches Kupfer nach Aufnahme in den Enterozyten bindet und dadurch die systemische Resorption hemmt (Brewer 1999). Es werden verschiedene Zinksalze therapeutisch eingesetzt: Zinksulfat, Zinkazetat und Zinkgluconat. Die Hauptnebenwirkungen von Zink betreffen den Gastrointestinaltrakt (Tab. 11.3). Die gewichtsadaptierte Dosierung von Zink ist in Tab. 11.2 aufgeführt.

Bei Erstmanifestation des M. Wilson mit akutem Leberversagen wird entsprechend des King's Wilson Index (Dhawan et al. 2005) die Indikation zur Lebertransplantation mit hoher Dringlichkeit gestellt.

- **Monitoring und Verlauf**

Während der Initialphase unter einschleichender Dosierung der Chelatoren wird die engmaschige (wöchentliche) Kontrolle der Leberwerte mit Monitoring etwaiger Nebenwirkungen empfohlen (Blutbildveränderungen, Proteinurie, Eisenstatus). Unter Erhaltungstherapie nach Normalisierung der Leberwerte werden 3- bis 6-monatliche Kontrollen empfohlen. Bei Verschlechterung der neurologischen Symptomatik wird die Dosierung der Chelatoren vorübergehend reduziert. Auch unter der Therapie mit Zink kann es zu einer Verschlechterung der Neurologie kommen.

> Ziel der Therapie ist die komplette Normalisierung der Leberfunktionsparameter und des klinischen Beschwerdebildes, meist innerhalb des ersten Jahres nach Therapiebeginn.

Die adäquate Dosierung und Compliance der Therapie wird durch Bestimmung der Kupferausscheidung im 24 h-Sammelurin überprüft (◘ Tab. 11.4).

> - Eine zu niedrige Kupferausscheidung (<200 µg) im 24 h-Sammelurin weist **bei normalisierten Leberwerten** auf eine **Überdosierung** der Therapie hin.
> - Eine zu niedrige Kupferausscheidung (<200 µg) im 24 h-Sammelurin weist **bei anhaltend pathologischen Leberwerten** auf eine **Unterdosierung** der Chelatorentherapie oder mangelnde Compliance hin.

Anders als bei der Chelatorentherapie wird unter der Erhaltungstherapie mit Zink eine niedrige Urinkupferausscheidung erwartet (30–75 µg/24 h), da die Ausscheidung über den Stuhl erfolgt. Die Zinkwerte im Serum sowie die Urinzinkausscheidung sollten über 125 mg/dl bzw. 1,5–2 g/d liegen.

Jährliche Spaltlampenuntersuchungen ergänzen die Laborkontrollen. Unter erfolgreicher Entkupferung sollte sich der KF-Ring allmählich zurückbilden.

- **Prognose**

Unter adäquater Therapie ist die Prognose des M. Wilson sehr gut

> Das akute Leberversagen als Erstmanifestation des M. Wilson ist mit erheblicher Mortalität assoziiert, weshalb die Patienten umgehend in ein Lebertransplantationszentrum verlegt werden sollten.

- **Prävention und Screening**

Da M. Wilson eine genetisch bedingte Erkrankung ist, beschränken sich präventive Maßnahmen auf die Screeninguntersuchung erstgradig verwandter Angehöriger (genetische Eltern, Geschwister).

> - Die Screeninguntersuchung Verwandter 1. Grades umfasst neben der klinischen Untersuchung die Bestimmung von AST, ALT, γGT und Coeruloplasmin.
> - Genetisches Screening ist nur bei bekannter Mutation sinnvoll.

◘ Tab. 11.4 Therapiemonitoring der Kupferausscheidung im 24-h-Sammelurin

	D-Penicillamin	Trientine	Zink
Initialtherapie	1000 µg/24 h (16µmol/24 h) oder höher	Bei Therapieinitiierung können Werte höher sein als unter Erhaltungstherapie	
Erhaltungstherapie	200–500 µg/24 h (3–8 µmol/24 h)	200–500 µg/24 h (3–8 µmol/24 h)	<75 µg/24 h (<1,2 µmol/24 h)

■ **Qualitätssicherung**

Diagnostik und Therapie bei Verdacht auf M. Wilson sollten durch einen zertifizierten Kindergastroenterologen basierend auf internationalen Leitlinien erfolgen (Roberts et al. 2008; Socha et al. 2018). Maßnahmen zur Qualitätsverbesserung beinhalten die Teilnahme an internationalen Registerstudien und die Vernetzung z. B. im Rahmen der europäischen Referenznetzwerke für seltene Erkrankungen.

■ **Ausblick**

Bischoline Tetrathiomolybdat (TTM) ist ein neues Medikament zur Therapie des M. Wilson, für das aber noch keine Zulassung besteht. TTM bildet mit Albumin und Kupfer einen Komplex und fördert die Kupferausscheidung über die Gallenflüssigkeit. TTM kann außerdem die Blut-Hirn-Schranke überwinden, hemmt die Kupferaufnahme in neuronale Zellen sowie Hepatozyten (Stremmel 2019).

11.2 α$_1$-Antitrypsinmangel

11.2.1 Grundlagen

α$_1$-Antitrypsin (AAT) ist einer der wichtigsten, körpereigenen Proteaseinhibitoren und hemmt Proteasen wie Trypsin, Elastase oder Kollagenasen. Darüber hinaus wirkt AAT immunmodulatorisch (Ehlers 2014). AAT wird als Serumprotein in der Leber gebildet. Es sind zahlreiche, autosomal-rezessiv vererbte Mutationen von AAT bekannt, die mit reduzierten Serumspiegeln einhergehen und im homozygoten oder compound heterozygoten Trägerstatus bei Neugeborenen und Kleinkindern zu cholestatischer Hepatopathie und bei älteren Kindern und Erwachsenen zu chronischer Lungenerkrankung führen können. Seltenere Manifestationen des AAT-Mangels sind Formen einer schweren rezidivierenden Panniculitis sowie Vaskulitiden.

Mutationen im *SERPINA1*-Gen sind ursächlich für den AAT-Proteinfaltungsdefekt. Fehlerhaft gefaltetes AAT wird im endoplasmatischen Retikulum der Hepatozyten zurückgehalten und nicht in die Blutzirkulation freigesetzt. Intrazellulär angestautes AAT führt durch metabolischen Stress zum Zelluntergang (Apoptose) der Hepatozyten. In der Folge kann sich bereits bei Neugeborenen ein akutes, toxisch-bedingtes Leberversagen mit typischer Cholestase oder im Verlauf ein chronisches Leberversagen mit Leberzirrhose bis hin zum hepatozellulärem Karzinom entwickeln.

> – AAT-Mangel zählt mit einer Inzidenz von 1:2500 zu den häufigen, genetisch-bedingten Erkrankungen.
> – Häufigste Mutationen sind der Genotyp PiZZ (homozygot) und PiSZ (compound heterozygot).

Aufgrund der Heterogenität der Erkrankung werden genetische Modifier und Umweltfaktoren diskutiert, die den individuellen, klinischen Phänotyp bestimmen (Patel et al. 2021).

■ **Symptomatik, Diagnostik und Differenzialdiagnostik**

Der AAT-Mangel ist eine wichtige Differenzialdiagnose der neonatalen Cholestase. Diagnostisch wegweisend sind reduzierte AAT-Serumspiegel (<0,6 g/l bei PiZZ). Beweisend ist die genetische Diagnostik. Bis heute sind über 70 Mutationen der Erkrankung beschrieben. In der Leberhistologie, die für die Diagnostik bei positiver Genetik nicht obligat ist, zeigt sich das Bild der neonatalen Hepatitis. Begleitend kann eine Proliferation oder Hypoplasie der Gallengänge vorliegen, was nicht mit dem Vorliegen einer Gallengangatresie oder eines Alagille-Syndroms verwechselt werden sollte. PAS-positive Hepatozyten als Ausdruck der intrazellulären Akkumulation des fehlgefalteten AAT zeigen sich in der Regel erst im weiteren Krankheitsverlauf. Cholestase, Inflammation und hepatozelluläre Nekrose bessern sich meist mit dem Lebensalter, sofern nicht bereits im Neugeborenenalter eine ausgeprägte Cholestase vorliegt, die für einen ungünstigen Verlauf mit Leberzirrhose und Leberversagen bis hin zur Notwendigkeit einer Lebertransplantation prädisponiert.

Hepatopathien

> AAT ist ein Akute-Phase-Protein und kann auch bei AAT-Mangel durch Entzündungsvorgänge der Leber im Serum erhöht nachweisbar sein

Die Labordiagnostik umfasst neben der Bestimmung der AAT-Serumspiegel die Analyse von Bilirubin mit Differenzierung, Transaminasen, γGT, alkalischer Phosphatase und Blutgerinnung. Aufgrund der breiten Verfügbarkeit der genetischen Diagnostik wird die isoelektrische Fokussierung zur AAT-Phänotypisierung nur noch selten durchgeführt.

11.2.2 Therapie

■ **Therapieprinzip**

Zentraler Baustein der supportiven Therapie ist eine hochkalorische Diät, die mit mittelkettigen Fettsäuren (MCT) und fettlöslichen Vitaminen angereichert ist. Für Säuglinge stehen verschiedene Formelnahrungen zur Verfügung (z. B. Heparon junior, Alfaré). Eine regelmäßige Ernährungsberatung ist auch für Kleinkinder mit anhaltender Hepatopathie wichtig, um frühzeitig bei unzureichender Gewichtsentwicklung eine Kaloriensubstitution zu beginnen. Bei terminaler Lebererkrankung wird als kurative Maßnahme die Lebertransplantation durchgeführt, die mit einem hervorragenden Outcome assoziiert ist (Guillaud et al. 2021).

> Bei AAT-Mangel mit Leberbeteiligung wird eine hochkalorische, MCT-reiche Diät mit Substitution der fettlöslichen Vitamine empfohlen.

■ **Monitoring und Verlauf**

Wichtig sind regelmäßige Kontrollen der Längen- und Gewichtsentwicklung sowie die Bestimmung der Serumspiegel der fettlöslichen Vitamine einschließlich der Blutgerinnung unter Substitution (3-monatliche Kontrollen). Bei fortschreitender Lebererkrankung ist auf Zeichen der portalen Hypertension mit Hypersplenismus zu achten und ggf. eine Ösophagogastroduodenoskopie zum Ausschluss von Ösophagusvarizen und hypertensiver Gastropathie durchzuführen. Wie bei allen chronischen Lebererkrankungen ist auf die Vervollständigung des Impfstatus zu achten. Besonders bei Hypersplenismus ist die Impfung gegen bekapselte Bakterien (Pneumokokken, Meningokokken) wichtig.

> Bei Kindern mit chronischer Lebererkrankung ist auf einen ausreichenden Impfschutz, u. a. gegen bekapselte Bakterien zu achten.

■ **Prognose**

Unter adäquater Kalorienzufuhr und Substitution fettlöslicher Vitamine bessert sich in der überwiegenden Zahl der Kinder mit AAT-Mangel die Cholestase und Transaminasenerhöhung. 15 % der Kinder mit PiZZ-Typ und Cholestase entwickeln eine Leberzirrhose (Strnad et al. 2020). Nur selten müssen Kinder mit AAT-Mangel im Säuglingsalter lebertransplantiert werden. Bei Neuauftreten eines Ikterus jenseits der Neugeborenenperiode ist mit einem rasch progredienten Verlauf der Lebererkrankung zu rechnen. Die pulmonale Symptomatik spielt im Kindesalter eine untergeordnete Rolle.

■ **Prävention**

Die Eltern der Kinder mit AAT-Mangel sollten nach Diagnosestellung über die präventiven Maßnahmen zur Vermeidung einer späteren Lungenbeteiligung aufgeklärt werden.

> Wichtige präventive Maßnahmen bei AAT-Mangel sind:
> - Verzicht auf Rauchen, keine Passivrauchexposition!
> - Vermeidung hepatotoxischer Substanzen und Medikamente (z. B. Alkohol, Paracetamol)!
> - Keine Therapie mit nichtsteroidalen Antiphlogistika!

Nichtsteroidale Antiphlogistika wie Ibuprofen sollten vermieden werden, da sie zu einer vermehrten Synthese von fehlgefaltetem AAT in der geschädigten Leber führen können (Teckman und Mangalat 2015). Erstgradig Verwandten sollte eine genetische Beratung angeboten werden.

- **Qualitätssicherung**

Diagnostik und Therapie der neonatalen Cholestase einschließlich AAT-Mangel (homozygoter Phänotyp) sollten durch eine zertifizierte kindergastroenterologische Ambulanz oder Praxis erfolgen. Regelmäßige kindergastroenterologische und ab dem Schulalter kinderpneumologische Kontrolluntersuchungen werden empfohlen.

- **Ausblick**

Es existieren vielversprechende (tier-) experimentelle Untersuchungen und teils bereits erste klinische Daten zu Carbamazepin (Steigerung der Autophagie zum Abbau des intrazellulär gespeicherten AAT), siRNA-basierte Therapie zur Synthesehemmung des fehlgefalteten AAT oder Chaperontherapie zur Faltungskorrektur des mutierten AAT (Patel et al. 2021).

11.3 Störungen des Bilirubinstoffwechsels

11.3.1 Grundlagen

Alle Störungen des Bilirubinstoffwechsels können mit dem klinischen Bild des Ikterus einhergehen. Bilirubin-**Konjugationsstörungen** sind durch Erhöhung des indirekten, d. h. unkonjugierten Bilirubins charakterisiert. Beim Rotor- und Dubin-Johnson-Syndrom ist dagegen überwiegend das direkte/konjugierte Bilirubin erhöht, das aufgrund einer **Transportstörung** nur unzureichend aus den Hepatozyten in die Gallekanalikuli der Leber ausgeschieden wird. Die Leberfunktion ist bei keiner der Erkrankungen beeinträchtigt. Transaminasen oder Cholestaseparameter sind nicht erhöht. Bekannte, zugrunde liegende Mutationen bei Bilirubinstoffwechselstörungen betreffen die Gene *UGT1A1, SLCO1B1/3* und *ABCC2*.

- **Symptomatik, Diagnostik und Differenzialdiagnostik**

In ◘ Tab. 11.5 sind die Informationen zu Diagnostik und klinischem Bild der Bilirubin-Stoffwechselstörungen zusammengefasst. Die klinische Verdachtsdiagnose wird durch die genetische Untersuchung gesichert.

Differenzialdiagnostisch müssen bei allen Bilirubinstoffwechselstörungen, die mit einem Ikterus einhergehen, primärcholestatische Lebererkrankungen, Hepatitiden oder hämolytische Erkrankungen ausgeschlossen werden. Die Basisdiagnostik umfasst neben der Bestimmung des Bilirubins mit Differenzierung die Analyse der Serumtransaminasen, Cholestaseparameter (γGT, AP) und der Blutgerinnung (Quick, PTT). Die Nüchterngallensäuren im Serum sind nicht erhöht und ermöglichen die Abgrenzung zu Erkrankungen aus dem Formenkreis der progressiven familiären Cholestasesyndrome.

11.3.2 Therapie

- **Therapie und Monitoring**

Patienten mit M. Meulengracht, Rotor- oder Dubin-Johnson-Syndrom bedürfen keiner spezifischen Therapie (◘ Tab. 11.6).

Patienten mit CN1 benötigen eine lebenslange Phototherapie mit Blaulicht, die täglich in der Regel über mindestens 12 h durchgeführt werden muss. Unter der Phototherapie werden konjugierte Bilirubinwerte von <9 mg/dl (<150 µmol/L) angestrebt (Strauss et al. 2020). Die enterale Gabe von Kalziumkarbonat (2,5 mmol/kg/d) wird empfohlen, um die fäkale Ausscheidung von Bilirubin zu verbessern. Die Wirksamkeit der Therapie mit Zinkprotoporphyrin IX, einem Hemmer der Hämoxygenase, wird kontrovers diskutiert (Dhawan et al. 2020).

> Nur bei Crigler-Najjar Typ 1 besteht eine Therapieindikation in Form der lebenslangen Phototherapie.

Hepatopathien

Tab. 11.5 Diagnostik und klinisches Bild von Bilirubinstoffwechselstörungen

	M. Meulengracht/Gilbert-Syndrom	Crigler-Najjar-Typ 1	Crigler-Najjar-Typ 2	Rotor-Syndrom	Dubin-Johnson-Syndrom
Gen/Vererbungsmodus	*UGT1A1*, autosomal rezessiv	*UGT1A1*, autosomal rezessiv	*UGT1A1*, autosomal rezessiv	*SLCO1B1/3*, autosomal rezessiv	*ABCC2*, autosomal rezessiv
Prävalenz	>8 %, m>w	<1:1.000.000	<1:1.000.000	<1:1.000.000	<1:1.000.000
Serumbilirubin	Unkonjugiertes Bilirubin, 1–4 mg/ml	Unkonjugiertes Bilirubin, unbehandelt >40 mg/dl	Unkonjugiertes Bilirubin, unbehandelt 6–24 mg/dl	Konjugiertes Bilirubin, 2–7 mg/dl	Konjugiertes Bilirubin, 2–6 mg/dl
Koproporphyrine im Urin				Gesamtkoproporphyrin **erhöht** Fraktion Koproporphyrin I **normal**	Gesamtkoproporphyrin **normal** Fraktion Koproporphyrin I **erhöht**
Klinik (außer Ikterus)	Unspezifische Oberbauchbeschwerden, Ikterus neonatorum prolongatus, Inappetenz, Schlappheit	**Cave:** Kernikterus mit schlechter Prognose	Risiko für Kernikterus gering. Variante c.115C>G mit erhöhtem Risiko für progrediente Lebererkrankung Junge et al. 2023	Asymptomatisch	Neonatale Hepatitis; braunschwarz gefärbtes Lebergewebe
Triggerfaktoren	Längere Nüchternphasen Körperlicher Stress Alkoholkonsum Lebertoxische Medikamente	Medikamente, die die Bindung von Bilirubin an Albumin hemmen (u. a. Paracetamol, Ibuprofen) Infekte Verletzungen/Traumata Operationen	Medikamente, die die Bindung von Bilirubin an Albumin hemmen u. a. Paracetamol, Ibuprofen) Infekte Verletzungen/Traumata Operationen	Lebertoxische Medikamente Östrogenhaltige Antikonzeptiva	Östrogenhaltige Antikonzeptiva Schwangerschaft Lebertoxische Medikamente
Zusatzinformation		**Differenzierung zwischen CN1 und CN2:** Therapieversuch mit Phenobarbital (4 mg/kg/d über 2 Tage) zur pharmakologischen Enzyminduktion; führt nur bei CN2 zu einer signifikanten Reduktion des indirekten Bilirubins		Konjugierte Hyperbilirubinämie bei ansonsten unauffälligen Leberwerten typisch für Rotor- oder Dubin-Johnson-Syndrom	

Tab. 11.6 Therapie bei Bilirubinstoffwechselstörungen

	M. Meulengracht/ Gilbert-Syndrom	Crigler-Najjar Typ 1	Crigler-Najjar Typ 2	Rotor-Syndrom	Dubin-Johnson-Syndrom
Therapie	Keine	Lebenslange Phototherapie Austauschtransfusion bei unkontrolliertem Bilirubinanstieg Kalziumkarbonat: 2,5 mmol/kg/d	In der Regel keine spezifische Therapie notwendig, ggf. Phototherapie oder vorübergehende Enzyminduktion durch Phenobarbital	Keine	Keine Bei neonataler Hepatitis Ursodeoxycholsäure (15 mg/kg in 2 ED)

■ **Prognose**

Patienten mit CN1 sind lebenslang durch das Auftreten eines Kernikterus gefährdet, wenn es z. B. im Rahmen von Infekten zu einem unkontrollierten Anstieg des unkonjugierten Bilirubins kommt.

Alle anderen aufgeführten Bilirubinstoffwechselstörungen haben eine exzellente Prognose und sind mit einer ungeminderten Lebenserwartung verbunden.

■ **Prävention**

Eine im Alltag empfohlene Präventionsmaßnahme bei M. Meulengracht ist das Vermeiden längerer Nüchternphasen. Besonders beim Crigler-Najjar-Syndrom Typ 1 und 2 sollten die in ■ Tab. 11.5 aufgeführten Triggerfaktoren vermieden werden, um der Ausbildung eines Kernikterus vorzubeugen.

■ **Qualitätssicherung**

Zur Sicherung der Diagnose bei unklarem Ikterus im Neugeborenenalter ist die Vorstellung in einem Kinderleberzentrum zu empfehlen. Ebenso sollte die langfristige Betreuung von Kindern und Jugendlichen mit seltenen Lebererkrankungen wie Crigler-Najjar Typ 1 an einem spezialisierten Zentrum erfolgen.

■ **Ausblick**

Patienten mit CN1 leiden häufig durch die tägliche, stundenlange Phototherapie unter Einschränkungen der Lebensqualität oder sind durch eine unzureichend wirksame Phototherapie dem Risiko eines Kernikterus ausgesetzt. Als kurative Therapie kann bei CN1 eine Lebertransplantation angeboten werden. Gentherapeutische Ansätze sind vielversprechend, haben aber noch keinen Einzug in die Klinik erhalten.

Dieses Kapitel enthält elektronisches Zusatzmaterial.

? **Fragen zur Wiederholung**

1. Welche Aussage zum M. Wilson trifft nicht zu?
    a. Es können verschiedene Organsysteme betroffen sein, i. d. R. initial vor allem Leber, später ZNS und andere Organe.
    b. Grundlage sind Mutationen im *ATP7B*-Gen.
    c. Das akute Leberversagen bei Jugendlichen mit M. Wilson ist mit hoher Mortalität assoziiert und stellt eine Indikation zur Lebertransplantation mit hoher Dringlichkeit dar.
    d. Bei Erstdiagnose eines Kindes sollte ein Familienscreening der Angehörigen erfolgen.
    e. Typischerweise wird die Krankheit im ersten Lebensjahr diagnostiziert.
2. Welches der folgenden Medikamente ist nicht zur Therapie des M. Wilson geeignet?
    a. Penicillin
    b. D-Penicillamin
    c. Trientin-4-HCL
    d. Trientin-2-HCL
    e. Zink

3. Welche Aussage zu Störungen des Bilirubinstoffwechsels trifft nicht zu?
   a. Das Gilbert-Syndrom/M. Meulengracht ist eine gutartige autosomal-rezessiv vererbte Erkrankung, die über 8 % der Bevölkerung betrifft.
   b. Das Crigler-Najjar Syndrom ist sehr selten und Typ 1 mit erheblicher Gefahr eines Kernikterus assoziiert.
   c. Rotor-Syndrom und Dubin-Johnson Syndrom werden anhand der Gesamtkoproporphyrin und Koproporphyrin-I-Konzentration diagnostiziert.
   d. Alle Störungen des Bilirubinstöffwechsels sind durch erhöhte Transaminasen gekennzeichnet.
   e. Ein Therapieversuch mit Phenobarbital wird zur klinischen Differenzierung zwischen CN1 und CN2 verwendet und führt bei CN2 zu einer relevanten Reduktion des indirekten Bilirubins.

Literatur

Abschn. 11.1

Brewer GJ (1999) Zinc therapy induction of intestinal metallothionein in Wilson's disease. Am J Gastroenterol 94(2):301–302

Dhawan A, Taylor RM, Cheeseman P, De Silva P, Katsiyiannakis L, Mieli-Vergani G (2005) Wilson's disease in children: 37-year experience and revised King's score for liver transplantation. Liver Transpl 11(4):441–448

Ferenci P, Caca K, Loudianos G, Mieli-Vergani G, Tanner S, Sternlieb I, Schilsky M, Cox D, Berr F (2003) Diagnosis and phenotypic classification of Wilson disease. Liver Int 23(3):139–142

Nicastro E, Ranucci G, Vajro P, Vegnente A, Iorio R (2010) Re-evaluation of the diagnostic criteria for Wilson disease in children with mild liver disease. Hepatology 52(6):1948–1956

Roberts EA, Schilsky ML, American Association for Study of Liver D (2008) „Diagnosis and treatment of Wilson disease: an update." Hepatology 47(6):2089–2111.

Socha P, Janczyk W, Dhawan A, Baumann U, D'Antiga L, Tanner S, Iorio R, Vajro P, Houwen R, Fischler B, Dezsofi A, Hadzic N, Hierro L, Jahnel J, McLin V, Nobili V, Smets F, Verkade HJ, Debray D (2018) Wilson's disease in children: a position paper by the hepatology committee of the european society for paediatric gastroenterology, hepatology and nutrition. J Pediatr Gastroenterol Nutr 66(2):334–344

Stremmel W (2019) Bis-choline Tetrathiomolybdate as old drug in a new design for Wilson's disease: good for brain and liver? Hepatology 69(2):901–903

Weiss KH, Thurik F, Gotthardt DN, Schafer M, Teufel U, Wiegand F, Merle U, Ferenci-Foerster D, Maieron A, Stauber R, Zoller H, Schmidt HH, Reuner U, Hefter H, Trocello JM, Houwen RH, Ferenci P, Stremmel W, Consortium E (2013) „Efficacy and safety of oral chelators in treatment of patients with Wilson disease." Clin Gastroenterol Hepatol 11(8):1028–1035 e1021–1022

Abschn. 11.2

Ehlers MR (2014) Immune-modulating effects of alpha-1 antitrypsin. Biol Chem 395(10):1187–1193

Guillaud O, Jacquemin E, Couchonnal E, Vanlemmens C, Francoz C, Chouik Y, Conti F, Duvoux C, Hilleret MN, Kamar N, Houssel-Debry P, Neau-Cransac M, Pageaux GP, Gonzales E, Ackermann O, Gugenheim J, Lachaux A, Ruiz M, Radenne S, Debray D, Lacaille F, McLin V, Duclos-Vallee JC, Samuel D, Coilly A, Dumortier J (2021) Long term results of liver transplantation for alpha-1 antitrypsin deficiency. Dig Liver Dis 53(5):606–611

Patel D, McAllister SL, Teckman JH (2021) Alpha-1 antitrypsin deficiency liver disease. Transl Gastroenterol Hepatol 6:23

Strnad P, McElvaney NG, Lomas DA (2020) Alpha1-antitrypsin deficiency. N Engl J Med 382(15):1443–1455

Teckman JH, Mangalat N (2015) Alpha-1 antitrypsin and liver disease: mechanisms of injury and novel interventions. Expert Rev Gastroenterol Hepatol 9(2):261–268

Abschn. 11.3

Dhawan A, Lawlor MW, Mazariegos GV, McKiernan P, Squires JE, Strauss KA, Gupta D, James E, Prasad S (2020) Disease burden of Crigler-Najjar syndrome: systematic review and future perspectives. J Gastroenterol Hepatol 35(4):530–543

Junge N, Hentschel H, Krebs-Schmitt D, Stalke A, Pfister ED, Hartleben B, Claßen M, Querfurt A, Münch V, Bufler, Oh J, Grabhorn E (2023) Mild Crigler-Najjar Syndrome with Progressive Liver Disease – A MulBcenter RetrospecBve Cohort Study. Children 10(9): 1431–1443.

Strauss KA, Ahlfors CE, Soltys K, Mazareigos GV, Young M, Bowser LE, Fox MD, Squires JE, McKiernan P, Brigatti KW, Puffenberger EG, Carson VJ, Vreman HJ (2020) Crigler-Najjar syndrome type 1: pathophysiology, natural history, and therapeutic frontier. Hepatology 71(6):1923–1939

Lebertumore, Leberversagen und Lebertransplantation

Eva-Doreen Pfister, Ulrich Baumann, Uta Herden und Martin Jankofsky

Inhaltsverzeichnis

12.1 Lebertumore – 220
12.1.1 Grundlagen – 220
12.1.2 Therapie – 223

12.2 Akutes Leberversagen – 225
12.2.1 Grundlagen – 225
12.2.2 Therapie – 226

12.3 Portale Hypertension – 229
12.3.1 Grundlagen – 229
12.3.2 Therapie – 229

12.4 Lebertransplantation internistisch und chirurgisch – 231
12.4.1 Grundlagen – 231
12.4.2 Therapie – 232

Literatur – 237

Ergänzende Information Die elektronische Version dieses Kapitels enthält Zusatzmaterial, auf das über folgenden Link zugegriffen werden kann ▶ https://doi.org/10.1007/978-3-662-65248-0_12.

© Springer-Verlag GmbH Deutschland, ein Teil von Springer Nature 2023
K.-P. Zimmer et al. (Hrsg.), *Gastroenterologie – Hepatologie – Ernährung – Nephrologie – Urologie,* Therapie der Krankheiten im Kindes- und Jugendalter,
https://doi.org/10.1007/978-3-662-65248-0_12

12.1 Lebertumore

Eva Doreen Pfister und Ulrich Baumanm

12.1.1 Grundlagen

Primäre Lebertumore sind im Kindes- und Jugendalter selten und stellen weniger als 2 % aller pädiatrischen Tumorerkrankungen. Es gibt eine große Anzahl von benignen und malignen hepatischen Tumoren, additiv kann die Leber sekundär durch Metastasen von Malignomen mit anderem Ursprung wie z. B. dem Neuroblastom oder Lymphomen infiltriert werden (◘ Tab. 12.1 und 12.2). Die häufigsten Primärtumore sind im Kleinkindalter das Hepatoblastom und bei Schulkindern und Jugendlichen das hepatozelluläre Karzinom (HCC). Meistens werden diese als große, schmerzlose Raumforderung bei gutem Allgemeinbefinden entdeckt, Leberhautzeichen wie Ikterus und Pruritus oder Symptome wie Inappetenz und Müdigkeit kommen selten vor.

Die Betreuung umfasst je nach Ätiologie neben der Abklärung möglicher Grunderkrankungen ein Spektrum von abwartendem Verhalten bis zu intensiver Kombinationstherapie mit Chemotherapie, chirurgischer Resektion oder Lebertransplantation (LTx). Die Betreuung muss immer interdisziplinär in spezialisierten Zentren mit pädiatrischen Onkologen, Kinderhepatologen sowie in der Leberchirurgie erfahrenen Chirurgen erfolgen.

- **Symptomatik, Diagnostik und Differenzialdiagnostik**

Die Manifestation kindlicher Lebertumore ist häufig unspezifisch und es fällt zunächst eine abdominelle Vorwölbung auf. Die Diagnose wird dann durch die Kombination von anamnestischen Angaben, körperlicher Untersuchung, Serumtumormarkern, bildgebenden Verfahren sowie histologischen Untersuchungen gestellt.

Tumormarker können bei Diagnosestellung, Therapieentscheidung und Verlaufsbeobachtung helfen, werden jedoch nicht von allen Lebertumoren produziert. Das α-Fetoprotein (AFP) als bekanntester Marker ist charakteristisch und bei fast allen Kindern mit Hepatoblastom und in der Mehrzahl der Fälle auch beim HCC erhöht. AFP fällt regulär postnatal logarithmisch ab, daher sind zur Beurteilung ein Vergleich mit altersentsprechenden Perzentilen und Verlaufsmessungen notwendig. Nicht selten kommt es im ersten Lebensjahr zu fünf- bis sechsstelligen AFP-Erhöhungen im Rahmen von benignen Lebererkrankungen wie z. B. der unspezifischen neonatalen Hepatitis oder einer Tyrosinämie Typ I. Für maligne Tumore im Erwachsenenalter sind weitere, für die Pädiatrie noch nicht ausreichend validierte, Marker bekannt. Die Dopplersonografie, ggf. ergänzt durch eine Kontrastmittelgabe, ist die primäre bildgebende Diagnostik. Im Abdomen-MR mit Diffusionswichtung lassen sich dann intrahepatische Raumforderungen, Lagebeziehung, Gefäßinvasivität sowie mögliche Metastasierungen exakter klassifizieren. Gadoliniumhaltige makrozyklische Kontrastmittel erhöhen die Spezifität des MRT. Aufgrund minimaler zerebraler Retention des Gadoliniums ist auf eine strenge Indikationsstellung zu achten.

Das American College of Radiology hat in Zusammenarbeit mit der AASLD (American Association for the Study of Liver Disease) die Standardisierung von Leberläsionen in einer Leitlinie als LI-RADS (Liver imaging reporting and data system) zusammengefasst. Bei malignen Tumoren sind in jedem Fall ein Thoraxröntgenbild und eine Dünnschichtcomputertomografie zur Detektion pulmonaler Metastasen indiziert. Beim HCC muss entsprechend des Metastasierungsverhaltens zusätzlich eine Knochenszintigrafie und ein zerebrales MR erfolgen. Die Notwendigkeit einer Biopsie ist abhängig von der Art der Raumforderung und ist bei benignen Tumoren nur im Falle von diagnostischen Unsicherheiten oder unklaren Befundkonstellationen indiziert. Eine Punktion von makroskopisch unauffälligem Leberparenchym kann zur Diagnostik der zugrunde liegenden Grunderkrankung sinnvoll sein. Bei malignen Tumoren ist trotz des Risikos von Blutungen oder Tumorzellverschleppung eine Biopsie mit Histologie, Immunhistochemie, Zytogenetik sowie Molekularbiologie zur

Lebertumore, Leberversagen und Lebertransplantation

Tab. 12.1 Benigne Lebertumore

Tumor	Klinik	Besonderheiten/Eigenschaften	Therapie
Kongenitales Hämangiom	Zufallsbefund, abdominelle Vorwölbung, Herzinsuffizienz (Shuntvolumen), Atemnot des Neugeborenen	Bei Geburt voll entwickelt, Involution bis zum 2. LJ Risiko: Blutung, Thrombopenie, Herzinsuffizienz, abdominelles Kompartment Typischerweise fokal	Propanolol, Sirolimus, Bevacizumab, selektive Embolisation, Herzinsuffizienztherapie, (LTx, Steroide)
Infantiles Hämangiom	Zufallsbefund, abdominelle Vorwölbung, Hauthämangiome	Wachstum im 1. LJ, Involution im Kleinkindalter Risiko: Hypothyreose, Herzinsuffizienz, respiratorische Insuffizienz, abdominelles Kompartment, Thrombopenie Typischerweise diffus/multifokal	Thyroxinsubstitution, Propanolol, Sirolimus, Bevacizumab, selektive Embolisation, Herzinsuffizienztherapie. (LTx, Steroide)
Mesenchymales Hamartom	Abdominelle Vorwölbung	Manifestation innerhalb der ersten 2–4 Jahre, singulärer fokaler Tumor mit fehldifferenzierten Portalfeldern und Zysten Risiko: Entwicklung zum undifferenzierten embryonalen Sarkom	Resektion, LTx
Fokal noduläre Hyperplasie (FNH)	Zufallsbefund, Schmerz, Blutung	Risikofaktoren: portalvenöse Fehlbildungen, Z. n. Chemotherapie Typischer Befund in der Kontrastmittelsonografie, gute Prognose	Konservativ
Leberadenom	Abdominelle Vorwölbung, Bauchschmerz	Risikofaktoren: Glykogenosen, endogene oder exogene Östrogene oder Androgene, Anabolika, Adipositas, HNF-1α-Mutationen Risiko: Entwicklung eines HCC	Risikofaktoren entfernen, ggf. Chirurgie
Regeneratknoten	Zufallsbefund bei bekannter Lebererkrankung	MR morphologisch vom HCC abzugrenzen	Kontrollen mit Sonografie und AFP

Weitere seltene benigne Tumore: Teratom (Name infantiles Hämangioendotheliom obsolet)
LJ Lebensjahr; *HNF-1α* hepatic nuclear factor 1 alpha

◘ Tab. 12.2 Maligne Lebertumore

Tumor	Klinik	Besonderheiten	Tumormarker	Therapie
Hepatoblastom	Abdominelle Vorwölbung, Blutung, prämature Pubertät	Risikofaktoren: Frühgeburtlichkeit, SGA, familiäre Polyposis coli, Hemihypertrophie z. B. Wiedemann-Beckwith Syndrom. Typisch unifokaler großer Tumor mit unterschiedlicher Differenzierung: fetal, embryonal, mesenchymal, undifferenziert	AFP bei 90 % erhöht, (βHCG, LDH, CEA, Ferritin)	Chemotherapie, Chirurgie, Lungenmetastasenresektion, LTx
Hepatozelluläres Karzinom (HCC)	Gewichtsverlust, vorbekannte Lebererkrankung	Risikofaktoren: Chronische Hepatopathien und Stoffwechseldefekte wie Hepatitis B/C, Glykogenosen, Tyrosinämie Typ 1, PFIC, Alagille-Syndrom. Oft multifokaler Tumor mit früher Lymphknoteninfiltration und Fernmetastasen in Lunge und Knochen	AFP in 50 % erhöht	Resektion, Lokalablation, LTx (Sorafenib, Gemcitabine, Oxaliplatin)
Fibrolammelläres Karzinom	Bauchschmerz, Gewichtsverlust	Sondertyp des HCC bei Jugendlichen, DNAJB1-PKKA-CA-Fusions-Gen, langsames Wachstum, späte Metastasierung, schlechte Chemosensibilität	Transcobalamin 1 AFP negativ	Resektion, LTx
Metastasen	Abdominelle Vorwölbung, Gewichtsverlust, Zufallsbefund	Vorkommen bei Neuroblastom, Wilmstumor, Lymphomen u. a	Je nach Primärtumor (z. B. Urinkatecholamine, NSE, LDH)	Therapie des Primärtumors, Chemotherapie, Bestrahlung, Chirurgie
Cholangiokarzinom	Chronische Cholestase	Chronisch cholestastische Erkrankungen z. B. PSC, Choledochuszysten	CA 19-9, CEA	Chirurgie

Weitere seltene maligne Tumore: Rhabdomyosarkom der Gallenwege, Angiosarkom, undifferenziertes Sarkom, maligne Keimzelltumore
PSC primär sklerosierende Cholangitis, *PFIC* progressive familiäre intrahepatische Cholestase, *LTx* Lebertransplantation, *AFP* α-Fetoprotein, *CEA* Carzinoembyonales Antigen, *CA 19-9* Carbohydratantigen 19-9

Planung von Chemotherapie und Chirurgie notwendig. Dies gilt seit der Neufassung der internationalen Leitlinien auch für das Hepatoblastom.

> **Wichtig**
> Bei intrahepatischen Raumforderungen muss zwischen primär benignen oder malignen Lebertumoren und der Metastasierung durch ein extrahepatisches Malignom unterschieden werden.
> Serumtumormarker wie das α-Fetoprotein (AFP) können nicht allein zum Screening oder zur Diagnose von Lebertumoren verwendet werden (Ausnahme: Hepatoblastom; gemäß Paediatric Hepatic International Tumour Trial (PHITT) Leberhistologie trotzdem empfohlen).

12.1.2 Therapie

■ **Therapieziel**

Das Therapieziel einer kompletten Heilung ist bei malignen hepatischen Tumoren nur durch komplette Resektion, üblicherweise in Kombination mit Chemotherapie, erreichbar. Bei nichtresektablen Tumoren ohne extrahepatische Manifestation kann eine LTx das langfristige Überleben sichern. Bei genetisch determinierten Erkrankungen und sekundär hepatischer Metastasierung hängt die Prognose naturgemäß auch von der Grunderkrankung ab. Benigne Lebertumore zeigen unterschiedliche biologische Verhaltensweisen von spontaner Regression bis zu sekundär maligner Entartung und müssen individuell betrachtet werden.

> Primäre maligne Lebertumore sind nur durch komplette Resektion heilbar.

■ **Therapieprinzip**

Maligne Lebertumore sollten unbedingt in Studien behandelt werden. Die Paediatric hepatic international tumor trial ist eine weltweite Koalition zur Erforschung pädiatrischer Lebertumore, in der die bisherige Studienerfahrung aus Europa, Japan und Nordamerika zusammengefasst wurde. Im PHITT werden existierende und neue Strategien zur Therapie von Hepatoblastom und HCC verglichen und Chemotoxizität, chirurgische Entscheidungen und die bisherige Tumorstadieneinteilung evaluiert.

> Die komplette Tumorresektion ist bei Hepatoblastom und HCC für den Behandlungserfolg essenziell. Eine inkomplette Resektion ohne vorherige Chemotherapie führt zu raschen Rezidiven und Lungenmetastasen und verschlechtert die Prognose erheblich.

Bei **Leberhämangiomen** hängt die Therapienotwendigkeit aufgrund der möglichen spontanen Regressionstendenz von der klinischen Symptomatik ab. Propanolol hat die früher übliche Steroidtherapie ersetzt und ist deutlich wirksamer. Dieses kann bei Bedarf durch Angiogenesehemmer wie mTOR-Inhibitoren ergänzt werden, wobei dazu noch Langzeitdaten fehlen. Eine shuntbedingte Herzinsuffizienz muss symptomatisch behandelt werden, bei relevantem Thrombozytenverbrauch, Anämie und Koagulopathie muss ggf. substituiert werden. Infantile Hämangiome benötigen eine Überwachung der Schilddrüsenfunktion und ggf. Thyroxinsubstitution. Bei schwerer Symptomatik sollten zuführende Gefäße interventionell embolisiert werden, nur in Ausnahmefällen sind dazu chirurgische Verfahren notwendig.

Eine **fokal noduläre Hyperplasie** (FHN) entartet fast nie und kann daher zunächst konservativ überwacht werden. **Adenome** und mesenchymale **Hamartome** besitzen eine maligne Potenz, sodass (ggf. je nach Tumorgenexpression) die komplette Entfernung angestrebt werden sollte.

■ **Therapeutisches Vorgehen**

Beim **Hepatoblastom** erfolgt das Staging zur Frage der möglichen chirurgischen Resektabilität anhand der Leberanatomie und die Eingruppierung entsprechend der PRE-TEXT- (Pre-treatment extent of disease) und PHITT-Kriterien in Sehr-niedrig- bis Hoch-Risiko-Gruppen. In diese Einteilung gehen auch Alter, Höhe des AFP, Vorhandensein von Metastasen, Gefäßinvasivität und extrahepatische Ausdehnung ein. Hepatoblastome sind initial gut chemosensibel, sprechen aber nicht auf Bestrahlung an. Die präoperative Gabe von 2 Zyklen Chemotherapie vereinfacht die Resektion, eliminiert Mikrometastasen und reduziert die postoperative Wachstumsstimulation residueller Tumorzellen. Im Falle sicherer Resektabilität erfolgt dann die Operation. Ist zu diesem Zeitpunkt keine sichere operative Komplettentfernung möglich, muss der Patient zur Planung einer möglichen Transplantation in einem LTx-Zentrum vorgestellt werden. Dies erfolgt idealerweise so frühzeitig, dass noch nach der Transplantation der letzte Chemotherapieblock erfolgt. LTx-Voraussetzungen sind das Fehlen extrahepatischer Tumoranteile und die Elimination von Lungenmetastasen mit Chemotherapie oder Operation. Auch weil Hepatoblastome nach wiederholter Chemotherapie zu ausgeprägter Zytostatikaresistenz neigen, ist die Prognose nach primärer LTx deutlich besser als nach Rescue-LTx wegen eines postoperativen Rezidivtumors. Neuere Erfahrungen stellen dieses Vorgehen infrage und so wird heute die Indikation zur LTx noch zurückhaltender gestellt. In der gemeinsamen Diskussion mit Studienleitung und Transplantationszentrum wird der individuelle Therapieablauf festgelegt.

Zur Therapie des **HCC** sollte berücksichtigt werden, dass dieses im Jugendalter, anders als bei Erwachsenen, begrenzt chemosensibel und primär bestrahlungsresistent ist. Eine primäre radikale Resektion ist daher anzustreben, ansonsten muss eine Tumorverkleinerung durch Chemotherapie versucht werden. Eine gute Prognose haben Zufallsbefunde bei explantierten Lebern oder Tumore mit primär möglicher Komplettresektion. Die Prognose ist auch abhängig davon, ob eine zugrunde liegende metabolische, genetische oder virale Erkrankung vorliegt oder das HCC de novo entstanden ist. Lokalisierte HCC können mittels Chemoembolisation oder Ablation gezielt interventionell behandelt werden.

> Bei allen Lebertumoroperationen sind anatomische Resektionen immer den atypischen vorzuziehen und verbessern die Prognose. Primäre Transplantationen haben eine erheblich bessere Prognose als rescue Transplantationen bei Rezidiven. Pulmonale Metastasen welche nicht auf (neoadjuvante) Chemotherapie ansprechen müssen chirurgisch entfernt und saniert werden.

Bei **primär benignen Tumoren** ist das Therapieregime abhängig von der Entität. Hämangiome müssen bei Herzinsuffizienz oder Verbrauchskoagulopathie mit Propanolol oder Angiogenesehemmer behandelt werden, in Notfallsituationen kommen auch die interventionelle Embolisierung zuführender Gefäße oder chirurgische Verfahren infrage. Auch nach Involution sollten die Patienten in Kontrollen bleiben, da sich aus Resten gutartiger vaskulärer Tumore in Einzelfällen Angiosarkome entwickeln können. Hamartome und Teratome sollten wegen des langfristigen Entartungsrisikos möglichst reseziert werden. Adenome sollten bei Risikofaktoren entfernt werden, bei FNH ist ein abwartendes Verhalten unter sonografischen Kontrollen zulässig.

Monitoring und Verlauf

Im Rahmen der Nachsorge erfolgt das Rezidivmonitoring mittels klinischer, radiologischer und serologischer Untersuchungen. Bei AFP-positivem Tumor ist eine regelmäßige Bestimmung des AFP indiziert. Nach Chemotherapie müssen als mögliche Toxizitätsfolgen v. a. das Hörvermögen, die kardiale und die renale Funktion untersucht, sowie auf Zweitmalignome geachtet werden. Nach LTx haben die Patienten initial erhöhte Infektionsrisiken aber ein relativ niedriges Abstoßungsrisiko. In Kombination mit der erfolgten Chemotherapie müssen die Nebenwirkungen der Langzeitimmunsuppression überwacht werden. Entsprechend präklinischer Daten kann die Therapie mit mTOR Inhibitor (z. B. Sirolimus) sowohl zur Reduktion des Rezidivrisikos als auch zur Nephroprotektion sinnvoll sein, wobei pädiatrische Langzeitdaten dazu noch fehlen.

> Alle Kinder und Jugendliche mit einem behandelten Lebertumor benötigen eine standardisierte fachärztliche Nachsorge.

■ **Prognose**
Die Prognose von Lebertumoren ist abhängig von der Tumorentität und der möglicherweise vorhandenen Grunderkrankung. Bei Hepatoblastom und HCC ist eine Heilung nur nach kompletter chirurgischer Resektion möglich, Tumorrezidive haben eine sehr schlechte Prognose.

■ **Prävention**
Bei einigen Tumorarten ist eine Prävention möglich, so kann die gute metabolische Einstellung bei Stoffwechselerkrankungen wie den Glykogenosen maligne Entartung verhindern. Das Vermeiden von Übergewicht und NASH senkt das Risiko von Leberzirrhose und potenzieller Entartung. Das Absetzen exogener Medikamente kann bei Adenomen das Tumorwachstum stoppen. Durch das Neugeborenenscreening können Erkrankungen wie die Tyrosinämie Typ 1 präsymptomatisch detektiert und damit früh behandelt werden. Die Impfung gegen Hepatitis B verhindert den HBV-assoziierten Leberumbau und Folgetumore und war weltweit die erste Impfung gegen Krebs.

■ **Qualitätssicherung**
Die interdisziplinäre Versorgung erfolgt durch pädiatrische Gastroenterologen mit hepatologischer Expertise, Onkologen, (interventionelle) Radiologen sowie Chirurgen unter Einbeziehung von Pathologen und Humangenetikern. Die Therapie von Lebertumoren muss entsprechend der Leitlinien und Studien erfolgen. Operationen sollten grundsätzlich nur durch Chirurgen mit Erfahrungen in Lebertumorchirurgie bei Kindern erfolgen. Lebertransplantationen müssen in pädiatrischen Transplantationszentren durchgeführt werden.

> Die gesamte Diagnostik, Therapie und Nachsorge muss sich an Leitlinien und Studienprotokollen orientieren und in interdisziplinären Zentren stattfinden.

■ **Ausblick**
Durch Fortschritte in der radiologischen, genetischen und molekularbiologischen Diagnostik werden Lebertumore in Zukunft noch besser klassifiziert und entsprechend einer individualisierten Therapie zugeführt werden. Weiterentwickelte interventionelle radiologische Verfahren können bei der Diagnosestellung helfen und z. B. durch Tumorgrößenreduktion die Resektabilität und damit Therapie weiter verbessern. Durch die deutliche Zunahme von Übergewicht und Adipositas in Kombination mit inaktivem Lebensstil ist eine Zunahme auch von Steatosis hepatis, NASH und ihren Folgeerkrankungen zu erwarten.

12.2 Akutes Leberversagen

Eva Doreen Pfister und Ulrich Baumann

12.2.1 Grundlagen

Das akute Leberversagen (ALV) ist ein seltenes, lebensbedrohliches Krankheitsbild, welches gehäuft Kinder im ersten Lebensjahr betrifft und oft durch einen Infekt getriggert wird. Es ist als eine sich innerhalb von 8 Wochen entwickelnde schwere Lebersynthesestörung (INR >2 ohne bzw. INR >1,5 mit hepatischer Enzephalopathie) mit Leberenzymerhöhung (AST, ALT, GLDH) ohne vorher bekannte Lebererkrankung definiert.

Tab. 12.3 Ursachen des akuten Leberversagen (nach Altersgruppen und Häufigkeit)

Altersgruppe	Ursachen
Neonatal, 0–3 Monate	Viral (HSV, Enterovirus, Adenovirus) Metabolisch (Mitochondriopathien, Niemann-Pick Typ C, Tyrosinämie Typ 1, Harnstoffzyklusdefekte) Immunologisch (GALD, HLH)
Säuglinge/Kleinkinder	Viral (HSV, EBV, CMV, Enterovirus, Adenovirus, Parvovirus) Metabolisch (Mitochondriopathien, Tyrosinämie Typ 1, Fruktoseintoleranz, Harnstoffzyklusdefekte, Fettsäureoxidationsdefekte) Immunologisch (AIH, HLH) Vaskulär (venookklusive Erkrankung) Toxisch (Antiepileptika)
Schulkinder/Jugendliche (<18 J)	Toxisch (Drogen, Paracetamol, Pilze, Antiepileptika) Immunologisch (AIH, HLH) Metabolisch (M. Wilson, Mitochondriopathien, Harnstoffzyklusdefekte) Viral (EBV, Adenovirus, HAV, HEV, HBV) Vaskulär (venookklusive Erkrankung, Budd-Chiari-Syndrom)

GALD gestational alloimmune liver disease (alter Begriff neonatale Hämochromatose), *HLH* hämophagozytische Lymphohistiozytose, *AIH* Autoimmunhepatitis

- **Symptomatik, Diagnostik und Differenzialdiagnostik**

Neben den **Symptomen** der Hepatopathie können sich multisystemisch Begleitkomplikationen wie Hirnödem, Sepsis, metabolische Azidose, Hypoglykämie und akutes Nierenversagen entwickeln. Die Ursachen sind altersabhängig, bleiben aber trotz intensiver Diagnostik in bis zu 30–60 % unklar (◘ Tab. 12.3). Eine frühzeitige Verlegung noch vor Erfordernis von intensivmedizinischer Behandlung in ein spezialisiertes Leberzentrum erhöht die Detektionsrate der Ätiologie sowie verbessert die Prognose. Als Richtschnur kann eine eingeschränkte Syntheseleistung mit einem INR von 1,5–2 gelten. Es bleibt aber die hohe interindividuelle Variabilität beim Fortschreiten der Erkrankung zu berücksichtigen.

Die **Diagnostik** setzt sich neben Anamnese und klinischer Untersuchung aus einer Reihe von altersabhängigen Laborwerten zusammen. Es sollte in jedem Fall vor Beginn einer medikamentösen Therapie Vollblut, Serum, Urin und wenn verfügbar Liquor für spätere genetische, toxische, metabolische und infektiöse Untersuchungen asserviert werden. Eine Leberbiopsie ist wegen des erhöhten Blutungsrisikos und der häufig unspezifischen Befunde nur in Ausnahmefällen und dann gegebenenfalls transjugulär indiziert. Die obligat durchzuführende Dopplersonografie wird je nach vermuteter Ätiologie durch Abdomen-MR mit Pankreaseisenbestimmung, zerebrales CT oder zerebrales MR mit Spektroskopie ergänzt. Kranielle Doppleruntersuchungen helfen bei der Beurteilung eines möglichen Hirnödems, EEG zur Frage (okkulter) Krampfanfälle.

> Eine Verlegung sollte erfolgen, wenn der Patient noch sicher transportabel ist, ohne Gefährdung durch ein Hirnödem, welches sich bei Fortschreiten des ALV regelhaft entwickelt. Vor erster Transfusion muss unbedingt Material (Serum, Urin, Vollblut, ggf. Liquor) asserviert werden.

12.2.2 Therapie

- **Therapieziel**

Das ALV ist prinzipiell reversibel. Therapieziel ist durch die supportive Behandlung von Komplikationen die Zeit bis zur optionalen Erholung der Leberfunktion zu überbrücken. Alternativ muss rechtzeitig bei ausbleibender Erholung die Möglichkeit einer Lebertransplantation evaluiert werden. Hochdringlich müssen durch eine Transplantation nicht kurierbare Systemerkrankungen wie hämophagozytische Lymphohistiozytose, M. Niemann-Pick Typ C und Mitochondriopathien u. a. mittels Knochenmarkbiopsie, Fast-track-Genetik und ggf. Muskelbiopsie ausgeschlossen werden.

■ **Therapieprinzip**
Das Therapieprinzip umfasst die drei Säulen:
— allgemeine supportive Therapie,
— kausale Therapie bei spezifischen Ursachen sowie die
— LTx.

■ **Therapeutisches Vorgehen**
Da Hypoglykämie, Blutungen und Sepsis die initialen Hauptkomplikationen sind, gehören zu den ersten allgemein supportiven Maßnahmen die intravenöse Gabe von Glukose und Vitamin K, Protonenpumpenhemmer sowie Antibiotika, Antimykotika, und im Säuglingsalter Virostatika (Aciclovir). Abhängig von den klinischen Symptomen müssen Aszites, Elektrolytentgleisungen sowie hepatische Enzephalopathie behandelt werden. Malnutrition und Katabolie verschlechtern die Überlebenswahrscheinlichkeit. Die Patienten haben einen erhöhten Energiebedarf von 130 % der alters- und gewichtsabhängigen Empfehlung. Neben Glukose und Fett auf MCT-Basis muss die Proteinzufuhr nach Verträglichkeit gesteuert werden, die Nahrungsgabe erfolgt idealerweise enteral.

Bei differenzialdiagnostisch möglichem Stoffwechseldefekt muss zunächst die Proteinzufuhr gestoppt werden, eine Gabe von Glukose unterstützt eine anabole Stoffwechselfunktion. Eine engmaschige Flüssigkeitsbilanzierung ist aufgrund des Risikos der Überwässerung mit Ödemen sowie des Risikos der Hypovolämie mit prärenalem Nierenversagen und metabolischer Azidose notwendig. Patienten mit ALV haben ein niedriges Spontanblutungsrisiko, daher ist eine präventive Gabe von Blutprodukten zur „Laborkosmetik" nicht indiziert. Gerinnungsfaktoren, FFP und Thrombozyten sollten nur bei aktiver Blutung oder vor invasiven Prozeduren gegeben werden.

Zur Prophylaxe des gefürchteten Hirnödems wird die Flüssigkeitszufuhr auf etwa 75 % des Erhaltungsbedarfs reduziert. Die Anlage einer Hirndrucksonde ist mit einem hohen Blutungsrisiko assoziiert und verbessert in Studien die Prognose nicht. Zur Prophylaxe einer Enzephalopathie und Hyperammonämie sind Laktulose und eine selektive Darmdekontamination indiziert. Natriumbenzoat brachte in randomisierten kontrollierten Studien keinen Überlebensvorteil. In der Erwachsenenhepatologie gibt es Evidenz zum Vorteil einer prophylaktischen Gabe von antibiotischer und antimykotischer Therapie, in der Regel wird dies in der Pädiatrie übernommen. Die Indikation zu Extrakorporalverfahren muss interdisziplinär diskutiert werden. Bei Überwässerung und Niereninsuffizienz ist die kontinuierliche venovenöse Hämodialyse, abhängig von Ätiologie des Leberversagens auch eine Albumindialyse oder Plasmapherese, sinnvoll und kann helfen, die Zeit bis zu einer LTx zu überbrücken. Zeitgleich muss eine LTx-Evaluation erfolgen (◘ Tab. 12.4).

> Bei Verdacht auf eine metabolische Grunderkrankung muss bis zum Erhalt der entsprechenden Laborparameter die Nahrungszufuhr gestoppt und Glukose 10 % intravenös infundiert werden.

■ **Monitoring und Verlauf**
Die Patienten benötigen einen zentralvenösen Katheter, eine engmaschige Flüssigkeitsbilanzierung mittels Blasenkatheter, eine Magensonde und spätestens ab klinischen Zeichen einer Enzephalopathie eine invasive Blutdruckmessung. Eine präventive Intubation und Sedierung schränkt die Beurteilbarkeit des Patienten deutlich ein und sollte vermieden werden. Da die Kinder und Jugendlichen sich neurologisch rapid schnell verschlechtern können, sind engmaschige Kontrollen der Vigilanz und Vitalparameter und eine regelmäßige Erfassung des Enzephalopathiescore essenziell. Ab dem Schulalter sind dazu auch Schriftproben sinnvoll. Auf der PICU erfolgt das neurologische

Tab. 12.4 Spezifische Therapie des akuten Leberversagens

Ursache	Therapie
HSV	Aciclovir
Adenovirus	Cidofovir
HBV	Entecavir, Tenofovir
Tyrosinämie Typ 1	NTBC (Nitisinon)
M. Wilson	D-Penicillamin, (tetravalente) Trientinepräparate
Fruktoseintoleranz, Galaktosämie	Diät
Harnstoffzyklusdefekte	Ammoniaksenkung (Dialyse, Natriumbenzoat, Argininhydrochlorid, Proteinrestriktion, ...)
Autoimmunhepatitis (AIH)	Steroide
GALD	Immunglobuline, Austauschtransfusion
Budd-Chiari-Syndrom	Thrombolyse
Venookklusive Erkrankung (VOD)	Defibrotide
Paracetamol	Acetylcystein (ACC)
Knollenblätterpilz (Amanita phalloides)	Silibilin, Aktivkohle

GALD gestational alloimmune liver disease (alter Begriff neonatale Hämochromatose)

Monitoring mittels EEG, aEEG, Dopplersonografie sowie kranieller Schnittbildgebung.

- **Prognose**

Das ALV ist ein potenziell reversibles Krankheitsbild, Patienten können nach Regeneration der eigenen Leber eine uneingeschränkte Lebenserwartung haben. Die Mortalität unter rein supportiver Therapie ist hoch und liegt in Studien zwischen 30 und 60 %. Daher sollte eine LTx nicht zu früh erfolgen, um die Chance auf Eigenerholung zu wahren, darf jedoch auch nicht zu spät vor Einsetzen irreversibler Komplikationen geplant werden. Die Haupttodesursachen der Kinder sind Infektionen, Blutungen sowie Einklemmung bei Hirnödem. In retrospektiven Analysen wurden verschiedene Prognosemodelle entwickelt, wobei neben bestimmten Laborparametern eine additive Niereninsuffizienz, Enzephalopathie, jüngeres Alter und die unklare Ätiologie die Prognose verschlechtern.

- **Prävention**

Je nach spezifischer Ätiologie ist eine Prävention des ALV möglich. Eine akute vaginale peripartale HSV-Infektion der Mutter muss ebenso beachtet werden wie die Indikation zur postpartalen Simultanimpfung abhängig vom Hepatitis-B-Status der Mutter. In Schulen kann über Drogenpräventionsmaßnahmen (z. B. Ecstasy) und Anbahnung psychologischer Hilfen die Rate von Intoxikationen (z. B. Paracetamol) reduziert werden. Mehrsprachige Aufklärungsblätter für die Bevölkerung helfen bei der Vermeidung von Knollenblätterpilzvergiftungen. Durch die Aufnahme neuer Zielerkrankungen in das Neugeborenenscreening können Stoffwechseldefekte (z. B. Tyrosinämie Typ 1) vor klinischer Manifestation detektiert und spezifisch behandelt werden. Bei neonatalem Leberversagen muss unbedingt eine GALD-Diagnostik erfolgen, auch weil in Folgeschwangerschaften mittels Immunglobulingaben an die Mutter ein ansonsten fast obligat auftretender Wiederholungsfall vermieden werden kann.

- **Qualitätssicherung**

Sowohl die Diagnostik als auch die Therapie muss durch Kindergastroenterologen mit hepatologischer Expertise gesteuert werden. Dabei ist die enge Zusammenarbeit mit Intensivmedizinern, Stoffwechselspezialisten, Labormedizinern und Humangenetikern wichtig.

> Kinder und Jugendliche mit akutem Leberversagen müssen in Zentren behandelt werden, in denen sämtliche Behandlungsoptionen inklusive LTx und Nierenersatzverfahren verfügbar sind.

- **Ausblick**

Die Häufigkeit des primär akuten Leberversagens hat zuletzt, möglicherweise wegen der verbesserten Vigilanz und frühzeitigeren Supportivtherapie, abgenommen. Durch vermehrte genetische Diagnostik wird die Rate ungeklärter Fälle weiter abnehmen. Dagegen steigt die Anzahl von Patienten, die nach komplexen Voreingriffen, z. B. in der Kinderherzchirurgie, auf der Intensivstation ein sekundäres Leberversagen in Rahmen der Multiorganbeteiligung entwickeln.

12.3 Portale Hypertension

Eva Doreen Pfister und Ulrich Baumanm

12.3.1 Grundlagen

Die Pfortader, entstehend aus dem Zusammenfluss von V. lienalis und V. mesenterica superior, umfasst das Stromgebiet von den intestinalen Kapillaren bis zu den hepatischen Sinusoiden. Eine portale Hypertension ist als Erhöhung des Blutdrucks im Pfortadersystem von über 10 mmHg definiert. Sie kann prähepatische, intrahepatische und posthepatische Ursachen haben (eTab. 12.1). Bei dauerhafter Druckerhöhung in der Pfortader kommt es zur Ausbildung von Kollateralkreisläufen in den Systemkreislauf mit intestinalen Varizen, splenorenalen Shunts, Rekanalisierung der V. umbilicalis und Splenomegalie. Klinische Folgen können sich als Varizenblutungen, Aszites, Hypersplenismus mit Zytopenie, hepatische Enzephalopathie, hepatorenales und hepatopulmonales Syndrom sowie Gedeihstörungen manifestieren. Akute Ösophagusvarizenblutungen sind dabei mit besonders hoher Mortalität assoziiert.

- **Symptomatik, Diagnostik und Differenzialdiagnostik**

Bei vorbekannten Leber- oder Herzerkrankungen entsprechen die klinischen Symptome der Grunderkrankung und die Kinder fallen durch Zunahme des Bauchumfangs, Gewichtsstagnation oder Blutungszeichen auf. Dagegen wird ein Pfortaderkavernom auf dem Boden einer Pfortaderthrombose häufig erst durch eine gastrointestinale Blutung manifest und diagnostiziert. Initial müssen immer eine Labordiagnostik mit Gerinnungsanalysen und die Abdomensonografie durchgeführt werden, in Abhängigkeit von den Befunden kann eine Leberbiopsie sinnvoll sein. Die diagnostischen und therapeutischen Methoden werden durch den seit 1990 regelmäßig alle 5 Jahre stattfindenden Konsensus Workshop in Baveno zusammengefasst, aktuell gelten die Baveno-VI-Empfehlungen.

> Eine portale Hypertension kann bis zur Erstmanifestation mit gastrointestinaler Blutung symptomlos sein. Daher müssen auch asymptomatische Zufallsbefunde, z. B. eine tastbare Splenomegalie, im Rahmen einer Untersuchung abgeklärt werden.

12.3.2 Therapie

- **Therapieziel**

Erstes Therapieziel ist die Behandlung der Komplikationen, insbesondere die Verhinderung von Rezidivblutungen, Ausschwemmung des Aszites sowie die Wiederherstellung einer anabolen Ernährungssituation. Langfristig ist eine Remission nur durch Normalisierung des Pfortaderdrucks durch Lebertransplantation, drucksenkende Shuntverfahren oder Behandlung der posthepatischen Ursachen mit Wiederherstellung normaler Venenabflußverhältnisse erreichbar.

- **Therapieprinzip**

Das Therapiekonzept umfasst drei Säulen: Bei akuter Manifestation mit gastrointestinaler

Blutung muss eine Blutstillung erfolgen. Im Anschluss muss ein Konzept zur langfristigen Therapie inklusive Blutungsprophylaxe entwickelt werden, um die Morbidität zu senken. Die zugrunde liegende Ursache muss detektiert und ggf. spezifisch behandelt werden.

- **Therapeutisches Vorgehen**

Das Management einer akuten intestinalen Blutung besteht aus der Kombination von medikamentöser Behandlung und endoskopischer Intervention. Zunächst müssen ein intravenöser Zugang gelegt, die Vitalparameter des Patienten stabilisiert, Blutprodukte transfundiert und bei Bedarf Gerinnungsfaktoren infundiert werden. Mit vasoaktiven Medikamenten (z. B. Octreotid, Somatostatin oder Terlipressin) können die Splanchnikusperfusion und damit der portale Druck kurzfristig reduziert werden. Protonenpumpenhemmer und Breitspektrumantibiotika reduzieren Komplikationen wie Sepsis und gastrale Ulzera und wirken gleichzeitig präventiv gegenüber einer Rezidivblutung. Mittels oberer Intestinoskopie wird die Blutungsquelle detektiert und gezielt mittels Bandligatur, seltener mit Sklerosierung oder Histoacrylkleber therapiert. Bei singulären Gefäßstümpfen ist eine Clipanlage möglich. Nach einer Notfallendoskopie benötigen die Patienten weitere Kontrollendoskopien zur Rezidivprophylaxe.

Zur **Langzeitblutungsprophylaxe** stehen endoskopische, radiologisch-interventionelle, medikamentöse und chirurgische Therapieverfahren zur Verfügung. Zur Evaluation werden die selektive Angiografie mit Messung des Lebervenenverschlussdrucks, die direkte Portografie mit Druckmessung, eine Leberbiopsie oder eine MR-Angiografie eingesetzt. Bei extrahepatischer Pfortaderthrombose stellt die Anlage eines portoportalen Shunt mit Veneninterponat zur linken, intrahepatischen Pfortaderbifurkation (Recessus Rex) die physiologischen Perfusionsverhältnisse wieder her. Steht bei intrahepatischer Ursache keine zeitnahe LTx zur Verfügung kann mittels direkten chirurgischen Shuntverfahren oder durch radiologisch kontrollierte Einlage eines TIPS (transjugulärer intrahepatischer portosystemischer Stent) eine Drucksenkung erreicht werden.

> Da diese Verfahren die Entwicklung einer Enzephalopathie begünstigen, sollten sie in der Pädiatrie nicht als Behandlungsmethoden der ersten Wahl, sondern nur bei persistierenden Problemen erfolgen.

Unselektive β-Blocker (z. B. Propranolol oder Carvedilol, mit zusätzlicher α-mimetischer Wirkung, welches heute vorrangig eingesetzt wird) können das Risiko von Rezidivblutungen senken, benötigen aber für eine ausreichende Wirkung eine relevante Absenkung der Ruheherzfrequenz. Sie sind wegen einer Kreislaufsuppression bei Durchbruchblutung und wegen des Risikos von Schwindel, Kreislaufdepletion sowie Hypoglykämien bei kleinen Kindern relativ kontraindiziert. Der Nutzen einer Primärprophylaxe mit Varizenligatur oder β-Blocker wird kontrovers diskutiert. Die Cochrane-Kollaboration fand in einer Analyse keine randomisierten kontrollierten Studien zum Vergleich von Bandligatur, Sklerotherapie und β-Blocker zur Primärprophylaxe bzw. zur Therapie der Ösophagusvarizenblutung von Kindern und Jugendlichen. Die weiteren Therapiemaßnahmen ergeben sich dann aus der Ätiologie der portalen Hypertension, so z. B. die Option einer Lysetherapie bei Budd-Chiari-Syndrom.

> Die akute intestinale Blutung bei portaler Hypertension ist eine Notfallsituation. Die Kinder sollten intensivmedizinisch versorgt werden und zeitnah in ein spezialisiertes Zentrum mit der Möglichkeit einer Notfallendoskopie verlegt werden.

- **Monitoring und Verlauf**

Nach Therapie einer akuten Varizenblutung benötigen die Patienten regelmäßige Verlaufsendoskopien, zunächst zur Varizeneradikation, dann zur Kontrolle, ob sich neue Krampfadern ausbilden. Die Kinder und ihre engen Kontaktpersonen müssen gründlich über die klinischen Zeichen und das notwendige Verhalten im Falle von erneuten gastrointestinalen Blutungen aufgeklärt werden. Bei Thrombosen sollte eine Thrombophiliediagnostik durchgeführt werden. Alle Patienten mit portaler Hypertension benötigen regelmäßige Verlaufsuntersuchungen mit Dopplersonografie.

- **Prognose**

Die Prognose ist abhängig von der Grunderkrankung und reicht von rein symptomatisch palliativer Therapie bei unkorrigierbaren Vitien mit Rechtsherzdekompensation bis zur kurativen Therapie nach Recessus-Rex-Shuntanlage bei Pfortaderkavernom. Bei kongenitaler Leberfibrose oder Mukoviszidose kann nach erfolgter Varizenligatur eine langfristig stabile Situation mit kompensierter Leberfunktion und niedrigem Blutungsrisiko durch Ausbildung spontaner portosystemischer Shunts bestehen. Patienten mit portaler Hypertension haben ein erhöhtes Risiko, ein hepatopulmonales Syndrom mit Ausbildung einer Zyanose, eine portopulmonale Hypertension oder eine hepatische Enzephalopathie zu entwickeln. Daher ist die langfristige Anbindung an eine fachärztliche Betreuung notwendig.

- **Prävention**

Präventive Maßnahmen entsprechen denen der Grunderkrankung. Es ist eine Assoziation von extrahepatischen Pfortaderthrombosen mit Omphalitis und Nabelvenenkatheter beschrieben worden, woraus sich Optionen der Prävention ergeben. Bei Patienten mit funktioneller Asplenie müssen zusätzlich zu den Regelimpfungen erweiterte Impfungen gegen Pneumokokken und Meningokokken durchgeführt werden.

- **Qualitätssicherung**

Neben der Möglichkeit hochqualitativer Dopplersonografie (DEGUM-Zertifikat) und sämtlicher radiologisch-angiografischer Verfahren muss in den behandelnden Zentren jederzeit eine Notfallendoskopie mit allen therapeutischen Optionen zur Verfügung stehen.

> Die Behandlung von Patienten mit portaler Hypertension muss in Zentren mit interdisziplinär hoher Kompetenz auf dem Gebiet der pädiatrischen Hepatologie, (Transplantations)chirurgie sowie interventioneller Radiologie erfolgen.

- **Ausblick**

Eine relevante Änderung der Häufigkeit von Patienten mit portaler Hypertension ist mittelfristig nicht zu erwarten. Durch die stetige Verbesserung der endoskopischen und radiologisch interventionellen Therapieoptionen wird die Behandlung individuell weiter verbessert.

12.4 Lebertransplantation internistisch und chirurgisch

Uta Herden und Martin Jankofsky

12.4.1 Grundlagen

Vor einer Evaluation und Listung zur Lebertransplantation müssen eine klare Indikationsstellung vorliegen und Kontraindikationen wie schwere systemische Infektionen oder irreversible nichthepatische Komorbiditäten ausgeschlossen werden. Darüber hinaus sind eine sozialpsychologische Evaluation sowie umfassende Aufklärung und Schulung der Familie notwendig.

In der gesetzlich vorgeschriebenen multidisziplinären Transplantationskonferenz wird der Fall diskutiert und die Listung zur Lebertransplantation formal beschlossen. Die Vorbereitung zur Lebertransplantation erfordert eine umfassende Diagnostik hinsichtlich folgender Aspekte:
- Labordiagnostik,
- Serologien (CMV, EBV, VZV, HSV, Hepatitis, HIV, Masern, Mumps, Röteln),
- Blutgruppe,
- radiologische Diagnostik (Ultraschall von Leber und Milz hinsichtlich der Gefäßanatomie, Handröntgen, ggf. MR-Angiografie, sofern OP-relevant),
- Identifikation hepatischer Komplikationen (Aszites, Ösophagusvarizen),
- kardiale Evaluation,
- pulmonale Evaluation,

- Nierenfunktion,
- Ernährungsstatus des Kindes,
- neurologischer und Entwicklungsstatus,
- Zahnstatus,
- ggf. spezifische Diagnostik in Abhängigkeit von der Grundkrankheit.

Es ist sinnvoll, die Evaluationsuntersuchungen zu standardisieren; gleichwohl ist eine Individualisierung von Fall zu Fall sinnvoll, um so gut wie möglich präoperative, intraoperative und postoperative Besonderheiten oder mögliche Komplikationen zu antizipieren. Im Rahmen der Evaluation besteht noch einmal die Möglichkeit, die Diagnose zu sichern und evtl. Alternativen zur Transplantation aufzuzeigen, wie sie beispielsweise bei bestimmten Stoffwechselkrankheiten existieren können.

12.4.2 Therapie

• **Therapieziel**
Therapeutisches Ziel der Lebertransplantation ist die möglichst vollständige Wiederherstellung der Leberfunktion bei Leberinsuffizienz oder die Korrektur eines Stoffwechseldefekts durch Implementieren des fehlenden Enzyms mit der transplantierten Leber. Dabei müssen Nutzen und Risiko sorgfältig gegeneinander abgewogen und mögliche Alternativen diskutiert werden.

• **Therapeutisches Vorgehen: Technik der Lebertransplantation**
Die erste pädiatrische Lebertransplantation, und die erste menschliche Lebertransplantation überhaupt, wurde 1963 von T.E. Starzl bei einem kleinen Jungen mit Gallengangsatresie durchgeführt. Der Junge verstarb noch intraoperativ an Blutungskomplikationen (Starzl et al. 1963). Erst einige Jahre später, 1967, wurden die ersten erfolgreichen Lebertransplantationen bei Kindern mit einem mehrmonatigen postoperativen Überleben, gleichfalls von T.E. Starzl, durchgeführt (Starzl et al. 1968). Initial war technisch nur die Transplantation von Lebervollorganen von alters- und gewichtskompatiblen Spendern möglich. Hieraus resultierten insbesondere bei kleinen Kindern sehr lange Wartezeiten für die Transplantatempfänger und damit verbunden eine hohe Wartelistenmorbidität und -mortalität.

Ende der 1980er Jahre kam es als wesentliche Meilensteine in der Lebertransplantation zur Entwicklung der Split-Lebertransplantation durch R. Pichlmayr sowie der Entwicklung der Technik der Leberlebendspende durch C.E. Broelsch (Ringe et al. 1990, Broelsch et al. 1991). Hierdurch konnten größenkompatible Organe für kleine Kinder geschaffen werden und somit dem Mangel an altersentsprechenden Spendern für Kinder entgegengewirkt werden, wodurch die Zahl an kindlichen Lebertransplantationen deutlich anstieg unter gleichzeitiger Reduktion der zuvor ausgeprägten Wartelistenmortalität (Broelsch et al. 1990). Innerhalb der letzten 30 Jahre hat sich die Lebertransplantation als Standardverfahren bei Kindern mit akutem oder chronischem Leberversagen etabliert.

Die Split-Lebertransplantation unter Verwendung von Teilorganen stellt heute das Standardverfahren bei Kindern dar. Hierbei wird für Kinder üblicherweise der linkslaterale Leberlappen eines Leberlebendspenders verwendet oder es erfolgt das klassische Lebersplitting eines Lebervollorganes eines hirntoten Spenders in den linkslateralen Leberanteil für ein Kind und den verbliebenen rechtserweiterten Leberanteil für einen erwachsenen Transplantatempfänger.

•• **Chirurgische Technik der Lebertransplantation mit klassischer Transplantation eines linkslateralen Splits**
Der operative Zugang erfolgt insbesondere bei kleinen Kindern über eine quere Oberbauchlaparotomie, ggf. mit Erweiterung durch eine kurze obere mediane Laparotomie. Es erfolgt die Hepatektomie unter Durchtrennung der ligamentären Anheftungen der Leber und der vaskulären Strukturen der Leber (Leberarterie, Pfortader, Lebervene), die V. cava wird hierbei erhalten. Die Implantation des linkslateralen Lebersplits beginnt mit der venösen Anstomose zwischen spenderseitig linker Lebervene und empfängerseitig Absetzungsbereich der linken und

mittleren Lebervenen (venöser Truncus-communis-Stumpf) bzw. V. cava als End-zu-Seit Anastomose (◘ Abb. 12.1; *1*). Danach wird die portalvenöse Anastomose durchgeführt zwischen spenderseitig linkem Pfortaderast und empfängerseitig Pfortaderbifurkationspatch (◘ Abb. 12.1; *2*). Nach Fertigstellung der Pfortaderverbindung erfolgt die portalvenöse Reperfusion der Leber. Im Anschluss wird die arterielle Anastomose durchgeführt. Hierfür steht bei linkslateralen Splitorganen von hirntoten Spendern häufig der komplette Truncus coeliacus zur Verfügung, während bei dem linkslateralen Split eines Leberlebendspenders nur die linke Leberarterie zur Verfügung steht. Die Anastomosierung erfolgt an die empfängerseitige A. hepatica (◘ Abb. 12.1; *3*). Bei vorhandenem Truncus coeliacus und schmalkalibriger A. hepatica kommt auch eine primäre Anastomose auf die Aorta des Empfängers in Betracht. Abschließend erfolgt die Verbindung der Gallengangsostien des linkslateralen Lebersplits an eine Darmschlinge im Sinne einer biliodigestiven Anastomose (◘ Abb. 12.1; *4*). Repetitive Ultraschallduplexuntersuchungen nach Reperfusion und während des Bauchdeckenverschlusses stellen eine suffiziente Transplantatperfusion sicher. Insbesondere bei kleinen Kindern kann ein temporärer Bauchdeckenverschluss mittels synthetischem Patch

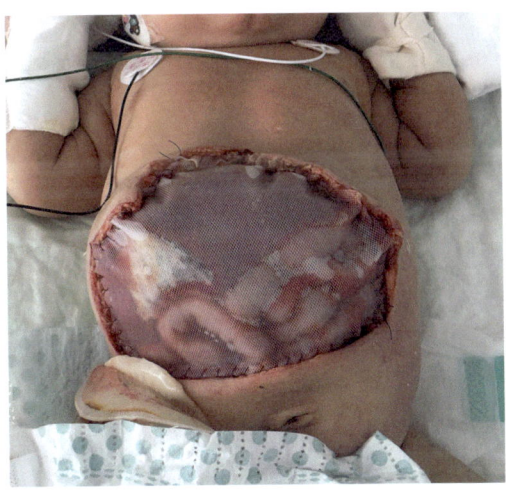

◘ **Abb. 12.2** Temporärer Abdominalverschluss mittels synthetischem Patch

den Druck auf das Transplantat bei Größenmismatch reduzieren und die Transplantatperfusion sicherstellen (◘ Abb. 12.2).

▪ **Monitoring und Verlauf**

Monitoring und Verlauf umfassen nach LTx sowohl die postoperativen Aspekte und Nachsorge als auch die Erfassung von Komplikationen.

▪▪ **Postoperative Aspekte und Nachsorge**

Unmittelbar nach der Lebertransplantation steht die intensivmedizinische Betreuung im Vordergrund. Hier liegt der Fokus auf dem Flüssigkeitsmanagement, der Gabe prophylaktischer Antibiotika, dem Gerinnungsmanagement bzw. der Thromboseprophylaxe sowie der Prophylaxe weiterer Komplikationen wie die Therapie mit Protonenpumpenhemmern und bei Bedarf antihypertensive Therapie. Hier hat jedes Zentrum ein individuelles Behandlungsprotokoll. Dieses sollte standardisiert sein, um frühe Komplikationen zu erkennen oder solchen vorzubeugen.

Beatmung und Flüssigkeitsmanagement Unmittelbar postoperativ ist eine ausgeglichene Flüssigkeitsbilanz entscheidend. Ein zu geringes intravasales Volumen kann zu verminderter Transplantatperfusion führen, ande-

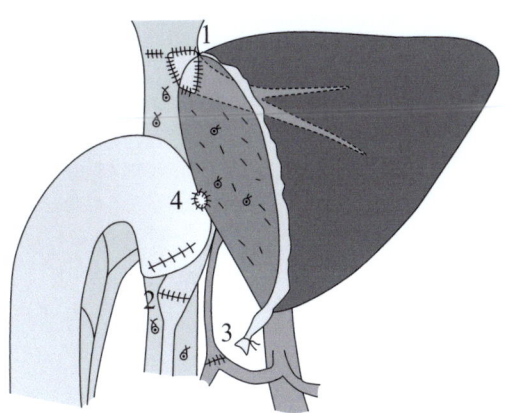

◘ **Abb. 12.1** Technik der linkslateralen Lebertransplantation schematisch. *1* Veno-Cavostomie, *2* Pfortaderanastomose, *3* arterielle Anastomose, *4* biliodigestive Anastomose

rerseits ist auch eine Volumenüberladung zu vermeiden, da ein dadurch bedingter venöser Rückstau ebenfalls die Perfusion des Organs beeinträchtigt. Eine erhöhte Blutviskosität erhöht das Risiko für Gefäßthrombosen, für eine optimale Rheologie des Blutes bei gleichzeitig ausreichender Versorgung mit Sauerstoffträgern wird ein Hb-Wert zwischen 8 und 10 g/dl angestrebt.

Monitoring Regelmäßige dopplersonografische Kontrollen, zunächst 2-mal pro Tag, sind essenziell zur Kontrolle einer ausreichenden Organperfusion und zur frühen Detektion möglicher Thrombosen. Des Weiteren sind engmaschige Kontrollen der Transaminasen und der Lebersyntheseparameter notwendig, um die Funktionsaufnahme des Organs zu überwachen und Rejektion oder Gefäßthrombose frühzeitig zu erkennen. Eine infektiologische Überwachung von Blut, Abstrichen und Drainagesekret sowie regelmäßige PCR-Untersuchungen von CMV, EBV und anderen relevanten Viren ist ebenfalls indiziert.

Immunsuppression

> Ein zentraler medikamentöser Bestandteil nach Transplantation ist die immunsuppressive Therapie.

Ein übliches Schema besteht aus einer Induktionstherapie mit einem IL-2-Rezeptorantagonisten wie Basiliximab und der Erhaltungstherapie mit einem Calcineurininhibitor (CNI) wie Tacrolimus oder Ciclosporin. Die Calcineurininhibitoren Tacrolimus und Ciclosporin sind die wichtigsten bei der pädiatrischen Lebertransplantation eingesetzten Immunsuppressiva. Ciclosporin bindet an Cyclophilin, Tacrolimus an FKBP-12, über mehrere Schritte wird die T-Zell-Aktivierung inhibiert und somit die zelluläre Immunantwort unterdrückt.

Daneben werden Kortikosteroide in einem Dosisreduktionsschema eingesetzt. Steroidfreie Regime haben sich in Studien als vielversprechend gezeigt und werden von manchen Zentren bereits angewendet (Gras et al. 2008).

Die Therapiesteuerung erfolgt nach Medikamentenspiegeln und erfordert eine Balance zwischen Aufrechterhaltung der Transplantatfunktion und Minimierung von Nebenwirkungen bzw. Überimmunsuppression. Im Langzeitverlauf können Mycophenolatmofetil oder m-TOR-Inhibitoren wie Sirolimus oder Everolimus hinzugefügt werden, wenn eine CNI- oder steroidsparende Therapie erforderlich ist.

Antiinfektiöse Prophylaxe und Therapie Perioperativ werden prophylaktisch Breitspektrumantibiotika gegeben, da das Risiko bakterieller Infektionen durch Immunsuppression, Aszites und zentrale Katheter sowie Drainagen erhöht ist. Zentrale Katheter stellen ein Risiko für grampositive Infektionen dar, gramnegative sind in der Regel darm- oder gallenwegsassoziiert. Bei persistierendem Fieber und Leukozytose trotz breiter antibiotischer Therapie muss an eine invasive Pilzinfektion gedacht und entsprechend therapiert werden. Eine antimykotische Prophylaxe ist empfehlenswert, wenn bei Säuglingen nach Transplantation kein primärer Bauchdeckenverschluss erfolgt.

CMV-Prophylaxe mit Ganciclovir wird bei CMV-negativen Empfängern eines CMV-positiven Donors durchgeführt. Gegen EBV existiert keine spezifische Prophylaxe, einige Zentren nutzen Ganciclovir oder Aciclovir.

- **Weitere medikamentöse Therapie**

Zur Prävention vaskulärer Thrombosen wird im frühpostoperativen Verlauf intravenöses Heparin eingesetzt, die Dosierung erfolgt individuell unter Kontrolle der PTT-Zeit (partielle Thromboplastinzeit). Im Verlauf erfolgt die Umstellung auf Acetylsalicylsäure gewichtsadaptiert. Letzteres wird für üblicherweise 12 Monate post transplantationem prophylaktisch eingesetzt.

Zur Prophylaxe steroidinduzierter Ulcera sollte postoperativ ein Protonenpumpenhemmer (Omeprazol 10 mg/kg) eingesetzt werden.

Eine antihypertensive Therapie kann bei CNI-bedingtem arteriellem Hypertonus notwendig sein.

▪▪ Postoperative Komplikationen

Typische postoperative Komplikationen sind:

Primary non-function Bei fehlender oder deutlich eingeschränkter Transplantatfunktion kann eine primäre Nichtfunktion des Organs vorliegen. Diese manifestiert sich üblicherweise durch einen überproportionalen Transaminasenpeak (>2000 IU/l), einen persistierend hohen Bilirubinwert sowie eine eingeschränkte plasmatische Gerinnung. Sie erfordert eine unverzügliche Retransplantation (Lock et al. 2010).

Gefäßthrombosen Eine Thrombose der Leberarterie („hepatic artery thrombosis", HAT) ist die häufigste vaskuläre Komplikation nach pädiatrischer LTx und die Hauptursache für Transplantatverlust. Die Inzidenz liegt bei ca. 8 % (Bekker et al. 2009). Zur Prävention sind eine Optimierung der Rheologie mit einem Hb-Wert <10 g/dl und eine effiziente Antikoagulation unabdingbar. Die frühzeitige Detektion durch engmaschige dopplersonografische Kontrollen kann eine erfolgreiche chirurgische Revision ermöglichen, andernfalls ist eine Relistung und Retransplantation zumeist erforderlich.

Seltener treten postoperative Komplikationen der Pfortader (Pfortaderstenose, Pfortaderthrombose) oder venöse Gefäßkomplikationen auf. In Abhängigkeit von Zeitpunkt, Art und Ausmaß der Komplikation sowie dem Alter des Kindes erfolgt ein individuelles Therapiekonzept, das sowohl eine chirurgische oder interventionelle Therapie als auch eine Retransplantation beinhalten kann.

Akute Rejektion Die Inzidenz der akuten Rejektion nach pädiatrischer LTx liegt bei 40–60 % innerhalb des ersten Jahres und tritt am häufigsten innerhalb der ersten 3 Monate auf (Ng et al. 2008). Sie kann von Bauchschmerzen und Fieber begleitet sein, zeigt sich jedoch meist nur in ansteigenden Leberwerten und sollte histologisch bestätigt werden. Die Therapie besteht in intravenösen Kortikosteroidpulsen (Methylprednisolon 5–15 mg/kg über 3–6 Tage, je nach Zentrum).

▪▪ Langzeitkomplikationen

Typische Langzeitkomplikationen sind:

Chronische Rejektion Mit zunehmend verbesserten immunsuppressiven Regimes ist die chronische Rejektion selten geworden. Sie liegt bei <10 % nach 10 Jahren. Sie ist durch progrediente Cholestase und Pruritus gekennzeichnet. Im Verlauf kann sich eine chronische Transplantatdysfunktion und Notwendigkeit zur Retransplantation entwickeln.

Auch eine antikörpervermittelte Rejektion kann eine Rolle im Zusammenhang mit chronischer Rejektion spielen. Sie ist mit dem Vorhandensein donorspezifischer Antikörper (DSA) assoziiert.

Nebenwirkungen der Immunsuppression Unerwünschte Wirkungen der Immunsuppression sind relevant, da Kinder früh mit der Therapie beginnen und diese lebenslang fortführen müssen, mithin eine hohe kumulative Dosis der Immunsuppressiva erhalten. Arterieller Hypertonus ist häufig vorübergehend und auf die Anfangsphase mit hoher Immunsuppression beschränkt, lebenslang besteht ein erhöhtes Risiko für virale Infektionen, Wachstumsstörungen bis zum Erwachsenenalter und Nephrotoxizität. So findet man 5 Jahre nach LTx bei 30 % aller Kinder und Jugendlichen eine Einschränkung der glomerulären Filtrationsrate unter 90 ml/min/1,73 m^2.

PTLD Die „posttransplant lymphoproliferative disease" (PTLD) ist eine gefürchtete Komplikation. Sie ist mit einer primären Infektion mit dem Epstein-Barr-Virus (EBV) assoziiert. Das Risiko, eine PTLD zu entwickeln, steigt mit zunehmender Höhe der Immunsuppression, unabhängig davon, ob es sich um CSA oder Tacrolimus handelt. Die PTLD kann jedes Organ betreffen, am häufigsten Leber und Darm. Die Therapie besteht in einer Reduktion der Immunsuppression, einer B-Zell-Depletion mit Rituximab, ggf. einer antiviralen Therapie oder einer Low-dose-Chemotherapie.

Gallenwegskomplikationen Mit einer Gesamtinzidenz von 15–30 % sind Gallenwegskomplikationen ein häufiges Problem nach LTx. Sie reichen von frühen Gallelecks (Splitfläche oder Anastomosenleckage) bis hin zu spät auftretenden Gallenwegsstenosen. Während Leckagen häufig durch gallige Sekretion der einliegenden Zieldrainagen oder Kollektionen in der bildgebenden Diagnostik imponieren, können letztere mithilfe von Ultraschalluntersuchungen und MRCP-Darstellung diagnostiziert werden. Während die Therapie des Gallelecks häufig in einer Drainageeinlage oder Reoperation mit Anastomosenneuanlage besteht, ist die Therapie der Gallengangsstenosen komplexer und orientiert sich an Art der Anastomose (Gallengangs-end-zu-end-Anastomose versus biliodigestive Anastomose), Lokalisation der Stenose und Zeitpunkt des Auftretens. Prinzipiell kommen endoskopische oder interventionell radiologische Verfahren mit Dilatation oder Stenteinlage bzw. Drainage (perkutane transhepatische Cholangiodrainage, PTCD) in Frage ebenso wie die Operation mit Reanastomosierung.

- **Prognose**

Aktuell besteht ein exzellentes Outcome nach kindlicher Lebertransplantation mit einem Organüberleben von ~85–90 % nach 1 Jahr, ~80 % nach 5 Jahren und ~75–80 % nach 10 Jahren. Das Patientenüberleben liegt bei ~75–85 %, ~70–80 % bzw. 65–80 % 1, 5 bzw. 10 Jahre nach kindlicher Lebertransplantation (ELTR 1988–2011, Hong et al. 2009). Verglichen hiermit sind die korrespondierenden Organ- und Patientenüberlebensraten nach Lebertransplantation bei erwachsenen Empfängern deutlich geringer (Hong et al. 2009; Quante et al. 2012).

- **Qualitätssicherung**

Bis zu 3 Jahre nach der Transplantation werden für jeden transplantierten Patienten Daten zu Organ- und Patientenüberleben sowie zu operationsbezogenen Komplikationen gesammelt und durch das Institut für Qualitätssicherung und Transparenz im Gesundheitswesen (IQTIG) ausgewertet. Dies gilt auch für die Lebendspender.

Die Einhaltung der richtlinienkonformen Arbeit der Transplantationszentren wird durch die PÜK (Prüfungs- und Überwachungskommission) der Bundesärztekammer überprüft und in regelmäßigen, detaillierten Prüfberichten veröffentlicht.

- **Ausblick**

Zukünftig werden individualisierte Therapien nach Lebertransplantation mit Reduktion oder sogar völligem Verzicht auf Immunsuppressiva weiterentwickelt. Die Rolle der Immuntoleranz vor allem bei Transplantation im Säuglingsalter ist hier von besonderem Interesse.

Fortschritte in den Möglichkeiten der Leberzelltransplantation könnten in Zukunft beim Leberversagen die Vollorgantransplantation in bestimmten Fällen verhindern. Auch bestimmte Enzymdefekte könnten ohne Notwendigkeit einer Lebertransplantation therapiert werden. Gentherapien bei monogenetischen Stoffwechselerkrankungen könnten die Lebertransplantation für solche Indikationen überflüssig machen.

? Fragen zur Wiederholung
1. Welches Medikament spielt als Immunsuppressivum nach Lebertransplantation keine zentrale Rolle?
   a. Tacrolimus
   b. Basiliximab
   c. Infliximab
   d. Everolimus
   e. Glukokortikoide
2. Welche Aussage zu Nebenwirkungen und Komplikationen der Lebertransplantation trifft zu?
   a. Nach einer Lebertransplantation sind Komplikationen an Gallengängen und Gefäßen nicht zu erwarten.
   b. PTLD betrifft ausschließlich Patienten mit HIV-Infektion.
   c. Abstoßungsreaktionen werden in akute Rejektion und chronische Rejektion eingeteilt.
   d. Die Therapie der „primary non-function" ist strikt konservativ.
   e. Die gängigen Immunsuppressiva sind durch ein geringes Nebenwirkungsrisiko gekennzeichnet.

3. Welche der folgenden Zuordnungen von spezifischer Therapie zu Ursachen für akutes Leberversagen trifft nicht zu?
   a. M. Wilson → D-Penicillamin oder Trientine
   b. Herpes-simplex-Virus → Aciclovir
   c. Autoimmunhepatitis → Glukokortikoide
   d. Venookklusive Erkrankung (VOD) → Sildenafil
   e. Knollenblätterpilzingestion → Silibilin

Literatur

Abschn. 12.1

Baumann U, Adam R, Duvoux C, Mikolajczyk R, Karam V, D'Antiga L, Chardot C, Coker A, Colledan M, Ericzon BG, Line PD, Hadzic N, Isoniemi H, Klempnauer JL, Reding R, McKiernan PJ, McLin V, Paul A, Salizzoni M, Furtado ESB, Schneeberger S, Karch A (2018) Survival of children after liver transplantation for hepatocellular carcinoma. European liver and intestine transplant association. Liver Transpl 24(2):246–255

Kelgeri C, Renz D, McGuirk S, Schmid I, Sharif K, Baumann U (1. April 2021) Liver tumours in children: the hepatologist's view. J Pediatr Gastroenterol Nutr 72(4):487–493

Towbin AJ, Meyers RL, Woodley H, Miyazaki O, Weldon CB, Morland B, Hiyama E, Czauderna P, Roebuck DJ, Tiao GM (2018) 2017 PRETEXT: radiologic staging system for primary hepatic malignancies of childhood revised for the Paediatric Hepatic International Tumour Trial (PHITT). Pediatr Radiol 48(4):536–554

Zu Abschn. 12.2

A Learning Collaborative Approach Increases Specificity of Diagnosis of Acute Liver Failure in Pediatric Patients

Jain V, Dhawan A (2016) Prognostic modeling in pediatric acute liver failure. Liver Transpl 22(10):1418–30

Narkewicz MR, Horslen S, Hardison RM, Shneider BL, Rodriguez-Baez N, Alonso EM, Ng VL, Leonis MA, Loomes KM, Rudnick DA, Rosenthal P, Romero R, Subbarao GC, Li R, Belle SH, Squires RH (2018) Pediatric acute liver failure study group. Clin Gastroenterol Hepatol 16(11):1801–1810

Snehavardhan P, Lal BB, Sood V, Khanna R, Alam S (2020) Efficacy and safety of sodium benzoate in the management of hyperammonemia in decompensated Cchronic liver disease of the childhood-a double-blind randomized controlled trial. J Pediatr Gastroenterol Nutr 70(2):165–170

Squires RH Jr, Shneider BL, Bucuvalas J, Alonso E, Sokol RJ, Narkewicz MR, Dhawan A, Rosenthal P, Rodriguez-Baez N, Murray KF, Horslen S, Martin MG, Lopez MJ, Soriano H, McGuire BM, Jonas MM, Yazigi N, Shepherd RW, Schwarz K, Lobritto S, Thomas DW, Lavine JE, Karpen S, Ng V, Kelly D, Simonds N, Hynan LS (2006) Acute liver failure in children: the first 348 patients in the pediatric acute liver failure study group. J Pediatr 148(5):652–658

Zu Abschn. 12.3

de Franchis R, Baveno VI Faculty (2015) Expanding consensus in portal hypertension: report of the **Baveno VI** consensus workshop: stratifying risk and individualizing care for portal hypertension. J Hepatol 63(3):743–52

Gana JC, Cifuentes LI, Gattini D, Torres-Robles R (6. November 2020) Band ligation versus sclerotherapy for primary prophylaxis of oesophageal variceal bleeding in **children** with chronic liver disease or **portal** vein thrombosis. Cochrane Database Syst Rev 11(11)

Gana JC, Cifuentes LI, Gattini D, Villarroel Del Pino LA, Peña A, Torres-Robles R (24. September 2019) Band ligation versus beta-blockers for primary prophylaxis of oesophageal variceal bleeding in **children** with chronic liver disease or **portal** vein thrombosis. Cochrane Database Syst Rev 9(9)

Gattini D, Cifuentes LI, Torres-Robles R, Gana JC (10. Januar 2020) Sclerotherapy versus beta-blockers for primary prophylaxis of oesophageal variceal bleeding in **children** and adolescents with chronic liver disease or **portal** vein thrombosis. Cochrane Database Syst Rev 1(1)

Zu Abschn. 12.4

Bekker J, Ploem S, de Jong KP (2009) Early hepatic artery thrombosis after liver transplantation: a systematic review of the incidence, outcome and risk factors. Am J Transplant 9(4):746–757

Broelsch CE, Emond JC, Whitington PF, Thistlethwaite JR, Baker AL, Lichtor JL (1990) Application of reduced-size liver transplants as split grafts, auxiliary orthotopic grafts, and living related segmental transplants. Ann Surg 212:368–75; discussion 375–7

Broelsch CE, Whitington PF, Emond JC et al (1991) Liver transplantation in children from living related donors. Surgical techniques and results. Ann Surg 214:428–37; discussion 437–9

D'Antiga L (Hrsg)(2019) Pediatric Hepatology and Liver Transplantation. Springer Nature Switzerland AG

Eghtesad B, Kelly D, Fung JJ (2011) Liver transplantation in children. In: Hyams JS (Hrsg) Pediatric Gastrointestinal and Liver Disease. Elsevier, Philadelphia

European Liver Transplant Registry (ELTR) (1988–2011). Survival according to children recipient age

Gras JM, Gerkens S, Beguin C, et al. (2008). Steroid-free, tacrolimus-basiliximab immunosuppression in pediatric liver transplantation: clinical and pharmacoeconomic study in 50 children. Liver Transpl 14(4):469–47

Hong JC, Yersiz H, Farmer DG, Duffy JP, Ghobrial RM, Nonthasoot B, Collins TE, Hiatt JR, Busuttil RW (2009). Longterm outcomes for whole and segmental liver grafts in adult and pediatric liver transplant recipients: a 10-year comparative analysis of 2,988 cases. J Am Coll Surg 208:682–9; discussion 9–91

Kelly D (Hrsg) (2017) Diseases of the liver and biliary system in children. John Wiley & Sons, Inc.

Lock JF, Schwabauer E, Martus P, Videv N, Pratschke J, Malinowski M, Neuhaus P, Stockmann M (2010) Early diagnosis of primary nonfunction and indication for reoperation after liver transplantation. Liver Transplant 16:172–180

Ng VL, Fecteau A, Shepherd R et al (2008) Outcomes of 5-year survivors of pediatric liver transplantation: report on 461 children from a north American multicenter registry. Pediatrics 122:e1128–e1135

Quante M, Benckert C, Thelen A, Jonas S (2012) Experience since MELD implementation: how does the new system deliver? Int J Hepatol 264015

Ringe B, Burdelski M, Rodeck B, Pichlmayr R (1990) Experience with partial liver transplantation in Hannover. Clin Transpl 135–44

Rodeck B, Zimmer K-P (2013) Pädiatrische Gastroenterologie, Hepatologie und Ernährung. Springer-Verlag Berlin, Heidelberg

Starzl TE, Marchioro TL, Vonkaulla KN, Hermann G, Brittain RS, Waddell WR (1963) Homotransplantation of the Liver in Humans. Surg Gynecol Obstet 117:659–676

Starzl TE, Groth CG, Brettschneider L, Penn I, Fulginiti VA, Moon JB, Blanchard H, Martin AJ Jr, Porter KA (1968) Orthotopic homotransplantation of the human liver. Ann Surg 168:392–415

Pankreatitis

Heiko Witt

Inhaltsverzeichnis

13.1 Grundlagen – 240
13.1.1 Therapie – 241

Literatur – 244

INTERESSENKONFLIKTE: Es bestehen keine Interessenkonflikte insbesondere nicht zu Firmen.

Ergänzende Information Die elektronische Version dieses Kapitels enthält Zusatzmaterial, auf das über folgenden Link zugegriffen werden kann ▶ https://doi.org/10.1007/978-3-662-65248-0_13.

© Springer-Verlag GmbH Deutschland, ein Teil von Springer Nature 2023
K.-P. Zimmer et al. (Hrsg.), *Gastroenterologie – Hepatologie – Ernährung – Nephrologie – Urologie,* Therapie der Krankheiten im Kindes- und Jugendalter,
https://doi.org/10.1007/978-3-662-65248-0_13

13.1 Grundlagen

Die Pankreatitis ist eine akut oder chronisch verlaufende Entzündung der Bauchspeicheldrüse. Die akute Pankreatitis variiert in ihrem Schweregrad von einer leichten, interstitiell-ödematösen bis zu einer schweren, hämorrhagisch-nekrotisierenden Entzündung. Die chronische Pankreatitis ist ein rekurrierender oder kontinuierlicher Prozess, der zu einer unregelmäßigen Fibrose des Organs mit Zerstörung des exokrinen Gewebes führt. Häufig lassen sich auch Erweiterungen des Pankreasgangsystems sowie Pankreassteine nachweisen.

- **Symptomatik, Diagnostik und Differenzialdiagnostik**

Leitsymptom der akuten Entzündung sind plötzlich auftretende, starke **epigastrische Schmerzen**, die im Kindesalter nur selten gürtelförmig in den Rücken ausstrahlen sowie Übelkeit, Erbrechen, abdominaler Druckschmerz und verminderte Darmgeräusche. Im Rahmen der entzündlichen Reaktion bilden sich häufig **Pankreaspseudozysten** aus, die benachbarte Strukturen komprimieren, sich infizieren oder rupturieren können. Weitere Komplikationen sind Verkalkungen und **Nekrosen** mit oder ohne Ausbildung eines Pankreasabszesses. Bei schweren Verläufen treten **systemische Komplikationen** wie metabolische Azidose, Stoffwechselentgleisungen, Schock und Organversagen auf. Extrapankreatische Komplikationen sind Pleuraerguss, Aszites, portale Hypertension, Ulkus mit gastrointestinaler Blutung oder eine Gallengangobstruktion. Bei der chronischen Pankreatitis kann sich nach Jahren eine exokrine und endokrine **Pankreasinsuffizienz** mit Maldigestion und einem Insulinmangeldiabetes entwickeln.

Ursächlich sind bei akuter Pankreatitis häufig Traumata, systemische, metabolische und infektiöse Erkrankungen sowie anatomische Anomalien (eOverview 13.1). Bei der chronischen Pankreatitis finden sich häufig Gendefekte (Rosendahl und Witt 2021).

Richtungsweisend bei entsprechender klinischer Symptomatik ist die Bestimmung der **Lipase** oder Amylase im Serum während des akuten Schubs. Die Lipasebestimmung ist der Amylase an Spezifität überlegen.

> Die Pankreasenzymwerte korrelieren nicht mit dem klinischen Schweregrad.

In der **Sonografie** zeigt sich ein vergrößertes und echoarmes Organ. Zusätzlich können Veränderungen des Pankreas- oder Gallengangsystems, Kalzifikationen oder Pseudozysten nachgewiesen werden. Eine Kontrast-MRT (oder ggf. CT) wird bei nicht aussagekräftiger Sonografie (z. B. aufgrund von Luftüberlagerung) oder bei Verdacht auf eine nekrotisierende Pankreatitis durchgeführt. Im Kindesalter sind schwere Verlaufsformen im Vergleich zum Erwachsenenalter eher selten.

Während des akuten Schubs sollten initial regelmäßig Lipase, Hämatokrit, CRP, Blutgase, Kalzium, Phosphat, Glukose, Harnstoff, Kreatinin, LDH und Transaminasen kontrolliert werden. Bei einem CRP-Wert >12 mg/dl ist von einer nekrotisierenden Pankreatitis auszugehen. Das CRP ist aber erst nach 48 h ein prognostischer Indikator. Bei nekrotisierender Pankreatitis sollten venöse Blutkulturen angelegt werden. Erhöhte Cholestaseparameter (AP und γGT) finden sich bei Kompression des Ductus choledochus. Im Weiteren sind sonografische Verlaufskontrollen bzw. bei entsprechender Klinik weitere bildgebende Verfahren erforderlich.

Die **Sekretin-MRCP** (Magnetresonanzcholangiopankreatografie) dient nach Abklingen des akuten Schubs der Diagnostik anatomischer Anomalien und Veränderungen des Pankreasgangsystems. Eine **ERCP** (endoskopische retrograde Cholangiopankreatografie) sollte nur durchgeführt werden, wenn gleichzeitig eine therapeutische Intervention (Stenteinlage, Steinextraktion) geplant ist.

Die gewissenhafte Anamnese ist richtungsweisend für die zu veranlassende Diagnostik und Therapie. Insbesondere sollte eine Anamnese auf eine familiäre Häufung, Medikamente (eOverview 13.2), vorangegangene Bauchtraumata und auf Symptome anderer

Grunderkrankungen erfolgen. Die Triglycerid- und Kalziumbestimmung gehört zur Basisdiagnostik. Infektionen wie Mumps sind auszuschließen (eOverview 13.3). Da auch eine **zystische Fibrose** klinisch als rezidivierende Pankreatitis imponieren kann, ohne dass das Vollbild der Erkrankung vorliegt, ist die Durchführung eines **Schweißtests** unerlässlich. Eine Genanalyse kann bei positiver Familienanamnese sowie bei chronischer Pankreatitis ohne Familienanamnese nach Ausschluss anderer Ursachen veranlasst werden.

13.1.1 Therapie

■ **Therapieziel und Therapieprinzip**
Die Behandlung der **akuten Pankreatitis** ist vorwiegend symptomatisch und auf Schmerzlinderung, intensivmedizinische Unterstützung bei kritisch kranken Patienten sowie auf die Behandlung von Komplikationen ausgerichtet. Die Therapie ist primär konservativ und die Indikation für Interventionen ist mit Zurückhaltung zu stellen. Bei Pseudozysten und Nekrosen können endoskopische oder chirurgische Verfahren erforderlich sein. Auslösende Noxen sind sofort abzusetzen und behandelbare Ursachen spezifisch zu behandeln. Der Verlauf im Kindesalter ist oft leicht mit vollständiger Erholung des Organs.

Therapeutische Strategien bei **chronischer Pankreatitis** umfassen Schmerzlinderung, Korrektur einer exokrinen und endokrinen Insuffizienz, Ernährungsunterstützung, um ein normales Wachstum zu erreichen, und endoskopische oder chirurgische Eingriffe.

■ **Therapeutisches Vorgehen**
Bei behandelbaren Ursachen wie Medikamenten, Hyperkalziämie oder Obstruktion ist die **Beseitigung des auslösenden Faktors** anzustreben. Bei der Autoimmunpankreatitis ist die Gabe von Steroiden indiziert (Löhr et al. 2020). In den meisten Fällen steht aber keine spezifische Therapie zur Verfügung, die den Verlauf der Erkrankung beeinflusst. Studien mit Sekretionshemmern (Somatostatin, Octreotid) oder Enzyminhibitoren (Gabexat) zeigten keinen Effekt.

Die **Schmerzkontrolle** ist ein wichtiges Therapieziel. Es gibt keine kontrollierten Studien zur Schmerztherapie bei Pankreatitis im Kindesalter, sodass sich diese nach den Erfahrungen bei Erwachsenen richtet. In Anlehnung an das **WHO-Stufenschema** werden bei geringen Beschwerden schwach wirksame Analgetika wie Paracetamol oder Metamizol eingesetzt. Bei starken Schmerzen sind Opiate indiziert, die aber potenziell zu einer Druckerhöhung am Sphincter Oddi führen. Procainhydrochlorid und Pankreasenzyme zeigen keinen Einfluss auf das Schmerzgeschehen und sind obsolet.

Eine adäquate **Flüssigkeitszufuhr** mit Korrektur von Elektrolyt- und Säure-Basen-Haushalt-Entgleisungen ist wesentlich. Eine zu geringe oder übermäßige Zufuhr ist mit schlechteren Ergebnissen verbunden. Die Volumentherapie sollte kontrolliert durchgeführt werden, d. h. die Flüssigkeitszufuhr basiert zunächst auf der ersten klinischen Einschätzung (Schocksymptomatik, Dehydratation), Laborparametern wie Hämatokrit, Harnstoff und Kreatinin und ggf. weiteren Daten (Ultraschall, Echokardiografie, Hämodynamik). Im Verlauf wird sie anhand der Flüssigkeitsbilanzierung und Verlaufsbefunde ständig angepasst. Für Kinder und Jugendliche mit akuter Pankreatitis wird empfohlen, innerhalb der ersten 24 h die 1,5- bis 2-fache Menge des Erhaltungsvolumens zu infundieren.

Bei Patienten mit nekrotisierender Pankreatitis kann eine **Antibiotikagabe** zur Vermeidung infektiöser Komplikationen über 2–4 Wochen erwogen werden. Die neueste Leitlinie der DGVS spricht sich gegen eine prophylaktische Gabe aus, da sich in der jüngsten Metaanalyse kein signifikanter Vorteil ergab. Allerdings suggerieren die OR in dieser Analyse einen positiven Effekt hinsichtlich Letalität und infizierter Nekrosen. Eine selektive Darmdekontamination ist nicht indiziert.

▪▪ Ernährung

In den letzten Jahren fand ein **Paradigmenwechsel** statt: Das Konzept der „Ruhigstellung" des Pankreas mittels Nahrungskarenz und total parenteraler Ernährung wurde **zugunsten einer früh einsetzenden enteralen Ernährung** verlassen. Metaanalysen randomisierter Studien zeigten, dass Mortalität, infizierte Pankreasnekrosen, Organversagen und Krankenhausverweildauer bei früher enteraler Ernährung signifikant reduziert sind (Párniczky et al. 2018; Beyer et al. 2021).

> Ein oraler Kostaufbau sollte so früh wie möglich erfolgen.

Bei Erbrechen erfolgt eine kurzzeitige Nahrungskarenz. Bei milder Pankreatitis sollte innerhalb des ersten Tages, bei schwerem Verlauf so früh wie möglich (innerhalb von 48 h) mit einer enteralen Ernährung begonnen werden. Der Beginn mit oraler Kost auf Wunsch des Patienten scheint nicht zu vermehrten Komplikationen zu führen. Der optimale Zeitpunkt für den Beginn des oralen Kostaufbaus wird kontrovers diskutiert. Eine Normalisierung der Serumlipase scheint allerdings nicht erforderlich zu sein. Ist die orale Nahrungsaufnahme unzureichend, erfolgt zusätzlich eine Sondenernährung, wobei nasojejunale und nasogastrale Sonden als gleichwertig gelten.

> Es gibt keine spezifische Pankreasdiät.

Patienten mit **exokriner Pankreasinsuffizienz** benötigen eine Substitutionstherapie mit Pankreasenzymen zusammen mit einer individuellen ernährungsmedizinischen Intervention durch eine Ernährungsfachkraft (▶ Kap. 15). Die Einnahme kleinerer, aber häufigerer Mahlzeiten kann sinnvoll sein. Eine Fettrestriktion ist zu vermeiden. Die Einschränkung des Nahrungsfettanteils und die Gabe mittelkettiger Triglyzeride (MCT) sind nur bei schwerer therapierefraktärer Malabsorption indiziert, da MCT bei vielen Patienten einen Durchfall verschlimmern. Ein Mangel an fettlöslichen Vitaminen wird selten gefunden und ist in diesen speziellen Fällen auszugleichen.

Bei der Behandlung einer **endokrinen Pankreasinsuffizienz** gelten die gleichen Therapierichtlinien wie bei einem Insulinmangeldiabetes. Orale Antidiabetika sind meistens ineffektiv. Der pankreoprive Diabetes ist aufgrund der mangelhaften Glukagonsekretion durch seine hohe Insulinempfindlichkeit mit starker Hypoglykämieneigung gekennzeichnet.

▪▪ Endoskopische und chirurgische Interventionen

Die Therapie ist vorrangig konservativ. Die Indikation für **Interventionen** sollte zurückhaltend gestellt werden, wobei zunehmend chirurgische durch endoskopische Verfahren verdrängt werden. Für das Kindesalter existieren keine Studien; die Empfehlungen lehnen sich ausschließlich an die für Erwachsene an.

Asymptomatische **Pankreaspseudozysten** werden sonografisch beobachtet, da sich diese oft spontan zurückbilden. Bei Komplikationen wie Schmerzen, Magen- oder Duodenalstenose, Stenose des Gallen- oder Pankreasgangs, Infektionen, Blutung, oder pankreatikopleuraler Fistel, ist eine Behandlung erforderlich. Initial ist eine endoskopische, transgastrale oder transduodenale Drainage anzustreben. Eine perkutane Drainage ist ebenfalls möglich, jedoch mit dem Risiko einer Fistelbildung behaftet. Eine operative Therapie kommt bei einem Rezidiv oder fehlgeschlagener endoskopischer Behandlung zum Einsatz. Hierbei sind laparoskopische Verfahren gegenüber einer Laparotomie zu bevorzugen (Beyer et al. 2021). Asymptomatische Pseudozysten, die größer als 5 cm sind und sich nicht innerhalb von 6 Wochen zurückbilden, sollten ebenfalls behandelt werden, da es in etwa 40 % der Fälle zu Komplikationen wie Ruptur, Infektion oder Einblutung kommt.

Auch bei **infizierten Pankreasnekrosen** erfolgt primär eine Drainage als Verfahren mit der geringsten Invasivität. Bleibt der gewünschte Effekt aus, ist eine endoskopische Nekrosektomie indiziert. Aufgrund der hohen Morbidität wird eine primäre Laparotomie nur bei Notfällen wie

Hohlorganperforationen, intraabdominellen Blutungen, Darmischämien und anderen Umständen, die ein akutes Abdomen hervorrufen, durchgeführt (Beyer et al. 2021).

Kommt es bei chronischer Pankreatitis durch **Pankreasgangsteine** oder **-stenosen** zu einer Abflussbehinderung des Pankreassekrets, die Schmerzen oder rezidivierende Schübe verursacht, eine Pseudozyste oder Fistel unterhält oder zu anderen Komplikationen führt, ist eine Intervention notwendig. Initial kann eine endoskopische Dilatation und Stenteinlage erfolgen. Der endoskopische Ansatz scheint insbesondere bei solitären Steinen und proximalen Stenosen geeignet zu sein. Bei distalen Stenosen haben sich operative Drainageverfahren als überlegen gezeigt. Besitzt der Pankreasgang einen Durchmesser von mehr als 5 mm, ist primär eine operative Therapie zu erwägen. Hier kommen Drainageverfahren wie die laterale Pankreatikojejunostomie oder Teilresektionen wie die duodenumerhaltende Pankreaskopfresektion zur Anwendung. Die operative Therapie ist bei Erwachsenen in Bezug auf die langfristige Schmerzreduktion der endoskopischen Therapie überlegen (Löhr et al. 2017).

Eine **totale Pankreatektomie** sollte, wenn überhaupt, nur in Kombination mit einer autologen **Inselzelltransplantation** bei Patienten mit starken, hartnäckigen Schmerzen in Betracht gezogen werden. Die Daten für die pädiatrische Altersgruppe sind sehr begrenzt.

- **Monitoring und Verlauf**

Bei chronischer Pankreatitis muss auf eine altersgerechte Gewichts- und Längenentwicklung geachtet werden, um frühzeitig ein Kaloriendefizit zu erfassen und durch Kalorienanreicherung bzw. Einleitung oder Optimierung einer Enzymersatztherapie gegenzusteuern. Zur Überwachung der Pankreasfunktion sollten bei chronischer Pankreatitis jährlich fäkale Elastase, Nüchternblutzucker und ggf. HbA_{1c} bestimmt werden.

Bei exokriner Pankreasinsuffizienz sollten einmal jährlich die Serumwerte der fettlöslichen Vitamine A, E und D sowie die Prothrombinzeit als Marker für einen Vitamin-K-Mangel gemessen werden. Unter oraler Vitaminsubstitution werden zur Dosisanpassung die Serumspiegel alle 3–6 Monate kontrolliert. Im Weiteren ist ein **Zink-** und **Selenmangel** beschrieben worden, sodass trotz geringer Evidenzlage die jährliche Kontrolle der Serumspiegel als sinnvoll erscheint (Beyer et al. 2021).

- **Prognose**

Bei einmaliger, milder akuter Pankreatitis kommt es meistens zu einer restitutio ad integrum. Bei schwerer nekrotisierender Pankreatitis kann sich eine exokrine oder endokrine Insuffizienz entwickeln. Bei erblicher chronischer Pankreatitis entwickeln 5 % der Patienten nach 10 Jahren und ca. 25 % nach 25 Jahren eine Insuffizienz. Das Risiko ein duktales Pankreaskarzinom im Erwachsenenalter zu entwickeln ist bei hereditärer Pankreatitis deutlich erhöht.

- **Qualitätssicherung**

Patienten mit akuter nekrotisierender und mit chronischer Pankreatitis sollten in einem spezialisierten Zentrum behandelt werden. Insbesondere die Planung und Durchführung interventioneller endoskopischer oder chirurgischer Verfahren erfordern einen interdisziplinären Ansatz und eine hohe Expertise.

Dieses Kapitel enthält elektronisches Zusatzmaterial.

? Fragen zur Wiederholung
1. Welche Untersuchung sollte bei rezidivierender Pankreatitis zur ätiologischen Abklärung unbedingt durchgeführt werden?
    a. Fäkale Elastase

b. Pankreasamylase
  c. Schweißtest
  d. Lipase im Urin
  e. Ösophago-Gastro-Duodenoskopie (ÖGD)
2. Welche Aussage zur Ernährungstherapie bei akuter Pankreatitis trifft zu?
  a. Ein oraler Kostaufbau darf frühestens 96 h nach Erkrankungsbeginn erfolgen.
  b. Bei schwerer nekrotisierender Pankreatitis sollte innerhalb von 48 h mit einer enteralen Ernährung begonnen werden.
  c. Eine enterale Ernährung sollte erst nach Normalisierung der Pankreasenzymwerte (Lipase, Amylase) begonnen werden.
  d. Eine Sondenernährung sollte nur über eine nasojejunale Sonde erfolgen.
  e. Bei schwerer nekrotisierender Pankreatitis ist auf eine strikte Nahrungskarenz für 72 h zu achten.
3. Welche Aussage zur Therapie der Pankreatitis trifft zu?
  a. Die Therapie der infizierten Pankreasnekrose sollte primär offen chirurgisch erfolgen.
  b. Eine endoskopische Intervention ist insbesondere bei distalen Pankreasgangstenosen indiziert.
  c. Pankreaspseudozysten sollten nach Abklingen der Symptome, spätestens nach 2 Wochen endoskopisch oder chirurgisch behandelt werden.
  d. Eine endoskopische Stenteinlage ist obsolet.
  e. Symptomatische Pankreaspseudozysten sollten primär mittels endoskopischer, innerer Drainage behandelt werden.

Literatur

Beyer G, Hoffmeister A, Michl P, Gress TM, Huber W, Algül H, Neesse A, Meining A, Seufferlein TW, Rosendahl J, Kahl S, Keller J, Werner J, Friess H, Bufler P, Löhr JM, Schneider A, Lynen P, Esposito I, Grenacher L, Mössner J, Lerch MM, Mayerle J (2021) S3-Leitlinie Pankreatitis - Leitlinie der Deutschen Gesellschaft für Gastroenterologie, Verdauungs- und Stoffwechselkrankheiten (DGVS). AWMF Registernummer 021-003. ▶ https://www.dgvs.de/wissen/leitlinien/leitlinien-dgvs/chronische-pankreatitis

Löhr JM, Dominguez-Munoz E, Rosendahl J, Besselink M, Mayerle J, Lerch MM, Haas S, Akisik F, Kartalis N, Iglesias-Garcia J, Keller J, Boermeester M, Werner J, Dumonceau JM, Fockens P, Drewes A, Ceyhan G, Lindkvist B, Drenth J, Ewald N, Hardt P, de Madaria E, Witt H, Schneider A, Manfredi R, Brøndum FJ, Rudolf S, Bollen T, Bruno M; HaPanEU/UEG Working Group (2017) United European Gastroenterology evidence-based guidelines for the diagnosis and therapy of chronic pancreatitis (HaPanEU). United European Gastroenterol J 5:153–199. ▶ https://doi.org/10.1177/2050640616684695.

Löhr JM, Beuers U, Vujasinovic M, Alvaro D, Frøkjær JB, Buttgereit F, Capurso G, Culver EL, de-Madaria E, Della-Torre E, Detlefsen S, Dominguez-Muñoz E, Czubkowski P, Ewald N, Frulloni L, Gubergrits N, Duman DG, Hackert T, Iglesias-Garcia J, Kartalis N, Laghi A, Lammert F, Lindgren F, Okhlobystin A, Oracz G, Parniczky A, Mucelli RMP, Rebours V, Rosendahl J, Schleinitz N, Schneider A, van Bommel EF, Verbeke CS, Vullierme MP, Witt H; UEG guideline working group (2020) European Guideline on IgG4-related digestive disease - UEG and SGF evidence-based recommendations. United European Gastroenterol J 8:637–666. ▶ https://doi.org/10.1177/2050640620934911

Párniczky A, Abu-El-Haija M, Husain S, Lowe M, Oracz G, Sahin-Tóth M, Szabó FK, Uc A, Wilschanski M, Witt H, Czakó L, Grammatikopoulos T, Rasmussen IC, Sutton R, Hegyi P (2018) EPC/HPSG evidence-based guidelines for the management of pediatric pancreatitis. Pancreatology 18:146–160. ▶ https://doi.org/10.1016/j.pan.2018.01.001

Rosendahl J, Witt H (2021) Pathogenese der chronischen Pankreatitis. Internist 62:1007–1014

Pankreasfehlbildungen und Pankreastumore

Heiko Witt und Konrad Reinshagen

Inhaltsverzeichnis

14.1　Pankreasfehlbildungen – 246
14.1.1　Abnorme Differenzierung – 246
14.1.2　Abnorme Rotation – 246
14.1.3　Abnorme Fusion – 247
14.1.4　Pankreaszysten – 248

14.2　Pankreastumore – 249
14.2.1　Pankreatoblastom – 249
14.2.2　Solide pseudopapilläre Tumoren – 249
14.2.3　Azinuszell- und duktales Adenokarzinom – 250
14.2.4　Endokrine Tumore – 250
14.2.5　Nesidioblastose – 251
14.2.6　Andere Tumorarten – 251

Literatur – 252

INTERESSENKONFLIKTE: Es bestehen keine Interessenkonflikte insbesondere nicht zu Firmen.

Ergänzende Information Die elektronische Version dieses Kapitels enthält Zusatzmaterial, auf das über folgenden Link zugegriffen werden kann ▶ https://doi.org/10.1007/978-3-662-65248-0_14.

© Springer-Verlag GmbH Deutschland, ein Teil von Springer Nature 2023
K.-P. Zimmer et al. (Hrsg.), *Gastroenterologie – Hepatologie – Ernährung – Nephrologie – Urologie,* Therapie der Krankheiten im Kindes- und Jugendalter,
https://doi.org/10.1007/978-3-662-65248-0_14

14.1 Pankreasfehlbildungen

Die Bauchspeicheldrüse entwickelt sich während der 4. Gestationswoche aus zwei entodermalen Knospen des Vorderdarms, der ventralen und dorsalen Anlage. In den folgenden 2 Wochen dreht sich die ventrale Anlage nach dorsal (Rotation) und verschmilzt anschließend mit der dorsalen Anlage (Fusion). Angeborene Anomalien beruhen auf Störungen der 3 kritischen Entwicklungsschritte: Gewebsdifferenzierung, Rotation und Fusion. Differenzierungs- und Rotationsstörungen sind, vom ektopen Pankreas abgesehen, selten; Fusionsfehlbildungen dagegen häufig, aber meistens asymptomatisch.

14.1.1 Abnorme Differenzierung

14.1.1.1 Aplasie und Hypoplasie

Die vollständige (Aplasie) oder partielle Nichtanlage (Hypoplasie) des Organs sind selten und treten isoliert oder kombiniert mit anderen Defekten wie Polypleniesyndrom, Herzfehlern oder Kleinhirnagenesie auf. Bei der Hypoplasie überwiegen Störungen der dorsalen Knospe mit fehlender Bildung von Pankreaskörper und -schwanz.

Die Klinik hängt vom Grad der Hypoplasie ab. Die Aplasie manifestiert sich mit neonatalem Diabetes mellitus und schwerer intrauteriner Wachstumsverzögerung. Die Hypoplasie variiert von einem asymptomatischen Verlauf bis hin zu einer endokrinen und exokrinen Insuffizienz.

Die Diagnose wird mittels Sonografie oder MRT gestellt. Die Therapie besteht in der Substitution von Insulin und Pankreasenzymen (▶ Kap. 15 und Band Endokrinologie).

14.1.1.2 Ektopes Pankreas

Ektopes Pankreas, auch als heterotopes oder akzessorisches Pankreas bezeichnet, ist Pankreasgewebe ohne anatomische Verbindung zur Bauchspeicheldrüse. Es kann sich aus allen im Pankreas vorkommenden Zellen zusammensetzen. Die Häufigkeit beträgt in Autopsieserien 0,5–15 %. In etwa 90 % findet es sich in der Submukosa des oberen Gastrointestinaltrakts, wo es als 0,3–3 cm großer Knoten imponiert. Oft ist es ein Zufallsbefund im Rahmen einer Gastroskopie, kann aber mit Schmerzen, gastrointestinaler Blutung oder Invagination vergesellschaftet sein. Selten entwickelt sich eine Pankreatitis, zystische Degeneration oder maligne Transformation. Bei Symptomen erfolgt die chirurgische Entfernung (Persano et al. 2019).

14.1.2 Abnorme Rotation

14.1.2.1 Pankreas anulare

Beim Pankreas anulare ist das Duodenum ganz oder seltener teilweise ringförmig von Pankreasgewebe umgeben, was häufig zur Duodenalstenose /-atresie führt (▶ Kap. 7). Ursächlich ist eine fehlende embryonale Rotation der ventralen Anlage. Die Inzidenz wird auf etwa 1:1000 geschätzt.

Das Pankreas anulare kann in jeder Altersgruppe symptomatisch werden oder asymptomatisch bleiben. Die Mehrzahl manifestiert sich in der ersten Lebenswoche als Duodenalkompression mit Erbrechen und ist häufig mit weiteren Anomalien wie Trisomie 21, tracheoösophagealer Fistel, kardialen Fehlbildungen, intestinaler Malrotation und Analatresie assoziiert (Zyromski et al. 2008). Ältere Kinder können eine Pankreatitis entwickeln.

In >50 % wird die Verdachtsdiagnose bereits während der pränatalen Sonografie geäußert. In der Röntgenaufnahme des Abdomens können bei vollständiger Obstruktion zwei große luftgefüllte Räume imponieren („double bubble"-Zeichen, ▶ Abschn. 7.1). Abdomineller Ultraschall kombiniert mit oberer Magen-Darm-Passage bestätigt meistens die Diagnose. MRCP und CT können die Anatomie genauer darstellen.

- **Therapie**

Bei fehlender Symptomatik ist keine **Therapie** erforderlich. Bei Obstruktion mit Erbrechen müssen Flüssigkeits- und Elektrolytverluste ausgeglichen werden. Chirurgisch erfolgt ein Duodenalbypass entweder in Form einer Duodenoduodenostomie oder einer Duodenojejunostomie. Eine einfache Durchtrennung des Pankreasrings sollte wegen der Verletzungsgefahr des Pankreasgangs mit möglicher Fistelbildung vermieden werden.

- Prognose

Die **Prognose** hängt vom Erkrankungsalter ab und ist im Neugeborenenalter sehr gut. Lediglich aufgrund begleitender Organfehlbildungen besteht eine erhöhte Mortalität.

14.1.3 Abnorme Fusion

14.1.3.1 Anomalien des Gangsystems

Mit der Fusion beider Anlagen verschmelzen auch deren Gangsysteme, was zahlreiche anatomische Varianten bedingt. Meistens ist der ventrale Hauptgang (Ductus Wirsungianus) mit dem dorsalen Nebengang (Ductus Santorini) verbunden. Der Hauptgang mündet zusammen mit dem Ductus choledochus in die Papilla duodeni major (Vateri), die ausschließlich das Sekret ableitet, während der Ductus Santorini blind endet (eAbb 14.1a). In ca. 30 % mündet der Ductus Santorini über die Papilla minor, sodass beide Gänge Sekret ableiten (eAbb 14.1b).

Beim **Pankreas divisum** ist eine Fusion ausgeblieben, sodass beide Gänge über getrennte Papillen münden. Als Folge drainiert die Papilla minor etwa 80 % des Sekretes (eAbb 14.1c). Zuweilen sind beide Gänge über einen kleinen Gang verbunden (inkomplettes Pankreas divisum) (eAbb 14.1d).

Auch die Verbindung des Pankreas- mit dem Gallengang variiert stark. Meist schließen sich beide Gänge zu einem kurzen, 5 mm langen Gang zusammen. Getrennte Öffnungen in der großen Papille oder ein Austritt über zwei verschiedene Papillen werden jedoch häufig beobachtet. Klinisch relevant sind **pankreatikobiliäre Anomalien,** bei denen beide Gänge außerhalb des Duodenums zusammenlaufen und ein gemeinsames Segment von mehr als 1,5 cm Länge bilden („long common channel") (eAbb 14.1e).

14.1.3.2 Pankreas divisum

Das Pankreas divisum ist die häufigste Fusionsanomalie der Drüse. Die Inzidenz liegt zwischen 5 % und 10 % in Autopsiestudien und zwischen 2 % und 5 % in ERCP-Studien. Die klinische Bedeutung wird kontrovers diskutiert: Während manche es als unbedeutende Normvariante betrachten, postulieren andere, dass die schmale Öffnung der Papilla minor zu einer relativen, funktionellen Stenose und damit zu einer obstruktiven Pankreatitis führe. Aufgrund der hohen Prävalenz in der Bevölkerung müssen wahrscheinlich weitere exogene oder genetische Faktoren hinzukommen, damit sich eine Pankreatitis entwickelt.

Die **Diagnose** erfolgt mittels MRCP, die die duktale Anatomie abbildet. Die sekretinverstärkte MRCP (S-MRCP) ist eine Alternative zur konventionellen MRCP (Rustagi und Njei 2014). Endosonografie und ERCP sind invasive Zweitlinienuntersuchungen. Letztere ermöglichen eine gleichzeitige therapeutische Intervention.

- Therapie

Die **Therapie** umfasst die endoskopische Sphinkterotomie der kleinen Papille, die Papillotomie, mit Ballondilatation oder Stenting zur Dekompression des Ductus Santorini – mit variablen Erfolgsraten. Der chirurgische Eingriff in Form der transduodenalen Sphinkterotomie ist eine Alternative für Patienten, bei denen endoskopische Behandlungen versagt haben. Kontrollierte Studien für das Kindesalter existieren nicht.

14.1.3.3 Pankreatikobiliäre Anomalien

In 1,5–3 % der Bevölkerung vereinigen sich Pankreas- und Gallengang zu einem langen gemeinsamen Segment („long common channel"). Dies begünstigt einen Reflux von Pankreassekret in den Ductus choledochus und kann zu dessen Entzündung und Dilatation mit Ausbildung von Choledochuszysten sowie zu einer Pankreatitis führen (Kamisawa et al. 2005). Langfristig kann sich ein Gallengangskarzinom ausbilden. Ein

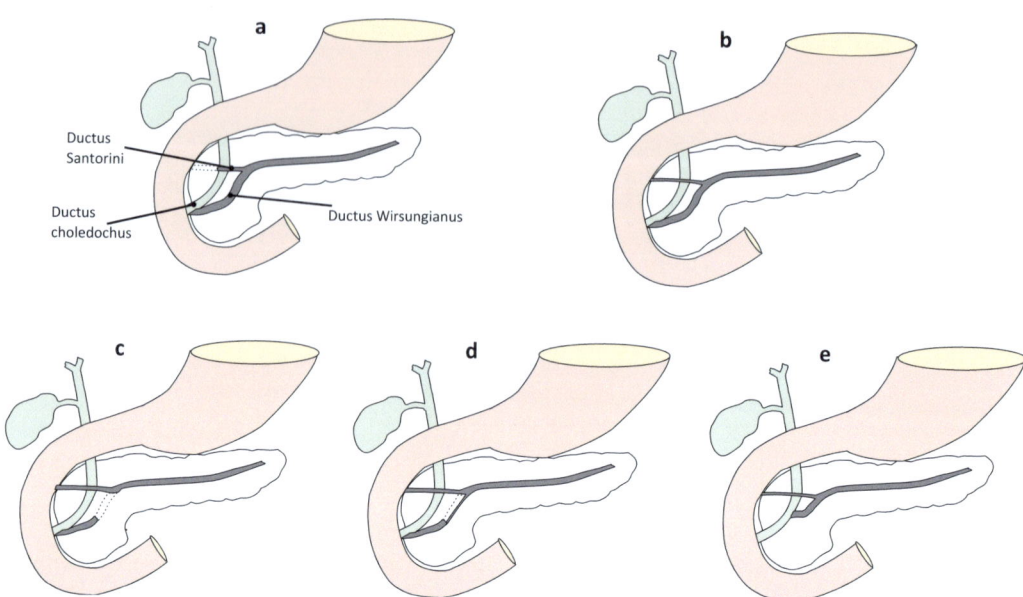

☐ Abb. 14.1 Anomalien des Gangsystems. **a** reguläre Ganganatomie; **b** Normvariante; **c** Pancreas divisum; **d** inkomplettes Pancreas divisum; **e** Long common channel. (Aus: Witt H (2013) Physiologie und Embryologie des Pankreas. In: Rodeck, B., Zimmer, K.P. (eds) Pädiatrische Gastroenterologie, Hepatologie und Ernährung. Springer, Berlin, Heidelberg. ► https://doi.org/10.1007/978-3-642-24710-1_21)

Rückfluss von Gallesekret in das Pankreasgangsystem als Ursache einer Pankreatitis wird in der Literatur kontrovers diskutiert.

Angeborene Choledochuszysten, die häufig mit einer pankreatikobiliären Fehlverbindung assoziiert sind, können sich als akute oder rezidivierende Pankreatitis präsentieren.

> Im Kindesalter sollte bei Auftreten einer akuten idiopathischen Pankreatitis ätiologisch an Anomalien des hepatopankreatikobiliären Systems gedacht werden.

Die Diagnose erfolgt durch MRCP oder ERCP, wobei die MRCP die Untersuchung der Wahl ist. Die Sekretin-MRCP hat den zusätzlichen Vorteil, einen assoziierten Reflux nachzuweisen.

- **Therapie**

Anomalien des pankreatikobiliären Übergangs bei Choledochuszysten sollten wegen des damit verbundenen Risikos einer malignen Entartung mit einer Exzision des extrahepatischen Gallengangs, Cholezystektomie und Hepatikojejunostomie **chirurgisch therapiert** werden. Eine Evidenz für den besten Operationszeitpunkt gibt es bisher nicht, jedoch sollte die Operation spätestens mit dem Auftreten von Symptomen erfolgen.

14.1.4 Pankreaszysten

Angeborene Zysten sind sehr selten, mit Epithel ausgekleidet und kommen einzeln oder mehrfach vor. Sie machen bei Kindern weniger als 1 % aller Pankreaszysten aus.

> Die meisten Pankreaszysten sind erworbene Pseudozysten entzündlichen Ursprungs.

Solitäre Zysten sind oft asymptomatisch, können aber durch Kompression benachbarter Strukturen Schmerzen, Erbrechen und Ikterus verursachen. Die Symptome treten häufig schon in den ersten 2 Lebensjahren auf. Multiple Zysten sind oft vergesellschaftet mit polyzystischer Nierenerkrankung (10 %) oder dem von Hippel-Lindau-Syndrom (40–70 %), bei dem die Zysten die einzige abdominale Manifestation sein und anderen Krankheitszeichen um Jahre vorausgehen können.

Als Erstuntersuchung dient der Ultraschall, jedoch ist für eine genaue Lokalisierung eine MRT erforderlich. Die Differenzialdiagnose umfasst Pseudozysten, zystische Pankreastumore und gastrointestinale Duplikationsanomalien.

- **Therapie**

Die **Therapiestrategien** variieren je nach Lage der Zyste. Große symptomatische solitäre Zysten erfordern eine interventionelle oder chirurgischen Therapie. Mittels einer ERCP kann eine Verbindung der Zyste zum Duktus Wirsungianus ausgeschlossen werden. Bei großen solitären Zysten haben sich interventionelle endoskopische Verfahren wie die transgastrische interne Drainage zunehmend durchgesetzt. Als chirurgische Therapie sollten weitestgehend pankreaserhaltende Verfahren, wie eine Drainage der Zyste mittels Roux-Y-Pankreatikojejunostomie durchgeführt werden. Bei Läsionen im Schwanzbereich wird eine milzerhaltende distale Pankreatektomie durchgeführt.

14.2 Pankreastumore

Maligne Tumore der Bauchspeicheldrüse sind äußerst selten. Die Inzidenz liegt im Kindesalter bei unter 1:1.000.000. Standardisierte Behandlungsprotokolle gibt es daher nicht. Die Tumoren werden in epitheliale und nichtepitheliale und letztere in exokrine oder endokrine eingeteilt (eTab. 14.1). Im Vergleich zu Erwachsenen ist die Prognose günstiger. Nach Möglichkeit sollte kurativ reseziert werden. Ein chirurgisches „Debulking" oder die Resektion von Metastasen sind manchmal weitere Optionen.

14.2.1 Pankreatoblastom

Das Pankreatoblastom ist ein bösartiger embryonaler Tumor, der vorwiegend in der ersten Lebensdekade auftritt. Das mittlere Diagnosealter beträgt 5 Jahre. Es besteht eine Assoziation mit dem Beckwith-Wiedemann-Syndrom und der familiären adenomatösen Polyposis (FAP). Klinisch imponieren eine palpable Bauchmasse, Bauchschmerzen, Müdigkeit, Anorexie und Gewichtsverlust; seltener Gelbsucht, Obstruktion des Duodenums bzw. Magenausgangs sowie intestinale Blutungen. Die Tumoren sind oft groß und eine Metastasierung in Leber, regionale Lymphknoten und seltener Lunge findet sich in 35 % bei Erstvorstellung.

Die Diagnose basiert auf bildgebenden Verfahren und der Histologie. Das α-Fetoprotein (AFP) ist in etwa 70 % der Fälle erhöht. Differenzialdiagnostisch sind andere Pankreastumoren und die Autoimmunpankreatitis (AIP) abzugrenzen.

- **Therapie**

Bei Patienten ohne Anzeichen einer metastasierten oder lokal fortgeschrittenen Erkrankung ist eine vollständige chirurgische Resektion erforderlich. Da die meisten Pankreatoblastome im Pankreaskopf auftreten, wird eine duodenumerhaltende Pankreaskopfresektion oder eine Pankreatikoduodenektomie nach Whipple durchgeführt. Bei seltenen Pankreasschwanzprozessen kann eine Pankreasschwanzresektion ausreichend sein.

Chemotherapie (Cisplatin und Doxorubicin) und in Ausnahmefällen Strahlentherapie spielen eine Rolle bei rezidivierenden, persistierenden, inoperablen und metastasierten Erkrankungen. Bei der Nachsorge sollten die AFP-Spiegel gemessen werden. Bei Kindern beträgt die 5-Jahres-Überlebensrate etwa 50 % (Dhebri et al. 2004).

14.2.2 Solide pseudopapilläre Tumoren

Diese Tumore, auch unter dem Synonym Frantz-Tumor bekannt, werden vorwiegend bei Mädchen und jungen Frauen beobachtet. Alle Tumore exprimieren Progesteronrezeptoren. Die Symptome sind unspezifisch mit abdominalen Beschwerden oder Schmerzen und einer tastbaren abdominalen Masse. Oft besteht Beschwerdefreiheit und die Diagnose wird zufällig im Rahmen einer Routineuntersuchung gestellt. Die Tumoren sind meist solitär und im Schwanzbereich. In der Bildgebung zeigt sich eine gut umschriebene, gekapselte Läsion mit variablen soliden und zystischen Anteilen. Bei unklaren Befunden erfolgt eine endosonografisch gestützte Feinnadelaspirationsbiopsie.

- **Therapie**

Ziel ist die vollständige chirurgische Entfernung, die bei Kindern oft möglich ist. Die Tumore wachsen meist langsam und bei kompletter Resektion beträgt die 5-Jahres-Überlebensrate mehr als 95 %. Pankreaserhaltende Operationen sind meist möglich, bei größeren Prozessen im Pankreaskopf ist eine Pankreatikoduodenektomie nach Whipple erforderlich. Metastasen sind bei Kindern selten, am häufigsten in der Leber zu finden und stellen keine Kontraindikation für eine Operation dar. Bei großen inoperablen Tumoren führt eine Resektion der Metastasen bzw. ein „Debulking" zu einem verlängerten Überleben. Adjuvante Behandlungen sind selten erforderlich und sprechen bei dieser Tumorentität sehr gut an (Papavramidis und Papavramidis 2005).

14.2.3 Azinuszell- und duktales Adenokarzinom

Beide Tumoren sind bei Kindern sehr selten. Klinisch äußern sie sich mit Bauchschmerzen oder Gelbsucht. MRT, CT oder Endosonografie werden zur Diagnose und zum Staging eingesetzt.

- **Therapie**

Bei fehlender Metastasierung ist die chirurgische Resektion die Therapie der Wahl. Die Therapie orientiert sich vorwiegend an den Empfehlungen für Erwachsene. Beide Entitäten sind mit einer schlechten Prognose verbunden, wobei die der Azinuszelltumore im Vergleich zum duktalen Adenokarzinom etwas besser ist. Eine Therapie sollte in einem auf Pankreaskarzinome spezialisierten viszeralchirurgischen Zentrum erfolgen.

14.2.4 Endokrine Tumore

Endokrine Neoplasien entstehen aus hormonbildenden, neuroendokrinen Zellen. Die Tumoren können einzeln vorkommen oder multiple, insbesondere im Rahmen einer multiplen endokrinen Neoplasie Typ 1 (MEN1), einer autosomal-dominanten Erberkrankung, die durch Mutationen im Tumorsuppressorgen *MEN1* verursacht wird. Man unterscheidet funktionelle, hormonproduzierende und nichtfunktionelle Tumore; letztere verursachen aufgrund der fehlenden Hormonproduktion erst ab einer bestimmten Größe Beschwerden. Der häufigste funktionelle Tumor ist das Insulinom, gefolgt vom Gastrinom. Andere Tumore wie das ACTHom und VIPom sind im Kindesalter nur vereinzelt berichtet worden. Die Präsentation variiert je nach Art des produzierten Hormons.

Das **Insulinom** ist ein β Zell-Tumor, der hyperinsulinämische Hypoglykämien im Nüchternzustand auslöst, die zu Verhaltensauffälligkeiten, Krampfanfällen oder Koma führen. Wiederkehrende Episoden beeinträchtigen die neurologische Entwicklung. Diagnostisch ist ein niedriger Nüchternglukosespiegel in Verbindung mit hohen Insulinspiegeln und erhöhten C-Peptidspiegeln nachweisbar. Bei Unsicherheit kann ein 72-h-Fastentest durchgeführt werden.

Zur Diagnosestellung dienen MRT und Endosonografie. Da die Tumoren oft sehr klein sind (0,5–1 cm), erkennen die gängigen bildgebenden Verfahren präoperativ nicht alle Tumoren, sodass eine operative Exploration mit intraoperativem Ultraschall indiziert sein kann.

- **Therapie**

Funktionelle endokrine Tumoren haben ein geringes malignes Potenzial. Therapie der Wahl ist die Operation und je nach Tumorcharakteristik wird eine partielle Pankreatektomie oder Enukleation durchgeführt. Bis zur Operation werden die Patienten mit einer Diät bestehend aus häufigen Mahlzeiten mit komplexen Kohlenhydraten unter Reduktion von Einfach- und Zweifachzuckern ernährt, um Hypoglykämien zu vermeiden.

Präoperativ oder in inoperablen Fällen werden Diazoxid und das Somatostatinanalogon Octreotid eingesetzt. Beide Substanzen hemmen die Insulinausschüttung. Schlechte Prognosefaktoren für gut differenzierte Tumore sind eine Größe >2–4 cm, vaskuläre oder neurale Invasion, eine hohe Mitoserate und ein hoher Ki-67-Index. Palliative Behandlungsoptionen sind Chemotherapie, chirurgisches „Debulking", Radiofrequenzablation, Chemoembolisation und Radionuklidtherapie.

Dauertherapie stehen Diazoxid oder bei Nichtansprechen Octreotidinjektionen zur Verfügung.

Die fokale Form kann durch eine partielle Pankreatektomie geheilt werden; jedoch ist bei der diffusen Form eine fast totale Pankreatektomie erforderlich, die oft zu einer exokrinen und endokrinen Insuffizienz führt. Die Patienten sollten operiert werden, bevor das ZNS durch schwere Hypoglykämien irreversibel geschädigt ist.

14.2.5 Nesidioblastose

Die Nesidioblastose, auch als persistierende hyperinsulinämische Hypoglyämie des Säuglingsalters (PHHI) bezeichnet, ist eine tumorähnliche Erkrankung, durch eine erblich bedingte, genetisch heterogene Inselzellhyperplasie. Zwei Formen lassen sich abgrenzen, die sich in Behandlung und Prognose unterscheiden: Die diffuse Form macht zwei Drittel der Fälle aus und ist durch Veränderungen im gesamten Pankreas gekennzeichnet, während sich die fokale Form auf eine Raumforderung beschränkt. Die Symptome treten innerhalb weniger Stunden nach der Geburt auf, gelegentlich aber auch erst nach Monaten.

Der Fastentest ist diagnostisch am zuverlässigsten. Eine Hypoglykämie (nüchtern und postprandial), eine nicht unterdrückte Insulinsekretion (Plasmainsulin häufig nicht deutlich erhöht) und negative Ketonkörper im Urin und im Blut sind charakteristisch. Die radiologische Diagnose ist schwierig, da die diffuse Form keine bildgebenden Veränderungen verursacht. Zur präoperativen Lokalisierung fokaler Läsionen dient die ^{18}F-Fluor-L-Dihydroxyphenylalanin-Positronenemissionstomografie (^{18}F-DOPA-PET).

- **Therapie**

Die initiale Behandlung zielt darauf ab, durch Glukosegabe eine Hypoglykämie zu verhindern; in schweren Fällen kurzfristig auch mit Glukagoninfusionen. Als

14.2.6 Andere Tumorarten

Das **Non-Hodgkin-Lymphom** ist der häufigste nichtepitheliale kindliche Pankreastumor. Die Lymphome können primär im Pankreas entstehen oder das Organ infiltrieren und solitär, multipel oder diffus infiltrierend sein. Eine genaue Diagnose ist in der Bildgebung nicht immer möglich. Eine endosonografisch gesteuerte Feinnadelpunktion bestätigt die Diagnose. Die Behandlung besteht in einer kombinierten Chemotherapie und zeigt gute Ergebnisse.

Mesenchymale Tumoren der Bauchspeicheldrüse sind sehr selten. Das **Rhabdomyosarkom** ist der häufigste bösartige Tumor bei Kindern. **Sarkome** sind hochmaligne und metastasieren häufig in die Leber. Eine sekundäre Beteiligung der Bauchspeicheldrüse durch Tumorinvasion wird oft beim **Neuroblastom** beobachtet. Bauchschmerzen und Gelbsucht sind häufige Symptome. Die Operation ist die Behandlung der Wahl.

- **Prognose**

Die Prognose von malignen und semimalignen Tumoren des Pankreas hängt entscheidend vom Stadium der Erkrankung bei der Diagnosestellung und der suffizienten Therapie ab. Abgesehen von den Adenokarzinomen ist die Prognose der Pankreasprozesse bei kompletter chirurgischer Resektion als gut anzusehen. Bei bereits metastasierten Pankreastumoren ist eine kurative Chemo- oder Radiotherapie nicht möglich.

- **Qualitätssicherung und Ausstattung**

Diagnostik und Therapie von Pankreasprozessen sollten nur an einem Zentrum mit Expertise in der Pankreaschirurgie erfolgen. Aufgrund der hohen Morbidität gibt es in der Viszeralchirurgie bereits eine Mindestmengenanforderung zur Behandlung von Pankreastumore. Die gesamte Breite der Diagnostik inklusive der Endosonografie und der interventionellen Endoskopie sowie der interventionellen Radiologie sollten vorhanden sein, um evtl. auftretende Komplikationen suffizient behandeln zu können.

Dieses Kapitel enthält elektronisches Zusatzmaterial.

? **Fragen zur Wiederholung**

1. Welche Aussage zur Behandlung von Pankreastumoren trifft zu?
   a. Ein Lymphom des Pankreas muss operativ entfernt werden.
   b. Solide pseudopapilläre Tumore müssen nicht radikal operiert werden.
   c. Pankreaskarzinome kommen im Kindesalter nicht vor.
   d. Das Pankreatoblastom wird einem Pankreaskarzinom entsprechend operativ versorgt.
   e. Die Nesidioblastose ist eine systemische Erkrankung.
2. Welche Aussage zu Pankreaszysten trifft zu?
   a. Pseudozysten sind in der Regel mit Epithel ausgekleidet.
   b. Solitäre angeborene Zysten machen den Hauptteil aller Pankreaszysten aus.
   c. Solitäre Pankreaszysten finden sich vornehmlich beim von Hippel-Lindau-Syndrom.
   d. Multiple Zysten finden sich häufig nach einer akuten Pankreatitis.
   e. Die Behandlungsstrategie richtet sich nach der Lage der Zyste.
3. Welche Aussage zu Pankreastumoren trifft zu?
   a. Das Pankreatoblastom tritt vorwiegend bei Mädchen und jungen Frauen auf.
   b. Solide pseudopapilläre Tumoren sind häufig mit einem Beckwith-Wiedemann-Syndrom assoziiert.
   c. Pankreastumoren metastasieren bevorzugt in die Nieren.
   d. Endokrine Tumoren können im Rahmen einer multiplen endokrinen Neoplasie (MEN1) auftreten.
   e. Insulinome produzieren neben Insulin häufig auch Glukagon.

Literatur

Dhebri AR, Connor S, Campbell F, Ghaneh P, Sutton R, Neoptolemos JP (2004) Diagnosis, treatment and outcome of pancreatoblastoma. Pancreatology 4:441–451. ▶ https://doi.org/10.1159/000079823

Kamisawa T, Egawa N, Tsuruta K, Okamoto A, Mtsukawa M (2005) Pancreatitis associated with congenital abnormalities of the pancreaticobiliary system. Hepatogastroenterology 52:223–229

Papavramidis T, Papavramidis S (2005) Solid pseudopapillary tumors of the pancreas: review of 718 patients reported in English literature. J Am Coll Surg 200:965–972. ▶ https://doi.org/10.1016/j.jamcollsurg.2005.02.011

Persano G, Cantone N, Pani E, Ciardini E, Noccioli B (2019) Heterotopic pancreas in the gastrointestinal tract in children: a single-center experience and a review of the literature. Ital J Pediatr 45:142. ▶ https://doi.org/10.1186/s13052-019-0738-3

Rustagi T, Njei B (2014) Magnetic resonance cholangiopancreatography in the diagnosis of pancreas divisum: a systematic review and meta-analysis. Pancreas 43:823–828. ▶ https://doi.org/10.1097/MPA.0000000000000143

Zyromski NJ, Sandoval JA, Pitt HA, Ladd AP, Fogel EL, Mattar WE, Sandrasegaran K, Amrhein DW, Rescorla FJ, Howard TJ, Lillemoe KD, Grosfeld JL (2008) Annular pancreas: dramatic differences between children and adults. J Am Coll Surg 206:1019–1025. ▶ https://doi.org/10.1016/j.jamcollsurg.2007.12.009

Exokrine Pankreasinsuffizienz

Heiko Witt

Inhaltsverzeichnis

15.1 Exokrine Pankreasinsuffizienz – 254
15.1.1 Grundlagen – 254
15.1.2 Therapie – 254

15.2 Shwachman-Bodian-Diamond-Syndrom – 257

15.3 Johanson-Blizzard-Syndrom – 257

15.4 Pearson-Syndrom – 258

15.5 Isolierte Enzymdefekte – 258

Literatur – 259

INTERESSENKONFLIKTE: Es bestehen keine Interessenkonflikte, insbesondere nicht zu Firmen.

Ergänzende Information Die elektronische Version dieses Kapitels enthält Zusatzmaterial, auf das über folgenden Link zugegriffen werden kann ▶ https://doi.org/10.1007/978-3-662-65248-0_15.

© Springer-Verlag GmbH Deutschland, ein Teil von Springer Nature 2023
K.-P. Zimmer et al. (Hrsg.), *Gastroenterologie – Hepatologie – Ernährung – Nephrologie – Urologie,* Therapie der Krankheiten im Kindes- und Jugendalter,
https://doi.org/10.1007/978-3-662-65248-0_15

15.1 Exokrine Pankreasinsuffizienz

15.1.1 Grundlagen

Die exokrine Pankreasinsuffizienz (EPI) ist definiert als Funktionseinschränkung der Pankreassekretion, die zu einer Reduktion des Sekretvolumens und der Konzentrationen von Bikarbonat und Verdauungsenzymen führt. Die Patienten entwickeln in der Folge eine Maldigestion mit Steatorrhö, was unkorrigiert zu einer Mangelernährung mit Gedeihstörung bzw. Gewichtsverlust und Mangel an fettlöslichen Vitaminen führt.

Aufgrund der großen Reservekapazität des exokrinen Pankreas treten klinische Symptome erst bei einer Funktionseinschränkung von mehr als 90 % auf. Die exokrine Funktion kann durch direkte Tests, die die Pankreassekretion (Enzyme und Bikarbonat) direkt messen, und durch indirekte Tests, wie z. B. durch die Messung der fäkalen Elastase, bestimmt werden.

Die häufigste Ursache einer EPI im Kindes- und Jugendalter ist die zystische Fibrose (CF; ▶ Kap. 18, Band Kardiologie, Pneumologie, Allergologie, HNO). Weitere Ursachen sind die chronische Pankreatitis (▶ Kap. 13) sowie seltene hereditäre Erkrankungen wie das Shwachman-Bodian-Diamond-Syndrom (SBDS; ▶ Abschn. 15.2), das Johanson-Blizzard-Syndrom (JBS; ▶ Abschn. 15.3), das Pearson-Syndrom (▶ Abschn. 15.4) und kongenitale Enzymdefekte (▶ Abschn. 15.5).

15.1.2 Therapie

- **Therapieziel**

Zentrales Therapieziel ist eine normale körperliche Entwicklung und die optimale Versorgung mit Mikronährstoffen. Die Enzymersatztherapie soll Verdauung und Aufnahme aller Nahrungsbestandteile, insbesondere von Fett und den fettlöslichen Vitaminen A, D, E, K verbessern sowie die durch Malassimilation bedingten Symptome verringern. Eine vollständige Normalisierung der Nährstoffdigestion und -absorption lässt sich oft nicht erreichen.

- **Therapieprinzip**

Die Substitution erfolgt mit Pankreasenzymen, die meistens aus dem Schwein gewonnen werden. Auch bei isolierten Enzymdefekten werden die Präparate verabreicht, da isolierte einzelne Enzyme nicht zur Verfügung stehen.

Da die für die Fettverdauung notwendige Lipase bei einem pH-Wert unter 4 irreversibel inaktiviert wird, werden die Enzyme in der Regel mit einer säurefesten Schutzschicht versehen. Die **Gabe säuregeschützter Präparate** hat die Effizienz der Enzymsubstitution deutlich verbessert.

Indikation für die Enzymersatztherapie sind Gedeihstörung bzw. Gewichtsverlust, eine Steatorrhö oder abdominelle Symptome, die auf eine Maldigestion zurückgeführt werden können, wie z. B. Durchfall oder starker Meteorismus.

Als Erfolgskontrolle der Therapie gilt die Besserung der Krankheitssymptome.

- **Therapeutisches Vorgehen**

Zur Anwendung kommen heute fast ausschließlich Mikropellets oder Mikrotabletten, deren säurefeste Ummantelung sich erst bei einem pH über 5,5–6 auflöst. Die Enzympräparate sollten kühl und trocken gelagert werden. Auf das Verfallsdatum ist zu achten, da bei längerer Liegedauer die Aktivität abnimmt. Um eine ausreichende Aktivität zu garantieren, dosieren die Hersteller die Präparationen meist höher als deklariert. In frischen Chargen können die Lipaseeinheiten den auf der Packung angegebenen Inhalt teils um den Faktor 2 überschreiten.

Fast alle in Deutschland verfügbaren Pankreasenzympräparate beinhalten Schweinepankreatin. Als Medikament können diese auch von Patienten eingenommen werden, deren Religion den Verzehr von Schweinfleisch verbietet (z. B. Koran, Sure 5, Vers 1). Der Patient sollte allerdings auf den Ursprung der Präparate hingewiesen werden.

Bei **Säuglingen und Kleinkindern** sollten die kleineren, säuregeschützten Mikropellets zu Beginn der Mahlzeit mit Muttermilch, Formelnahrung oder später mit Saft auf einem Löffel verabreicht werden.

> Die Pellets und Mikrotabletten dürfen nicht unter die Mahlzeit gemischt, aufgelöst, zerdrückt, gemörsert oder gekaut werden.

Ältere Kinder können die Präparate zu Beginn der Mahlzeit schlucken. Voraussetzung für deren Wirksamkeit ist eine gute Durchmischung mit dem Chymus. Bei Hauptmahlzeiten oder langsamer Nahrungsaufnahme sollte daher die Hälfte der Dosis zu Beginn und der Rest während der Mahlzeit eingenommen werden. Säurefeste Tabletten oder Dragees sollten vermieden werden, da sie aufgrund ihrer Größe erst aus dem Magen entleert werden, wenn die zerkleinerte Nahrung den Magen bereits verlassen hat.

Die Dosierung des Enzympräparats erfolgt individuell und muss dem Energie- und besonders dem Fettgehalt der Mahlzeit angepasst werden. Da die Fettverdauung besonders kritisch ist, erfolgt die Dosisangabe in Lipaseeinheiten. Obwohl eine Dosierung pro aufgenommener Menge Fett am genauesten wäre, ist dieses Vorgehen oft schwierig umzusetzen. Praktischer ist eine orientierende Dosisangabe pro kg Körpergewicht (◘ Tab. 15.1). Die Tabelle bezieht sich auf Kinder mit zystischer Fibrose. Bei anderen Ursachen einer EPI reichen oft geringere Dosen aus. Da die Fettzufuhr pro kg Körpergewicht bei jüngeren Kindern größer ist als bei älteren, reduziert sich die Dosisempfehlung mit zunehmendem Alter.

Die Dosisfindung erfolgt empirisch: Falls unter der angegebenen Dosierung weiterhin Symptome einer Maldigestion bestehen, wird die Dosis schrittweise gesteigert. Bei Patienten, die CFTR-Modulatoren erhalten, ist die Dosis in der Regel zu verringern.

Eine Tagesdosis von 10.000 IU Lipase/kg sollte bei CF-Patienten nicht grundlos überschritten werden. Allerdings sind bei Säuglingen oft höhere Dosen notwendig. Grund für die Empfehlung ist das mögliche Auftreten einer fibrosierenden Kolonopathie mit Ileusgefahr. Eine Kausalität ist aber nicht belegt und gilt mittlerweile als wenig wahrscheinlich.

Weitere **Nebenwirkungen der Enzymsubstitution** sind abdominale Symptome wie Bauchschmerzen, Blähungen, Übelkeit und Erbrechen, Stuhlgangveränderungen (Durchfall, Obstipation), allergische Reaktionen sowie periorale Irritationen bei Applikation des Pankreatinpulvers.

Trotz Enzymsubstitution mit säuregeschützten Präparaten lässt sich die Fettverdauung bei einem Teil der CF-Patienten nicht normalisieren, mit der Folge eines Mangels an fettlöslichen Vitaminen und essenziellen Fettsäuren.

Ist der Erfolg der Enzymersatztherapie ungenügend, sollte nach Ausschluss von Einnahmefehlern oder Complianceproblemen eine Säurehemmung mittels Protonenpumpenhemmern (PPI) oder, ergänzend zu herkömmlichen Präparaten, die zusätzliche Gabe von säurestabilen Lipasepräparationen in Form der Rizolipase (Nortase) erfolgen. Eine routinemäßige und dauerhafte PPI-Therapie sollte nicht durchgeführt werden.

Besteht weiterhin eine Therapierefraktärität, sind andere Ursachen wie z. B. Zöliakie, bakterielle Dünndarmüberwucherung, Kohlenhydratmalabsorption auszuschließen.

◘ Tab. 15.1 Empfehlung zur Pankreasenzymsubstitution bei zystischer Fibrose		
Säuglinge		1000–2000 (max. 3500) IU/100 ml Milch
Kleinkinder	Hauptmahlzeit	1000(–2500) IU/kg
	Snack	500(–1250) IU/kg
Kinder >4 Jahren	Hauptmahlzeit	500(–2500) IU/kg
	Snack	250(–1250) IU/kg

Therapeutische Empfehlungen in Kürze
- Es soll mit einer Supplementierung von Pankreasenzymen begonnen werden, wenn eine exokrine Pankreasinsuffizienz nachgewiesen wurde.
- Therapieziele sind eine normale Gewichtsentwicklung und eine optimale Versorgung mit Mikronährstoffen.
- Es werden säurefeste Enzympräparate verabreicht, um eine Inaktivierung der Enzyme im Magen zu verhindern.
- Die Enzymgabe erfolgt während und zu jeder Mahlzeit.
- Die Enzyme sollten nie direkt in das Essen gegeben werden.
- Sind mehrere Tabletten pro Mahlzeit erforderlich, sollte ein Teil der Dosis unmittelbar zu Beginn und der Rest verteilt während der Mahlzeit eingenommen werden.
- Präparate verschiedener Stärke können gemischt werden.
- Bei unzureichender Wirksamkeit sollte die Enzymdosis verdoppelt ggf. verdreifacht werden.
- Bei weiter unzureichender Wirksamkeit sollten Enzympräparate mit einem Protonenpumpenhemmer kombiniert werden.
- Eine routinemäßige und dauerhafte Protonenpumpeninhibitorentherapie sollte nicht durchgeführt werden.
- Führt dies nicht zum gewünschten Behandlungserfolg, sollte nach einer anderen Ursache der anhaltenden Symptomatik gesucht werden.

- **Monitoring und Verlauf**

Die Enzymdosierung sollte kontinuierlich evaluiert und an die Gewichtsentwicklung und Fettausscheidung angepasst werden. Gestillte Kinder benötigen eher geringere Dosierungen als Kinder mit Formulaernährung (Hammermann et al. 2020).

Der Erfolg einer Substitutionstherapie sollte in erster Linie anhand klinischer Parameter überprüft werden (Gewichtszunahme, Sistieren abdomineller Symptome, längerfristig Normalisierung des Vitaminstatus).

Die Bestimmung des Fettresorptionskoeffizienten mit einer Stuhlfettsammlung ist aufwendig und vor allem bei Säuglingen schwierig, kann aber zur Abschätzung einer erfolgreichen Enzymersatztherapie sinnvoll sein (Hammermann et al. 2020).

Wenn klinisch Zweifel bestehen, ob die Persistenz von Symptomen durch eine mangelnde Wirksamkeit der Enzymsubstitution zu erklären ist, sollte die Stuhlfettausscheidung oder Pankreasfunktionstests herangezogen werden, welche die Nährstoffdigestion unter Therapie messen, wie z. B. ein Atemtest mit ^{13}C-markierten Triglyceriden (Beyer et al. 2021).

Auch die Versorgung mit fettlöslichen Vitaminen ist trotz Substitutionstherapie regelmäßig durch Serumbestimmungen zu kontrollieren. Zur Normalisierung der Serumspiegel und Verhütung klinischer Mangelerscheinungen sind z. T. hohe Dosen oder die Gabe von wasserlöslichen Darreichungsformen erforderlich.

- **Prognose**

Die Therapie der EPI ist unabhängig von deren Ursache und besteht in der lebenslangen oralen Substitution von Pankreasenzymen. Nur in wenigen Fällen ist eine Pankreasinsuffizienz an sich wie beim Shwachman-Bodian-Diamond-Syndrom oder bei Therapie der Grundkrankheit reversibel, wie z. B. bei der Zöliakie oder einer schweren Malnutrition.

- **Prävention**

Da eine EPI im Kindesalter fast immer erblich bedingt ist, sind die Präventionsmöglichkeiten begrenzt. Bei chronischer Pankreatitis sind Nikotin- und Alkoholkonsum etablierte Progressionsfaktoren und sollten gemieden werden (▶ Kap. 13). Bei zystischer Fibrose beginnt die EPI meistens bereits im Mutterleib (▶ Kap. 18, Band Kardiologie, Pneumologie, Allergologie, HNO).

- **Qualitätssicherung**

Patienten mit zystischer Fibrose sollten in einem auf diese Erkrankung spezialisierten Zentrum betreut werden (▶ Kap. 18, Band Kardiologie, Pneumologie, Allergologie, HNO). Bei Patienten mit EPI anderer

Ursache sollte die Anbindung an ein zertifiziertes kindergastroenterologisches Zentrum erfolgen.

15.2 Shwachman-Bodian-Diamond-Syndrom

Das Schwachman-Bodian-Diamond-Syndrom (SBDS; eOverview 15.1) ist autosomal-rezessiv vererbt und durch die Trias EPI, Knochenmarksdysfunktion und Skelettanomalien gekennzeichnet. Die EPI bessert sich mit dem Alter: Während im Säuglings- und Kleinkindesalter 90 % eine Steatorrhö aufweisen, ist in der 2. Lebensdekade ungefähr die Hälfte der Patienten suffizient.

Die wichtigsten hämatologischen Veränderungen sind eine intermittierende oder permanente Neutropenie, eine Anämie, Thrombozytopenie oder Panzytopenie. Insbesondere Säuglinge und Kleinkinder sind durch schwere bakterielle Infektionen gefährdet.

> Etwa 10–30 % der Patienten entwickeln ein myelodysplastisches Syndrom oder eine akute Leukämie. Eine lebenslange Überwachung mit regelmäßigen Blutbildkontrollen (2- bis 4-mal/Jahr) und Knochenmarkspunktionen (alle 1–3 Jahre oder wenn klinisch indiziert) ist obligat.

Die **Diagnose** erfolgt anhand der klinischen Symptomatik, bildgebender Verfahren (Skelettröntgen, diffuse Fettinfiltration der Bauchspeicheldrüse in der MRT) und der entsprechenden Laborparameter und sollte durch eine Mutationsanalytik gesichert werden. Da die Zytopenie zyklisch sein kann, ist der Blutzellstatus wiederholt zu messen.

Differenzialdiagnosen sind die zystische Fibrose und andere Ursachen einer Neutropenie wie eine Diamond-Blackfan- oder Fanconi-Anämie sowie die angeborene Dyskeratose.

- Therapie

Die Therapie ist symptomatisch und besteht in der Substitution von Pankreasenzymen und Antibiotikagabe bei Infektionen. Bei neutropenischen Patienten mit rezidivierenden oder schweren Infektionen können die Gabe von Granulozyten-Kolonie-stimulierendem Faktor (G-CSF) oder eine Knochenmarkstransplantation in Betracht gezogen werden (Dror et al. 2011). Da sich die exokrine Dysfunktion mit zunehmendem Alter verbessert, benötigen ca. 50 % der Patienten ab dem zweiten Lebensjahrzehnt keine Enzymersatztherapie mehr.

15.3 Johanson-Blizzard-Syndrom

Das autosomal-rezessiv vererbte Syndrom ist charakterisiert durch eine EPI und eine Hypoplasie bzw. Aplasie der Nasenflügel. Weitere Symptome in abnehmender Häufigkeit und variabler Ausbildung sind Zahndefekte (Oligodontie des bleibenden Gebisses), Innenohrschwerhörigkeit, Kopfhautdefekte, Wachstumsstörung, mentale Retardierung, Hypothyreose, Herzfehler, Analatresie sowie Nieren- und Urogenitalfehlbildungen (Sukalo et al. 2014). Junge Erwachsene können einen Diabetes mellitus entwickeln. Die Inzidenz liegt bei 1:250.000 Lebendgeburten.

Die **Diagnose** erfolgt aufgrund der klinischen Symptomkonstellation und kann durch eine *UBR1*-Sequenzierung gesichert werden. Differenzialdiagnosen sind andere Formen der angeborenen EPI wie die zystische Fibrose oder das SBDS.

- Therapie

Die Therapie ist symptomatisch und besteht in der Substitution von Pankreasenzymen und ggf. von Schilddrüsenhormonen sowie einer Versorgung mit Hörgeräten und einer operativen Korrektur der Fehlbildungen.

- Prognose

Die Prognose hängt von den verbundenen Fehlbildungen ab. Letale Fehlbildungen wie eine beidseitige Nierendysplasie sind selten. Die geistige Retardierung ist variabel, aber etwa ein Drittel der Betroffenen zeigt eine normale Intelligenz.

15.4 Pearson-Syndrom

Deletionen der mitochondrialen DNA führen zu dem sehr seltenen Syndrom. Die Erkrankung beginnt meistens im Säuglingsalter und ist durch eine makrozytäre Anämie mit Ringsideroblasten und Vakuolisierung der Vorläuferzellen im Knochenmark, durch eine EPI mit Atrophie der Acini und Parenchymfibrose sowie durch eine Laktatazidose gekennzeichnet. Im Gegensatz zum SBDS liegt keine Pankreaslipomatose vor. Weitere Manifestation sind eine renale Tubulopathie, Leberversagen, Durchfall und endokrine Dysfunktionen – selten auch eine Herzbeteiligung oder eine Milzatrophie.

In Laboruntersuchungen weisen manche Patienten eine organische Azidurie mit Erhöhung der 3-Methylglutarsäure auf.

- **Therapie**

Eine spezifische Therapie gibt es nicht. Die Behandlung der metabolischen Azidose, infektiöser Episoden und der EPI erfolgt symptomatisch. Bei ausgeprägter Anämie erhalten die Patienten Bluttransfusionen und ggf. Erythropoetin. Bei neutropenieassoziierten Infektionen ist die Gabe von G-CSF möglich. Ein weiterer experimenteller Therapieansatz ist die allogene Knochenmarkstransplantation.

- **Prognose**

Das Pearson-Syndrom hat eine schlechte Prognose und die Patienten sterben in der Regel in den ersten drei Lebensjahren an Sepsis oder Leberversagen.

15.5 Isolierte Enzymdefekte

Vererbte Defekte der Pankreasenzyme oder der duodenalen Enteropeptidase sind sehr selten. Klinisch relevant sind der Trypsin- und Enteropeptidasemangel, die mit Gedeihstörung sowie Diarrhö, Hypoproteinämie und Ödemen einhergehen.

- **Therapie**

Die Therapie besteht in einer Enzymsubstitution.

Dieses Kapitel enthält elektronisches Zusatzmaterial.

? Fragen zur Wiederholung

1. Was ist die häufigste Ursache einer exokrinen Pankreasinsuffizienz im Kindesalter?
   a. die chronische Pankreatitis
   b. die zystische Fibrose
   c. das Shwachman-Bodian-Diamond-Syndrom
   d. isolierte Enzymdefekte
   e. die Zöliakie
2. Aufgrund einer exokrinen Pankreasinsuffizienz wird eine Enzymsubstitution begonnen. Welche Aussage zur Enzymersatztherapie trifft nicht zu?
   a. Die Enzymeinnahme erfolgt zu jeder Mahlzeit.
   b. Aus dem Schwein gewonnene Enzyme können auch Menschen einnehmen, denen es aus religiösen Gründen sonst nicht erlaubt ist Schweinefleisch zu essen.
   c. Säurefeste Präparate sollten bevorzugt werden.
   d. Bei unzureichender Therapiewirkung kann eine zusätzliche Gabe von Säurehemmern versucht werden.
   e. Zur besseren Wirksamkeit sollte das Präparat direkt unter die Mahlzeit gemischt werden.
3. Welche Aussage zur Enzymersatztherapie trifft zu?
   a. Die Enzymeinnahme sollte direkt nach der Mahlzeit, spätestens jedoch 30 min nach Ende der Mahlzeit erfolgen.
   b. Der Erfolg einer Substitutionstherapie sollte mittels Bestimmung der fäkalen Elastase überprüft werden.
   c. Aufgrund des pubertären Wachstumschubes benötigen Jugendliche deutlich höhere Enzymkonzentration pro kg Körpergewicht als Kleinkinder.
   d. Die Spiegel der fettlöslichen Vitamine sollten auch unter Substitutionstherapie regelmäßig durch Serumbestimmungen kontrolliert werden.

e. Patienten mit zystischer Fibrose sollten routinemäßig Protonenpumpenhemmer (PPI) erhalten.

Literatur

Beyer G, Hoffmeister A, Michl P, Gress TM, Huber W, Algül H, Neesse A, Meining A, Seufferlein TW, Rosendahl J, Kahl S, Keller J, Werner J, Friess H, Bufler P, Löhr JM, Schneider A, Lynen P, Esposito I, Grenacher L, Mössner J, Lerch MM, Mayerle J (2021) S3-Leitlinie Pankreatitis – Leitlinie der Deutschen Gesellschaft für Gastroenterologie, Verdauungs- und Stoffwechselkrankheiten (DGVS). AWMF Registernummer 021-003. ▶ https://www.dgvs.de/wissen/leitlinien/leitlinien-dgvs/chronische-pankreatitis

Castellani C, Duff AJA, Bell SC, Heijerman HGM, Munck A, Ratjen F, Sermet-Gaudelus I, Southern KW, Barben J, Flume PA, Hodková P, Kashirskaya N, Kirszenbaum MN, Madge S, Oxley H, Plant B, Schwarzenberg SJ, Smyth AR, Taccetti G, Wagner TOF, Wolfe SP, Drevinek P (2018) ECFS best practice guidelines: the 2018 revision. J Cyst Fibros 17:153–178. ▶ https://doi.org/10.1016/j.jcf.2018.02.006

Dror Y, Donadieu J, Koglmeier J, Dodge J, Toiviainen-Salo S, Makitie O, Kerr E, Zeidler C, Shimamura A, Shah N, Cipolli M, Kuijpers T, Durie P, Rommens J, Siderius L, Liu JM (2011) Draft consensus guidelines for diagnosis and treatment of Shwachman-Diamond syndrome. Ann N Y Acad Sci 1242:40–55. ▶ https://doi.org/10.1111/j.1749-6632.2011.06349.x

Hammermann J, Claßen M, Schmidt S, Bend J, Ballmann M, Baumann I, Bremer W, Ellemunter H, Felbor U, Hahn G, Heuer HE, Hogardt M, Junge S, Kahl BC, Koitschev A, Laaß M, Loff S, Mentzel HJ, Palm B, Pfannenstiel C, Regamey N, Renner S, Rietschel E, Schmitt-Grohe S, Sitter H, Smrekar U, Sommerburg O, Staab D, Weber AK, Weigand C, Zerlik J, Nährlich L. (2020) S3-Leitlinie: Mukoviszidose bei Kindern in den ersten beiden Lebensjahren, Diagnostik und Therapie. AWMF-Registernummer 026-024; Klasse S3. ▶ https://www.awmf.org/uploads/tx_szleitlinien/026-024l_S3_Mukoviszidose-Kinder-in-den-ersten-beiden-Lebensjahren-Diagnostik-Therapie_2020-03_1_01.pdf. Zugegriffen: 6. März 2020.

Sukalo M, Fiedler A, Guzmán C, Spranger S, Addor MC, McHeik JN, Oltra Benavent M, Cobben JM, Gillis LA, Shealy AG, Deshpande C, Bozorgmehr B, Everman DB, Stattin EL, Liebelt J, Keller KM, Bertola DR, van Karnebeek CD, Bergmann C, Liu Z, Düker G, Rezaei N, Alkuraya FS, Oğur G, Alrajoudi A, Venegas-Vega CA, Verbeek NE, Richmond EJ, Kirbiyik O, Ranganath P, Singh A, Godbole K, Ali FA, Alves C, Mayerle J, Lerch MM, Witt H, Zenker M (2014) Mutations in the human UBR1 gene and the associated phenotypic spectrum. Hum Mutat 35:521–531. ▶ https://doi.org/10.1002/humu.22538

Turck D, Braegger CP, Colombo C, Declercq D, Morton A, Pancheva R, Robberecht E, Stern M, Strandvik B, Wolfe S, Schneider SM, Wilschanski M (2016) ESPEN-ESPGHAN-ECFS guidelines on nutrition care for infants, children, and adults with cystic fibrosis. Clin Nutr 35:557–577. ▶ https://doi.org/10.1016/j.clnu.2016.03.004

Akutes Abdomen

Jan de Laffolie, Christian Tomuschat und Lars Daniel Berthold

Inhaltsverzeichnis

16.1 Appendizitis (inklusive Peritonitis) – 262
16.1.1 Grundlagen – 262
16.1.2 Therapie – 262

16.2 Differenzialdiagnosen bei akutem Abdomen nach Alter (internistisch und chirurgisch) – 264
16.2.1 Grundlagen – 264
16.2.2 Therapie – 267

Literatur – 270

INTERESSENKONFLIKTE: keine Interessenkonflikte.

Ergänzende Information Die elektronische Version dieses Kapitels enthält Zusatzmaterial, auf das über folgenden Link zugegriffen werden kann ▶ https://doi.org/10.1007/978-3-662-65248-0_16.

© Springer-Verlag GmbH Deutschland, ein Teil von Springer Nature 2023
K.-P. Zimmer et al. (Hrsg.), *Gastroenterologie – Hepatologie – Ernährung – Nephrologie – Urologie,* Therapie der Krankheiten im Kindes- und Jugendalter,
https://doi.org/10.1007/978-3-662-65248-0_16

16.1 Appendizitis (inklusive Peritonitis)

16.1.1 Grundlagen

Die Appendizitis ist mit Abstand der häufigste abdominelle Notfall im Kindesalter. Das Lebenszeitrisiko beträgt etwa 8 % mit einem Gipfel vom 10.–15. Lebensjahr. Erkrankungen im Säuglings- und Kleinkindalter sind selten. Geschlechtsunterschiede bestehen nicht. Klassisch ist die Migration der abdominellen Beschwerden von periumbilikal in den rechten Unterbauch, gefolgt von Übelkeit und Erbrechen. Das Fieber steigt selten über 38,5 °C. Die akute Appendizitis kann in eine „unkomplizierte" und „komplizierte" Form eingeteilt werden. Dabei ist die unkomplizierte Appendizitis definiert als eine Inflammation ohne Vorliegen einer Phlegmone, Gangrän, freier purulenter Flüssigkeit oder eines Abszesses (eAbb. 16.1). Eine komplizierte Appendizitis dagegen liegt bei einer gangränösen Appendizitis, einer periappendikulären Phlegmone mit oder ohne Perforation und bei Nachweis eines perityphlitischen Abszesses vor (Téoule et al. 2020).

- **Symptomatik, Diagnostik und Differenzialdiagnostik**

Üblicherweise ist die Anamnese kurz, sie reicht oft nur wenige Stunden zurück, allenfalls 1–2 Tage. Je jünger die Kinder, desto fulminanter der Verlauf. Klassisch beginnt die Appendizitis mit Schmerzen im Epigastrium (viszeraler Dehnungsschmerz) und oberhalb des Nabels, nach wenigen Stunden verlagern sich diese in den rechten Unterbauch. Die Kinder sind appetitlos, klagen über Übelkeit und Erbrechen. Ist die Infektion fortgeschritten und die Serosa des Wurmfortsatzes mit einbezogen, wandert der Schmerz infolge der Reizung des Peritoneums in den rechten Unterbauch. Die Entzündung beginnt in einer Krypte der Schleimhaut, begünstigt durch eine Obstruktion des Appendixlumens. Ursächlich hierfür können sein: Abknickungen, Faecolithen, Parasiten, Fremdkörper oder Lymphadenopathie im Rahmen von Infektionen. In der Regel liegen Mischinfektionen vor, am häufigsten mit E. coli, Klebsiellen, Enterokokken und Bacteroides.

16.1.2 Therapie

- **Therapieziel**

Die Therapie der Appendizitis ist in aller Regel chirurgisch. Mit dem frühen Erkennen der Appendizitis wird mit dem Beginn der Flüssigkeitssubstitution sowie der Gabe von Breitspektrumantibiotika die Therapie eingeleitet. Patienten mit unkomplizierter Appendizitis, wenn abends stationär aufgenommen, können sicher am nächsten Morgen operiert werden, ohne dabei das Risiko von Komplikationen zu erhöhen (Peter et al. 2010). Als kompliziert gilt eine Appendizitis mit Nachweis einer Perforation (sichtbares Loch im Appendixlumen) oder der Nachweis eines intraabdominalen Faecolithen sowie ausgedehnte fibrinös-purulente Beläge und ein Abszess.

- **Therapieprinzip**

Das Therapieprinzip unterscheidet sich zwischen unkomplizierter und komplizierter Appendizitis.

Unkomplizierte Appendizitis Nach der Initiierung von intravenöser Flüssigkeits- und Breitspektrumantibiotikatherapie besteht die Standardtherapie in der laparoskopischen Appendektomie. Prophylaktisch können Antibiotika als präoperativer Single-Shot oder über einen Zeitraum von 24 h in 3 Einzeldosen gegeben werden (◘ Tab. 16.1). Diese Strategie hat eine Verminderung von Wundinfektionen und Abszessbildungen gezeigt. Typischerweise werden Patienten 24–48 h nach der Operation entlassen, zusätzliche Antibiotikagaben sind nicht notwendig. Im Fall von phlegmonös-ulzerierenden und gangränösen Formen muss die Antibiotikagabe in Abhängigkeit vom Patientenstatus für eine längere Zeit fortgeführt werden (Mui et al. 2005; Nadler und Gaines 2008).

Tab. 16.1 Wahl der Antibiotika bei akuter Appendizitis

Wichtigste Erreger		Therapie	Dosierung
E. coli, Klebsiellen, Proteus, Streptococcus, Bacteroides, Pseudomonas spp.	1. Wahl	Cefuroxim + Metronidazol	150 mg/kg in 3 ED i.v. (max. 5 g/ED) + 30 mg/kg/d in 3 ED i.v. (max 2 g/d)
	Gleichwertige Alternative	Ampicillin/ Sulbactam	150 mg/kg in 3 ED i.v. (max. 3 g/ED)

Komplizierte Appendizitis Bei einer perforierten Appendizitis steht zunächst die Stabilisierung des Patienten durch Flüssigkeitssubstitution, evtl. Bolusgabe (10–20 ml/kg) sowie antibiotische Therapie im Vordergrund. Erst dann sollte die Appendektomie durchgeführt werden. Üblicherweise wird die postoperative antibiotische Therapie für 7–10 Tage fortgesetzt. Aktuellere Studien verweisen jedoch auf die Möglichkeit, dass in Abhängigkeit des Patientenstatus (Kostaufbau, Fieberfreiheit) frühzeitig auf eine orale Antibiotikagabe gewechselt werden kann. Die Gesamtbehandlungsdauer sollte mindestens 7 Tage betragen (Desai et al. 2015). Alternativ erfolgt erst die Beendigung der intravenösen antibiotischen Gabe, wenn sich die Leukozyten normalisiert haben. Eine Entlassung ist dann ohne weitere orale antibiotische Therapie möglich.

- **Therapeutisches Vorgehen**

Die Mehrheit der Patienten mit einer unkomplizierten oder komplizierten Appendizitis kann mit einer frühen Appendektomie behandelt werden (eKasuistik 16.1). Die laparoskopische Appendektomie ist sicher, bewährt, besitzt eine geringe Morbidität und Mortalität und ist kosteneffizient (Blakely et al. 2011).

Nichtoperatives Management Für eine unkomplizierte Appendizitis wird die alleinige Antibiotikagabe seit einigen Jahren als Therapiealternative zur Operation mit einer dokumentierten Erfolgsrate von etwa 90 % diskutiert. Allerdings entwickeln 10 % der Patienten im Verlauf des ersten Jahres erneut Zeichen einer akuten Appendizitis. Weitere 10–20 % der Patienten innerhalb der nachfolgenden 5 Jahre (Svensson et al. 2015). Daraus kann geschlossen werden, dass die konservative Therapie sicher ist, jedoch ist die Datenlage hinsichtlich Langzeitverläufen und Antibiotikatoxizität und -resistenzen nicht ausreichend.

Bei den komplizierten Appendizitiden mit Abszessbildungen hat sich hingegen das initiale konservative Management bewährt, wenn absehbar ist, dass die Morbidität durch die Operation signifikant erhöht ist.

> Sonografische Kontrollen vor dem 7.–10. Tag mit der Frage nach therapiewürdigem Abszess sind in der Regel nicht zielführend.

Das Vorgehen kann bei Nachweis eines Abszesses durch perkutane Drainierung kombiniert werden. Insbesondere kann für dieses Verfahren durch den zunächst alleinigen Einsatz von Antibiotika die Rate von Wundinfektionen und intraabdominellen Abszessen im Vergleich zu den primär operierten Patienten verringert werden (Simillis et al. 2010).

Intervallappendektomie Traditionell wurde nach konservativem Management eines perityphlitischen Abszesses die Intervallappendektomie nach 6–12 Wochen empfohlen. Das Hauptargument lag dabei bei der Rekurrenzrate der Appendizitis und der sich daraus entwickelnden Komplikation. In einer randomisierten Studie wurde dieses Vorgehen durch die tatsächlich geringe Rekurrenzrate (12 %) und zum Teil schwerwiegenden, wenn auch selteneren Komplikationen während der Intervallappendektomie infrage gestellt. Aus dieser Studie erwuchs die Empfehlung, die Intervallappendektomie nur noch für Patienten mit Symptomen durchzuführen (Hall et al. 2017). Zudem ist die Lebensqualität der Kinder zwischen nichtoperativer Therapie bis zur abgeschlossenen Intervallappendektomie deutlich verringert (Schurman et al. 2011).

- **Prognose**

Die Prognose wird im Wesentlichen davon bestimmt, wie früh die Appendizitis diagnostiziert oder der Patient vorstellig wird. Je fortgeschrittener der Befund (Perforation), desto länger der Krankenhausaufenthalt und umso häufiger postoperative Komplikationen sowie Anstieg der Behandlungskosten. Deshalb wurde die Appendizitis lange als chirurgischer Notfall betrachtet, deren Behandlung immer in einer notfallmäßigen Appendektomie mündete. Jedoch hat sich in den letzten Jahren ein durchgreifender Wandel in der Behandlung der Appendizitis vollzogen. Mit der Verfügbarkeit effektiver Antibiotika kann in einigen Fällen eine Operation überflüssig werden (Bhangu et al. 2015). Eine Verzögerung von 12–24 h ist im Kindesalter unter antibiotischer Therapie ab Diagnosestellung ohne Erhöhung der Morbidität der unkomplizierten Appendizitis möglich (Téoule et al. 2020).

Nach der operativen Therapie sind nur wenige Komplikationen (<2 %) zu erwarten. Als Frühkomplikationen sind Wundinfektionen, Blutungen, Bauchdeckenabszesse und Appendixstumpfinsuffizienzen sowie intraabdominelle Verhalte zu werten. Zu den Spätkomplikationen zählen Narbenhernien, intraabdominelle Adhäsionen, Bridenileus und Stumpfappendizitiden (Téoule et al. 2020).

- **Ausblick**

Randomisierte placebokontrollierte verblindete Studien hinsichtlich unerwünschter Wirkungen der konservativen Therapie sind notwendig, um jene Patientengruppen zu identifizieren, die von einem nichtoperativen Management profitieren.

16.2 Differenzialdiagnosen bei akutem Abdomen nach Alter (internistisch und chirurgisch)

16.2.1 Grundlagen

5 % aller ungeplanten Vorstellungen von Kindern und Jugendlichen beim (Kinder)arzt erfolgen aufgrund akuter Bauchschmerzen (eTab. 16.1). Hiervon bedürfen nur 1 % chirurgischer Intervention. Die Einordnung erfordert ein systematisches, altersadaptiertes Vorgehen. Kinderchirurgische Notfälle sollten hierbei vorrangig rasch ausgeschlossen bzw. eine entsprechende Versorgung gebahnt werden.

- **Begriffsbestimmung**
— **Akutes Abdomen:** Klinische Zustands- oder Situationsbeschreibung mit heftigen akuten Bauchschmerzen, peritonitischen Symptomen wie Abwehrspannung, gestörter Darmmotilität, schlechtem Allgemeinzustand bis zum Schock. Rasche Abklärung mit früher Einbeziehung der Kinderchirurgie.
— **Akute Bauchschmerzen:** Bauchschmerzen von weniger als 24 h Dauer. Breite Differenzialdiagnose intra- und extraabdomineller Ursachen.
— **Chronisch bzw. chronisch rezidivierende Bauchschmerzen:** Bauchschmerzen intermittierend oder andauernd über mindestens 2 Monate (Rome-IV-Kriterien), anfallsweise und aktivitätsunterbrechend mit langen symptomfreien Intervallen von Wochen und Monaten (abdominelle Migräne), i. d. R. mit Erbrechen, Kopfschmerzen und häufig Photophobie oder mindestens an 4 Tagen im Monat mit Zusammenhang mit Veränderung von Stuhlfrequenz und -konsistenz (Reizdarmsyndrom bzw. funktionelle Obstipation) oder mindestens an 4 Tagen im Monat mit frühem Sättigungs- und Völlegefühl, epigastrischen Beschwerden (**Cave:** Ausschluss Ulkus/Gastritis) nach

Akutes Abdomen

angemessener klinischer Beurteilung und Abklärung (▶ Kap. 4).

In der Anamnese müssen in jedem Fall Vorerkrankungen inklusive Voroperationen, Zeitpunkt des Schmerzbeginns und -lokalisation, bisher getroffene Maßnahmen sowie eine Medikamentenanamnese erfasst werden.

> **Kinderchirurgische Notfälle**
> - Ileus im Sinn vollständiger intestinaler Obstruktion
> - Volvulus bei Malrotation oder anderer entsprechender Vorerkrankung
> - Invagination
> - Meckel-Divertikel, Divertikulitis
> - Ovarial- oder Hodentorsion
> - Akute Verschlechterung bei chronisch entzündlicher Darmerkrankung (CED; ▶ Kap. 8)

Kinderchirurgische Konsultation bei:
- Starken Schmerzen mit schlechtem Allgemeinzustand,
- Anzeichen für intestinale Blutung,
- galligem oder kotigem Erbrechen,
- Abwehrspannung oder massiver abdomineller Distension,
- relevantem abdominellem Trauma,
- anhaltenden Bauchschmerzen unklarer Genese.

❗ Cave
Galliges Erbrechen deutet auf das Risiko einer intestinalen Obstruktion hin. Gerade bei wechselnder Beschwerdeintensität ist die wiederholte Untersuchung sinnvoll, um nicht durch ein symptomarmes Intervall getäuscht zu werden. Bei Obstruktion im distalen Dünndarm besteht vorwiegend Übelkeit.

Wenn im Rahmen eines akuten Abdomens die Indikation zur Laparotomie (oder beim akuten Skrotum zur operativen Freilegung) gestellt wurde, sollte diese nicht durch weitere Bildgebung verzögert werden.

- **Symptomatik, Diagnostik und Differenzialdiagnostik**

Das häufige Bild einer **viralen Gastroenteritis** äußert sich i. d. R. mit Fieber, Erbrechen, Diarrhö, Kopfschmerzen, oft auch Husten und Rhinitis sowie diffusen Bauchschmerzen. Darmgeräusche sind vermehrt auskultierbar, die Schmerzlokalisation ist meist periumbilikal oder epigastrisch. Häufig folgen die Bauchschmerzen erst sekundär einer initialen Erkrankungsphase mit Fieber.

In der Abklärung von akuten Bauchschmerzen sollten neben intraabdominellen Ursachen auch extraabdominelle Krankheitsbilder erwogen werden (eAbb. 16.2).

> **Extraabdominelle Ursachen von Bauchschmerzen im Kindesalter**
> - Tonsillitis und Otitis media
> - Basale Pneumonie
> - Peri- oder Myokarditis
> - Hodentorsion
> - Leistenhernie
> - Familiäres Mittelmeerfieber
> - Abdominelle Migräne
> - Akute Leukämie, Sichelzellkrise
> - Purpura Schoenlein-Henoch
> - Diabetische Ketoazidose
> - Akute Nebenniereninsuffizienz
> - Akute Porphyrie (extrem selten!)

Das typische Leitsymptom der **Invagination** ist ein plötzlich einsetzender, krampfartiger Bauchschmerz mit intermittierend schmerzfreien Intervallen. Dies kann auch im Rahmen einer vorbestehenden Gastroenteritis, Purpura Schoenlein-Henoch oder Lymphadenitis mesenterialis (eAbb. 16.3) auftreten.

Die meisten Patienten sind Kinder unter 2 Jahren, oft im ersten Lebensjahr (80 % der Invaginationen im ersten Lebensjahr, Inzidenz unter 2 Jahre 32/100.000 Kinder). Die himbeergeleeartigen rektalen Blutungen sind als Spätzeichen zu werten.

Die Invagination zeigt sich sonografisch mit einem Kokardenphänomen oder Targetzeichen, Pseudokidneyzeichen, Pendelperistaltik und freie Flüssigkeit (Sensitivität ≥ 98 %, Spezifität ≥ 88 %; eAbb. 16.4). In der Untersuchung ist oft eine druckdolente Walze tastbar, es kann ein klinischer Ileus mit hochgestellten Darmgeräuschen auftreten.

> Insbesondere bei schwierigem oder rezidivierendem Verlauf, auch bei ungewöhnlichem Alter, sollte bei Invagination nach spezifischen Ursachen wie Meckel-Divertikel, Duplikaturen, Adhäsionen, zystischer Fibrose und Darmpolypen oder Lymphomen gesucht werden.

Ein Hinweis auf **hepatobiliäre Ursachen** oder **Pankreatitis** als Ursache für Bauchschmerzen ist die epigastrische Lokalisation mit z. T. Verlagerung in den rechten oberen Quadranten. Hier kommen differenzialdiagnostisch unter anderem virale Hepatitiden, Gallenkolik, Cholezystolithiasis, Cholezystitis und Gallenblasenhydrops infrage. Das Auftreten von Beschwerden nach dem Essen spricht für Cholezystitis, Cholangitis oder Magenulzera.

Eine **Pankreatitis** beginnt oft akut mit epigastrischen Schmerzen und (im Kindesalter selten) gürtelförmiger Ausstrahlung in den Rücken. Erbrechen und Fieber sowie ein klinischer Untersuchungsbefund im Sinn eines Gummibauchs, aber auch ein bretthartes Abdomen können vorkommen. Bei der erstmaligen Pankreatitis kommt der Medikamentenanamnese (Azathioprin, Mesalazin, Asparaginase, Steroide) eine besondere Bedeutung zu.

Das klinische Bild einer **intestinalen Obstruktion (Ileus)** ist gekennzeichnet durch Erbrechen und Bauchschmerzen wechselnder Intensität, im Verlauf mit diffuser Berührungsempfindlichkeit, z. T. sichtbaren peristaltischen Wellen und auffälligen (fehlenden oder hochgestellten) Darmgeräuschen. Differenzialdiagnostisch kommen Volvulus, Bridenileus nach Operationen und inkarzerierte Leistenhernie sowie Invaginationen in Betracht. Eine Röntgenleeraufnahme kann in der Lokalisation hilfreich sein, CT-/MRT-Untersuchungen haben in Europa hier einen geringen Stellenwert und sind der Einzelentscheidung vorbehalten.

Beim **Volvulus mit Malrotation** handelt es sich um eine Lageanomalie von Dünn- und Dickdarm mit Torsion der Mesenterialgefäße und fehlerhafter Verklebung der Mesenterien. Die Folgen sind durch die mangelnde Entfaltung der Mesenterien eine Einengung und Abknickung des Darms, ein schmaler Mesenterialstiel, der zur mechanischen Obstruktion prädisponiert, Kompression des Duodenums durch Ladd-Bänder sowie innere Hernien. Weitere Symptome können Motilitäts- und Resorptionsstörungen bedingt durch eine relative Hypoxie des Darmes sein. In über 90 % der Fälle ist das klinische Leitsymptom galliges Erbrechen (Nehra und Goldstein 2011). Die Diagnose erfolgt über eine obere Magen-Darm-Passage (MDP) mit wasserlöslichem Kontrastmittel. Typisch ist ein rechtsseitiges, nicht die Mittellinie überschreitendes, korkenzieherartig konfiguriertes Duodenum. Sonografisch ist das „Whirlpool Sign" hochspezifisch.

Bei der **Hodentorsion** handelt es sich um eine Drehung des Hodens um die Längsachse des Samenstrangs oder des Hodens mit ischämischer Nekrose oder hämorrhagisch-kongestiver Infarzierung des Hodens und Nebenhodens. Dies führt zum Bild eines akuten Skrotums mit plötzlich einsetzenden Schmerzen, Schwellung und Erythem. Ein hochsitzender und querliegender Hoden mit Fehlen des Kremasterreflexes ist typisch. Die Hodentorsion hat zwei Erkrankungsgipfel, perinatal sowie postpubertär. Im Ultraschall finden sich ein aufgequollener Hoden, initial echoreich, bei länger bestehender Torsion echoarm, eine Begleithydrozele, asymmetrische Mindervaskularisation/-perfusion oder gänzlich fehlende Perfusion.

Die **Ovarialtorsion** ist ein chirurgischer Notfall. Dabei handelt es sich um eine Stieldrehung mit hämorrhagischer Infarzierung des Ovars, oft auch der angrenzenden Tube. Meist findet sich eine zystische, selten solide Raumforderung, die zur Torsion geführt hat. Allgemein wird zwischen einfachen und komplexen Zysten unterschieden. Typische Symptome sind Tachykardie, Schock, Schmerzen, ein akutes Abdomen mit Abwehrspannung und Druckschmerz im Mittelbauch, was nicht selten zur Diagnose einer Appendizitis führt. Eventuell bestehen erhöhte Temperaturen und eine Leukozytose. Typische bildmorphologische Zeichen in der Sonografie sind ein kugelig-echoreiches Ovar, meist nach median verlagert, Aszites, Binnenechos mit Spiegelbildung sowie fehlender venöser und arterieller Fluss im Doppler. Komplexe Zysten sind durch verdickte Zystenwände, Septenbildung und Debris charakterisiert.

Ein **paralytischer Ileus** mit Distension, Berührungsempfindlichkeit, Meteorismus und spärlichen Darmgeräuschen kann postoperativ, posttraumatisch im Rahmen einer Peritonitis aber auch als Medikamentennebenwirkung sowie z. B. bei ausgeprägter Hypokaliämie oder Urämie auftreten (eAlgorithmus 16.1).

Häufig bestehen bei funktionellen Beschwerden die Bauchschmerzepisoden (auf Nachfrage) schon länger und es kommt akut zu einer Verschlechterung, die zur Vorstellung führt. Hierbei sollte besonders auf akute Obstipation geachtet werden.

Übliche Laboruntersuchungen bei akuten Bauchschmerzen sind: Differenzialblutbild, Elektrolyte, Blutgasanalyse, Urinstatus, Harnstoff, Kreatinin, CrP, ggf. BSG, GOT, GPT, γGT, LDH, AP, Bilirubin, Lipase, ggf. Gerinnung, ggf. Schwangerschaftstest, ggf. Tests auf Blut im Stuhl und Clostridien.

16.2.2 Therapie

▪ Therapieziel

Die Therapieziele sind neben adäquater Schmerztherapie und ggf. notwendiger Notfalltherapie die Behebung der Ursache der Bauchschmerzen sowie die Vermeidung von Komplikationen durch rasches und strukturiertes Vorgehen.

> Die adäquate Schmerztherapie sollte dem Patienten nicht aus der Sorge heraus vorenthalten werden, dass weitere Diagnostik verschleiert werden könnte. Zur Einschätzung der Schmerzen bietet sich bei kleinen Kindern eine visuelle Unterstützung an.

▪ Therapeutisches Vorgehen

Besonders wichtig beim diagnostischen und therapeutischen Vorgehen ist die gute interdisziplinäre Abstimmung zwischen Kinderarzt, Kinderchirurgie und Kinderradiologie sowie im Einzelfall notwendiger zusätzlicher Fachdisziplinen und den Mitarbeitern der Pflege.

▪▪ Malrotation/Volvulus

Initiale Behandlungsschritte sind Flüssigkeitssubstitution, Bolusgabe (20 ml/kg) und Breitspektrumantibiotikagabe. Das chirurgische Management besteht aus dem Ladd-Prozedere mit Entdrehung des Darms entgegen dem Uhrzeigersinn, Durchtrennung abnormaler peritonealer Bänder (Ladd-Band), Darmrepositionierung in Nichtrotationsstellung (Dünndarm rechts, Dickdarm links mit Zäkum im oberen linken Quadranten) und Appendektomie. Zunehmend kann dieser Eingriff laparoskopisch durchgeführt werden, Standard jedoch ist die Laparotomie (Hsiao und Langer 2012). Das **postoperative Management** wird durch die Länge des geschädigten Darms bestimmt, bei einfachem Volvulus ohne langstreckige Resektion vom Darm erfolgt der Kostaufbau nach Resolution des Ileus. Eine postoperative antibiotische Therapie ist bei einem unkomplizierten Volvulus nicht länger als 24 h notwendig. Das Wiederholungsrisiko liegt bei 2 %.

▪▪ Invagination

Ein operatives Vorgehen sollte gewählt werden bei verzögerter Vorstellung (Symptomatik > 24 h), Perforationsverdacht, bekannter ursächlicher Raumforderung, erfolglosem konservativem Devaginationsversuch, ggf. bei Rezidiv. Das konservative Vorgehen besteht unter OP-Bereitschaft und in aller Regel in Sedierung aus der rektalen Instillation physiologischer Kochsalzlösung mit ca. 100 cm H_2O-Druck. Hierdurch sollte der Invaginatkopf zurückgedrängt werden, dies kann sonografisch oder mittels Durchleuchtung kontrolliert erfolgen. Ziel ist der Übergang der Flüssigkeit ins terminale Ileum. Eine Überwachung über mindestens 24 h sollte sich anschließen (◘ Abb. 16.1).

Bei Ausbleiben des Erfolgs nach hydrostatischer Desinvagination (bis zu 3-mal) oder länger bestehender Invagination ist die Therapie chirurgisch durch manuelle Devagination. Präoperativ erfolgen eine adäquate Flüssigkeitssubstitution und Gabe eines Breitspektrumantibiotikums. Dieses kann je nach intraoperativem Befund (Darmnekrose, Resektion) fortgeführt werden. Aufgrund des bei jeder Invagination vorliegenden Strangulationsileus ist die Einlage einer Magensonde ebenfalls obligat. Traditionell erfolgte die operative Versorgung einer Invagination durch eine rechtsseitige Unterbauchquerlaparotomie mit typischem retrograden „Ausmelken" des Invaginatkopfs bis zur Lösung der Invagination. Die Indikation zur Resektion des Darms besteht nur bei Nekrose, Perforation oder nicht möglicher Devagination, was insgesamt sehr selten ist. Aufgrund des ab dem 3. Lebensjahr gehäuften Auftreten von pathologischen Führungspunkten ist sorgfältig darauf zu achten, diese zu identifizieren und zu resezieren. Eine Gelegenheitsappendektomie oder Ileopexie des Darms haben hingegen keinen Einfluss auf die Rekurrenzrate, sodass dieses Vorgehen nicht mehr empfohlen werden kann (Wang et al. 2019).

Therapie der Wahl ist die Laparoskopie, darüber lassen sich die meisten Invaginationen problemlos lösen. Patienten mit präoperativen Zeichen einer Sepsis, Peritonitis oder massiv geblähtem Abdomen profitieren eher von einem primär offenen Vorgehen. Innerhalb der ersten 48 h postoperativ kommt es in 10 % der Fälle zur Rekurrenz, sodass auf Zeichen einer erneuten Invagination zu achten ist. Postoperativ kann der Kostaufbau zügig erfolgen.

Ein konservativer Lösungsversuch der Invagination ist in den ersten 18 h in über 97 % der Fälle erfolgreich, bei Symptomatik >24 h nur noch in rund $\frac{1}{3}$ der Fälle. Rezidive nach konservativem Vorgehen werden in rund 10 % der Fälle beschrieben, bei operativem Vorgehen rund 1 %.

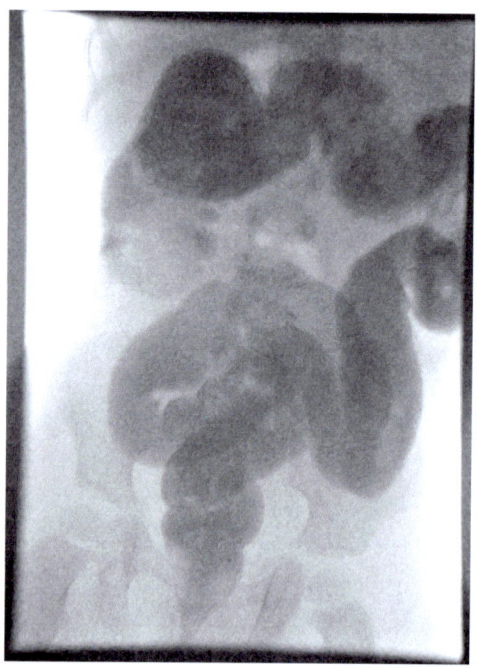 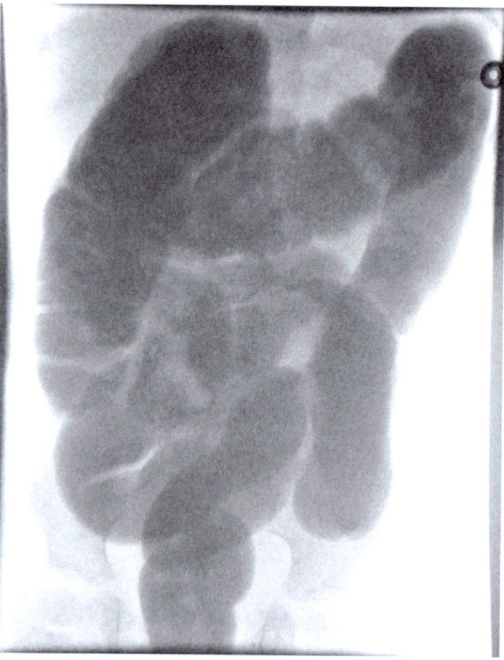

◘ Abb. 16.1 Hydrostatische Devagination eines mechanischen Ileus bei einem 14 Monate alten Mädchen

Hodentorsion

Im Zweifel sollte immer die operative skrotale Exploration der bildgebenden Diagnostik vorgezogen werden. Zugang in allen Altersgruppen ist von skrotal, entweder durch die Raphe oder direkt über dem betroffenen skrotalen Kompartiment als Querinzision. Ersteres hat den Vorteil, dass beide Kompartimente über eine Inzision erreicht werden und die Gegenseite pexiert werden kann. Es wird zwischen supravaginalen, häufig bei Neonaten, und intravaginalen bei älteren Jungen unterschieden. Unter einer „bell-clapper deformity" versteht man eine hoch ansetzende Tunica vaginalis, die für 10 % der intravaginalen Torsionen ursächlich ist. Der betroffene Hoden wird von der Mittellinie weggedreht und somit eine Detorsion erreicht. Der Hoden wird in warmen NaCl 0,9 %-Kompressen eingeschlagen, während die Gegenseite pexiert wird. Sollte der Hoden nekrotisch bleiben, wird dieser entfernt. Bei Erholung folgt die Pexie. Wenn ein testikuläres Kompartmentsyndrom im Rahmen der Reperfusion nach langanhaltender Torsion erwartet wird, kann die Tunica albuginea längs gespalten werden. Ein Follow-up ist üblicherweise nicht notwendig (Gatti und Patrick Murphy 2007).

Ovarialtorsion/Ovarialzyste

Bei nichttorquierten, einfachen Zysten im Neonatalalter empfiehlt sich ein chirurgisches Vorgehen, wenn sich diese postnatal weiter vergrößern oder nach 3–6 Monaten nicht kleiner geworden ist. Komplexe Zysten sollten ebenfalls in diesem Zeitraum operiert werden. Dabei ist die laparoskopische Exploration und Detorsion des Ovars der Goldstandard. Eine Oophorektomie ist selten indiziert, da selbst dunkellivide, schwarz erscheinende Ovarien sich nach erfolgter Detorsion erholen. Eine routinemäßige Oophoropexie ist nicht mehr notwendig, da sie eine erneute Torsion nicht ausschließt. Bei älteren Mädchen handelt es sich um funktionelle Zysten oder benigne, reife zystische Teratome. In 1 % der Fälle kann es sich um einen malignen Prozess handeln, sodass es hilfreich ist, präoperativ das α-Fetoprotein und β-HCG bestimmt zu haben (Adeyemi-Fowode et al. 2019). Das Follow-up richtet sich nach dem intraoperativen Befund.

Qualitätssicherung

Die Abklärung akuter Bauchschmerzen erfordert ein hohes Maß an klinischer Erfahrung, Einfühlungsvermögen und interdisziplinärer, intersektoraler Kooperation.

Je nach Entität ist die rasche und reibungslose Zusammenarbeit von Kinderärzten, Kinderchirurgen, Gynäkologen, Kinderradiologie, Gesundheitspflege im Bereich der Notaufnahme und Rettungsdienst erforderlich. So sollten bereits in der Zuweisung durch den Rettungsdienst die Versorgungsmöglichkeiten z. B. mit relevanten Voroperationen geklärt sein.

> Im präpubertären Alter sollten Patienten mit einer akuten Appendizitis in einem Zentrum mit kinderchirurgischer und kinderanästhesiologischer Versorgung behandelt werden!

Dieses Kapitel enthält elektronisches Zusatzmaterial.

Fragen zur Wiederholung

1. Wie lange kann der Zeitpunkt der Operation bei Kindern und Jugendlichen nach Diagnosestellung maximal verzögert werden?
    a) 12 h
    b) Nie; immer sofortige Operation.
    c) 48 h
    d) 72 h
2. Welches bildgebende Verfahren ist Mittel der ersten Wahl bei Kindern und Jugendlichen?
    a) MRT
    b) CT
    c) Sonografie
    d) Keines, Appendizitis ist eine klinische Diagnose
3. Intermittierend kolikartige Schmerzen, z. T. sehr stark, Erbrechen und Abwehrspannung weisen auch auf folgenden Zustand hin:
    a) Intestinale Obstruktion
    b) Virale Gastroenteritis
    c) Funktionelle Bauchschmerzen
    d) Lymphadenitis mesenterialis

Literatur

Adeyemi-Fowode O, Lin EG, Syed F, Sangi-Haghpeykar H, Zhu H, Dietrich JE (2019) Adnexal torsion in children and adolescents: a retrospective review of 245 cases at a single institution. J Pediatr Adolesc Gynecol 32(1):64–69. ▶ https://doi.org/10.1016/j.jpag.2018.07.003. Epub 2018 Nov 12 PMID: 30012428

Bhangu A, Søreide K, Di Saverio S, Assarsson JH, Drake FT (2015) Acute appendicitis: modern understanding of pathogenesis, diagnosis, and management. The Lancet. ▶ https://doi.org/10.1016/S0140-6736(15)00275-5

Blakely ML, Williams R, Dassinger MS, Eubanks JW, Fischer P, Huang EY, Paton E et al (2011) Early vs interval appendectomy for children with perforated appendicitis. Arch Surg. ▶ https://doi.org/10.1001/archsurg.2011.6

Desai AA, Alemayehu H, Holcomb GW, Peter DS (2015) Safety of a new protocol decreasing antibiotic utilization after laparoscopic appendectomy for perforated appendicitis in children: a prospective observational study. J Pediatr Surg. ▶ https://doi.org/10.1016/j.jpedsurg.2015.03.006

Gatti JM, Murphy JP. Acute testicular disorders. Pediatr Rev 29(7): 235–241

Hall NJ, Eaton S, Stanton MP, Pierro A, Burge DM (2017) Active observation versus interval appendicectomy after successful non-operative treatment of an appendix mass in children (CHINA study): an open-label, randomised controlled trial. Lancet Gastroenterol Hepatol 2(4):253–260. ▶ https://doi.org/10.1016/S2468-1253(16)30243-6

Hsiao M, Langer JC (2012) Surgery for suspected rotation abnormality: selection of open vs laparoscopic surgery using a rational approach. J Pediatr Surg 47:904–910

Mui LM, Ng CSH, Wong SKH, Lam YH, Fung TMK, Fok KL, Chung SSC, Ng EKW (2005). Optimum duration of prophylactic antibiotics in acute non-perforated appendicitis. ANZ J Surg. ▶ https://doi.org/10.1111/j.1445-2197.2005.03397.x

Nadler EP, Gaines BA (2008) The surgical infection society guidelines on antimicrobial therapy for children with appendicitis. Surg Infect. ▶ https://doi.org/10.1089/sur.2007.072

Nehra D, Goldstein AM (2011) Intestinal malrotation: varied clinical presentation from infancy through adulthood. Surgery 149(3):386–393

Peter SDS, Aguayo P, Fraser JD, Keckler SJ, Sharp SW, Leys CM, Murphy JP et al (2010) Initial laparoscopic appendectomy versus initial nonoperative management and interval appendectomy for perforated appendicitis with abscess: a prospective, randomized trial. J Pediatr Surg. ▶ https://doi.org/10.1016/j.jpedsurg.2009.10.039

Schurman JV, Cushing CC, Garey CL, Laituri CA, Peter SD (2011) Quality of life assessment between laparoscopic appendectomy at presentation and interval appendectomy for perforated appendicitis with abscess: analysis of a prospective randomized trial. J Pediatr Surg. ▶ https://doi.org/10.1016/j.jpedsurg.2011.03.038

Similis C, Symeonides P, Shorthouse AJ, Tekkis PP (2010) A meta-analysis comparing conservative treatment versus acute appendectomy for complicated appendicitis (abscess or phlegmon). Surgery. ▶ https://doi.org/10.1016/j.surg.2009.11.013

Svensson JF, Patkova B, Almström M, Naji H, Hall NJ, Eaton S, Pierro A, Wester T (2015) Nonoperative treatment with antibiotics versus surgery for acute nonperforated appendicitis in children. Ann Surg. ▶ https://doi.org/10.1097/SLA.0000000000000835

Téoule P, Laffolie J, Rolle U, Reißfelder C (2020) Acute appendicitis in childhood and adolescence-an everyday clinical challenge. dtsch arztebl int 2020. ▶ https://doi.org/10.3238/arztebl.2020.0764

Wang A, Prieta JM, Ward E et al (2019) Operative treatment for intussusception: should an incidental appendectomy be performed? J Ped Surg 54: 495–499. ▶ https://doi.org/10.1016/j.jpedsurg.2018.10.099

Verletzungen, Ingestionen (Fremdkörper), Bezoare

Stefan Klohs, Jan de Laffolie und Ingo Königs

Inhaltsverzeichnis

17.1 Stumpfes Bauchtrauma – 272
17.1.1 Grundlagen – 272
17.1.2 Therapie – 273

17.2 Milz-, Leber- und Pankreasruptur – 273
17.2.1 Grundlagen – 273
17.2.2 Therapie – 274

17.3 Endoskopische Fremdkörperentfernung und Bezoare – 277
17.3.1 Grundlagen – 277
17.3.2 Therapie – 279

Literatur – 286

Die Autoren geben an, dass keine Interessenkonflikte bestehen.

Ergänzende Information Die elektronische Version dieses Kapitels enthält Zusatzmaterial, auf das über folgenden Link zugegriffen werden kann ▶ https://doi.org/10.1007/978-3-662-65248-0_17.

© Springer-Verlag GmbH Deutschland, ein Teil von Springer Nature 2023
K.-P. Zimmer et al. (Hrsg.), *Gastroenterologie – Hepatologie – Ernährung – Nephrologie – Urologie,* Therapie der Krankheiten im Kindes- und Jugendalter,
https://doi.org/10.1007/978-3-662-65248-0_17

17.1 Stumpfes Bauchtrauma

Stefan Klohs

17.1.1 Grundlagen

Das isolierte stumpfe Bauchtrauma findet sich in etwa 5 % aller kindlichen Unfälle, beim Polytrauma ist die Beteiligung des Abdomens höher. Im Rahmen des Abdominaltraumas kann es zu einer intraabdominellen und/oder retroperitonealen Organschädigung kommen, wobei es im Vergleich zum Erwachsenen einige Besonderheiten gibt: Bauch- und Thoraxwand haben eine schwächere Muskel- und Fettschicht und stellen somit eine weniger schützende Barriere dar, die Rippen sind elastischer und die Kapseln um einige Organe, wie Milz und Leber, sind im Vergleich zum Erwachsenen zarter, sodass gerade intraparenchymatöse Blutungen, bzw. subkapsuläre Hämatome häufiger auftreten und bei entsprechendem Trauma insgesamt eine größere Gefahr der Organläsion besteht. Das Ausmaß der Verletzung ist im Kindesalter oft schwer zu beurteilen, die klinische Variabilität erstreckt sich von nahezu beschwerdefreien Patienten bis hin zu lebensbedrohlichen Zuständen.

Der Unfallmechanismus ist altersabhängig und reicht von einfachen Stürzen, über Kollisionen beim Sport, bei Freizeitaktivitäten oder im Straßenverkehr bis hin zu Stürzen aus großer Höhe. Besonderes Augenmerk gilt dem Sturz mit dem Fahrrad, insbesondere wenn das Kind mit dem Bauch auf den Lenker stürzt. Beim stumpfen Bauchtrauma wird die Milz am häufigsten verletzt, gefolgt von Leber und Niere, zusammen etwa 90 % der intraabdominellen Organverletzungen. Pankreas- und Hohlorganverletzungen sind deutlich seltener.

■ **Symptomatik, Diagnostik und Differenzialdiagnostik**

An erster Stelle steht stets die Anamnese des Unfallhergangs, welche durch den Patienten, dessen Eltern/Angehörige oder den Rettungsdienst vorgetragen wird. Die wichtigste hier zu beantwortende Frage ist, ob es sich um ein isoliertes stumpfes Bauchtrauma oder um ein abdominelles Trauma als Teil eines Polytraumas mit vitaler Gefährdung handelt. Bei der körperlichen Untersuchung, dem Body Check, sind insbesondere auf eine erhöhte Bauchdeckenspannung und Prellmarken zu achten (eAbb. 17.1).

Die initiale FAST-Sonografie (Focused Assessment with Sonography for Trauma) dient dem schnellen Nachweis einer Hämorrhagie durch Darstellung von 4 standardisierten Einstellungen:

> **FAST-Sonografie (Focused Assessment with Sonography for Trauma)**
> 1. Rechtsseitiger Flankenschnitt: Beurteilung perihepatisch hepatorenal (Morison-Pouch; eAbb. 17.2)
> 2. Linksseitiger Flankenschnitt: Beurteilung perisplenisch/splenorenal (Koller-Pouch; eAbb. 17.3)
> 3. Suprapubischer Längs- und Querschnitt: Beurteilung kleines Becken, Excavatio rectouterina (Douglas-Raum; eAbb. 17.4) bzw. Excavatio rectovesicalis (Proust-Raum)
> 4. Oberbauchquerschnitt nach kranial: Beurteilung Perikard/Perikarderguss

Hinweise auf evtl. instabile Kreislaufverhältnisse (Blässe, Kaltschweißigkeit, kühle Extremitäten, Tachykardie, Hypotonie, Nachweis „freier intraabdomineller Flüssigkeit" in der FAST-Sonografie, erniedrigte Hämoglobin- bzw. Hämatokritwerte in der ersten Blutgasanalyse) sollten den Fokus umgehend auf die Stabilisierung des Patienten (Anlage eines i.v.-Zugangs, Gabe von Infusionen, Bereitstellung von Blutprodukten), die Initiierung weiterer diagnostischer Bildgebung (CT) sowie die Transferierung des Patienten in ein kinderchirurgisches (Trauma)zentrum lenken.

In der Versorgung polytraumatisierter Patienten gibt es für die sogenannte **„Traumaspirale"** klar definierte Indikationen, je nach Traumaanamnese oder Verletzungsausmaß. Im Kindesalter ist die CT-Untersuchung aufgrund der Strahlenbelastung immer wieder Gegenstand kontroverser Diskussion. Generell sollte beim stabilen und wachen Kind die Indikation zur CT-Untersuchung mit äußerster Zurückhaltung erfolgen.

Die **Magnetresonanztomografie** ist trotz ihrer strahlenhygienischen Vorteile gegenüber dem CT aufgrund der verhältnismäßig langen Untersuchungsdauer, der erschwerten Überwachung bei kreislaufinstabilen oder beatmeten Patienten und der schlechten Auflösung knöcherner Läsionen unterlegen. Beim isolierten stumpfen Bauchtrauma unter stabilen Verhältnissen ist im Kindesalter die MRT-Untersuchung zum Nachweis intraabdomineller Verletzungen hingegen gut geeignet.

17.1.2 Therapie

- **Therapieziel**

Oberstes Therapieziel ist die Stabilisierung des Patienten und ein möglichst organerhaltendes konservatives Vorgehen.

- **Therapieprinzip**
— Notfalldiagnostik (Labor, FAST, ggf. CT-Traumaspirale oder alternativ MRT bei kreislaufstabilem Patienten),
— Überwachung und weitere Stabilisierung,
— Wiederholung der Diagnostik sowie gezielte ergänzende Diagnostik,
— falls indiziert: operative Exploration und Versorgung,
— wann immer möglich: konservatives Vorgehen.

- **Therapeutisches Vorgehen**

Nach Abschluss der Diagnostik (laborchemische Untersuchungen und Bildgebung) erfolgt je nach Verletzungsausmaß die Überwachung und ggf. weitere Stabilisierung des Patienten auf einer Normalstation oder pädiatrischen Intensivstation.

Klare Indikationen zur Notfalllaparotomie sind:
— freie intraabdominelle Luft,
— hämodynamische Instabilität (Katecholaminpflichtigkeit, Transfusionsbedarf >50 % des körpereigenen Blutvolumens),
— penetrierende Verletzungen sowie eine
— Eviszeration von Eingeweiden.

- **Prognose**

Die Prognose des isolierten stumpfen Bauchtraumas ist sehr gut, beim polytraumatisierten Patienten abhängig vom Unfallmechanismus und vom Verletzungsausmaß den weiteren betroffenen Organsystemen.

Fast alle abdominellen Organverletzungen können erfolgreich konservativ behandelt werden, eine operative Therapie ist nur selten notwendig und die Prognose ist deutlich besser als bei Erwachsenen.

- **Prävention**

In der Prävention spielen aufklärerische Kampagnen, wie beispielsweise die Verkehrserziehung, eine wichtige Rolle.

17.2 Milz-, Leber- und Pankreasruptur

Stefan Klohs

17.2.1 Grundlagen

Milzverletzungen Ein stumpfer Anprall führt zu einem Einriss der Milz, welcher meist entlang der segmentalen Gefäße bis in den Hilus hinein verläuft. Die stärkere Milzkapsel, die elastischen Rippen in Verbindung mit einer zarten Weichteilbedeckung können zu tiefgreifenden Verletzungen führen. Von reinen Rupturen des Parenchyms werden vaskuläre Läsionen unterschieden, die eine Minderdurchblutung des Organs und bei ausgeprägten Avulsionen teils lebensbedrohliche Blutungen zur Folge haben können.

Leberverletzungen Durch übermäßige Kompression der rechten Brustwand und des Oberbauchs kann es zu Parenchymverletzungen oder Zerreißungen von Gefäßen kommen. Dezelerationsverletzungen mit Traktion der Leber entlang ihrer Fixpunkte, der peritonealen Ansätze am Zwerchfell, können zur

Verletzung von unterer Hohlvene, Pfortader und den extrahepatischen Gallengängen führen.

Pankreasverletzungen Pankreasverletzungen sind mit <1 % aller Traumafolgen beim pädiatrischen Patientengut sehr selten. Stumpfe Bauchtraumen, typischerweise durch einen Radlenker, dessen Ende beim Sturz den Oberbauch umschrieben trifft, können zu Läsionen des Pankreas und einer Pankreas(-gang)ruptur oder im Verlauf zur Entwicklung einer Pankreaspseudozyste führen. Die Patienten kommen oftmals erst im Intervall zur Vorstellung, z. B. bei fortbestehenden epigastrischen Schmerzen oder Zeichen einer Passagestörung.

- **Symptomatik, Diagnostik und Differenzialdiagnostik**
▶ Abschn. 17.1.1

Bei (sonografischen oder laborchemischen) Anhaltspunkten für eine Pankreasverletzung sollte die Diagnostik um ein MRT bzw. Magnetresonanzcholangiopankreatikografie (MRCP) ergänzt werden. Beim Nachweis einer Gangruptur ist eine endoskopische retrograde Cholangiopankreatikografie (ERCP, ggf. mit Stenting) zu diskutieren.

Die Einteilung der Milzverletzungen erfolgt nach der AAST[1] Spleen Trauma Classification (eOverview 17.1). Die Einteilung der Leberverletzungen erfolgt nach der American Association of Trauma management of acute liver trauma (eOverview 17.2) und die Einteilung der Pankreasverletzungen erfolgt nach der AAST organ injury scale for pancreatic injuries (eOverview 17.3).

17.2.2 Therapie

- **Therapieziel**

Oberstes Therapieziel ist die Stabilisierung des Patienten und ein möglichst organerhaltendes konservatives Vorgehen.

- **Therapieprinzip**
▶ Abschn. 17.1.2: Therapieprinzip

- **Therapeutisches Vorgehen**

Bei Nachweis einer Verletzung von Milz, Leber oder Pankreas sollte die weitere Betreuung in einem kinderchirurgischen (Trauma)zentrum erfolgen. Hier ist eine kontinuierliche Patientenüberwachung auf einer Kinderintensivstation sowie die permanente Verfügbarkeit eines OP, erfahrener Chirurgen, einer Radiologie mit CT, MRT und ggf. Angiografie sowie der sofortige Zugang zu Blutprodukten sichergestellt.

Bei instabilen Patienten erfolgt zunächst eine „Flüssigkeitsreanimation" (3 Boli à 20 ml/kg Kristalloide), bei Hämoglobinwerten <7 g/dl erfolgt eine Bluttransfusion (20 ml/kg), welche bei Bedarf wiederholt wird.

- ■■ **Milz**

Kinder tolerieren durch eine schwächere aktive Blutung und ein geringer ausgeprägtes Hämoperitoneum ein konservatives Vorgehen auch bei höhergradigen Milzrupturen meist deutlich besser als Erwachsene. Nicht zuletzt das Verständnis um die immunologische Funktion der Milz sowie die bei Kindern nahezu inexistente zweizeitige Milzruptur haben zu einem Paradigmenwechsel in der Therapie der Milzruptur geführt. Die konservative Behandlung der Milzruptur bei hämodynamisch stabilen pädiatrischen Patienten ist in >95 % erfolgreich.

Eine Angiografie/Angioembolisation kann diskutiert werden, ist jedoch meist nicht indiziert. Die Versagensrate eines konservativen Managements beim pädiatrischen Milztrauma liegt zwischen 2 und 5 %, die Versagensrate erreicht nach 4 h ihren Höhepunkt und nimmt dann über 36 h ab. Entsprechend werden die Überwachung der Patienten, sonografische Verlaufskontrollen und die Verordnung einer eingeschränkten Bettruhe an dieses Intervall angepasst.

> Klare Indikationen für eine operative Therapie sind hämodynamische Instabilität mit anhaltendem Blutverlust (Transfusionsbedarf von >40 ml/kg/24 h) sowie pe-

---

1 American Association for the Surgery of Trauma.

netrierende Verletzungen, Hohlorganverletzungen mit dem Nachweis von „freier Luft", sowie ggf. schwere Begleitverletzungen.

Im Falle einer Operation sollte eine (zumindest teilweise) Milzerhaltung angestrebt werden. Dies kann durch Splenorhaphie oder partielle/subtotale Splenektomie meist sicher und praktikabel durchgeführt werden.

Erste APSA-Richtlinien empfahlen Bettruhe für eine Anzahl von Tagen, die dem Verletzungsgrad plus 1 Tag entspricht. Neuere Studien weisen jedoch auf eine kürzere Bettruhe von einer Nacht bei solitären Milztraumata Grad I–II und zwei Nächten bei Patienten mit schwereren Verletzungen (Grad ≥ III) und stabilem Hämoglobinspiegel hin. Eine Wiederaufnahme der normalen Aktivitäten nach 6 Wochen erscheint für alle Verletzungsgrade als sicher.

■■ Leber

Hämodynamisch instabile Patienten und Non-Responder (WSES[2] IV) werden umgehend chirurgisch exploriert. Primäre chirurgische Intention sollte es sein, die Blutung zu kontrollieren und den Patienten zu stabilisieren. Größere Leberresektionen sollten primär vermieden und ggf. bei Folgeoperationen (sog. „Second Look") in Betracht gezogen werden.

Bei unübersichtlichem Situs mit fortbestehend hohem Transfusionsbedarf kann zunächst eine manuelle Kompression oder ein Leberpacking hilfreich sein. Nach der Stabilisierung des Patienten kann dann eine zweizeitige definitive Versorgung der Verletzungen erfolgen. Mit dem Pringle-Manöver kann durch Abklemmen des Lig. hepatoduodenale, mitsamt Pfortader und A. hepatica propria, zudem eine Blutungskontrolle erreicht werden.

Im Falle einer **Verletzung der Leberarterie** sollte versucht werden, die Blutung zu kontrollieren und zu versorgen. Ist dies nicht möglich, kann eine selektive Leberarterienligatur in Betracht gezogen werden. Befindet sich die Verletzung am rechten oder linken Ast der Leberarterie, ist eine selektive Ligatur ratsam.

Verletzungen der Pfortader sollten ebenfalls primär versorgt werden. Eine Ligatur des Hauptasts der Pfortader sollte wegen des hohen Risikos einer Lebernekrose oder eines massiven Darmödems vermieden werden. Wenn keine andere Möglichkeit besteht, kann eine Ligatur verwendet werden, jedoch nur bei Patienten mit intakter Leberarterie. Bei lobären oder segmentalen/subsegmentalen Pfortaderastverletzungen sollte ein Leberpacking oder eine Lebersegmentresektion der Ligatur vorgezogen werden.

Beim **stumpfen Lebertrauma**, insbesondere nach hochgradigen Verletzungen, treten etwa bei 15 % der Patienten im Verlauf weitere Komplikationen auf. Bei abnormer Entzündungsreaktion, zunehmenden Bauchschmerzen, Fieber, Ikterus oder erneutem Abfall des Hämoglobinspiegels ist eine erneute CT-Untersuchung empfohlen.

Nachblutungen oder **Sekundärblutungen** sind die am häufigsten berichteten Komplikationen und können meist weiter konservativ behandelt werden. In jedem Fall ist eine Angiografie/Angioembolisation zu diskutieren.

Intrahepatische Abszesse und symptomatische oder infizierte **Biliome** können mit einer perkutanen Drainage meist erfolgreich behandelt werden. Im Falle einer massiven Galleleckage ist die ERCP mit endobiliärem Stenting hilfreich, ebenso bei der Biliämie durch eine intrahepatische biliovenöse Fistel. Eine **Hämobilie**, ggf. mit Hämatemesis und Meläna, lässt an ein rupturiertes Pseudoaneurysma der Leberarterie denken. Hier ist, ebenso wie bei asymptomatischen Pseudoaneurysmen, die Angioembolisation die Therapie der Wahl.

Bei stabilen Patienten sollte eine frühzeitige Mobilisierung angestrebt werden, liegen keine Kontraindikationen vor, sollte so bald wie möglich mit der enteralen Ernährung begonnen werden.

---

2 World Society of Emergency Surgeons (WSES).

> Ist eine Immobilisation indiziert, erhalten alle Patienten ab Tanner-Stadium II eine Thromboseprophylaxe.

Die Mehrzahl der Leberläsionen heilt in etwa 4 Monaten ab. Nach mittelschweren und schweren Leberschäden können die Patienten in der Regel nach 3–4 Monaten ihre normalen körperlichen Aktivitäten wieder aufnehmen.

Pankreas

Beim Verdacht einer Gangverletzung ist eine ERCP aus diagnostischer und therapeutischer Sicht sinnvoll, proximale Gangverletzungen lassen sich u. U. mittels Einlage eines Stents versorgen.

> Beim hämodynamisch instabilen Patienten, penetrierenden Verletzungen oder dem Nachweis freier Luft ist eine sofortige explorative Laparotomie indiziert.

Da die Patienten initial häufig recht beschwerdearm erscheinen, wird die Indikation zur Operation nicht selten erst etwas zeitversetzt durch eine progrediente Klinik (Ileus, Peritonitis), deutlich ansteigende Pankreasenzyme in Kombination mit dem Nachweis einer höhergradigen Verletzung im MRT/MRCP gestellt. Bei Gangverletzungen im Pankreasschwanzbereich erfolgt eine distale Pankreatektomie (möglichst ohne Splenektomie) und der Verschluss des Pankreasendes oder alternativ die Ableitung über eine Pankreatikojejunostomie. Bei ausgedehnten Verletzungen im Pankreaskopfbereich erfolgt eine Pankreaskopfresektion mit Pankreatikojejunostomie, bei begleitender Verletzung des Duodenums kann die Rekonstruktion deutlich aufwändiger sein (Whipple-OP).

Prognose

Die Prognose der Verletzung von Milz, Leber und Pankreas ist durchweg sehr gut, beim polytraumatisierten Patienten stark abhängig von der Gesamtverletzungsschwere.

Fast alle Organverletzungen können erfolgreich konservativ behandelt werden, eine operative Therapie ist nur selten notwendig und die Prognose ist deutlich besser als bei Erwachsenen.

Das Risiko der Ausbildung eines Pseudoaneurysmas nach Milztrauma ist gering und es bildet sich in den meisten Fällen spontan zurück. Bei sehr großen Pseudoaneurysmen kann eine Angioembolisation, alternativ zu einer laparoskopischen Sanierung, diskutiert werden.

Im Falle einer funktionellen oder postoperativen Hyposplenie/Asplenie (Nachweis über Howell-Jolly-Körperchen oder Pitted Erythrocytes) sollte nach 14 Tagen die Impfung gegen Streptococcus pneumoniae, Haemophilus influenzae und Neisseria meningitidis erfolgen, zudem regelmäßig die Impfung gegen die saisonale Influenza.

Eine antibiotische Prophylaxe mit Penicillin V (alternativ Amoxicillin, bei Unverträglichkeit Erythromycin) sollte für die Dauer von 5 Jahren erfolgen. Anschließend erfolgt lebenslang bei Auftreten von unklarem Fieber oder Infektionen ohne Erregernachweis eine sofortige Stand-by-Antibiotikatherapie mit Amoxicillin/Clavulansäure (alternativ Cefpodoxim).

Die Patienten bzw. deren Eltern werden sehr ausführlich über die Entität einer möglichen OPSI („overwhelming post splenectomy infection") aufgeklärt. Diese ist definiert als fulminante Sepsis, Meningitis oder Pneumonie, die hauptsächlich durch Streptococcus pneumoniae (50 % der Fälle), gefolgt von H. influenzae Typ B und N. meningitidis ausgelöst werden. Die Inzidenz einer OPSI beträgt 0,5–2 %; die Sterblichkeitsrate liegt zwischen 30 und 70 %. Die meisten Todesfälle treten innerhalb der ersten 24 h auf, sodass nur eine schnelle Diagnosestellung und sofortige Behandlung die Mortalität senken können.

Als Spätfolge einer Pankreasverletzung können sich Pseudozysten ausbilden, welche oft asymptomatisch sind und sich häufig spontan zurückbilden. Beim Erreichen einer entsprechenden Größe können sie jedoch ein Passagehindernis darstellen oder rezidivierende Pankreatiden verursachen. Meist gelingt hier eine endoskopische (transgastrale) Ableitung mittels eines Stents. Eine operative Revision ist sehr selten nötig.

- **Prävention**

In der Prävention spielen aufklärerische Kampagnen, wie beispielsweise die Verkehrserziehung, eine wichtige Rolle.

17.3 Endoskopische Fremdkörperentfernung und Bezoare

Jan de Laffolie und Ingo Königs

17.3.1 Grundlagen

Die **Ingestion von Fremdkörpern** stellt eine häufige Verdachtsdiagnose in der pädiatrischen Notaufnahme oder Praxis dar. Die Häufigkeit gefährlicher Fremdkörper nimmt in den letzten Jahren zu (Knopfbatterien, Magneten, Superabsorbent), nicht zuletzt gehört die unbeobachtete (und unbemerkte) Fremdkörperingestion oder -inhalation zu einer breiten Differenzialdiagnose von Vorstellungsgründen beim Kleinkind.

Im Gegensatz zur Aspiration, also der Einatmung von Fremdkörpern in die oberen oder unteren Atemwege, führt die Ingestion über Verschlucken den Fremdkörper in den Verdauungstrakt. Im Folgenden soll ausschließlich die Fremdkörperingestion im Fokus der Betrachtung stehen.

Die häufigsten ingestierten Fremdkörper sind zu 70 % Münzen, weitere typische Fremdkörper sind Murmeln, kleine Spielzeuge, Haarspangen und Batterien. In 75 % der Fälle sind die Kinder jünger als 4 Jahre.

Bezoare sind unverdauliche Materialien, die im Gastrointestinaltrakt zusammengelagert aufgefunden werden. Sie treten häufiger bei Motilitätsstörungen und/oder nach operativen Eingriffen am Gastrointestinaltrakt auf, können aber auch gesunde Kinder und Jugendliche betreffen.

Unterschieden werden:
- Trichobezoare (Haare und Nahrungsbestandteile),
- Phytobezoare (Pflanzenbestandteile),
- Pharmacobezoare (aus Medikamentenbestandteilen),
- Lactobezoare (aus Milchprotein).

- **Symptomatik, Diagnostik und Differenzialdiagnostik**

Die **Fremdkörperingestion** kann mit Würgen und Erbrechen, Fremdkörpergefühl und Speichelfluss auffallen, aber auch oligo- bis asymptomatisch sein, oftmals wird das eigentliche Ingestionsereignis gerade bei kleinen Kindern nicht erinnert. Eine begleitende Dyspnoe durch Kompression in Larynx und Trachea kann zunächst den Verdacht auf eine Aspiration lenken. Bei Kindern, die sich schwieriger mitteilen können, wie z. B. schwerstmehrfachbehinderten Kindern, kann eine Fremdkörperingestion auch asymptomatisch verlaufen und erst mit chronischen unspezifischen Symptomen auffallen. Bei chronischen respiratorischen Symptomen sollte auch eine unbeobachtete Impaktation im oberen Ösophagus bedacht und eine entsprechende Diagnostik durchgeführt werden.

Die typische Anamnese eines mit kleinen Gegenständen spielenden Kindes ist hier hilfreich und sollte bei entsprechenden Leitsymptomen wie Dysphagie, Speichelfluss oder Oberbauchschmerz aktiv erfragt werden.

> **Cave**
> Bei ösophagealer Nahrungsmittelimpaktation sollte stets an prädisponierende Faktoren wie Zerebralparese, korrigierte Ösophagusatresie oder eosinophile Ösophagitis gedacht und zum Ausschluss Letzterer sollten Biopsien in 2 Höhen entnommen werden.

Bei Verdacht einer Ingestion eines röntgendichten Fremdkörpers sollte eine Röntgenaufnahme mit Einblendung des Halses ab der unteren Zahnreihe durchgeführt werden (◘ Abb. 17.1). Nur selten muss auch eine Seitaufnahme durchgeführt werden, z. B. wenn möglicherweise mehrere Magneten ingestiert wurden und/oder die Lage unklar ist (◘ Abb. 17.2).

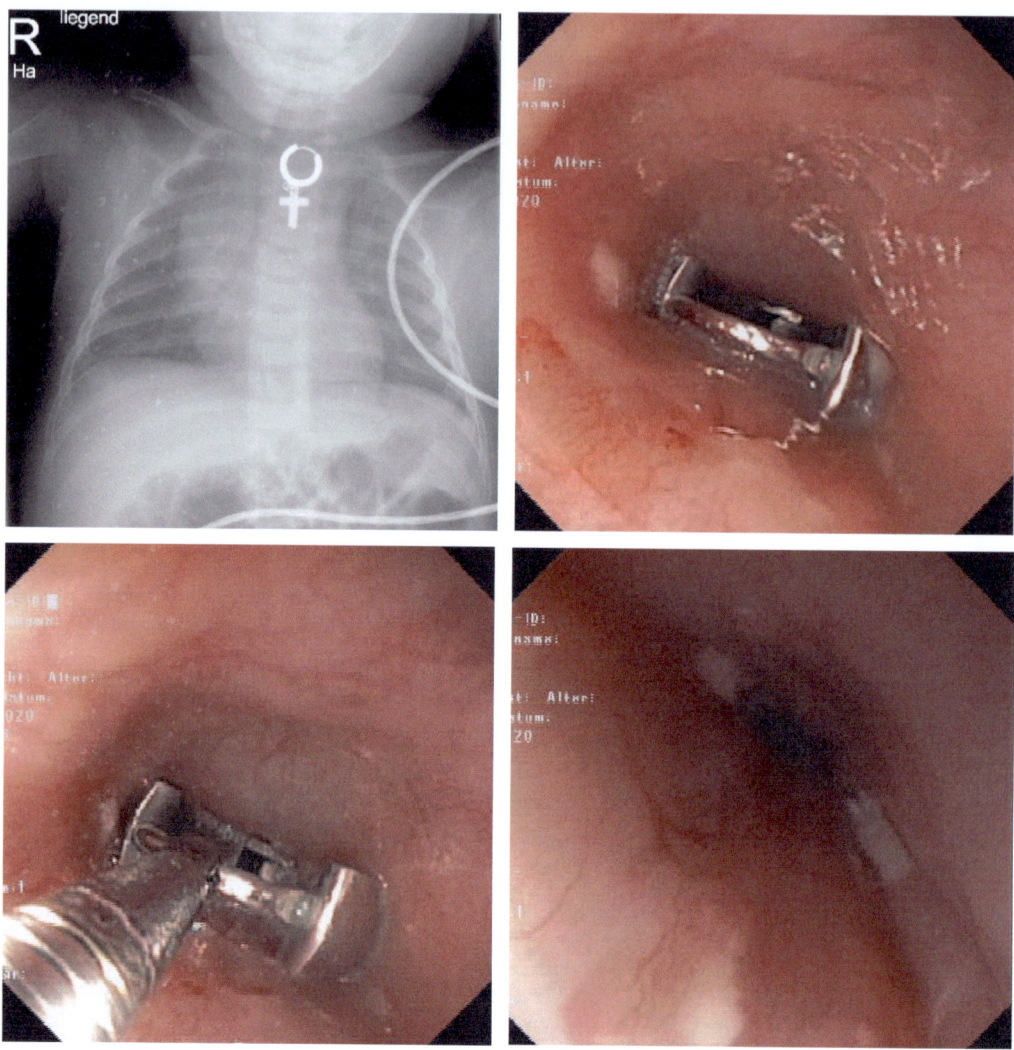

◘ Abb. 17.1 Ohrring im proximalen Ösophagus eines 11 Wochen alten Säuglings. **a** Radiologische Darstellung des Fremdkörpers im Ösophagus, **b** Endoskopische Darstellung des Ohrrings im Ösophagus, **c** Extraktion mit der Fasszange, **d** erneute Inspektion der Schleimhaut mit Darstellung zweier kleiner Druckulcera ohne Anhalt für eine tiefere Verletzung

> Anatomische Engstellen sind prädisponierte Lagen für Fremdkörperimpaktationen: die drei Ösophagusengen (Ösophagusmund, mittleres Drittel und unterer Sphinkter), Pylorus und die Ileozökalklappe.

Bezoare präsentieren sich abhängig von ihrer Zusammensetzung in typischen klinischen Situationen.

- **Lactobezoare** können bei frühgeborenen und reifgeborenen Kindern auftreten. Zeichen sind distendiertes Abdomen, Erbrechen und Intoleranz gegenüber oraler oder gastraler Ernährung.
- **Pharmacobezoare** können zu Symptomen der verzögerten Magenentleerung führen, je nach Zusammensetzung aber auch zu verzögerter bzw. unerwarteter Freisetzung von Wirkstoffen.
- **Phytobezoare** sind häufig mit Übelkeit und Erbrechen sowie verzögerter Magenentleerung vergesellschaftet, können

Verletzungen, Ingestionen (Fremdkörper), Bezoare

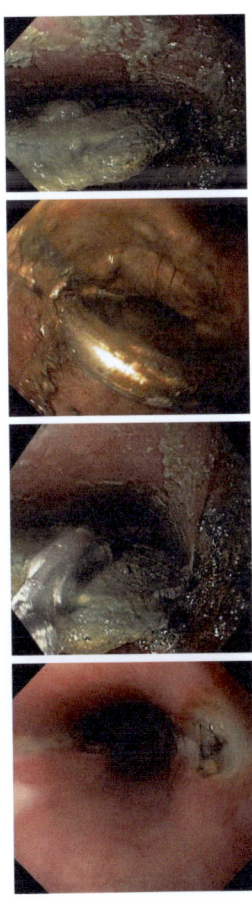

◘ Abb. 17.2 Endoskopiebefund einer ösophagealen Knopfbatterie. **a**, **b** Endoskopiebefund ösophagealer Lage einer Knopfbatterie mit deutlichen Erosionen, **c** Bergung, **d** residuale Schleimhautverletzung ohne Anzeichen der Perforation

Magenentleerungsstörung, epigastrischen Bauchschmerzen, Ulzerationen und Blutungen bis zur Perforation. In der klinischen Untersuchung sollte auf Resistenzen im Oberbauch, auf ausgeprägte Halitosis sowie auf Alopezie als Ausdruck einer Trichotillomanie geachtet werden.

Die Diagnostik erfolgt mittels Breischluck bzw. Kontrastmitteldarstellung, Ultraschall, MRT oder CT, jedoch erfolgt die Diagnosebestätigung mittels Endoskopie.

17.3.2 Therapie

Zur therapeutischen Einordnung sollte eine akute Ingestion (Vorstellung innerhalb von 24 h) von einer subakuten Ingestion bzw. chronischen Ingestion (≥Wochen) unterschieden werden.

Besonders wichtig ist dies bei Knopfbatterieingestionen im Ösophagus, da hier eine Entfernung innerhalb von 2 h nach Ingestion zumeist mit einem sehr guten Ergebnis einhergeht. Bei verzögerter Vorstellung (>12 h nach Ingestion) sollte ein CT des Thorax und Hals nach radiologischem Nachweis durchgeführt werden, da eine Erosion anliegender Gefäße bereits stattgefunden haben kann und bei der Endoskopie dann eine akut lebensbedrohliche Blutung aus der Fistel droht. In einem solchen Fall muss ein gemeinsames endoskopisches und chirurgisches Vorgehen gewählt werden, um eine möglichst hohe Sicherheit für den Patienten zu erzielen.

- **Therapieziel**

Therapeutisches Ziel bei Fremdkörperingestionen ist stets die Vermeidung von Komplikationen bei optimalem Risiko-Nutzen-Verhältnis (◘ Abb. 17.3). Therapieziel der Bezoartherapie ist die Entfernung des Bezoars und die Vermeidung des Wiederauftretens.

- **Therapieprinzip**

Die endoskopische Fremdkörperentfernung sollte stets zwischen den beteiligten Diszi-

aber unbehandelt bis zu Blutung, Ileus und Perforation fortschreiten.
— **Diospyrobezoare**, eine Untergruppe der Phytobezoare nach übermäßigem Genuss von Kakis, härten besonders aus, da sie durch Agglutination von Tanninen in den Obstschalen entstehen.
— **Trichobezoare** treten nach jahrelangem Verschlucken von Haaren auf und können zunächst mit Gedeihstörung, Übelkeit und Appetitlosigkeit, auch mit Anorexie oder Malabsorptionssyndromen verwechselt werden. Da Trichobezoare weiterwachsen, führen sie zu klassischer

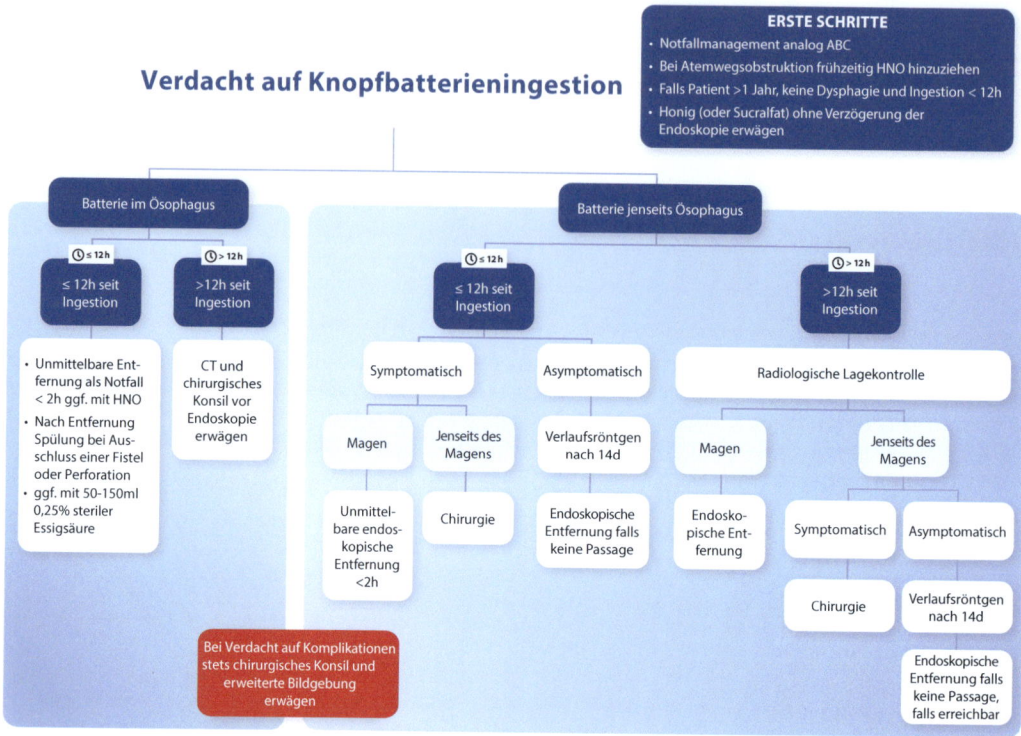

● Abb. 17.3   Verdacht auf Knopfbatterieingestion, mod. nach Mubarak et al 2021 (ESPGHAN position paper)

plinen abgesprochen werden, inklusive der Dringlichkeit und der Frage des Abwartens von Nüchternheit oder ob der Eingriff zu einer günstigeren Zeit mit optimaler Präsenz durchzuführen ist.

Wichtige Risiken in der Entscheidung der Fremdkörperendoskopie
- Risiko einer Atemwegsobstruktion durch den Fremdkörper
- Respiratorische Erschöpfung des Kindes (bei Aspiration oder großem ösophagealen Fremdkörper)
- Risiko von Sekundärschäden bei Knopfbatterien und Magneten
- Risiko einer Rapid-Sequence-Induktion bei der Narkose bei nichtnüchternem Kind
- Risiko der Durchführung im Notfallbetrieb mit nicht optimal eingespieltem Team
- Risiko der Schädigung des Ösophagus durch Drucknekrosen bei großen Gegenständen
- Risiko der Dislokation jenseits des Pylorus bei gefährlichen Gegenständen

Symptomatische ösophageale Fremdkörper sollten als dringlich bewertet werden, ebenso sollte bei spitzen und scharfen Fremdkörpern, Batterien und ösophagealen Münzen sowie Impaktationen bei voroperiertem Ösophagus die Nüchternheit i. d. R. nicht abgewartet werden, um Komplikationen wie Schleimhautverletzungen, Strikturen und Perforationen, Gefahr von Mediastinitis sowie aortoösophagealer Fisteln zu vermeiden.

Bei Kindern unter 5 Jahren, die eine große Knopfbatterie verschluckt haben (>20 mm) sollte zur Evaluation der Schleimhautschäden im Ösophagus eine unmittelbare Endoskopie erwogen werden. Im Magen befindliche Knopfzellen >20 mm bei größeren Kindern sollten kurzfristig radiologisch kontrolliert werden (z. B. 24–48 h) und bei Verbleib im Magen entfernt werden.

> **Wichtig**
> Ein einzelner nicht spitzer, kleiner Magnet muss nicht geborgen werden.
>
> Ösophageale Knopfbatterien oder mehrere ingestierte Magnete sowie Ingestionen von Superabsorbentpolymeren (z. B. aus Binden oder Spielzeug) sollten so schnell wie möglich endoskopisch entfernt werden.

Hierbei müssen alle verfügbaren Techniken ausgeschöpft werden. Bei Patienten, bei denen mehrere Magneten verbleiben, sollte eine stationäre Überwachung und bei Symptomatik eine Laparoskopie erwogen werden.

Eine alternative Strategie der Verminderung ösophagealer Verletzung durch impaktierte Knopfbatterien umfasst die Gabe von Honig und/oder Sucralfat (1 g/10 ml Suspension) präklinisch. Daten hierzu liegen nur aus Tiermodellen vor. Diese Anwendung darf aber die endoskopische Entfernung nicht verzögern und sollte auch nur angewendet werden, wenn keine verzögerte Vorstellung (>12 h), bekannte Nahrungsmittelallergie oder -reaktion auf Honig oder Sucralfat vorliegt und das Kinder älter als 1 Jahr ist (bei Honig).

> **Praxistipp**
>
> Fremdkörper im Magen können leichter nach Abwarten der Nüchternheit geborgen werden, dies muss gegen die Risiken eines Weitertransports des Fremdkörpers (spitz, scharf, Magneten) abgewogen werden, da diese dann nach Transport ins Jejunum nicht mehr endoskopisch erreichbar sind.

Bei stumpfen Gegenständen wie Münzen (nicht bei Knopfbatterien!) sollte, falls asymptomatisch, eine Entfernung bei ösophagealer Lage innerhalb von 24 h erfolgen, es empfiehlt sich aufgrund der hohen Rate von spontaner Passage in den Magen vor der Endoskopie eine radiologische Lagekontrolle.

Knopfbatterien >20 mm (außer bei ösophagealer Lage → dann notfallmäßig) sollten bei Kindern <5 Jahren umgehend entfernt werden. Bei älteren Kindern sollte die Lage nach 24–48 h radiologisch kontrolliert werden (sofern sie nicht ausgeschieden wurden) und bei verbleibender intragastraler Lage entfernt werden (Leitlinie).

Stumpfe Gegenstände im Magen werden üblicherweise nach 2–4 Wochen geborgen, wenn keine Passage beobachtet wird. Bei kleinen Kindern und langen oder großen Gegenständen (NASPGHAN-Leitlinie >25 mm, >6 cm bei Jugendlichen/Erwachsenen), bei denen eine Passage von Pylorus, duodenalem Bogen und Ileozökalklappe extrem unwahrscheinlich erscheint, kann die Bergung analog nach Abwarten der Nüchternzeit erfolgen.

Bei unkomplizierter Fremdkörperendoskopie kann üblicherweise auf eine antibiotische Prophylaxe verzichtet werden, Ausnahme ist eine Indikation aus anderem Grund.

Zeigt sich im Bereich des Ösophagus eine Schleimhautschädigung sollte eine stationäre Überwachung über mehrere Tage erfolgen und ggf. antibiotische und/oder Protonenpumpeninhibitorentherapie, Nahrungskarenz und nasogastrale Sonde sowie ergänzende Bildgebung erwogen werden.

Magenbezoare
Magenbezoare lassen prinzipiell 3 therapeutische Prinzipien zu:
1. Lavage bzw. Auflösung,
2. Fragmentierung,
3. Extraktion/Bergung.

Therapeutisches Vorgehen
Bei **ösophageal impaktierten Knopfbatterien**, Dauer <12 h, bei Kindern >1 Jahr ohne Dysphagie oder Anzeichen der Perforation wird inzwischen präklinisch ohne Verzögerung der endoskopischen Bergung die Gabe von Honig (2 Teelöffel alle 10 min, maximal 6-mal) bzw. Sucralfat (1 g/10 ml Suspension, 10 ml maximal 3-mal) als Therapiealternative/-versuch zur Vermeidung früher und tiefer Verletzung empfohlen – auf Basis positiver

Daten aus Tierexperimenten (ESPGHAN Position Statement 2021).

Der Patient wird zur Endoskopie in Rückenlage gelagert. Im Rahmen des endoskopischen Vorgehens sollten eine modifizierte Magill-Zange und eine Fremdkörperfasszange griffbereit liegen. Vor Beginn der Untersuchung sollte das Instrumentarium vollständig bereitliegen.

Bei ösophagealen Fremdkörpern proximal kann ein Extraktionsversuch mit Magill- oder Fremdkörperfasszange erfolgen, bei tiefen Fremdkörpern Extraktion mittels flexibler oder starrer Endoskopie. Distale Fremdkörper können manchmal leichter vorsichtig in den Magen vorgeschoben und dort gegriffen und extrahiert werden oder um z. B. bei Nahrungsmittelimpaktation eine weitere Passage zu ermöglichen (◘ Abb. 17.4).

Sollte ein Griff am Fremdkörper mittels Fasszange nicht ausreichen oder schwierig durchzuführen sein, können Bergenetz, Dormia-Körbchen, Polypektomieschlinge, Nahtmaterial zum Fädeln über eine Öffnung des Fremdkörpers oder ein distal des Fremdkörpers platzierter Ballonkatheter zur Extraktion verwendet werden (◘ Abb. 17.5).

Polypektomieschlingen oder Dormia-Körbchen werden für die Bergung unregelmäßig geformter Gegenstände empfohlen, Netze oder Bergebeutel eher an runden oder gleichmäßigen Gegenständen (z. B. auch Münzen).

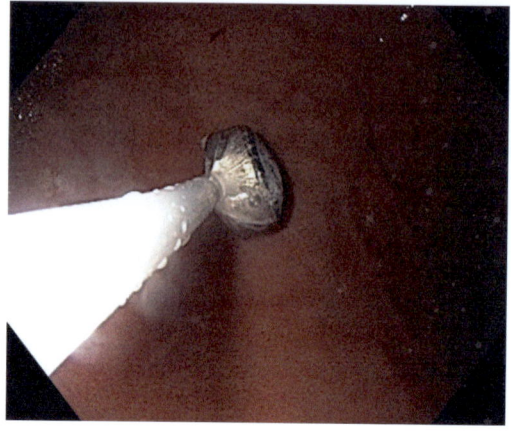

◘ Abb. 17.5 Bergung des Fremdkörpers mit einem Netz

> **Praxistipp**
>
> In der Vorbereitung der Fremdkörperextraktion bietet es sich an, an einem mitgebrachten identischen Fremdkörper das Ansetzen von Bergewerkzeugen zu prüfen, um eine optimale Strategie zu entwickeln.

Eine Spülung des Wundgebiets zur mechanischen Reinigung ist z. B. auch mit physiologischer Kochsalzlösung möglich.

Bei Knopfbatterien, die stark im Ösophagus anhaften, kann eine starre Ösophagoskopie hilfreich sein und/oder ein distaler Ballonkatheter eingesetzt werden. Bei Knopfbatterieverätzung im Ösophagus kann zur Neutralisierung verbleibender Basen eine Spülung mit 0,25 % steriler Essigsäure (50–150 ml) erwogen werden, wenn keine Anzeichen für eine Perforation vorliegen. Daten hierzu liegen jedoch nur aus dem Tiermodell vor, das Vorgehen ist noch experimentell.

> Bei Impaktationen im proximalen Ösophagus kann eine Relaxierung erwogen werden, hierdurch wird die Extraktion häufig erheblich erleichtert.

Eine Ballondilatation bei postoperativer Stenose als Ursache der Impaktation kann im Einzelfall bei bekanntem Verlauf erwogen

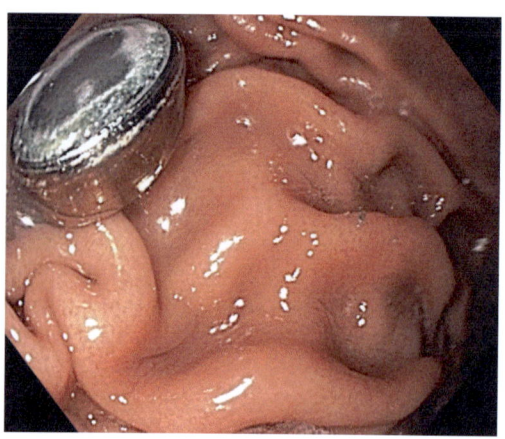

◘ Abb. 17.4 Gastraler Fremdkörper

werden, wird jedoch bei Schädigungen der Wand durch den Fremdkörper nicht in derselben Untersuchung durchgeführt.

▪▪ Bezoarelavage

Phytobezoare wurden historisch operativ entfernt, inzwischen sind zahlreiche Versuche mit Papain, Acetylcystein, Cellulase und Coca-Cola beschrieben. So wurden erfolgreiche Behandlungen bei jugendlichen Patienten mit Coca-Cola via Magensonde bzw. intermittierender oralen Coca-Cola (1 Flasche 2-mal täglich + Cellulasetabletten 1 bis 2-mal täglich) beschrieben, es dauerte jedoch 6–8 Wochen bis zur Auflösung. Papain sollte nicht verwendet werden, da es Fallbeschreibung von Ulzerationen, Perforation und Hypernatriämie gibt.

Monitoring und Verlauf

> **Risiken der Fremdkörperingestion und der endoskopischen Bergung**
> - Organverletzung, Blutung, Perforation
> - Infektionen, Mediastinitis
> - Schwere Blutung, ggf. lebensbedrohlich (verzögerte Vorstellung bei Batterieingestion)
> - Verlagerung des Fremdkörpers nach tracheal bei Extraktion
> - Hypoxischer Kreislaufstillstand bei vollständiger Verlegung oder extremem Laryngo-/Bronchospasmus
> - Aspiration
> - Zahnschädigung

Nach einer Fremdkörperextraktion sollte in Abhängigkeit von Verlauf und Schwierigkeit der Extraktion und Narkoseführung die postoperative Versorgung gemeinsam entschieden werden. Dabei ist kurzzeitige Überwachung mit Entlassung am selben Tag bei unkomplizierten Extraktionen möglich, bei Risiko für Komplikationen insbesondere respiratorisch sollte eine stationäre Überwachung, ggf. auch auf Intensivstation erfolgen. In einigen Fällen bei Knopfbatterieimpaktationen im Ösophagus kann eine Verlaufsendoskopie sinnvoll sein, um das Schädigungsausmaß zu beurteilen. Vor Entlassung sollte in jedem Fall ein erfolgreicher Trinkversuch durchgeführt werden.

Patienten mit Knopfbatterieingestion und Schleimhautschäden in der Endoskopie sollten postinterventionell stationär überwacht werden, eine antibiotische Therapie sollte bei Patienten mit ausgeprägter Schädigung und/oder Symptomen wie Schmerzen, Fieber oder hoher Gefahr einer Perforation eingesetzt werden. Ggf. sind im Verlauf MRT- bzw. CT indiziert. Eine Therapie mit Protonenpumpeninhibitoren bei ösophagealer Verletzung erscheint sinnvoll, um weitere lokale Schädigung durch sauren Reflux zu verhindern, auch wenn hierzu kaum Daten vorliegen. Bei ausgeprägter Schädigung sollte in der Endoskopie eine Magensonde unter Sicht über die verletzte Stelle gelegt werden, bei weniger ausgeprägten Schädigungsmustern können nach Ausschluss einer Perforation klare Flüssigkeiten und, wenn diese toleriert werden, weiche Nahrungsmittel zugelassen werden.

Dilatationsbehandlungen bei Strikturbildung werden in der Regel nach 4 Wochen begonnen.

▪ Prognose

Bei unkomplizierter endoskopischer Entfernung ist die Prognose sehr gut. Relevante Komplikationen bei Schleimhautschädigung können Perforation, auch initial unerkannt, mit Mediastinitis oder Peritonitis, Fistel- sowie Strikturbildung sein.

Gefährlich sind insbesondere Knopfbatterien im Ösophagus und multiple Magnetingestionen. Bei Knopfbatterien führt die Verwendung von Lithium zu höheren Batterieladungen und es wurden in den letzten 15 Jahren auch zunehmend größere Knopfbatterien >20 mm verbaut. Die Schleimhautschädigung entsteht durch Hydroxidbildung, nicht durch elektrothermische Schädigung. In einer viel beachteten Tiermodellstudie zeigte sich ein Anstieg des pH-Werts von pH 7 auf pH 13 am negativen Pol innerhalb von 30 min, eine schwere Schädigung trat bereits nach 15 min, eine transmurale Verletzung nach 30 min auf (Tanaka et al. 1998).

> Obwohl die Gefahr durch „leere" Lithiumbatterien geringer ist, enthalten sie oft noch genug Spannung für eine relevante Schleimhautschädigung!

Komplikationen wie tracheoösophageale Fisteln (47,9 %), Perforation (23,3 %), Strikturen (38,4 %), Rekurrensschädigung (9,6 %) bis zu tödlichen Verläufen sind beschrieben (Litovitz et al. 2010).

Wenn Fremdkörper zur natürlichen Passage durch den Gastrointestinaltrakt belassen werden, sollten die Eltern instruiert werden, den Stuhl zu sieben bzw. auf Ausscheidung des Fremdkörpers zu achten. Wenn der Fremdkörper nach 1 Woche nicht den Körper verlassen hat, sollte je nach Fremdkörper eine erneute Bildgebung erwogen werden. Weiterhin sollte beim Auftreten klinischer Beschwerden eine umgehende Wiedervorstellung zur Reevaluation erfolgen.

- **Prävention**

Zu Maßnahmen der allgemeinen Haushalts- und Kindersicherheit gehört die Beschränkung des Zugangs von Kindern zu Substanzen und Gegenständen, die potenziell gefährlich werden könnten. Besondere Bedeutung hat dies vor dem Hintergrund der Knopfbatterien und der Neuen-Erden-Magneten, die eine besondere Haftwirkung aufweisen und regelmäßig in Spielzeug und Büromaterialien verbaut werden.

Besonders beachtenswert sind:
– Gefahr durch Kleinteile und kleinteiliges Spielzeug der Aspiration und Ingestion (Daumenregel kleiner als ein Tischtennisball) wie z. B. Münzen, Knöpfe, Magnete, Erdnüsse aber besonders auch Knopfbatterien und Superabsorbent (besonderes Spielzeug mit starken Quelleigenschaften, die rasches Aufquellen und damit gefährliche Situationen bei Verschlucken mit sich bringen).
– Gefährlich kann auch die Aspiration von Babypuder oder Handhabung vom anderen Puderdosen sein.
– Oft sind Produkte durch Herstellerhinweise „Nicht für Kinder unter 3 Jahren!" gekennzeichnet.
– Spielende Kinder können Knopfbatterien oft selbst aus elektronischen Geräten herausnehmen (insbesondere Hörgeräte, Spielzeug, Fernbedienung, Taschenlampen etc.).
– Wenn kleine Kinder mit größeren Geschwistern spielen, muss auf den Zugang zu Spielsachen geachtet werden, sodass keine Gefahr entsteht.
– Beim Spiel sollten keine Gegenstände in den Mund genommen werden, auch die Eltern sollten nicht spitze oder scharfe Gegenstände in den Mund nehmen (bsp. Nägel, Messer).
– Neben Fremdkörperingestionen sind auch Vergiftungs- und Verätzungsunfälle durch unsachgemäßen Umgang mit Chemikalien (wie z. B. Haushaltsreiniger, Spülmaschinenreiniger, Bleichmittel) für kleine Kinder sehr gefährlich.

- **Qualitätssicherung**

Die Versorgung von Fremdkörperingestionen (und auch -aspirationen) erfordert ein hohes Maß an Koordination aller zuständiger kinderakutmedizinischer Disziplinen sowie zusätzlicher Schnittstellen, insbesondere Pädiatrie, pädiatrische Gastroenterologie sowie Pneumologie, Endoskopiedienst, Anästhesie, HNO, Kinderchirurgie und Kinderintensivmedizin. Die Abstimmung über Patientenevaluation, Indikation eines Eingriffs, Dringlichkeit, Zeitpunkt und Technik erfordert gute interdisziplinäre Kommunikation und sollte mittels einer SOP oder anderweitig vorgehaltener Pläne geleitet werden.

> Endoskopische Eingriffe, die interdisziplinär organisiert sein müssen, sind Laryngoskopie, flexible und starre Tracheobronchoskopie, flexible und starre Ösophago(-gastro)skopie.

Die notwendige Qualität hinsichtlich Struktur und Prozess der Endoskopie bei Kindern und Jugendlichen wird durch interne und externe Qualitätssicherungsmaßnahmen gewährleistet. Qualitätsmerkmale allgemein können Abbruchraten und die Rate der Erreichung des terminalen Ileums bei der

Koloskopie sein. Die persönliche Qualifikation des endoskopierenden Arztes erfordert Facharztstandard und ist angelehnt an Zertifizierung durch die Gesellschaft für pädiatrische Gastroenterologie und Ernährung e. V. (GPGE) sowie die Weiterbildungsordnung der Landesärztekammern.

Zum Endoskopieteam gehört weiterhin ein zweiter Arzt (entweder Facharzt für Kinder- und Jugendmedizin mit Intensiverfahrung oder Anästhesist) sowie Pflegepersonal und Endoskopieassistenzpersonal mit entsprechender Qualifikation und Erfahrung. Dieses umfangreiche und personalintensive Setting ist zur adäquaten Betreuung von Patienten und Eltern notwendig und in der aktuellen Vergütungsstruktur nicht berücksichtigt.

Organisatorische Anforderungen umfassen:
- Die Möglichkeit zur stationären Betreuung und Ansprechpartner mit spezifischer Erfahrung,
- adäquate schriftliche Dokumentation und Aufklärung/Information der Patienten und Eltern sowie
- geregelten Informations- und Dokumentationsfluss.

- **Ausblick**

Es existieren Leitlinien der kindergastroenterologischen Fachgesellschaften in Europa und USA (ESPGHAN/NASPGHAN), aus dem deutschsprachigen Raum (AWMF-Leitlinie, aktuell in Überarbeitung) sowie der Fachgesellschaft für gastrointestinale Endoskopie (European Society of Gastrointestinal Endoscopy ESGE), die sich in Details unterscheiden. Ein interdisziplinäres Vorgehen und gut abgestimmte Prozesse können die Prognose entscheidend verbessern.

Dieses Kapitel enthält elektronisches Zusatzmaterial.

Fragen zur Wiederholung
1. Ein 12 Jahre altes Mädchen stellt sich vor, nachdem sie mit Magnetspielzeug unbeobachtet gespielt hat, mindestens 2 Magnete sind verschwunden, die Mutter glaubt, das Kind habe diese möglicherweise gegessen, da sie zuletzt auch andere Gegenstände geschluckt hatte. Welche Aussage zum Risiko durch ingestierte Magnete trifft zu?
   a) Es sollte sofort eine Notfallendoskopie durchgeführt werden. Die Anamnese der Mutter reicht aus zur Indikation.
   b) Eine rasche radiologische Untersuchung zur Bestimmung von Anzahl und Lokalisation der Magnete erscheint sinnvoll, um anschließend bei mehreren Magneten eine endoskopische Bergung durchzuführen (soweit erreichbar).
   c) Ein einzelner ingestierter Magnet in gastraler Lage sollte stets entfernt werden.
   d) Ingestierte Magneten müssen nicht entfernt werden, wenn sie schon zusammenhaften.
2. Eine Knopfbatterieingestion im Ösophagus eines Kleinkinds führt in der Regel zu:
   a) Schweren Verätzungen der Speiseröhre in kurzer Zeit, die auch rasch zu Perforationen führen können.
   b) Keinen relevanten Verletzungen auch bei kleinen Kindern.
   c) Stets zuverlässig auftretender Dysphagie und Speicheln.
   d) Zur Gefahr der Anheftung an metallische Oberflächen, z. B. auf der Haut oder Verbindung mit anderen metallischen Gegenständen die ingestiert wurden.
3. Welches diagnostische Tool ist Mittel der Wahl bei Nachweis von „reichlich freier abdomineller Flüssigkeit" nach stumpfem Bauchtrauma?
   a) FAST-Sonografie
   b) CT-Abdomen mit Kontrastmittel
   c) Angiografie
   d) MRT/MRCP
   e) Szintigrafie
4. Bei einer höhergradigen Milzruptur bei einem hämodynamisch stabilen Patienten ist folgende Therapie indiziert:
   a) Angioembolisation
   b) Laparoskopische Splenorrhaphie

    c) Notfalllaparotomie und Splenektomie
    d) Bettruhe, Monitoring, Transfusionsbereitschaft
    e) Antibiotikaprophylaxe und umgehende Impfung gegen Meningokokken, Pneumokokken und Haemophilus influenzae B
5. Bei zufallsbefindlichem Nachweis einer Pankreaspseudozyste im Follow-up nach stumpfem Bauchtrauma empfiehlt sich zunächst:
    a) Eine Endoskopie mit transgastralem Stenting
    b) Ein zuwartendes Verhalten mit sonografischer Verlaufskontrolle
    c) Eine laparoskopische Pankreatico-Jejunostomie
    d) Eine laparoskopische Zystenenukleation mit Omentumplombe
    e) Eine strenge fettarme Diät
6. Eine Hämatemesis und/oder Meläna nach stumpfem Bauchtrauma bei einer isolierten Leberlazeration lässt an folgendes denken:
    a) Eine Hämobilie bei rupturiertem Pseudoaneurysma der Leberarterie
    b) Eine bislang unerkannte Hohlorganperforation
    c) Eine zweizeitige Milzruptur
    d) Infiziertes Biliom
7. Bei Nachweis eines asymptomatischen Pseudoaneurysmas im Bereich der Leberarterie nach Leberlazeration ist die Therapie der Wahl:
    a) Die Leberteilresektion
    b) Die ERCP und Papillenstenting
    c) Die Angioembolisation/-stenting
    d) Die operative Gefäßrekonstruktion
8. Im Falle einer funktionellen/postoperativen Asplenie sollte eine Immunisierung gegen Streptococcus pneumoniae, Haemophilus influenzae und Neisseria meningitidis erfolgen:
    a) Sofort
    b) Nach 6 Monaten
    c) Nach 14 Tagen
    d) Im Adoleszentenalter
    e) Nie

Literatur

Addison P, Iurcotta T, Amodu LI, Crandall G, Akerman M, Galvin D et al (2016) Outcomes following operative vs. non-operative management of blunt traumatic pancreatic injuries: a retrospective multi-institutional study. Burn Trauma 4:39

van As AB, Millar AJW (2017) Management of paediatric liver trauma. Pediatr Surg Int 33:445–453

Brillantino A, Iacobellis F, Festa P, Mottola A, Acampora C, Corvino F, Del Giudice S, Lanza M, Armellino M, Niola R, Romano L, Castriconi M, De Palma M, Noschese G (2019) Non-operative management of blunt liver trauma: safety, efficacy and complications of a standardized treatment protocol. Bull Emerg trauma. 7(1):49–54

Buci S, Torba M, Gjata A, Kajo I, Bushi G, Kagjini K (2017) The rate of success of the conservative management of liver trauma in a developing country. World J Emerg Surg 12:24

Byrge N, Heilburn M, Winkler N, Sommers D, Evans H, Cattin LM et al (2018) An AAST-MITC analysis of pancreatic trauma: staple or sew? Resect or drain? J Trauma Acute Care Surg 85:1

Coccolini F, Montori G, Catena F, Di Saverio S, Biffl W, Moore EE, Peitzman AB, Rizoli S, Tugnoli G, Sartelli M, Manfredi R, Ansaloni L (2015) Liver trauma: WSES position paper. World J Emerg Surg 10:39

Coccolini F et al (2017) Splenic trauma: WSES classification and guidelines for adult and pediatric patients. WJES 12:40

Coccolini F et al (2019) Duodeno-pancreatic and extrahepatic biliary tree trauma: WSES-AAST guidelines. WJES 14:56

Coccolini F et al (2020) Liver trauma: WSES 2020 guidelines. WJES 151:24

Cuenca AG, Islam S (2012) Pediatric pancreatic trauma: trending toward nonoperative management? Am Surg 78:1204–1210

Da Luz LT, Nascimento B, Shankarakutty AK, Rizoli S, Adhikari NK (2014) Effect of thromboelastography (TEG®) and rotational thromboelastometry (RO-TEM®) on diagnosis of coagulopathy, transfusion guidance and mortality in trauma: descriptive systematic review. Crit Care 18:518

El-Matbouly M, Jabbour G, El-Menyar A, Peralta R, Abdelrahman H, Zarour A et al (2016) Blunt splenic trauma: assessment, management and outcomes. Surgeon 14:52–58

Englum BR, Gulack BC, Rice HE, Scarborough JE, Adibe OO (2016) Management of blunt pancreatic trauma in children: review of the National Trauma Data Bank. J Pediatr Surg 51:1526–1531

Fernandes TM, Dorigatti AE, Pereira BMT, Cruvinel Neto J, Zago TM, Fraga GP (2013) Nonoperative management of splenic injury grade IV is safe using rigid protocol. Rev Col Bras Cir 40:323–329

Girard E, Abba J, Arvieux C, Trilling B, Sage PY, Mougin N et al (2016) Management of pancreatic trauma. J Visc Surg 153:259–268

Houben CH, Ade-Ajayi N, Patel S, Kane P, Karani J, Devlin J et al (2007) Traumatic pancreatic duct injury in children: minimally invasive approach to management. J Pediatr Surg 42:629–635

Katz MG, Fenton SJ, Russell KW, Scaife ER, Short SS (2018) Surgical outcomes of pancreaticoduodenal injuries in children. Pediatr Surg Int 34:641–645

Krige J, Jonas E, Thomson S, Beningfield S (2017) The management of pancreatic injuries. Trauma 19:243–253

Krige JE, Navsaria PH, Nicol AJ (2016) Damage control laparotomy and delayed pancreatoduodenectomy for complex combined pancreatoduodenal and venous injuries. Eur J Trauma Emerg Surg 42:225–230

Letoublon C, Reche F, Abba J, Arvieux C (2011) Damage control laparotomy. J Visc Surg 148(5):e366–e370

Letoublon C, Amariutei A, Taton N, Lacaze L, Abba J, Risse O, Arvieux C (2016) Management of blunt hepatic trauma. J Visc Surg 153(4 Suppl):33–43

Lynch T, Kilgar J, Al SA (2018) Pediatric abdominal trauma. Curr Pediatr Rev 14(1):59–63

Makin E, Harrison PM, Patel S, Davenport M (2012) Pancreatic pseudocysts in children: treatment by endoscopic cyst gastrostomy. J Pediatr Gastroenterol Nutr 55:556–558

Mubarak A, Benninga MA, Broekaert I, Dolinsek J, Homan M, Mas E, Miele E, Pienar C, Thapar N, Thomson M, Tzivinikos C, de Ridder L (2021 Jul 1) Diagnosis, Management, and Prevention of Button Battery Ingestion in Childhood: A European Society for Paediatric Gastroenterology Hepatology and Nutrition Position Paper. J Pediatr Gastroenterol Nutr 73(1):129–136. doi: ▶ https://doi.org/10.1097/MPG.0000000000003048. PMID: 33555169

Naik-Mathuria BJ, Rosenfeld EH, Gosain A, Burd R, Falcone RA, Thakkar R et al (2017) Proposed clinical pathway for nonoperative management of high-grade pediatric pancreatic injuries based on a multicenter analysis: a pediatric trauma society collaborative. J Trauma Acute Care Surg 83:589–596

Notrica DM, Eubanks JW, Tuggle DW, Maxson RT, Letton RW, Garcia NM et al (2015) Nonoperative management of blunt liver and spleen injury in children: evaluation of the ATOMAC guideline using GRADE. J Trauma Acute Care Surg 79:683–693

Pata G, Casella C, Di Betta E, Grazioli L, Salerni B (2009) Extension of nonoperative management of blunt pancreatic trauma to include grade III injuries: a safety analysis. World J Surg 33:1611–1617

Reintam Blaser A, Starkopf J, Alhazzani W, Berger MM, Casaer MP, Deane AM, Fruhwald S, Hiesmayr M, Ichai C, Jakob SM, Loudet CI, Malbrain MLNG, Montejo González JC, Paugam-Burtz C, Poeze M, Preiser J-C, Singer P, van Zanten ARH, De Waele J, Wendon J, Wernerman J, Whitehouse T, Wilmer A, Oudemans-van Straaten HM (2017) ESICM Working Group on Gastrointestinal Function Early enteral nutrition in critically ill patients: ESICM clinical practice guidelines. Intensive Care Med 43(3):380–398

Swendiman RA, Goldshore MA, Fenton SJ, Nance ML (2019) Defining the role of angioembolization in pediatric isolated blunt solid organ injury. J Pediatr Surg 55(4): 688–692

Thomson DA, Krige JEJ, Thomson SR, Bornman PC (2014) The role of endoscopic retrograde pancreatography in pancreatic trauma: a critical appraisal of 48 patients treated at a tertiary institution. J Trauma Acute Care Surg 76:1362–1366

Westgarth-Taylor C, Loveland J (2014) Paediatric pancreatic trauma: a review of the literature and results of a multicentre survey on patient management. S Afr Med J 104:803–807

Kurzdarmsyndrom

Konrad Reinshagen und Gunter Burmester

Inhaltsverzeichnis

18.1 Grundlagen – 290

18.2 Therapie – 290
18.2.1 Internistische Therapie – 290
18.2.2 Chirurgische Therapie – 294

Weiterführende Literatur – 300

Für die Autoren bestehen keine Interessenkonflikte.

Ergänzende Information Die elektronische Version dieses Kapitels enthält Zusatzmaterial, auf das über folgenden Link zugegriffen werden kann ▶ https://doi.org/10.1007/978-3-662-65248-0_18.

© Springer-Verlag GmbH Deutschland, ein Teil von Springer Nature 2023
K.-P. Zimmer et al. (Hrsg.), *Gastroenterologie – Hepatologie – Ernährung – Nephrologie – Urologie*, Therapie der Krankheiten im Kindes- und Jugendalter, https://doi.org/10.1007/978-3-662-65248-0_18

18.1 Grundlagen

Unter Kurzdarmsyndrom versteht man ein Malassimilationssyndrom aufgrund einer anatomischen Verkürzung des Darms, welche sowohl anlagebedingt als auch Folge chirurgischer Interventionen sein kann.

Im Erwachsenenalter tritt eine Malassimilation ab einer Restdarmlänge auf, die 200 cm unterschreitet. Im Kindesalter ist die Darmlänge abhängig vom Alter deutlich geringer, sodass die verbliebene Darmlänge in Relation zur erwarteten Darmlänge zu setzen ist. Ab einer verbliebenen Restdünndarmlänge von <25 % ist zumindest von einer passageren Bedürftigkeit einer parenteralen Ernährung auszugehen. Von einem **Ultrakurzdarm** spricht man, wenn weniger als 10 % der physiologischen Darmlänge verbleiben. Die Ausprägung und der Schweregrad der Malassimilation ist aber nicht nur von dem Verlust der Darmabschnitte, sondern auch der Funktionsfähigkeit der verbliebenen Darmanteile abhängig (eAbb. 18.1).

Nach einem Darmverlust kommt es konsekutiv zu einer Adaptation des Darms an die neue Situation. Es werden 3 Phasen der intestinalen Adaptation nach Darmresektion unterschieden:
- Die erste Phase über 1–2 Monate nach Darmresektion, die **hypersekretorische Phase**, ist gekennzeichnet durch hohe Flüssigkeits- und Elektrolytverluste.
- In der zweiten Phase, der **Adaptation**, kommt es zu einer verbesserten Resorptionsleistung und nachlassenden enteralen Verlusten.
- In der dritten Phase, die in der Regel nach ca. 2 Jahren erreicht wird, kommt es zu einer Stabilisierung, damit aber auch nur noch zu geringen positiven Veränderungen von intestinaler Seite.

Grundsätzlich sollten alle unsere Bemühungen, ob chirurgisch oder konservativ, zum Ziel haben die intestinale Autonomie wieder zu erlangen und die Patienten von der parenteralen Ernährung zu entwöhnen. Das Thema parenterale Ernährung, insbesondere des Kurzdarmsyndroms, wird in einem Extrakapitel behandelt (▶ Kap. 19).

18.2 Therapie

- **Therapieziel**

Ziel sowohl der chirurgischen wie internistischen Therapie des Kurzdarms ist die Wiedererlangung der enteralen Autonomie, d. h. die komplette Entwöhnung von der parenteralen Ernährung.

Internistisch ist es das Ziel, mittels ausgefeilter enteraler Ernährung, die Nährstoffresorption entsprechend den anatomischen Grundvoraussetzungen des vorhandenen Darms auszureizen. Zudem ergeben sich mit neuen pharmakologischen Ansätzen Möglichkeiten die Resorptionsfläche des Darms zu steigern (◘ Abb. 18.1).

18.2.1 Internistische Therapie

- **Enterale Ernährung**

Zur Herstellung der enteralen Autonomie kommt der spezifischen Ernährung eine wesentliche Rolle zu. Im Rahmen der Ernährung ist darauf zu achten, dass diese auf die verbliebene Anatomie abgestimmt ist und auf der anderen Seite nicht durch eine ungünstige Zusammensetzung zusätzliche Komplikationen bedingt. Eine orale bzw. enterale Ernährung sollte so früh wie möglich nach dem operativen Eingriff beginnen. Abhängig vom Verlust einzelner Darmabschnitte kann man das Kurzdarmsyndrom klassifizieren. (Da Patienten mit Kurzdarmsyndrom meist sehr viele Voroperationen haben und unterschiedliche anatomische Voraussetzungen mitbringen, werden nicht alle möglichen anatomischen Möglichkeiten berücksichtigt.)

- **Typ I**

Endjejunostomie: Fehlen von Ileum, Ileozökalklappe und Kolon (◘ Abb. 18.2):
Es sind gravierende Flüssigkeits- und Elektrolytverluste (Dehydratation) zu erwarten und auszugleichen. Von zunehmenden

Kurzdarmsyndrom

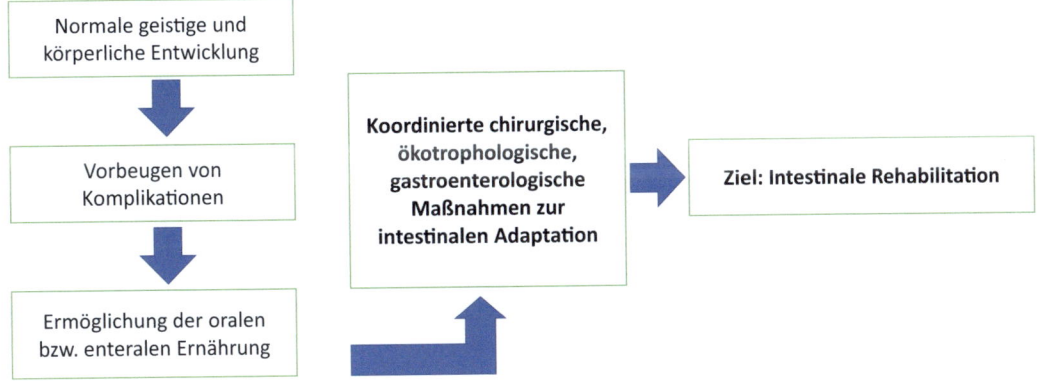

 Abb. 18.1 Therapieziele beim Kurzdarmsyndrom

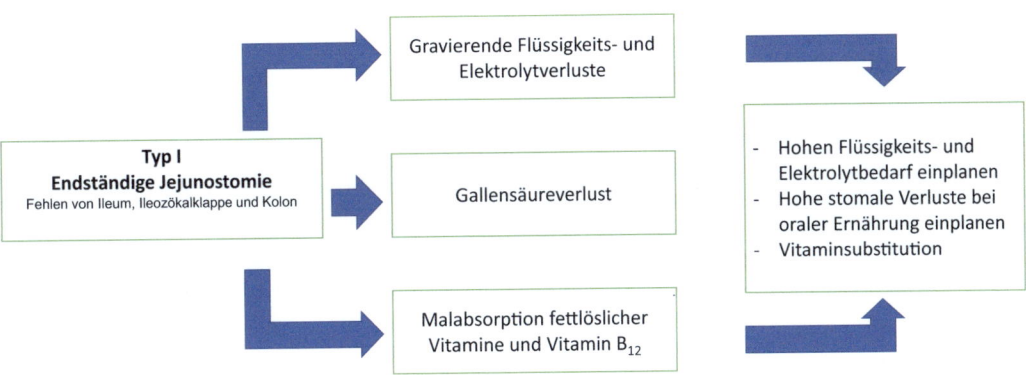

 Abb. 18.2 Endjejunostomie

stomalen Verlusten durch die Steigerung oraler bzw. enteraler Ernährung muss ausgegangen werden, ebenso von Gallensäureverlusten und Malabsorption fettlöslicher Vitamine und von Vitamin B_{12}.

Typ II
Jejunokolische Anastomose: Große Teile des Ileums (inklusive Ileozökalklappe, ICV) und partiell des Kolons fehlen (Abb. 18.3):

Es sind Gewichtsverlust, Diarrhö, Steatorrhö, Gallensäureverlust, Malabsorption fettlöslicher Vitamine und Vitamin B_{12} zu erwarten.

 Cave
Oxalatsteine, D-Laktatazidose!

Typ III
Jejunoileale Anastomose nach Jejunumresektion bei mindestens 10 cm Ileumerhalt, damit erhaltene ICV und Erhalt des gesamten Kolons (Abb. 18.4).

Je nach Ausmaß des resezierten Dünndarms ist meist keine oder zumindest keine längerfristige parenterale Ernährung notwendig.

 Cave
Oxalatsteine, D-Laktatazidose!

Bei Säuglingen kommt bei der enteralen Ernährung der Muttermilch die bestimmende Rolle zu. Im Weiteren werden oft Elementardiäten mit dem Hintergedanken einer leichteren Verdauung und Resorption verwandt, sollten aber keine ausschließliche Strategie sein, denn komplexe Nährstoffe führen auf lange Sicht zu einer besseren intestinalen Adaptation bzw. Funktion. Auch der Fettanteil in der Ernährung sollte ausreichend hoch angestrebt werden, da dieses eine bessere

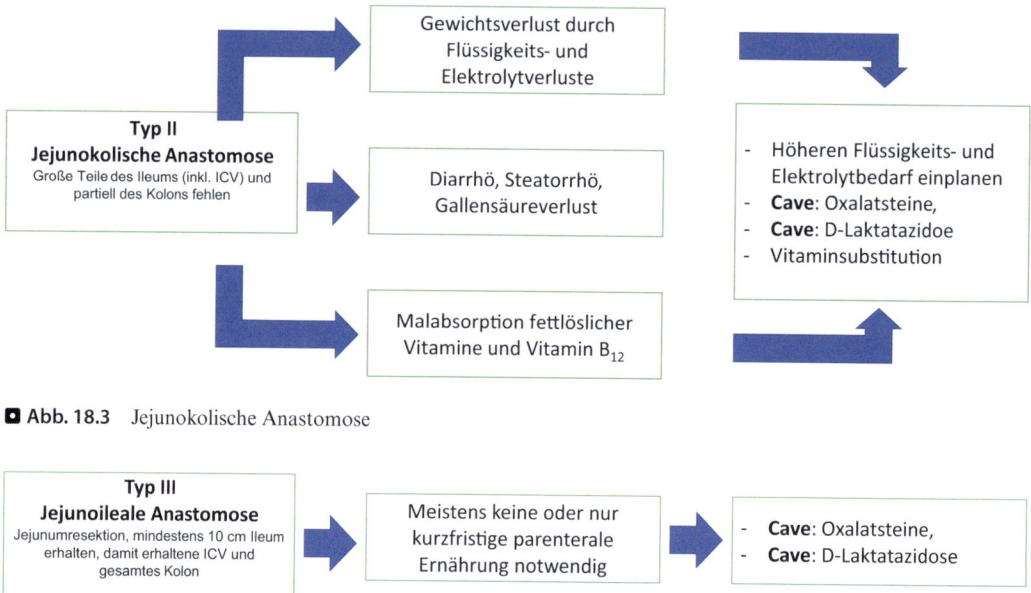

Abb. 18.3 Jejunokolische Anastomose

Abb. 18.4 Jejunoileale Anastomose

Adaptation und kalorische Versorgung nach sich zieht. Feste Kost sollte, wie bei anderen Säuglingen, ab dem 4.–6. Lebensmonat eingeführt werden. Die festere Konsistenz führt unter anderem auch zu einer langsameren Passage und weniger intestinalen Verlusten. Eine orale Nahrungsmittelaversion mit der Konsequenz einer Essstörung durch ein Herauszögern der oralen Ernährung muss unbedingt vermieden werden. Patienten sollten häufige und kleine Portionen essen. Flüssigkeiten sollten möglichst nicht zu den Mahlzeiten eingenommen werden. Bei großen Flüssigkeits- und daran gekoppelten Elektrolytverlusten bieten sich orale Rehydrationslösungen als Getränke zwischen den Mahlzeiten an. Bei diesen wird über den gekoppelten Natrium-Glukose-Transport sowohl die Salz- als auch die Flüssigkeitsaufnahme optimiert. Hypoosmolare Getränke (Tee, Wasser) oder Säfte (Fruktose) sollten vermieden werden.

Durch einen Überschuss an Monosacchariden in der Nahrung kann es bei Kurzdarmpatienten bei vorhandenem Restkolon zur Bildung von D-Laktat kommen und eine D-Laktatazidose mit schweren neurologischen Erscheinungen auftreten. Insbesondere Patienten mit erhaltenem Kolon profitieren von der Zufuhr komplexer Kohlenhydrate, die über die Bildung und nachfolgende Resorption kurzkettiger Fettsäuren (u. a. Butyrat) zur Energiegewinnung herangezogen werden. Bei Patienten mit erhaltenem Kolon ist zudem auf eine oxalsäurearme Kost zu achten, da eine Verseifung der Kalziumoxalate zur Resorption von freier Oxalsäure führen kann, die eine Bildung von Kalziumoxalatsteinen in der Niere nach sich ziehen kann. Eine gleichzeitig kalziumreichere orale Ernährung dieser Patienten kann das Risiko zudem vermindern.

> Generell ist eine geeignete Diät zusammengesetzt aus ca. 50 % Kohlenhydraten (möglichst komplex), 20–30 % Eiweiß und ≤ 40 % Fetten.

Eine orientierende Empfehlung mit Berücksichtigung der Anatomie finden Sie in Tab. 18.1. Eine begleitende, kompetente Ernährungsberatung ist für diese Patientengruppe unabdingbar und wird in intestinalen Rehabilitationsprogrammen gefordert. Die frühzeitige und konsequente orale und/oder enterale Ernährung dient der Unterstützung

Tab. 18.1 Orale Ernährung und Ergänzungsstoffe bei Kurzdarmsyndrom

Nährstoff	Ileo-/Jejunostomie	Bei erhaltenem Kolon
Kohlenhydrate	50 % des gesamten Energiebedarfs, inklusive löslicher Ballaststoffe, Limitierung für einfache Zucker	50–60 % des gesamten Energiebedarfs, inklusive löslicher Ballaststoffe
Proteine	20–30 % des Gesamtenergiebedarfs	20–30 % des Gesamtenergiebedarfs
Fette	Weniger als 40 % der Gesamtenergiezufuhr	20–30 % der Gesamtenergiezufuhr
Flüssigkeiten	Orale Rehydrationslösungen! Wenig Flüssigkeiten zu den Mahlzeiten, schluckweise Trinken zwischen den Mahlzeiten	Wenig Flüssigkeiten zu den Mahlzeiten, schluckweise Trinken zwischen den Mahlzeiten
Vitamine	Täglich Multivitaminpräparate mit Spurenelementen, monatliche Vitamin-B_{12}-Applikation, ggf. Supplemente mit Vitamin A, D, E	Täglich Multivitaminpräparate mit Spurenelementen, monatliche Vitamin-B_{12}-Applikation, ggf. Supplemente mit Vitamin A, D, E
Mineralien	Großzügige Einnahme von Kochsalz mit dem Essen, 1–1,5 g/d Kalzium, je nach Bedarf Eisen, Magnesium Zink und Selenzulage	Bei Bedarf 400–600 mg Kalzium
Mahlzeiten	4–6 kleine Mahlzeiten	3 kleine Mahlzeiten und 2–3 Snacks

der Adaptation des Darms und unter anderem auch der Prävention langfristiger Komplikationen wie der cholestatischen Lebererkrankung unter parenteraler Ernährung.

- **Medikamentöse Therapie**

In der Frühphase nach Darmresektion werden H_2-**Antagonisten**, besser **Protonenpumpeninhibitoren** (oft in hohen Dosierungen) zur Behandlung einer fast regelhaft auftretenden Hypergastrinämie nach massiver Darmresektion eingesetzt. Infolge einer gastralen Hypersekretion kommt es zu einer gestörten Verdauung (pH-Optimum im oberen GI-Trakt für die dortige Enzymaktivität wird gestört), was zu vermehrten Flüssigkeits- und Elektrolytverlusten führt.

Zur Verzögerung der Darmpassage können **motilitätshemmende Substanzen** wie das Loperamid, auch in deutlich höheren Dosen als üblich (Erwachsene bis 16(–24) mg/d) und bei dessen Versagen im Bedarfsfall auch Codein (Erwachsene 10–60 mg in 6 ED/d) eingesetzt werden.

Eine kurative Option, im Sinne der Erreichung einer intestinalen Autonomie stellt die Gabe von **Glucagon like Petide 2 (GLP-2)-Analoga** dar. GLP-2 wird bei Kurzdarmsyndrom s.c. appliziert und führt unter anderem zu einer Hypertrophie der Darmschleimhaut und Verlangsamung des intestinalen Transports. Auf diesem Wege kommt es zu einer verbesserten Resorptionsleistung, die in vielen Fällen zur Unabhängigkeit von der parenteralen Ernährung, zumindest aber einer Reduktion und ggf. Erreichen von einzelnen infusionsfreien Tagen, führen kann.

- **Bakterielle Fehlbesiedelung des Dünndarms**

Ein eigenständiges Thema, welches sowohl der medikamentösen als auch der chirurgischen Therapie bedarf, ist die bakterielle Fehlbesiedelung des Dünndarms („small intestinal bacterial overgrowth", SIBO). Im Dünndarm, anders als im Dickdarm, finden sich normalerweise nur sehr wenige Bakterien. Eine Erhöhung der bakteriellen Dichte, die bei Gesunden <10^3 Keime/ml liegt, kann zu Malabsorption mit den klinischen Zeichen von Durchfällen, Blähungen und Bauchkrämpfen führen.

Die bakterielle Fehlbesiedelung kann bedingt durch die Malabsorption mit möglicher konsekutiver Malnutrition die Entwöhnung von der parenteralen Ernährung erschweren. Zusätzlich kann sie Ursache für entzündliche Darmprozesse mit Ulzerationen und Blutungen sein („Crohn like disease"). In diesem Kontext tritt vermehrt eine allergische bzw. eosinophile Enteropathie auf. Anteil an diesem Phänomen mag die Dekonjugation von Gallensäuren haben, die dabei entstehende Litocholsäure ist toxisch für Enterozyten.

Begünstigt wird die Entstehung einer bakteriellen Fehlbesiedelung bei Kurzdarmsyndrompatienten durch den Einsatz von Säureblockern, welche die Abtötung von Bakterien durch die Magensäure behindern, sowie Motilitätsstörungen, medikamentöse Passageverlangsamung, Dilatation und alle Formen einer Passagestörung (blind loop) sowie das Fehlen der Ileozökalklappe, was eine Keimaszension begünstigen kann. Die Diagnosestellung ist oft schwierig: Die bei normalen Darmverhältnissen eingesetzten Glukose- oder Laktoseatemteste sind aufgrund der anatomischen Voraussetzungen nicht verwertbar. Die Gewinnung von Dünndarmaspiraten via Endoskopie gilt als Goldstandard, ist aber technisch nicht einfach und daher keine Routinediagnostik. Gefragt und gesucht werden muss hierbei vor allem nach typischen Darmkeimen wie Escherichia coli, Shigellen und Enterobacter. In der Forschung, möglicherweise zukünftig auch in der Routinediagnostik, findet die 16 s-ribosomale RNA-Gensequenzierung Einsatz. Eine Keimdichte $\geq 10^5$/ml wird von den meisten Autoren als positiver Nachweis für eine pathologische Dünndarmbesiedelung gewertet, einige setzen die Grenzen auch niedriger an ($\geq 10^3$/ml).

Die Datenlage zur bakteriellen Fehlbesiedlung des Dünndarms im Allgemeinen sowie deren Behandlung bezogen auf das Kurzdarmsyndrom ist gering. Eine antibiotische Behandlung der bakteriellen Fehlbesiedelung des Dünndarms wird empfohlen. Die Dauer der Behandlungsempfehlungen variiert zwischen 1–4 Wochen, meist zwischen 7 und 14 Tagen. Einige Studien gibt es zum Einsatz des nichtresorbierbaren Antibiotikums Rifaximin, welches derzeit die größte Akzeptanz bei der Behandlung von SIBO hat, dabei variieren die Dosierungen zwischen 3×200 mg und 3×550 mg). Eine Zusammenstellung optional eingesetzter Antibiotika (Erwachsenendosierung) finden Sie in ◘ Tab. 18.2. Bei chronischer bakterieller Fehlbesiedlung sollte immer evaluiert werden, ob es chirurgische Optionen für eine Passageverbesserung gibt.

18.2.2 Chirurgische Therapie

◘ Abb. 18.5

Diagnostik vor operativen Maßnahmen

Vor Planung eines rekonstruktiven Eingriffs beim Kurzdarmsyndrom ist eine sorgfältige diagnostische Statuserhebung erforderlich. Eine der essenziellen Aufgaben ist dabei die sorgfältige Anamneseerhebung sowie die Beschaffung der vorherigen OP-Berichte und

◘ Tab. 18.2 Mögliche Antibiotika zur Behandlung der bakteriellen Fehlbesiedelung des Dünndarms (Mod. Nach Pimentel 2020 ACG-Guideline)

Antibiotikum	Dosierung	in mg/kg/d	Effektivität
Nicht resorbierbar			
Rifaximin	(200–) 550 mg 3/d	s.u.	61–78 %
Systemische Antibiotika			
Metronidazol	250 (–500) mg 3/d	15 (–30) in 3 ED	43–87 %
Ciprofloxacin	500 mg 2/d	20 (–30) in 2 ED	43–100 %
TMP/SMZ	160/800 mg 2/d	6/30 in 2 ED	95 %
Tetrazyklin	250 mg 4/d	20 (–40) in 4 ED	87,5 %

TMP/ SMZ: Trimethoprim/Sulfamethoxazol
Rifaximin Zulassung nur für Kinder > 12 Jahre, bei Kindern zwischen 2-12 Jahren in Studien Gabe von 20-30 mg/kg/d in 2-4 ED zur Behandlung infektiöser Enteritiden.

Kurzdarmsyndrom

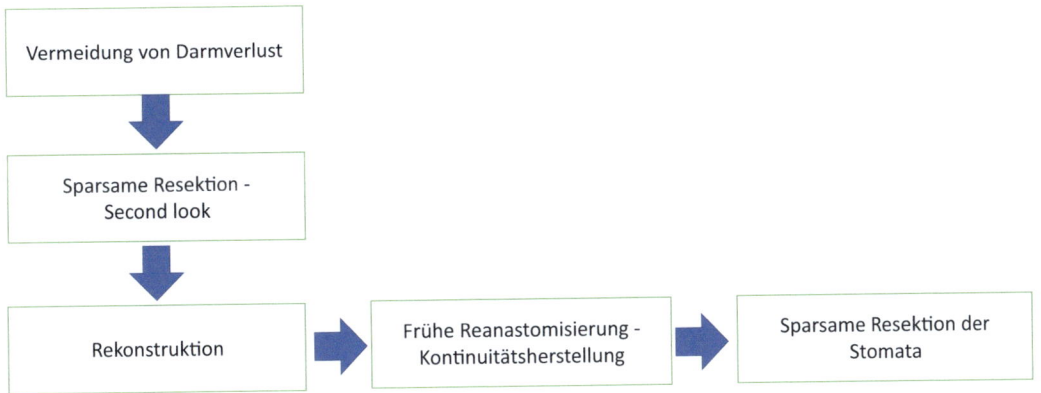

Abb. 18.5 Chirurgische Therapie des Kurzdarmsyndroms

Untersuchungsbefunde. Zur Statuserhebung werden unter anderem folgende bildgebende Verfahren eingesetzt.

Ultraschalldiagnostik Im Ultraschall kann bei der Untersuchung des Darms die Peristaltik beurteilt werden. Veränderungen der Darmwand, Dilatationen und Stenosen können meist erfasst und gemessen werden. Der Darm ist aber insbesondere bei ausgeprägter intraluminaler Luft nicht immer gut im Ultraschall beurteilbar. Weiterhin kann der Ultraschall Umbauvorgänge an der Leber darstellen. Neben der Dichtemessung des Leberparenchyms können die Gallenwege beurteilt wie auch eine Cholezystolithiasis ausgeschlossen werden. Auch die Beurteilung der Flussverhältnisse und Druckverhältnisse im Bereich der Pfortader bei fortgeschrittener Leberfibrose und Erfassung von Aszites sind für eine operative Planung und Risikoabschätzung wichtig. Die Untersuchung der Nieren und des ableitenden Harntraktes sind von Bedeutung, da aufgrund der besonderen enteralen Resorptionsverhältnisse oder auch im Rahmen einer parenteralen Ernährung eine Uro-/Nephrolithiasis oder auch Nephrokalzinose entstehen kann.

Röntgenkontrastmitteldarstellung des Magen-Darm-Trakts Eine Magen-Darm-Passage kann die reale Anatomie des zumeist voroperierten Magen-Darm-Trakts darstellen. Dabei können die Parameter der Transitzeit und der Dilatation des Magen-Darm-Trakts direkt visualisiert werden. Insbesondere zum Ausschluss einer Stenose wie auch für die Planung einer Darmverlängerungsoperation ist die Magen-Darm-Passage für die Operationsplanung notwendig. Sollte es aufgrund der Stase und erheblichen Dünndarmdilatation nur zu einer flauen Darstellung des Gastrointestinaltrakts mit Kontrastmittel kommen, so ist eine zusätzliche Darstellung des unteren Gastrointestinaltrakts mittels Kolonkontrasteinlauf notwendig.

MRT nach Sellink Schwierig kann bei Kindern die Applikation einer ausreichenden Menge von Kontrastmittel in den Dünndarm sein, um eine gute Darstellung von Darmdilatationen und einen Ausschluss von Stenosen sicher zu visualisieren. Oft ist hierzu eine Sondenanlage erforderlich. Im Kleinkindes- und Kindesalter ist zudem aufgrund der Dauer der Untersuchung und der Notwendigkeit des Stillliegens eine Sedierung notwendig.

Leberdiagnostik Im Rahmen des Darmversagens und unter parenteraler Ernährung kann es zu einer „Intestinal Failure Associated Liver Disease" (IFALD) kommen. Die Überprüfung der Leberfunktionsparameter ist bei Kurzdarmpatienten bzw. parenteral ernährten Kindern immer erforderlich. Bei laborchemisch nachweisbaren Funktionsstörungen und sonografisch fortgeschrittener Leberfibrose ist eine Biopsie zum Ausschluss einer irreversiblen Zirrhose, die sich mit einer portalen Hypertension und eingeschränkter Gerinnungsfunktion präsentieren kann, durchzuführen. Diese ist in erster Linie mittels perkutaner Biopsie durchzuführen, nur in Ausnahmefällen ist eine offene Leberbiopsie erforderlich.

Endoskopie Zur Beurteilung der Anatomie und Schleimhautbeschaffenheit kann eine Endoskopie sinnvoll sein. Bei Vorliegen von Stenosen können diese, je nach Erreichbarkeit, während der Untersuchung mittels Ballondilatationen behandelt werden.

- **Chirurgische Therapieziele**

Die chirurgischen Therapieziele umfassen zunächst präventive aber im Laufe der Behandlung auch rekonstruktive Maßnahmen.

Ziel ist es, bei den primären, in den allermeisten Fällen präventiven, chirurgischen Maßnahmen möglichst viel funktionsfähigen Darm zu erhalten, also sparsam zu resezieren. Zu großzügige Darmresektionen können zu einem vermeidbaren Kurzdarmsyndrom führen.

Bei den rekonstruktiven Eingriffen ist es das Ziel, möglichst frühzeitig den gesamten Darm wieder in die Passage einzubinden und vorhandene Enterostomata zu verschließen. Im weiteren Verlauf der Erkrankung kommt es häufig zu einer adaptiven (physiologischen) Dilatation des verbliebenen Dünndarms. Diese hat gewünschte wie ungewünschte Folgen für die Darmpassage: Eine verminderte Passagegeschwindigkeit, ggf. Stuhlstase mit bakterieller Überbesiedelung und in einigen Fällen multiple teils blutende und zur Anämie führende Ulzerationen („Crohn like disease"). Bei diesen Patienten können modellierende Darmverlängerungsoperationen die Stuhlpassage verbessern und die Länge des Darms erhöhen, was zu einer längeren und besseren Resorption des Darminhalts führen kann.

- **Chirurgische Therapieprinzipien**

Bei den präventiven Maßnahmen ist ein sorgfältiger Erhalt von potenziell funktionsfähigem Dünn- und Dickdarm in der Therapie der ursächlichen Erkrankung Grundvoraussetzung.

Insbesondere beim Früh-/Neugeborenen, Säugling oder Kleinkind ist die Regenerationsfähigkeit von Gewebe groß. Zusätzlich besteht beim Darm im frühen Kindesalter, anders als beim Erwachsenen, noch ein physiologisches Darmwachstum. Eine zu radikale Resektion von entzündlich verändertem oder minderperfundiertem Darm führt dabei unweigerlich zu einem größeren Verlust an potenzieller Endlänge. Sollte der Allgemeinzustand des Patienten es zulassen, so ist im Zweifelsfall ein fraglich vitaler bzw. regenerationsfähiger Darm in Situ zu belassen, um dann im Rahmen einer Second-Look-Operation die genauen Resektionsgrenzen festzulegen. Auf diesem Wege kann wertvoller Darm erhalten werden. Dasselbe ist bei der Anlage und der Resektion von Enterostomata zu bedenken. Zusätzliche Darmverluste sollten bei der Anlage und dem Verschluss von Enterostomata vermieden werden.

Adaptationsvorgänge des Darms betreffen sowohl den Dünndarm als auch den Dickdarm. Dabei zeigt insbesondere der Dünndarm erhebliche Tendenzen zu einer Dilatation, die als physiologische Anpassung mit der Konsequenz einer Oberflächenvergrößerung und Reduktion der Passagegeschwindigkeit einzuordnen ist. Ziel ist die verbesserte Resorption. Der Dickdarm zeigt solche makroskopisch sichtbaren Anpassungsvorgänge nicht.

Ziel rekonstruktiver chirurgischer Maßnahmen bei einem Kurzdarmsyndrom mit teils pathologischer Darmdilatation ist es, eine kontinuierliche Stuhlpassage herzustellen und eine Stase zu vermeiden. Hierdurch lassen sich die Folgen der Stase wie bakterielle Fehlbesiedelung und damit auch entzündliche Darmerkrankung sowie Malabsorption reduzieren. In diesem Rahmen sollte die Stase durch eine Verringerung des Darmdurchmessers ohne eine Resektion oder Verlust von funktionell gesunder Darmwand erfolgen. Dies erfolgt mittels rekonstruktiver Eingriffe am Darm, die den erweiterten Darm in verlängerten Darm mit geringerem Durchmesser umwandeln.

Als Pitfall in der bildgebenden Diagnostik ist häufig eine schnelle Passage bis zur

Anastomose zwischen Dünn- und Dickdarm festzustellen. Damit entspricht die diagnostizierte Passagestörung zwischen Dünn- und Dickdarm meist nicht einer anatomischen Stenose, sondern ist Ausdruck der verschiedenen Transportgeschwindigkeiten sowie der unterschiedlichen Lumina der Darmanteile. Anastomosenrevisionen können dieses Problem folglich nicht lösen. Sollte eine Anastomosenrevision diskutiert werden, kann ggf. über eine Endoskopie eine Anastomosenstenose diagnostiziert bzw. ausgeschlossen werden und im positiven Falle über eine Ballondilatation therapiert werden.

- **Chirurgische Optionen**

Es gibt mehrere Therapieoptionen:

▪▪ Tapering

Als Tapering bezeichnet man die Reduktion des Durchmessers bei erheblicher Darmdilatation. Dies führt zu einer verbesserten Peristaltik, verminderten Stase und damit geringerer bakterieller Fehlbesiedelung. Das Tapering führt allerdings zum Verlust von resorptiver Darmoberfläche, sodass die Option des Taperings lediglich genutzt werden sollte, um kurzstreckige Darmdilatationen zu beseitigen oder um Bereiche, die anatomisch keine Möglichkeit der Verlängerungsoperation bieten, wie beispielsweise das Duodenum, in eine funktionell bessere Form zu modellieren.

▪▪ Einbau von „Klappen" bzw. anisoperistaltischen Segmenten

Zahlreiche tierexperimentelle Versuche wurden durchgeführt, um beim Kurzdarmsyndrom eine verlängerte Kontaktzeit des Magen-Darm-Inhalts mit der Darmmukosa und damit eine verbesserte Resorption zu erreichen. Bei zu schneller Passage des Magen-Darm-Inhalts wurde versucht Klappenmechanismen zu etablieren, um die schnelle Passage zu verhindern. Dasselbe sollte auch durch ein anisoperistaltisches Darmsegment erreicht werden. Keine der Techniken hat sich als eine Standardprozedur beim Kurzdarmsyndrom etablieren können und sollte derzeit nicht angewendet werden. Eine zu schnelle Passage sollte in erster Linie medikamentös behandelt werden.

▪▪ Darmverlängerung

Erstmals wurde von Bianchi 1980 die Darmdoppelungsoperation, heute **longitudinale intestinale Lengthening Operationsmethode (LILT)** genannt, beschrieben. Das Prinzip ist, bei ausreichender Dilatation des Darms, diesen unter Respektieren der Gefäßversorgung, in zwei Anteile zu teilen und anschließend isoperistaltisch zu anastomosieren. Das Vorgehen ist technisch schwierig und nur bei sehr guter Darmqualität mit einer guten Perfusion möglich. Die LILT ermöglicht dabei eine Verdoppelung der zu verlängernden Dünndarmabschnitte. Funktionell sind die Ergebnisse nach LILT sehr gut.

Eine Alternative zur Darmdoppelung nach Bianchi stellt die **serielle transversale Enteroplastie (STEP)** da. Technisch deutlich einfacher, ermöglicht die STEP eine Darmverlängerung mittels transversaler Einschnitte in den dilatierten Darm. Dies erfolgt mit Klammernahtgeräten. Es kommt durch STEP zu einer Verlängerung des Darms um ca. 30 % der Ausgangslänge. Wie bei der LILT wird der Darm durch die STEP in seinem Durchmesser deutlich kleiner und reduziert eine mögliche Stase des Darminhalts. OP-Zeiten und -Risiken sind gegenüber LILT deutlich reduziert. Aufgrund der operationstechnisch einfachen Durchführung wird STEP häufiger als LILT durchgeführt. Zudem kann STEP bei Patienten mehrfach angewendet werden, sollte es nach einer STEP konsekutiv erneut zu einer Dilatation des Darms kommen. Allerdings ist eine LILT nach STEP nicht möglich. Problematisch kann eine potenziell gestörte prokinetische Peristaltik durch wiederholte Anwendungen der STEP bei einem Patienten sein.

2013 wurde erstmals eine weitere Technik, **Spiral Intestinal Lengthening and Tailoring (SILT)**, beschrieben. Bei SILT wird eine spiralförmige Schnittführung durchgeführt und der Darm wie eine ausgezoge Feder spiralförmig mit kleinerem Lumen wieder rekonstruiert. Theoretisch sollen die Vorzüge des LILT mit denen von STEP verbunden werden. Die grundsätzlich prokinetische Ausrichtung des Darms wird nicht verändert, anders als bei der LILT sind aber keine aufwändigen Präparationen im Bereich der Mesenterialwurzel notwendig. Bisher sind jedoch erst einzelne Kasuistiken ohne Langzeitverlauf veröffentlicht.

Welche der Techniken angewendet werden sollte, muss der entsprechenden Erfahrung des Operateurs überlassen werden. Sinnvollerweise beherrscht der Operator verschiedene Techniken der Darmverlängerung und kann je nach Ausgangsbefund die entsprechend sinnvollste Technik anwenden.

> Bei der rekonstruktiven Chirurgie des Kurzdarmsyndroms haben sich die LILT (longitudinale intestinale Lengthening, früher Darmdoppelung nach Bianchi genannt) wie auch STEP (serielle transversale Enteroplastie) als einzige Verfahren etabliert, die eine Verbesserung der Darmpassage und Resorption gewährleisten. Bei der Verlängerung mittels SILT (Spiral Intestinal Lentghening and Tailoring) sind bisher keine langfristigen Ergebnisse bekannt.

▪▪ Darmtransplantation

Im Falle ausgeprägter Komplikationen der parenteralen Ernährungstherapie mit cholestatischer Hepatopathie oder auch beim Verlust der zentralvenösen Zugangswege hat sich die Dünndarmtransplantation von einer theoretischen zu einer realen Therapiealternative entwickelt. Aus diesem Grund wurden und werden die Indikationen zur Transplantation zunehmend ausgeweitet. Im internationalen Darmtransplantationsregister werden seit 1985 weltweit die transplantierten Patienten erfasst. Die Transplantationszahlen sind nach einer hohen anfänglichen Transplantationsfrequenz jedoch seit 2008 rückläufig, da die vermehrt eingesetzten Verfahren zur Darmrehabilitation und qualitativ besseren Versorgung mittels heimparenteraler Ernährung eine längere Lebensperspektive bieten.

Die Indikation zur Darmtransplantation ist in ca. 65 % der Fälle ein Kurzdarmsyndrom, bei den übrigen Patienten sind verschiedene Ursachen wie Motilitätsstörungen, Resorptionsstörungen oder auch Tumore verantwortlich. Ca. 35 % der Patienten werden derzeit isoliert dünndarmtransplantiert, 46 % kombiniert und in den übrigen Fällen erfolgt eine Multiviszeraltransplantation.

Die Überlebensraten sind aktuell für die Transplantate, wie auch die Patienten, auf 5-Jahres-Überlebenswahrscheinlichkeiten von 47,8 % auf 57,2 % angestiegen.

Problematisch bei der Dünndarmtransplantation ist unverändert die notwendige erhebliche Immunsuppression, in deren Folge später nicht selten ein transplantationsassoziiertes Lymphom (transplantation associated lymphoproliferative disease) auftritt, welches prognostisch sowohl für das Transplantat als auch für das Patientenüberleben ungünstig ist.

In der Regel sind die Dünndarm- und Dickdarmtransplantate von postmortalen Spendern. In einzelnen Fällen werden bei den Kindern auch Dünndarmsegmente als Lebendspende verwendet. Wie bei dem Ultrakurzdarmsyndrom ist bei einigen angeborenen Erkrankungen mit chronischem Darmversagen, wie z. B. der Microvillus Inclusion Disease, die Darmtransplantation die einzig kurative Behandlungsoption.

▪ Prognose

Ziel der Behandlung des Kurzdarmsyndroms sind die Entwöhnung von der parenteralen Ernährung, das Wiedererreichen der intestinalen Autonomie und die Vermeidung von Komplikationen. Die Prognose des Kurzdarmsyndroms hängt von verschiedenen Faktoren ab. Dabei spielen neben dem Alter des Patienten bei der Entstehung des Kurzdarmsyndroms insbesondere die Grunderkrankung und die Länge des funktionell verbliebenen und normal arbeitenden Darms eine Rolle. Bei einem durch Darmverlust entstandenen Kurzdarmsyndrom entspricht dies der verbliebenen Darmlänge. Auch der Erhalt des Kolons ist ein prognostisch wichtiger Faktor, da im Kolon mittels Fermentation von Kohlenhydraten kurzkettige Fettsäuren erzeugt und resorbiert werden und zur Verstoffwechselung bzw.

Kurzdarmsyndrom

Energiegewinnung vom Körper genutzt werden können. Als zusätzlicher wichtiger Faktor wird der Erhalt der Ileozökalklappe gewertet, da dieser unter anderem zu einer Verminderung des Risikos der bakteriellen Überbesiedlung des Dünndarms und damit besseren Resorptionsbedingungen führt.

Eine Reduktion der bakteriellen Überbesiedelung durch rehabilitative oder rekonstruktive chirurgische Maßnahmen aber auch durch medikamentöse Maßnahmen ist dabei zusätzlich hilfreich.

Die Vermeidung von Langzeitkomplikationen wie Mangelernährung, Störungen der somatischen und psychomotorischen Entwicklung (z. B. Pubertas tarda, Kleinwuchs), einer cholestatischen Lebererkrankung mit der Konsequenz einer Leberzirrhose ist prognostisch ausschlaggebend. Ist das große Ziel einer Entwöhnung von einer parenteralen Ernährung erreicht, so ist damit die Therapie des Kurzdarmsyndroms nicht beendet! Je nach zugrunde liegender Situation ist mit spezifischen oder auch globaleren Mangelsituationen zu rechnen, die sich ggf. auch erst im Verlauf zeigen. Regelmäßige Kontrollen sind daher notwendig, um eine häufig notwendige (lebenslange) Substitution von Spurenelementen und Vitaminen einleiten zu können.

- **Prävention**

Die beste Therapie des Kurzdarmsyndroms ist dessen Vermeidung, z. B. durch NEC-Prävention im Rahmen der Frühgeborenenbetreuung, und im Weiteren durch eine so weit wie möglich restriktive, darmerhaltende Chirurgie.

Im Falle eines chronischen Darmversagens besteht höchste Priorität hinsichtlich der Prävention von Langzeitkomplikationen des Kurzdarmsyndroms. Hierfür bedarf es eines erfahrenen Teams aus Kindergastroenterologen, Kinderchirurgen, Ernährungsberatung, Psychologen und Home-care-Versorgern.

> Eine Mangelernährung mit den Folgen einer schweren psychomotorischen Entwicklungsverzögerung muss unbedingt vermieden werden!

Die orale und enterale Ernährung sollte optimiert werden, um eine Entwöhnung oder zumindest Reduktion der parenteralen Ernährung zu erreichen. Alle Bestrebungen müssen darauf abzielen, eine cholestatische Lebererkrankung oder andere Organkomplikationen zu vermeiden. Zwingend ist dabei, auch den Verlust der zentralvenösen Zugangswege zu verhindern. Neben penibelster Katheterpflege sollte das Einlegen der Katheter möglichst gefäßschonend erfolgen. Ein großzügiger Verschluss eines zuführenden venösen Gefäßes wird auf lange Sicht zu einem schwerwiegenden Mangel an zentralvenösen Zugangswegen führen.

- **Qualitätssicherung und Ausstattung**

Patienten mit einem Kurzdarmsyndrom sollten in einem Zentrum, welches sich auf die Behandlung von Patienten mit Kurzdarmsyndrom spezialisiert hat, betreut werden. Eine regelmäßige Kontrolle der (parenteralen) Ernährung muss gewährleistet werden.

Neben der kindergastroenterologischen Betreuung ist eine Ernährungsberatung sowie eine psychosomatische Mitbetreuung bei der Behandlung betroffener Kinder und deren Familien notwendig. Ein chirurgisch erfahrenes Team ist zur Behandlung evtl. auftretender Katheterprobleme oder zur Behandlung gastrointestinaler Komplikationen unbedingt erforderlich. Zudem ist auch eine große Erfahrung mit Darmverlängerungsoperationen dringend notwendig. Das Risiko für eine Anastomoseninsuffizienz oder eine Darmischämie bei solchen Operationen ist nicht zu unterschätzen, sodass diese nur in wenigen Zentren durchgeführt werden sollten. Die ambulante Versorgung mit Übernahme der parenteralen Ernährung sollte durch ein erfahrenes Pflegeteam begleitet werden.

Praxistipp

LINKS zu Selbsthilfegruppen und Informationen:
- ▶ www.kise-ev.de
- ▶ www.gpge.eu

Dieses Kapitel enthält elektronisches Zusatzmaterial.

❓ Fragen zur Wiederholung

1. Welche Aussage zur Ernährung beim Kurzdarmsyndrom ist falsch?
   a) Es sollte ausschließlich hydrolisierte Nahrung verabreicht werden.
   b) Die Ernährung sollte berücksichtigen, welche Darmabschnitte bei dem Patienten fehlen.
   c) Bei vorhandenem Kolon besteht bei zuckerreicher Ernährung die Gefahr einer D-Laktat-Azidose.
   d) In den ersten Lebenswochen ist Muttermilch auch beim Kurzdarmsyndrom die Nahrung erster Wahl.
   e) Ballaststoffreiche Ernährung bei Patienten mit erhaltenem Kolon ist sinnvoll, da im Kolon durch Fermentierung entstandene kurzkettige Fettsäuren resorbiert werden können.

2. Was sind die Ziele operativer Maßnahmen beim Kurzdarmsyndrom?
   a) Verbesserung der Darmpassage ohne Verlust von resorptionsfähiger Schleimhaut.
   b) Erhaltung funktionstüchtiger Darmanteile bei allen operativen Maßnahmen.
   c) Verminderung von Stase, um eine Reduzierung der bakteriellen Fehlbesiedelung zu erreichen.
   d) Frühzeitige Wiederherstellung der Darmkontinuität zur Unterstützung der Darmadaptation.
   e) Alle Antworten sind richtig.

3. Welche Aussagen zu operativ rekonstruktiven Eingriffen sind falsch?
   a) Therapie erster Wahl ist die Dünndarmtransplantation an einem Zentrum.
   b) Die Dünndarmdoppelung führt zu einer Verlängerung des Darms und damit zu einer verbesserten Resorption von Darminhalt.
   c) Die serielle transversale Enteroplastie (STEP) ist eine chirurgische Technik, die zu einer Darmverlängerung führt.
   d) Das Tapering von Darm wird aktuell nicht mehr angewendet, da resorptionsfähige Darmwand verworfen wird.
   e) Die Rekonstruktion mittels inversen Darmabschnitten oder Klappenkonstruktionen haben sich nicht als hilfreiche Techniken erwiesen.

4. Welche Aussage zu Patienten mit Typ-I-Kurzdarm ist falsch?
   a) Sie haben häufig einen hohen Flüssigkeitsbedarf.
   b) Sie sind nicht durch die Bildung von Oxlatasteinen gefährdet.
   c) Sie sollten in der postoperativen Frühphase Protonenpumpeninhibitoren erhalten.
   d) Sie haben einen normalen NaCl-Bedarf.
   e) Sie haben häufig einen sekundären Hyperaldosteronismus.

5. Welche Aussage zur D-Laktatazidose ist falsch?
   a) Die Patienten sind neurologisch meist unauffällig.
   b) Sie ist bedingt durch Stoffwechselprodukte von Bakterien.
   c) Fette in der Ernährung spielen in der Entstehung der D-Laktatazidose keine Rolle.
   d) Eine zuckerreiche Ernährung begünstigt deren Entstehung.
   e) Patienten mit Jejunostoma sind diesbezüglich nicht gefährdet.

Weiterführende Literatur

Avitzur Y, Courtney-Martin G (2016) Enteral approaches in malabsorption. Best Pract Res Clin Gastroenterol 30(2):295–307. ▸ https://doi.org/10.1016/j.bpg.2016.03.009. Epub 2016 Mar 14 PMID: 27086892

Bharadwaj S, Tandon P, Meka K, Rivas JM, Jevenn A, Kuo NT, Steiger E. (2016) Intestinal Failure: Adaptation, Rehabilitation, and Transplantation. J Clin Gastroenterol. 2016 May-Jun;50(5):366–372. ▸ https://doi.org/10.1097/MCG.0000000000000512. PMID: 26974760

Billiauws L, Maggiori L, Joly F, Panis Y (2018) Medical and surgical management of short bowel syndrome. J Visc Surg 155(4):283–291. ▸ https://doi.org/10.1016/j.jviscsurg.2017.12.012. Epub 2018 Jul 21 PMID: 30041905

Coletta R, Morabito A (2019) Non-transplant surgical management of short bowel syndrome in children: an overview. Curr Pediatr Rev 15(2):106–110. ▶ https://doi.org/10.2174/1573396315666181129164112. PMID: 30499416

Courtney CM, Onufer EJ, Seiler KM, Warner BW (2018) An anatomic approach to understanding mechanisms of intestinal adaptation. Semin Pediatr Surg 27(4):229–236. ▶ https://doi.org/10.1053/j.sempedsurg.2018.07.002. Epub 2018 Jul 29 PMID: 30342597

Enman MA, Wilkinson LT, Meloni KB, Shroyer MC, Jackson TF, Aban I, Dimmitt RA, Martin CA, Galloway DP (2020) Key determinants for achieving enteral autonomy and reduced parenteral nutrition exposure in pediatric intestinal failure. J Parenter Enter Nutr 44:1263–1270. ▶ https://doi.org/10.1002/jpen.1754

Goulet O, Abi Nader E, Pigneur B, Lambe C (2019) Short bowel syndrome as the leading cause of intestinal failure in early life: some insights into the management. Pediatr Gastroenterol Hepatol Nutr 22(4):303–329. ▶ https://doi.org/10.5223/pghn.2019.22.4.303. Epub 2019 Jun 27. PMID: 31338307; PMCID: PMC6629594

Iyer KR, Kunecki M, Boullata JI, Fujioka K, Joly F, Gabe S, Pape UF, Schneider SM, Virgili Casas MN, Ziegler TR, Li B, Youssef NN, Jeppesen PB (2017) Independence from parenteral nutrition and intravenous fluid support during treatment with teduglutide among patients with intestinal failure associated with short bowel syndrome. JPEN J Parenter Enteral Nutr 41(6):946–951. ▶ https://doi.org/10.1177/0148607116680791. Epub 2016 Nov 23. PMID: 27875291; PMCID: PMC5639959

Javid PJ, Sanchez SE, Horslen SP, Healey PJ (2013) Intestinal lengthening and nutritional outcomes in children with short bowel syndrome. Am J Surg 205(5):576–580. ▶ https://doi.org/10.1016/j.amjsurg.2013.01.013. Epub 2013 Mar 14 PMID: 23497916

Johnson E, Vu L, Matarese LE (2018) Bacteria, bones, and stones: managing complications of short bowel syndrome. Nutr Clin Pract 33(4):454–466. ▶ https://doi.org/10.1002/ncp.10113. Epub 2018 Jun 21 PMID: 29926935

Kolaček S, Puntis JWL, Hojsak I; ESPGHAN/ESPEN/ESPR/CSPEN working group on pediatric parenteral nutrition (2019) ESPGHAN/ESPEN/ESPR/CSPEN guidelines on pediatric parenteral nutrition: Venous access. Clin Nutr 37(6 Pt B):2379–2391. ▶ https://doi.org/10.1016/j.clnu.2018.06.952. Epub 2018 Jun 18. PMID: 30055869

Losurdo G, Salvatore D'Abramo F, Indellicati G, Lillo C, Ierardi E, Di Leo A (2020) The influence of small intestinal bacterial overgrowth in digestive and extra-intestinal disorders. Int J Mol Sci 21(10):3531. ▶ https://doi.org/10.3390/ijms21103531. PMID:32429454;PMCID:PMC7279035

Massironi S, Cavalcoli F, Rausa E, Invernizzi P, Braga M, Vecchi M (2020) Understanding short bowel syndrome: current status and future perspectives. Dig Liv Dis 52(3):253–261, ISSN 1590-8658, ▶ https://doi.org/10.1016/j.dld.2019.11.013. ▶ https://www.sciencedirect.com/science/article/pii/S1590865819309223

Matarese LE (2013) Nutrition and fluid optimization for patients with short bowel syndrome. JPEN J Parenter Enteral Nutr 37(2):161–170. ▶ https://doi.org/10.1177/0148607112469818. Epub 2012 Dec 21 PMID: 23264168

Merritt RJ, Cohran V, Raphael BP, Sentongo T, Volpert D, Warner BW, Goday PS; Nutrition Committee of the North American Society for Pediatric Gastroenterology, Hepatology and Nutrition (2017) Intestinal rehabilitation programs in the management of pediatric intestinal failure and short bowel syndrome. J Pediatr Gastroenterol Nutr 65(5):588–596. ▶ https://doi.org/10.1097/MPG.0000000000001722. PMID: 28837507

Mutanen A, Wales PW (2018) Etiology and prognosis of pediatric short bowel syndrome. Semin Pediatr Surg 27(4):209–217. ▶ https://doi.org/10.1053/j.sempedsurg.2018.07.009. Epub 2018 Jul 29 PMID: 30342594

Olieman JF, Penning C, Ijsselstijn H, Escher JC, Joosten KF, Hulst JM, Tibboel D (2010) Enteral nutrition in children with short-bowel syndrome: current evidence and recommendations for the clinician. J Am Diet Assoc 110(3):420–426. ▶ https://doi.org/10.1016/j.jada.2009.12.001. PMID: 20184992

Pimentel M, Saad RJ, Long MD, Rao SSC (2020) ACG clinical guideline: small intestinal bacterial overgrowth. Am J Gastroenterol 115(2):165–178. ▶ https://doi.org/10.14309/ajg.0000000000000501. PMID: 32023228

Pironi L (2016) Definitions of intestinal failure and the short bowel syndrome. Best Pract Res Clin Gastroenterol 30(2):173–185. ▶ https://doi.org/10.1016/j.bpg.2016.02.011. Epub 2016 Feb 18 PMID: 27086884

Raghu VK, Beaumont JL, Everly MJ, Venick RS, Lacaille F, Mazariegos GV (2019) Pediatric intestinal transplantation: Analysis of the intestinal transplant registry. Pediatr Transplant 23(8):e13580. ▶ https://doi.org/10.1111/petr.13580. Epub 2019 Sep 18. PMID: 31531934; PMCID: PMC6879795.

Rao SSC, Bhagatwala J (2019) Small intestinal bacterial overgrowth: clinical features and therapeutic management. Clin Transl Gastroenterol 10(10):e00078. ▶ https://doi.org/10.14309/ctg.0000000000000078. PMID:31584459; PMCID:PMC6884350

Rezaie A, Pimentel M, Rao SS (2016) How to test and treat small intestinal bacterial overgrowth: an evidence-based approach. Curr Gastroenterol Rep 18(2):8. ▶ https://doi.org/10.1007/s11894-015-0482-9. PMID: 26780631

Secor JD, Yu L, Tsikis S, Fligor S, Puder M, Gura KM (2021) Current strategies for managing intestinal failure-associated liver disease. Expert Opin Drug Saf 20(3):307–320. ▶ https://doi.org/10.1080/14740338.2021.1867099. Epub 2020 Dec 30 PMID: 33356650

Wales PW, Allen N, Worthington P, George D, Compher C; American Society for Parenteral and Enteral Nutrition, Teitelbaum D (2014) A.S.P.E.N. clinical guidelines: support of pediatric patients with intestinal failure at risk of parenteral nutrition-associated liver disease. JPEN J Parenter Enteral Nutr 38(5):538–557. ▶ https://doi.org/10.1177/0148607114527772. Epub 2014 Apr 2. PMID: 24696095

Wall EA (2013) An overview of short bowel syndrome management: adherence, adaptation, and practical recommendations. J Acad Nutr Diet 113(9):1200–1208. ▶ https://doi.org/10.1016/j.jand.2013.05.001. Epub 2013 Jul 3 PMID: 23830324

Yap JYK, Roberts AJ, Bines JE (2020) Paediatric intestinal failure and transplantation. J Paediatr Child Health 56(11):1747–1753. ▶ https://doi.org/10.1111/jpc.15052. PMID: 33197983

Parenterale Ernährung

Gunter Burmester

Inhaltsverzeichnis

19.1 Therapie – 304
19.1.1 Zentralvenöse Kathetersysteme zur parenteralen Ernährung – 304

19.2 Parenterale Ernährung: Planung, Durchführung und Komplikationen – 308
19.2.1 Volumen – 308
19.2.2 Aminosäuren – 309
19.2.3 Kohlenhydrate – 309
19.2.4 Lipide – 311
19.2.5 Energie – 311
19.2.6 Kalzium, Phosphor, Magnesium – 311
19.2.7 Vitamine – 312
19.2.8 Eisen und Spurenelemente – 314
19.2.9 Komplikationen – 316

Literatur – 318

Für die Autoren bestehen keine Interessenkonflikte.

Ergänzende Information Die elektronische Version dieses Kapitels enthält Zusatzmaterial, auf das über folgenden Link zugegriffen werden kann ▶ https://doi.org/10.1007/978-3-662-65248-0_19.

© Springer-Verlag GmbH Deutschland, ein Teil von Springer Nature 2023
K.-P. Zimmer et al. (Hrsg.), *Gastroenterologie – Hepatologie – Ernährung – Nephrologie – Urologie*, Therapie der Krankheiten im Kindes- und Jugendalter,
https://doi.org/10.1007/978-3-662-65248-0_19

- **Kurzer Einstieg**

Eine parenterale Ernährung ist immer dann notwendig, wenn der Körper, bedingt durch ein chronisches Darmversagen, entweder durch unzureichende Resorptionsleistung und/oder gestörten Darmtransport nicht ausreichend mit Energie, Eiweiß, Flüssigkeit, Elektrolyten und Mikronährstoffen versorgt werden kann.

Die partielle oder totale parenterale Ernährung ist in diesen Fällen ein wichtiger Therapiebaustein bei vielen, nicht nur gastroenterologischen, Erkrankungen.

19.1 Therapie

- **Therapieziel**

Das Therapieziel der parenteralen Ernährung ist aber nicht nur ein Leben bzw. Überleben der Patienten zu ermöglichen, sondern auch eine normale körperliche und psychomotorische Entwicklung sowie Teilnahme am sozialen Leben. Die Vermeidung von vermeidbaren Komplikationen und adäquate Zusammensetzung und Durchführung der parenteralen Ernährung sind dafür eine Voraussetzung. In einigen Fällen, am ehesten beim Kurzdarmsyndrom, kann das Ziel der Entwöhnung von einer parenteralen Ernährung angestrebt und erreicht werden.

- **Therapieprinzip**

Voraussetzungen für die Durchführung einer parenteralen Ernährung ist die Verfügbarkeit eines zentralvenösen Zugangs, über den die Applikation der häufig hochosmolaren und konzentrierten Infusionslösungen erfolgen kann. Über periphere venöse Zugänge kann lediglich eine teilparenterale Ernährung für einen begrenzten Zeitraum erfolgen.

In Abhängigkeit vom individuellen Bedarf wird die Zusammensetzung der Infusionslösung berechnet und auch die Infusionsdauer pro Tag festgelegt, wobei anzustreben ist, im Rahmen der Möglichkeiten infusionsfreie Intervalle (Zyklisierung) zu planen, um zum einen den betroffenen Patienten und deren Familien einen gewissen Freiraum für Aktivitäten zu ermöglichen und zum anderen auch den Stoffwechsel zu entlasten.

- **Therapeutisches Vorgehen**

Im ersten Abschnitt der therapeutischen Optionen stellen wir die Optionen und Empfehlungen hinsichtlich der notwendigen zentralvenösen Kathetersysteme sowie deren Pflege und Komplikationen vor (▶ Abschn. 19.2).

Der zweite Abschnitt behandelt dann das Thema der Zusammensetzung der Infusionslösungen (▶ Abschn. 19.2.4).

19.1.1 Zentralvenöse Kathetersysteme zur parenteralen Ernährung

Die **Port-Kathetersysteme** liegen komplett unter der Haut. Ihr Vorteil ist die größere Freiheit für die mit einem Port versorgten Patienten Sport zu betreiben, zu duschen oder Schwimmen zu gehen. Die Port-Kathetersysteme müssen vor Gebrauch jeweils perkutan angestochen werden. Dieses Anstechen stellt jedes Mal einen Schmerzstimulus dar. Durch das häufige perkutane Anstechen der Port-Kathetersysteme steigt das Risiko einer Katheterinfektion. Sie haben ihren Stellenwert z. B. in der Onkologie oder bei Patienten, die selten einer Infusion und damit einer Punktion des Ports bedürfen.

> Für die langzeitparenterale bzw. heimparenterale Ernährung von Kindern sollten einzig einlumige Kathetersysteme, die subkutan getunnelt und dann ausgeleitet werden, wie beispielsweise die Broviac- und Hickmann-Katheter, verwendet werden.

Vorteile dieser **einlumigen Kathetersysteme** sind das unkomplizierte An- und Abstöpseln der Infusionslösungen, welches durch die Patienten oder die Eltern erlernt werden kann, und die deutlich geringeren Infektionsprobleme. Nachteil ist eine deutliche Einschränkung bei körperlicher Betätigung oder beim Schwimmengehen.

Es gibt verschiedene Kathetermaterialien, wobei für die Langzeittherapie Polyurethan- und Silikonkatheter empfohlen werden. Silberbeschichtete oder antimikrobiell beschichtete Kathetersysteme, die durch die Beschichtung eine passagere Reduktion des Infektionsrisikos aufweisen und im Intensivbereich eingesetzt werden, sind in der Langzeitbenutzung nicht empfohlen, da ein anhaltender Nutzen nicht zu erwarten ist.

Bei sorgfältiger Pflege der Katheter sind heutzutage Liegedauern von einem Jahrzehnt keine Seltenheit. Bei so langer Liegedauer kann es gelegentlich zu Schwierigkeiten beim Wechsel oder Entfernen der Katheter kommen, weshalb diskutiert wird, ob man die Liegedauer nicht befristen und geplante Wechsel durchführen sollte.

Sowohl Port- wie auch die Broviac- bzw. Hickmann-Katheter gibt es in verschiedenen Durchmessern.

- **Diagnostik vor Anlage und Wechsel eines Kathetersystems**

Bei Patienten mit langer Krankheitsanamnese sollte vor operativer Einlage eines Katheterverweilsystems eine Diagnostik der zentralen Gefäße sowie der Gefäßzugänge erfolgen. Als Diagnostik erster Wahl hat sich die Ultraschalldiagnostik der Hals – und Subklaviagefäße etabliert. In besonderen Fällen ist auch eine Echokardiografie erforderlich, um die zentralen Gefäße und deren Flussverhältnisse zu klären. Bei Patienten mit sehr schwierigen Venenverhältnissen und bereits mehrfachen Venenzugängen kann ein Angio-MRT zur umfassenden Darstellung der zentralvenösen Gefäße und deren Zuflüsse hilfreich sein.

19.1.1.1 Katheterimplantation

Die getunnelten zentralvenösen Gefäßkatheter können in Seldinger-Technik in die venösen Gefäße des Thorax-Hals-Bereichs eingebracht werden. Alternativ dazu kann eine klassische Venae Sectio erfolgen, bei der die Katheter unter Sicht eingeführt werden. Ein gefäßschonendes Vorgehen ist indiziert, da der Verlust von zentralvenösen Zugangswegen einer der limitierenden Faktoren für das Überleben der Patienten darstellt. Komplikationsrate und Länge der Katheterliegedauer sind vergleichbar.

19.1.1.2 Katheterkomplikationen

Als wesentliche und relevante Komplikationen eines liegenden zentralvenösen Katheters sind vor allem die Katheterinfektionen, Katheterokklusionen oder konsekutive venöse Thrombosen zu nennen. In seltenen Fällen kann es auch zur Dislokation der Katheterspitze kommen, dieses mit der möglichen Folge eines Infusionsperikards bis hin zur Tamponade oder auch einem Infusionsthorax.

- **Katheterinfektion**

Die katheterassoziierte Sepsis („catheter related blood stream infection", CRBSI, oder „central line associated bloodstream infection", CLABSI) ist potenziell lebensbedrohlich und z. B. die häufigste Ursache für Todesfälle beim Kurzdarmsyndrom. Die häufigsten Keime bei Katheterinfektionen in dieser Gruppe sind (koagulasenegative) Staphylokokken und gramnegative Stäbchen sowie deutlich seltener Candida albicans.

> **Cave**
>
> Ein Temperaturanstieg bzw. Fieber nach Anschließen der parenteralen Ernährung an den Katheter sollte immer als Hinweis auf das Vorliegen einer Katheterinfektion wahrgenommen und danach auch in der Anamnese gefragt werden!

- **Vorgehen bei Verdacht auf eine Kathetersepsis**

Der Erhalt des Zugangswegs, damit Vermeidung der Explantation eines Katheters (konsekutiv die Neuanlage eines Katheters), ist, abgesehen von einigen Ausnahmen, anzustreben (Abb. 19.1).

Eine rasche und leitliniengerechte Behandlung bei einem Verdacht auf eine Kathetersepsis ist zwingend notwendig! (Abb. 19.1)

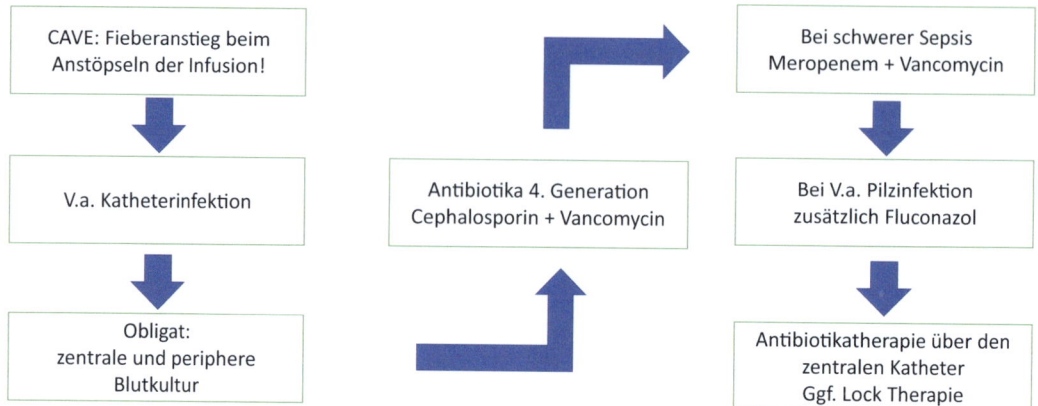

  Abb. 19.1 Sofortmaßnahmen bei Verdacht auf eine Kathetersepsis

> Bei Verdacht auf eine Kathetersepsis ist vor der ersten Antibiotikagabe die Diagnostik mittels gleichzeitiger peripherer und Blutkultur aus dem Katheter obligat.

Eine **Echokardiografie** zum Ausschluss von Thromben an der Katheterspitze oder Endokarditis sollte zumindest bei schwerem Verlauf durchgeführt werden.

Eine **Antibiotikatherapie** sollte sofort **nach Abnahme der Blutkultur** initiiert werden! Die antibiotische Therapie sollte sich an dem zu erwartenden Keimspektrum des speziellen Patienten orientieren (letzte Blutkulturen, Katheterabstriche), generell sollten initial sowohl grampositive wie gramnegative Keime Berücksichtigung finden. Die 2020 im JPGN veröffentlichte Arbeit „Antibiotic Susceptibility and Therapy in Central Line Infections in Pediatric Home Parenteral Nutrition Patients" empfiehlt einen Therapiebeginn mit einem **4. Generation Cephalosporin in Kombination mit Vancomycin**, im Falle einer schweren Sepsis Meropenem mit Vancomycin, bei zusätzlichem Verdacht auf eine Pilzinfektion zusätzlich Fluconazol. Die Gabe der Antibiotika erfolgt über den zentralen Zugang, die Gabe parenteraler Ernährung über den ZVK wird in der Regel initial pausiert.

- Bei unkomplizierten Katheterinfektionen ist ein Ansprechen auf die Antibiotikatherapie innerhalb von 48–72 h zu erwarten. Eine Antibiotikatherapie sollte für (7–)10–14 Tage erfolgen (Abb. 19.2).

Nach Erhalt des Antibiogramms bzw. Resistogramms kann die Therapie entsprechend modifiziert werden.
- Bei folgenden Konstellationen kann eine Katheterentfernung notwendig werden (Abb. 19.2):
  – Anhaltende oder wiederholte Bakteriämie (nach über 72 h antibiotischer Therapie gemäß Antibiogramm)
  – oder auch bei initial schwerer Sepsis,
  – Abszess im Bereich der Portkammer oder des subkutanen Katheterkanals,
  – bei septischer Thrombose bzw. Endokarditis,
  – Pilzinfektion,
  – Pseudomonassepsis oder Infektion mit Staphylokokkus aureus (auch bei unkompliziertem Verlauf).

Katheterokklusion
Ein Verschluss des Katheterlumens kann infolge von Präzipitaten im Katheter, Medikation (pH!) oder auch thrombotischen Prozessen auftreten. Um diese zu vermeiden sollen z. B. Medikamente immer getrennt von der TPN verabreicht werden, der Katheter mit ausreichend NaCl 0,9 % jeweils vor- und nachgespült werden (▶ Abschn. 19.2.4). Zum Lösen von Präzipitaten werden vereinzelt Alkohollösungen aber auch Salzsäurelösungen, je nach anzunehmender Ursache eingesetzt.

Kommt es dennoch zu einem thrombotischen Verschluss, so wird nach den aktuellen Empfehlungen Tissue Plasminogen

Parenterale Ernährung

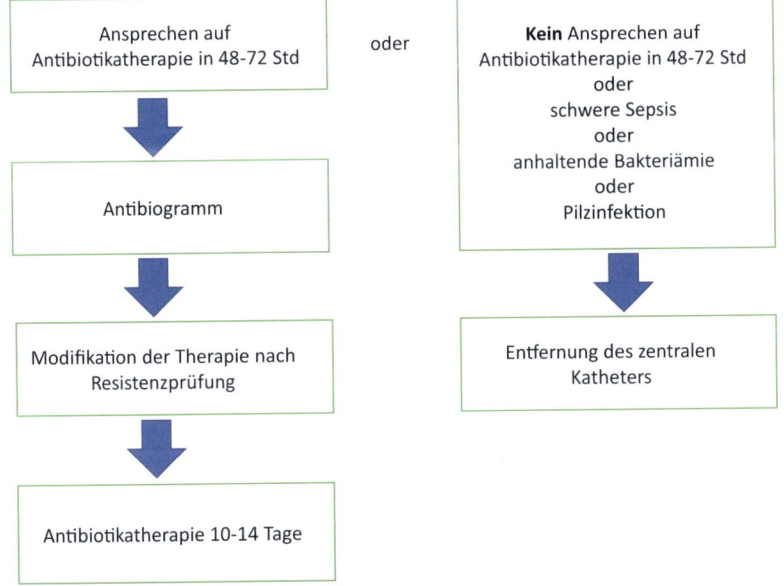

◘ Abb. 19.2 Vorgehen bei Kathetersepsis im Verlauf

Activator (Alteplase) als Erstlinienbehandlung empfohlen, aber auch z. B. Urokinase oder Streptokinase eingesetzt. Alteplase wird in den Dosierungen zwischen 0,5–2,0 mg eingesetzt und zwischen 30–240 min im Katheter belassen. Details hierzu z. B. in ESPGHAN/ESPEN/ESPR/CSPEN Guidelines on Pediatric Parenteral Nutrition: Complications 2018.

19.1.1.3 Katheterpflege

Der standardisierten Katheterpflege bzw. dem Kathetermangement kommt eine wesentliche Rolle in der Vermeidung von Komplikationen, seien diese okklusiv oder infektiös, zu. Zur Pflege der Kathetereintrittsstelle sowie zur Desinfektion der Konnektoren vor dem Anstöpseln wird in der ESPGHAN-Leitlinie in erster Linie der Einsatz einer 2%-igen Chlorhexidinlösung in Kombination mit 70 %igem Alkohol bei Kindern ab dem 2. Lebensmonat empfohlen. Diese Lösungen sind in Deutschland leider nicht flächendeckend verfügbar, meist werden Lösungen aus einer Kombination von Octenidin und Alkohol eingesetzt.

Sowohl sterile Gazekompressen als auch transparente semipermeable Polyurethanfolien werden als Katheterverbände empfohlen. Gazeverbände sollten alle 2 Tage, Transparentverbände alle 7 Tage (bei Verschmutzung oder Sekreten natürlich vorher) gewechselt werden.

Zur Vermeidung thrombotischer Okklusionen des Katheters sind Vermeidung von Aspirationen in den Katheter, pulsatiles Spülen mit ausreichend Kochsalzlösung beim Abstöpseln sowie das Schließen der Katheterklemme am Ende, noch während des Durchspülens mit der Kochsalzlösung, empfohlen.

Heparinlösungen zum Abstöpseln bringen keinen Vorteil gegenüber der Spülung mit Kochsalz und sind nicht empfohlen. Alkohol- oder antibiotische Blockungen, die z. T. in der Behandlung einer Katheterinfektion zusätzlich eingesetzt werden, haben in der Prävention einer Katheterinfektion keinen Stellenwert. Zur Vorbeugung von Katheterinfektionen sollten diese Katheter nach Durchspülung mit Kochsalz mit Taurolidin geblockt werden. Details hierzu z. B. in ESPGHAN/ESPEN/ESPR/CSPEN Guidelines on Pediatric Parenteral Nutrition: Venous access 2018.

19.2 Parenterale Ernährung: Planung, Durchführung und Komplikationen

In den Leitlinien wird der potenzielle Bedarf für die Ernährungskomponenten dargestellt, die individuelle Zusammensetzung der parenteralen Ernährung ist dabei jedoch sehr variabel und hängt von krankheitsbedingten spezifischen individuellen Faktoren ab. Da es nicht „die" parenterale Ernährung für alle Patienten gibt, bedarf es des individuellen Monitorings. Aufgrund der Langzeitabhängigkeit von der TPN können sich geringe chronische Imbalancen sowie Mängel später klinisch relevant bemerkbar machen.

> Eine der wichtigsten Überprüfungsmöglichkeiten der adäquaten Nährstoffversorgung ist die regelmäßige und dokumentierte Erfassung von Länge und Gewicht, damit auch dem BMI und deren Dokumentation in Perzentilenkurven.

Da die häufigste Ursache des chronischen Darmversagens, damit für eine parenterale Ernährung im Kindesalter das Kurzdarmsyndrom ist, legen wir hierauf einen besonderen Schwerpunkt in der Besprechung der parenteralen Ernährung. Grundsätzlich wird die Therapie des Kurzdarmsyndroms in ▶ Kap. 18 besprochen.

Aufgrund der unterschiedlichen Darmvoraussetzungen ist die orale bzw. enterale Ernährung nie zu 100 % bilanzierbar. Beim Kurzdarmsyndrom kann die Steigerung der oralen bzw. enteralen Nahrungszufuhr auch zu vermehrten Verlusten (osmotische Diarrhö), die ggf. über eine Modifikation der Ernährung oder der parenteralen Zufuhr kompensiert werden müssen, führen.

Zur Dokumentation für die Krankenakte und die Eltern sollten wichtige Eckpfeiler der parenteralen Ernährung (Darmlänge, verbliebene Darmanteile, Typ und Lage des Katheters, Zusammensetzung der parenteralen und enteralen Ernährung u. a.) festgehalten werden.

19.2.1 Volumen

Der Flüssigkeitsbedarf (◘ Tab. 19.1) ist neben dem Grundbedarf insbesondere durch Verluste ob fäkal oder via Stoma geprägt. Bei Kurzdarmsyndromen in der hypersekretorischen Phase sind diese besonders ausgeprägt. In Zusammenhang mit Flüssigkeitsverlusten stehen häufig massive Elektrolyt- bzw. Bikarbonatverluste.

> Am besten geeignet, die Volumen- und Elektrolytsubstitution zu steuern, ist eine Bilanzierung der Verluste in Kombination mit der Analyse eines 24-h-Sammelurins, über den sowohl die Diurese erfasst, als auch die Elektrolytausfuhr gemessen werden kann.

Über die Ausscheidung kann eine Über- und Unterversorgung mit Elektrolyten erfasst werden und die Substitution differenziert gesteuert werden. Die Serumwerte der Elektrolyte stellen nur sehr ungenau die Versorgungssituation des Körpers mit Elektrolyten dar, da die Serumspiegel durch vielfältige Regulationsmechanismen stabil gehalten werden.

Bei Patienten mit hohem Natriumsubstitutionsbedarf kann es im Rahmen der Natriumchloridsubstitution zu einer Hyperchlorämie und hyperchlorämischen Azidose kommen. Durch den Austausch eines Teils der

◘ **Tab. 19.1** Flüssigkeit und Elektrolytbedarf im Säuglings- und Kindesalter. (Mod. nach ESPGHAN 2018)

Alter	<1 Jahr	1–2 Jahre	3–5 Jahre	6–12 Jahre	13–18 Jahre
Flüssigkeit (ml/kg/d)	120–150	80–120	80–100	60–80	50–70
Na (mmol/kg/d)	2–3	1–3	1–3	1–3	1–3
K (mmol/kg/d)	1–3	1–3	1–3	1–3	1–3
Cl (mmol/kg/d)	2–4	2–4	2–4	2–4	2–4

Natriumchloridlösungen durch Natriumacetat lässt sich dieses Problem gut lösen.

Eine anhaltende Hypokaliämie ist nicht immer Ausdruck einer unzureichenden Kaliumsubstitution, sondern kann Ausdruck einer Natriumdepletion sein, die der Körper über einen (sekundären) Hyperaldosteronismus zu korrigieren versucht; um Natrium zurückzuhalten wird Kalium parallel vermehrt ausgeschieden. Eine Anhebung der Natriumsubstitution wäre dann die richtige Maßnahme.

> Ein chronischer Flüssigkeits- wie auch ein Natriummangel können Wachstumsprobleme nach sich ziehen.

19.2.2 Aminosäuren

Die Eiweißsyntheserate ist abhängig von der Verfügbarkeit der limitierenden Aminosäuren. Ein Eiweißmangel kann sich in vielfältigen Symptomen äußern, bemerkbar macht er sich aber in jedem Fall in einer Wachstums- und Gedeihstörung.

Der Bedarf an parenteral zugeführten Aminosäuren ist geringer als bei der oralen bzw. enteralen Zufuhr, da der Intestinaltrakt, und damit alles, was mit den Resorptionsvorgängen zu tun hat, auf diesem Wege umgangen wird.

> Bei der Planung der Zusammensetzung der parenteralen Ernährung ist zu beachten, dass eine Energiezufuhr von 30–40 kcal pro Gramm Aminosäure notwendig ist, damit die Aminosäuren verstoffwechselt werden können!

Da es in diesem Kapitel um die langzeitparenterale Ernährung geht, werden spezifische neonatologische und intensivmedizinische Fragestellungen nicht berücksichtigt. Die ◘ Tab. 19.2 stellt den Bedarf an Aminosäuren für eine totale parenterale Ernährung eines stabilen Patienten in verschiedenen Altersgruppen zusammen.

Die Zusammensetzung der Aminosäuresupplemente unterscheidet pädiatrische von Aminosäuremischungen für den erwachsenen Patienten.

Je jünger ein Kind ist, umso höher ist sein Bedarf an essenziellen Aminosäuren (◘ Tab. 19.3), auch die semiessenziellen Aminosäuren sind insbesondere im Kindesalter, während der Wachstumsphasen, limitierend. Aufgrund dessen sollten im Kindesalter (bis 12 Jahre) pädiatrische Aminosäuremischungen, die dieses berücksichtigen, verwendet werden.

Zur groben Orientierung kann beim nierengesunden Kind der Harnstoffwert im Blut herangezogen werden, der eine ausreichende Eiweißzufuhr widerspiegelt.

◘ **Tab. 19.2** Aminosäurebedarf bei stabilen Patienten in g/kg Körpergewicht. (Mod. nach ESPGHAN 2018)

Frühgeborene	
1. Lebenstag	1,5–2,5
Ab 2. Lebenstag	2,5–3,5
Reifgeborene	
Postpartal	1,5–3,0
2. Monat bis 3. Lebensjahr	-2,5
3.–18. Lebensjahr	-2,0

19.2.3 Kohlenhydrate

Kohlenhydrate, dabei vor allem Glukose, sind die wesentliche Energiequelle in unserer Ernährung und liefern 40–60 % unseres Energiebedarfs. Glukose kann von allen Zellen des Körpers zur Energiegewinnung herangezogen werden. Eine ausreichende Zufuhr ist zu gewährleisten, ein Exzess zu vermeiden. Die empfohlenen Zufuhrraten sind in ◘ Tab. 19.4 dargestellt.

Es sei insbesondere auf den hohen Bedarf an Glukose bei Neonaten und Säuglingen hingewiesen, der zu decken ist, um Wachstum und Proteinmetabolismus sicherzustellen. Ein Mangel an Kohlenhydraten kann Wachstumsstörungen und Hypoglykämien nach sich ziehen. Da der Glukosestoffwechsel durch hormonelle Faktoren, Krankheit, Stress des Körpers beein-

Tab. 19.3 Essenzielle, nichtessenzielle und semiessenzielle Aminosäuren. (Mod. nach ESPGHAN 2018)

Essenzielle	Nichtessenzielle	Semiessenzielle
Histidin	Alanin	Arginin
Isoleuzin	Asparaginsäure	Glyzin
Leuzin	Asparagin	Prolin
Lysin	Glutaminsäure	Tyrosin
Methionin	Serin	Cystein
Phenylalanin		Glutamin
Threonin		
Tryptophan		
Valin		

Tab. 19.4 Glukosebedarf in g/kg/d bei Säuglingen und Kindern in Abhängigkeit vom Gesundheitszustand. (Mod. nach ESPGHAN 2018)

	Akute Phase	Stabile Phase	Erholungsphase
28 Tage bis 10 kg	2,9–5,8	5,8–8,6	8,6–14
11–30 kg	2,2–3,6	2,8–5,8	4,3–8,6
31–45 kg	1,4–2,2	2,2–4,3	4,3–5,8
>45 kg	0,7–1,4	1,4–2,9	2,9–4,3

flusst wird, variiert die Glukoseverträglichkeit, was situativ mitbedacht werden muss.

Eine chronisch zu hohe Glukosezufuhr und Überschreitung der Glukoseoxidationsrate des Körpers führt zu Nettolipogenese, Fettdeposition und Leberverfettung. Zu beachten ist, dass die Glukosetoleranz bei Intensivpatienten bzw. postoperativ vermindert ist.

Die Glukosemenge trägt bei den meisten parenteralen Infusionslösungen den größten Anteil an der Osmolarität. Die hohe Osmolarität ist unter anderem dafür verantwortlich, dass die meisten TPN-Lösungen nur über einen zentralen Venenkatheter verabreicht werden können.

Blutzuckerkontrollen zum Monitoring sind z. B. bei Neueinstellungen wichtig. Wenn die Infusionszeiten bei langzeitparenteraler Ernährung gekürzt werden, wird automatisch die Glukosemenge pro Zeiteinheit bei unveränderter Infusionszusammensetzung gesteigert, was zur Überschreitung der Glukoseoxidationskapazität führen kann. Die Glukoseoxidationsrate liegt bei Frühgeborenen bei 7 mg/kg/min, bei Reifgeborenen bis 2 Jahren bei 12 mg/kg/min, bei kritisch kranken Kindern bei 5 mg/kg/min, beim Erwachsenen bei 8 mg/kg/min (Jochum 2018).

Ein häufig nicht bedachtes Risiko ist das mögliche Auftreten einer Hypoglykämie nach Beendigung bzw. dem Abstöpseln der Infusion. Eine hohe Glukosezufuhr über die parenterale Ernährung führt während der Infusionszeit zu einer entsprechend hohen Insulinkonzentration im Blut. Wird die Infusion bzw. Glukosezufuhr abrupt beendet, so kann der zu diesem Zeitpunkt noch vorliegende hohe Insulinspiegel Hypoglykämien (typischerweise 20–30 min nach dem Abstöpseln), in seltenen Fällen sogar das Auftreten von hypoglykämischen Krampfanfällen, bedingen. Die mobilen Pumpen, die in der heimparenteralen Ernährung eingesetzt werden – leider nicht die stationären Infusomaten – haben deshalb die Möglichkeit, die Infusion am Ende auszuschleichen, z. B. die Infusionsrate über eine Stunde langsam zu reduzieren, bevor man sie dann abstöpselt.

19.2.4 Lipide

Fettemulsionen sind niedrig osmolare Energiespender und dienen darüber hinaus der Versorgung mit essenziellen Fettsäuren. Mit steigender Kohlenhydratzufuhr vermindert sich die Fettsäureoxidation zugunsten der Fettspeicherung. Generell wird eine Lipidzufuhr von ca. 25–40 % der Nicht-Eiweiß-Energie in der parenteralen Ernährung empfohlen. Um einen Mangel an essenziellen Fettsäuren zu vermeiden, wird eine Mindestzufuhr von 0,25 g/kg/d an Linolsäure bei Frühgeborenen und 0,1 g/kg/d bei reifen Neugeborenen und Kindern empfohlen. Bei fehlender Fettzufuhr und kontinuierlicher Glukosezufuhr kann ein Mangel an essenziellen Fettsäuren bereits nach wenigen Tagen bei Früh- und Neugeborenen nachgewiesen werden.

Die maximale Fettzufuhr sollte bei Früh und Neugeborenen nicht 4 g/kg/d überschreiten, bei Kindern maximal 3 g/kg/d betragen. Eine Reduktion der Fettzufuhr sollte erwogen werden, wenn unter laufender Infusion der Triglyceridspiegel 250 mg/dl (2,8 mmol/l) bei Säuglingen oder 400 mg/dl (4,5 mmol/l) bei älteren Kindern überschritten wird.

Die Weiterentwicklung der Lipidemulsionen in den letzten Jahrzehnten hat zu einer deutlich besseren Verträglichkeit der langzeitparenteralen Ernährung und Rückgang des IFALD („intestinal failure associated liver disease") mit Cholestase geführt. Es sollten heutzutage nur Lipidlösungen der zweiten und dritten Generation (Mischungen aus Sojaöl und anderen Ölen) verwendet werden. Lipidemulsionen auf reiner Sojaölbasis sind heute obsolet. Dabei sollten nur 20 % Lipidemulsionen, die einen geringeren Phospholipidgehalt aufweisen als 10 %ige Lösungen, eingesetzt werden. Bei einer schweren Cholestase im Rahmen der parenteralen Ernährung kann die alleinige Verabreichung einer reinen Fischölemulsion (z. B. Omegaven 1 g/kg über mehrere Wochen), einen dramatisch positiven Effekt auf die Cholestase zeigen.

19.2.5 Energie

Eine unzureichende Energiezufuhr führt zu schlechterem Wachstum, Veränderungen der Körperzusammensetzung, schlechterer motorischer, kognitiver und Verhaltensentwicklung, einer verminderten Immunabwehr und Krankheitsanfälligkeit. Der Energiebedarf berechnet sich aus dem Grundbedarf, Aktivität, Wachstum und ggf. Korrektur eines vorbestehenden Mangels. Den größten Einfluss auf die Berechnung des Bedarfs hat das Körpergewicht, andere Körpervariablen werden in die Berechnung nicht mit einbezogen. Als normaler Tagesbedarf werden die in ◘ Tab. 19.5 aufgeführten Werte, entsprechend der Leitlinie der ESPGHAN, zugrunde gelegt:

Bei der Berechnung des tatsächlichen Energiebedarfs eines Patienten ist zu beachten, dass alle Angaben auf Daten beruhen, die an gesunden Patienten gewonnen wurden. Faktoren wie z. B. verminderte körperliche Aktivität bei Bettruhe, Infektionen, Fieber, entzündliche Prozesse, Energieverluste durch Stomata führen zu Mehr- oder Minderbedarf des tatsächlichen vom berechneten (geschätzten) Energiebedarf.

19.2.6 Kalzium, Phosphor, Magnesium

Um ein normales Wachstum sowie normale Knochenmineralisation zu erreichen und Hyokalzämien zu vermeiden, bedarf es (unter anderem) der ausreichenden Zufuhr von Kalzium, Phosphor und Magnesium über die parenterale Ernährung (◘ Tab. 19.6).

Die **Kalziumhomöostase** wird über viele Mechanismen gesteuert und stabil gehalten, insbesondere das Parathormon, Kalzitonin und 1,25-OH-Vitamin D.

Neben dem oben bereits genannten Sammelurin zur Verifizierung einer adäquaten Versorgung mit Elektrolyten ist die regelmäßige Bestimmung von alkalischer Phosphatase,

Tab. 19.5 Energiebedarf (kcal/kg/d) bei parenteraler Ernährung in unterschiedlichen Krankheitsphasen. (Mod. nach ESPGHAN 2018)

	Erholungsphase	Stabile Phase	Akute Phase
Frühgeborene	90–120		45–55
0–1 Jahre	75–85	60–65	45–50
1–7 Jahre	65–75	55–60	40–45
7–12 Jahre	55–65	40–55	30–40
12–18 Jahre	30–55	25–40	20–30

Tab. 19.6 Bedarf an Kalzium, Phosphor und Magnesium in mmol/kg/d. (Mod. nach ESPGHAN 2018)

Alter	Kalzium	Phosphat	Magnesium
Frühgeborene während der ersten Lebenstage	0,8–2,0	1,0–2,0	0,1–0,2
Wachsende Frühgeborene	1,6–3,5	1,6–3,5	0,2–0,3 Kleinkinder
0–6 Monate	0,8–1,5 (30–60)	0,7–1,3	0,1–0,2
7–12 Monate	0,5 (20)	0,5	0,15
1–18 Jahre	0,25–0,4 (10–16)	0,2–0,7	0,1

25-OH-Vitamin D und Parathormon zur Überprüfung der Kalziumstoffwechselsituation angeraten.

Während sich früher bei der Substitution von Kalzium und Phosphat vor allem an der Knochenzusammensetzung orientiert wurde und damit mehr Kalzium als Phosphat appliziert wurde, werden heute mindestens äquivalente bzw. höhere Phosphatdosen als Kalzium empfohlen. Phosphat findet sich nicht nur im Knochen, sondern vor allem intrazellulär und spielt eine wesentliche Rolle im Energiemetabolismus. Ein schwerer Phosphatmangel kann sich über zellulären Energiemangel, gestörte O_2-Bindung und gestörten O_2-Transport über Hämoglobin und Glukoseintoleranz, letztendlich auch nosokomiale Infektion und im schwersten Falle Tod bemerkbar machen. Auf den deutlich höheren Bedarf bei wachsenden Frühgeborenen und im ersten Lebensjahr gegenüber dem späteren Lebensalter sei noch einmal hingewiesen (◘ Tab. 19.6).

Die Nierenfunktion und Zufuhr von **Magnesium** sind bedeutend für die Calciumhomöostase. Magnesium ist bedeutend für die Funktion der magnesiumabhängigen Adenylzyklase, die in die PTH-Freisetzung und -Aktivität involviert ist. Ein Magnesiummangel führt also zu einer verminderten PTH-Freisetzung, PTH-Resistenz und daraus resultierender Hypokalzämie.

19.2.7 Vitamine

Parenteral ernährte Patienten bedürfen auch der regelmäßigen, meist täglichen, Substitution von fett- und wasserlöslichen Vitaminen (◘ Tab. 19.7). Wann immer möglich, sollten diese mit einer fetthaltigen Emulsion appliziert werden, was deren Stabilität erhöht.

Routinemäßig wird meist nur der Vitamin-D-Spiegel überprüft, natürlich auch andere Spiegel bei einem spezifischen Mangelverdacht oder Sorge vor Über-/Unterdosierung, im Einzelfall auch einmal zur Kontrolle, ob diese überhaupt supplementiert werden.

Die Symptome eines spezifischen Vitaminmangels werden hier nicht diskutiert und sind im Bedarfsfall anderweitig nachzuschlagen.

Von Bedeutung für den klinischen Alltag ist das Wissen um die Zusammensetzung des Vitaminpräparats, das angewendet wird. Deckt es wirklich alle Erfordernisse ab? Die Zusammensetzung variiert (◘ Tab. 19.8).

Parenterale Ernährung

Tab. 19.7 Bedarf an wasser- und fettlöslichen Vitaminen unter parenteraler Ernährung. (Mod. nach ESPGHAN 2018)

	Frühgeborene	Säuglinge bis 12 Monate	Kinder und Jugendliche (1–18 Jahre)
Fettlösliche Vitamine			
Vitamin A	700–1500 IU/kg/d (227–455 µg/kg/d)	150–300 µg/kg/d oder 2300 IU/d (697 µg/d)	150 µg/d
Vitamin D	200–1000 IU/d oder 80–400 IU/kg/d	400 IU/d oder 40–150 IU/kg/d	400–600 IU/d
Vitamin E	2,8–3,5 mg/kg/d oder 2,8–3,5 IU/kg/d	2,8–3,5 mg/kg/d oder 2,8–3,5 IU/kg/d	11 mg/d oder 11 IU/d
Vitamin K	10 µg/kg/d (empfohlen aber momentan nicht möglich)	10 µg/kg/d (empfohlen aber momentan nicht möglich)	200 µg/d
Wasserlösliche Vitamine			
Vitamin C	15–25 mg/kg/d	15–25 mg/kg/d	80 mg/d
Thiamin	0,35–0,50 mg/kg/d	0,35–0,50 mg/kg/d	1,2 mg/d
Riboflavin	0,15–0,2 mg/kg/d	0,15–0,2 mg/kg/d	1,4 mg/d
Pyridoxin	0,15–0,2 mg/kg/d	0,15–0,2 mg/kg/d	1,0 mg/d
Niacin	4–6,8 mg/kg/d	4–6,8 mg/kg/d	17 mg/d
Vitamin B_{12}	0,3 µg/kg/d	0,3 µg/kg/d	1 µg/d
Pantothensäure	2,5 mg/kg/d	2,5 mg/kg/d	5 mg/d
Biotin	5–8 µg/kg/d	5–8 µg/kg/d	20 µg/d
Folsäure	56 µg/kg/d	56 µg/kg/d	140 µg/d

Wenn die empfohlene Vitaminzufuhr mit der Zufuhr über die meisten verwendeten Vitaminsupplemente verglichen wird, so fällt auf, dass Vitamin D im Vergleich zum Bedarf meist zu wenig zugeführt wird. Auch Vitamin E ist meist unterdosiert, wobei dieses über manche Fettlösungen, die einen zusätzlichen Vitamin-E-Gehalt haben, kompensiert wird. Bei dem Kombipräparat Cernevit ist zu beachten, dass kein Vitamin K enthalten ist.

19.2.8 Eisen und Spurenelemente

Die Zufuhr von Spurenelementen und Eisen bei chronischem Darmversagen über die parenterale Ernährung ist essenziell (◘ Tab. 19.9), ein Fehlen dieser Nahrungsbestandteile kann zu schweren Mangelsymptomen (Blässe, Müdigkeit, mikrozytäre Anämie, Tachykardie, Haarausfall, Mundwinkelrhagaden, trockene Haut, brüchige Nägel u. a.) führen.

Eisen wird im oberen Dünndarmtrakt resorbiert, es kann deshalb in den meisten Fällen, auch bei beträchtlichem Kurzdarm, dennoch ausreichend oral substituiert und resorbiert werden. Zur Kontrolle der Eisenzufuhr sollten das Blutbild, MCV, Ferritin, Transferrin (Sättigung) untersucht werden. Eisen ist in den Spurenelementlösungen nur marginal enthalten. Im Falle einer krankheitsbedingten Eisenresorptionsstörung gibt es verschiedene i.v.-Eisenpräparate, bei denen allerdings zu beachten ist, dass sie nicht alle im Kindesalter zugelassen sind und teils ein nicht geringes Risiko für Unverträglichkeitsreaktionen aufweisen. Unverträglichkeiten werden vor allem bei Eisendextranen beobachtet, Eisengluconat wird besser vertragen, Eisencarboxymaltose ist erfreulicherweise neuerdings ab 1 Jahr zugelassen, gut verträglich und kann in höheren Dosen appliziert werden.

Ein **Zinkmangel** ist ein nicht seltenes Problem unter parenteraler Ernährung, insbesondere dann, wenn über Stomata noch zusätzlich höhere zusätzliche Verluste bestehen. Die Symptome des Zinkmangels sind vielgestaltig und können sich unter anderem durch

◘ Tab. 19.8 Zusammensetzung verschiedener Vitaminsupplemente. (Angaben pro Ampulle nach Fachinfo)

Vitaminlösung	Vitamine											
	A (i.E.)	D_2 (i.E.)	E (mg)	K_1 (mg)	C (mg)	B_1 (mg)	B_2 (mg)	B_6 (mg)	B_{12} (µg)	Folsäure (µg)	Biotin (µg)	Nicotinamid (mg)
Cernevit	3500	220	10,2		125	3,51	4,14	4,53	6	414	69	46
Soluvit N Freka Vit wl					100	3,1 3	3,6	4,0	5	400	60	40
Vitalipid Infant	2500	400	6,4	0,2								
Vitalipid Adult Freka Vitamin fettlöslich	3300 3530	200	9,1 10	0,1 5								

Tab. 19.9 Eisen und Spurenelemente, Bedarf in µg/kg/d. (Mod. nach ESPGHAN 2018)

Spurenelement	Frühgeborene	0–3 Monate	3–12 Monate	1–18 Jahre	Maximaldosis
Eisen	200–250	50–100	50–100	50–100	5 mg/d
Zink	400–500	250	100	50	5 mg/d
Kupfer	40	20	20	20	0,5 mg/d
Jod	1–10	1	1	1	
Selen	7	2–3	2–3	2–3	100 µg/d
Mangan	≤1	≤1	≤1	≤1	50 µg/d
Molybden	1	0,25	0,25	0,25	5 µg/d
Chrom	–	–	–	–	5 µg/d

Tab. 19.10 Spurenelementsupplemente

	Zn (µg)	Cu (µg)	Mn (µg)	Se (µg)	Fluor (µg)	Jod (µg)	Cr (µg)	Mo (µg)	Fe (mg)
Tracitrans inf	2500	200	10	20	570	10			
Inzolen-inj-/-inf-Lsg	590	950	270						
Addel Junior	1000	200	5	20		10			
Addel Trace	10.000	300	55	70			10	20	1000
Addel N	6500	1300	270	32	950	130	10	19	1100

Inhalt pro Ampulle 10 ml
Inzolen enthält zusätzlich 2,8 mmol Kalium, 1,38 mmol Magnesium und 5 µmol Cobalt

Wachstumsstörungen, Infektanfälligkeit oder Hautveränderungen bemerkbar machen. Zur Kontrolle sollten der Zinkspiegel und die AP regelmäßig kontrolliert werden. Da die Spurenelementsupplemente unterschiedliche Zinkmengen enthalten, ist ggf. ein Wechsel des Präparats hilfreich.

Auch **Kupfer** ist ein essenzielles Spurenelement, und Kofaktor vieler Enzyme, unter anderem der Zytochromoxidase. Ein Kupfermangel kann sich in einer Panzytopenie (Neutropenie) oder auch einer Osteoporose ausdrücken. Kupfer wird biliär ausgeschieden, bei Patienten mit Cholestase kann es daher zu höheren Kupferkonzentrationen kommen. Zum Monitoring werden Coeruloplasmin und die Kupferkonzentration im Serum gemessen.

Zur adäquaten Schilddrüsenhormonproduktion bedarf es einer ausreichenden Jodzufuhr, von 1 µg/kg/d, bei Frühgeborenen mehr. Wenn nicht auf andere Weise **Jod** vom Körper aufgenommen wird, ist unter den handelsüblichen Spurenelementsupplementen (Tab. 19.10) ein Jodmangel bei voll parenteraler Ernährung und größerem Kind zu erwarten; das TSH sollte regelmäßig zum Screening mit untersucht werden.

Selen ist ein Antioxidans und essenziell für das Funktionieren der Gluthathionperoxidase. Ein Selenmangel kann sich vielgestaltig bemerkbar machen: Hautdepigmentierungen, Haarausfall, Infektneigung, Schilddrüsenstörungen, Muskelschwäche, MCV-Erhöhung werden unter anderem angegeben. Zur Kontrolle werden regelmäßige Serum-/Plasmaspiegelkontrollen empfohlen.

Mangan ist ein wichtiger Kofaktor vieler Enzyme, ein Mangel führt zur Bildung von Mucopolysaccharid- und Liposaccharidformationen, zu vermindertem Skelettwachstum und Ataxie. In der Entwicklung der IFALD kann eine Manganüberdosierung eine Rolle spielen und zu verschiedenen zentralnervösen Störungen führen. Aufgrund dessen sollte es in einer Dosis von nicht mehr als 1 µg/kg/d verabreicht werden (Maximum 50 µg/d). Die Zusammensetzung einiger Spurenelementsubstitute zeigt allerdings eine deutlich höhere Zufuhr als empfohlen bei üblicher Dosierung der Spurenelemente. Eine gelegentliche Manganspiegelmessung sollte aufgrund dessen in der Kontrolle nicht fehlen.

Ein **Molybdenmangel** kann zu neurologischen und kardialen Störungen, insbesondere Tachykardien und bis hin zum Koma führen. Ein Mangel wurde unter parenteraler Ernährung bei Kindern aber bisher nicht beschrieben, ebenso wenig ein Chrommangel. **Chrom** bedarf eigentlich keiner zusätzlichen Supplementation, da der Chrombedarf schon über die Chromkontamination der TPN gedeckt sein sollte.

19.2.9 Komplikationen

Viele Komplikationen sind bereits bei der Zusammensetzung der TPN beschrieben, die auf eine nicht adäquate, bedarfsgerechte Zusammensetzung zurückzuführen sind.

Eine gesondert zu besprechende Komplikation ist das „Intestinal Failure Associated Liver Disease".

19.2.9.1 Intestinal Failure associated Liver Disease (IFALD)

Das IFALD ist ein Leberversagen, meist in Form einer Cholestase, das bei chronischem Darmversagen und parenteraler Ernährung beobachtet werden kann (eAlgorithmus 19.1). Dieses Leberversagen ist nicht selten Grund zur Lebertransplantation oder auch des Versterbens von Patienten mit chronischem Darmversagen (gewesen). Fortschritte in der Erkenntnis der Ursachen dieser Störung haben zu einem deutlich besseren Outcome und besseren Überlebensraten geführt.

> IFALD ist nicht als unabänderlich anzusehen, sondern möglichst frühzeitig durch Modifikationen des Managements das weitere Fortschreiten der Leberentzündung bzw. der Cholestase zu verhindern.

Der erste Schritt ist die Maximierung bzw. Optimierung der enteralen bzw. oralen Ernährung, welche bereits zu einem besseren Gallefluss führt. Wenn möglich ist eine zyklische parenterale Ernährung zu etablieren, das heißt, dass es täglich Zeiträume gibt, in denen keine Infusion verabreicht wird. Dieses ist zusätzlich auch schon deshalb zu fordern, damit infusionsfreie Zeiten für Kinder und Familie im Alltag entstehen. Der größte Durchbruch in der Vermeidung der IFALD war sicher die Weiterentwicklung der Lipidemulsionen. Es sollten nur 20 %ige Lipidemulsionen der zweiten und dritten Generation (▶ Abschn. 19.2.4) verwendet werden. Kommt es zu einer Cholestase, sollte frühzeitig Kontakt zu einem Zentrum mit Expertise im Umgang mit chronischem Darmversagen aufgenommen werden, da viele behebbare Faktoren sich mit Leberproblemen bemerkbar machen können. Als Monitoring werden die Transaminasen, AP, CHE, Bilirubin (direkt), Quick, ggf. Gallensäuren sowie Sonografie (inkl. Pfortaderfluss) herangezogen. Eine Leberbiopsie ist nur in Einzelfällen notwendig.

Eine Ursodeoxycholsäuregabe kann in Einzelfällen hilfreich sein, es sollte jedoch vorher überlegt werden, ob die Darmanatomie eine Resorption der Gallensäuren überhaupt erwarten lässt (vorhandenes terminales Ileum?) oder ob bei fehlender Resorption darüber eine chologene Diarrhö induziert werden könnte.

▪ Prognose

Ziel der Behandlung ist bei parenteral ernährten Patienten, z. B. mit Kurzdarmsyndrom, die Entwöhnung von der parenteralen Ernährung, das Wiedererreichen der intestinalen Autonomie und bei allen Patienten die Vermeidung von Komplikationen. Die Vermeidung von Langzeitkomplikationen wie Mangelernährung und einer cholestatischen Lebererkrankung mit der Konsequenz einer Leberzirrhose ist dabei ausschlaggebend.

Langfristig ist zudem der Erhalt der zentralvenösen Zugangsmöglichkeiten für den Patienten lebensnotwendig. Dabei spielen im weiteren Verlauf der Erkrankung zunehmend alternative Zugangswege beispielsweise durch Rekanalisation thrombosierter Gefäße oder Einlage zentralvenöser Gefäße direkt in den rechten Vorhof eine Bedeutung.

Ist das große Ziel einer Entwöhnung von einer parenteralen Ernährung bei Patienten mit Kurzdarmsyndrom erreicht, so ist damit die Therapie des Kurzdarmsyndroms dennoch nicht beendet! Je nach zugrunde liegender Situation ist mit spezifischen oder auch globalen Mangelsituationen zu rechnen, die sich ggf. auch erst im Verlauf zeigen. Regelmäßige Kontrollen sind weiterhin notwendig und nicht selten eine lebenslange (zum Teil hochdosierte) Substitution von Spurenelementen und Vitaminen.

▪ Prävention

Im Falle eines chronischen Darmversagens besteht höchste Priorität in der Vorbeugung von Langzeitkomplikationen jedweder Art. In diesem Rahmen ist eine bedarfsgerechte Zusammensetzung der Ernährungslösung essenziell. Eine Mangelernährung mit den Folgen einer somatischen oder psychomotorischen Entwicklungsverzögerung (inkl. Pubertas tarda und Kleinwuchs) muss unbedingt vermieden werden.

Zur Vermeidung von Komplikationen ist die orale und enterale Ernährung so zu optimieren, dass eine Entwöhnung oder zumindest Reduktion von der parenteralen Ernährung angestrebt wird. Alle Bestrebungen müssen darauf abzielen, eine cholestatische Lebererkrankung oder andere Organkomplikationen zu vermeiden. Zwingend ist dabei auch der Verlust der zentralvenösen Zugangswege zu verhindern. Neben penibelster Katheterpflege sollte auch das Einlegen der Katheter möglichst gefäßschonend erfolgen. Ein großzügiger Verschluss eines zuführenden venösen Gefäßes wird auf lange Sicht zu einem schwerwiegenden Mangel an zentralvenösen Zugangswegen führen.

▪ Qualitätssicherung und Ausstattung

Patienten mit gastroenterologischer Grunderkrankung, die auf eine dauerhafte parenterale Ernährung angewiesen sind, sollten in einem spezialisierten Zentrum betreut werden. Es bedarf eines erfahrenen Teams aus Kindergastroenterologen, Kinderchirurgen, Ernährungsberaterinnen und Homecareversorgern. Eine regelmäßige Kontrolle der (parenteralen) Ernährung muss gewährleistet werden.

Neben der kindergastroenterologischen Betreuung ist eine Ernährungsberatung sowie eine psychosomatische Mitbetreuung zur Behandlung der betroffenen Kinder und Familien notwendig. Ein chirurgisch erfahrenes Team zur Behandlung evtl. auftretender Katheterprobleme oder zur Behandlung gastrointestinaler Komplikationen ist für die qualifizierte Behandlung notwendig.

Dieses Kapitel enthält elektronisches Zusatzmaterial.

❓ Fragen zur Wiederholung

1. Ein Patient mit parenteraler Ernährung kommt mit Fieber in die Notaufnahme, welches ist die „wichtigste" Differenzialdiagnose?
   a) Luftwegsinfekt
   b) Pneumonie
   c) Sepsis
   d) Harnwegsinfekt
   e) Gastroenteritis

2. Welche Antwort deutet am ehesten bei Fieber auf eine katheterbedingte Infektion hin?
   a) Der Patient hat sehr hohes Fieber.
   b) Es ist parallel ein Hautausschlag aufgetreten.
   c) Es besteht vermehrt Durchfall.
   d) Das Fieber ist direkt nach dem Anstöpseln der Infusion aufgetreten.
   e) Das Fieber ließ sich schlecht senken.

3. Welche Aussage zum Kathethermanagement ist falsch?
   a) Regelmäßiges Durchspülen des Katheters mit NaCl 0,9 % 10 ml ist Standard.
   b) Blockung des Katheters mit Taurolidin vermindert das Risiko von Kathterinfektionen.
   c) Schließen der Kateterverschlussklemme am Ende des Durchspülens während noch Druck auf der Spritze ist hilfreich zur Vermeidung von Katheterokklusionen.

d) Blutentnahmen aus dem Katheter kann man bedenkenlos durchführen.
e) Durchspülen des Katheters mit wechselndem Druck, pulsierend, nichtkontinuierlich, führt zur besseren „Reinigung" des Katheters.

Literatur

Ares G, Hunter CJ (2017) Central venous access in children: indications, devices, and risks. Curr Opin Pediatr 29(3):340–346. ▶ https://doi.org/10.1097/MOP.0000000000000485. PMID: 28323667

Bielawska B, Allard JP (2017) Parenteral Nutrition and Intestinal Failure. Nutrients 9(5):466. ▶ https://doi.org/10.3390/nu9050466. PMID:28481229;PMCID:PMC5452196

Billiauws L, Maggiori L, Joly F, Panis Y (2018) Medical and surgical management of short bowel syndrome. J Visc Surg 155(4):283–291. ▶ https://doi.org/10.1016/j.jviscsurg.2017.12.012. Epub 2018 Jul 21 PMID: 30041905

Alexander T, Blatt J, Skinner AC, Jhaveri R, Jobson M, Freeman K (2016) Outcome of pediatric gastroenterology outpatients with fever and central line. Pediatr Emerg Care 32(11):746–750. ▶ https://doi.org/10.1097/PEC.0000000000000541. PMID: 27814324

Bronsky J, Campoy C, Braegger C; ESPGHAN/ESPEN/ESPR/CSPEN working group on pediatric parenteral nutrition (2018) ESPGHAN/ESPEN/ESPR/CSPEN guidelines on pediatric parenteral nutrition: vitamins. Clin Nutr. 37(6 Pt B):2366–2378. ▶ https://doi.org/10.1016/j.clnu.2018.06.951. Epub 2018 Jun 18. PMID: 30100105

Clark JE, Graham N, Kleidon T, Ullman A (2019) Taurolidine-citrate line locks prevent recurrent central line-associated bloodstream infection in pediatric patients. Pediatr Infect Dis J 38(1):e16–e18. ▶ https://doi.org/10.1097/INF.0000000000002191. PMID: 30204661

Diamanti A, Conforti A, Panetta F, Torre G, Candusso M, Bagolan P, Papa RE, Grimaldi C, Fusaro F, Capriati T, Elia D, De Ville de Goyet J (2014) Long-term outcome of home parenteral nutrition in patients with ultra-short bowel syndrome. J Pediatr Gastroenterol Nutr 58(4):438–42. ▶ https://doi.org/10.1097/MPG.0000000000000242. PMID: 24231643

Domellöf M, Szitanyi P, Simchowitz V, Franz A, Mimouni F (2018) ESPGHAN/ESPEN/ESPR/CSPEN working group on pediatric parenteral nutrition. Clin Nutr 37(6 Pt B):2354–2359. ▶ https://doi.org/10.1016/j.clnu.2018.06.949. Epub 2018 Jun 18. PMID: 30078716

Enman MA, Wilkinson LT, Meloni KB, Shroyer MC, Jackson TF, Aban I, Dimmitt RA, Martin CA, Galloway DP (2020) Key determinants for achieving enteral autonomy and reduced parenteral nutrition exposure in pediatric intestinal failure. J Parenter Enter Nutr 44:1263–1270. ▶ https://doi.org/10.1002/jpen.1754

Goulet O, Abi Nader E, Pigneur B, Lambe C (2019) Short bowel syndrome as the leading cause of intestinal failure in early life: some insights into the management. Pediatr Gastroenterol Hepatol Nutr 22(4):303–329. ▶ https://doi.org/10.5223/pghn.2019.22.4.303. Epub 2019 Jun 27. PMID: 31338307; PMCID: PMC6629594

Guenter P, Worthington P, Ayers P, Boullata JI, Gura KM, Marshall N, Holcombe B, Richardson DS; Parenteral Nutrition Safety Committee, American Society for Parenteral and Enteral Nutrition in Clinical Practice. Special Report Free Access Standardized Competencies for Parenteral Nutrition Administration: The ASPEN Model. Peggi Guenter PhD, RN, FAAN, FASPEN, Patricia Worthington MSN, RN, CNSC, Phil Ayers PharmD, BCNSP, FASHP, Joseph I. Boullata PharmD, RPh, BCNSP, FASPEN, FACN, Kathleen M. Gura PharmD, BCNSP, FASHP, FPPAG, FASPEN, Neil Marshall RN, BSN, MSAOM, CRNI, CNS, Beverly Holcombe PharmD, BCNSP, FASHP, FASPEN, Denise S. Richardson RN, BScN, CNSC, for the Parenteral Nutrition Safety Committee, American Society for Parenteral and Enteral Nutrition. See fewer authors First published: 23 March 2018. ▶ https://doi.org/10.1002/ncp.10055.

Hartman C, Shamir R, Simchowitz V, Lohner S, Cai W, Decsi T; ESPGHAN/ESPEN/ESPR/CSPEN working group on pediatric parenteral nutrition (2018) ESPGHAN/ESPEN/ESPR/CSPEN guidelines on pediatric parenteral nutrition: complications. Clin Nutr 37(6 Pt B):2418–2429. ▶ https://doi.org/10.1016/j.clnu.2018.06.956. Epub 2018 Jun 28. PMID: 30033173

Hill S, Ksiazyk J, Prell C, Tabbers M; ESPGHAN/ESPEN/ESPR/CSPEN working group on pediatric parenteral nutrition (2018) ESPGHAN/ESPEN/ESPR/CSPEN guidelines on pediatric parenteral nutrition: home parenteral nutrition. Clin Nutr 37(6 Pt B):2401–2408. ▶ https://doi.org/10.1016/j.clnu.2018.06.954. Epub 2018 Jun 18. PMID: 30098848

Hojsak I, Colomb V, Braegger C, Bronsky J, Campoy C, Domellöf M, Embleton N, Fidler Mis N, Hulst JM, Indrio F, Lapillonne A, Mihatsch W, Molgaard C, van Goudoever J, Fewtrell M; ESPGHAN Committee on Nutrition (2016) ESPGHAN Committee on nutrition position paper. intravenous lipid emulsions and risk of hepatotoxicity in infants and children: a systematic review and meta-analysis. J Pediatr Gastroenterol Nutr 62(5):776–92. ▶ https://doi.org/10.1097/MPG.0000000000001121. PMID: 26825766

Jochum F et al. S3-Leitlinie der Deutschen Gesellschaft für Ernährungsmedizin (DGEM) in Zusammenarbeit mit der Gesellschaft für klinische Ernährung der Schweiz (GESKES), der Österreichischen Arbeitsgemeinschaft-

für klinische Ernährung (AKE), die Deutsche Gesellschaft für Kinder- und Jugendmedizin (DGKJ) und die Gesellschaft für Neonatologie und pädiatrische Intensivmedizin (GNPI) (2014) Parenterale Ernährung in der Kinder- und Jugendmedizin… Aktuel Ernahrungsmed 39: e99–e147

Jochum F, Moltu SJ, Senterre T, Nomayo A, Goulet O, Iacobelli S; ESPGHAN/ESPEN/ESPR/CSPEN working group on pediatric parenteral nutrition (2018) ESPGHAN/ESPEN/ESPR/CSPEN guidelines on pediatric parenteral nutrition: fluid and electrolytes. Clin Nutr 37(6 Pt B):2344–2353. ▶ https://doi.org/10.1016/j.clnu.2018.06.948. Epub 2018 Jun 18. PMID: 30064846

Joosten K, Embleton N, Yan W, Senterre T; ESPGHAN/ESPEN/ESPR/CSPEN working group on pediatric parenteral nutrition (2018) ESPGHAN/ESPEN/ESPR/CSPEN guidelines on pediatric parenteral nutrition: energy. Clin Nutr 37(6 Pt B):2309–2314. ▶ https://doi.org/10.1016/j.clnu.2018.06.944. Epub 2018 Jun 18. PMID: 30078715

Kolaček S, Puntis JWL, Hojsak I; ESPGHAN/ESPEN/ESPR/CSPEN working group on pediatric parenteral nutrition (2018) ESPGHAN/ESPEN/ESPR/CSPEN guidelines on pediatric parenteral nutrition: venous access. Clin Nutr. 37(6 Pt B):2379–2391. ▶ https://doi.org/10.1016/j.clnu.2018.06.952. Epub 2018 Jun 18. PMID: 30055869

Kovacevich DS, Corrigan M, Ross VM, McKeever L, Hall AM, Braunschweig C (2019) American society for parenteral and enteral nutrition guidelines for the selection and care of central venous access devices for adult home parenteral nutrition administration. JPEN J Parenter Enteral Nutr 43(1):15–31. ▶ https://doi.org/10.1002/jpen.1455. Epub 2018 Oct 19 PMID: 30339287

Lapillonne A, Fidler Mis N, Goulet O, van den Akker CHP, Wu J, Koletzko B; ESPGHAN/ESPEN/ESPR/CSPEN working group on pediatric parenteral nutrition (2018) ESPGHAN/ESPEN/ESPR/CSPEN guidelines on pediatric parenteral nutrition: lipids. Clin Nutr 37(6 Pt B):2324–2336. ▶ https://doi.org/10.1016/j.clnu.2018.06.946. Epub 2018 Jun 18. PMID: 30143306

Łyszkowska M, Kowalewski G, Szymczak M, Polnik D, Mikołajczyk A, Kaliciński P (2019) Effects of prophylactic use of taurolidine-citrate lock on the number of catheter-related infections in children under 2 years of age undergoing surgery. J Hosp Infect 103(2):223–226. ▶ https://doi.org/10.1016/j.jhin.2019.04.022. Epub 2019 May 2 PMID: 31054935

Massironi S, Cavalcoli F, Rausa E, Invernizzi P, Braga M, Vecchi M (2020) Understanding short bowel syndrome: current status and future perspectives. Digestive and Liver Disease 52(3):253–261. ISSN 1590-8658. ▶ https://doi.org/10.1016/j.dld.2019.11.013. ▶ https://www.sciencedirect.com/science/article/pii/S1590865819309223

Matarese LE (2013) Nutrition and fluid optimization for patients with short bowel syndrome. JPEN J Parenter Enteral Nutr 37(2):161–170. ▶ https://doi.org/10.1177/0148607112469818. Epub 2012 Dec 21 PMID: 23264168

Mesotten D, Joosten K, van Kempen A, Verbruggen S; ESPGHAN/ESPEN/ESPR/CSPEN working group on pediatric parenteral nutrition (2018) ESPGHAN/ESPEN/ESPR/CSPEN guidelines on pediatric parenteral nutrition: carbohydrates. Clin Nutr 37(6 Pt B):2337–2343. ▶ https://doi.org/10.1016/j.clnu.2018.06.947. Epub 2018 Jun 18. PMID: 30037708

Mihatsch W, Fewtrell M, Goulet O, Molgaard C, Picaud JC, Senterre T; ESPGHAN/ESPEN/ESPR/CSPEN working group on pediatric parenteral nutrition (2018) ESPGHAN/ESPEN/ESPR/CSPEN guidelines on pediatric parenteral nutrition: calcium, phosphorus and magnesium. Clin Nutr 37(6 Pt B):2360–2365. ▶ https://doi.org/10.1016/j.clnu.2018.06.950. Epub 2018 Jun 18. PMID: 30097365

Nassar R, Hazan G, Leibovitz E, Ling G, Lazar I, Khalaila A, Fruchtman Y, Yerushalmi B (2020) Central venous catheter-associated bloodstream infections in children diagnosed with intestinal failure in Southern Israel. Eur J Clin Microbiol Infect Dis 39(3):517–525. ▶ https://doi.org/10.1007/s10096-019-03753-2. Epub 2019 Nov 25 PMID: 31768705

Raphael BP, Fournier G, McLaughlin SR, Puder M, Jones S, Flett KB (2020) Antibiotic susceptibility and therapy in central line infections in pediatric home parenteral nutrition patients. J Pediatr Gastroenterol Nutr 70(1):59–63. ▶ https://doi.org/10.1097/MPG.0000000000002506. PMID: 31567890

Reinhart K, Brunkhorst FM et al (2018) S3-Leitlinie sepsis – prävention, diagnose, therapie und nachsorge. ▶ https://register.awmf.org/assets/guidelines/079-001l_S3_Sepsis-Praevention-Diagnose-Therapie-Nachsorge_2020-03_01.pdf. Zugegriffen: 22 Juli 2023

Riskin A, Picaud JC, Shamir R; ESPGHAN/ESPEN/ESPR/CSPEN working group on pediatric parenteral nutrition (2018) ESPGHAN/ESPEN/ESPR/CSPEN guidelines on pediatric parenteral nutrition: standard versus individualized parenteral nutrition. Clin Nutr 37(6 Pt B):2409–2417. ▶ https://doi.org/10.1016/j.clnu.2018.06.955. Epub 2018 Jun 18. PMID: 30055867

van Goudoever JB, Carnielli V, Darmaun D, Sainz de Pipaon M; ESPGHAN/ESPEN/ESPR/CSPEN working group on pediatric parenteral nutrition (2018) ESPGHAN/ESPEN/ESPR/CSPEN guidelines on pediatric parenteral nutrition: amino acids. Clin Nutr 37(6 Pt B):2315–2323. ▶ https://doi.org/10.1016/j.clnu.2018.06.945. Epub 2018 Jun 18. PMID: 30100107

Guenter P et al (2018) Standardized competencies for parenteral nutrition administration: the ASPEN model. Nutr Clin Pract 33(2):295–304. ▶ https://doi.org/10.1002/ncp.10055. Epub 2018 Mar 23. PMID: 29570861

Sun Y, Wan G, Liang L (2020) Taurolidine lock solution for catheter-related bloodstream infections in pediatric patients: a meta-analysis. PLoS ONE 15(4):e0231110. ▶ https://doi.org/10.1371/journal.pone.0231110.PMID:32255798;PMCID:PMC7138323

Worthington P, Balint J, Bechtold M, Bingham A, Chan LN, Durfee S, Jevenn AK, Malone A, Mascarenhas M, Robinson DT, Holcombe B (2017) When is parenteral nutrition appropriate? JPEN J Parenter Enteral Nutr 41(3):324–377. ▶ https://doi.org/10.1177/0148607117695251. Epub 2017 Feb 1 PMID: 28333597

Wales PW, Allen N, Worthington P, George D, Compher C; American Society for Parenteral and Enteral Nutrition, Teitelbaum D (2014) A.S.P.E.N. clinical guidelines: support of pediatric patients with intestinal failure at risk of parenteral nutrition-associated liver disease. JPEN J Parenter Enteral Nutr 38(5):538–57. ▶ https://doi.org/10.1177/0148607114527772. Epub 2014 Apr 2. PMID: 24696095

Wall EA (2013) An overview of short bowel syndrome management: adherence, adaptation, and practical recommendations. J Acad Nutr Diet 113(9):1200–1208. ▶ https://doi.org/10.1016/j.jand.2013.05.001. Epub 2013 Jul 3 PMID: 23830324

Yap JYK, Roberts AJ, Bines JE (2020) Paediatric intestinal failure and transplantation. J Paediatr Child Health 56(11):1747–1753. ▶ https://doi.org/10.1111/jpc.15052. PMID: 33197983

Mangel- und Fehlernährung

Jan de Laffolie und Klaus-Peter Zimmer

Inhaltsverzeichnis

20.1 Grundlagen – 322

20.2 Therapie – 323

Literatur – 327

Für die Autoren bestehen keine Interessenkonflikte.

Ergänzende Information Die elektronische Version dieses Kapitels enthält Zusatzmaterial, auf das über folgenden Link zugegriffen werden kann ▶ https://doi.org/10.1007/978-3-662-65248-0_20.

© Springer-Verlag GmbH Deutschland, ein Teil von Springer Nature 2023
K.-P. Zimmer et al. (Hrsg.), *Gastroenterologie – Hepatologie – Ernährung – Nephrologie – Urologie*, Therapie der Krankheiten im Kindes- und Jugendalter,
https://doi.org/10.1007/978-3-662-65248-0_20

20.1 Grundlagen

Unter Mangel- und Fehlernährung (engl. „malnutrition") wird eine unzureichende oder inadäquate Zufuhr von Nährstoffen und Energie über einen meist längeren Zeitraum verstanden, die im Kindes- und Jugendalter zu Krankheitszuständen führt. Bei zu geringer Zufuhr sind diese durch Störung von Wachstum und Entwicklung sowie spezifischen Nährstoffmangelerkrankungen gekennzeichnet; das höchste Risiko besteht hier bei Kleinkindern bis 2 Jahre. Früher wurde häufig anhand der „Protein-Energie-Malnutrition" zwischen den Krankheitsbildern Marasmus und Kwashiorkor unterschieden. Inzwischen wird klarer erkannt, dass der klinische Phänotyp mehr mit anderen Faktoren wie oxidativem Stress zusammenhängt als ausschließlich mit der Proteinzufuhr (Manary et al. 2000). Bei übermäßiger Zufuhr von Energie kann eine Adipositas entstehen, die zwar über die veränderte Körperzusammensetzung mit zu hohem Fettanteil definiert ist, aber praktikabel über den Bezug zum Body-Mass-Index (BMI)-Perzentile (Übergewicht 90–97; Adipositas 97–99,5; extreme Adipositas >99,5) klassifiziert wird.

Globale Unterernährung wird in der Regel anthropometrisch definiert über eine Unterschreitung von Größe und Gewicht ≤ -2 SDS, bei schwerer Unterernährung ≤ -3 SDS. Da sich die reduzierte Gewichtszunahme rasch, das reduzierte Längenwachstum langsam zeigt (der Kopfumfang folgt als letztes, insbesondere im 1. Lebensjahr), eignet sich diese zur Unterscheidung akuter und chronischer Mangelernährung. Im englischsprachigen Raum wird von Gedeihstörung („failure to thrive", FFT) gesprochen. In der WHO-Klassifikation wird ein Z-Score von <-2 SDS Gewicht für Länge („weight-for-height") als „wasting" bezeichnet, ein Z-Score <-2 SDS Länge für das Alter („height-for-age") als „stunting".

Weltweite Bedeutung
2020 wurde die Anzahl Kinder <5 Jahren mit „wasting" weltweit auf 45 Mio geschätzt, 149 Mio würden ein „stunting" aufweisen und 38,9 Mio mit steigender Tendenz unter Adipositas leiden. 45 % der Todesfälle bei Kindern <5 Jahren seien mit Mangelernährung verbunden, insbesondere in Ländern mit niedrigem und mittlerem Einkommen.

Es muss eine unzureichende Nahrungszufuhr primär unterschieden werden von einer sekundären Mangel- und Fehlernährung, die aufgrund anderer chronischer Erkrankungen im Kindes- und Jugendalter entsteht (eOverview 20.1).

■ Symptomatik, Diagnostik und Differenzialdiagnostik

Für die klinische Praxis reicht die anthropometrische Definition nicht aus, hier muss neben dem klinischen Eindruck auch auf Gewichtsstagnation oder -verlust, ein Schneiden von 2 Hauptperzentilen oder ein Unterschreiten von 80 % des Mediangewichts für die Größe („weight-for-height"), geachtet werden. Beim klinischen Eindruck stehen verminderte Muskelmasse und subkutanes Fettgewebe, Ödeme und Hepatomegalie im Vordergrund, ebenso ist auf typische Auffälligkeiten an Zähnen, Fingernägeln, Haut und Haaren sowie spezifische Symptome bei Nährstoffmangelerkrankungen zu achten. Differenzialdiagnostisch sollten syndromale Erkrankungen und „psychosozialer Kleinwuchs" im Sinn einer Deprivation mitbedacht werden.

Diagnostisch wegweisend sind neben Ernährungsprotokollen (über zwei Wochentage und einen Wochenendtag) insbesondere bei Fütterungsstörungen die Fütterungsbeobachtung, am besten im häuslichen gewohnten Umfeld sowie die Anamnese hinsichtlich Ernährungssituation (inklusive Ablenkung beim Essen), Nahrungsmittelpräferenzen und -ablehnungen und Störungen in der Eltern-Kind-Interaktion.

Breit angelegte Laboruntersuchungen sind in aller Regel nicht indiziert, allerdings werden zumeist Differenzialblutbild, Elektrolyte, Blutgasanalyse, Gesamteiweiß, Albumin, Cholinesterase, Kreatinin, Transaminasen, TSH (Thyroidea-stimulierendes Hormon), Transferrinsättigung, Immunglobuline, Gerinnung, weiterführende Untersuchungen nach Leitsymptom (eTab. 20.1) sowie ggf. Stuhluntersuchungen (bei Diarrhöen oder

Verdacht auf eine Malabsorption) und Stoffwechseluntersuchungen durchgeführt. (Zur Erfassung der Versorgung mit ausgewählten Nährstoffen und ihre Referenzbereiche: Tab. 1 in Bührer et al. MoKi 168: 834, 2020).

> Bei Malabsorption fettlöslicher Vitamine z. B. im Rahmen ausgedehnter Ileumresektionen, Leber- und Gallenerkrankungen oder Pankreasinsuffizienz kann sich ein Mischbild der Hypovitaminosen A, K, D und E bilden.

20.2 Therapie

▪ Therapieziel

Das Therapieziel ist die nutritiven Voraussetzungen für eine adäquate körperliche und psychosoziale Entwicklung zu schaffen sowie ein adäquates und gesundheitsförderliches Ernährungsverhalten zu etablieren. Damit sollen langfristige Komplikationen und Folgeerkrankungen vermieden bzw. reduziert werden.

▪ Therapieprinzip

Die Therapieprinzipien unterscheiden sich nach den pathophysiologischen Ursachen (primär, sekundär, Nährstoffmangelerkrankung) und dem Ernährungs- sowie Allgemeinzustand des Kindes. Bei sekundären Formen sollte stets auch eine optimierte Behandlung der Grunderkrankung angestrebt werden.

Im Wesentlichen unterscheidet man in der Therapie der Mangelernährung die Rehydration, die Substitution von Elektrolyten, Ausgleich des Säure-Basen-Haushalts, Behandlung ggf. bestehender Begleitinfektionen, Primärerkrankungen und spezifische Komplikationen sowie Aufbau einer adäquaten, d. h. altersgerechten, Ernährung und deren langfristige Etablierung.

In der Adipositasbehandlung werden die Therapieziele der Prognoseverbesserung durch eine langfristige Reduktion des Übergewichts und des Körperfettanteils erreicht. Hierzu gehört auch eine Verminderung des kardiovaskulären Risikoprofils inklusive der Verbesserung der körperlichen Aktivität und Fitness aber auch des Lebensstils der gesamten Familie.

▪ Therapeutisches Vorgehen

Bei **milder Mangelernährung** aufgrund von unzureichender Nährstoffzufuhr besteht das therapeutische Vorgehen in einer Anpassung der im Ernährungsprotokoll ersichtlichen Defizite der durchgeführten oralen oder enteralen Ernährung und kann in aller Regel ambulant durchgeführt werden.

Die Adaptation der Ernährung sollte mit Hilfe einer pädiatrisch geschulten und erfahrenen Ernährungsfachkraft umgesetzt werden, die in enger Abstimmung mit dem behandelnden Kinder- und Jugendmediziner zusammenarbeitet; es sind in aller Regel mehrere gemeinsame Termine sowie ambulante Nachkontrollen erforderlich, um den Therapieerfolg zu überprüfen.

Bei Kindern mit Schluckstörung, anderweitig eingeschränkter Nahrungsaufnahme oder Volumenrestriktion, z. B. bei Herzinsuffizienz, kann eine wichtige Maßnahme in der Steigerung der Energiedichte der Nahrung bestehen, ggf. kombiniert mit Vitamin- und Mineralstoffergänzungen.

Bei **schwerer globaler Unterernährung** sollte die Therapie zunächst in der Behandlung vorbestehender Hypoglykämien, begleitender Hypothermie und Ausgleich der Dehydratation bestehen. Begleitend werden die Elektrolyte, das Bikarbonat- und die Mikronährstoffdefizite ausgeglichen. Zudem erfolgt typischerweise erst die Behandlung klinisch apparenter Infektionen und anschließend ein vorsichtiger Ernährungsaufbau (Ashworth 2003).

> Bei Kindern mit schwerer globaler Unterernährung kommt es manchmal erst im Rahmen der Realimentation zu Entzündungsreaktionen in vorbestehenden Infektionsherden wie Pneumonie oder Meningitis mit häufig foudroyantem Verlauf. Auch die begleitende Herzinsuffizienz demaskiert sich erst mit Volumen- und Energiezufuhr.

Die Schleimhautatrophie im Darm erschwert bei chronischer Mangelernährung zusätzlich den Nahrungsaufbau, so muss ggf. auf eine Begrenzung der Fruktose- und Laktosezufuhr geachtet und weitere Dehydratation durch Diarrhöen vermieden werden.

> **Geschätzte Energiebedarfe (WHO 1999)**
> - <7 Jahre 80–100 kcal/kg/d
> - 7–10 Jahre 75 kcal/kg/d
> - 11–14 Jahre 60 kcal/kg/d
> - 15–18 Jahre 50 kcal/kg/d

Bei Kindern mit schwerer Malnutrition sollte die Gefahr eines Refeeding-Syndroms antizipiert und entsprechend vorgegangen werden. Das **Refeeding-Syndrom** als lebensbedrohliche Komplikation der Realimentation entsteht aufgrund langer Unterernährung durch Herunterregulation des Insulins, vermehrter Proteolyse und verminderter Glukoneogenese und Entleerung der Vitamin- und Mineralstoffspeicher (◘ Abb. 20.1). Nach Beginn des Refeedings kommt es zu Hyperglykämien mit Entwicklung einer Steatosis hepatis, bei Thiaminmangel kommt es zur Entwicklung einer metabolischen Azidose, zentralnervöser Symptome und im Extrem zu einem hyperosmolaren Koma. Gleichzeitig führt eine Leukozytenfunktionsstörung zu Infektanfälligkeit, die massiv ansteigende Insulinausschüttung zur Gefahr einer Hypervolämie und Hypernatriämie mit zusätzlicher rechtskardialer Belastung sowie zu Elektrolytverschiebungen inklusive einer Hypokaliämie, Hypomagnesämie und Hypokalzämie mit Gefahr von Herzrhythmusstörungen. Die Hauptgefahr bei einem Refeeding-Syndrom geht jedoch von einer durch ATP-Mangel hervorgerufenen Hypophosphatämie aus. Diese geht mit einer hämolytischen Anämie sowie Auswirkungen auf ZNS, Stoffwechselregulation, Gastrointestinaltrakt, Muskulatur und Nieren einher (◘ Abb. 20.1). Prinzipiell kann ein Refeeding-Syndrom bei jeder Erkrankung mit Unterernährung auftreten. Kritischer Zeitraum ist die erste Woche der Ernährungstherapie.

Weitere Komplikationen der enteralen Ernährung können durch die Magensonde entstehen, insbesondere bei lokaler Entzündung und länger bestehender Sondenabhängigkeit mit Fehllage und Perforation, aber auch behinderter Nasenatmung, Schleimhautulzerationen im Nasen- und Rachenbereich, Schmerzen und Übelkeit/Erbrechen bei der Anlage sowie orale Traumatisierung und Aversionsinduktion.

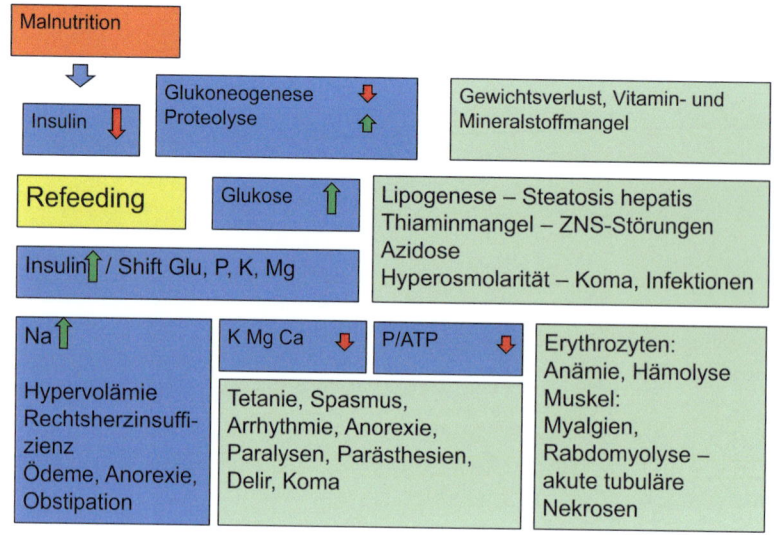

◘ Abb. 20.1 Pathophysiologie des Refeeding-Syndroms. *Glu* Glukose, *P* Phosphor, *K* Kalium, *Mg* Magnesium, *Ca* Kalzium, *ATP* Adenosintriphosphat

Mangel- und Fehlernährung

■■ Adipositastherapie
Die aktuelle Therapie der Adipositas ist individuell angepasst, multimodal und erfasst Aspekte aus Verhaltensänderung (behavioral-kognitiv), Ernährungsveränderung hin zu einer optimierten Mischkost und Bewegungstherapie sowie weitere spezifische Ergänzungen z. B. durch Psychosomatik, Endokrinologie, Sporttherapie, Pädagogik etc.. Diese Therapie muss durch entsprechend geschulte Fachkräfte in einem spezialisierten oder interdisziplinären Kontext erfolgen, die Familie muss zur Unterstützung und Motivation mit einbezogen werden.

Stationäre Maßnahmen im Sinn sogenannter Immersionsprogramme (Camps, stationäre Rehamaßnahmen) zeigen eine größere prozentuale Gewichtsabnahme im Vergleich zu den üblichen ambulanten Programmen.

In der **Ernährungstherapie** steht im Mittelpunkt die Förderung flexibler Kontrolle des Essverhaltens mit Reduktion der Energiezufuhr über Reduktion der Energiedichte der Nahrungsmittel (weniger Fettgehalt, weniger energiedichte Nahrungsmittel, Snacking, mehr Ballaststoffe, Obst und Gemüse). Klassische restriktive Diäten und strengste Ernährungspläne sind für Kinder und Jugendliche nicht geeignet, da keine Langzeiterfolge nachweisbar sind und z. T. erhebliche medizinische Risiken auftreten (Schrothkur, Mayr-Kur, Ananasdiät, totales Fasten, etc.).

Es müssen altersgerechte Informationssysteme wie z. B. das Ampelsystem genutzt werden, in Deutschland oft die Ernährungspyramide der DGE und das von Frau M. Kersting entwickelte Konzept optimierter Mischkost. Für Jugendliche und Eltern ist das Nutriscore-System hilfreich, das mit der „Open Food Facts"-App durch Scannen der Produktbarcodes beim Einkaufen interaktiv genutzt werden kann.

Spezialnahrungen als balancierte Kostform mit sehr niedriger Energiezufuhr (800–1200 kcal) z. B. als proteinsparendes modifiziertes Fasten (PSMF) ermöglichen zwar einen raschen Gewichtsverlust, haben aber keinen langfristigen Effekt und sind daher speziellen Indikationen und spezialisierten Zentren vorbehalten.

Die **Bewegungstherapie** erfolgt idealerweise im Gruppensetting, bei extremer Adipositas und relevanten orthopädischen und kardiovaskulären Komorbiditäten mit Vorphase in Einzeltherapie. Ziele sind die Verringerung der körperlichen Inaktivität, die Steigerung der Alltagsaktivität und Anleitung zu eigenem körperlichen Training.

Verhaltenstherapeutische Komponenten mit Betonung flexibel kontrollierten Essverhaltens sind wichtig zur Umsetzung und Aufrechterhaltung der Veränderungen in Ernährung und Bewegung.

Zusätzliche medikamentöse Therapien sind Patienten mit erheblichen Komorbiditäten und extrem hohem Gesundheitsrisiko nach Versagen konventioneller Therapien über 9–12 Monate vorbehalten. Keines der verwendeten Medikamente besitzt in Deutschland eine Zulassung für das Kindes- und Jugendalter.

Adipositaschirurgische Eingriffe sollen nur nach sorgfältiger Prüfung im Einzelfall (nicht vor Pubertätsstadium Tanner IV, bzw. 95 % der prognostizierten Endhöhe) erwogen werden, bei ausgeschöpfter oder aussichtsloser konservativer Therapie, wenn mindestens eine somatische oder psychosoziale Komorbidität besteht (BMI > 35 kg/m^2 und Typ-2-Diabetes mellitus etc.) oder bei extremer Adipositas ohne offensichtliche Komorbidität (BMI > 50 kg/m^2). Die Indikationsstellung muss durch ein erfahrenes, interdisziplinäres Team erfolgen.

■ Monitoring und Verlauf
In den ersten 3–5 Tagen der Behandlung starker Unterernährung müssen täglich Hydration und Ernährungsstatus, Serumelektrolyte inklusive Phosphat, Magnesium und Kalzium, Kreatinin, Harnstoff, Blutzucker und Albumin bestimmt werden. Es besteht die Gefahr eines Refeedingsyndroms mit erheblicher Morbidität. Auch eine Überwachung der Herzfunktion mit EKG, Blutdruck und ggf. Echokardiografie ist indiziert.

Eine Supplementierung erfolgt in der Regel mit 1 mmol/kg/d Natrium, 3-4 mmol/kg/d Kalium (falls Diurese und Serumwerte entsprechend), 0,6 mmol/kg/d Magnesium und

1 mmol/kg/d Phosphat (bis 100 mmol oral), sowie Thiamin, Folsäure, Riboflavin, Vitamin C, Selen und Zink, Pyridoxin und den Vitaminen A, D, E und K.

Der Beginn sollte mit 50–75 % des geschätzten Bedarfs durchgeführt werden und nach 3–5 Tagen langsam gesteigert werden. Gerade zu Beginn gilt es, eine Volumenbelastung zu vermeiden (Nahrung mit min. 1 kcal/ml), bei Verdacht auf Nahrungsmittelallergien bietet sich die Verwendung einer Hydrolysatnahrung oder aminosäurenbasierten Formelnahrung an.

- **Prognose**

Bei adäquater Substitution und erfolgreicher Etablierung einer ausreichenden Ernährungssituation zeigen von **Mangelernährung** betroffene Kinder innerhalb weniger Monate eine Gewichtszunahme und später ein Aufholwachstum und Pubertätseintritt, abhängig von Alter, Ursache sowie Schwere der Mangelernährung. In schweren Fällen wird eine verminderte Endhöhe sowie verzögerter Pubertätseintritt und beeinträchtigte psychomotorische sowie mentale Entwicklung beobachtet.

Die Prognose bei sekundären Mangelernährungen wird stark durch die Grunderkrankung bestimmt. In aller Regel führt eine fortbestehende begleitende Mangelernährung zu einer Verschlechterung der Prognose bei fast allen ursächlichen Erkrankungen.

Die Prognose der **Adipositas** ohne therapeutische Intervention ist schlecht und mit einer hohen Rate von adipösen Kindern und Jugendlichen, die zu adipösen oder sehr adipösen Erwachsenen werden, vergesellschaftet – mit den Folgen des erhöhten Risikos eines metabolischen Syndroms, Diabetes mellitus Typ II, arterieller Hypertonie, Fettlebererkrankung („metabolic dysfunction associated steatotic liver disease", MASLD), früherer Arthroseentwicklung, reduzierter Lebenserwartung und hoher psychosozialer Komorbidität.

In einer rezenten Zusammenstellung konnten erneut positive Therapieeffekte aufgezeigt werden, diese entsprechen jedoch häufig nicht den Erwartungen der Patienten und Familien und sind an ein individuell angepasstes multimodales Programm gebunden (Qualitätskriterien) (Mead et al. 2017; Al-Khudairy et al. 2017; Mühlig et al. 2014). Bei Kurzzeittherapien über wenige Wochen bestehen klare Verbesserungen in Körpergewicht, Körperzusammensetzung, Reduktion der Hautfaltendicke, Aktivitätssteigerung, Abnahme der Insulinresistenz und des diastolischen Blutdrucks, allerdings sind in Nachuntersuchungen nach 12 Monaten oft keine Behandlungserfolge mehr nachweisbar (Wabitsch et al. 1992; Taylor et al. 2005; van Egmond-Fröhlich et al. 2006).

- **Prävention**

Sowohl zur Prävention der Mangel- und Fehlernährung als auch in der Therapie einer Adipositas sind die wesentlichen Interventionen die Stärkung der ernährungsmedizinischen Kompetenzen in den Familien sowie Kompetenzen der allgemeinen Lebensführung der Kinder und Jugendlichen (Bewegung, Sport, Ernährungszusammensetzung, Freizeitgestaltung, Konsum- und Essverhalten).

- **Qualitätssicherung**

Sowohl die Behandlung der schweren Mangelernährung als auch die Behandlung der Adipositas erfordern adäquate Ressourcen, vor allem im Bereich der Pflegekräfte und Ärzte sowie der Ernährungsfachkräfte. Aktuell sind Therapieplätze aufgrund der steigenden Nachfrage mit z.T. extrem langen Wartezeiten verbunden.

> **Programmbestandteile der Adipositastherapie**
> - Komponenten aus Ernährungs-, Bewegungs- und Verhaltenstherapie als Voraussetzung einer adäquaten Adipositastherapie (nach Leitlinie der AGA)
> - Verschiedene Möglichkeiten der Verhaltensänderung (z. B. gesunde Ernährung, Bewegung, Begrenzung sitzender Tätigkeiten) individuell angepasst
> - Kombinierte Anwendung medizinischer und interdisziplinärer Betreuung und Beratung

- Schulung und Unterstützung mit papierbasierten Materialien (im Kindesalter auch der Eltern, Bezugspersonen)
- Individuell auf Patienten und Familie angepasste Intensität der Intervention

Beteiligte Mitarbeiter (Ärzte, Pflegekräfte und Ernährungsfachkräfte) sollten pädiatrisch geschult und erfahren sein und die interdisziplinäre Betreuung muss kontinuierlich inklusive notwendiger Follow-up-Untersuchungen erfolgen. Die Ausstattung sollte, wie z. B. in Bührer et al. 2020 dargestellt, adäquat sein. Kontinuierlich erhoben werden sollte eine altersentsprechende somatische und psychosoziale Entwicklung.

Dieses Kapitel enthält elektronisches Zusatzmaterial.

❓ Fragen zur Wiederholung

1. Welche der Aussagen zur weltweiten Bedeutung von Mangel- und Fehlernährung treffen nicht zu?
    a) Die Länder mit hohen Risiken für Mangel- und Fehlernährung tragen kein relevantes Adipositasrisiko im Kindesalter.
    b) Seit 2016 ist die Decade of Action on Nutrition ausgerufen, deren Ziel unter anderem die Bekämpfung der Mangel- und Fehlernährung ist.
    C) Malnutrition ist eine der führenden Todesursachen weltweit bei Kindern unter 5 Jahren.
    d) Refeeding-Syndrome können bei unsachgemäßer Realimentation schwer mangelernährter Kinder gerade in Ländern mit niedrigem Einkommen zu hoher Mortalität führen.
    e) Begleitende Infektionen können bei schwerer Mangelernährung in der Phase der Realimentation erst demaskiert werden.
2. Es wird eine 14-jährige Patientin mit vollständiger Nahrungsverweigerung seit nunmehr 10 Tagen und einer vorbekannten Anorexia nervosa vorgestellt. Vorausgesetzt Patientin und Familie sind nun mit jeder therapeutischen Intervention einverstanden, was ist Ihr Vorgehen?
    a) Es sollte zur Rekompensation rasch eine Ernährungstherapie mit 120 % des errechneten Energiebedarfs sowie Flüssigkeitszufuhr von mindestens 3 l/m² Körperoberfläche erfolgen.
    b) Der Nahrungsaufbau darf ausschließlich mit kommerziell verfügbarer Sondennahrung oder Erdnussriegeln durchgeführt werden.
    c) Eine parenterale Ernährung ist in jedem Fall einer enteralen oder oralen Ernährung vorzuziehen.
    d) Nach vorsichtigem Ausgleich von Flüssigkeit, Glukose und Elektrolyten sollte der Nahrungsaufbau mit 50–75 % des jeweils erwarteten Bedarfs begonnen werden.
    e) Auf eine Supplementierung von Mineralstoffen und Vitaminen kann bei angestrebter optimierter Mischkost verzichtet werden.
3. In welcher Reihenfolge weichen die folgenden Parameter von den Normwerten ab, wenn eine Mangel- und Fehlernährung auftritt?
    a) Zuerst Gewicht, dann Größe, dann Kopfumfang.
    b) Zuerst Größe, dann Gewicht, dann Kopfumfang.
    c) Zuerst Kopfumfang, dann Größe, dann Gewicht.
    d) Alle weichen parallel von den vorbekannten Perzentilen ab

Literatur

AAP – Nutrition Committee (2014) Failure to thrive. In: Pediatric nutrition: policy of the American Academy of Pediatrics, 7th ed. American Academy of Pediatrics, Elk Grove Village. S 663–700

Al-Khudairy L, Loveman E et al (2017) Diet, physical activity and behavioural interventions for the treatment of overweight or obese adolescents aged 12 to 17 years. Cochrane Database of Systematic Reviews 2017(6):CD012691. ▶ https://doi.org/10.1002/14651858.CD012691

Ashworth A (2003) Guidelines for the inpatient treatment of severely malnourished children. WHO, Genf

Becker P, Carney LN, Corkins MR, Monczka J, Smith E, Smith SE, Spear BA, White JV (2015) Academy of Nutrition and Dietetics; American Society for Parenteral and Enteral Nutrition. Consensus statement of the Academy of Nutrition and Dietetics/American Society for Parenteral and Enteral Nutrition: indicators recommended for the identification and documentation of pediatric malnutrition (undernutrition). Nutr Clin Pract 30(1):147–61

Bührer C et al (2020) Standards der ernährungsmedizinischen Versorgung in der ambulanten und stationären Pädiatrie durch spezialisierte Einrichtungen der Kinder- und Jugendmedizin. Monatsschr Kinderheilk 168:834–841. ▶ https://doi.org/10.1007/s00112-020-00901-3

van Egmond-Frohlich A, Brauer W et al (2006) Effects of a programme for structured outpatient followup care after inpatient rehabilitation of obese children and adolescents – a multicentre, randomized study. Rehabilitation (Stuttg) 45(1):40–51

Jahoor F, Badaloo A, Reid M, Forrester T (2008) Protein metabolsm in severe childhood malnutrition. Ann Trop Paediatr 28(2):87–101

Kersting M, Kalhoff H, Lücke T (2018) Empfehlungen zur Kinderernährung und ihre Umsetzung – Die Optimierte Mischkost für Kinder und Jugendliche. Pflegezeitschrift 71(8):28–31

Manary MJ, Meeuwenburgh C, Heinecken JW (2000) Increased oxidative stress in kwashiorkir. J Pediatri 137(3):421–424

Mead E, Brown T, Rees K, Azevedo LB, Whittaker V, Jones D, Olajide J, Mainardi GM, Corpeleijn E, O'Malley C, Beardsmore E, Al-Khudairy L, Baur L, Metzendorf MI, Demaio A, Ells LJ (2017) Diet, physical activity and behavioural interventions for the treatment of overweight or obese children from the age of 6 to 11 years. Cochrane Database Syst Rev 6(6):CD012651. ▶ https://doi.org/10.1002/14651858. PMID: 28639319; PMCID: PMC6481885.

Mühlig Y, Wabitsch M, Moss A, Hebebrand J (2014) Weight loss in children and adolescents. Dtsch Arztebl Int 111(48):818–824. ▶ https://doi.org/10.3238/arztebl.2014.0818. PMID: 25512008; PMCID: PMC4269075.

Nützenadel W (2011) Failure to thrive in childhood. Dtsch Arztebl Int 108(38): 642–649

Nützenadel W, Zimmer P (2007) Gedeihstörung. AWMF – Leitlinien der Gesellschaft für Pädiatrische Gastroenterologie und Ernährung (GPGE) abgerufen 21.10.23 ▶ https://register.awmf.org/assets/guidelines/068-002_S1_Gedeihstoerung_04-2007_04-2011.pdf

Taylor MJ, Mazzone M et al (2005) Outcome of an exercise and educational intervention for children who are overweight. Pediatr Phys Ther 17(3):180–188

Wabitsch M, Braun U et al (1996) Body composition in 5–18-y-old obese children and adolescents before and after weight reduction as assessed by deuterium dilution and bioelectrical impedance analysis. Am J Clin Nutr 64:1–6

Wabitsch M, Hauner H et al (1992) The relationship between body fat distribution and weight loss in obese adolescent girls. Int J Obes Rel Metab Disord 16:905–911

Wabitsch M, Hauner H et al (1994) Body-fat distribution and changes in the atherogenic risk-factor profile in obese adolescent girls during weight reduction. Am J Clin Nutr 60(1):54–60

Wabitsch M, Hauner H et al (1995) Body fat distribution and steroid hormone concentrations in obese adolescent girls before and after weight reduction. J Clin Endocrinol Metab 80(12):3469–3475

WHO (World Health Organisation) (2006) WHO child growth standards – length/height- for- age, weight-for-age, weight-for-length, weightfor-height and body mass index-for-age. WHO, Genf

WHO (World Health Organisation) (2007) Protein and amino acids requirements in human nutrition. WHO, Genf

Yoo SD, Hwang EH, Lee YJ, Park JH (2013) Clinical characteristics of failure to thrive in infant and toddler: organic vs. nonorganic. Pediatr Gastroenterol Hepatol Nutr 16(4):261–268

Fütterstörungen

Jan de Laffolie und Klaus-Peter Zimmer

Inhaltsverzeichnis

21.1 **Grundlagen – 330**
21.1.1 Therapie – 331

　　　　Literatur – 335

Für die Autoren bestehen keine Interessenkonflikte.

Ergänzende Information Die elektronische Version dieses Kapitels enthält Zusatzmaterial, auf das über folgenden Link zugegriffen werden kann ▶ https://doi.org/10.1007/978-3-662-65248-0_21.

© Springer-Verlag GmbH Deutschland, ein Teil von Springer Nature 2023
K.-P. Zimmer et al. (Hrsg.), *Gastroenterologie – Hepatologie – Ernährung – Nephrologie – Urologie*, Therapie der Krankheiten im Kindes- und Jugendalter,
https://doi.org/10.1007/978-3-662-65248-0_21

21.1 Grundlagen

Die Fütterung eines Kleinkindes oder Säuglings ist ein komplexer Vorgang aus Geben, Aufnehmen, Verzehren der Nahrung sowie Interaktion des Kindes und der fütternden Bezugsperson.

Organische Voraussetzung ist ein ungestörter Saug-, später Kau- und Schluckprozess. Dies erfordert Entwicklungsschritte aus dem Bereich oropharyngealer Fähigkeiten (Motorik der Mundhöhle, Lippen, Zunge, Kauen), Muskeltonus und Körperhaltung, Hand-Mund-Koordination, sensorische, kognitive und kommunikative Fähigkeiten, die durch eine Vielzahl von Erkrankungen und äußeren Einflüssen gestört werden können. Organische Störungen, die zu einer Beeinträchtigung der Nahrungsaufnahme führen, können jeden Aspekt des dargestellten Prozesses betreffen (eOverview 21.1).

Funktionell muss die interne Regulation des Kindes ein erfolgreiches Füttern zulassen **(State Regulation)**, dann folgt die dyadisch wechselseitige Bezugnahme mit der Bezugsperson **(Dyadic Reciprocity)**, um schließlich den Übergang zu selbstständigem Essen und der Regulation begleitender Emotionen **(„transition to self feeding and regulation of emotions")** zu erreichen (eOverview 21.2). Es gibt hier Überschneidungen/Überlappungen zu den funktionellen gastrointestinalen Erkrankungen des Säuglings- und Kleinkindalters (▶ Kap. 4).

Aufgrund der Vielzahl beteiligter Perspektiven wurde 2019 eine neue interdisziplinäre Definition und Charakterisierung von Fütterstörungen (Pediatric Feeding Disorders, PFD) vorgeschlagen (eOverview 21.3): Demnach ist die Fütterstörung des Kindesalters durch beeinträchtigte orale Aufnahme von Nahrung, die nicht altersgerecht und mit medizinischen, ernährungsbezogenen, fütterungskompetenzbezogenen und psychosozialen Dysfunktionen assoziiert ist, charakterisiert.

- **Symptomatik, Diagnostik und Differenzialdiagnostik**

Im Rahmen der Vorstellung mit dem Verdacht auf eine Fütterstörung kommt neben der Nahrungsanamnese und der Familien-, Schwangerschafts- und Neonatalanamnese, der Eigenanamnese von Mutter, Vater und Kind, der sorgfältigen klinischen Untersuchung, Ernährungs- und Beschwerdeprotokollen sowie Informationen zum Verlauf, der Beobachtung der Ernährungssituation besondere Bedeutung zu. Altersgruppenspezifisch physiologische Aspekte (wie vermehrter gastroösophagealer Reflux, ▶ Kap. 5) müssen anhand von Warnsignalen von relevanten Erkrankungen durch gezielte Fragen, z. B. nach Nahrungsverweigerung, stereotypen Bewegungsmustern bei oder nach dem Trinken und Aufstoßen, nächtlichem Schreien und Husten aus dem Schlaf differenziert werden.

Von **vermehrtem Schreien** (sog. Säuglingskoliken, „infant colic") wird (historisch) nach der Dreierregel nach Wessel gesprochen, wenn Säuglinge täglich mindestens 3 Wochen lang, 3 h an mindestens 3 Tagen pro Woche schreien, schwer zu beruhigen sind, aber keine Auffälligkeiten in der Untersuchung oder Gewichtsentwicklung zeigen. Das Schreien sistiert typischerweise im 2. Lebenshalbjahr. Die diagnostischen Kriterien der Rome-IV-Kriterien für infantile Kolik weichen hier ab, indem nicht strikt auf die Dreierregel bestanden wird, sondern jedes wiederkehrende oder prolongierte, unerklärliche Schreien des Säuglings bis zum vollendeten 5. Lebensmonat hinzugenommen wird.

Die Differenzialdiagnose rekurrent schreiender Säuglinge sollte immer auch Infektionen wie Meningitis, Enzephalitis, Harnwegsinfekte oder Otitis media, basale metabolische Erkrankungen (Hypoglykämie), neurologische Erkrankungen (Hydrozephalus, Krampfanfälle), traumatische Schädigung (akzidentiell/nichtakzidentiell), ebenso Leistenhernie, Invagination, Kuhmilchproteinallergie, gastroösophageale Refluxerkrankung und Obstipation oder Hodentorsion umfassen (◘ Tab. 21.1).

> Neben den Risikofaktoren beim Kind muss auch die elterliche Belastung berücksichtigt werden, insbesondere bei übermäßiger Belastung/Stress/Angst in der Familie, Hinweisen auf Depression, Störung in der elterlichen Beziehung oder Kindeswohlgefährdung.

Fütterstörungen

Tab. 21.1 Red Flags als Anlass zur Abklärung organischer Ursachen einer Fütterstörung

Symptom und zusätzliche Leitbefunde	Beispielhaft weiterführende Diagnostik
Gedeihstörung, Gewichtsverlust	Tab. 1 in Bührer et al. 2020
Makrozephalie	Sonografie des Schädels, Augenhintergrund, MRT
Galliges Erbrechen	Sonografie des Abdomens, Bilirubin, Transaminasen, Lipase
Vigilanzstörung, Irritabilität, Fieber, Trinkprobleme	Sonografie/MRT des Schädels
Tachykardie, Tachypnoe	EKG, Thoraxröntgenbild, Echokardiografie
Hämatemesis, blutige Durchfälle	Gerinnung, Sonografie
Persistierend schwere Durchfälle und Erbrechen	Sonografie, IgE-Nachweis, pathogene Keime und Calprotectin im Stuhl
Schluckstörung, nahrungsabhängige Schmerzen	Breischluck, ggf. Endoskopie
Auffälliger Untersuchungsbefund mit lokalisierbaren Schmerzen	Je nach Befund weitere Abklärung, i. d. R. mit Labor und Sonografie des Abdomens

Basale Laboruntersuchungen, wie Blutbild, CRP, Transaminasen, Albumin, Cholinesterase, Blutzucker, Blutgasanalyse, Kreatinin, TSH, fT3, Immunglobuline, Urinstatus sowie je nach Alter Zöliakieantikörper und eine Abdomensonografie können zur initialen Abklärung (◘ Tab. 21.1) hilfreich sein.

Eine Übersicht über die diagnostischen Kriterien der einzelnen Fütterungsstörungsformen: eOverview 21.4.

21.1.1 Therapie

■ Therapieziel
Das Therapieziel ist die Erreichung altersgemäßer Ernährungsformen zur Gewährleistung adäquaten Wachstums, mentaler, motorischer und psychosozialer Entwicklung sowie die Vermeidung langfristiger unphysiologischer Ernährungsformen und familiärer Konflikte.

■ Therapieprinzip und therapeutisches Vorgehen
Bei **vermehrtem Spucken** beim Säugling können eine Oberkörperhochlagerung um 30°, ein ausgedehntes Aufstoßen nach der Nahrung, eine Modifikation der Still- oder Füttertechnik (Sauger, Flasche) sowie eine Andickung der Nahrung durchgeführt werden. Bei Verdacht auf Kuhmilchproteinallergie kann ein 2-wöchiger Auslassversuch mit anschließendem Wiedereinführen von Kuhmilchprotein (in der Regel in der Nahrung der voll stillenden Mutter) Aufschluss geben und gleichzeitig therapeutisch sein. Eine operative Therapie im Säuglings- oder Kleinkindalter ist selten notwendig (▶ Kap. 5).

Beim **vermehrt schreienden Säugling** sollten die Bezugspersonen zunächst beruhigende und verhaltensbasierte Interventionen durchführen (z. B. Beruhigungsmaßnahmen wie Spazierfahrten, Änderung der Pflege und familiärer Routinen, ▶ https://www.dgkj.de/fileadmin/user_upload/images/Elternseite/Elterninformationen/DGKJ_SCHREIBABY_19.pdf). Es können bei nicht vollgestillten Säuglingen Therapieversuche mit hydrolysierter Nahrung und Probiotika und bei vollgestillten Säuglingen eine Allergenelimination der Ernährung der Mutter erfolgen.

> Bei Fütterstörung kann ein Videofeedback, also die Videoaufnahme der Füttersituation und die gemeinsame Analyse mit den Eltern im Nachhinein sehr hilfreich sein.

Kinder mit **Selbstregulationsstörungen** profitieren von einer Anpassung des Settings, d. h. bei zu agitierten Kindern beruhigende Rituale sowie Reduktion von Reizen (gleichzeitige Handynutzung), um die Ernährung herum, bei zu müden Kindern stimulierende Techniken wie Massage. Gerade bei Kindern mit relevanter Müdigkeit kann u. U. eine transiente oder dauerhafte Sondierung die Nahrungsaufnahme erleichtern.

Kinder mit **Interaktionsstörungen** werden sowohl in ambulanten Settings familien- oder elternzentriert als auch multimodal sowie stationär, z. B. bei Gefahr relevanter Vernachlässigung, behandelt. Die multimodale Behandlung ist häufig erforderlich, um die Mobilisation und muskuläre Koordination des oft hypotonen Säuglings zu unterstützen und bestehende ernährungs- und entwicklungsbezogene Defizite zu erkennen und zu adressieren. Weiterhin müssen die Fähigkeit der Mutter, die Kindesversorgung mit entsprechender Unterstützung zu gewährleisten, sowie das entsprechende familiäre Umfeld und Unterstützungssystem evaluiert und gestärkt werden. Bestehende psychiatrische Komorbiditäten, z. B. häufig vorbestehende Interaktionsstörungen in der eigenen Kindheit, sollten gezielt behandelt werden („nurturing the mother to nurture the child").

Die Therapie der **infantilen Anorexie** basiert auf verschiedenen pathophysiologischen Annahmen und wird häufig als transaktionale Störung zwischen Kind und Bezugsperson vorgestellt mit den Charakteristika einer übermäßigen Aktivierung des Kindes, einer positiven Familienanamnese und häufig ähnlichen Erfahrungen der Bezugsperson mit folglich unzureichender Grenzsetzung (Chatoor et al. 1997).

Die Therapie basiert auf
- Hilfe für die Eltern: Erläuterung der Probleme des Kindes hinsichtlich Hypererregbarkeit, unzureichender Herunterregulation sowie unzureichender Wahrnehmung physiologischen Hungers- und Sättigungsgefühls, zusammen mit dem intensiven Hunger auf Stimulation und elterliche Zuwendung.
- Aufgrund der eigenen Ernährungsanamnese im Kindesalter wird den Eltern ermöglicht, die Perspektive der eigenen Eltern besser zu verstehen, insbesondere die Schwierigkeiten in der Abgrenzung bei provokativem kindlichem Verhalten.
- Eltern erhalten spezifische Ernährungsrichtlinien zur Gestaltung strukturierter Mahlzeiten und Hilfen im Umgang mit provozierendem Verhalten und (Selbst)beruhigung des Säuglings bzw. Kleinkinds.

> **Feeding Guidelines bei infantiler Anorexie (nach Chatoor et al. 2009)**
> 1. Um Hungerwahrnehmung zu ermöglichen, sollten Mahlzeiten fest nach der Uhr in 3- bis 4-h-Intervallen angeboten werden, dazwischen kein Essen, bei Durst Wasser
> 2. Die Kinder sollen sehr kleine Portionen bekommen und ermutigt werden, um Nachschlag zu bitten, um die Aktivierung im Essprozess beizubehalten und Überforderung zu vermeiden
> 3. Eltern sollen das Kind im Kinderstuhl sitzen lassen, bis die Eltern satt sind, „bis der Bauch der Eltern voll ist". Hierfür können positive Verstärkungen (Stickeralben) oder Time-out-Phasen genutzt werden
> 4. Mahlzeiten sollen nicht länger als 20–30 min dauern
> 5. Eltern sollten die Kinder bezüglich der aufgenommenen Nahrungsmenge weder loben noch kritisieren, aber Verstärkung (z. B. beim Übergang zum Löffel) nutzen
> 6. Während der Mahlzeit keine Spielzeuge, keine Medien, kein Fernsehen, keine Ablenkungen
> 7. Nahrung sollte nicht als Belohnung oder als emotionale Zuwendung genutzt werden
> 8. Es sollte Essen(utensilien) nicht geworfen oder (bei älteren Kindern) mit dem Essen gespielt werden
> 9. Ältere Kinder sollten im Fall von Ablenkung während der Mahlzeit wieder auf das Essen fokussiert werden

Kinder mit **sensorischer Aversion** werden häufig nicht klar von der infantilen Anorexie abgegrenzt. Die Therapie basiert in der Regel auf der Annahme einer oralen Hypersensitivität, sodass sensorische Eindrücke gewisser Nahrungsqualitäten stärker wahrgenommen werden (positive Familienanamnese, genetischer Hintergrund unklar). Es wird empfohlen bei sehr starken Reaktionen des Kindes auf neue Nahrungsmittel diese zunächst zu meiden, da wiederholte aversive Reaktionen die Ablehnung verstärken können. Bei mäßig ausgeprägten negativen Reaktionen sollte das Nahrungsmittel in kleinen Mengen wiederholt angeboten werden. Eine weitere Strategie ist das Lernen am Vorbild, also der sichtliche Genuss der Eltern neuer Nahrungsmittel bei der gemeinsamen Mahlzeit. Gerade Kleinkinder werden ggf. nach den Nahrungsmitteln fragen, die die Eltern essen. Die Wahrscheinlichkeit einer Ablehnung ist so erheblich geringer, als wenn das Essen auf dem Teller des Kindes liegt und es aufgefordert wird zu probieren (Kontrolle nicht beim Kind). Irene Chatoor gibt einen sehr guten Tipp, auf Nachfrage dem Kind zwar etwas zu geben, aber dennoch zu sagen, das sei ja das Essen der Eltern, trotzdem dürfe das Kind ein kleines Stück bekommen. Eine Emotionalisierung inklusive eines Belohnungsaspekts von Süßigkeiten ist zu vermeiden; insbesondere sollen Süßigkeiten nicht zwischen den Mahlzeiten gegessen und auch nicht als Belohnung oder etwas „Besonderes" verwendet werden. Besonders wichtig ist die konfliktgeladene Mahlzeitensituation in der Familie zu entschärfen, da viele Kinder begleitende Angststörungen aufweisen, die durch die Essenskonflikte verstärkt werden können und gleichzeitig durch eine situativ gelernte Anspannung die Therapie erschweren.

Zur Therapie **posttraumatischer Fütterstörungen** muss zunächst der verstärkende Mechanismus unterbrochen werden, sollte dieser (wie bei fortgesetztem gastroösophagealem Reflux) fortbestehen. Die Kinder sollten keine schmerzhaften Erfahrungen beim Essen machen. Im Zusammenhang mit dem Ernährungsstatus des Kindes muss ein gemeinsamer Plan für eine adäquate Ernährung formuliert und angestrebt werden, ggf. sind stationäre Aufenthalte und Sondenernährung notwendig. Bei Kindern mit posttraumatischer Fütterstörung, die die Flasche im Übergang zum Schlaf verlangen, kann durch gezielte Fütterung in diesen Zeiten und dann langsame Ausdehnung in den Wachzeitraum eine ambulante „Gewöhnung an die Flasche" erfolgreich sein, ebenso Ablenkung während der Mahlzeit bei älteren Kindern (bei anderen Fütterstörungen ist Ablenkung oder Füttern beim Einschlafen zu vermeiden). Bei der Ablehnung fester Nahrungsmittel kann mit pürierter bzw. weicher Kost begonnen werden und diese graduell über Wochen angedickt und angereichert werden.

Viele multimodale Therapiekonzepte für diese Erkrankungsgruppe basieren auf einem mehrwöchigen stationären Aufenthalt (Dunitz et al. 1996), in dem unter enger Observation auch kleine Hungerreize der Kinder aufgegriffen werden sowie Ablehnung zur Beendigung der Ernährungsversuche führt. Andere Zentren berichten über medikamentöse Therapie, insbesondere bei Kindern im Grundschulalter mit selektiven Serotonin-Reuptake-Inhibitoren (SSRI) in niedriger Dosierung.

Im Rahmen der Sondenentwöhnung sind katabole Phasen kaum zu vermeiden, die Bedeutung und Schwere sowie der Umfang, in dem dies toleriert werden kann, hängen von Ausgangssituation und Grunderkrankung ab und müssen individuell evaluiert werden.

Bei Kindern im mittleren Alter von knapp 3 Jahren fanden Wright et al. zwar eine BMI-Abnahme von ca. 0,84 SDS, allerdings keine Wachstumsverzögerung. In einer anderen Studie zum Growing Independent Eaters (GIE) Programm wurde ein Gewichtsverlust von 6,6 % bei Säuglingen und 5,9 % bei Kindern beschrieben, hier übertrafen 93 % der Kinder ihr Gewicht vor der Sondenentwöhnung nach 6 Monaten. Der Beginn der therapeutischen Versuche zur Sondenentwöhnung sollte so früh wie sicher möglich gewählt werden, da ein Beginn nach dem 5. Lebensjahr mit geringerer Erfolgswahrscheinlichkeit verbunden ist. Dunitz-Scheer und Scheer haben das Grazer Model (▶ https://www.notube.com/?hsLang=de) zur ambulanten Sondenentwöhnung entwickelt.

■ **Monitoring und Verlauf**

Die, meist familienzentrierte, Therapie muss im multidisziplinären Team koordiniert und auch hinsichtlich somatischer Risiken überwacht werden. So müssen viele Kinder mit Fütterungsstörungen zumindest partiell Formulanahrung, hochkalorische Nahrung und Vitamin- und Mineralstoffsupplemente einnehmen.

Wichtige Entscheidungen wie z. B. die Frage der Anlage einer nasogastralen Sonde oder PEG können so im Verlauf adäquat entschieden werden. Gerade bei organischen Grunderkrankungen bzw. starker orofazialer Traumatisierung sollte die Ernährung über PEG zur Sicherung adäquater Nährstoffzufuhr erwogen und mit der Familie besprochen werden.

Hier sollte bereits von vornherein eine entsprechende Strategie zum Aufrechterhalten oraler Nahrungsaufnahme formuliert werden, häufig z. B. in Form von Dauersondierung, die 4 h vor der geplanten Mahlzeit unterbrochen wird, um dann einen Hunger-Sättigungs-Zyklus zu ermöglichen (1- bis 3-mal täglich) mit einer oralen oder zumindest gastral applizierten Mahlzeit.

Besonders wichtig ist, dass das Monitoring auch intersektoral über die akute Therapiephase hinaus fortgesetzt wird und damit auch mit dem heimatnahen Kinderarzt möglichst konkrete Vereinbarungen zur fortgesetzten Überwachung getroffen werden.

- **Prognose**

Es gibt wenige Langzeitstudien zu Fütterstörungen. Kinder mit Säuglingskoliken hatten im Alter von 4 Jahren noch mehr Auffälligkeiten in der Emotionsregulation, Konzentrationsstörungen und Stimmungsschwankungen sowie Schwierigkeiten beim Essen und Bauchschmerzen (Cenivet et al. 2000).

Kinder mit Störungen der Interaktion bzw. der gegenseitigen Wahrnehmungen gedeihen oft rasch, sobald eine stationäre Aufnahme oder ein Wechsel der Bezugsperson durchgeführt wird. Schon in historischen Untersuchungen zum Langzeitverlauf zeigte sich ein erhöhtes Risiko für Verhaltensstörungen, Selbstkontrolle und kognitive Defizite (Sturm et al. 1989).

Die Prognose von Kindern mit sensorischer Aversion ist geprägt von nur sehr langsamen Erfolgen im Umgang mit neuen Nahrungsmitteln (Neophobie) und sekundären Fütterstörungen wie einer infantilen Anorexie oder posttraumatischen Fütterstörungen sowie begleitenden Angststörungen.

- **Prävention**

Die Prävention von Fütterungsstörungen zielt im Wesentlichen auf einen positiven Umgang mit Essen in der Dyade Kind und Bezugsperson aber auch in der weiteren Familie ab, insbesondere bei Patienten mit schweren organischen Grunderkrankungen. Dies beginnt bereits in der Neonatalphase bzw. im stationären Akutsetting und muss sich in die ambulante Betreuung forttragen.

Insbesondere die Prävention posttraumatischer Fütterstörungen mit entsprechender Vermeidung aversiver bzw. orofazial traumatisierender Erlebnisse und die Frage der sondenabhängigen Ernährung (nasogastral oder via PEG) sind weitere Diskussionsfelder, in denen ein differenziertes Herangehen erforderlich ist.

- **Qualitätssicherung**

Angesichts der negativen Prognose vieler Fütterstörungen ohne adäquate Therapie sind Häufigkeit stationärer multimodaler (wochenlanger) Angebote und deren Refinanzierung unzureichend. Neben der strukturellen Benachteiligung präventiver Aspekte in den aktuell gestalteten Gesundheitssystemen, steht besonders die ausreichende und nachhaltige Verfügbarkeit (nach Zahl und Qualität) von pädiatrisch geschulten und erfahrenen Ernährungsspezialisten im interdisziplinären und ganzheitlich orientierten Behandlungsteam im Fokus. Trotz der Häufigkeit, gerade auch bei komorbid organisch erkrankten Kindern, und der Relevanz für die Wachstums- und Entwicklungsaufgaben, aber oft auch für die Prognose der Grunderkrankung, ist die Therapie von Ernährungsstörungen bisher weiter ein Nischenthema.

Qualitätsindikatoren sind die altersentsprechende somatische, statomotorische, sensorische und psychosoziale Entwicklung, die neben einem gedeihlichen Familienleben auch den regelmäßigen Schulbesuch bzw.

eine erfolgreiche Berufsausbildung gewährleistet.

Um dies positiv zu beeinflussen, sollten flächendeckend qualifizierte Programme, hinsichtlich Struktur- und Prozessqualität überprüft, angeboten werden. Nur so ließen sich auch mehr wissenschaftliche Daten zum Thema erfassen, um Head-to-Head Vergleiche der verschiedenen Behandlungsstrategien durchführen zu können und das Outcome der Kinder zu verbessern.

Dieses Kapitel enthält elektronisches Zusatzmaterial.

? Fragen zur Wiederholung
1. Welche organischen Erkrankungen können zur Genese von Fütterstörungen beitragen?
   a) Angeborene Herzfehler
   b) Neurologische Erkrankungen
   c) Frühgeburtlichkeit
   d) Gastroösophagealer Reflux
   e) Alle oben genannten Erkrankungen
2. Im Rahmen einer univentrikulären Palliation eines hypoplastischen Linksherzsyndroms tritt nach dem zweiten Operationsschritt mit langem Intensivaufenthalt und wiederholtem Erbrechen mit z. T. Aspirationsereignissen eine schwere Nahrungsverweigerung des Kleinkinds auf. Welche Diagnose ist am wahrscheinlichsten?
   a) Anorexia nervosa
   f) Selbstregulationsstörung mit Fütterstörung
   g) Interaktionsstörung zwischen Mutter und Kind in der Ernährungssituation
   h) Posttraumatische Fütterstörung
   i) Infantile Anorexie
3. Welche Therapieformen werden bei Fütterstörungen vorwiegend angewandt
   a) Fundoplicatio bzw. Antirefluxoperationen
   b) Umstellung der Nahrung auf Heilnahrung
   c) Multimodale Therapie inklusive Psychotherapie und Ernährungstherapie, Logopädie
   d) Hochkalorische Sondennahrung als dauerhaftes Therapiekonzept
   e) Medikamentöse Therapie der Mutter

Literatur

Empfohlene vertiefende Lektüre

Chatoor I (2009) Diagnosis and treatment of feeding disorders in infants, toddlers and young children. Zero to three. ISBN 978-1934019337

Goday PS, Huh SY, Silverman A, Lukens CT, Dodrill P, Cohen SS et al (2019) Pediatric feeding disorder: consensus definition and conceptual framework. J Pediatr Gast Nutr. 68(1):124–129

Bührer, C., Ensenauer, R., Jochum, F. et al. (2020) Standards der ernährungsmedizinischen Versorgung in der ambulanten und stationären Pädiatrie durch spezialisierte Einrichtungen der Kinder- und Jugendmedizin. Monatsschr Kinderheilkd 168:834–841. ▸ https://doi.org/10.1007/s00112-020-00901-3

Chatoor I, Getson P, Menvielle E et al. (1997) A feeding scale for research and clinical practice to assess mother-infant interactions in the first three years of life. Infant Ment Health J 18: 76–91

Dunitz M, Scheer PJ, Kvas E, Macari S (1996) Psychiatric diagnosis in infancy: a comparison. Infant Ment Health J 17:12–24

Weiterführende Literatur

American Psychiatric Association, DSM-5 Task Force. (2013). Diagnostic and statistical manual of mental disorders: DSM-5™ (5th ed.). American Psychiatric Publishing, Inc.. ▸ https://doi.org/10.1176/appi.books.9780890425596

Brewerton TD, D'Agostino M (2017) Adjunctive use of olanzapine in the treatment of avoidant restrictive food intake disorder in children and adolescents in an eating disorders program. J Child Adolesc Psychopharmacol 27(10):920–922

Bryant-Waugh R, Markham L, Kreipe RE et al (2010) Feeding and eating disorders in childhood. Int J Eat Disord 43(2):98–111

Caldwell AR, Krause EK (2021) Mealtime behaviours of young children with sensory food aversions: an observational study. Aust Occup Ther J 68(4):336–344. ▸ https://doi.org/10.1111/1440-1630.12732. Epub 2021 May 6. PMID: 33955028; PMCID: PMC8363574

Cerniglia L, Marzilli E, Cimino S (2020) Emotional-behavioral functioning, maternal psychopathologic risk and quality of mother-child feeding interactions in children with avoidant/restrictive food intake disorder. Int J Environ Res Public Health 17(11):3811. ▸ https://doi.org/10.3390/ijerph17113811. PMID:32471208; PMCID: PMC7311983

Clouzeau H, Dipasquale V, Rivard L, Lecoeur K, Lecoufle A, Le Ru-Raguénès V, Guimber D, Leblanc V, Malécot-Le Meur G, Baeckeroot S, Van Malleghem A, Loras-Duclaux I, Rubio A, Genevois-Peres A, Dubedout S, Bué-Chevalier M, Bellaïche M, Abadie V, Gottrand F (2022) Weaning children from prolonged enteral nutrition: a position paper. Eur J Clin Nutr 76(4):505–515. ▶ https://doi.org/10.1038/s41430-021-00992-5. Epub 2021 Aug 30 PMID: 34462558

Cooney M, Lieberman M, Guimond T et al (2018) Clinical and psychological features of children and adolescents diagnosed with avoidant/restrictive food intake disorder in a pediatric tertiary care eating disorder program: a descriptive study. J Eat Disord 6:7

Davis AM, Bruce AS, Mangiaracina C et al (2009) Moving from tube to oral feeding in medically fragile nonverbal toddlers. J Pediatr Gastroenterol Nutr 49(2):233–236

Dolman L, Thornley S, Doxtdator K, Leclerc A, Findlay S, Grant C, Breakey VR, Couturier J (2021) Multimodal therapy for rigid, persistent avoidant/restrictive food intake disorder (ARFID) since infancy: a case report. Clin Child Psychol Psychiatry 26(2):451–463. ▶ https://doi.org/10.1177/1359104520981401. Epub 2020 Dec 18 PMID: 33334145

Dunitz-Scheer, M., Tappauf, M., Burmucic, K. et al. (2007) Frühkindliche Essstörungen. Monatsschr Kinderheilkd 155:795–803. ▶ https://doi.org/10.1007/s00112-007-1587-5

Eddy KT, Thomas JJ, Hastings E et al (2015) Prevalence of DSM-5 avoidant/restrictive food intake disorder in a pediatric gastroenterology healthcare network. Int J Eat Disord 48(5):464–470

Grentz L, Furfari K, Keifer R, Potter NL (2022) Appetite guided approach to pediatric enteral tube weaning in the home setting pilot study. JPEN J Parenter Enteral Nutr. ▶ https://doi.org/10.1002/jpen.2394. Epub ahead of print. PMID: 35526140

Hay P, Mitchison D, Collado AEL et al (2017) Burden and health-related quality of life of eating disorders, including Avoidant/Restrictive Food Intake Disorder (ARFID), in the Australian population. J Eat Disord 5:21

Kardas M, Cermik BB, Ekmekci S et al (2014) Lorazepam in the treatment of posttraumatic feeding disorder. J Child Adolesc Psychopharmacol 24(5):296–297

King LA, Urbach JR, Stewart KE (2015) Illness anxiety and avoidant/restrictive food intake disorder: cognitive-behavioral conceptualization and treatment. Eat Behav 19:106–109

Krom H, de Winter JP, Kindermann A (2017) Development, prevention, and treatment of feeding tube dependency. Eur J Pediatr 176(6):683–688. ▶ https://doi.org/10.1007/s00431-017-2908-x. Epub 2017 Apr 13. PMID: 28409284; PMCID: PMC5432583

Kurz S, van Dyck Z, Dremmel D et al (2015) Early-onset restrictive eating disturbances in primary school boys and girls. Eur Child Adolesc Psychiatry 24(7):779–785

Kurz S, van Dyck Z, Dremmel D et al (2016) Variants of early-onset restrictive eating disturbances in middle childhood. Int J Eat Disord 49(1):102–106

Lentze MJ (2022) 4.1 Ethical dilemmas in pediatric nutrition practice. World Rev Nutr Diet 124:410–414. ▶ https://doi.org/10.1159/000516727. Epub 2022 Mar 3. PMID: 35240626

Lopes R, Melo R, Curral R et al (2014) A case of choking phobia: towards a conceptual approach. Eat Weight Disord 19(1):125–131

Lucarelli L, Sechi C, Cimino S, Chatoor I (2018) Avoidant/restrictive food intake disorder: a longitudinal study of malnutrition and psychopathological risk factors from 2 to 11 years of age. Front Psychol 31(9):1608. ▶ https://doi.org/10.3389/fpsyg.2018.01608. PMID:30233458; PMCID: PMC6127741

Marinschek S, Pahsini K, Schweer PJ, Dunitz-Scheer M (2019) Long-term outcomes of an interdisciplinary tube weaning program: a quantitative study. J Ped Gast Nutr 68(4):591–594. ▶ https://doi.org/10.1097/MPG.0000000000002264. PMID: 30633107

Mascola AJ, Bryson SW, Agras WS (2010) Picky eating during childhood: a longitudinal study to age 11 years. Eat Behav 11(4):253–257

Milano K, Chatoor I, Kerzner B (2019) A functional approach to feeding difficulties in children. Curr Gastroenterol Rep 21(10):51. ▶ https://doi.org/10.1007/s11894-019-0719-0. PMID: 31444689

Mirete J, Thouvenin B, Malecot G, Le-Gouëz M, Chalouhi C, du Fraysseix C, Royer A, Leon A, Vachey C, Abadie V (2018) A program for weaning children from enteral feeding in a general pediatric unit: how, for whom, and with what results? Front Pediatr 25(6):10. ▶ https://doi.org/10.3389/fped.2018.00010. PMID:29423394;PMCID:PMC5788903

Norris ML, Spettigue WJ, Katzman DK (2016) Update on eating disorders: current perspectives on avoidant/restrictive food intake disorder in children and youth. Neuropsychiatr Dis Treat 12:213–218

Norris ML, Spettigue W, Hammond NG et al (2018) Building evidence for the use of descriptive subtypes in youth with avoidant restrictive food intake disorder. Int J Eat Disord 51(2):170–173

Pinhas L, Nicholls D, Crosby RD et al (2017) Classification of childhood onset eating disorders: a latent class analysis. Int J Eat Disord 50(6):657–664

Rivera-Nieves D, Conley A, Nagib K, Shannon K, Horvath K, Mehta D (2019) Gastrointestinal conditions in children with severe feeding difficulties. Glob Pediatr Health 6:2333794X19838536. ▶ https://doi.org/10.1177/2333794X19838536. PMID: 31020010; PMCID: PMC6469270

Shine AM, Finn DG, Allen N, McMahon CJ (2019) Transition from tube feeding to oral feeding: experience in a tertiary care paediatric cardiology unit. Ir J Med Sci 188(1):201–208. ▶ https://doi.org/10.1007/s11845-018-1812-3. Epub 2018 May 2. Erratum in: Ir J Med Sci. 2018 Jun 29: PMID: 29717418

Sharp WG, Jaquess DL, Morton JF et al (2010) Pediatric feeding disorders: a quantitative synthesis of treatment outcomes. Clin Child Fam Psychol Rev 13(4):348–365

Sharp WG, Stubbs KH, Adams H et al (2016) Intensive, manual-based intervention for pediatric feeding disorders: results from a randomized pilot trial. J Pediatr Gastroenterol Nutr 62(4):658–663

Silverman AH (2010) Interdisciplinary care for feeding problems in children. Nutr Clin Pract 25(2):160–165

Spettigue W, Norris ML, Santos A et al (2018) Treatment of children and adolescents with avoidant/restrictive food intake disorder: a case series examining the feasibility of family therapy and adjunctive treatments. J Eat Disord 6:20

Steen E, Wade TD (2018) Treatment of co-occurring food avoidance and alcohol use disorder in an adult: possible avoidant restrictive food intake disorder? Int J Eat Disord 51(4):373–377

Thomas JJ, Lawson EA, Micali N, Misra M, Deckersbach T, Eddy KT (2017) Avoidant/restrictive food intake disorder: a three-dimensional model of neurobiology with implications for etiology and treatment. Curr Psychiatry Rep 19(8):54. ► https://doi.org/10.1007/s11920-017-0795-5.PMID:28714048;PMCID:PMC6281436

Thomas JJ, Brigham KS, Sally ST et al (2017) Case 18-2017 – an 11-year-old girl with difficulty eating after a choking incident. N Engl J Med 376(24):2377–2386

Wright CM, McNair S, Milligan B, Livingstone J, Fraser E (2022) Weight loss during ambulatory tube weaning: don't put the feeds back up. Arch Dis Child archdischild-2021-323592. ► https://doi.org/10.1136/archdischild-2021-323592. Epub ahead of print. PMID: 35351738

Zucker N, Mauro C, Craske M et al (2017) Acceptance-based interoceptive exposure for young children with functional abdominal pain. Behav Res Ther 97:200–212

Restriktive und supplementierte Ernährungsformen

Jan de Laffolie und Klaus-Peter Zimmer

Inhaltsverzeichnis

22.1 Grundlagen – 340

22.2 Therapie – 343

Literatur – 348

Für die Autoren bestehen keine Interessenkonflikte.

Ergänzende Information Die elektronische Version dieses Kapitels enthält Zusatzmaterial, auf das über folgenden Link zugegriffen werden kann ▶ https://doi.org/10.1007/978-3-662-65248-0_22.

© Springer-Verlag GmbH Deutschland, ein Teil von Springer Nature 2023
K.-P. Zimmer et al. (Hrsg.), *Gastroenterologie – Hepatologie – Ernährung – Nephrologie – Urologie,* Therapie der Krankheiten im Kindes- und Jugendalter,
https://doi.org/10.1007/978-3-662-65248-0_22

Ernährung von Kindern und Jugendlichen in besonderen Situationen umfasst ein breites Spektrum von Modifikationen der für gesunde Kinder empfohlenen optimierten Mischkost.

22.1 Grundlagen

> **Links zu Ernährungsempfehlungen**
> - FKE: ▶ http://www.fke-do.de/
> - ▶ http://www.gesund-ins-leben.de/
> - Deutschlands Initiative für gesunde Ernährung und mehr Bewegung: ▶ http://www.in-form.de
> - KIGGS: ▶ http://www.kiggs-studie.de/
> - Ernährungskommission der Deutschen Gesellschaft für Kinder- und Jugendmedizin: ▶ https://www.dgkj.de/unsere-arbeit/stellungnahmen-der-dgkj/stellungnahmen-fuer-medizinische-fachkreise#c3134

Nahrungsmittelunverträglichkeiten oder -intoleranzen, definiert als unangenehme (aber reproduzierbare) Reaktionen auf spezifische Nahrungsmittel oder Zutaten, werden von vielen Patienten beklagt. Sie umfassen Intoxikationen (z. B. Aflatoxine, Staphylotoxine), (psychisch bedingte) Nahrungsmittelabneigungen, Malabsorptionen (Laktoseintoleranz) oder Maldigestionen (Pankreasinsuffizienz), immunologisch vermittelte Reaktionen (Allergien, CED, Zöliakie) oder genetisch bedingte Stoffwechselerkrankungen (z. B. Fruktoseintoleranz).

Wir unterscheiden restriktive Diäten, bei denen Nahrungsmittel oder Nahrungsmittelgruppen vom Verzehr ausgeschlossen werden, von der Substitution bzw. gezielten Supplementierung und Anreicherung von Nährstoffen und Nahrungsmitteln. Die entsprechenden Modifikationen werden von Ernährungstherapeuten (Ärzte, Heilpraktiker, Hebammen, Ernährungsfachkräfte) initiiert und durch Bezugspersonen, Sorgeberechtigte und Familienmitgliedern oder Jugendliche selbst umgesetzt. Ebenso vielgestaltig sind Hintergründe und Ziele der Ernährungsmodifikation. Diese reichen von der Therapie einer Grunderkrankung und Verringerung von Symptomen bis zur Vermeidung von Komplikationen. Weltanschauliche, religiöse und komplementär- oder alternativmedizinische Sichtweisen müssen sich einer wissenschafts- und evidenzbasierten Prüfung stellen. Aus ärztlicher Sicht ist die Versachlichung emotionaler Diskussionen anzuraten, zumal auch Vorteile einer beispielsweise vegetarischen Ernährung mit präventiven Effekten z. B. hinsichtlich des metabolischen Syndroms und Adipositas nachgewiesen sind. Indikationsstellungen für restriktive Diäten sind grundsätzlich kritisch zu stellen, um Überbehandlungen oder damit verbundene Folgeschäden zu vermeiden. Restriktionen, die allein auf kausale Bedürfnisse oder Beobachtungen von Betreuern zurückgehen, die sich u. U. in ihrer Sorge um ihre Schutzbefohlenen allein gelassen oder missverstanden fühlen, müssen besondere Aufmerksamkeit und fachliche Kompetenz erfahren.

> Je stärker eine Kostform eingeschränkt ist und je kleiner das Kind bei Einführung der Restriktion ist, desto wahrscheinlicher ist eine Fehlernährung mit nachfolgenden Mangelerscheinungen.

▪ Diagnostische Diäten

Diese werden z. B. bei Verdacht auf Nahrungsmittelallergie (▶ Abschn. 7.2) zeitlich begrenzt (10–28 d) durchgeführt, unter Führung eines Ernährungsprotokolls hinsichtlich der relevanten Symptome mit anschließender Reprovokationsphase.

Eine **oligoallergene Basisdiät,** die für einen begrenzten Zeitraum mit möglichst nichtallergenen Nahrungsmitteln auskommt, sollte nur nach vorheriger diätetischer Beratung und durch pädiatrisch geschulte Ernährungsfachkräfte unter kinderärztlicher Kontrolle durchgeführt werden. Sie beinhaltet den Verzicht auf Milchprodukte außer extensiv hydrolysierter Formulanahrung, die Vermeidung von Fleischwaren außer Huhn, Pute, Rind oder Lamm, den Verzicht auf tierische Fette und Eier, auf alle Getreide außer Reis (inkl. Reiswaffeln, -milch, -nudeln), den Verzicht auf Obst außer Banane oder Birne, auf Süßwaren und Zucker und auf Gewürze außer Salz. Erlaubt sind Kartoffeln und in der Gruppe der Gemüse nur Blumenkohl, Brokkoli, Kohlrabi, Zucchini und Gurke. Wenn unter dieser Diät Beschwerdefreiheit eintritt, können gezielt bzw. einzeln etwa alle 2 Tage neue Nahrungsmittel hinzugefügt werden.

- **Therapeutische Diäten**

Diese können z. B. bei der Kuhmilchallergie nach Reevaluation zeitlich begrenzt werden. Bei vielen Nahrungsmittelallergien wie z. B. Erdnussallergien, bei der Zöliakie oder der adulten Hypolaktasie müssen die Restriktionen jedoch in der Regel lebenslang durchgeführt werden. Die Diäten müssen im Verlauf hinsichtlich der Nahrungszusammensetzung und der Deckung der Bedarfe hinsichtlich Makro- und Mikronährstoffen aber auch bezüglich der Adhärenz z. B. mit positiver Verstärkung begleitet werden. Die Sechs-Nahrungsmittel-Vermeidungs-Diät (6-Food Elimination Diet), bei der auf Milchprodukte, Eier, Weizen, Soja, Nüsse und Meeresfrüchte/Krustentiere verzichtet wird, findet bei der eosinophilen Ösophagitis Anwendung. Zu den häufigsten durchgeführten restriktiven Diäten zählen zur Behandlung der adulten Hypolaktasie und der Fruktosemalabsorption die **laktosearme** und die **fruktosearme Ernährung**.

Die Ernährung in westlichen Industrienationen mit hohem Anteil an Fleisch, Wurstwaren, industriell gefertigten Lebensmitteln und Süßigkeiten erhöht das Risiko, eine chronische Darmentzündung zu entwickeln. Die **exklusive Ernährungstherapie** (EET) wird beim Morbus Crohn als Erstlinientherapie mit großem Erfolg durchgeführt, weil sie nicht nur die mukosale Heilung fördert, sondern auch den Ernährungsstatus, die Knochendichte und die Lebensqualität verbessert (▶ Kap. 8; de Laffolie et al. 2020). Unter fortgesetzter Steroidtherapie bei CED wird eine Supplementierung mit Vitamin D und Kalzium empfohlen, allerdings gibt es keine zwingenden Daten für einen positiven Effekt auf Knochendichte oder -mineralisation. Bei Therapie mit MTX ist Folsäure zuzuführen. Es gibt keine ausreichende Datenlage, um restriktive Diäten bei Kindern und Jugendlichen mit juveniler idiopathischer Arthritis zu empfehlen; für Antioxidanzien wie Vitamin E und Fischöl (Omega 3/6) werden antiinflammatorischen Effekte vermutet.

Die **restriktive Ernährung bei angeborenen Stoffwechselerkrankungen** (u. a. PKU, hereditäre Fruktoseintoleranz), bei denen in der Regel Substrate defekter Enzyme in der Nahrung vermieden und Produkte solcher Enzyme vermehrt aufgenommen werden sollen, oft kombiniert mit der Gabe von Kofaktoren der betroffenen Enzyme sowie weiterer Medikamente zur Entgiftung, Substratdeprivation oder -inhibition, erfordern vom Behandlungsteam ein hohes Maß an Sachkenntnis. Es gilt Mangelerscheinungen, Diätfehler und Katabolie zu meiden, da diese zumeist mit einer Verschlechterung der Stoffwechselsituation einhergehen.

Die **ketogene Diät** imitiert durch gezielte Reduktion der Kohlenhydratzufuhr bei gleichzeitig bilanzierter Protein- und Fettzufuhr den Hungerstoffwechsel und wird therapeutisch bei Erkrankungen wie Pyruvatdehydrogenasemangel (OMIM 312 170) oder Glukosetransporterstörungen (GLUT1-Defekt, OMIM 606 777) sowie bei therapierefraktären Epilepsieformen eingesetzt. Empfohlen ist die ketogene Diät u. a. bei Angelman-Syndrom, Dravet-Syndrom, Doose-Syndrom, FIRE-Syndrom, Komplex-1-Mitochondriopathien, Ohtahara-Syndrom, superrefraktärem Status epilepticus, Tuberöse-Sklerose-Komplex, West-Syndrom; sie findet auch Verwendung z. B. bei Rett-Syndrom und subakut sklerosierender Panenzephalitis (SSPE). Bei Stoffwechselerkrankungen, bei denen eine konventionelle ketogene Diät aufgrund des damit verbundenen Hypoglykämierisiko kontraindiziert ist, wird eine orale Ketonzufuhr mit D,L-3-Hydroxybutyrat z. B. bei multipler Acyl-CoA-Dehydrogenasemangel (MADD) oder Glutarazidurie Typ 2 durchgeführt.

Hiervon abzugrenzen sind Kostformen, die durch Erreichen einer Ketose (Low-Carb oder Ketodiäten, modifizierte Atkins-Diät, Low Glycemic Index Diet, Glyx-Diät etc.) gesundheitliche, weltanschauliche oder spirituelle Ziele verfolgen, am häufigsten mit dem Ziel der Gewichtsabnahme bzw. Reduktion des Körperfettanteils. Die Ketone Acetoacetat, 3-Hydroxybutyrat und Aceton stellen im Fasten Energieträger für zahlreiche Organe des Körpers dar.

- **Vegetarische Ernährungsformen**

Schätzungen zufolge hat in den letzten 10 Jahren der Anteil der Vegetarier von 7 % auf 10 % der Bevölkerung zugenommen, der Anteil der Veganer wird mit ca. 1 % geschätzt. In einer Fragebogenstudie wurde festgestellt, dass ca. 4,3 % der Erwachsenen sich vegetarisch ernähren, wobei der Anteil bei jungen Erwachsenen <30 Jahre mit 9 % der Frauen und 5 % der Männer am höchsten lag (Mensink Brettschneider 2016). Im Rahmen der KiGGS-Studie 2003–2006 bezeichneten sich 2 % der männlichen und 6 % der weiblichen Jugendlichen als Vegetarier.

Die üblichen vegetarischen Ernährungsformen unterscheiden sich in laktovegetarisch (Verzicht auf Fleisch, Fisch und Eier) ovolaktovegetarisch (Verzicht auf Fisch und Fleisch), peskovegetarisch bzw. pesketarisch (Verzicht auf Fleisch, jedoch nicht auf Fisch) sowie die vegane Ernährung (rein pflanzlich mit Verzicht auf Produkte tierischen Ursprungs) bzw. vegane Lebensweise (Kleidung, Kosmetik etc.). Flexitarier sind Menschen, die zumeist als Vegetarier ihre Nahrungsmittel zusammenstellen, jedoch vereinzelt auch Fisch oder Fleisch konsumieren.

Antiinflammatorische und antioxidative Eigenschaften vegetarischer Ernährungsformen werden den sog. Phytochemicals, also Bestandteilen pflanzlicher Nahrungsmittel, die nicht unmittelbar der Ernährung dienen, zugeordnet. Unter diesen zeichnen sich Polyphenole (Flavonoide, Phenolsäuren, Lignane und Stilbene) durch eine Vielzahl von Effekten auf den Stoffwechsel und das hepatogastrointestinale System aus.

Zur Sorge der Mangelversorgung von Kindern bei vegetarischer Ernährung sollte auch die Abwägung der Vorzüge einer solchen (erlernten) Ernährungsform im Erwachsenenalter hinzutreten. Vegetarier erkranken seltener an Adipositas, koronarer Herzerkrankung oder Typ-II-Diabetes mellitus.

Die **vegane Ernährung** hat sich im Hinblick auf das Ablehnen der Nutzung tierischer Produkte auch über die Ernährung hinaus zu einem Lebensstil entwickelt, der im Rahmen der Debatte um Tierwohl sowie Klimawandel und umweltschädliches Verhalten ein moralisch normatives Momentum entwickelt hat. In der Beurteilung von Studien zum Nutzen-Risiko-Profil einer veganen Ernährungsweise für Kinder und Jugendliche muss beachtet werden, dass eine vegane Ernährung zumeist mit einem höheren sozioökonomischen Status, einem besseren Gesundheitsverhalten allgemein sowie vermehrten sportlichen Aktivitäten und geringeren Raucherraten im Vergleich zu Omnivoren derselben Region verbunden ist.

Während aktuell Gehalt an Vitaminen, Mineralstoffen und LC-PUFAs im Rahmen einer veganen Ernährung diskutiert werden, wurde in der Vergangenheit die biologische Wertigkeit von Proteinen ins Feld geführt. Biologische Wertigkeit ist hierbei ein Maß, wie gut das Nahrungseiweiß zum Aufbau von Körperproteinen geeignet ist, der Wert 100 wird hierbei für das Hühnerei festgelegt. Kritik am Konzept biologischer Wertigkeit besteht darin, dass kein Rückschluss auf die „Gesundheit" eines Nahrungsmittels gezogen werden kann (z. B. auf Vitamingehalt) und dass die eigentliche Proteindigestion nicht ausreichend berücksichtigt wird. Durch Kombinationen von Nahrungsmitteln, die z. T. kulturell entstanden sind, kann die biologische Wertigkeit erhöht werden (eTab. 22.1).

Über die Hälfte der weltweiten Produktion proteinreicher Pflanzen wird für die Tierzucht verwendet.

Die Bewegung der sog. **Vollwerternährung** wird auf W. Kollath (1892–1979) zurückgeführt und versuchte die Weiterverarbeitung von Nahrungsmitteln und die damit assoziierten negativen Effekte zu minimieren. Häufig werden 4 Wertstufen unterschieden: rohe Nahrungsmittel sollen vorwiegend verzehrt werden, Fisch, Fleisch und andere tierische Produkte wie Eier nur selten, ca. einmal wöchentlich. Dabei gibt es Überlappungen mit der optimierten Mischkost im Sinn einer Betonung pflanzlicher und wenig verarbeiteter Nahrungsmittel, allerdings auch Abweichungen. Extreme Formen sind insbesondere für Säuglinge und Kleinkinder nicht geeignet.

▪ Glutenfreie Ernährung

Die glutenfreie Ernährung wurde durch Willem Karl Dicke vor über 70 Jahren (noch vor der PKU-Diät) eingeführt. Gluten aus Weizenmehl ist als Kleber für Back- oder Garvorgänge wichtig, die eine stabile und adhäsiv-elastische Teigstruktur benötigen (Brot, Pasta). In glutenfreier Nahrung werden diese Eigenschaften durch in der Regel kombinierten Einsatz von Stärke, Hydrokolloiden, glutenfreier Mehle aus Getreiden/Pseudogetreiden, Enzymen, Emulgatoren und Protein erzielt. Kombiniert werden diese mit Ballaststoffen wie β-Glukan, Inulin, Carob- oder Bambusfasern, Polydextrose und Oligofruktose. Typische Stärkebestandteile kommen aus Cassava, Tapioka, Kartoffel, Mais oder Reis; (glutenfreie) Weizenstärke zeichnet sich durch besseren Geschmack und höhere Volumen im Brot aus. Glutenfreie Ernährung (GFD) stellt seit langem die einzige Behandlung der Zöliakie dar, wird aber auch zur Therapie einer Nicht-Zöliakie-Weizensensitivität und der Dermatitis herpetiformis Duhring eingesetzt (▶ Kap. 6).

> Im Verhältnis zu den medizinisch indizierten Behandlungen von Zöliakie und der in der doppelblind placebokontrollierten Belastung bestätigten Nicht-Zöliakie-Weizensensitivität überwiegen glutenfreie Ernährung aus Lifestyle oder heilpraktischen Erwägungen.

Der Verkauf glutenfreier Nahrungsmittel weltweit nahm von 2015–2020 um über 10 % zu. Die Prävalenz selbstberichteter gluten- bzw. weizenassoziierter Erkrankungen überschreitet die gesicherten Diagnosen um ein Vielfaches; bis zu 25 % der US-Amerikaner ernähren sich phasenweise glutenfrei.

▪ Fasten

Fasten erfolgt häufig im Erwachsenenalter mit sehr verschiedenen gesundheitlichen und spirituellen Zielen; die Vorteile sollen in Anbetracht der großen gesundheitlichen Probleme der Hyperalimentation und Adipositas nicht in Abrede gestellt werden. Im Kindesalter sind Fastenkuren zur Therapie der Adipositas obsolet. Auch im Rahmen einer akuten Gastroenteritis ist eine Fastenkur (bzw. die Zufuhr von Heilnahrung) für den im Vordergrund stehenden Wiederaufbau der Darmschleimhaut kontraproduktiv.

> Je kleiner Kinder sind, desto mehr sind sie hinsichtlich des Wachstums und einer altersentsprechenden Entwicklung auf eine gleichmäßige und adäquate Nährstoffzufuhr angewiesen.

22.2 Therapie

▪ Therapieziel

Das Therapieziel restriktiver oder ergänzender Ernährungsmaßnahmen ist die Behandlung einer Grunderkrankung (z. B. Stoffwechselerkrankungen oder Nahrungsmittelallergien) bzw. Symptomreduktion bei z. B. laktosearmer Ernährung (Bauchschmerzen, Durchfall) oder ketogener Diät (Anfallshäufigkeit). Zur Prävention von akuten oder langfristigen Komplikationen dieser Erkrankung ist in der Regel eine gute Diätadhärenz erforderlich, sodass die geistige, körperliche und psychosoziale Entwicklung des Kindes altersentsprechend verlaufen kann.

▪ Therapieprinzip

Im Vordergrund restriktiver und supplementierter Ernährung steht der möglichst gezielte (am wenigsten einschränkende) Eingriff in eine optimierte Mischkost z. B. durch Entfernung toxischer bzw. unverträglicher Nahrungsbestandteile oder Substrate defekter Enzyme in der täglichen Nahrung oder die gezielte Zufuhr bei selektivem Nährstoffmangel. „Functional Food" mit antiinflammatorischer Wirkung erlangt bei einzelnen Erkrankungen klinische Bedeutung.

■ **Therapeutisches Vorgehen**

Jede restriktive Ernährung erfordert zunächst die strukturierte Erhebung der Ernährungssituation bzw. der Nährstoffversorgung sowie Wachstums- und Entwicklungsdaten und bei Bedarf weitere Laboruntersuchungen (Vitamine, Mikronährstoffe; s.a. ▶ https://www.dge.de/wissenschaft/referenzwerte).

Bei **laktosearmer Ernährung** (bei kongenitalem Laktasemangel und adulter Hypolaktasie) wird die Höchstgrenze der Laktosezufuhr für Erwachsene bei 8–10 g/d, bei laktosefreier Ernährung bei 1 g/d gesehen. Die tolerierbare Dosis kann individuell austitriert werden. Laktose findet sich neben Milchprodukten auch in zahlreichen verarbeiteten Nahrungsmitteln wie Gewürzmischungen, Fertignahrungsmitteln oder auch Medikamenten. Bei sekundärer Laktosemalabsorption ist die zugrunde liegende Malabsorption abzuklären und zu behandeln, während der Nährstoffmangel substituiert wird; weiterhin muss auf ausreichende Kalzium- und Vitamin-D-Zufuhr geachtet werden; alternative Kalziumquellen sind Früchte, Gemüse und laktosefreie Milch. Laktosearme Ernährung kann z. B. im Urlaub oder bei anderen Situationen mit möglichem Verzehr laktosehaltiger Lebensmittel durch Laktasepräparate (z. B. Lactaid, Lactrase) unterstützt werden. Laktaseaktivität befindet sich auch in Joghurt (Lactobacillus bulgaricus, Streptococcus thermophilus). Während bei laktosearmer Ernährung noch laktosefreie Milch und Milchprodukte erlaubt sind, ist bei der kuhmilchproteinfreien Diät (diagnostisch oder therapeutisch bei Verdacht auf Kuhmilchproteinallergie) jedes Lebensmittel mit Kuhmilchprotein strikt zu meiden.

Bei **saccharosearmer Diät** (bei Saccharase-Isomaltase-Mangel) muss nicht nur auf reine Saccharose als Rohr- bzw. Rübenzucker verzichtet werden, sondern auch auf Nahrungsmittel mit hohem Saccharosegehalt sowie Isomaltosegemische wie Maltodextrin, reiner Malzzucker oder Malzextrakte. Ersatzstoffe sind hier Glukose, Laktose, Fruktose oder Zuckeralkohole, häufig wird auch Stärke gut vertragen. Zuckerfreie Nahrungsmittel sind häufig nicht geeignet, da z. B. Maltodextrin, Invertzucker oder ähnliches darin Verwendung finden. Inzwischen sind orale Enzympräparate zugelassen.

Fruktosefreie Diät ist bei hereditärer Fruktoseintoleranz (Aldolase-B-Mangel) indiziert; hier muss neben Fruktose auch auf Saccharose und saccharose- bzw. fruktosehaltige Nahrungsmittel verzichtet werden. Auch Zuckeraustauschstoffe wie Sorbit, Invertzucker, Isomalt oder Lycasit müssen vermieden werden. Dies ist mit Verzicht auf Gemüse, Obst, Eis, Honig, Marmelade, Ketchup u. a. verbunden. Die maximale Zufuhr an Fruktose sollte 40 mg/kg/d nicht überschreiten. Bereits durch basale Nahrungsmittel wie Brot, Nudeln und Reis werden im Kleinkindalter 2 g, im Schulkindalter 4 g Fruktosezufuhr täglich erreicht, sodass weitere Exposition zwingend vermieden werden muss. Bei Erwachsenen wird die Obergrenze mit 6 g täglich angegeben. Beim Säugling muss die Ernährung komplett fruktosefrei sein, bis zum 2. Lebensjahr muss die Zufuhr von Fruktose unter 0,5–1 g täglich liegen.

> Patienten mit fruktosefreier Diät müssen extrem auf Zucker bzw. -austauschstoffe in pädiatrischen Arzneimitteln achten (häufig Sorbit, Saccharose oder Fruktose enthalten).

Aufgrund der resultierenden hohen Zufuhr tierischer Proteinquellen sollten fettarme Nahrungsmittel gewählt werden, um übermäßige Zufuhr tierischer Fette zu vermeiden. Eine Substitution von Folsäure und wasserlöslichen Vitaminen ist in zuckerfreier Form notwendig.

> Bei hereditärer Fruktoseintoleranz ist eine strikt fruktosefreie Ernährung lebenslang durchzuführen, da sonst schwere Organschädigung und Tod drohen. Diese seltene angeborene Stoffwechselerkrankung darf nicht mit fruktosearmer Ernährung bei der häufiger auftretenden Fruktosemalabsorption verwechselt werden.

Fruktosearme Ernährung wird bei Fruktosemalabsorption durchgeführt, wenn eine Fruktosebelastung mit 1 g/kg im Atemtest Symptome hervorruft (Blähungen, Bauchschmerzen, Durchfall). Hierbei wird Fruktose durch Glukose, Laktose, Maltodextrin oder Süßstoffe ersetzt, es muss nicht auf saccharosehaltige Lebensmittel verzichtet werden, bei unvermeidlicher Zufuhr von Fruktose kann die Resorption durch gleichzeitige Glukosegabe verbessert werden. Die tolerierbare Dosis wird in der Regel individuell austitriert. Geeignete fruktosearme glukosereiche Früchte sind Aprikosen, Erdbeeren, Holunder, Kirsche, Pflaume, Sanddorn, Weintrauben, Banane, Kiwi, Papaya, Litschi, Honigmelone und Sauerkirschen.

Vor Beginn einer **ketogenen Diät** müssen Kontraindikationen (eOverview 22.1) ausgeschlossen und Therapieziele festgelegt werden, außerdem sind der körperliche Status (inkl. Wachstum) und verschiedene Stoffwechselparameter (insbesondere Acylcarnitinanalyse im Plasma) zu erheben.

Am Anfang der Durchführung einer ketogenen Diät steht die Festlegung einer ketogenen Ratio als Verhältnis Fett in der Nahrung zu Kohlenhydraten und Proteinen (typisch 3–4.5:1), des Energiebedarfs und des Proteinbedarfs (i. d. R. 0,8–2 g/kg/d). Nach Abzug des Fettes (also z. B. bei 4:1 80 % Fett) muss im restlichen Teil der Ernährung der Proteinbedarf gedeckt werden, Kohlenhydrate bleiben hier nur in geringen Mengen möglich. So ist bei Säuglingen aufgrund des hohen Proteinbedarfs ein Verhältnis von maximal 3:1 möglich.

Eine Variante der klassischen ketogenen Diät nutzt mittelkettige Triglyceride (MCT) zur rascheren Erreichung einer Ketose. Bei der MCT-basierten Form muss auf ein langsames Eindosieren der MCT geachtet werden, da es sonst wegen der hohen Osmolarität der MCT zu gastrointestinalen Problemen kommt (Erbrechen, Bauchschmerzen, Durchfall). MCT können auch schrittweise in konventioneller ketogener Diät hinzugefügt werden, um die Ketose zu vertiefen.

> Schon eine kurze intensive Glukosezufuhr führt zu einem Aufheben der Ketose und der damit verbundenen therapeutischen Effekte.

Eine ausreichende Ballaststoffzufuhr erhöht das Sättigungsgefühl und Volumen der Mahlzeiten und reduziert (mit ausreichender Trinkmenge) das Risiko der Obstipation.

> Bei Auftreten von Hypoglykämien ohne Ketose muss ein Abbruch der Einleitung einer ketogenen Diät und entsprechende Ursachenabklärung erfolgen.

Nach Beginn der Ketose (3-Hydroxybutyrat, 3OHB, $\geq$ 1 mmol/l) sollten vor den Mahlzeiten Blutgasanalyse, Blutzucker und Ketone bestimmt werden bis zum Erreichen stabiler Werte. Übliche Ziele der ketogenen Diät: pH 7,35–7,45, Base Excess -5 bis -10, pCO_2 ca. 35 mmHg, Ketone (3 OHB) 2–5 mmol/l, Glukose 60–80 mg/dl.

Zur genaueren Durchführung ketogener Diät sei auf die entsprechende AWMF-Leitlinie verwiesen: ▶ https://register.awmf.org/assets/guidelines/022-021l_S1_Ketogene_Diaeten_2022-02.pdf (letzter Zugriff 04.01.2023).

Eine **ovolaktovegetarische Ernährung** bei Kindern und Jugendlichen ist grundsätzlich als unproblematisch anzusehen und führt gerade bei einer ausgewogenen Zusammensetzung der Nahrungszufuhr mit Milchprodukten und Eiern nicht zu relevanten Risiken. So sollte bei ovolaktovegetarischer Ernährung auf die regelmäßige Zufuhr von Milchprodukten und Eiern geachtet werden. Ziel ist eine vielseitige Gestaltung des Speiseplans, die nicht nur durch das Weglassen von Fleisch und Fisch gekennzeichnet sein sollte, sondern durch gezielte Zufuhr nährstoffreicher Nahrungsmittel. Zur Vermeidung von Eisenmangel können mehrmals wöchentlich Hülsenfrüchte und eisenreiche Gemüse dienen, diese sollten zur besseren Resorption mit Vitamin-C-haltigen Nahrungsmitteln kombiniert werden (z. B. Paprika, Apfel, Zitrusfrüchte). Es sollte insbesondere bei Mädchen mit starker Menstruation niedrigschwellig der Eisenhaushalt und das Blutbild untersucht und ggf. Eisen substituiert werden. Nährstoffe, deren Zufuhr durch ovolaktovegetarische Ernährung in aller Regel reduziert wird, sind tierische Proteine, Eisen, Zink, Vitamin B_{12} sowie Jod (wie bei allen Ernährungsformen), Omega-3-Fettsäuren, Vitamin D (bei ohnehin geringer Zufuhr mit der Nahrung) und bei zusätzlichem Verzicht auf Eier auch Vitamin A.

> Die Angaben der Eltern bezüglich der Ernährungszusammensetzung kann von der dargestellten Systematik abweichen. Es lohnt sich eine orientierende Anamnese der Zufuhrhäufigkeit der relevanten Nahrungsmittelgruppen Fleisch, Fisch, Milchprodukte und Eier durchzuführen.

Obwohl international als Ernährungs- und Lebensweise akzeptiert, birgt eine unreflektierte Umsetzung einer streng **veganen Ernährung** gerade für kleine Kinder einige Risiken und sollte daher nicht ohne kinderärztliche Beratung und Überwachung durchgeführt werden.

> Eine streng vegane Ernährung führt ohne Supplementierung regelmäßig zu Vitamin-B_{12}-Mangel. Dies muss auch bei Säuglingen stillender Mütter mit veganer Ernährung beachtet werden, wenn diese bereits vor der Schwangerschaft eingehalten wurde. Hier drohen irreversible neurologische Schädigung und Gedeihstörung.

Häufig beschriebene Ernährungsmangelsituationen beziehen sich auf Energie- und Eiweißzufuhr, Kalzium, Eisen, Jod, Selen sowie die Vitamine D, B_2 und B_{12}. Außerdem muss die Versorgung mit langkettigen Omega-3-Fettsäuren (insbesondere Docosahexaensäure, DHA) kritisch beleuchtet werden.

> Ernährungsformen, die die vegane Ernährung noch weiter einschränken, wie z. B. makrobiotische oder frutarische Ernährung oder das zusätzliche Vermeiden von Kochvorgängen (Rohkosternährung) sind für Kinder und Jugendliche nicht geeignet.

Die Low FODMAP Diät wird u. a. zur Behandlung des Reizdarms (Colon irritable) eingesetzt; auch bei der Nicht-Zöliakie-Weizensensitivität ist sie wirksam. Bei Kindern mit Reizdarm und funktionellen Bauchschmerzen konnten in doppelblind durchgeführten RCT-Studien positive Effekte gezeigt werden (Strózyk et al. 2022). Fermentierbare **O**ligo-, **D**i-, **M**onosaccharide **A**nd **P**olyole (FODMAP) bestehen aus Fruktanen/Galaktanen (Oligosaccharide aus Fruktose/Galaktose, z. B. Inulin), Laktose, Fruktose und Polyolen (Zuckeralkohole wie Sorbitol, Mannitol, Xylitol, Maltitol) und sind im Dünndarm (im Gegensatz zum Kolon) schwer verdau- bzw. resorbierbar. Sie sind in zahlreichen Früchten, Gemüsen, Getreidearten (Weizen, Roggen, Gerste, Hafer), Pistazien, Milchprodukten, Hülsenfrüchten, Honig und Lebensmittelzusatzstoffen (Inulin, FOS, Sorbitol u. a.) enthalten, sodass die Durchführung dieser Diät sehr anspruchsvoll und eingreifend ist. Unter einer Low FODMAP-Diät ändert sich das Mikrobiom und die intestinale Permeabilität.

Die Indikation zu einer **histaminarmen Diät** sollte sehr kritisch gestellt werden, wobei eine verminderte Diaminoxidase (DAO)-Aktivität nicht als beweisend für eine Histaminintoleranz anzusehen ist. Histaminintolerante Patienten geben plötzliche Hautrötungen, Juckreiz, gastrointestinalen und respiratorische Symptome, Zephalgien bis hin zu kardiovaskulären Symptomen (Tachykardie, Hypotonie, Anaphylaxie) an. Der Gehalt an Histamin, einem biogenen Amin, ist besonders hoch in Käse, Wein, Fisch, geräuchertem Fleisch, Sauerkraut, Spinat oder Tomaten; jedoch schwanken die Konzentrationen in Abhängigkeit von Lagerung, Reifung und Gärung (durch den Abbau von Histidin) stark. Einige Medikamente (Acetylcystein, Metamizol, Metronidazol, Metoclopromid) beeinflussen die DAO negativ. Zitrusfrüchte, Erdbeeren, Ananas, Nüsse oder Schokolade enthalten zwar keine hohen Histaminkonzentrationen, fördern aber Histamin Freisetzung. Begründet eine sorgfältige Anamnese, ein Ernährungs- und Symptomtagebuch und der differenzialdiagnostische Ausschluss anderer Erkrankungen die Verdachtsdiagnose Histaminintoleranz, so kann eine doppelblind durchgeführte orale Provokation nach histaminarmer Diät unter ärztlicher Aufsicht (unter Bereithaltung von Antihistaminika) die Diagnose bestätigen. Für die langfristige Diätempfehlung ist die individuelle Histaminunverträglichkeit zu ermitteln.

- **Monitoring und Verlauf**

Jede restriktive Kostform sollte sorgfältig auf ihre Notwendigkeit sowie die angemessene Versorgung mit Vitaminen und Spurenelementen der betroffenen Kinder und Jugendlichen überprüft werden, dies kann nur mit Ernährungsfachkräften erfolgen.

Auch im Rahmen des Wachstums und der Entwicklung der Ernährungsgewohnheiten stellen wiederholte Termine mit Ernährungsfachkräften eine wichtige Voraussetzung für gute Therapiecompliance dar. Typische Zeitpunkte zur wiederholten Ernährungsberatung sind neben der Diagnosestellung der Eintritt in Kindergarten und später Schule sowie die Vorbereitung z. B. von Klassenfahrten, Auswärtsübernachten sowie zur Selbstständigkeitserziehung bei Jugendlichen und im Rahmen der üblichen krankheitsspezifischen Kontrollen z. B. halbjährlich oder jährlich. Die Verlaufskontrollen dienen der Korrektur aber auch der Bestätigung gegenüber dem Kind oder Jugendlichen und den Eltern zur Fortführung der in der Regel langfristig durchzuführenden Diäten. Eine verlässliche und vertrauensvolle ambulante Anbindung fördert die Diätadhärenz.

> Bei Sprachproblemen sind 2- bis 3-mal so viele Termine in der Ernährungsberatung angemessen und notwendig.

- **Prognose**

Bei präziser Diagnose (u. a. Nahrungsmittelallergie, PKU, Zöliakie) besitzen viele Diäten ein großes Potenzial, akute oder längerfristige Komplikationen zu vermeiden bzw. eine altersentsprechende Entwicklung zu gewährleisten, vorausgesetzt die Diät wird korrekt bzw. strikt (auch im symptomfreien Zustand) eingehalten. Die Diätadhärenz muss entsprechend aktiv gefördert werden. Bei anderen Erkrankungen wie der adulten Hypolaktasie und der Fruktosemalabsorption kann der Patient das Maß der Restriktion anhand seiner Symptomatik „titrieren". Der Erfolg der Diäten hängt häufig von der frühen Erkennung bzw. Vermeidung von selektiven Nährstoffmängeln ab, die bei prompter und adäquater Substitution keine Folgeschäden hinterlassen (z. B. Vermeidung von Osteoporose mit Kalzium und Vitamin D bei laktosearmer Diät).

- **Prävention**

Zu Prävention unsachgemäßer Ernährungsformen leistet die Gesundheitserziehung hin zu einer gesunden Ernährung („optimierte Mischkost") sowie die Aufklärung über die Notwendigkeit fachlich kompetenter Begleitung relevanter Ernährungsrestriktionen einen wichtigen Beitrag. Ferner ist die Wirkung therapeutischer Diäten in der Regel besser, je früher die jeweilige Erkrankung erkannt (Neugeborenenscreening, Zöliakiescreening von Risikogruppen) bzw. umso kompetenter (rechtzeitig) diätetisch behandelt wird.

> Überbehandlungen restriktiver wie supplementärer Natur sind auf der Basis fundierter Indikationsstellungen zu vermeiden.

Auch das präventive Potenzial einer ausreichenden Versorgung mit
— Jod (<1 Jahr 40–80 µg/d, 1–10 Jahre 100–140 µg/d, Jugendliche/Erwachsene 180–200 µg/d),
— Folsäure (zur Vermeidung von Neuralrohrdefekten: 0,4 mg/d zusätzlich zur Nahrungszufuhr mit Beginn vor der Konzeption),
— Vitamin D (bei Frühgeborenen <1500 g: 800–1000 IE, Säuglinge: 400–500 IU/d und Risikogruppen),
— Fluorid (0,25 mg/d zusammen mit 400–500 IE Vitamin D in Tablettenform bis Zahndurchbruch bzw. 12 Monate, danach 2-mal täglich Zähneputzen mit reiskorn- bzw. erbsengroßer Menge Zahnpasta mit 1000 ppm Fluorid) oder auch
— fettlöslichen Vitaminen bei Cholestase (▶ Kap. 9) ist beträchtlich.

- **Qualitätssicherung**

Bei den genannten Erkrankungen haben sich neben der körperlichen und psychosozialen Entwicklung inklusive Wachstum und Pubertät krankheitsbezogene Qualitätsindikatoren bewährt: Aktivitätsparameter der Erkrankungen, Laborparameter (z. B. Transglutaminaseantikörper, Calprotectin im Stuhl, Stoffwechselmetabolite: Aminosäuren, TSH/T_4 u. a.) sowie Symptomfreiheit (Malabsorptionsbeschwerden).

Bei den meisten Erkrankungen handelt es sich um chronische bzw. seltene Erkrankungen, deren Patienten in komplex ausgestatteten Zentren mit multiprofessionellem Team inklusive einer Ernährungsfachkraft angebunden sein sollten. In der Regel gelingt es nur interdisziplinär, die Ursachen einer insuffizienten Diätadhärenz aufzulösen, um koordinierte, ganzheitliche (inklusive psychotherapeutische) und nachhaltige Therapielösungen zur Vermeidung krankheits- und diätbedingter Komplikationen zu finden (Bührer et al. 2020).

- **Ausblick**

Vor dem Hintergrund des zunehmenden Überlebens und der besseren Prognose chronisch kranker Kinder z. B. mit Kurzdarmsyndrom, aber auch mit schwerer Cholestase oder anderen erheblichen Organ- und Stoffwechselerkrankungen, sowie der zunehmenden Häufigkeit von Ernährungsstörungen gerade im Kleinkindalter ist die differenzialdiagnostische Erwägung von Makro- und Mikronährstoffdefiziten besonders wichtig. Leider sind z. T. für Säuglinge und Kleinkinder kaum valide Daten und adäquate Medikamentenformulierungen vorhanden, z. B. zur parenteralen Ernährung. Andererseits eröffnen Ernährungsmodifikationen und Ernährungstherapien („Functional Food") bei einem immer größeren Feld von Erkrankungen nebenwirkungsarme Therapiemöglichkeiten (z. B. bei chronisch entzündlichen Darmerkrankungen).

Zentral wird neben der weiteren Forschung auch die tägliche therapeutische Umsetzung sein, die insbesondere durch die unzureichende strukturelle Integration von Ernährungsfachkräften und interdisziplinären (sowie intersektoralen) Behandlungsteams gefährdet ist.

Dieses Kapitel enthält elektronisches Zusatzmaterial.

❓ Fragen zur Wiederholung

1. Welche der folgenden Nahrungsmittelgruppen sind bei fruktosefreier Diät z. B. bei der hereditären Fruktose-Intoleranz erlaubt?
   a) Milch, Fleisch, Eier
   b) Fruktosearme und glukosereiche Obstsorten
   c) Saccharosehaltige Nahrungsmittel
   d) Ketchup, Grillsaucen, Gewürzmischungen, Remoulade
   e) Süßigkeiten und Nachspeisen
2. Welche der folgenden Nahrungsmittelgruppen sind bei oligoallergener Diät/Suchdiät verboten?
   a) Milchprodukte
   b) Kartoffeln
   c) Reis, Reiswaffeln
   d) Reine heißgepresste Pflanzenöle wie Rapsöl oder Sonnenblumenöl
   e) Lammfleisch
3. Welche der folgenden Erkrankungen ist keine Kontraindikation für eine ketogene Diät
   a) West-Syndrom
   b) Ketoneogenesedefekte
   c) Carnitinstoffwechseldefekte
   d) Komplex-1-Atmungskettendefekte
   e) Fettsäureoxidationsstörungen

Literatur

de Laffolie J, Schwerd T, Simon A, Pauli M, Broekaert I, Classen M, Posovszky C, Schmidt-Choudhury A (2020) im Namen und Auftrag der AGs CEDATA und AG Ernährung und Diätetik/Ernährungsmedizin der GPGE. Crohn's Disease Exclusion Diet (CDED) als Alternative zur exklusiven Ernährungstherapie bei Kindern und Jugendlichen mit Morbus Crohn? Stellungnahme der Arbeitsgemeinschaften CEDATA und Ernährung/Diätetik/Ernährungsmedizin der Gesellschaft für pädiatrische Gastroenterologie und Ernährung e.V [Crohn's Disease Exclusion Diet—an alternative to exlusive enteral nutritional therapy in children and adolescents with Crohn's disease? Statement of the GPGE working groups CEDATA and Nutrition/Nutrition Medicine]. Z Gastroenterol 58(9):890–894. German. ▶ https://doi.org/10.1055/a-1199-6751. Epub 2020 Sep 18. PMID: 32947634

Gert BM, Mensink, (2016) Clarissa Lage BarbosaAnna-Kristin Brettschneider.J Heal Monito 1(2). ▶ https://doi.org/10.17886/RKI-GBE-2016-033Robert Koch-Institut, Berlin

Weiterführende Literatur

American Academy of Pediatrics Committee on Fetus and Newborn (2003) Controversies concerning vitamin K and the newborn. Pediatrics 112:191–192

Agostoni C, Decsi T, Fewtrell M, Goulet O, Kolacek S, Koletzko B, Michaelsen KF, Moreno L, Puntis J, Rigo J, Shamir R, Szajewska H, Turck D, van Goudoever J (2008) ESPGHAN Committee on nutrition: complementary feeding: a commentary by the ESPGHAN committee on nutrition. J Pediatr Gastroenterol Nutr 46(1):99–110. ▶ https://doi.org/10.1097/01.mpg.0000304464.60788.bd. PMID: 18162844

Barnard ND, Leroy F (2020) Children and adults should avoid consuming animal products to reduce the risk for chronic disease: debate consensus. Am J Clin Nutr 112(4):937–940. ▶ https://doi.org/10.1093/ajcn/nqaa237. PMID: 32889545

Bronsky J et al (2018) ESPGHAN/ESPEN/ESPR/CSPEN guidelines on pediatric parenteral nutrition: Vitamins. Clinical Nutrition. 37(6 Pt B):2366–2378

Bührer et al (2020) Standards der ernährungsmedizinischen Versorgung in der ambulanten und stationären Pädiatrie durch spezialisierte Einrichtungen der Kinder- und Jugendmedizin. Monatsschr Kinderheilk 168: 834–841. ▶ https://doi.org/10.1007/s00112-020-00901-3

Craig WJ, Mangels AR, Fresán U, Marsh K, Miles FL, Saunders AV, Haddad EH, Heskey CE, Johnston P, Larson-Meyer E, Orlich M (2021) The safe and effective use of plant-based diets with guidelines for health professionals. Nutrients 13(11):4144. ▶ https://doi.org/10.3390/nu13114144. PMID:34836399;PMCID:PMC8623061

Desmond MA, Sobiecki JG, Jaworski M, Płudowski P, Antoniewicz J, Shirley MK, Eaton S, Książyk J, Cortina-Borja M, De Stavola B, Fewtrell M, Wells JCK (2021) Growth, body composition, and cardiovascular and nutritional risk of 5- to 10-y-old children consuming vegetarian, vegan, or omnivore diets. Am J Clin Nutr 113(6):1565–1577. ▶ https://doi.org/10.1093/ajcn/nqaa445. PMID:33740036;PMCID:PMC8176147

Imke Ehlers, C. Binder, A. Constien, S. Jeß, S. Plank-Habibi, F. Schocker,C. Schwandt und A. WerningEliminationsdiäten bei Nahrungsmittelallergieund anderen Unverträglichkeitsreaktionenaus der Sicht desArbeitskreises „Diätetik in der Allergologie"Allergologie, Jahrgang 23, Nr. 11/2000, S. 512–516

Elangovan R, Baruteau J (2022) Inherited and acquired vitamin B12 deficiencies: Which administraZon rout to choose for supplementation? Front Pharmacol 13:972468 doi▶ https://doi.org/10.3389/fphar.2022.972468

Ernährungskommission der Österreichischen Gesellschaft für Kinder- und Jugendheilkunde (ÖGKJ), Ernährungskommission der Deutschen Gesellschaft für Kinder- und Jugendmedizin (DGKJ), Ernährungskommission der Schweizerischen Gesellschaft für Pädiatrie (SGP) et al (2020) Parenterale Ernährung von Früh-, Neugeborenen, Kindern und Jugendlichen. Monatsschr Kinderheilkd 168:634–643. ▶ https://doi.org/10.1007/s00112-020-00881-4

Mihatsch WA, Braegger C, Bronsky J, Campoy C, Domellöf M, Fewtrell M, Mis NF, Hojsak I, Hulst J, Indrio F, Lapillonne A, Mlgaard C, Embleton N, van Goudoever J (2016) ESPGHAN Committee on Nutrition et al. Prevention of Vitamin K deficiency bleeding in newborn infants: a position paper by the ESPGHAN committee on nutrition. J Pediatr Gastroenterol Nutr 63(1):123–129

Parsons TJ, van Dusseldorp M, van der Vliet M, van de Werken K, Schaafsma G, van Staveren WA (1997) Reduced bone mass in Dutch adolescents fed a macrobiotic diet in early life. J Bone Miner Res 12(9):1486–1494. ▶ https://doi.org/10.1359/jbmr.1997.12.9.1486. PMID: 9286766

Protudjer JLP, Mikkelsen A (2020) Veganism and paediatric food allergy: two increasingly prevalent dietary issues that are challenging when co-occurring. BMC Pediatr 20(1):341. ▶ https://doi.org/10.1186/s12887-020-02236-0. PMCID:PMC7350184

Rasmussen SA, Fernhoff PM, Scanlon KS (2001) Vitamin B12 deficiency in children and adolescents. J Pediatr 138(1):10–17. ▶ https://doi.org/10.1067/mpd.2001.112160. PMID: 11148506

Rudloff S, Bührer C, Jochum F, Kauth T, Kersting M, Körner A, Koletzko B, Mihatsch W, Prell C, Reinehr T, Zimmer KP (2019) Vegetarian diets in childhood and adolescence : position paper of the nutrition committee, German Society for Paediatric and Adolescent Medicine (DGKJ). Mol Cell Pediatr. 6(1):4. ▶ https://doi.org/10.1186/s40348-019-0091-z. PMID:31722049; PMCID:PMC6854160

Selinger E, Kühn T, Procházková M, Anděl M, Gojda J (2019) Vitamin B12 deficiency is prevalent among czech vegans who do not use vitamin b12 supplements. Nutrients 11(12):3019. ▶ https://doi.org/10.3390/nu11123019. PMID:31835560;PMCID:PMC6950550

Strózyk A, Horvath A, Szajewska-H (2022) FODMAP dietary restrictions in the management of children with functional abdominal pain disorders: a systematic review. Neurogastroenterol Motil e14345. ▶ https://doi.org/10.1111/nmo.14345

Sutter DO, Bender N (2021) Nutrient status and growth in vegan children. Nutr Res 91:13–25. ▶ https://doi.org/10.1016/j.nutres.2021.04.005. Epub 2021 May 18 PMID: 34130207

Tandon R, Thacker J, Pandya U, Patel M, Tandon K (2022) Parenteral vs oral vitamin b12 in children with nutritional macrocytic anemia: a randomized controlled trial. Indian Pediatr 31:S097475591600427. Epub ahead of print. PMID: 35642923

Trapani S, Rubino C, Indolfi G, Lionetti P (2022) A narrative review on pediatric scurvy: the last twenty years. Nutrients 14(3):684. ▶ https://doi.org/10.3390/nu14030684. PMID:35277043;PMCID:PMC8840722

Weder S, Keller M, Fischer M, Becker K, Alexy U (2022) Intake of micronutrients and fatty acids of vegetarian, vegan, and omnivorous children (1–3 years) in Germany (VeChi Diet Study). Eur J Nutr 61(3):1507–1520. ▶ https://doi.org/10.1007/s00394-021-02753-3. Epub 2021 Dec 2. PMID: 34855006; PMCID: PMC8921058

Westergren T, Kalikstad B (2010) Dosage and formulation issues: oral vitamin E therapy in children. Eur J Clin Pharmacol 66(2): 109–18 doi: ▶ https://doi.org/10.1007/s00228-009-0729-1. Epub 2009 Oct13. PMID: 19823814

Winckel M, De Bruyne R, Van De Velde S, Van Biervliet S (2009) Vitamin K, an update for the paediatrician. Eur J Pediatr 168:127–134

Witt M, Kvist N, Jørgensen MH, Hulscher JB, Verkade HJ, Netherlands Study group of Biliary Atresia Registry (NeSBAR) (2016) Prophylactic dosing of vitamin K to prevent bleeding. Pediatrics. 137(5):e20154222

Nephrologie-Urologie

Glomeruläre Erkrankungen

Marcus R. Benz und Lutz T. Weber

Inhaltsverzeichnis

23.1 Nephritisches Syndrom – 354
23.1.1 Grundlagen – 354
23.1.2 Therapie – 355

23.2 Nephrotisches Syndrom – 360
23.2.1 Grundlagen – 360
23.2.2 Therapie – 361

Literatur – 368

Interessenkonflikte M.R. Benz: Forschungsunterstützung: BMBF

Interessenkonflikte L.T. Weber: Forschungsunterstützung: BMBF, DFG, Chiesi GmbH; Vortragstätigkeit: Alnylam Germany GmbH, InfectoPharm Arzneimittel und Consilium GmbH und med update GmbH, Sanofi; Beratertätigkeit: Alexion Pharma GmbH, Alnylam Germany GmbH, Chiesi GmbH, Greenovation Biotech GmbH

Ergänzende Information Die elektronische Version dieses Kapitels enthält Zusatzmaterial, auf das über folgenden Link zugegriffen werden kann ▶ https://doi.org/10.1007/978-3-662-65248-0_23.

© Springer-Verlag GmbH Deutschland, ein Teil von Springer Nature 2023
K.-P. Zimmer et al. (Hrsg.), *Gastroenterologie – Hepatologie – Ernährung – Nephrologie – Urologie*, Therapie der Krankheiten im Kindes- und Jugendalter,
https://doi.org/10.1007/978-3-662-65248-0_23

23.1 Nephritisches Syndrom

23.1.1 Grundlagen

Das nephritische Syndrom ist ein auf einer meist inflammatorischen Erkrankung des Glomerulus beruhender Symptomenkomplex, der im Gegensatz zum nephrotischen Syndrom nicht einheitlich definiert ist. Das nephritische Syndrom kann folgende Symptome umfassen: arterielle Hypertonie, glomeruläre Hämaturie (Leitsymptome), Ödeme (Volhard-Trias) sowie (kleine) Proteinurie, Zylindrurie, Oligurie und Einschränkung der glomerulären Filtration (GFR) bis hin zum akuten Nierenversagen. Eine Überlappung zwischen nephritischem und nephrotischem Syndrom ist möglich. Eine Einteilung kann aufgrund der Ursache oder des klinischen Verlaufs erfolgen, der sich akut, rapid-progressiv, rezidivierend oder im Sinne einer chronischen Glomerulonephritis manifestieren kann. Allerdings sind die Übergänge hier fließend. Die Differenzierung der Glomerulopathien ist letztendlich oft nur histologisch möglich.

Die Ursache eines nephritischen Syndroms kann eine isolierte Nierenerkrankung (primäre Glomerulonephritis) oder Teil einer systemischen Erkrankung (sekundäre Glomerulonephritis) sein. Epidemiologisch zeigen die Glomerulonephritiden im Kindesalter weltweit eine sehr unterschiedliche Inzidenz. So wird z. B. die Poststreptokokkenglomerulonephritis in Ländern mit hohem hygienischem Standard und frühzeitiger antibiotischer Therapie in abnehmender Häufigkeit gesehen.

Auch genetisch bedingte oder erworbene syndromale Erkrankungen (z. B. Kollagensynthesestörungen aus dem Alport-Formenkreis und thrombotische Mikroangiopathien z. B. im Rahmen eines hämolytisch-urämischen Syndroms) können sich klinisch als nephritisches Syndrom manifestieren (eAbb. 23.1).

> Akute Glomerulonephritiden können einen chronischen Verlauf nehmen sowie auch chronische einen akuten Verlauf nehmen können!

- **Diagnostik**

Die Diagnosestellung beginnt mit der ausführlichen **Anamneseerhebung,** die bereits wichtige Hinweise zur Differenzialdiagnose liefern kann. Ging dem nephritischen Syndrom z. B. eine streptokokkenassoziierte Erkrankung (z. B. Pharyngitis, Impetigo) voraus, so ist eine postinfektiöse Glomerulonephritis naheliegend. Systemische Symptome wie Fieber, Gelenkschmerzen, Bauchschmerzen oder Hautveränderungen können auf eine IgA-Vaskulitis oder eine Autoimmunerkrankung (systemischer Lupus erythematodes, SLE) hindeuten.

Die **körperliche Untersuchung** ist daher umfassend und schließt unbedingt die Messung von Körpergewicht, Körperlänge und Blutdrucks mit ein.

Die **Urinanalyse** ist das Kernelement der **laborchemischen Untersuchung** neben der biochemischen Untersuchung der Nierenfunktion (Retentionsparameter wie Serumkreatinin und Cystatin C) sowie der Serumelektrolytkonzentration und Serumeiweiß- und -albuminkonzentration. Differenzialdiagnostisch sind Antikörpertiter (z. B. Antistreptolysin- und Anti-DNAse-B-Antikörper, antinukleare Antikörper, dsDNA-Antikörper, antineutrophile cytoplasmatische Antikörper, Anti-Basalmembran-Antikörper), Immunglobuline (z. B. Immunglobulin A) und die Analyse des Komplementsystems (C3, C4, CH50, APH50) von Bedeutung. Erniedrigte C3-Werte im Serum als Zeichen eines Komplementverbrauchs finden sich typischerweise bei der postinfektiösen Glomerulonephritis, dem SLE und bei Erkrankungen des Komplementsystems (atypisches hämolytisch-urämisches Syndrom, C3-Glomerulonephritis). Dabei stellt das HUS eine nichtinflammatorische Erkrankung dar, die auf dem Boden einer thrombotischen Mikroangiopathie mit konsekutiver Thrombozytopenie, Hämolyse und einem akuten Nierenversagen entsteht. Auslöser können u. a. bakterielle (selten virale) Toxine sein (typisches HUS), aber auch genetische bedingte Veränderungen in Proteinen des Komplementsystems (komplementvermitteltes (atypisches) HUS).

Eine **Ultraschalluntersuchung** der Nieren und ableitenden Harnwege sollte bei allen

Kindern mit einem nephritischen Syndrom durchgeführt werden. Sie liefert u. a. Informationen über die Nierengröße und die Parenchymechogenität. Typischerweise sind die Nieren im Akutstadium beidseitig vergrößert und hyperechogen, die Perfusion kann vermindert sein.

Eine **Nierenbiopsie** ist immer dann zu erwägen, wenn eine Diagnose nicht auf andere Art gestellt werden kann oder eine therapeutische Entscheidung vom histologischen Befund abhängt. So ist die Diagnose einer IgA-Nephropathie (◘ Tab. 23.1) letztendlich nur histologisch möglich. Das therapeutische Vorgehen bei einer IgA-Nephropathie, einer IgA-Vaskulitis-Nephritis und einer Lupus-Nephritis orientiert sich u. a. am histologischen Befund.

> Die bioptische Diagnose einer nekrotisierenden, intra-/extrakapillär-proliferierenden rapid-pogressiven Glomerulonephritis (RPGN) mit Halbmondbildung („crescents") stellt immer eine absolute Notfallindikation dar und erfordert ein sofortiges Handeln unter Hinzuziehung eines kindernephrologischen Zentrums.

23.1.2 Therapie

■ **Therapieziel**
Therapeutisches Ziel aller Glomerulonephritiden und -pathien ist letztendlich die Wiederherstellung bzw. der Erhalt der Nierenfunktion. Bei systemischen Erkrankungen kommt der Schutz anderer Organe und Organfunktionen hinzu. Sensitive Marker der renalen Erkrankung sind das Ausmaß einer Proteinurie und einer Hämaturie. Die renale Restitutio ad integrum zeigt sich neben der Normalisierung der Nierenfunktion daher als Verschwinden von Hämaturie und Proteinurie.

■ **Therapieprinzip**
Das therapeutische Prinzip unterscheidet eine akute symptomatische Intervention von einer ggf. notwendigen nephroprotektiven bzw. immunsuppressiven (Dauer)therapie. Symptomatisch wird das typische akute nephritische Syndrom mit einer Einschränkung der Flüssigkeitsausscheidung bei exakter Flüssigkeitsbilanzierung (Einfuhr = Ausfuhr plus Perspiratio insensibilis) durch eine Einschränkung der Natrium- und Wasserzufuhr behandelt. Kommt es bei Oligurie dennoch zu einer Überwässerung, ist eine diuretische Therapie mit Schleifendiuretika (Furosemid) erforderlich. Eine Kombination mit Thiaziddiuretika (Hydrochlorothiazid) ist möglich. Ein ausgeglichener Elektrolyt- und Säure-Basen-Haushalt sollte angestrebt werden. Einige Patienten benötigen eine überbrückende Dialysetherapie in der akuten Erkrankungsphase.

Eine arterielle Hypertonie muss effektiv behandelt werden, um das Risiko einer enzephalopathischen Krise zu vermindern. Kalziumantagonisten (z. B. Amlodipin) sind sinnvolle Akutmedikamente, ACE-Inhibitoren (Ramipril, Enalapril, u. a.) und AT1-Rezeptorantagonisten (Candesartan, Losartan u. a.) sollten hinsichtlich des Hyperkaliämierisikos und bei akut eingeschränkter Nierenfunktion vorsichtig eingesetzt werden. ACE-Inhibitoren und AT1-Rezeptorantagonisten werden in der Langzeittherapie bei chronisch-proteinurischen Verläufen jedoch mit großem Erfolg zur Nephroprotektion eingesetzt.

Zu den nephroprotektiven Therapieansätzen zählt auch die Akut- und ggf. Dauertherapie mit den Komplementsysteminhibitoren Eculizumab bzw. Ravulizumab bei atypischem HUS bei Nachweis einer pathologischen Komplementaktivierung. Beim Einsatz von Komplementsysteminhibitoren müssen die Notwendigkeit einer Impfung gegen Meningokokken (und Pneumokokken) und/oder einer entsprechenden antibakteriellen Prophylaxe beachtet werden. Sowohl der Einsatz von Komplementsysteminhibitoren als auch einer intensivierten immunsuppressiven Medikation sollte spezialisierten Zentren überlassen sein.

■ **Therapeutisches Vorgehen**
Die Therapie verschiedener Entitäten ist in ◘ Tab. 23.1 dargestellt.

◘ Tab. 23.1 Therapie und klinische Besonderheiten eines nephritischen Syndroms im Kindesalter

Erkrankung	Besonderheiten der Klinik	Besonderheiten der Therapie	Zusatzbemerkungen
IgA-Nephropathie	Kann in jedem Lebensalter auftreten, Peak in der 2. und 3. Lebensdekade (m:w 2:1) Typische Präsentation mit Mikrohämaturie und/oder rezidivierenden Makrohämaturieschüben (z. B. im Rahmen von Luftwegsinfektionen), in der Regel chronischer Verlauf	Positiver Effekt einer ACE-Hemmer Therapie (RAS-Blockade) bei Proteinurie Immunsuppressive Behandlungsschemata sind nicht evidenzbasiert, schließen aber in Abhängigkeit vom klinischen Verlauf und dem histologischen Befund neben Glukokortikoiden eine Vielzahl anderer Immunsuppressiva ein	Bei erwachsenen Patienten besteht insbesondere bei milden und moderaten Verläufen Zurückhaltung bzgl. einer immunsuppressiven Therapie. Bei Erwachsenen reduzierte eine „targeted-release formulation" von Budenosid auch bei optimierter RAS-Blockade die Proteinurie weiter (pathophysiologischer Hintergrund: Die vermutete immunologische Dysfunktion der enteralen Mukosa in Assoziation mit der IgA-Nephropathie)
Nephritis bei IgA-Vaskulitis (Purpura-Schönlein-Henoch-Nephritis)	Häufigste systemische Vaskulitis im Kindesalter, 30–50 % der Patienten weisen eine Nierenbeteiligung auf. Häufigstes Erkrankungsalter 4–7 Jahre. Meist geht der Erkrankung eine Infektion der Luftwege voraus. Klinischer Verlauf der Nephritis oft mild, in 20 % jedoch ausgeprägte Glomerulonephritis (nephritisch, nephrotisch, nephritisch/nephrotisch). Nierenbeteiligung nicht immer zeitgleich mit den anderen systemischen Vaskulitissymptomen	Im Unterschied zur IgA-Nephropathie handelt es sich bei der Nephritis bei IgA-Vaskulitis um eine akute Erkrankung, die in Abhängigkeit vom klinischen Verlauf und der Histologie ggf. einer intensiven immunsuppressiven Therapie bedarf (ggf. Glukokortikoidstöße, Cyclophosphamid, immunsuppressive Dauertherapie z. B. mit MMF, CNI). Bei Proteinurie ist auch hier die begleitende Therapie mit einem ACE-Hemmer zu empfehlen	In jedem Fall ist bei Nierenbeteiligung eine langfristige Nachkontrolle empfohlen, da auch bei initial gutartigem Verlauf eine chronische Nierenerkrankung im Langzeitverlauf auftreten kann. An eine Prophylaxe gegen opportunistische Infektionen sollte bei intensiver immunsuppressiver Therapie gedacht werden

(Fortsetzung)

Glomeruläre Erkrankungen

Tab. 23.1 (Fortsetzung)

Erkrankung	Besonderheiten der Klinik	Besonderheiten der Therapie	Zusatzbemerkungen
Postinfektiöse Glomerulonephritis (z. B. Poststreptokokkenglomerulonephritis)	Häufige Ursache eines nephritischen Syndroms im Kindesalter. Infektionen mit β-hämolysierenden Streptokokken der Gruppe A stellen eine der Hauptursachen in westlichen Ländern dar (Intervall zur Nephritis nach Pharyngitis: 1–2 Wochen; nach Hautinfektion: 3–6 Wochen). Weitere Erreger können z. B. sein: Staphylococcus aureus, E. coli, Mykoplasmen, Herpesviren, Parvovirus B19, Coxsackie-Viren, Toxoplasma, Schistosoma. Bei typischem Verlauf kann auf eine Nierenbiopsie verzichtet werden. Histologisch sind subepitheliale Immunkomplexablagerungen („humps") charakteristisch	Symptomatisch: eine immunsuppressive Therapie mit Methylprdnisolonstößen ist nur in Ausnahmefällen indiziert Bei anamnestissher oder serologischer Dokumentation einer Streptokokkeninfektion: Therapie mit Penicillin zur Erregerelimination	Typischerweise findet sich ein erniedrigtes C3-Komplementprotein, das sich innerhalb von wenigen Wochen normalisiert. Bei Persistenz der C3-Erniedrigung über 4–6 Wochen müssen differenzialdiagnostisch z. B. eine membranoproliferative Glomerulonephritis oder eine Lupusnephritis (s. u.) ausgeschlossen werden Generell ist die Prognose gut und eine Erholung tritt innerhalb von 4 Wochen ein
Membranoproliferative Glomerulonephritis: Immunglobulin-Immunkomplex-mediierte Glomerulonephritis oder C3-Glomerulopathie: C3-Glomerulonephritis oder „Dense Deposit Disease"	Diagnose nur histologisch möglich Klinische Manifestation umfasst ein weites Spektrum von milden bis zu schweren Verlaufsformen Wichtigste Differenzialdiagnose ist die postinfektiöse Glomerulonephritis	Standardisierte Therapieempfehlungen fehlen Neben einer supportiven Therapie (z. B. ACE-Hemmer zur Nephroprotektion, Therapie einer Dyslipidämie) kommen je nach Verlauf verschiedene immunsuppressive Regime zum Einsatz Bei komplementvermittelter Ursache der Erkrankung hat auch die Plasmainfusion bzw. die Plasmapherese ihren Stellenwert	Fallberichte auch im Kindesalter weisen auf den potenziellen Nutzen einer Blockade des terminalen Endkomplexes des Komplementsystems bei komplementvermittelter Ursache der Erkrankung hin (Eculizumab). Beim Einsatz von Eculizumab müssen die Notwendigkeit einer Impfung gegen Meningokokken (und Pneumokokken) und/oder einer entsprechenden antibakteriellen Prophylaxe beachtet werden

(Fortsetzung)

Tab. 23.1 (Fortsetzung)

Erkrankung	Besonderheiten der Klinik	Besonderheiten der Therapie	Zusatzbemerkungen
Glomerulonephritis bei systemischem Lupus erythematodes (Lupus-Nephritis)	Systemischer Lupus erythematodes kann in allen Altersgruppen auftreten (m:w 1:3). Das klinische Erscheinungsbild ist variabel und kann verschiedene Organe betreffen. Initial stehen oft unspezifische Symptome im Vordergrund. Auch die Nierenbeteiligung äußert sich variabel. Dabei können sich schwerere Verlaufsformen (nephritisch, nephrotisch, nephritisch/nephrotisch) sukzessive aus einer initialen Hämaturie und/oder Proteinurie entwickeln. **Merke:** Auch eine arterielle Hypertonie kann Hinweis auf eine Nierenbeteiligung sein	Es existieren nationale und internationale Therapierichtlinien und -empfehlungen für die Lupus-Nephritis. Für die Therapieentscheidung ist die histologische Klassifikation entscheidend. Generell ist die Therapie mit einem ACE-Hemmer (RAS-Blockade) zu empfehlen. Für die Lupus-Nephritis der Klasse II (minimale Läsionen) wird gemeinhin keine spezifische Therapie empfohlen. Für die Lupus-Nephritis der Klasse II (Mesangioproliferation) wird von der GPN der Beginn einer immunsuppressiven Therapie (Glukokortikoide) empfohlen. Für die aktiven Lupus-Nephritiden der Klassen III, IV und V (fokal, diffus segmental bzw. global, membranös) besteht die spezifische immunsuppressive Therapie aus einer Kombination von Glukokortikoiden mit Cyclophosphamid oder MMF bzw. Cyclosporin A. Die Lupus-Nephritis der Klasse VI rechtfertigt bei fehlender Entzündung und ausgeprägter Sklerosierung keine immunsuppressive Therapie mehr (Therapieempfehlungen der GPN: Haffner D et al., Monatsschr Kinderheilkd, 2007, ▶ https://doi.org/10.1007/s00112-007-1634-2)	Im Kindes- und Jugendalter überwiegt die Lupus-Nephritis Klasse IV, die Prognose ist ggf. ungünstig. Intensive immunsuppressive Therapie erforderlich. Histologische Mischformen kommen vor. Eine Prophylaxe gegen opportunistische Infektionen sollte bei intensiver immunsuppressiver Therapie erwogen werden
Antibasalmembran-Glomerulonephritis (mit pulmonaler Hämorrhagie → Goodpasture-Syndrom)	Seltene Erkrankung der kleinen Gefäße. Zirkulierende Antikörper sind intrinsisch gegen ein Antigen der glomerulären (und der alveolären) Basalmembran gerichtet. Die allermeisten Patienten zeigen den Verlauf einer rapid-progressiven Glomerulonephritis (nephritisches Syndrom mit Proteinurie und rasch progredientem Nierenfunktionsverlust). 25–50 % der Patienten haben zudem eine alveoläre Hämorrhagie	Dieses hochakute Krankheitsbild erfordert eine rasche und intensive Therapie. Diese besteht aus einer Kombination von Plasmapherese, Glukokortikoid und Cyclophosphamid. Bei Unverträglichkeit von Cyclophosphamid können MMF oder Rituximab (anti-CD20-Antikörper) als „Second-line"-Medikamente erwogen werden. Die supportive Therapie umfasst nicht selten die Dialyse und die invasive Beatmung	Die Prognose bezüglich der Nierenfunktion ist von der Notwendigkeit einer initialen Dialysetherapie abhängig und in diesem Fall schlecht. Eine Prophylaxe gegen opportunistische Infektionen sollte erwogen werden

(Fortsetzung)

Glomeruläre Erkrankungen

Tab. 23.1 (Fortsetzung)

Erkrankung	Besonderheiten der Klinik	Besonderheiten der Therapie	Zusatzbemerkungen
Glomerulonephritis bei Granulomatosis mit Polyangiitis (GPA) und Glomerulonephritis bei mikroskopischer Polyangiitis (MPA)	ANCA-assoziierte nekrotisierende Vaskulitis der kleinen Arterien. Meist sind die Nieren sowie die oberen und unteren Atemwege betroffen. Wenn möglich sollte die Diagnose bioptisch gesichert werden. Die Nierenbeteiligung kann sich als rapid-progressiver Verlauf oder auch als asymptomatische Hämaturie zeigen, ist aber nicht bei allen Patienten bei der Erstmanifestation evident. Im Verlauf der Erkrankung entwickeln aber über 80 % der Patienten eine Nierenbeteiligung	Ziel der Therapie ist der Erhalt der Organfunktionen. Sie ist daher intensiv und umfasst in der Induktion die hochdosierte Gabe von Glukokortikoiden und Cyclophosphamid. Je nach Verlauf können auch der Einsatz einer Plasmapherese, von Rituximab und anderen Immunsuppressiva notwendig werden. Nach der Initialtherapie schließt sich eine immunsuppressive Dauertherapie (z. B. Azathioprin, Rituximab, MMF plus Glukokortikoide) für mindestens 1–2 Jahre an	Ein fehlender Nachweis von ANCA schließt die Diagnose einer GPA oder MPA nicht aus. Eine Prophylaxe gegen opportunistische Infektionen sollte insbesondere während der Induktionstherapie erwogen werden
Shuntnephritis	Ursache ist ein infizierter ventrikulovaskulärer Shunt (eine Shuntnephritis bei einem ventrikuloperitonealen Shunt ist sehr selten). Die Antigenämie führt über eine Immunkomplexbildung zur Komplementaktivierung. Typisch sind systemische Symptome wie Fieber, vaskulitischer Hausausschlag, Anämie, Hepatosplenomegalie, neurologische Symptome. Die renalen Symptome reichen von sehr milden bis zu rapid-progressiven Verläufen. Eine arterielle Hypertonie ist häufig	Antibakterielle Therapie und die Shuntentfernung sind essenziell. Glukokortikoide zur Therapie der Shuntnephritis können nach Shuntentfernung und Beginn der antibakteriellen Therapie erwogen werden	Typischerweise tritt die Shuntnephritis innerhalb der ersten 5 Jahre nach Shuntanlage auf. Eine derartige Immunkomplexnephritis kann auch bei infizierten (anderen) Fremdkörpern oder im Rahmen einer bakteriellen Endokarditis auftreten
Rapid-progressive Glomerulonephritis (bezeichnet lediglich die Verlaufsform)	Sie kann grundsätzlich bei allen genannten Erkrankungen auftreten. Häufig ist sie bei der Antibasalmembran-Glomerulonephritis. Der rapid-progressive Verlauf einer Glomerulonephritis ist eine Notfallsituation	Erkrankungen. Die Therapie sollte spezialisierten bzw. kindernephrologischen Zentren vorbehalten sein	Verlaufsform der Nephritis, die neben dem nephritischen Syndrom mit Proteinurie durch einen raschen Verlust der Nierenfunktion gekennzeichnet ist

ACE Angiotensin converting enzyme; *ANCA* antineutrophile cytoplasmatische Antikörper; *CNI* Calcineurininhibitor; *GPN* Gesellschaft für Pädiatrische Nephrologie; *IgA* Immunglobulin A; *m* männlich; *MMF* Mycophenolat Mofetil; *RAS* Renin-Angiotensin-System; *w* weiblich

- **Monitoring und Verlauf**

Tägliches Monitoring der Urinausscheidung ist für das Flüssigkeitsmanagement wichtig. Ergänzend kann hier die tägliche Messung des Körpergewichts hilfreich sein. Ebenso wichtig ist die häufige Blutdruckmessung, da bei schwerer Hypertension die Entwicklung einer hypertensiven Enzephalopathie möglich ist. Der renale Erkrankungsverlauf lässt sich an der Entwicklung der Retentionsparameter, der Hämaturie und Proteinurie erkennen. Bei unzureichendem Therapieansprechen kann eine Erst- bzw. Rebiopsie zur Klärung notwendig werden. Verschiedene immunsuppressive Medikamente erfordern ein therapeutisches Drugmonitoring und eine enge Überwachung von möglichen Komplikationen (Leukopenie, Agranulozytose, Hypogammaglobulinämie, Infektionen etc.).

Insbesondere bei intensiver immunsuppressiver Therapie sollte an eine Prophylaxe opportunistischer Infektionen gedacht werden, z. B. mit Trimethoprim/Sulfamethoxazol gegen Pneumocystis jirovecii.

- **Prognose**

Die Prognose der Glomerulonephritiden hängt von der zugrunde liegenden Erkrankung, deren histologischer Ausprägung (z. B. weisen zelluläre Halbmonde auf eine höhergradige entzündliche Beteiligung hin) sowie dem klinischen Verlauf (z. B. schlechter bei rapid-progressivem Verlauf) ab. Bei Systemerkrankungen ist häufig der Verlauf der Nierenbeteiligung bestimmend für die Gesamtprognose (z. B. bei SLE mit Lupus-Nephritis). Auch bei einer restitutio ad integrum sollte eine langfristige regelmäßige Kontrolle von Blutdruck und Urinstatus bzgl. möglicher späten Residuen erfolgen.

- **Prävention**

Präventive Maßnahmen sind kaum bekannt. Infektionen, die als Auslöser oder Trigger verschiedener Glomerulonephritiden wirken können, sind im Kindesalter unvermeidbar. Eine Poststreptokokkenglomerulonephritis kann durch eine adäquate antibakterielle Behandlung einer durch Streptokokken der Gruppe A ausgelösten Infektion wahrscheinlich verhindert werden. Die Ergebnisse entsprechender Studien sind jedoch in ihrer diesbezüglichen Aussage nicht eindeutig. Allerdings scheint eine antibakterielle Therapie die Streptokokken bei 80–90 % der Patienten nach 24 h Behandlungsdauer aus dem Oropharynxbereich zu eliminieren, wodurch eine weitere Transmission signifikant verringert werden kann.

Die orale Übertragung von Streptokokken und anderen bakteriellen Erregern kann durch intensives Kochen von Lebensmitteln und eine gute Handhygiene reduziert werden.

- **Qualitätssicherung und Ausstattung**

Kindernephrologische Zentren verfügen über die Infrastruktur zur Diagnostik und Therapie der Glomerulonephritiden. Dies schließt die Möglichkeit einer Nierenersatztherapie (Peritonealdialyse, Hämodialyse) und verschiedener Extrakorporalverfahren (Plasmapherese, Immunadsorption) mit ein.

> Insbesondere bei einem akutem Nierenversagen mit oligurischem Verlauf und/oder der Notwendigkeit einer intensivierten immunsuppressiven Therapie sollten die betroffenen Kinder in ein spezialisiertes Zentrum transferiert werden.

Die Indikationsstellung und Durchführung der Dialysebehandlung bei Kindern unterliegt strengen Standards und einer zentrumsübergreifenden Qualitätssicherung.

- **Ausblick**

Standardisierte Therapieempfehlungen fehlen häufig für Glomerulonephritiden im Kindesalter. Therapeutische Konzepte aus dem Erwachsenenalter sind nicht unkritisch übertragbar. Wie in vielen Bereichen der Pädiatrie sind auch hier prospektive, randomisierte Studien erforderlich.

23.2 Nephrotisches Syndrom

23.2.1 Grundlagen

Das nephrotische Syndrom ist die Folge einer erhöhten Durchlässigkeit der glomerulären

Filtrationsbarriere aufgrund einer Nierenerkrankung. Es ist durch die Kombination aus **großer Proteinurie** (>1 g/m² Körperoberfläche (KOF) × d oder >40 mg/m² KOF × h im Sammelurin respektive eine Urin-Eiweiß-zu-Urin-Kreatinin-Ratio von >2000 mg/g im Spontanurin) und **Hypalbuminämie** (<2,5 g/dl) definiert.

Meist bestehen zusätzlich Ödeme, insbesondere bei der Erstmanifestation. Bei langsam progredienten Verläufen sind bisweilen keine oder nur diskrete Ödeme zu beobachten. Ein nicht obligates, aber oft nachweisbares Zeichen ist die Hyperlipidämie.

Das typische Erkrankungsalter für die häufigste Form des idiopathischen nephrotischen Syndroms liegt zwischen 2 und 8 Jahren. Die Klassifikation ist in eTab. 23.1 aufgeführt.

- **Diagnostik**

Basis der Diagnostik ist die **Urindiagnostik.** Diese umfasst Urinstatus aus Spontanurin mittels Teststreifen und Mikroskopie, Eiweiß-Kreatinin-Quotient (u-Prot/u-Krea-Quotient in mg/g), Urin-Albumin-Kreatinin-Quotient (mg/g). Der (idealerweise 24 h-)Sammelurin für die quantitative Eiweißausscheidung kann im Verlauf bei entsprechender Fragestellung durchgeführt werden.

Die weitere Diagnostik umfasst:
- **Laborkontrolle:** Großes Blutbild, Serum-Elektrolyte, Kreatinin (Cystatin C), Harnstoff, Gesamteiweiß, Albumin, Triglyzeride, Cholesterin, Transaminasen. Zur Differentialdiagnostik sind folgende immunologische Parameter sinnvoll: Antinukleäre Antikörper (Ak), Anti-Doppelstrang-DNA-Ak, antineutrophile zytoplasmatische Antikörper, Virologie. Gerinnungsdiagnostik: Quick/INR, PTT, Antithrombin III; insbesondere bei positiver Eigen- oder Familienanamnese für thromboembolische Ereignisse empfiehlt sich eine Thrombophiliediagnostik in der Remission zur Risikoabschätzung bei evtl. Rezidiven des nephrotischen Syndroms.
- **Ultraschalldiagnostik:** Die abdominelle Sonographie zeigt vergrößerte Nieren mit angehobener Echogenität, ggf. einen Aszites und Pleuraergüße. Dopplersonographische Untersuchungen sind angezeigt bei Verdacht auf thromboembolische Ereignisse.
- **Röntgendiagnostik:** Eine Thoraxaufnahme kann indiziert sein, z. B. bei pulmonalen Symptomen sowie bei Erstmanifestation zur Differenzialdiagnose, z. B. Ausschluss eines Lymphoms als potenzielle Ursache eines sekundären nephrotischen Syndroms.
- **Nierenbiopsie bzw. molekulargenetische Diagnostik:** Bei Zweifel an der Diagnose eines idiopathischen nephrotischen Syndroms bzw. bei einem komplizierten Verlauf (z. B. Steroidresistenz) wird diese durch eine Nierenbiopsie bzw. eine molekulargenetische Diagnostik ergänzt. Weitere Indikationen für eine Nierenbiopsie können ein Alter >10 Jahre bei Erstmanifestation, ein nephritisches Syndrom bzw. der Verdacht auf ein sekundäres nephrotisches Syndrom sein, z. B. bei weiteren systemischen Befunden.

23.2.2 Therapie

- **Therapieziel**

Beim idiopathischen nephrotischen Syndrom stehen die Beendigung der Proteinurie und konsekutiv die Normalisierung des Serumalbumins im Vordergrund. Dieser Zustand wird als Remission bezeichnet. In der Akutphase der Erstmanifestation bzw. eines Rezidivs gilt es auch mögliche Komplikationen zu verhindern bzw. zu behandeln.

- **Therapieprinzip**

Da etwa 90 % der Patienten mit idiopathischem nephrotischen Syndrom auf eine Therapie mit Glukokortikoiden ansprechen und dieses Ansprechen prognostisch relevant ist, steht die Behandlung mit Prednison/Prednisolon an erster Stelle bei der idiopathischen Form der Erkrankung (Abb. 23.1).

Eine kausale Therapie des nephrotischen Syndroms ist vornehmlich bei den sekundären Formen möglich, wenn das auslösende Agens benannt werden kann (z. B.

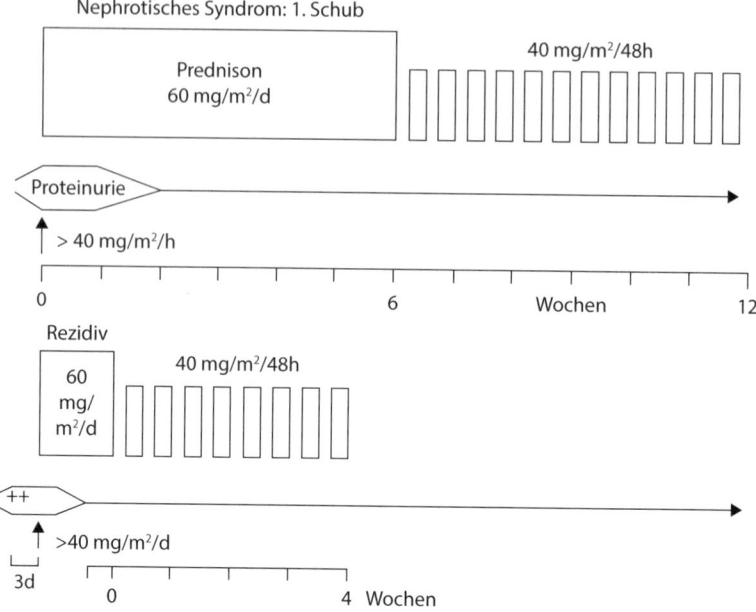

◘ **Abb. 23.1** Primärtherapie und Rezidivtherapie des idiopathischen nephrotischen Syndroms im Kindesalter. (Mod. nach Schärer und Mehls 2002)

Tumortherapie) oder selten bei monogenen Formen, wenn diese zu einem Mangel einer Substanz führen (z. B. Substitutionstherapie bei Koenzym-Q10-Biosynthesestörungen).

Bei häufigen Rezidiven oder bei Steroidabhängigkeit kommen steroidsparende alternative immunmodulatorische/immunsuppressive Substanzen zum Einsatz (◘ Tab. 23.2).

Patienten mit kongenitalem oder infantilem nephrotischem Syndrom sowie Patienten mit steroidresistentem nephrotischem Syndrom (SRNS) weisen meist bzw. häufig einen genetischen Hintergrund auf. Eine immunmodulatorische/immunsuppressive Therapie ist bei genetischen Formen der Erkrankung in der Regel nicht wirksam und die Therapie ist symptomatisch.

Patienten mit idiopathischem, nicht-genetischem steroidresistentem nephrotischem Syndrom sprechen hingegen mit hoher Wahrscheinlichkeit auf eine intensivierte Therapie mit Calcineurininhibitoren an.

■ **Therapeutisches Vorgehen**
Die Therapie des idiopathischen nephrotischen Syndroms erfolgt im deutschsprachigen Raum standardisiert nach den Empfehlungen der Gesellschaft für pädiatrische Nephrologie (GPN; ◘ Abb. 23.1). Prednison wird in einer Dosis von 60 mg/m^2 Körperoberfläche (KOF)/Tag (maximal 80 mg/Tag) für 6 Wochen, gefolgt von einer alternierenden Prednisongabe in einer Dosierung von 40 mg/m^2 KOF/48 h (maximal 60 mg/48 h) für weitere 6 Wochen verabreicht. Dieses standardisierte Vorgehen dient u. a. der weiteren Einteilung der Erkrankung und der Planung fortführender Therapien.

> Ein Ausschleichen der Glukokortikoidgabe am Ende der Standardtherapie ist nicht notwendig.

Bei seltenen Rezidiven und einer Steroidsensitivität wird Prednison in einer Dosis von 60 mg/m^2 KOF/Tag (maximal 80 mg/Tag) verabreicht, bis der Urin an 3 aufeinander folgenden Tagen eiweißfrei ist. Anschließend wird Prednison in einer Dosis von 40 mg/m^2 KOF/48 h (maximal 60 mg/48 h) über weitere 4 Wochen gegeben (◘ Abb. 23.1).

Insbesondere in der Phase der täglichen Prednisongabe kann die Verabreichung eines

Glomeruläre Erkrankungen

Tab. 23.2 Indikation und wichtige Aspekte zu medikamentösen Alternativen zur steroidsparenden Therapie bei FRNS und SDNS gemäß der AWMF-Leitlinie der Gesellschaft für Pädiatrische Nephrologie (3)

	Indikation in der Fachinformation	Empfohlene Dosis	Unerwünschte Wirkung	Kontrolle	Therapiedauer	Vorteil/Indikation
Ciclosporin A	Steroidabhängiges und steroidresistentes nephrotisches Syndrom in der Folge primärer glomerulärer Krankheiten wie Minimal-Change-Nephropathie, fokal-segmentale Glomerulosklerose oder membranöse Glomerulonephritis	150 mg/m²/Tag in 2 ED p.o., im Verlauf Anpassung nach Bluttalspiegel	Nierenfunktionsstörung, Tremor, Hypertonie, Hypertrichose, Diarrhö, Anorexie, Nausea und Erbrechen, Gingivahyperplasie	Bluttalspiegel (80–120 ng/ml initial, später niedriger, 50–80 ng/ml), Serumkreatinin	1–3 (4) Jahre	Gute Wirksamkeit in der Langzeittherapie, Cave: Nephrotoxizität
Tracolimus	off-label	0,1–0,15 mg/kg/Tag in 2 ED p.o., im Verlauf Anpassung nach Bluttalspiegel	Nierenfunktionsstörung, Tremor, Hypertonie, Diarrhö, Anorexie, Nausea, Erbrechen	Bluttalspiegel 3–5(–8) ng/ml Serumkreatinin	1–3 (4) Jahre	Gute Wirksamkeit in der Langzeittherapie, weniger kosmetische Nebenwirkungen (Gingivahyperplasie Hypertrichose), Cave: Nephrotoxizität
Mycophenolsäure	off-label	Mycophenolat-Mofetil: 1200 mg/m² KOF/Tag in 2 ED p.o., im Verlauf Anpassung nach AUC	Diarrhö und Erbrechen, Leukozytopenie, Sepsis, erhöhte Infektionsrate; kontraindiziert in der Schwangerschaft	Blutbildkontrollen, Plasma-Predose Konzentrationen, ggf. Bestimmung der Gesamtexposition (AUC-Kinetik) zur individuellen Dosisfindung, Zielbereich MPA-AUC0–12 > 50 mg×h/l	1–3 (4) Jahre	Gute Wirksamkeit bei adäquater Exposition

(Fortsetzung)

◘ Tab. 23.2 (Fortsetzung)

	Indikation in der Fachinformation	Empfohlene Dosis	Unerwünschte Wirkung	Kontrolle	Therapiedauer	Vorteil/Indikation
Cyclophosphamid	Bedrohlich verlaufende „Autoimmunkrankheiten", schwere, progrediente Formen von Lupus-Nephritis und Granulomatose mit Polyangiitis	2–3 mg/kgKG/Tag in einer ED für 8–12 Wochen p.o	Myelosuppression v. a. Leukozytopenie, hämorrhagische Zystitis	Blutbildkontrollen zunächst wöchentlich	8–12 Wochen	Kurze Therapiedauer, potenziell Dauerremission
Levamisol	off-label	2–2,5 mg/kgKG jeden 2. Tag als ED p.o. (max. 150 mg)	Leukozytopenie, allergische Reaktionen, gastrointestinale Beschwerden, Hautnekrosen, ANCA-positive Vaskulitis	Zunächst wöchentlich Blutbild, dann in 4- bis 12-wöchentlichen Abständen	1,5–2 Jahre	Wirksamkeit v. a. bei häufigen Rezidiven, weniger bei Steroidabhängigkeit
Rituximab	off-label	375 mg/m² i.v. als ED	Potenziell fatale Infektionen, Neutropenie, Abfall von IgG und IgM, Hautreaktionen, Zytokinfreisetzungssyndrom, progrediente multifokale Leukenzephalopathie	Blutbildkontrollen, Kontrolle der Immunglobuline G und M; *Pneumocystis-jirovecii*-Prophylaxe	Ggf. Wiederholung der Applikation im Verlauf (z. B. nach B-Zell-Monitoring)	Gute Wirksamkeit Nebenwirkungsprofil in dieser Indikation noch unzulänglich dokumentiert Indiziert, wenn die übliche Therapie nicht ausreichend wirksam ist

AUC Area under curve; *ED* Einzeldosis; *FRNS* „frequently relapsing nephrotic syndrome" bzw. steroidsensibles nephrotisches Syndrom; *SDNS* „steroid-dependent nephrotic syndrome" bzw. steroidabhängiges nephrotisches Syndrom

Medikaments zum Magenschutz (Protonenpumpeninhibitor oder H$_2$-Blocker) hilfreich sein.

Zur Verhinderung einer thromboembolischen Komplikation ist eine frühe Mobilisation der Patienten zu empfehlen. Eine generelle Empfehlung zur prophylaktischen Applikation von Antikoagulanzien kann bei fehlenden Studien und fehlenden klaren Kriterien nicht gegeben werden. Die individuelle Entscheidung zur Gabe von niedermolekularem Heparin sollte sich am situativen und individuellen Risiko ausrichte. Folgende dispositionelle und expositionelle Risikofaktoren können helfen, das individuelle Risikoprofil für eine thromboembolische Komplikation und damit für eine medikamentöse Prophylaxe abzuschätzen (Tab. 23.3).

> Niedermolekulare Heparine sind bei Oligo-/Anurie bzw. Einschränkung der Nierenfunktion auf eine GFR <40 ml/min × 1,73 m^2 wegen des Risikos der Akkumulation nicht oder nur unter engmaschiger Kontrolle des Anti-Xa-Spiegels (Ziel 0,2–0,4 U/ml) anzuwenden.

Im Verdachtsfall einer bakteriellen Infektion ist eine frühzeitige antibiotische Therapie unbedingt indiziert. Es besteht jedoch keine Evidenz für eine grundsätzliche antibakterielle Prophylaxe. Auch virale Infektionen in der Akutphase können potenziell lebensbedrohlich sein. Kinder, die an einem rezidivierenden nephrotischen Syndrom leiden, sollten neben den empfohlenen Impfungen gegen Pneumokokken und jährlich gegen Influenza geimpft werden.

Die größte Herausforderung in der Therapie eines nephrotischen Syndroms liegt in der Behandlung der Ödeme. Milde Ödeme können meist durch eine Flüssigkeitsrestriktion und eine natriumarme Ernährung (<2 mmol/kgKG/Tag bzw. <3 g Kochsalz absolut/Tag) behandelt werden. In der akuten Phase der Erkrankung ist eine engmaschige Ein- und Ausfuhrbilanzierung notwendig.

Die Therapie schwerer, symptomatischer Ödeme setzt zunächst die Kenntnis der zugrunde liegenden Mechanismen der Ödembildung voraus. Der akute, schnelle Verlust von hohen Mengen Albumins führt zu einer Verminderung des intravasalen onkotischen Drucks und konsekutiv über den Übertritt von Plasmawasser zur Ödembildung. Klinisch imponiert in dieser Situation eine intravasale Hypovolämie (Underfill-Hypothese). Klinisch findet man eine (posturale, syn. im Stehen) Hypotension, eine Tachykardie, kühle Extremitäten sowie eine verminderte Natriumexkretion (<10 mmol/l; fraktionelle Natriumexkretion <0,2 %; $(U_K)/(U_K + U_{Na})$ >60 %).

Davon differenziert werden muss die Situation der intravasalen Hypervolämie und konsekutiver Ödembildung über den gestiegenen hydrostatischen Kapillardruck (Overfill-Hypothese). In diesem Fall führt die Proteinurie über die Aktivierung des epithelialen Natriumkanals (ENaC) zu einer Natrium- und Wasserretention. Diese wird unterstützt durch eine erhöhte renale Sympathikusakti-

 Tab. 23.3 Dispositionelle und expositionelle Risikofaktoren für eine thromboembolische Komplikation (3)

Dispositionelle Faktoren	Expositionelle Risikofaktoren
Belastete Eigen- oder Familienanamnese	Hyperviskosität/Hypovolämie
Bekannte Thrombophilie	Thrombozytose
	Protrahierte Akutphase (Erhöhung der Plasmakonzentration von Faktoren I, V, VIII)
Kongenitales nephrotisches Syndrom	Antithrombin-III-Verlust
Kardiovaskuläre Begleiterkrankung	Hyperlipidämie
Sepsis oder schwere Infektion	Zentralvenenkatheter

vität sowie eine erhöhte Aktivität von Vasopression, eine erhöhte Expression und Aktivität der Na/K-ATPase im kortikalen Sammelrohr und eine tubuläre Resistenz gegenüber dem atrialen natriuretischen Peptid. In diesem Fall ist der Patient klinisch eher hypertensiv.

Im Falle des Overfills ist neben der Flüssigkeitsrestriktion auch der Einsatz von Schleifendiuretika gerechtfertigt (z. B. Furosemid in einer Dosis von 1–3 mg/kgKG/Tag).

> Furosemid muss wegen der geringen Halbwertszeit bei Hypalbuminämie und der geringeren Wirksamkeit bei hoher Proteinbindung im Tubulus in höherer Dosierung verabreicht werden als beim nichtnephrotischen Patienten.

Dennoch sollte eine diuretische Therapie vorsichtig begonnen werden, um eine Hypovolämie zu vermeiden. Bei Unwirksamkeit ist eine Kombination mit einem Thiaziddiuretikum zu erwägen (z. B. Hydrochlorothiazid 2–3 mg/kgKG/Tag). Die Gabe des Aldosteronantagonisten Spironolacton ist wegen der Gefahr einer Hyperkaliämie insbesondere bei gleichzeitiger Verabreichung eines ACE-Hemmers evtl. problematisch. In schweren Fällen und ausgeprägter Hypalbuminämie (Serumalbumin <20 g/l) kann die Gabe von natriumarmen humanem Serumalbumin (0,5–1 g/kgKG über 4 h i.v.) gefolgt von einem Furosemidbolus (1–3 mg/kgKG als Kurzinfusion) nach 30 min erwogen werden.

> Die Gabe von humanem Serumalbumin kann neben allergischen Reaktionen zu einem Lungenödem führen, wenn der Patient oligurisch ist.

Auch der Patient mit „Underfill" kann bei schwerer Hypalbuminämie (<20 g/l) von einer Gabe humanen Serumalbumins profitieren. Bei arterieller Hypotension ist jedoch zunächst die Gabe von isotoner Kochsalzlösung (10 ml/kgKG i.v.) gerechtfertigt.

In jedem Fall bedarf die Gabe von humanem Serumalbumin einer engmaschigen Überwachung der Vitalparameter sowie einer exakten Ein- und Ausfuhrbilanzierung.

Die primäre Therapie eines nephrotischen Syndroms im Kindesalter sollte nicht zuletzt wegen potenzieller Komplikationen (z. B. Thromboembolien, Infektionen, Nierenversagen, Lungenödem, Hypothyreose, Hyperlipidämie) und der notwendigen supportiven Therapie (z. B. Flüssigkeitsmanagement) immer in einem Zentrum mit entsprechender Erfahrung erfolgen.

Bei verzögertem Ansprechen auf die Prednisontherapie, partieller Remission oder Steroidresistenz ist die Gabe eines ACE-Hemmers oder eines AT-II-Rezeptorblockers indiziert. Die Blockade des Renin-Angiotensin-Systems (RAS) vermindert durch die Senkung des intraglomerulären Drucks die Proteinurie und wirkt über antifibrotische Effekte nephroprotektiv. Die Blockade des RAS ist auch zur Behandlung einer arteriellen Hypertonie als mögliche Komplikation im Krankheitsverlauf erste Wahl.

Monitoring und Verlauf

Im Rahmen der Therapie einer Erstmanifestation oder eines Rezidivs ist die tägliche Kontrolle der Eiweißausscheidung mittels Urinstreifentests unabdingbar zur Verlaufskontrolle. Zur adäquaten Bilanzierung gehört neben der Dokumentation von Ein- und Ausfuhr das tägliche Gewicht. Regelmäßige und am Bedarf adaptierte Blutdruckmessungen und Kontrollen der Ödeme und evtl. Flüssigkeitsansammlungen sind notwendig. Im Falle einer alternativen steroidsparenden Dauertherapie ist ein therapeutisches Drugmonitoring (2) durchzuführen (Tab. 23.2).

Insbesondere bei komplizierten Verlaufsformen des nephrotischen Syndroms ist eine Anbindung an ein kindernephrologische Zentrum zu empfehlen.

Prognose

Das Risiko für ein Rezidiv beim SSNS liegt bei 50–90 %. Unter diesen haben etwa 35 % häufige Rezidive und etwa 15 % entwickeln eine Steroidabhängigkeit. Welche Faktoren die Rezidivhäufigkeit bestimmen, ist nicht komplett verstanden, jedoch scheinen ein

Alter bei Erstmanifestation <5 Jahren und ein verzögertes Ansprechen auf die Initialtherapie Risikofaktoren zu sein.

Das primäre Ansprechen auf die Glukokortikoidtherapie ist der größte einzelne Prognosefaktor: Das SSNS hat ein sehr niedriges Risiko für die Entwicklung einer chronischen Niereninsuffizienz. Entsprechende Daten für Patienten mit steroidresistentem nephrotischen Syndrom und/oder FSGS schwanken stark, da sich durch eine intensivierte Therapie (Immunsuppression, Blockade des Renin-Angiotensin-Systems) die Prognose zu bessern scheint. Bei den idiopathischen Formen des SRNS beobachtet man ein renales Langzeitüberleben von 75 %, 58 % und 53 % nach 5, 10 und 15 Jahren.

In ca. 70 % verschwindet das idiopathische (steroidsensitive?) nephrotische Syndrom im Laufe der Pubertät. Bei Persistenz im Erwachsenenalter sinkt die Rezidivhäufigkeit meist ab.

- **Prävention**

Erste Untersuchungen weisen darauf hin, dass Patienten mit hoher Rezidivneigung bei leichten Infektionen der oberen Luftwege hinsichtlich der Rezidivvermeidung von einer kurzfristigen, niedrig dosierten Glukokortikoidgabe profitieren könnten.

Bestehen inakzeptable Nebenwirkungen der wiederholten oder langdauernden Glukokortikoidtherapie (Adipositas, Striae, Hirsutismus, Katarakt, Glaukom, arterielle Hypertonie, psychologische Störungen, Kleinwuchs, Störung des Glukose- und Lipidstoffwechsels, Osteopenie, avaskuläre Knochennekrose) bei Patienten mit SSNS und häufigen Rezidiven („frequent relapser") oder Steroidabhängigkeit ist der Einsatz von Calcineurininhibitoren (Ciclosporin A/Tacrolimus) sowie Mycophenolsäure oder Rituximab oder alkylierenden Substanzen (Cyclophosphamid, in Deutschland wegen der Nebenwirkungen große Zurückhaltung) gerechtfertigt (◯ Tab. 23.2).

Ob neben dieser medikamentösen Prävention von Rezidiven auch z. B. die Verbesserung einer enteralen Dysbiose zu weniger Rezidiven führen kann, ist derzeit Gegenstand von Untersuchungen.

- **Qualitätssicherung und Ausstattung**

Die frühzeitige Anbindung von Patienten mit einem nephrotischen Syndrom an eine Praxis oder Klinik mit kindernephrologischem Schwerpunkt sollte erwogen werden, da mehr als 50 % der Betroffenen einen komplizierten Verlauf erleben, aber auch um ihnen die Möglichkeit zu geben an einer Therapiestudie teilzunehmen. Patienten mit einem „frequently relapsing nephrotic syndrome" (FRNS) oder „steroid-dependent nephrotic syndrome" (SDNS) sowie einem steroidresistenten nephrotischen Syndrom (SRNS) sollten wegen der Indikationsstellung für steroidsparende bzw. remissionserhaltende, immunmodulierende Therapien und deren Überwachung von spezialisierten Einrichtungen mit kindernephrologischem Schwerpunkt betreut werden. Die Gefahr teils schwerwiegender Nebenwirkungen sowie von Komplikationen im Verlauf erfordert eine oft jahrelange konsequente Betreuung in einem Zentrum für pädiatrische Nephrologie, um langfristige Organschäden zu vermeiden. Zudem sei auf die nationale S2e-Leitlinie zum idiopathischen nephrotischen Syndrom (3) sowie Empfehlungen der International Pediatric Nephrology Association zum steroidresistenten nephrotischen Syndrom verwiesen (4).

Eine große, populationsbasierte Langzeitstudie aus Israel hat kürzlich gezeigt, dass eine klinisch evidente Nierenerkrankung im Kindesalter mit einem signifikant erhöhten Risiko für eine terminale Nierenfunktionseinschränkung im Erwachsenenalter assoziiert war (5). Vor diesem Hintergrund erscheint es folgerichtig, dass alle Kinder und Jugendlichen mit einem nephrotischen Syndrom in eine langfristige (kinder)nephrologische Betreuung gebracht werden.

- **Ausblick**

Aktuelle Studien adressieren die Reduktion der Steroidexposition sowohl in der Initialtherapie (6) als auch in der Rezidivtherapie (7) und die Optimierung der alternativen steroidsparenden Langzeittherapie bei Patienten mit häufigen Rezidiven und solchen mit Steroidabhängigkeit. Ein Schwerpunkt der Untersuchungen liegt hierbei beim potenziellen Nutzen von Rituximab (8).

Das Kapitel enthält elektronisches Zusatzmaterial.

❓ Fragen zur Wiederholung

1. Welche Aussage zur Therapie des idiopathischen nephrotischen Syndroms im Kindesalter trifft **nicht** zu?
   a) Das Ansprechen auf eine Therapie mit Glukokortikoiden ist prognostisch bedeutsam.
   b) Eine generelle Empfehlung zur prophylaktischen Applikation von Antikoagulanzien kann bei fehlenden Studien und fehlenden klaren Kriterien nicht gegeben werden.
   c) Das steroidresistente nephrotische Syndrom (SRNS) wird definiert als Ausbleiben der Remission nach einer 2-wöchigen täglichen Prednisontherapie.
   d) Etwa 90 % der Patienten mit einem idiopathischen nephrotischen Syndroms des Kindesalters sprechen auf eine Steroidtherapie an.
   e) Bei verzögertem Ansprechen auf die Prednisontherapie, partieller Remission oder Steroidresistenz ist die Gabe eines ACE-Hemmers oder eines AT-II-Rezeptorblockers indiziert.

2. Welche Antwort zur Poststreptokokken-Glomerulonephritis trifft **nicht** zu?
   a) Eine spezifische Therapie für die postinfektiöse Glomerulonephritis existiert nicht.
   b) Das Management der Erkrankung ist supportiv.
   c) Als Zeichen des Komplementverbrauchs ist C3 im Serum immer erhöht.
   d) Als typisches Symptom findet sich im Urin eine glomeruläre Erythrozyturie.
   e) Eine arterielle Hypertonie muss effektiv behandelt werden.

3. Welche Aussage für die IgA-Nphepropathie im Kindesalter trifft zu?
   a) Typisch für den klinischen Verlauf sind rezidivierende Makrohämaturieschübe, besonders bei Infektionen der oberen Luftwege.
   b) Eine Mikrohämaturie tritt nie auf.
   c) Etwa 50 % der im Kindesalter erkrankten Patienten sind mit Erreichen des Erwachsenenalters dialysepflichtig.
   d) Eine Nierentransplantation ist aufgrund des hohen Rezidivrisikos im Transplantat und des damit verbundenen Transplantatverlusts nicht möglich.
   e) Die Gabe von Fischöl ist als Therapie immer ausreichend.

Literatur

Calderon-Margalit R, Golan E, Twig G et al (2018) History of childhood kidney disease and risk of adult end-stage renal disease. New Engl J Med 378:428–438

Ehren R, Benz MR, Doetsch J, Fichtner A, Gellermann J, Haffner D, Höcker B, Hoyer PF, Kästner B, Kemper MJ, Konrad M, Luntz S, Querfeld U, Sander A, Toenshoff B, Weber LT (2018) Gesellschaft für Pädiatrische Nephrologie (GPN) Initial treatment of steroid-sensitive idiopathic nephrotic syndrome in children with mycophenolate mofetil *versus* prednisone: protocol for a randomised, controlled, multicentre trial (INTENT study). BMJ Open 8(10):e024882. ▶ https://doi.org/10.1136/bmjopen-2018-024882

Ehren R, Benz MR, Brinkkötter P et al (2021) Editorial Commentary. Pediatr Nephrol. ▶ https://doi.org/10.1007/s00467-021-05136-2

Idiopathisches nephrotisches Syndrom im Kindesalter: Diagnostik und Therapie (2020) AWMF Leitlinie 166-001 (S2e)

Schijvens AM, Dorresteijn EM, Roeleveld N, Ter Heine R, van Wijk JE, Bouts AHM, Keijzer-Veen MG, van de Kar NCJ, van den Heuvel LPWJ, Schreuder MF (2017) Reducing steroids in relapsing nephrotic syndrome: the RESTERN study- protocol of a national, double-blind, randomised, placebo-controlled, non-inferiority intervention study. BMJ Open 7(9):e018148

Trautmann A, Vivarelli M, Salomon S et al (2020) IPNA clinical pracrice recommendations for the diagnosis and management of children with steroid-resistant nephrotic syndrome. Pediatr Nephrol 35:1529–1561

Weber LT (2017) Nephrotisches Syndrom. In: Dötsch & Weber (Hrsg) Nierenerkrankungen im Kindes- und Jugendalter. Springer Verlag, Berlin

Weber LT (2020) Nephritisches und Nephrotisches Syndrom. In: Hoffmann L, Spranger Z, Berner R (Hrsg) Pädiatrie – Grundlagen und Praxis, 5. Aufl. Springer Verlag, Berlin

Tubuläre Störungen

M. Kömhoff

Inhaltsverzeichnis

24.1 Kurzer Einstieg – 371

24.2 Aminoazidurien – 372
24.2.1 Cystinurie – 372

24.3 Renale Glukosurie – 374
24.3.1 Grundlagen – 374
24.3.2 Therapie – 374

24.4 Renales Fanconi-Syndrom – 374
24.4.1 Grundlagen – 374
24.4.2 Therapie – 374

24.5 Phosphatdiabetes – 375
24.5.1 Hypophosphatämische Rachitis, Vitamin-D-resistente Rachitis. – 375

24.6 Hereditäre Salzverlusttubulopathien – 377
24.6.1 Antenatales Bartter-Syndrom (Hyperprostaglandin-E-Syndrom) – 377
24.6.2 Klassisches Bartter-Syndrom – 379
24.6.3 Gitelman-Syndrom – 380

24.7 Pseudohypoaldosteronismus – 381
24.7.1 Pseudohypoaldosteronismus Typ 1 – 381

24.8 Renale Magnesiumverlusterkrankungen – 381
24.8.1 Familiäre Hypomagnesiämie mit Hyperkalziurie und Nephrokalzinose – 381

Ergänzende Information Die elektronische Version dieses Kapitels enthält Zusatzmaterial, auf das über folgenden Link zugegriffen werden kann ▶ https://doi.org/10.1007/978-3-662-65248-0_24.

© Springer-Verlag GmbH Deutschland, ein Teil von Springer Nature 2023
K.-P. Zimmer et al. (Hrsg.), *Gastroenterologie – Hepatologie – Ernährung – Nephrologie – Urologie,* Therapie der Krankheiten im Kindes- und Jugendalter,
https://doi.org/10.1007/978-3-662-65248-0_24

24.8.2 Hypomagnesiämie mit sekundärer Hypokalzämie – 382

24.9 Idiopathische infantile Hyperkalzämie – 383
24.9.1 Grundlagen – 383
24.9.2 Therapie – 383

24.10 Renal-tubuläre Azidose – 384
24.10.1 Renal-tubuläre Azidose Typ 1, 2 und 3 – 384
24.10.2 Hyperkaliämische renal-tubuläre Azidose (Typ 4) – 386

24.11 Pseudohypoaldosteronismus Typ 2 – 386
24.11.1 Grundlagen – 386
24.11.2 Therapie – 387

24.12 Pseudohyperaldosteronismus – 387
24.12.1 Grundlagen – 387
24.12.2 Therapie – 388

24.13 Diabetes insipidus renalis – 388
24.13.1 Therapie – 388

24.14 Therapeutisches Vorgehen – 389

Literatur – 390

24.1 Kurzer Einstieg

In wenigen Bereichen der Nephrologie sind in den letzten Jahren so viele Fortschritte gemacht worden wie auf dem Gebiet der molekularbiologischen Charakterisierung tubulärer Transportsysteme und der damit verbundenen genetischen Identifikation angeborener Tubulopathien. Die Erforschungen der „Kanalopathien", des intrazellulären Energiestoffwechsels und der Signaltransduktion haben es möglich gemacht, eine Vielzahl von genetisch bedingten Tubulopathien zu differenzieren, deren klinisches Bild teilweise große Überlappungen zeigt. Es bleibt weiteren Genotyp-Phänotyp-Studien vorbehalten, die Grundlagen für eine differenzierte Therapie der Tubulopathien vorzubereiten.

Die Möglichkeit der exakten genetischen Diagnose bietet allerdings eine wertvolle Hilfestellung bei der Therapiewahl. Bei der überwiegenden Mehrheit der Tubulopathien beinhalten Säulen der Therapie bislang:
1. Substitution des renalen Verlusts von Substanzen,
2. Reduktion der glomerulären Filtrationsrate zur Reduktion der tubulären Belastung von vermindert resorbierbaren Substanzen und
3. seltener eine kausale Therapie, wie z. B. Elimination schädigender endogener oder exogener Substanzen.

Hingegen ist beim X-chromosomalen Phosphatdiabetes 2018 ein vollständiger Wechsel von den vorgenannten Konzepten zu einer kausalen Therapie in Form eines anti-FGF23-Antikörpers (Burosomab) basierend auf den genetischen Erkenntnissen vollzogen worden.

■ **Ursachen**

Tubulopathien können funktionell oder anatomisch bedingt sein. Bei den **funktionellen Tubulopathien** liegen Störungen einzelner oder mehrerer tubulärer Partialfunktionen vor, die primär ohne Störung der glomerulären Filtration einhergehen. Sie sind meist hereditär, selten erworben durch Zufuhr nephrotoxischer Stoffe. Tubulopathien führen in Folge des Verlusts von organischen oder anorganischen Substanzen zu Veränderungen der intra- und extra-zellulären Körperzusammensetzung, des Urins oder sekundär durch Ablagerung von toxischen Stoffen zur Schädigung des Nierengewebes.

Bei den **hereditären Tubulopathien** werden primäre, meist mit isolierten Transportstörungen einhergehende, von den sekundären, meist mehrere tubuläre Partialfunktionen betreffende, Störungen unterschieden:
— Den primären hereditären Tubulopathien liegt zumeist ein isolierter genetischer Defekt zu Grunde, der einen spezifischen Transportmechanismus in der Zellmembran oder den interzellulären Schlussleisten betrifft.
— Bei den sekundären Tubulopathien handelt es sich meist um hereditäre Stoffwechselerkrankungen, bei denen häufig auch andere Organsysteme betroffen sind.

■ **Symptomatik, Diagnostik, Differenzialdiagnostik**

Die Symptomatik der Tubulopathien ist vielgestaltig. Bei einem Großteil der Erkrankungen stehen Störung der Flüssigkeitshomöostase mit Volumenretention und entsprechendem Bluthochdruck bzw. Flüssigkeitsverlust bis zum Volumenmangelschock wie z. B. beim antenatalen Bartter-Syndrom, oder aber bei normalem Volumenstatus der renale Verlust oder die Retention einzelner Elektrolyte oder Aminosäuren im Vordergrund.

Bei praktisch allen Tubulopathien besteht ein wesentliches Diagnostikum in der Berechnung der fraktionellen Exkretion (Fe) der jeweiligen Substanz mittels folgender Formel am Beispiel des Natriums:

$$FeNa = \frac{\text{Urinnatrium} \times \text{Plasmakreatinin}}{\text{Plasmanatrium} \times \text{Urinkreatinin}}$$

Die Bedeutung dieser Formel zeigt sich z. B. bei einem Patienten mit Phosphatdiabetes (▶ Abschn. 24.5), der nach einer phosphatreichen Mahlzeit kurzfristig einen normalen Serumphosphatwert aufweist und daher fehldiagnostiziert würde, falls nicht durch gleichzeitige Berechnung der $FePO_4$ bzw. der tubulären Phosphatrückresorption ($TRP = 100-FePO_4$) die korrekte Diagnose gestellt würde.

24.2 Aminoazidurien

Primäre Rückresorptionsstörungen von Aminosäuren manifestieren sich entweder isoliert als Verlust der entsprechenden Aminosäuren ohne wesentliche klinische Symptome oder durch sekundäre Symptome wie Steinbildung oder Ablagerung von Kristallen in der Niere und anderen Organen mit sekundären Funktionsstörungen wie Fanconi-Syndrom oder Niereninsuffizienz. Die einzelnen Störungen in der Aminosäurerückresorption sind in der eTab. 24.1 aufgeführt.

24.2.1 Cystinurie

24.2.1.1 Grundlagen

Die Cystinurie ist definiert durch eine hohe Urinausscheidung von Cystin und dibasischen Aminosäuren (Ornithin, Lysin und Arginin) aufgrund einer gestörten proximalen tubulären Reabsorption (Servais et al. 2021).

Während die erhöhte Aminosäureausscheidung keine Stoffwechselfolgen hat, steht die Steinbildung bei 3 % der Patienten als Komplikation im Vordergrund. Bei der Cystinurie Typ 1 tritt eine Steinbildung meist vor dem 10. Lebensjahr, beim Nicht-Typ 1 nach dem 10. Lebensjahr auf. Die Cystinurie Typ 1 geht überwiegend mit Mutationen im *SLC3A1*-Gen, der Nicht-Typ 1 überwiegend (80 %) mit Mutationen im *SLC7A9*-Gen einher. Cystinsteine sind sowohl sonografisch als auch radiologisch nachweisbar. Im Urinsediment, idealerweise aus einem Morgenurin, imponieren die Cystinkristalle pathognomonisch hexagonal.

Die genetische Analyse bei Patienten mit Cystinurie ermöglicht es, die Diagnose zu bestätigen, die Krankheit zu klassifizieren und andere Familienmitglieder zu beraten, obwohl keine starken Genotyp-Phänotyp-Korrelationen nachgewiesen wurden.

24.2.1.2 Therapie

- **Therapieziel**

Reduktion der Cystinkonzentration im Urin sowie die Erhöhung des Löslichkeitsprodukts im Urin.

- **Therapieprinzip**

Wichtigste Maßnahme zur Verhinderung der Steinbildung ist die reichliche Flüssigkeitszufuhr, um eine Urinproduktion von 2 l/1,73 m^2 KOF täglich zu gewährleisten (Servais et al. 2021). Dabei ist insbesondere auf nächtliche Flüssigkeitszufuhr zu achten (bei Kleinkindern mit rezidivierenden Steinen PEG erwägen). Die Alkalisierung des Urins auf einen pH von ≥ 7,5 erfolgt durch die Einnahme von Kaliumzitrat bzw. Natriumbikarbonat bei fortgeschrittener Niereninsuffizienz.

- **Therapeutisches Vorgehen**

Die konservative Behandlung basiert auf einer schrittweisen Strategie, die Hydratation, Diät und Alkalisierung als grundlegende Maßnahmen einsetzt und in refraktären Fällen durch Thiolderivate ergänzt wird.

- - **Diätetische Maßnahmen**

Eine Proteinrestriktion ist während des Wachstums nicht ratsam, aber Lebensmittel mit hohem Methioningehalt (Fisch, Geflügel, Käse und Eier) sollten reduziert werden, um die endogene Cystinsynthese zu senken. Die Natriumzufuhr sollte auf 1–1,5 mEq/kg/d begrenzt werden, um die Steinbildung zu reduzieren (Servais et al. 2021).

- - **Medikamente**

Kaliumzitrat, 60–80 mEq/Tag, wird als Alkalisierungsmittel bevorzugt und so dosiert, bis in jeder Urinportion innerhalb von 24 h therapeutische pH-Werte (7,5–8,0, im frisch gelassenen Urin, spezifische Dichte <1005) erreicht werden.

Bei Rezidiven trotz Therapieadhärenz sind folgende Medikamente empfohlen:

Tiopronin und **D-Penicillamin** sind Sulfhydride, die Cystin in 2 Cysteineinheiten spalten und ein gemischtes Disulfid bilden. Die Löslichkeit des Cystein-Penicillamin-Komplexes ist bis zu 50-mal höher als die von Cystin. Diese thiolhaltigen Mittel können bei Patienten eingesetzt werden, bei denen trotz guter Einhaltung der oben genannten Maßnahmen ein Steinrezidiv auftritt (Malieckal et al. 2019). Die optimale Dosierung variiert interindividuell (Dello Strologo et al. 2007). Für Tiopronin beträgt die Dosis zwischen 15 und 40 mg/kg/Tag in 3 geteilten Dosen (bei Erwachsenen 800–1500 mg/Tag in 3 Dosen) und für D-Penicillamin etwa 20–30 mg/kg/Tag in 4 geteilten Dosen (Maximaldosis 1,2 g/Tag). Wir empfehlen eine höhere Dosis, die vor dem Schlafengehen verabreicht werden sollte.

Beide cystinbindenden Medikamente sind neueren Studien zufolge gleichermaßen mit schweren Nebenwirkungen assoziiert (Servais et al. 2021): D-Penicillamin: nephrotisches Syndrom (perimembranöse Nephritis), Exanthem, Fieber, Pyridoxalmangel (Pellagra), der eine Substitution mit Pyridoxin 100 mg/Tag erfordert. Tiopronin: Veränderungen der Geschmackswahrnehmung, mukokutane Läsionen, Proteinurie und/oder nephrotisches Syndrom aufgrund einer membranösen Immunkomplex-Glomerulopathie. Schwere hämatologische Reaktionen wie Neutropenie und Thrombozytopenie können ebenfalls auftreten.

Monitoring und Verlauf

Obwohl prospektive Studien, die den Nutzen der Selbstüberwachung belegen, nicht verfügbar sind, wurde die Einhaltung der Behandlung, einschließlich alkalisierender Mittel, mit weniger urologischen Eingriffen in Verbindung gebracht (Pareek et al. 2005). Das spezifische Gewicht des Urins sollte im Morgenurin durch den Patienten/Eltern gemessen werden. Niedrigere Dichten sind mit einem geringeren Risiko für Cystinkristallurie assoziiert.

> Alle Patienten sollten mit Teststreifen den Urin-pH-Wert selbst überwachen (Ziel: pH 7,5–8, spezifische Dichte <1005).

Eine Nierensonografie sollte alle 3 Monate bis jährlich erfolgen, je nach Aktivität der Steinbildung. Das Monitoring der Kristallurie ist ein nützliches Hilfsmittel bei der Behandlung von Patienten, aber die Beurteilung der Kristallurie erfordert eine standardisierte Methodik, die nicht in allen Zentren verfügbar ist. Im Unterschied dazu ist die Bestimmung von Cystin im Urin für das Management von Patienten mit Cystinurie nur von begrenztem Wert (Servais et al. 2021).

> Bei Patienten, die mit Thiolderivaten behandelt werden, sollte eine regelmäßige Überwachung des Differenzialblutbildes und der Proteinausscheidung im Urin erfolgen.

Prognose

Patienten mit Nierensteinen haben ein höheres Risiko für eine chronische Nierenerkrankung (CKD), verglichen mit der Normalbevölkerung. Dieses Risiko ist bei Cystinsteinbildnern deutlich höher. Die Mehrheit der Erwachsenen mit Cystinurie hat eine geschätzte glomeruläre Filtrationsrate (eGFR) <90 ml/min/1,73 m^2. Die Inzidenz der terminalen Niereninsuffizienz ist erfreulicherweise gering (Rhodes et al. 2015).

Bluthochdruck wird bei 29–51 % der erwachsenen Patienten mit Cystinurie berichtet und ist mit männlichem Geschlecht, Alter und chronischer Nierenerkrankung (CKD) assoziiert. Eine andere Studie fand keinen Unterschied im Blutdruck zwischen Cystinurie- und Nicht-Cystinurie-Steinbildnern, aber die Cystinurie-Patienten waren im Schnitt 10 Jahre jünger.

Prävention

Eine frühzeitige genetische Diagnose entweder durch prädiktive Testung von asymptomatischen Familenmitgliedern oder anlässlich des Zufallsbefunds eines hyperechogenen Kolon vor der 36. Schwangerschaftswoche (Amat et al. 2011) kann durch frühzeitige Einleitung entsprechender Maßnahmen die Steinfrequenz günstig beeinflussen.

Qualitätssicherung und Ausstattung

Alle kindernephrologischen Zentren verfügen über die notwendige Ausstattung, um Patienten mit Cystinurie zu diagnostizieren und zu therapieren.

24.3 Renale Glukosurie

24.3.1 Grundlagen

Diese (inkomplett) autosomal-rezessiv vererbte Störung der tubulären Rückresorption von Glukose durch den Natrium-Glukose-Kotransporter (SGLT2) kann bei Heterozygotie abgesehen von einer erhöhten Inzident von Harnwegsinfektionen (auch Candida) symptomlos bleiben oder selten bei Homozygotie mit einer massiven Glukosurie bis zu 60 g/Tag und evtl. Hypoglykämiesymptomatik sowie Polyurie einhergehen. Der äußerst erfolgreiche Einsatz von SGLT2-Inhibitoren bei Diabetes mellitus Typ 2 illustriert die Bedeutung der Pathophysiologie für die Entwicklung neuer Arzneimittel.

24.3.2 Therapie

- **Therapieziel**

In seltenen Fällen Vermeidung der Hypoglykämie.

- **Therapieprinzip**

Meist ist keine Behandlung erforderlich, bei Hypoglykämieneigung Zufuhr von Kohlenhydraten mit einem niedrigen glykämischen Index, in zahlreichen kleinen Mahlzeiten.

- **Therapeutisches Vorgehen**
▶ Abschn. 24.2.1.2.

- **Monitoring und Verlauf**

Nicht notwendig.

- **Prognose**

Günstig.

- **Prävention**

Nicht erforderlich.

- **Qualitätssicherung und Ausstattung**

Nicht relevant.

24.4 Renales Fanconi-Syndrom

(syn. DeToni-Debré-Fanconi-Syndrom).

24.4.1 Grundlagen

Es handelt sich um eine generalisierte proximal-tubuläre Funktionsstörung, wobei die glomeruläre Funktion primär nicht betroffen ist. Es finden sich verschiedene Kombinationen von Glukosurie, Phosphaturie, Aminoazidurie, Bikarbonaturie sowie weitere Verluste anderer organischer und anorganischer Stoffe. Diese renalen Verluste führen zu den klinischen Symptomen einer metabolischen Azidose, Dehydratation, Elektrolytimbalanzen, Rachitis bzw. Osteomalazie und Wachstumsstörungen. Das Fanconi-Syndrom stellt eine uniforme Reaktion des proximalen Tubulus auf verschiedene exogene oder endogene Noxen dar. Die Ursachen sind sind mannigfaltig, wobei die häufigste Ursache eine Cystinose darstellt.

> Bei Glukosurie und normalem Blutzucker sollte immer ein renales Fanconi-Syndrom ausgeschlossen werden!

24.4.2 Therapie

- **Therapieziel**

Ziel der Therapie ist bei symptomatischem Fanconi-Syndrom die Beseitigung der Grundkrankheit, bei allen sonstigen Formen die Beeinflussung der Symptome.

- **Therapieprinzip**

Supplementation entsprechender Verluste.

- **Therapeutisches Vorgehen**

Die Behandlung der **metabolischen Azidose** ist bei der proximalen renal-tubulären Azidose (RTA) schwierig, da eine Erhöhung der Serumbikarbonatkonzentration die gefilterte Bikarbonatlast über die reduzierte Reabsorptionskapazität des proximalen Tubulus hinaus erhöht, was zu einer ausgeprägten Bikarbonatdiurese führt. Wenn die Serumbikarbonatkonzentration trotz hoher Alkalidosen bei Patienten mit proximaler RTA nicht auf einen Wert ≥ 21 mmol/l korrigiert werden kann, ist eine Therapieversuch mit Indometacin sinnvoll (**Cave:** akute Niereninsuffizienz). Zitrat (z. B. Kalium-, Kalzium-, Natrium- oder Magnesiumzitrat) hat gegenüber bikarbonatbasierten Präparaten eine Reihe von Vorteilen: Während Bikarbonat bereits im Magen die Salzsäure neutralisiert und zu Aufstoßen führt, wird Zitrat wird erst im Dünndarm verstoffwechselt und neutralisiert 3 Wasserstoffionen (Bikarbonat nur eins).

- **Bikarbonatsubstitution:** 2–15 mmol/kgKG/Tag in 4 ED (Elmonem et al. 2016) Ziel: Serumbikarbonat ≥ 21 mmol/l.
- **Kaliumsubstitution** (K-Zitrat oder K-Chlorid): 2–10 mmol/kgKG/Tag in 4 ED, Ziel: Serumkalium ca. 3,0 mmol/l.
- **Phosphatsubstitution:** 0,3–0,6 mmol/kgKG/d in 4 ED, Ziel ist ein Serumphosphatspiegel im unteren altersabhängigen Normbereich.
- **Indometacin:** Bei anders nicht zu kontrollierenden Salz- und/oder Flüssigkeitsverlusten ist eine Therapieversuch mit Indometacin sinnvoll (**Cave:** akute Niereninsuffizienz bei zusätzlichen extrarenalen Flüssigkeitsverlusten). Dosierung 1–2 mg/kgKG/Tag in 3 ED.
- **Rachitis:** 5000–10.000 IE/Tag Cholecalciferol (Vitamin D_3) und/oder 0,25–0,5 µg/Tag 1,25-Dihydroxy-Cholecalciferol (Rocaltrol) oder 1α-Hydroxy-Cholecalciferol (Eins-Alpha); Therapiesteuerung bei der Behandlung mit den aktiven Vitamin-D-Metaboliten ist rascher möglich als mit den hohen Dosen von Cholecalciferol.

■ **Monitoring und Verlauf**
Eine häufige Überwachung ist erforderlich, insbesondere bei kleinen Kindern da schnelles Wachstum zu erheblichen Veränderungen des Bedarfs an Elektrolyten, alkalischen Substanzen und Flüssigkeit führen kann. Ein sinnvolles Überwachungsschema ist die wöchentliche Messung der Elektrolyte (einschließlich Bikarbonat, Kalium und Phosphat) nach Beginn der Substitution. Sobald die Zielspiegel erreicht sind, können diese Messungen vierteljährlich durchgeführt werden.

■ **Prognose**
Die Prognose ist abhängig von der Grundkrankheit. Die Korrektur der metabolischen Azidose hat eine Reihe positiver Auswirkungen, einschließlich der Wiederherstellung normaler Wachstumsraten bei Kindern, der Vorbeugung von Osteopenie, Nephrolithiasis und Nephrokalzinose, der Korrektur von Kaliumverschwendung und Hypokaliämie sowie der Vorbeugung von chronischen Nierenerkrankungen (CKD).

■ **Prävention**
Eine Prävention ist je nach Grunderkrankung trotz früher Diagnose nicht möglich.

■ **Qualitätssicherung und Ausstattung**
Die Komplexität der Erkrankung und der Therapie erfordert kindernephrologische Expertise.

24.5 Phosphatdiabetes

24.5.1 Hypophosphatämische Rachitis, Vitamin-D-resistente Rachitis.

24.5.1.1 Grundlagen
Dem Phosphatdiabetes bzw. der X-chromosomal-dominant vererbten familiären hypophosphatämischen Rachitis liegt eine verminderte tubuläre Phosphatrückresorption überwiegend aufgrund von Mutationen im *PHEX*-Gen zugrunde. Zusammen mit einer verminderten intestinalen Resorption von Phosphat und Kalzium führt sie zur Hypophosphatämie und dadurch zur hypophosphatämischen Rachitis bzw. Osteomala-

zie. Das *PHEX*-Gen, welches in Osteoblasten exprimiert wird, kodiert für eine Endonuklease, die normalerweise den phosphaturisch wirkenden „fibroblast growth factor 23" (FGF-23) inaktiviert. Es handelt sich also um eine „sekundäre" Tubulusfunktionsstörung. FGF-23 hemmt zudem die tubuläre Produktion von 1,25-Dihydroxyvitamin D_3.

Eine noch seltenere Form des Phosphatdiabetes ist der autosomal-dominante Phosphatdiabetes (ADHR), welcher typischerweise eine variable Penetranz zeigt (Econs et al. 1997). ADHR wird durch Eisenmangel aggraviert wird, was therapeutisch genutzt wird (Wolf und White 2014). Pathophysiologisch liegen verschiedene Mutationen in FGF-23 zugrunde, die eine Spaltung durch PHEX verhindern.

Die hereditäre hypophosphatämische Rachitis mit Hyperkalziurie (HHRH) stellt eine weitere seltene, autosomal-rezessive Form mit Hyperkalziurie (Kalzium/Kreatinin i. U. >>0,5 mol/mol) bei erhöhten 1,25-Dihydroxyvitamin-D_3-Serumspiegeln dar. Ursächlich sind inaktivierende Mutationen im *SLC34A3*-Gen, das für den renalen Natrium-Phosphat-Transporter Typ2c kodiert (Bergwitz et al. 2006).

Die X-chromosomal-rezessive hypophosphatämische Rachitis mit Hyperkalziurie beruht auf einer Mutation im Chloridkanal CLCN5 und entspricht damit der Dent's Disease.

24.5.1.2 Therapie

- **Therapieziel**

Das Ziel der symptomatischen Therapie ist es, Folgeschäden wie Mineralisationsstörungen des Knochens (Rachitis, Osteomalazie) und der Zähne sowie einen Kleinwuchs zu vermeiden.

- **Therapieprinzip**

Bei der X-chromosomale Hypophosphatämie (XLH), der häufigsten Form des Phosphatdiabetes, steht seit 2018 mit der Zulassung des monoklonalen Antikörper Burosumab, welcher an FGF23 bindet und entsprechend eliminiert, ein effektives Therapeutikum zur Verfügung. Burosumab führt als Monotherapie zu einer wesentlichen Verbesserung des Kalzium-Phosphat-Haushalts und der orthopädischen Probleme, ohne die bekannten Nebenwirkungen der klassischen Therapie, wie Nephrokalzinose und sekundärer Hyperparathyroidismus infolge der unphysiologisch hohen Serumphosphatwerte insbesondere bei punktueller Einnahme einer großen Phosphatmenge (mit nachfolgend hohen PTH-Werten und Präzipitation von Kalziumphosphat in der Niere).

Bei HHRH steht die möglichst häufige Gabe von Phosphat (4- bis 12-mal/Tag, Startdosis von 0,3 mmol/kgKG/Tag) im Vordergrund. Eine Tablette Reductospezial enthält 6,4 mmol elementares Phosphat.

> Bei Phosphatdiabetes mit Hyperkalziurie (HHRH) sind aktive Vitamin-D-Metabolite kontraindiziert.

Bei Patienten mit ADHR ist bei Eisenmangel zunächst dessen Korrektur angeraten, da diese häufig die Phosphatrückresorption entscheidend verbessert. Die weiteren Empfehlungen leiten sich von den Erfahrungen mit XLH ab, sind aber nicht validiert.

- **Therapeutisches Vorgehen**
  - **XLH:** Injektion des monoklonalen Antikörper Burosumab s.c. alle 2 Wochen (0,8 mg/kg/KG/ED s.c.).
  - **ADHR:** Eisenmangel indiziert entsprechende Eisensubstitution, da diese häufig die Phosphatrückresorption entscheidend verbessert. Die weiteren Empfehlungen leiten sich von den Erfahrungen mit XLH ab, sind aber nicht validiert. Da bei ADHR wie beim XLH die erhöhten FGF23-Spiegel die Synthese von 1,25-Dihydroxy-Cholecalciferol hemmen, werden die aktiven Vitamin-D-Metaboliten 1,25-Dihydroxy-Cholecalciferol (Rocaltrol, 0,25–2 µg/Tag) oder 1α-Hydroxy-Cholecalciferol (Eins-Alpha, 50 ng/kgKG/Tag) substituiert. Die Dosierung richtet sich neben der Anhebung der Serumphosphatwerte auf niedriges Normalniveau nach den Parathormonplasmaspiegeln sowie der Kalziumausscheidung im Urin (Kalzium-Kreatinin-Quotient <0,6 mmol/mmol).

Die therapeutische Breite von aktiven Vitamin-D-Metaboliten ist sehr eng.
- **HHRH:** Die möglichst häufige Gabe von Phosphat (4- bis 12-mal/Tag, Startdosis von 0,3 mmol/kgKG/Tag Phosphat) steht im Vordergrund. Eine Tablette Reductospezial enthält 6,4 mmol elementares Phosphat. Vitamin-D-Präparate sind kontraindiziert.

Wachstumshormon: Ein Kleinwuchs wird insbesondere bei spätem Therapiebeginn beobachtet. Allerdings besteht für die Wachstumshormontherapie keine Zulassung und daher sollte sie nur im Rahmen von Studien erfolgen. Eine Ausnahme besteht bei nachgewiesenem koinzidentellen Wachstumshormonmangel, der bei einigen Patienten beschrieben wurde.

Orthopädische Maßnahmen: Es bleibt zu hoffen, dass die Anzahl korrigierender orthopädischer Maßnahmen und durch Einsatz von Burosumab (Crysvita) bei der XLH deutlich abnehmen wird. Vor operativen Eingriffen sollte der Knochenstoffwechsel, soweit wie möglich, normalisiert sein, um ein optimales Ergebnis zu erzielen.

- **Monitoring und Verlauf**
- **XLH-Patienten mit Burosumabdauertherapie** werden alle 3 Monate klinisch evaluiert, um den Kalzium-Phosphat-Haushalt sowie die tubuläre Phosphatrückresorption zu überprüfen. Ggf. erfolgt eine Dosisanpassung von Burosumab.
- **HHRH-Patienten** sollten 3-monatig Kontrollen des Wachstums, der Elektrolyte in Blut und Urin sowie Sonografie der Nieren erhalten.
- **ADHR-Patienten** sollten hinsichtlich des Kalzium-Phosphat-Haushalts, der tubulären Phosphatrückresorption, der renalen Kalziumausscheidung (Kalzium-Kreatinin-Ratio <0,5 mmol/mmol) und bei einer evtl. Nephrokalzinose auch hinsichtlich des Eisenstatus kontrolliert werden.

- **Prognose**
Durch die Einführung von Burosomab bei XLH wird sich der Knochenstoffwechsel und die Lebensqualität gegenüber konventioneller Therapie vermutlich langfristig bessern.

Es ist jedoch völlig unbekannt, ob die Phosphatsupplementation bei HHRH langfristig, in Bezug auf Nierenverkalkungen, sicher ist, ob sich Hyperparathyreoidismus oder Enthesopathien entwickeln können, wie bei konventioneller Therapie bei XLH beschrieben, ob der Nierenphosphat-Leak lebenslang bestehen bleibt oder ob die Therapie wie z. B. bei ADHR gestoppt werden kann, und ob HHRH zu einem beschleunigten Verlust an Knochensubstanz im Erwachsenenalter prädisponiert.

- **Prävention**
Eine Prävention scheint am ehesten bei XLH durch frühzeitige Gabe von Burosemab möglich.

- **Qualitätssicherung und Ausstattung**
Aufgrund der Seltenheit der Erkrankungen sollten erfahrene kindernephrologische Spezialisten konsultiert werden.

24.6 Hereditäre Salzverlusttubulopathien

Angeborene, autosomal-rezessiv vererbte Salzverlusttubulopathien mit hypokaliämischer Alkalose, Hyperreninismus und Hyperaldosteronismus bei normalem Blutdruck wurden bisher häufig unter dem Begriff „Bartter-Syndrom" (BS) zusammengefasst. Es handelt sich nach neueren pharmakologischen und molekulargenetischen Erkenntnissen um pathophysiologisch eigenständige Erkrankungen des tubulären Ionentransports. Klinisch können mindestens 5 Entitäten (BS1–5) mit hereditärem Salzverlust unterschieden werden.

24.6.1 Antenatales Bartter-Syndrom (Hyperprostaglandin-E-Syndrom)

24.6.1.1 Grundlagen
Das antenatale BS ist ein schweres Krankheitsbild, das sich bereits pränatal durch

ein massives Polyhydramnion teils ab der 20. SSW manifestiert und zur Frühgeburtlichkeit führt. Postnatal stehen ein exzessiver renaler Salzverlust mit Iso- oder Hyposthenurie, eine massive Polyurie mit unterschiedlich stark ausgeprägter hypokaliämische Alkalose im Vordergrund. (Genetische Grundlagen: eOverview 24.1).

Der Salz- und Wasserverlust wird durch die exzessive Prostaglandin-E2-Synthese aggraviert teils durch einen diuretischen Effekt aber auch durch eine glomeruläre Hyperfiltration. Häufig treten systemische Symptome wie Fieber, Erbrechen und sekretorische Diarrhö auf. Charakteristisch ist eine Hyperkalziurie, die schon innerhalb der ersten Lebenswoche zur Nephrokalzinose führt. Als Folge der schweren metabolischen Veränderungen manifestiert sich bei unzureichender Behandlung eine ausgeprägte Dystrophie und Wachstumsretardierung.

Das antenatale Bartter-Syndrom in Folge von Mutationen in NKCC2 oder ROMK kann ab der Adoleszenz zu einer glomerulären Proteinurie und eingeschränkter GFR führen. Für die naheliegende Vermutung, dass es sich hierbei um Folgen einer langjährigen Therapie mit NSAID handelt, fanden sich bioptisch keine Hinweise (Kleta and Bockenhauer 2017). Der bioptische Nachweis einer fokalen glomerulären Sklerose in verschiedenen Fallserien zusammen mit dem Konzept einer Dysregulation des tubuloglomerulären Feedbacks lassen eine glomeruläre Hyperfiltration als Ursache der FSGS vermuten. Ein hierdurch induzierter funktioneller Nephronverlust führt zur Einschränkung der Nierenfunktion.

Eine weitere, wenngleich sehr seltene Variante das ist antenatale Bartter-Syndrom mit Innenohrschwerhörigkeit. Im Gegensatz zu den vorher genannten Formen des antenatalen Bartter-Syndroms, B1 und B2, findet sich hierbei keine Hyperkalziurie oder Nephrokalzinose. Die häufig bei dieser Tubulopathie beobachtete progrediente Niereninsuffizienz ist ätiologisch nicht gut verstanden.

24.6.1.2 Therapie

- **Therapieziel**

Im Vordergrund der Therapie steht die Reduktion des Salz- und Wasserverlusts, der Hyperkalziurie sowie die Korrektur der Hypokaliämie.

- **Therapieprinzip**

Das Therapieprinzip besteht aus einer Substitution der Elektrolyte in mindestens 4 Einzeldosen (ED)/Tag und einer Reduktion der Salz- und Flüssigkeitsverluste durch Senkung der GFR mittels NSAID.

Therapeutisches Vorgehen
Salz- und Wasserhaushalt Primär ist die ausreichende Zufuhr von Wasser und Salz sicherzustellen. In der Perinatalzeit sind die meist aus einem Polyhydramnion heraus geborenen Frühgeborenen durch einen Volumenmangelschock bedroht. Die Gabe von Natriumchlorid stellt eine physiologische Behandlung dar, die sowohl den Volumenstatus wie auch die Hypokaliämie verbessert. Es werden mindestens 5–10 mmol/kgKG/d empfohlen. Jenseits des Säuglingsalters führt der Salzhunger zur Abnahme der medikamentösen Zufuhr. Ohne eine zusätzliche pharmakotherapeutische Intervention mit z. B. Indometacin ist mit der ausschließlichen Salz- und Wassersubstitution jedoch häufig der erhebliche renale Verlust nicht auszugleichen.

> Elektrolyte sollten mit dem Essen und nicht auf nüchternen Magen eingenommen werden.

Reduktion der Hyperkalziurie, der Polyurie und der Prostaglandin-E2-Ausscheidung Durch Indometacin (0,05–0,5 mg/kgKG/Tag bei Neugeborenen und 0,5–2 mg/kgKG/Tag bei älteren Kindern und Jugendlichen) in 3 Einzeldosen lässt sich der renale Verlust von NaCl und Wasser um ca. 50 % und von Kalzium um ca. 30 % senken. Die Leitlinie des ERKNet-Konsortiums empfiehlt einen Magenschutz mit Protonenpumpeninhibitoren (PPI), wobei kritisch angemerkt wird, dass gastrointestinale Beschwerden infolge unselektiver NSAID-Einnahme (analog zur guten gastrointestinalen Toleranz bei bis zu 60 mg Prednison/d bei Kindern mit nephrotischem Syndrom) bei Kindern bis zur Pubertät vergleichsweise selten sind und PPI häufig interstitielle Nephritiden auslösen. Nach dem Sistieren der systemischen Effekte des PGE2 wird häufig eine rasche Gewichtszunahme und Verbesserung des Wachstums erreicht. Die Therapie mit Indometacin wird durch die Überwachung des Blutbilds (**Cave** intestinaler Blutverlust) sowie der Aktivität des Renin-Aldosteron-Systems und der Serumelektrolyte einerseits sowie der glomerulären Filtrationsrate andererseits gesteuert.

Normalisierung des Serumkaliums Zusätzlich muss in der Regel gleichzeitig Kaliumchlorid (1–3 mmol/kgKG/Tag p.o.), mindestens 4-mal täglich zusammen mit der Nahrung eingenommen werden, sodass das der Serumkaliumwert vor nächster Gabe bei ca. 3,0 mmol/l liegt. Sollte der sekundäre Hyperaldosteronismus trotz der vorgenannten Therapie persistieren, kann der Einsatz von Aldosteronantagonisten (Spironolacton 1,5–3 mg/kgKG/Tag bzw. 100–200 mg/Tag) erwogen werden.

> Die Hypokaliämie sollte durch Kaliumchlorid bis zu einer Konzentration von 3,0 mmol/l korrigiert werden.

Vermeidung der QT-Verlängerung im EKG Eine Hypokaliämie mit oder ohne Hypokalzämie führt zu einer Verlängerung der QT-Zeit im EKG mit dem Risiko von Rhythmusstörungen (Torsades des pointes). Bei persistierendem, verlängertem QTc-Intervall ist die Gabe eines (unselektiven) β-Blockers indiziert. Zusätzlich sollten weitere Medikamente, welche die QT-Zeit ebenfalls verlängern können, möglichst vermieden werden.

- **Monitoring und Verlauf**

Im Säuglings- und Kleinkindalter werden vierteljährliche Kontrollen, anschließend halbjährlich in spezialisierten Zentren empfohlen (Konrad et al. 2021).

- **Prognose**

Die initiale Prognose des antenalen Bartter-Syndroms ist von der rechtzeitigen Diagnosestellung und sofortiger Einleitung der erforderlichen Therapiemaßnahmen abhängig (Flüssigkeits- und Elektrolytsubstitution!). Im weiteren Verlauf ist die Prognose variabel und wird im Wesentlichen von der GFR und dem Ausmaß der Proteinurie bestimmt.

- **Prävention**

Es handelt sich um eine genetische Erkrankung, die eine humangenetische Beratung ermöglicht.

24.6.2 Klassisches Bartter-Syndrom

24.6.2.1 Grundlagen

Diese Variante zeigt häufig nur eine isolierte hypokaliämische Alkalose meist ohne eine wesentliche Störung im Kalzium-Magnesium-Stoffwechsel. Ursache ist ein Funktionsverlust des basolateralen Chloridkanals ClC-Kb (CLCNKB), der sich sowohl im aufsteigenden Teil der Henle-Schleife als auch im distalen Konvolut findet. Nur selten kommt es bereits in der Neonatalperiode zu einem massiven Salzverlust. Die meisten Kinder fallen im Krabbelalter durch eine Polyurie mit Gedeihstörung auf. Laborchemisch steht eine ausgeprägte hypokaliämische Alkalose im Vordergrund. Obwohl auch gelegentlich ein renaler Magnesiumverlust festgestellt wurde, sind Tetaniezeichen bisher, im Gegensatz zum Gitelman-Syndrom (▶ Abschn. 24.6.3), nicht beobachtet worden.

24.6.2.2 Therapie

Die Kalium- und Natriumsubstitution sowie u. U. eine Indometacinbehandlung richtet sich nach den gleichen Prinzipien wie beim antenalen Bartter-Syndrom (▶ Abschn. 24.6.1.2). Zu beachten ist, dass die Hypokaliämie beim klassischen Bartter-Syndrom sehr ausgeprägt sein kann.

24.6.3 Gitelman-Syndrom

Diese Salzverlusttubulopathie wird durch inaktivierende Mutationen im thiazidsensiblen Natrium-Chlorid-Kotransporter NCCT (SLC12A3) im distalen Konvolut hervorgerufen. Im Gegensatz zum antenatalen Bartter-Syndrom manifestiert sich die Erkrankung, ähnlich wie beim klassischen Bartter-Syndrom, erst im Kindes- oder sogar im Erwachsenenalter und zeigt meist einen milderen Verlauf.

Bei nur leichtem renalen Kochsalzverlust ist die tubuläre Konzentrationsfähigkeit fast vollständig erhalten. Pathognomonisch ist eine hypermagnesiurische Hypomagnesiämie in Kombination mit einer Hypokalziurie. Der renale Magnesiumverlust führt zu Symptomen wie Müdigkeit, Obstipation, Muskelschwäche, Tetanien und Gelenkbeschwerden (Chondrokalzinose), die eine wesentliche Beeinträchtigung der Lebensqualität bedingen können (Blanchard et al. 2017). Gelegentlich tritt ein Kleinwuchs auf. Weiterhin findet sich eine für die Salzverlusttubulopathien so typische und durch einen sekundären Hyperaldosteronismus verursachte hypokaliämische Alkalose.

24.6.3.1 Therapie

- **Therapieziel**
Korrektur der Hypokaliämie (>3,0 mmol/l) und Hypomagnesiämie (>0,7 mmol/l).

- **Therapieprinzip**
Das Therapieprinzip beinhaltet eine liberale Kochsalzzufuhr sowie Kaliumchlorid und organische Magnesiumsalze zu den Mahlzeiten.

Therapeutisches Vorgehen
Anhebung des Serumkaliums Eine Anfangsdosis von 1–2 mmol KCl/kgKG sollten über mindestens 4 Gaben verteilt werden. Zudem sollten kaliumreiche Lebensmittel empfohlen werden, wobei zu beachten ist, dass einige von ihnen viele Kohlenhydrate und Kalorien enthalten.

Anhebung des Serummagnesiums Die Therapie der Hypomagnesiämie (Zielkonzentration: >=0,7 mmol/l), die wesentlich an der klinischen Symptomatik beteiligt ist, erfolgt durch orale Supplementation organischer Magnesiumsalze (Aspartat, -zitrat, ca. 1 mmol/kgKG) bis zur intestinalen Toleranzgrenze (**Cave** Diarrhö). Eine Normalisierung des Serummagnesiums und Symptomfreiheit wird häufig nicht erreicht.

Medikation bei persistierender Hypokaliämie und Hypomagnesiämie Kaliumsparende Diuretika wie Amilorid, Spironolacton, (ggf. Eplerenon bei Gynäkomastie) können nützlich sein, sowohl zur Erhöhung des Serumkaliumspiegels bei Patienten, die therapierefraktär gegen o. g. Supplemente sind, als auch zur Behandlung der Hypomagnesiämie, die durch erhöhte Aldosteronspiegel aggraviert wird. Da Diuretika erwartungsgemäß die Natriumdepletion verstärken, kann ein zusätzlicher Therapieversuch mit COX2-selektiven NSAID (z. B. Celecoxib) sinnvoll sein (Blanchard et al. 2015).

Vermeidung von Herzrhythmusstörungen Die Hypokaliämie und Hypomagnesiämie oder die Kombination von beidem können zu einer QTc-Verlängerung im EKG und damit zu vital bedrohlichen Rhythmusstörungen (Torsades des pointes) führen. Bei persistierendem, verlängertem QTc-Intervall ist die Gabe eines (unselektiven) β-Blockers indiziert. Zusätzlich sollten zusätzlich Medikamente, welche die QT-Dauer verlängern können, möglichst vermieden werden.

- **Monitoring und Verlauf**
Kontrolle der Elektrolyte inklusive Magnesium alle 3–6 Monate.

- **Prognose**
Bei guter glomerulärer Nierenfunktion sind die langfristigen Aussichten für Menschen mit Gitelman-Syndrom im Allgemeinen sehr gut. Manche Patienten entwickeln keine Symptome, während andere chronische Symptome zeigen, die ihre Lebensqualität beeinträchti-

gen können. Schwäche, Müdigkeit und Muskelkrämpfe können die täglichen Aktivitäten stark beeinträchtigen, insbesondere wenn die Therapieempfehlungen nicht befolgt werden.

- **Prävention**

Nicht indiziert.

24.7 Pseudohypoaldosteronismus

24.7.1 Pseudohypoaldosteronismus Typ 1

24.7.1.1 Grundlagen

Pathophysiologisch handelt es sich beim Pseudohypoaldosteronismus Typ 1 um eine angeborene Endorganresistenz der distalen Tubuluszelle auf Aldosteron, die sporadisch und autosomal-dominant (PHA1A, Mutationen in NR3C2, Mineralokortikoidrezeptor) oder autosomal-rezessiv vererbt auftreten kann (PHA1B, Mutation in SNNC α, β, γ, den drei Untereinheiten des epithelialen Natriumkanal ENaC). PHA1A und PHA1B führen zum schweren renalen Natriumverlust in der Neonatalperiode mit Hyponatriämie, Hyperkaliämie und hyperchlorämischer metabolischer Azidose. Die Diagnose wird durch erhöhte Plasmakonzentrationen von Renin und Aldosteron gestützt.

Die Symptomatik bei der rezessiven Variante PHA1B persistiert, während sie sich bei der autosomal-dominanten Form im Verlauf deutlich abschwächt, sodass mit zunehmendem Alter die Salzsupplementation meist beendet werden kann.

24.7.1.2 Therapie

- **Therapieziel**

Die Therapie soll den Natriumverlust ausgleichen und die Hyperkaliämie verhindern.

- **Therapieprinzip**

Orale Kochsalzsupplementation.

- **Therapeutisches Vorgehen**

Kochsalzzufuhr von wenigstens 1–6 mmol/kgKG bzw. 85 mmol Natriumchlorid (5 g NaCl) pro Tag, ggf. in der Neonatalperiode mehr, sowie bedarfsgerechte Flüssigkeitssubstitution. Individuell kann der Bedarf an Natriumchlorid mit zunehmendem Alter sinken.

Bei bedrohlichen Hyperkaliämien ist die rektale oder orale Gabe von Ionenaustauschern auf Natriumsalzbasis, 3- bis 4-mal 0,5 g/kgKG oder 3- bis 4-mal 15 g täglich oder 30 g rektal erforderlich. Eine häufige Nebenwirkung ist die Obstipation, der durch Gabe von leichten Abführmitteln oder von Sorbit entgegengewirkt werden kann.

- **Monitoring und Verlauf**

Beim Typ PHA1A sind häufige Kontrollen der Serumelektrolyte meist nur bis in das frühe Kleinkindalter erforderlich.

Beim Typ PHA1B sind 3- bis 6-monatige Kontrollen langfristig notwendig.

- **Prognose**

Im Unterschied zum milden Verlauf der dominanten Form ist die PHA1B eine schwere Krankheit und die Patienten leiden ihr ganzes Leben unter lebensbedrohlichen Episoden von Salzverlust. Eine vermehrte Flüssigkeitsmenge in den Atemwegen führt zu Symptomen, die der zystischen Fibrose ähneln können. Ekzematöse Hautveränderungen sind häufig.

24.8 Renale Magnesiumverlusterkrankungen

24.8.1 Familiäre Hypomagnesiämie mit Hyperkalziurie und Nephrokalzinose

24.8.1.1 Grundlagen

Die familiäre Hypomagnesiämie mit Hyperkalziurie und Nephrokalzinose (FHHNC) ist eine komplexe tubuläre, autosomal-rezessiv vererbte Störung, die durch eine Hypomagnesiämie, Hyperkalziurie, ausgeprägte Nephrokalzinose, Polyurie mit Hypostenurie und fortschreitende Niereninsuffizienz im Kindes- und Jugendalter charakterisiert ist. Zusätzlich werden häufig eine Nephrolithiasis, rezidivierende Harnwegsinfekte und eine inkomplette distale renal-tubuläre Azidose beobachtet. Pathophysiologisch liegt der primäre Defekt in einer verminderten Magnesium- und Kalziumrückresorption im aufsteigenden dicken Teil der Henle-Schleife infolge Mutationen in den Genen CLDN16 und CLDN19, welche für Proteine der „tight junction" kodiert (Simon et al. 1999; Konrad et al. 2006). Dort werden im Gesunden Magnesium und Kalzium passiv parazellulär rückresorbiert, wobei die lumenpositive Potenzialdifferenz die treibende Kraft darstellt. Patienten mit CLDN19-Mutation zeichnen sich zusätzlich durch Augenveränderungen (Makulakolobome, Nystagmus, schwere Myopie) und eine schnellere Progression der Niereninsuffizienz aus (Khan et al. 2018).

24.8.1.2 Therapie

- **Therapieziel**

Ziele der Therapie sind die Symptomlinderung der Hypomagnesiämie und eine Minderung des Fortschreitens der Nephrokalzinose durch die Gabe organischer Magnesiumsalze und Behandlung mit Thiaziden.

- **Therapieprinzip**

Häufige orale Gabe von organischen Magnesiumsalzen bis zur intestinalen Toleranzgrenze, Thiazide zur Senkung der Kalziumausscheidung im Urin sowie Zitratpräparate und Erhöhung der Flüssigkeitszufuhr zur Steinprävention.

- **Therapeutisches Vorgehen**

Organische gebundene Magnesiumsalze (z. B. Mg-Aspartat, -Aspartathydrochlorid, -Zitrat, -Glukonat, -Orotat) zur Anhebung des Serummagnesiumspiegels und zur Auffüllung der biologischen Speicher in mehrfachen täglichen Gaben: z. B. Startdosis 0,4–0,8 mmol Mg^{2+}/kgKG 3-mal täglich). Weiterhin sind Hydrochlorothiazid (2×1 mg/kgKG) oder Hygroton (1-mal 0,3–0,6 mg/kgKG) indiziert. Zu beachten ist, dass die Therapie mit Thiaziden zu einem weiteren Verlust von Magnesium führen kann, der jedoch durch eine zunehmende Niereninsuffizienz aufgehoben wird. Erhöhung der Flüssigkeitszufuhr und ggf. Kaliumnatriumhydrogenzitrat (1 g = 4,3 mmol Na^+ + 4,3 mmol K^+) zur Steinprävention können eingesetzt werden. Bei zunehmender Niereninsuffizienz ist allerdings eine drohende Hyperkaliämie zu beachten.

- **Monitoring und Verlauf**

Kontrolle der Elektrolyte im Blut und Urin sowie entsprechende Parameter in Abhängigkeit des CNI-Stadiums.

- **Prognose**

Durch Progression der Niereninsuffizienz und das Ausmaß der Augenbeteiligung bestimmt.

- **Prävention**

Durch eine frühe Diagnosesicherung und Therapieeinleitung lässt sich vermutlich die Progredienz der Nephrolithiasis verringern.

- **Qualitätssicherung und Ausstattung**

Expertise in der Behandlung komplexer Tubulopathien ist erforderlich.

24.8.2 Hypomagnesiämie mit sekundärer Hypokalzämie

24.8.2.1 Grundlagen

Die Hypomagnesiämie mit sekundärer Hypokalzämie ist durch sehr niedrige Serummagnesium- und niedrige Serumkalziumspiegel charakterisiert. Die Patienten zeigen schon im meist frühen Säuglingskindalter Krampfanfälle und Tetanien, welche unbehandelt tödlich verlaufen können, was insbesondere dann geschieht, wenn nur die Hypokalziämie erkannt und therapiert wird. Die Hypokalzämie entsteht sekundär durch niedrige Parathormonspiegel, da die Nebenschilddrüse bei sehr niedrigen Magnesiumwerten nicht mehr anspricht. Ursache für die Erkrankung sind Mutationen in dem mag-

Tubuläre Störungen

nesium- und kalziumpermeablen Ionenkanal TRPM6, der im Nierentubulus und im Dünndarmepithel exprimiert wird (Schlingmann et al. 2002). Die Resorption von Magnesium im Nierentubulus bzw. im Darmepithel ist gestört und führt zu einem kombinierten renalen und enteralen Magnesiumverlust.

> Da die Symptomatik der schweren Hypomagnesiämie klinisch nicht von einer Hypokalzämie zu unterscheiden ist, ist die Messung des Serummagnesiums obligatorisch.

24.8.2.2 Therapie

- **Therapieziel**

Vermeidung der Symptome der Hypomagnesiämie.

- **Therapieprinzip**

Eine Magnesiumsubstitution bis zur Korrektur der Hypokalzämie kann die Symptomatologie verhindern. Zusätzlich können ggf. aktive Vitamin-D-Metabolite, z. B. 1,25-Dihydroxycholecalciferol, in individueller Dosierung eingesetzt werden. Bei notwendiger hoher Magnesiumdosierung kann die intestinale Unverträglichkeit der Substitution klinisch in den Vordergrund rücken. In Einzelfällen können Dauerinfusionssysteme erforderlich sein, um die Magnesiumspiegel signifikant anzuheben.

- **Therapeutisches Vorgehen**

Magnesiumzitrat und ggf. Spironolacton, welches die renale Magnesiumresorption fördert, werden eingesetzt. Zur Unterbrechung von (neonatalen) zerebralen Anfällen ist eine intravenöse oder intramuskuläre Substitution von Magnesium indiziert: Magnesiumsulfat 0,2–0,4 mmol/kgKG.

- **Monitoring und Verlauf**

Kontrolle von Magnesium-, Kalzium- und Phosphatwerten im Blut.

- **Prognose**

Bei guter Therapieadhärenz sinkt das Risiko langfristiger neurologischer Schäden (Retardierung) infolge von Anfällen.

- **Prävention**

Eine rechtzeitige Diagnosestellung und unmittelbare Therapieeinleitung mit meist hochdosierter Magnesiumsubstitution kann letale Verläufe und schwere neurologische Folgeschäden verhindern.

- **Qualitätssicherung und Ausstattung**

Expertise in der Behandlung komplexer Tubulopathien ist erforderlich.

24.9 Idiopathische infantile Hyperkalzämie

24.9.1 Grundlagen

Die idiopathische infantile Hyperkalzämie (IIH) ist eine seltene, genetisch bedingte Erkrankung mit Mutationen in CYP24A1 (kodiert für ein Enzym, welches für den Abbau von sowohl 25- wie auch 1,25-OH-Vitamin D_3 verantwortlich ist) oder SLC34A1 (welches für den renalen Phosphattransporter NapiIIa kodiert) (Schlingmann et al. 2011, 2016). Beide Gendefekte führen zu einer schweren Hyperkalzämie (Serumkalzium >3,5 mmol/l) und Hyperkalziurie (Kalzium-Kreatinin-Quotient im Urin >>>2,5 mmol/mmol), inadäquater Erhöhung aktiver Vitamin-D-Metaboliten bei adäquat supprimiertem Parathormon (PTH) und Nephrolithiasis. Infolge renaler Phosphatverluste gehen Mutationen in SLC34A1 zudem mit Hypophosphatämie einher. Trotz der Bezeichnung „infantil" ist die Krankheit nicht nur auf das Säuglingsalter beschränkt, sondern kann auch in späterer Kindheit und im Erwachsenenalter auftreten.

24.9.2 Therapie

- **Therapieziel**

Korrektur der Hyperkalzämie und damit eine Verringerung der Progression der Nephrokalzinose und Nephrolithiasis sind Therapieziel.

■ **Therapieprinzipien**
Forcierte Diurese und Beenden der Vitamin-D-Zufuhr (nutritiv wie auch durch Vermeiden von UV-Strahlung, intestinale Aufnahme verhindern) sind notwendig.

■ **Therapeutisches Vorgehen**
Zunächst erfolgt eine forcierte Diurese durch Infusion isotoner Kochsalzlösung ab einem Serumkalzium >3 mmol/l. Bei Serumkalzium >3,5 mmol/l zunächst Kortikosteroide (z. B. 1,5 mg Methylprednison/kgKG/d) und ggf. zusätzlich Schleifendiuretika (z. B. Furosemid 1 mg/kgKG/d) sowie EKG-Monitoring.

Bei Patienten mit Mutationen in SLC34A1 kann die Therapie der Hypophosphatämie durch Zufuhr von Phosphat auch zu einer Korrektur der Hyperkalziämie führen. Bei therapierefraktärer Hyperkalziämie sind Bisphosphonate erforderlich.

Bei ausgeprägter Nephrokalzinose und/oder Hypozitraturie erfolgt die Gabe von Zitrat (0,5 mmol/kgKG), was auch infolge der Alkalisierung des Urins das Löslichkeitsprodukt von Kalziumverbindungen erhöht. Nach der Gabe von Zitratsalzen sollte der Mund mit reichlich Wasser gespült werden und die Zähne sollten in den folgenden 30 min nicht geputzt werden, da ansonsten der Zahnschmelz angegriffen werden kann.

■ **Monitoring und Verlauf**
Regelmäßige Kontrollen des Vitamin-D-Haushalts und Sonografie der Nieren und ableitenden Harnwege sind indiziert.

■ **Prognose**
Dies ist bei rechtzeitiger Diagnose und Therapie gut.

■ **Prävention**
Eine rechtzeitige Diagnosestellung kann die genetische Krankheit nicht verhindern, aber die Progression der Nephrolithiasis verringern.

■ **Qualitätssicherung und Ausstattung**
Expertise in der Behandlung komplexer Tubulopathien ist erforderlich.

24.10 Renal-tubuläre Azidose

Die renale Säure-Basen-Homöostase lässt sich grob in 2 Prozesse einteilen:
1. Reabsorption des filtrierten HCO_3^- und
2. Exkretion von Säuren in Form von Wasserstoffionen und Ammoniak.

Bei Kindern ist die renale tubuläre Azidose (RTA) entweder auf einen vererbten oder erworbenen Defekt zurückzuführen, der die Fähigkeit der Niere beeinträchtigt, gefiltertes Bikarbonat zu absorbieren oder Ammoniak oder titrierbare Säure auszuscheiden. Die RTA ist durch eine normale Anionenlücke bei (hyperchlorämischer) metabolischer Azidose gekennzeichnet, die durch die Nettoretention von Wasserstoff oder den Verlust von Bikarbonat verursacht wird.

Die häufigsten pädiatrischen Formen der RTA sind die distale (Typ 1) und proximale (Typ 2) RTA. Die gemischte (Typ 3) RTA oder im Rahmen eines Hypoaldosteronismus auftretende (Typ 4) RTA sind selten. Klinisch ist allen Formen eine Wachstumsretardierung gemeinsam (Wagner et al. 2023).

24.10.1 Renal-tubuläre Azidose Typ 1, 2 und 3

24.10.1.1 Grundlagen der renal-tubulären Azidose Typ 1, 2 und 3

■ **Distale renal-tubuläre Azidose (Typ 1)**
Die Unfähigkeit des Sammelrohrs, freie H^+-Ionen zu sezernieren, führt bei der distalen RTA dazu, dass der Urin-pH bei vorliegender metabolischer Azidose nicht unter 5.3 gesenkt werden kann. Dies macht man sich diagnostisch beim Säurebelastungstest oder beim Furosemidtest zu Nutze, welche beide zu einem Absinken des Urin-pHs unter 5,5 bei intakter Tubulusfunktion führen. Die Unfähigkeit, H^+-Ionen zu sezernieren, resultiert in einer reduzierten K^+-Rückresorption, sodass ein Kaliumverlust eintritt.

Insgesamt ist die distal renal-tubuläre Azidose klinisch und laborchemisch durch eine hyperchlorämische Azidose, Hypokaliämie, Hyperkalziurie und Nephrokalzinose bzw. Nephrolithiasis charakterisiert. Zusätzlich kann eine Hypophosphatämie aufgrund der metabolischen Azidose mit Wachstumsstörungen auftreten.

Die distale renal-tubuläre Azidose kann angeboren oder erworben sein. Von den hereditären Formen sind sowohl autosomal-dominante (Mutation in AE1) als auch autosomal-rezessive (Mutationen in ATP6V1B1 und ATP6V0A4, z. T. mit sensoneuraler Schwerhörigkeit assoziiert) Erbgänge beschrieben. Die wichtigsten sekundären Ursachen sind: Medikamente (Amphotericin B, NSAID, Amilorid, ACE-Hemmer, Ciclosporin, Ifosfamid, Ibuprofen, Lithium), Hyperkalzämie und Nephrokalzinose, tubulointerstitielle Nierenerkrankungen und Autoimmunerkrankungen.

- **Proximale renal-tubuläre Azidose (Typ 2)**

Die proximale renal-tubuläre Azidose kann isoliert auftreten oder ist Teil einer generalisierten Störung des proximalen Tubulus, die sich als Fanconi-Syndrom manifestiert:
- Die isolierte proximale tubuläre Azidose kann familiär infolge von Mutationen in SLC4A4 (Natrium-Bikarbonat-Kotransporter, geht mit mentaler Retardierung und Augenbeteiligung einher) bzw. in CA2 (Carboanhydrase, geht mit Osteopetrose einher) auftreten.
- Die erworbene proximale renal-tubuläre Azidose tritt meist im Rahmen eines Fanconi-Syndroms auf als Folge von Medikamentennebenwirkungen (Azetazolamid, Aminoglykoside, Ifosfamid, Valproat, Mercaptopurin), Intoxikationen mit Schwermetallen (Blei, Kadmium, Quecksilber), bei interstitiellen Nierenerkrankungen (Sjögren-Syndrom, medullär zystischen Nierenerkrankungen, nach Nierentransplantation) oder anderen Erkrankungen (nephrotisches Syndrom, Malignom, Cystinose, Tyrosinämie, hereditäre Fruktose Intoleranz, Galaktosämie, M. Wilson, Lowe-Syndrom, Glykogenspeicherkrankheit).

- **Kombinierte proximale und distale renal-tubuläre Azidose (Typ 3)**

Dieser autosomal-rezessiven Form der tubulären Azidose, die mit einer Schwerhörigkeit in Folge einer Osteopetrose kombiniert ist, liegt ein Defekt der intrazellulären Carboanhydrase II zu Grunde. Daraus resultiert im proximalen Tubulus eine verminderte Bikarbonatresorption und im Sammelrohr eine Reduktion der H^+-Sekretion. Diese Form der renal-tubulären Azidose wurde bislang nur in Zusammenhang mit einem Carbonanhydrase-II-Mangel beschrieben. Deshalb wird diese Form nicht in allen Einteilungen als eine separate Unterform der renal-tubulären Azidose geführt.

24.10.1.2 Therapie der renal-tubulären Azidose Typ 1, 2 und 3

- **Therapieziel**

Ziel der Therapie bei primärer RTA ist die symptomatische Behandlung mit Beseitigung der metabolischen Azidose und Vorbeugung einer Nephrolithiasis. Bei sekundärer RTA steht die Behandlung der Grundkrankheit im Vordergrund.

- **Therapieprinzip**

Substitution mit Bikarbonaten, Behandlung der Grundkrankheit bei nichtgenetischen Formen sind Therapieprinzip.

- **Therapeutisches Vorgehen**

Die Behandlung der distalen RTA erfolgt mit 1–2 mEq/kgKG/Tag in Form von Bikarbonat oder Zitrat.

Die Behandlung der metabolischen Azidose ist bei der proximalen RTA schwieriger, da eine Erhöhung der Serumbikarbonatkonzentration die gefilterte Bikarbonatlast über die reduzierte Reabsorptionskapazität des proximalen Tubulus hinaus erhöht, was zu einer ausgeprägten Bikarbonatdiurese führt. Daher sind die notwendigen Alkalidosen bei der proximalen RTA meist deutlich höher. Wenn die Serumbikarbonatkonzentration trotz hoher Alkalidosen bei Patienten mit proximaler RTA nicht auf einen Wert ≥ 21 mEq/L korrigiert werden kann, empfehlen wir die Behandlung mit einem niedrig dosierten Thiaziddiuretikum (z. B. 25 mg Hydrochlorothiazid). Zusätzlich kann die Gabe eines kaliumsparenden Diuretikums (z. B. Amilorid oder Spironolacton) erforderlich sein, wenn die Hypokaliämie während der Therapie fortbesteht.

- Monitoring und Verlauf

Insbesondere im Kleinkindalter sind häufige Kontrollen von Wachstum, Serumelektrolyten und Blutgasanalysen erforderlich.

- Prognose

Diese ist von der Grunderkrankung abhängig.

- Prävention

Diese ist nicht erforderlich.

- Qualitätssicherung und Ausstattung

Expertise in der Behandlung komplexer Tubulopathien ist erforderlich.

24.10.2 Hyperkaliämische renal-tubuläre Azidose (Typ 4)

24.10.2.1 Grundlagen

Die Charakteristika der hyperkaliämischen RTA entsprechen der Defizienz oder peripheren Resistenz von Aldosteron. Die Patienten weisen eine Hyperkaliämie und eine metabolische Azidose auf – bei erhaltener Fähigkeit, den Urin-pH adäquat abzusenken. Diese Form der RTA tritt bei allen Formen der kongenitalen oder erworbenen Aldosterondefizienz, bei Pseudohypoaldosteronismus sowie bei (erworbenen) tubulointerstitiellen Nierenerkrankungen, bei Lupus-Nephritis, akuten Glomerulonephritiden, nach Nierentransplantation sowie medikamenteninduziert (kaliumsparende Diuretika, Ciclosporin A etc.) auf. Meist liegt eine eingeschränkte glomeruläre Filtrationsrate vor.

24.10.2.2 Therapie

- Therapieziel

Korrektur der Hyperkaliämie und der Azidose sind notwendig.

- Therapieprinzip

Mineralokortikoide, Kaliumrestriktion und Schleifendiuretika werden eingesetzt.

- Therapeutisches Vorgehen

Therapiebeginn erfolgt mir Mineralokortikoiden (Fludrokortison 0,05–0,15 mg/Tag) im Falle einer Aldosteronresistenz.

Bei Nichtansprechen dieser Therapie oder aber bei Vorliegen einer arteriellen Hypertonie oder Hyperkaliämie erfolgt eine diätetische Kaliumrestriktion und ggf. die Gabe eines Schleifendiuretikum kombiniert mit 1–2 mmol/kgKG/Tag Natriumhydrogenkarbonat.

Bei allen sekundären Formen steht die Therapie der Grunderkrankung, soweit möglich, im Vordergrund.

- Monitoring und Verlauf

Kontrolle des Säure-Basen-Status und der Elektrolyte im Blut und Urin sind indiziert.

- Prognose

Diese ist abhängig von der Grunderkrankung.

- Prävention

Eine Prävention ist nicht erforderlich.

- Qualitätssicherung und Ausstattung

Expertise in der Behandlung komplexer Tubulopathien ist erforderlich.

24.11 Pseudohypoaldosteronismus Typ 2

(syn. Gordon-Syndrom).

24.11.1 Grundlagen

Vom Pseudohypoaldosteronismus Typ 1 lässt sich ein seltener familiärer Pseudohypoaldosteronismus Typ 2 (PHA2) mit arterieller Hypertonie bei Mineralokortikoidresistenz, Hyperkaliämie bis 8 mmol/l und hyperchlorämischer metabolischer Azidose, Low-Renin-Hypertension und aufgrund der Hyperkaliämie normal bis leicht erhöhten Aldosteronwerten bei normaler glomerulärer Funktionsrate abgrenzen (Mabillard and Sayer 2019). Es wurden Mutationen in 4 unterschiedlichen Genen identifiziert, die die Natriumchloridresorption thiazidsensitiv im distalen Konvolut steigern (eOverview 24.2). Das Gordon-Syndrom mit thiazidsensitiver Hypertonie und Hyperkaliämie kann daher als das Spiegelbild des Gitelman-Syndroms mit niedrigem Blutdruck und Hypokaliämie durch Funktionsverlust des thiazidsensitiven Transporters aufgefasst werden.

24.11.2 Therapie

- **Therapieziel**

Ziel der Therapie ist die Normalisierung des Blutdrucks und der Hyperkaliämie.

- **Therapieprinzip**

Das Therapieprinzip sind niedrig dosierte Thiaziddiuretika sowie Salzrestriktion.

- **Therapeutisches Vorgehen**

Thiaziddiuretika, wie z. B. Hydrochlorothiazid oder Chlortalidon, aufgrund der längeren Halbwertszeit vorteilhaft, sind indiziert.

- **Prognose**

Bei lebenslanger Therapie ist die Prognose günstig. Nephrolithiasis ist eine Komplikation der Hypokaliämie, welche durch die Diuretika ebenfalls günstig beeinflusst werden sollte.

24.12 Pseudohyperaldosteronismus

Formen sind das Liddle-Syndrom, der „apparent mineralocorticoid excess" und der „glucocorticoid-remediable hyperaldosteronism".

24.12.1 Grundlagen

Das Mineralokortikoid Aldosteron bindet an den Mineralokortikoidrezeptor, und steigert die Aktivität des apikal lokalisierten epithelialen Natriumkanals (ENaC), des thiazidsensitiven Kanals NCC sowie der basolateralen Natrium-Kalium-Adenosin-Trisphosphatase (Na-K-ATPase). Dies führt zu einer vermehrten Salz- und Wasserretention sowie Exkretion von Kalium mit Zunahme des intravasalen Volumens und damit des Blutdrucks.

Der Mineralokortikoidrezeptor bindet nicht nur Aldosteron, sondern auch Kortisol, welches in ca. 1000-fach höherer Konzentration als Aldosteron vorliegt, falls dieses nicht durch die 11-β-Hydroxysteroid-Dehydrogenase-2 in Kortison inaktiviert wird.

Es sind 3 Syndrome mit ausgeprägter arterieller Hypertonie charakterisiert, die rasch zu Endorganschäden, wie z. B. einer linksventrikulären Hypertrophie führen, die alle einen ähnlichen klinischen Phänotyp mit normalem klinischem Untersuchungsbefund, und supprimierter Plasmareninaktivität aufweisen (Monticone et al. 2018). Wie bei einer Nierenarterienstenose so wird auch beim Pseudohyperaldosteronismus eine hypokaliaemische Alkalose nicht bei allen Patienten beschrieben:

- Beim Liddle-Syndrom findet sich eine gesteigerte distale Natriumresorption und eine supprimierte Aldosteronaktivität aufgrund einer aktivierenden Mutation im epithelialen Natriumkanal ENaC.
- Beim „glucocorticoid-remediable hyperaldosteronism" (GRA) führt ein ungleiches Cross-over zwischen den benachbarten Genen für die 11-β-Hydroxylase und der kodierenden Sequenz der Aldosteronsynthetase zu einer chimären Genduplikatur. Deshalb wird Aldosteron in der Zona fasciculata der Nebennierenrinde ektop unter der Kontrolle von adrenokortikotropem Hormon (ACTH) synthetisiert.
- Beim „apparent mineralocorticoid excess" (AME) ist die 11-β-Hydroxysteroid-Dehydrogenase-2 (11bHSD2) defekt, sodass Kortisol den Mineralokortikoidrezeptor aktiviert. Die Ursache der bei einigen

AME-Patienten dokumentierten Polyurie ist unbekannt.

> Die in Kombination der Polyurie mit der Hypokaliaemie und Hyperkalziurie kann zur Fehldiagnose eines Bartter-Syndroms (▶ Abschn. 24.6.2) führen! Übermäßiger Lakritzkonsum hemmt ebenfalls die 11-β-Hydoxysteroid-Dehydrogenase-2 und kann entsprechende einen arteriellen Hypertonus auslösen.

24.12.2 Therapie

- **Therapieziel**

Normalisierung von Blutdruck und Serumkalium ist Ziel der Therapie.

- **Therapieprinzip**

Das Therapieprinzip beinhaltet die Reduktion der diätetischen Kochsalzzufuhr sowie den Einsatz von kaliumsparenden Diuretika.

- **Therapeutisches Vorgehen**

Zunächst erfolgt die Reduktion der diätetischen Kochsalzzufuhr sowie der Einsatz von kaliumsparenden Diuretika wie Amilorid oder Triamteren. Beide Diuretika sind in Deutschland nur in Kombination mit einem Thiaziddiuretikum erhältlich. Weiterhin kann die Blockade des Mineralkortikoidrezeptors mit Aldosteronantagonisten (Spironolacton bzw. Epleperon) erfolgen.

Im Falle des AME können Glukokortikoide die Aldosteronsynthese hemmen und den Blutdruck effektiv senken.

Eine Hypokaliämie erfordert eine Kaliumchloridsubstitution von ca. 1–2 mmol/kgKG bzw. 30–60 mmol KCl täglich p.o.

24.13 Diabetes insipidus renalis

Der Diabetes insipidus renalis beruht auf einer X-chromosomal-rezessiv vererbten Resistenz des Sammelrohrepithels gegenüber dem antidiuretischen Hormon (ADH) oder des fast ausschließlich autosomal-rezessiv vererbten Funktionsverlusts des Wasserkanals Aquaporin-2. In beiden Fällen resultiert eine fehlende renale Konzentrationsfähigkeit (Bockenhauer and Bichet 2015). Nach unauffälliger Schwangerschaft beginnt die Erkrankung häufig im Säuglingsalter nach dem Abstillen oder Wechsel auf Formulanahrung immer durch eine Polydipsie (welche oft zur Dystrophie führt), Polyurie und Ausscheidung eines hypotonen Urins mit einer Osmolalität von 80 bis 120 mmosl/kg. Weitere klinische Zeichen können Gedeihstörungen, Durstfieber sowie Enuresis nocturna bei späterem Beginn infolge milderer Ausprägung. sein Die Polyurie kann zu einer sekundären Uropathie führen. Ein Diabetes insipidus renalis kann durch erworbene renale oder systemische Erkrankungen oder iatrogen verursacht werden. Die häufigste Ursache für den erworbenen Diabetes insipidus renalis ist die Therapie mit Lithium, das über eine Hemmung der Adenylatcyclase zur verminderten Expression von Aquaporin-2 führt. Eine Hyperkalziämie oder Hypokaliämie bewirken ebenfalls eine Reduktion von Aquaporin-2. Durch eine medulläre Schädigung aufgrund von Sichelzellanämie, Amyloidose, Sarkoidose, Sjögren- Syndrom oder ausgeprägter Mangelernährung kann ebenfalls eine ADH-resistente Polyurie entstehen. Pathophysiologisch liegt bei diesen sekundären Formen eine gestörte medulläre Konzentrationsfähigkeit vor, d. h. es liegt kein Diabetes insipidus renalis im engeren Sinne vor.

24.13.1 Therapie

- **Therapieziel**

Ziel der Therapie ist die Aufrechterhaltung eines ausgeglichenen Flüssigkeitshaushalts, der eine adäquate Ernährung und Nachtruhe ermöglicht.

- **Therapieprinzip**

Prinzip besteht in der Reduktion der Molenlast und der Ausscheidung freien Wassers.

24.14 Therapeutisches Vorgehen

Salzarme Diät Die Reduktion der Molenlast mit osmotisch aktiven Elektrolyten bewirkt eine verminderte Urinausscheidung. Im Säuglingsalter ist die Ernährung mit Muttermilch, evtl. ergänzt mit Zufuhr von freiem Wasser, ideal. Später muss auf eine salzarme und eiweißreduzierte Kost geachtet werden.

Diuretika und Cyclooxygenase- (Prostaglandinsynthese-)Inhibitoren Thiaziddiuretika bewirken paradoxerweise beim Diabetes insipidus renalis eine um bis zu 30 % verminderte Wasserausscheidung. Ihr Wirkungsmechanismus beruht:
1. auf der Induktion eines Volumen- und Natriummangels, der zur gesteigerten Natrium- und Wasserresorption im proximalen Tubulus führt,
2. auf einer verminderten Verdünnung des Harns im distalen Tubulus sowie auf einem direkten Effekt auf die Wasserpermeabilität im Sammelrohr.

Verwendet wird bei Kindern meist Hydrochlorothiazid (2–3 mg/kgKG/Tag). Der Vorteil von länger wirkenden Thiaziden wie Chlorthalidon (bis 0,6 mg/kgKG) besteht in konstanteren Wirkspiegeln. Um einer Hypokaliämie entgegenzuwirken, können Thiazide mit kaliumsparenden Diuretika (Amilorid 2,5–15 mg/Tag) oder Triamteren 4 mg/kgKG kombiniert werden und/oder eine Kaliumsubstitution in Form von Kaliumchlorid erforderlich werden. Prostaglandinsynthesehemmer reduzieren eine erhöhte Prostaglandin-E-Ausscheidung und hierüber einen Rückgang der Polyurie. Am besten bewährt hat sich Indometacin in einer Dosis von 1–2 mg/kgKG bzw. 100–200 mg/Tag in Kombination mit Thiaziden. Diese Therapie sollte aufgrund der bekannten Nebenwirkungen des Präparats ständig überwacht werden. Im Laufe des frühen Schulkindalters verlieren beide Medikamentenklasse beim Diabetes insipidus renalis ihre Wirksamkeit, sodass die Medikation versuchsweise pausiert werden kann.

Die parenterale Infusion von Lösungen, deren Osmolalität die des Urins (>120 mosml/l) überschreitet, führt zwangsläufig zu einer Hypernatriämie mit ggf. schwerwiegenden neurologischen Schäden. Die Hypernatriämie erklärt sich durch den Mangel an freiem Wasser, der sich leicht errechnen lässt: die Infusion von 1 l physiologischer Kochsalzlösung (Osmolalität ca. 300 mOsm/l) würde bei einer Osmolalität des Urins von 100 mOsm/l 2 l freien Wassers zu Verdünnung erfordern, um eine Normonatriämie zu bewahren.

> Patienten mit Diabetes insipidus renalis sind Notfallausweise mit folgendem Hinweis auszustellen: Isotone Infusion ausschließlich zur Volumentherapie im Schock, anschließend Ersatz der renalen Verluste mit einer viertelisotonen Lösung (z. B. 25 % Ringerlactat und 75 % Glukose 5 %).

Prognose
Häufige Episoden von Dehydratation können die körperliche Entwicklung verzögern. Bei verspäteter Diagnose im Säuglingsalter besteht die Gefahr lebensbedrohlicher Exsikkosezustände mit Hypernatriämie, die mit bleibenden neurologischen Hirnschäden einhergehen können.

Das Kapitel enthält elektronisches Zusatzmaterial.

❓ Fragen zur Wiederholung
1. Welche der folgenden Aussagen zur Therapie des antenatalen Bartter-Syndroms sind/ist richtig?
   1. Bei ausgeprägter Hypokaliämie sollte mit kaliumsparenden Diuretika behandelt werden.
   2. Bei Nephrokalzinose sollten Thiazide appliziert werden.
   3. Die Hyperkalziurie lässt sich durch NSAID vermindern.
   4. Diuretika können beim Bartter-Syndrom zum pränenalen Nierenversagen führen.

a) Alle richtig
   b) Alle falsch
   c) Nur 3 richtig
   d) 3 und 4 richtig
   e) Nur 3 richtig
2. Welche der folgenden Aussagen zur Therapie des Diabetes insipidus renalis sind/ist richtig?
   1. Indomethacin kann routinemäßig in einer Dosis von 1–3 mg/kgKG/d in 3 ED verabreicht werden.
   2. Harntransportstörungen gehören nicht zur Manifestation des Diabetes insipidus renalis.
   3. Bei ausgeprägten Fällen beträgt die Urinosmolalität nur 80 osmol/kg, sodass bei diesen Patienten bei parenteraler Flüssigkeitssubstitution einer sog. „Viertel-isotone Lösung" indiziert ist.
   4. Aufgrund der Polyurie sind Diuretika kontraindiziert.
   5. Aufgrund der erheblichen Trinkmenge ist auf eine ausreichende Salzzufuhr zu achten.
   a) Alle richtig
   b) 1, 3 und 5 sind richtog
   c) Nur 3 richtig
   d) Nur 4 richtig
   e) 1 und 3 richtig
3. Welche der folgenden Aussagen zur Therapie des renalen Fanconi Syndroms sind/ist richtig:
   1. Natriumbikarbonat sollte aufdosiert werden, bis ein Serumwert von 21 mmol/l erreicht wird.
   2. Natriumzitrat kann lebertoxisch sein.
   3. Die Elektrolytsubstition sollte wegen der besseren Resorption vor bzw. nach den Mahlzeiten erfolgen.
   a) Alle richtig
   b) Nur 1 richtig
   c) 1 Alle falsch
   d) 1 & 2 richtig
   e) Nur 3 richtig

Literatur

Amat S, Czerkiewicz I, Benoist JF, Eurin D, Fontanges M, Muller F (2011) Isolated hyperechoic fetal colon before 36 weeks' gestation reveals cystinuria. Ultrasound Obstet Gynecol 38(5):543–547

Bergwitz C, Roslin NM, Tieder M, Loredo-Osti JC, Bastepe M, Abu-Zahra H et al (2006) SLC34A3 mutations in patients with hereditary hypophosphatemic rickets with hypercalciuria predict a key role for the sodium-phosphate cotransporter NaPi-IIc in maintaining phosphate homeostasis. Am J Hum Genet 78(2):179–192

Blanchard A, Vargas-Poussou R, Vallet M, Caumont-Prim A, Allard J, Desport E et al (2015) Indomethacin, amiloride, or eplerenone for treating hypokalemia in Gitelman syndrome. J Am Soc Nephrol 26(2):468–475

Blanchard A, Bockenhauer D, Bolignano D, Calo LA, Cosyns E, Devuyst O et al (2017) Gitelman syndrome: consensus and guidance from a Kidney disease: improving global Outcomes (KDIGO) Controversies Conference. Kidney Int 91(1):24–33

Bockenhauer D, Bichet DG (2015) Pathophysiology, diagnosis and management of nephrogenic diabetes insipidus. Nat Rev Nephrol 11(10):576–588

Econs MJ, McEnery PT, Lennon F, Speer MC (1997b) Autosomal dominant hypophosphatemic rickets is linked to chromosome 12p13. J Clin Investig 100(11):2653–2657

Elmonem MA, Veys KR, Soliman NA, van Dyck M, van den Heuvel LP, Levtchenko E (2016) Cystinosis: a review. Orphanet J Rare Dis 11:47

Khan AO, Patel N, Ghazi NG, Alzahrani SS, Arold ST, Alkuraya FS (2018) Familial non-syndromic macular pseudocoloboma secondary to homozygous CLDN19 mutation. Ophthalmic Genet 39(5):577–583

Kleta R, Bockenhauer D (2017) Salt-Losing Tubulopathies in Children: What's New, What's Controversial? J Am Soc Nephrol ▶ https://doi.org/10.1681/ASN.2017060600

Konrad M, Schaller A, Seelow D, Pandey AV, Waldegger S, Lesslauer A et al (2006) Mutations in the tight-junction gene claudin 19 (CLDN19) are associated with renal magnesium wasting, renal failure, and severe ocular involvement. Am J Hum Genet 79(5):949–957

Konrad M, Nijenhuis T, Ariceta G, Bertholet-Thomas A, Calo LA, Capasso G et al (2021) Diagnosis and management of Bartter syndrome: executive summary of the consensus and recommendations from the European Rare Kidney Disease Reference Network Working Group for Tubular Disorders. Kidney Int 99(2):324–335

Laghmani K, Beck BB, Yang SS et al (2016) Polyhydramnios, transient antenatal Bartter's Syndrome, and MAGED2 mutations. N Engl J Med 374:1853–1863

Mabillard H, Sayer JA (2019) The molecular genetics of Gordon Syndrome. Genes (Basel) 10(12):986.

Malieckal DA, Modersitzki F, Mara K, Enders FT, Asplin JR, Goldfarb DS (2019) Effect of increasing doses of cystine-binding thiol drugs on cystine capacity in patients with cystinuria. Urolithiasis 47(6):549–555

Monticone S, Losano I, Tetti M, Buffolo F, Veglio F, Mulatero P (2018) Diagnostic approach to low-renin hypertension. Clin Endocrinol 89(4):385–396

Pareek G Steele TH Nakada SY (2005) Urological intervention in patients with cystinuria is decreased with medical compliance. J Urol 174(6): 2250–2252, discussion 2252

Rhodes HL, Yarram-Smith L, Rice SJ, Tabaksert A, Edwards N, Hartley A et al (2015) Clinical and genetic analysis of patients with cystinuria in the United Kingdom. Clin J Am Soc Nephrol 10(7):1235–1245

Schlingmann KP, Weber S, Peters M, Niemann Nejsum L, Vitzthum H, Klingel K et al (2002) Hypomagnesemia with secondary hypocalcemia is caused by mutations in TRPM6, a new member of the TRPM gene family. Nat Genet 31(2):166–170

Schlingmann KP, Kaufmann M, Weber S, Irwin A, Goos C, John U et al (2011) Mutations in CYP24A1 and idiopathic infantile hypercalcemia. N Engl J Med 365(5):410–421

Schlingmann KP, Ruminska J, Kaufmann M, Dursun I, Patti M, Kranz B et al (2016) Autosomal-recessive mutations in SLC34A1 encoding Sodium-Phosphate cotransporter 2A cause Idiopathic Infantile Hypercalcemia. J Am Soc Nephrol 27(2):604–614

Servais A, Thomas K, Dello Strologo L, Sayer JA, Bekri S, Bertholet-Thomas A et al (2021) Cystinuria: clinical practice recommendation. Kidney Int 99(1):48–58

Simon DB, Lu Y, Choate KA, Velazquez H, Al-Sabban E, Praga M et al (1999) Paracellin-1, a renal tight junction protein required for paracellular Mg^{2+} resorption. Science 285(5424):103–106

Dello Strologo L, Laurenzi C, Legato A, Pastore A (2007) Cystinuria in children and young adults: success of monitoring free-cystine urine levels. Pediatr Nephrol 22(11):1869–1873

Wagner CA, Unwin R, Lopez-Garcia SC, Kleta R, Bockenhauer D, Walsh S (2023) The pathophysiology of distal renal tubular acidosis. Nat Rev Nephrol 19(6):384–400

Wolf M, White KE (2014) Coupling fibroblast growth factor 23 production and cleavage: iron deficiency, rickets, and kidney disease. Curr Opin Nephrol Hypertens 23(4):411–419

Interstitielle Nierenerkrankungen

Florian Erger, Bodo B. Beck und Stefanie Weber

Inhaltsverzeichnis

25.1 Autosomal dominante tubulointerstitielle Nierenerkrankungen – 394
25.1.1 Grundlagen – 394
25.1.2 Therapie – 395

25.3 Tubulointerstitielle Nephritis mit Uveitis (TINU) – 397
25.3.1 Grundlagen – 397
25.3.2 Therapie – 397

Literatur – 399

Ergänzende Information Die elektronische Version dieses Kapitels enthält Zusatzmaterial, auf das über folgenden Link zugegriffen werden kann ▶ https://doi.org/10.1007/978-3-662-65248-0_25.

© Springer-Verlag GmbH Deutschland, ein Teil von Springer Nature 2023
K.-P. Zimmer et al. (Hrsg.), *Gastroenterologie – Hepatologie – Ernährung – Nephrologie – Urologie*, Therapie der Krankheiten im Kindes- und Jugendalter,
https://doi.org/10.1007/978-3-662-65248-0_25

25.1 Autosomal dominante tubulointerstitielle Nierenerkrankungen

Florian Erger und Bodo B. Beck

25.1.1 Grundlagen

Die Gruppe der Erkrankungen, die derzeit unter dem Begriff autosomal dominante tubulointerstitielle Nierenerkrankungen (ADTKD) im engeren Sinn zusammengefasst sind, besteht aus 5 seltenen monogenen, **autosomal-dominanten** Nephropathien. Sie sind meist langsam verlaufende Nierenerkrankungen mit (prä)terminaler Niereninsuffizienz häufig erst im mittleren bis höheren Erwachsenenalter bei blandem Urinsediment (Eckardt et al. 2015; Devuyst et al. 2019). Nur selten kommt es bereits im Kindesalter zu einer dialysepflichtigen Niereninsuffizienz, z. B. bei der ADTKD-*HNF1B*. Es bestehen, mit Ausnahme der ADTKD-*HNF1B* und ADTKD-*SEC61A1*, keine pränatalen Auffälligkeiten oder extrarenalen Erkrankungen (Dahan et al. 2001; Bollée et al. 2011; Zivná et al. 2009, 2020; Bleyer et al. 2014; Heidet et al. 2010; Faguer et al. 2011; Okorn et al. 2019).

Derzeit werden neben dem ADTKD-*MUC1*-Subtyp (OMIM #174.000; früher auch als MCKD Typ 1 bezeichnet) vier weitere Formen dem Spektrum zugeordnet: ADTKD-*UMOD* (OMIM #162.000; früher auch MCKD Typ 2 bezeichnet), ADTKD-*REN* (OMIM #613.092), ADTKD-*HNF1B* (OMIM #137.920) und ADTKD-*SEC61A1* (OMIM #617.056) (eTab. 25.1).

Eine klinische oder histopathologische Unterscheidung der ADTKD-Typen ist schwierig, nur in Ausnahmen erlaubt das Auftreten zusätzlicher bei den anderen Typen fehlender spezifischer oder extrarenaler Befunde (z. B. Hypomagnesiämie oder „maturity-onset diabetes of the young", MODY) eine direkte Zuordnung zur ADTKD-*HNF1B*.

Angaben zur Prävalenz der Erkrankungen fehlen weitgehend. Am häufigsten ist sicher das *HNF1B*-assoziierte Erkrankungsspektrum, da es sich hier um das vermutlich häufigste CAKUT (congenital anomalies of kidney and urinary tract)-Gen und um eine häufige Ursache des MODY handelt. Wie häufig bei Trägern einer *HNF1B*-Mutation ein reiner nichtsyndromaler ADTKD-Phänotyp vorkommt, ist unbekannt. Die ADTKD-*REN* ist eine seltene Form des Spektrums, kürzlich wurde eine internationale Kohorte mit 111 Patienten aus 30 Familien beschrieben (Zivna et al. 2020). Ebenfalls sehr selten ist die ADTKD-*SEC61A1*. Mit ADTKD-*UMOD* sind in Deutschland mehrere hundert Patienten bekannt. Der Anteil von ADTKD-*MUC1* ist derzeit am ehesten aufgrund der deutlich späteren Aufklärung der genetischen Ursache und der weiterhin bestehenden diagnostisch-methodischen Schwierigkeiten geringer. Alle Erkrankungen sind vermutlich unterdiagnostiziert.

- **Symptomatik, Diagnostik und Differenzialdiagnostik**

Die wichtigsten klinische Manifestationen und Charakteristika der einzelnen ADTKD-Formen sind in eTab 25.1 zusammengefasst. Bei ADTKD-*UMOD* kann im Kindesalter schon eine chronische Nierenerkrankung (CKD) Stadium 2/3 sowie eine Hyperurikämie/Gicht auftreten durch die Natriurese mit hypourikosurischer Hyperurikämie.

Bei der ADTKD-*MUC1* kann ebenfalls schon eine CKD-Stadium 2 im Kindes- bis Jugendalter auffallen, eine Hyperurikämie tritt seltener und nur infolge der chronischen Niereninsuffizienz auf. Es bestehen trotz Expression von Mucin1 in vielen Epithelien (im Gegensatz zu Uromodulin) auch hier keine extrarenalen Erkrankungen.

Patienten mit ADTKD-*REN* können in der Kindheit über die Anämie, insbesondere bei viralen Infekten über einen „ACE-Hemmer-Phänotyp" mit (milder) Hypotension, Anämie, Hyperkaliämie, metabolischer Azidose und Serumkreatininanstieg oder durch eine chronische Nierenfunktionseinschränkung auffallen. Die akute Nierenschädigung spricht gut auf Volumengaben an. Die CKD ist gegenüber den anderen Typen für das Alter ausgeprägter, jedoch findet sich auch hier nur selten eine Progression der Nierenfunktionsstörung bis zur terminalen Niereninsuffizienz vor dem mittleren Erwachsenenalter. Erwachsene Patienten zeigen häufig eine Hyperurikämie/Gicht (Zivná et al. 2009; Zivna et al. 2020). Patienten mit ADTKD-*SEC61A1* können zusätzlich zur renalen Symptomatik eine Anämie oder Neutropenie entwickeln.

Patienten mit ADTKD-*HNF1B* fallen entweder über ihre Nieren-, Harntrakt- und Genitaltraktfehlbildungen (CAKUT), den MODY-Diabetes oder später durch eine langsam progrediente ADTKD auf. Patienten mit kompletter Deletion des *HNF1B*-Gens im Rahmen eines 17q12-Mikrodeletionssyndroms können zudem neuropsychiatrische Befunde (Autismus Spektrum Störungen, Lernbehinderung, Aufmerksamkeitsdefizit/Hyperaktivität) aufweisen. Das Mikrodeletionssyndrom umfasst immer folgende Gene: *AATF, ACACA, C17ORF78, DDX52, DHRS11, DUSP14, GGNBP2,* **HNF1B**, *LHX1, MRM1, MYO19, PIGW, SYNRG, ADA2A, ZNHIT3*.

Die gezielte Sequenzierung oder Genpanel-Analysen für *UMOD, REN, SEC61A1* und *HNF1B* sind weitverbreiteter Standard, während die Analyse der ADTKD-*MUC1* weiterhin ein diagnostisches Problem darstellt.

> Alle ADTKD-Formen können schon im Kindesalter über eine milde Nierenfunktionsstörung klinisch manifest werden. Eine Hyperurikämie/Gicht wird am häufigsten bei der ADTKD-*UMOD* berichtet, ist aber weder für diesen Typ noch das ADTKD-Spektrum spezifisch.

Erkrankungen, die durch einen überlappenden Phänotyp ggf. **differenzialdiagnostische Überlegungen** darstellen können, sind:
- die autosomal rezessiv erblichen Nephronophthisen und andere Zystennierenerkrankungen (▶ Kap. 26) und
- angeborene Nieren- und Harntraktfehlbildungen (CAKUT) (▶ Kap. 35).

25.1.2 Therapie

- **Therapieziel**

Frühzeitiges Erkennen einer ADTKD und ggf. Beginn einer symptomatischen Therapie der chronischen Nierenfunktionsstörung und der Hyperurikämie. Planung einer Nierentransplantation. Des Weiteren sollte wie bei anderen (genetischen) Erkrankungen der Niere versucht werden, beeinflussbare Risikofaktoren (Rauchen, Übergewicht, nephrotoxische Medikamente, Dehydratationszustände etc.) zu vermeiden. Da es sich hier um chronische genetische Erkrankungen handelt, ist für alle Patienten eine lebenslange Verlaufskontrolle/Vorsorge erforderlich.

> Eine kausale Therapie der 5 ADTKD-Typen ist derzeit nicht möglich. Ein wichtiger Fokus sollte daher bei diesen Nephropathien nach Möglichkeit in der langfristigen Planung einer präemptiven Nierentransplantation und sorgfältigen Auswahl eines geeigneten Lebendspenders (bei Verwandten nach Ausschluss der familiären ADTKD-Mutation) liegen.

- **Therapieprinzip**

Bisher besteht für alle Typen nur die Möglichkeit zur symptomatischen Therapie der Niereninsuffizienz und ihrer Komplikationen. Bei präterminaler Niereninsuffizienz wäre die präemptive Nierentransplantation die Nierenersatztherapie der Wahl.

Die deutlichen Fortschritte in der Aufklärung der molekularen Pathogenese der ADTKD lassen aber in Zukunft neue und gezielte Therapieansätze z. B. basierend auf der Korrektur der Proteinfehlfaltung/-fehllokalisation bei ADTKD-*UMOD*/*MUC1*/*REN* durch kleinmolekulare Substanzen erwarten.

> Besondere diätische Restriktionen wie natriumarme Ernährung sind für Kinder mit ADTKD nicht zu empfehlen.

- **Therapeutisches Vorgehen**

ADTKD-*UMOD* Bislang ist keine gezielte Therapie verfügbar. Es erfolgt eine allgemein symptomatische Therapie der chronischen

Niereninsuffizienz und Vermeidung von Risikofaktoren. Eine Therapie der Hyperurikämie/Gicht mit Allopurinol ist sinnvoll und zeigt in konventioneller Dosierung (Kinder 10 mg/kg) gute Effekte. Diese Therapie hat aber vermutlich keinen Einfluss auf die Progression der Nierenfunktionsstörung. Eine präemptive Nierentransplantation ist sinnvoll und es kommt nach Transplantation zu keiner Rekurrenz der Grunderkrankung.

ADTKD-*MUC1* Auch für diesen Typ existieren noch keine gezielten Therapieoptionen. Symptomatische Therapie und Transplantationsstrategie analog zum *UMOD*-Typ.

ADTKD-*REN* Neben den bereits genannten Punkten kann eine Behandlung der Aldosterondefizienz mit dem synthetischen Aldosteronanalogon Fludrocortison bei Hypotension und Hyperkaliämie erwogen werden. Therapie einer symptomatischen Anämie erfolgt mit Erythropoetin. Nach der Pubertät verbessern sich häufig bei Männern die Hb-Werte durch die erhöhten Testosteronspiegel. **ADTKD-*SEC61A1*** Die Therapie ist symptomatisch.

ADTKD-*HNF1B* Zusätzlich zu den bereits genannten Punkten sollten bei diesem Typ eine regelmäßige Vorsorge hinsichtlich einer Hyperglykämieneigung und ggf. eine Therapie des MODY erfolgen. Auch sollte versucht werden, die Hypomagnesiämie durch Substitution mit Magnesium zu behandeln. Mädchen sollten hinsichtlich möglicher Genitaltraktfehlbildungen untersucht werden und Patienten mit 17q12-Mikrodeletionen bedürfen evtl. einer neuropädiatrischen Versorgung.

- **Monitoring und Verlauf**

In Abhängigkeit des klinischen Verlaufs, Alters und Compliance der Patienten sollten individuelle Verlaufskontrollen erfolgen. Verlaufskontrollen können für viele Patienten aufgrund der allgemein langsamen Progression und des weitgehenden Fehlens einer extrarenalen Organbeteiligung (mit Ausnahme der *HNF1B*-assoziierten Erkrankung) oft in größeren halbjährlichen bis jährlichen Intervallen erfolgen.

- **Prognose**

Allgemein zeichnet sich die Erkrankungsgruppe durch die Entwicklung einer meist nur langsam progredienten Nephropathie aus. Nur in Ausnahmefällen kommt es zu einer terminalen Niereninsuffizienz vor dem 20. Lebensjahr. Eine individuelle Prognose ist aufgrund der großen interfamiliären und intrafamiliären Variabilität der Erkrankungsverläufe kaum möglich.

- **Prävention**

Aufgrund der sehr variablen Erkrankungsverläufe können von einer ADTKD betroffene (erwachsene) Familienmitglieder lange Zeit unerkannt bleiben. Die gezielte genetische Diagnostik auf die familiäre Mutation erlaubt die einfache Identifizierung von oligosymptomatischen Fällen bzw. Familienmitgliedern mit Erkrankungsrisiko.

Eine pränatale Diagnostik wird mit Ausnahme von *HNF1B*-assoziierten Erkrankungen nur selten angefragt.

- **Qualitätssicherung und Ausstattung**

Aufgrund der Seltenheit der Erkrankung existieren bislang keine verbindlichen nationalen Leitlinien. Folgende Qualitätskriterien zu beachten:
— Die Diagnose einer ADTKD sollte nach Möglichkeit molekulargenetisch bestätigt werden.
— Kinder mit *HNF1B*-assoziierter Erkrankungen sollten hinsichtlich des Vorliegens extrarenaler und neuropsychiatrischer Symptome untersucht werden.
— Eine Planung der Nierenersatztherapie sollte langfristig erfolgen. Bei potenziellen Nierenspendern aus der Familie sollte immer ein Ausschluss der familiären Mutation erfolgen.

- **Ausblick**

Fortschritte im molekularen Verständnis des ADTKD-Spektrums lassen für die Zukunft gezielte Therapieoptionen erwarten.

25.3 Tubulointerstitielle Nephritis mit Uveitis (TINU)

Stefanie Weber

25.3.1 Grundlagen

Das gemeinsame Vorkommen einer tubulointerstitiellen Nephritis (TIN) mit einer Augenbeteiligung im Sinne einer Uveitis (Regenbogenhautentzündung) wird als TINU-Syndrom bezeichnet. Dabei ist die TIN durch eine abakterielle Entzündung des renalen Interstitiums unter Einbeziehung der Tubuli gekennzeichnet. Während ein Großteil der isolierten TIN-Erkrankungen medikamentenassoziiert sind (u. a. NSAR, Cephalosporine, Protonenpumpenhemmer) oder im Rahmen von Systemerkrankungen auftreten (u. a. SLE, Sarkoidose, Sjögren-Syndrom), ist die Ursachen der TINU unbekannt/idiopathisch. Spezifische Antikörper finden sich bei der TINU nicht. Der Altersgipfel liegt in der Adoleszenz. Die Symptome der TIN umfassen Zeichen des akuten Nierenversagens, allgemeines Krankheitsgefühl, Gelenk- und Flankenschmerzen.

- **Diagnostik**

Richtungsweisende Urinbefunde sind sterile Leukozyturie, Mikrohämaturie und kleine Proteinurie, nur selten zeigt sich eine Oligurie (wichtige Differenzialdiagnose: Hanta-Virus-Infektion!). In der Sonografie zeigen sich die Nieren vergrößert, die Diagnosestellung kann über eine Nierenbiopsie mit typischer Histologie erfolgen.

Die Uveitis führt klinisch zu Augenschmerzen, Rötungen, erhöhte Lichtempfindlichkeit und Sehstörungen, sie sollte immer augenärztlich diagnostiziert und behandelt werden. Die Uveitis kann dabei vor, während oder nach der TIN im zeitlichen Ablauf auftreten. Andere Autoinflammationssyndrome mit Uveitis müssen differenzialdiagnostisch ausgeschlossen werden.

25.3.2 Therapie

- **Therapieziel**

Ziele der Therapie sind die Wiederherstellung der Nierenfunktion und der Erhalt des Sehvermögens.

- **Therapieprinzip**

Manche Formen der TIN zeigen einen selbstlimitierten Verlauf und heilen ohne medikamentöse Therapie aus. Das Absetzen der auslösenden Medikation bzw. die Behandlung der Grundkrankheit ist vorrangige Maßnahme bei isolierter TIN ohne Uveitis. Bei Vorliegen einer TINU mit fortschreitender Niereninsuffizienz kann eine kurzfristige bis mehrmonatige Steroidtherapie (3–6 Monate) indiziert sein. Therapierefraktäre Formen machen u. U. eine intensivierte Immunsuppression (u. a. mit Mofetilmycophenolat) erforderlich.

> Eine immunsuppressive Behandlung bei interstitieller Nephritis sollte immer durch eine/n (kinder)nephrologischen Facharzt/Fachärztin erfolgen.

Zur Behandlung der Uveitis kommen primär steroidhaltige Augentropfen mit häufigen Gaben sowie eine initiale therapeutische Mydriasis zur Anwendung. Bei schweren Verläufen ist u. U. eine systemische, immunsuppressive Behandlung indiziert.

> Die Behandlung der Uveitis sollte immer durch eine/n ophthalmologischen Facharzt/Fachärztin erfolgen.

- **Therapeutisches Vorgehen**

Bei schweren Verläufen einer TIN mit ausgeprägtem Nierenversagen scheint eine intravenöse Methylprednisolonstoßtherapie (z. B. 500 mg/m^2 KO an je 3 Tagen i.v., im Anschluss orales Tapern) der ausschließlich oralen Steroidtherapie (z. B. 1–2 mg/kg/Tag p.o. mit Tapern) überlegen zu sein. Prospektive, randomisierte Studien, die einen eindeutigen Vorteil einer Steroidtherapie belegen, fehlen jedoch.

- **Monitoring und Verlauf**

Die TIN hat häufig eine gute Prognose, vereinzelt zeigen sich jedoch rekurrierende Verläufe, die eine längerfristige (kinder-)nephrologische Betreuung erforderlich machen. Die Uveitis bei TINU hat eine hohe Rezidivneigung und bedarf einer sorgfältigen ophthalmologischen Therapieüberwachung. Die vollständige Ausheilung der Uveitis kann mehrere Monate in Anspruch nehmen.

- **Prognose**

Die Prognose ist häufig gut, die Ausheilung kann aber mehrere Monate in Anspruch nehmen.

- **Prävention**

Aufgrund der idiopathischen Natur ist eine Prävention der TINU nicht ersichtlich. Vorsicht ist insgesamt im Kindesalter bei der Anwendung von Medikamenten geboten, die eine TIN dosisunabhängig auslösen können. Das frühzeitige Erkennen der renalen Symptome stellt eine wichtige Präventionsmaßnahme dar.

- **Qualitätssicherung und Ausstattung**

Eine spezielle kindernephrologische Expertise ist bei der Behandlung von Kindern mit TIN und TINU erforderlich.

Jedes Kind mit TIN sollte eine ophthalmologische Untersuchung erhalten, um eine Uveitis auszuschließen bzw. zu diagnostizieren und therapieren.

Das Kapitel enthält elektronisches Zusatzmaterial.

❓ Fragen zur Wiederholung

1. Welche Aussage zu den monogenen ADTKD-Formen ist richtig?
   a. Monogene ADTKD-Formen manifestieren sich nie im Kindesalter.
   b. Eine ausgeprägte Anämie ist ein Hinweis auf eine ADTKD-*HNF1B*.
   c. Nierenzysten sind ein obligates Erkrankungsmerkmal der ADTKD.
   d. Nierenzysten können bei diesem Erkrankungsspektrum auftreten.
   e. Eine Nierentransplantation ist mit einem hohen Rekurrenzrisiko der ADTKD im Transplantat verbunden.
2. Ein 9-jähriges Mädchen welches bisher im SPZ aufgrund von Aufmerksamkeitsstörung und Hyperaktivität behandelt wurde, zeigt in der Sonografie als Zufallsbefund einseitig Nierenzysten und einen Uterus bicornis. Welches der unten aufgeführten Erkrankungsbilder liegt am ehesten vor?
   a. Es liegt wahrscheinlich eine autosomal dominante polyzystische Nierenerkrankung (ADPKD) vor.
   b. Es handelt sich um eine typische Befundkonstellation für die ADTKD-*MUC1*, da hier extrarenale Manifestationen häufig vorkommen.
   c. Es handelt sich um eine typische Befundkonstellation für die ADTKD-UMOD, da hier Urogenitaltrakt-Fehlbildungen häufig sind.
   d. Es handelt sich hier vermutlich um eine ADTKD-HNF1B, bzw. eine 17q12-Mikrodeletion bei der Patientin.
   e. Keines der o.g. Erkrankungsbilder zeigt eine sinnvolle Übereinstimmung zu den Befunden des Mädchens.
3. Was ist bei der Therapie der tubulointerstitiellen Nephritis mit Uveitis (TINU) im Kindesalter zu beachten? Welche Antwort ist nicht richtig?
   f. Eine Steroidtherapie (oral oder intravenös) kann bei schweren Formen der TINU notwendig sein.
   g. Da die Ätiologie Antikörper-vermittelt ist, ist eine Plasmapherese-Therapie häufig erfolgreich.
   h. Eine Uveitis bei TINU kann mit steroidhaltigen Augentropfen behandelt werden.
   i. Eine tubulointerstitielle Nephritis ohne Uveitis tritt im Kindesalter häufig Medikamenten-assoziiert auf.
   j. Das Absetzen der auslösenden Medikation ist vorrangige Maßnahme bei isolierter TIN.

Literatur

Bollée G et al (2011) Phenotype and outcome in hereditary tubulointerstitial nephritis secondary to UMOD mutations. Clin J Am Soc Nephrol 6:2429–2438

Bleyer AJ et al (2014) Variable clinical presentation of an MUC1 mutation causing medullary cystic kidney disease type 1. Clin J Am Soc Nephrol 9:527–553

Devuyst O et al (2019) Autosomal dominant tubulointerstitial kidney disease. Nat Rev Dis Primers 5:60

Dahan K et al (2001) Familial juvenile hyperuricemic nephropathy and autosomal dominant medullary cystic kidney disease type 2: two facets of the same disease? J Am Soc Nephrol 12:2348–2357

Eckardt KU et al (2015) Kidney disease: improving global outcome autosomal dominant tubulointerstitial kidney disease: diagnosis, classification, and management — a KDIGO consensus report. Kidney Int 88:676–683

Faguer S et al (2011) Diagnosis, management, and prognosis of HNF1B nephropathy in adulthood. Kidney Int 80:768–776

Heidet L et al (2010) Spectrum of HNF1B mutations in a large cohort of patients who harbor renal diseases. Clin J Am Soc Nephrol 5:1079–1090

Okorn C et al (2019) HNF1B nephropathy has a slow progressive phenotype in childhood-with the exception of very early onset cases: results of the German Multicenter HNF1B Childhood Registry. Pediatr Nephrol 34:1065–1075

Zivná M et al (2009) Dominant renin gene mutations associated with early-onset hyperuricemia, anemia, and chronic kidney failure. Am J Hum Genet 85:204–213

Zivná M et al (2020) An international cohort study of autosomal dominant tubulointerstitial kidney disease due to REN mutations identifies distinct clinical subtypes. Kidney Int 98:1589–1604

Zystische Nierenerkrankungen im Kindesalter

Jens König und Max Christoph Liebau

Inhaltsverzeichnis

26.1 Grundlagen – 402

26.2 Therapie – 402

Literatur – 408

Beide Autoren werden im Rahmen des NEOCYST-Forschungsverbundes vom Ministerium für Bildung und Forschung (BMBF) gefördert (Förderkennzeichen 01GM1903A/B).

Ergänzende Information Die elektronische Version dieses Kapitels enthält Zusatzmaterial, auf das über folgenden Link zugegriffen werden kann ▶ https://doi.org/10.1007/978-3-662-65248-0_26.

© Springer-Verlag GmbH Deutschland, ein Teil von Springer Nature 2023
K.-P. Zimmer et al. (Hrsg.), *Gastroenterologie – Hepatologie – Ernährung – Nephrologie – Urologie*, Therapie der Krankheiten im Kindes- und Jugendalter, https://doi.org/10.1007/978-3-662-65248-0_26

26.1 Grundlagen

Nierenzysten sind flüssigkeitsgefüllte, epithelausgekleidete Hohlräume, die keinen Anschluss an das Nierenbeckenkelchsystem haben.

> Für das klinische Vorgehen ist die Unterscheidung zwischen singulären Zysten, Zysten im Rahmen angeborener Nierenfehlbildungen (zystische Dysplasie) und genetischen Zystennierenerkrankungen entscheidend.

Zystennierenerkrankungen umfassen eine Gruppe erblicher, langsam progredienter Nierenleiden, welche den Nachweis von Parenchymzysten gemein haben. Obgleich jede einzelne Erkrankung für sich genommen selten ist (1:5.000–1:100.000), repräsentieren sie als Gruppe eine der häufigsten Ursachen eines chronischen Nierenversagens im Kindes- und Jugendalter. Hauptvertreter sind die autosomal rezessive und dominante polyzystische Nierenerkrankung (ARPKD und ADPKD), die Nephronophthise (NPH), das Bardet-Biedl Syndrom (BBS) sowie die HNF1B-Nephropathie, die zu den autosomal dominanten tubulointerstitiellen Nierenerkrankungen (ADTKD) zählt. Klinische Charakteristika zystischer Nierenerkrankungen sind in eTab. 26.1 dargestellt. Ursächlich wurden bislang Defekte in mehr als 100 Genen (eAbb. 26.1) identifiziert (Titieni und König 2018). Im Gegensatz hierzu handelt es sich bei der häufigeren (1:4.300) multizystischen Nierendysplasie (MCKD) um eine angeborene Fehlbildung ohne eindeutigen genetischen Hintergrund.

Trotz Überschneidungen in der v. a. peripartalen und frühkindlichen Präsentation sowie den hieraus resultierenden diagnostischen Herausforderungen, unterscheiden sich die einzelnen Krankheitsverläufe erheblich sowohl in Bezug auf das renale Überleben als auch hinsichtlich des Auftretens extrarenaler Manifestationen und deren Beitrag zur Gesamtmorbidität. Die zentrale Herausforderung im Management zystischer Nierenerkrankungen liegt daher in der frühzeitigen diagnostischen Zuordnung (eAbb. 26.2), aus welcher sich wiederum Konsequenzen für die Behandlung, Betreuung und Beratung betroffener Patienten ableiten (Gimpel et al. 2020).

> Allgemein gilt: Der Nachweis einer Nierenzyste im Kindes- und Jugendalter ist ein ungewöhnlicher Befund und sollte in einem spezialisierten kindernephrologischen Zentrum abgeklärt werden.

26.2 Therapie

- **Therapieziele**

Therapieziel ist die Einordnung der renalen Zysten und Initiierung der jeweiligen therapeutischen Maßnahmen.

- **Therapieprinzipien**

1. **Frühzeitige diagnostische Einordnung**
   Anhand weniger anamnestischer, klinischer und sonografischer Aspekte kann der Befund renaler Zysten rasch eingeordnet werden. Entscheidend hierfür sind: Peripartalanamnese, Familienanamnese, Trinkmenge und Miktionsfrequenz, Sonografie der Nieren, Uringewinnung und ggf. Blutentnahme sowie Blutdruckmessung und die gezielte Anamnese bezüglich extrarenaler Manifestationen.

2. **Vermeiden belastender Diagnostik**
   Die Sonografie ist im Kindesalter die bildgebende Methode der Wahl und liefert umfassende Informationen. Eine Schnittbildgebung (CT, MRT) bleibt begründeten Ausnahmen vorbehalten. Auf eine Biopsie kann vor dem Hintergrund moderner Gendiagnostik fast immer verzichtet werden (Gimpel et al. 2018).

3. **Frühzeitige Detektion und Therapie einer arteriellen Hypertonie**
   Einige der aufgeführten Erkrankungen gehen mit dem Risiko einer arteriellen Hypertonie einher, insbesondere die ARPKD und ADPKD. Neben sekundären Organschäden sind auch Zystenwachstum und Nierenfunktionsverlust mit einem erhöhtem Blutdruckniveau assoziiert, daher sollte regelmäßig nach dem Vorliegen einer arteriellen Hypertonie mittels

24 h-Blutdruckmessung gefahndet und, falls indiziert, eine medikamentöse Blutdrucksenkung unter die 75. Perzentile angestrebt werden (Gimpel et al. 2019).

4. **Zielführende genetische Diagnostik**
Auch vor dem Hintergrund verfügbarer rascher und umfassender molekularer Diagnostik sollte der Einsatz genetischer Analysen zielgerichtet erfolgen. In vielen Fällen ist die Kenntnis des Genotyps für zumindest eine Abschätzung der individuellen renalen Prognose und eine Stratifizierung diagnostischer Maßnahmen im Hinblick auf extrarenale Organbeteiligungen von Bedeutung. Darüber hinaus hat der Nachweis v. a. dominant vererbter Gendefekte ggf. Konsequenzen für die weitere Familienplanung.

5. **Kausale Therapieansätze**
Für die ADPKD im Erwachsenenalter konnte mit dem Vasopressinantagonisten Tolvaptan eine erste zielgerichtete Therapie etabliert werden, welche sowohl Zystenwachstum als auch Nierenfunktionsverlust signifikant verlangsamt. Die Übertragbarkeit dieses Ansatzes auf das Kindesalter sowie ggf. auf andere zystische Krankheitsbilder ist derzeit noch unklar und Gegenstand laufender Studien. Bis auf Weiteres gilt daher, dass für das Kindesalter keine kausale Therapie verfügbar ist und der Einsatz von Tolvaptan auf individuell gerechtfertigte Ausnahmen bei ADPKD-Patienten <18 Jahren beschränkt bleiben sollte (Gimpel et al. 2020).

6. **Symptomatische Therapie**
Diese sollte ein möglichst langes Herauszögern der terminalen Niereninsuffizienz durch ausreichende Flüssigkeitssubstitution, optimierte Behandlung von Blutdruck und Proteinurie sowie anderer Begleiterscheinungen der eingeschränkten Nierenfunktion (▶ Abschn. 29.2) zum Ziel haben. Chirurgische Ansätze beschränken sich auf eine Nephrektomie bei Komplikationen im Rahmen einer MCKD oder ARPKD, sollten aber in jedem Einzelfall kritisch hinterfragt und nicht als Routinemaßnahme angesehen werden. Als Nierenersatzverfahren stehen Hämo- oder Bauchfelldialyse sowie eine möglichst frühzeitige Nierentransplantation zur Verfügung. Bei Patienten mit schwerer Leberaffektion kommt ggf. auch eine kombinierte Leber-Nieren-Transplantation in Betracht. Ein Rezidivrisiko nach Transplantation besteht für keine der Erkrankungen.

- **Therapeutisches Vorgehen, Monitoring und Prognose**

Das Vorgehen variiert je nach zugrundliegender Erkrankung:

- ▪ **Autosomal rezessive polyzystische Nierenerkrankung (ARPKD)**

Die ARPKD weist neben dem renalen auch obligat einen hepatischen Phänotyp im Sinne einer kongenitalen Leberfibrose auf. Dank moderner Ultraschalltechnik erfolgt die Diagnose häufig präpartal. Charakteristisch sind vergrößerte, ubiquitär von Mikrozysten/dilatierten Sammelrohren durchsetzte Nieren (von manchen Autoren als sog. „Pfeffer-Salz-Muster" in der Sonografie beschrieben). Im Verlauf können sich jedoch auch Makrozysten entwickeln, was die Abgrenzung zur ADPKD erschwert. Der Grad der Nierenfunktionseinschränkung variiert. Etwa 50 % der Patienten entwickelt innerhalb der ersten beiden Lebensjahrzehnte eine Dialysepflichtigkeit.

Insbesondere die pränatale Konstellation aus vergrößerten Nieren, renalen Zysten und Oligo-/Anhydramnion ist mit einer schlechteren Prognose und erhöhten Wahrscheinlichkeit einer Nierenersatztherapie im 1. Lebensjahr von ca. 30 % assoziiert (Burgmaier et al. 2018). Darüber hinaus kann ein frühes Oligo-/Anhydramnion mit einer Lungenhypoplasie einhergehen, deren Ausmaß für die unmittelbar postnatale Prognose entscheidend ist. Weitere internistische Herausforderungen stellen ein oft schwer kontrollierbarer arterieller Hypertonus, eine Gedeihstörung mit Sondenernährungspflicht, rezidivierende Cholangitiden auf dem Boden angeborener Gallengangserweiterungen sowie im Verlauf die Entwicklung eines portalen Hypertonus dar (Guay-Woodford et al. 2014).

Aufgrund des raumfordernden Charakters der stark vergrößerten Nieren ist für die Ernährung und Bauchfelldialyse in Einzelfällen eine Nephrektomie indiziert. Diese sollte allerdings nicht als Routinemaßnahme und möglichst spät sowie zunächst einseitig erfolgen, da eine beidseitige Nephrektomie in den ersten Lebensmonaten mit irreversibler Anurie, relevant niedrigen Blutdrücken und einem nachteiligen neurologischen Outcome vergesellschaftet sein kann (Burgmaier et al. 2020).

▪▪ Autosomal dominante polyzystische Nierenerkrankung (ADPKD)

Typisch für die ADPKD sind bilaterale makrozystische Läsionen, welche sich in Zahl und Größe progredient verhalten und im Verlauf z. T. in massiv vergrößerten Nierenvolumina resultieren. Für Kinder ADPKD-erkrankter Eltern gilt, dass bereits der Nachweis einer einzelnen (unilateralen) Nierenzyste die Diagnose einer ADPKD hochwahrscheinlich macht.

Kinder und Jugendliche präsentieren sich jedoch oft klinisch asymptomatisch. Lediglich 2–5 % der betroffenen Patienten (sog. „very early onset"-Formen) entwickeln bereits während des Kindesalters eine therapiebedürftige Niereninsuffizienz. Im Vordergrund sollten daher die Detektion und frühzeitige Behandlung einer häufig unbemerkten und mitunter isolierten nächtlichen arteriellen Hypertonie stehen. Neuere Daten legen nahe, dass eine strenge Blutdruckkontrolle bereits im Kindes- und Jugendalter den Verlauf der Erkrankung langfristig positiv beeinflusst. Bis zu 20 % der Kinder entwickeln zudem eine Proteinurie. Zystenkomplikationen wie Makrohämaturie und Infektion sind ebenso wie das Auftreten zerebraler Aneurysmata im Kindesalter absolute Raritäten und rechtfertigen keine Screeninguntersuchungen (Gimpel et al. 2019).

Anders als im Erwachsenenalter existiert bislang kein zugelassener krankheitslimitierender Therapieansatz (Weimbs et al. 2018). Insbesondere der Einsatz von Vasopressinantagonisten sollte daher bis zum Erhalt neuer Studienergebnisse bei Kindern <18 Jahren individuell gerechtfertigten Ausnahmen vorbehalten bleiben. Ob und wann man Kinder mit positiver Familienanamnese diagnostischen Maßnahmen und dem Wissen um eine vermeintlich im Erwachsenenalter lebenslimitierende Erkrankung aussetzt, solange für das Kindesalter keine nachgewiesen wirksame Therapie zur Verfügung steht, ist eine viel diskutierte Frage. Bei der gemeinsamen Entscheidungsfindung mit den Familien sollten u. a. auch ethische Aspekte zur Selbstbestimmung und dem Recht auf Nichtwissen von Kindern und Jugendlichen Beachtung finden (Gimpel et al. 2019).

▪▪ Nephronophthise (NPH)

Die NPH gehört zu den Zilienerkrankungen der Niere und repräsentiert die häufigste genetische Ursache einer chronischen Dialysepflichtigkeit im Kindes- und Jugendalter. Charakteristisch sind eine auf einem tubulären Urinkonzentrationsdefekt basierende Polyurie/Polydipsie sowie ein langsam progredienter Nierenfunktionsverlust. Einige Patienten fallen zusätzlich durch eine persistierende Einnässsymptomatik, eine Gedeihstörung, Anämie und/oder einen Kleinwuchs auf. Der Urinstatus ist typischerweise unauffällig und eine arterielle Hypertonie selten. Sonografisch stellen sich die Nieren normal groß oder verkleinert mit hyperechogenem Parenchym und verwaschener Mark-Rinden-Differenzierung dar. Zysten sind typischerweise am kortikomedullären Übergang lokalisiert, jedoch kein obligater Bestandteil der NPH und oft erst spät im Krankheitsverlauf nachweisbar. Das Auftreten pränataler Nierenzysten ist untypisch. Histologisch ist die NPH durch eine Trias aus Desintegration der tubulären Basalmembran, tubulärer Atrophie mit Zystenbildung und tubulointerstitieller Lymphozyteninfiltration und Fibrose gekennzeichnet. Mit zunehmender Verfügbarkeit einer raschen genetischen Diagnostik hat sich der Stellenwert der Histologie bei der Diagnose der NPH jedoch fast vollständig überlebt.

Die NPH kann isoliert als Nierenerkrankung oder im Rahmen komplexer multiviszeraler Syndrome in Erscheinung treten. Extrarenale Manifestation werden in bis zu 40 % der Patienten beobachtet und betreffen u. a. Augen, Leber, ZNS und skelettale Veränderungen. Da diese klinisch oftmals nicht im Vordergrund stehen, muss gezielt nach ihnen gefahndet werden. Zu den syndromalen Erkrankungen, welche durch den renalen Phänotyp einer NPH geprägt sein können, zählen das Senior-Løken-Syndrom, das Joubert-Syndrom, das Meckel-Gruber-Syndrom sowie die Gruppe der Kurzrippen-Polydaktylie-Syndrome.

Therapeutische Maßnahmen beschränken sich derzeit auf eine optimale symptomatische Versorgung, also den adäquaten Ersatz renaler Flüssigkeitsverluste, die Detektion und Behandlung extrarenaler Manifestationen sowie die symptomatische Behandlung der chronischen Niereninsuffizienz (Titieni and König 2018).

■■ **Bardet-Biedl-Syndrom (BBS)**
Beim BBS handelt es sich um eine multiviszerale Zilienerkrankung. Zu den klinischen Hauptmerkmalen zählen eine postaxiale Polydaktylie, eine Retinopathie mit fortschreitender Erblindung, eine hyperphagieassoziierte Adipositas, ein hypergonadotroper Hypogonadismus, Lernschwierigkeiten sowie Nierenveränderungen, welche deutliche Überschneidungen mit dem NPH-Phänotyp aufweisen. Im Gegensatz zur NPH sind Zysten jedoch häufig bereits pränatal nachweisbar. Nebenmerkmale sind eine mentale und Sprachentwicklungsverzögerung, eine zerebelläre Ataxie, eine Hyposmie, eine Insulinresistenz, Zahnanomalien und eine gesichtsbetonte muskuläre Hypotonie. Lediglich 8 % der Patienten entwickeln während des Kindesalters ein terminales Nierenversagen, wenn, dann allerdings häufig bereits im ersten Lebensjahr.

Für die Behandlung ist ein multidisziplinärer Ansatz von zentraler Bedeutung, welcher neben der Therapie der chronischen Niereninsuffizienz insbesondere frühzeitige diätetische Maßnahmen, eine Hilfsmittelversorgung bezüglich der fortschreitenden Erblindung, die zeitgerechte Substitution von Geschlechtshormonen sowie den Einsatz physio- und ergotherapeutischer Fördermaßnahmen umfassen sollte. Jüngst wurde zudem der Einsatz des zentralnervös wirkenden Melanocortin-4-Rezeptor-Agonisten Setmelanotide zur Therapie der Hyperphagie assoziierten Adipositas bei BBS zugelassen (Haws et al. 2020; Forsythe et al. 2018).

■■ **HNF1B-Nephropathie**
Veränderungen im Transkriptionsfaktor HNF1B repräsentieren die häufigste genetische Ursache von Nieren- und Harntraktfehlbildungen. Die Vererbung erfolgt autosomal dominant, die klinische Präsentation kann jedoch selbst intrafamiliär stark variieren. Etwa die Hälfte der Patienten weist De-novo-Mutationen ohne positive Familienanamnese auf. Neben dem renalen Phänotyp können weitere Organmanifestationen vorliegen. Diese umfassen u. a. eine Hepatopathie, genetische Diabetes-Formen (MODY-Diabetes), eine Hyperurikämie, eine Hypomagnesiämie, strukturelle Pankreasanomalien, Fehlbildungen des weiblichen Genitaltrakts sowie Verhaltensauffälligkeiten aus dem Autismus-Spektrum (Bockenhauer and Jaureguiberry 2016). Das Spektrum renaler Veränderungen ist breit und erstreckt sich von einer Dysplasie mit typischerweise kortikal gelegenen Zysten über unilaterale multizystische Nierendysplasien, Harntraktfehlbildungen bis hin zur einseitigen Nierenagenesie. Klassischerweise sind bereits pränatal hyperechogene Nieren mit oder ohne Zystennachweis zu beobachten. Die Entwicklung der Nierenfunktion ist stark vom Dysplasiegrad abhängig. Während wenige Kinder bereits in den ersten Lebensjahren auf eine Nierenersatztherapie angewiesen sind, präsentieren die meisten Patienten über viele Jahre eine stabile Funktion mit nur langsamer Progredienz (Okorn et al. 2019).

Das therapeutische Vorgehen richtet sich nach dem Ausmaß der Niereninsuffizienz sowie der extrarenalen Manifestationen. Aufgrund fehlender kausaler Ansätze beschränkt sich das Vorgehen auf die regelmäßige Kontrolle der Nierenwerte sowie die gezielte Suche nach weiteren Organaffektionen und Laborauffälligkeiten (Blutzucker, Leberwerte, Harnsäure, Serummagnesium). Prognostisch entwickelt im Kindesalter lediglich ein kleiner Teil der Patienten eine Blutzuckerproblematik, die Inzidenz steigt dann bei erwachsenen Patienten mit HNF1B-Erkrankung. Der erheblichen interindividuellen Variabilität geschuldet ist jedoch eine erhöhte Vigilanz bezüglich des Zuckerstoffwechsels auch bei Kindern angezeigt, insbesondere nach Nierentransplantation mit Einsatz diabetogener immunsuppressiver Medikamente (u. a. Steroide, Tacrolimus). Aufgrund des dominanten Erbgangs sowie der hohen Rate an De-novo-Mutationen wird eine gezielte molekulargenetische Beratung empfohlen.

- **Multizystisch-dysplastische Nierenerkrankung (MCKD)**

Die multizystische Nierendysplasie ist dem Spektrum der Nieren- und Harntraktfehlbildungen zuzuordnen. Ursächlich werden embryonale Störungen in der Interaktion zwischen Ureterknospe und renalem Mesenchym angenommen. Als Folge resultiert eine per Definition funktionslose unilaterale Nierenanlage, welche zwischen zystischen Anteilen kaum oder gar kein reguläres Nierenparenchym aufweist, der Harnleiter erscheint atretisch. Ein bilaterales Auftreten ist mit dem Leben gewöhnlich nicht vereinbar. Oft wird die unilaterale MCKD von einer kompensatorischen Hypertrophie der kontralateralen Niere begleitet, was in Bezug auf die Nierenfunktion prognostisch günstig ist. Allerdings finden sich im Vergleich zu Gesunden auch gehäuft Nieren- und Harntraktfehlbildungen (u. a. vesikoureteraler Reflux und Nierendysplasie) der kontralateralen Seite (Eickmeyer et al. 2014). Das Vorgehen richtet sich daher im Wesentlichen nach dem Befund der kontralateralen Niere: Bei unauffälliger Sonografie und kompensatorischer Hypertrophie sind im ersten Lebensjahr 2(–4) Kontrollen des Nierenwachstums ausreichend. Weitere Kontrollen sollten neben der Sonografie v. a. den Ausschluss einer arteriellen Hypertonie und Proteinurie zum Inhalt haben und deren Frequenz insbesondere vom Ergebnis des Mikroalbuminuriescreenings abhängig gemacht werden (Cochat et al. 2019). Bei auffälliger Sonografie der Gegenseite sind engmaschigere Kontrollen der Nierenfunktion (z. B. alle 3 Monate) sowie im Falle rezidivierender Harnwegsinfektionen eine weiterführende Diagnostik (MCU) indiziert. Eine Indikation zum szintigraphischen Nachweis der Funktionslosigkeit der betroffenen Niere ist fast nie gegeben.

Prognostisch durchlaufen ca. 85 % der multizystisch dysplastischen Nieren eine partielle oder vollständige Involution. Die Indikation zur Nephrektomie bleibt daher die Ausnahme. Ein erhöhtes Risiko der malignen Entartung ist nicht belegt. Unklar ist, ob im Falle einer arteriellen Hypertonie die Entfernung der funktionslosen Niere Besserung verspricht. Systematische Untersuchungen beziffern die Erfolgschance hierfür auf lediglich 25–50 %, sodass die Entscheidung zwischen langjähriger antihypertensiver Medikation und operativer Intervention individuell getroffen werden muss.

- **Prävention**

Im Hinblick auf die Prävention bzw. das Hinauszögern einer terminalen Niereninsuffizienz sowie im Falle der ADPKD auch des Zystenwachstums sind folgende Punkte bereits im Kindesalter zu beachten:
- Strenge Einstellung des Blutdrucks auf Zielwerte <75. Perzentile,
- unlimitierte Flüssigkeitszufuhr unter Vermeidung von Dehydratationszuständen,
- wenn indiziert nephroprotektive antiproteinurische Therapie,
- Vermeiden hypokalorischer Versorgungszustände.

Operative Interventionen, insbesondere die Entfernung zystisch veränderter Nieren, sollten gut begründeten Ausnahmen vorbehalten bleiben.

Potenzielle extrarenale Organmanifestationen (Hepatopathie, Retinopathie, Adipositas u. a.) müssen in klinischer Betrachtung und Erkrankungsmanagement ausreichend Berücksichtigung finden, um diesbezüglichen Folgeschäden vorzubeugen (Gimpel et al. 2020).

Qualitätssicherung

Folgende Qualitätskriterien müssen bei der Beratung und Behandlung von Patienten mit zystischen Nierenerkrankungen berücksichtigt sein:
- Die Diagnose zystischer Nierenerkrankungen sowie das hieraus resultierende Krankheitsmanagement muss durch einen Kindernephrologen erfolgen.
- Die bildgebende Methode der Wahl für das Kindesalter ist die Sonografie. Auf den Einsatz strahlenbelastender radiologischer Diagnostik sollte gänzlich verzichtet werden.
- Genetische Untersuchungen und hieraus resultierende Beratungen sollten betroffenen Familien auf der Basis der erhobenen Befunde angeboten werden. Voraussetzungen hierfür sind in jedem Fall eine vorausgehende umfassende Aufklärung sowie das schriftliche Einverständnis.
- Die ambulante Betreuung von Patienten mit zystischen Nierenerkrankungen muss mindestens ein regelmäßiges Blutdruckmonitoring, ein Proteinuriescreening sowie in individuell definierten Intervallen die Kontrolle der Nierenfunktion umfassen. Mögliche extrarenale Manifestationen sind zu beachten.
- Bei einigen Erkrankungsentitäten ist eine multidisziplinäre Betreuung essenziell, um die adäquate Versorgung aller potenzieller Organmanifestationen sicherzustellen.

Darüber hinaus gilt übergreifend:
- Die Behandlung zystischer Nierenerkrankungen sollte sich an der AWMF S2k-Leitlinie der entsprechenden Fachgesellschaften orientieren: ▶ https://www.awmf.org/uploads/tx_szleitlinien/166-003l_S2k_Nierenzysten-zystische-Nierenerkrankungen-Kinder_2020-05_1.pdf.
- Zystische Nierenerkrankungen zählen zur Gruppe der „seltenen Erkrankungen", deren Erforschung eine besondere Herausforderung darstellt. Die Dokumentation individueller Krankheitsverläufe innerhalb nationaler und internationaler Registerstudien stellt hierbei ein zentrales Werkzeug und das Fundament für die Entwicklung effektiver Therapieansätze dar. Im Sinne der Qualitätssicherung sollten betroffene Patienten daher über die Existenz entsprechender Register aufgeklärt und nach Möglichkeit in die jeweiligen Studien eingeschlossen werden:
  – Nephronophthise assoziierte Ziliopathien, Bardet-Biedl Syndrom und HNF1β-Nephropathie: ▶ www.neocyst.de.
  – ARPKD: ▶ www.aregpkd.org.
  – ADPKD: ▶ www.adpedkd.org.

Das Kapitel enthält elektronisches Zusatzmaterial.

❓ Fragen zur Wiederholung
1. Der Nachweis von Nierenzysten bei Kindern
   a. …. ist ein ungewöhnlicher Befund, welcher diagnostisch aufgearbeitet werden sollte.
   b. …. erfolgt in der Regel ausschließlich postpartal.
   c. …. bedarf keiner genetischen Klärung, da sich hieraus keine therapeutischen Konsequenzen ergeben.
   d. …. erfordert häufig chirurgische Interventionen wie Zystensklerosierung oder Nephrektomie.
   e. …. sollte auch außerhalb eines Studiensettings eine medikamentöse Behandlung nach sich ziehen.
2. Die autosomal rezessive polyzystische Nierenerkrankung (ARPKD)
   a. …. bedarf im Kindesalter keiner therapeutischen Maßnahmen, da sie meist erst im Erwachsenenalter zur Niereninsuffizienz führt.
   b. …. ist mit dem Vasopressin-Rezeptor-Blocker Tolvaptan kausal therapierbar.
   c. …. ist bei präpartalem Oligohydramnion mit dem Überleben nicht vereinbar.
   d. …. ist oft bereits im Säuglingsalter mit einem schwer kontrollierbaren arteriellen Hypertonus assoziiert, welcher den Einsatz mehrerer Antihypertensiva notwendig macht.

e. …. sollte durch eine frühzeitige beidseitige Nephrektomie behandelt werden, um ausreichend Platz für eine Bauchfelldialyse zu schaffen.
3. Bei der autosomal dominanten polyzystischen Nierenerkrankung (ADPKD)
   f. …. müssen bei Kindern zur Diagnosebestätigung trotz positiver Familienanamnese mindestens 2 Zysten in jeder Niere nachweisbar sein.
   g. …. sollte frühzeitig eine Einschränkung der Trinkmenge zur Vermeidung einer renalen Überwässerung erfolgen.
   h. …. bedürfen Harnwegsinfektionen keiner antibiotischen Therapie.
   i. …. sollte eine 24 h-Blutdruckmessung zum Ausschluss unbemerkter nächtlicher Hypotonien in regelmäßigen Abständen erfolgen.
   j. …. ist die strenge Einstellung der arteriellen Hypertonie auf ein Niveau <75. Perzentile bereits im Kindes-und Jugendalter von prognostischer Bedeutung.

Literatur

Bockenhauer D, Jaureguiberry G (2016) HNF1B-associated clinical phenotypes: the kidney and beyond. Pediatr Nephrol 31(5):707–714. ▶ https://doi.org/10.1007/s00467-015-3142-2

Burgmaier K, Kunzmann K, Ariceta G, Bergmann C, Buescher AK, Burgmaier M et al (2018) Risk factors for early dialysis dependency in autosomal recessive polycystic kidney disease. J Pediatr 199:22–28.e6. ▶ https://doi.org/10.1016/j.jpeds.2018.03.052

Burgmaier K, Ariceta G, Bald M, Buescher AK, Burgmaier M, Erger F et al (2020) Severe neurological outcomes after very early bilateral nephrectomies in patients with autosomal recessive polycystic kidney disease (ARPKD). Sci Rep 10(1):16025. ▶ https://doi.org/10.1038/s41598-020-71956-1

Cochat P, Febvey O, Bacchetta J, Bérard E, Cabrera N, Dubourg L (2019) Towards adulthood with a solitary kidney. Pediatr Nephrol 34(11):2311–2323. ▶ https://doi.org/10.1007/s00467-018-4085-1

Eickmeyer AB, Casanova NF, He C, Smith EA, Wan J, Bloom DA, Dillman JR (2014) The natural history of the multicystic dysplastic kidney–is limited follow-up warranted? J Pediatr Urol 10(4):655–661. ▶ https://doi.org/10.1016/j.jpurol.2014.06.001

Forsythe E, Kenny J, Bacchelli C, Beales PL (2018) Managing Bardet-Biedl syndrome-now and in the future. Front Pediatr 13(6):23. ▶ https://doi.org/10.3389/fped.2018.00023

Gimpel C, Avni EF, Breysem L, Burgmaier K, Caroli A, Cetiner M et al (2019) Imaging of kidney cysts and cystic kidney diseases in children: an international working group consensus statement. Radiology 290(3):769–782. ▶ https://doi.org/10.1148/radiol.2018181243

Gimpel C, Bergmann C, Bockenhauer D, Breysem L, Cadnapaphornchai MA, Cetiner M et al (2019) International consensus statement on the diagnosis and management of autosomal dominant polycystic kidney disease in children and young people. Nat Rev Nephrol 15(11):713–726. ▶ https://doi.org/10.1038/s41581-019-0155-2

Gimpel C, Bergmann C, Brinkert F, Cetiner M, Gembruch U, Haffner D et al (2020) Nierenzysten und zystische Nierenerkrankungen bei Kindern (AWMF S2k-Leitlinie) [Kidney Cysts and Cystic Nephropathies in Children - A Consensus Guideline by 10 German Medical Societies]. Klin Padiatr 232(5):228–248. German. ▶ https://doi.org/10.1055/a-1179-0728

Guay-Woodford LM, Bissler JJ, Braun MC et al (2014) Consensus expert recommendations for the diagnosis and management of autosomal recessive polycystic kidney disease: report of an international conference. Pediatr 165(3):611–617. ▶ https://doi.org/10.1016/j.jpeds.2014.06.015

Haws R, Brady S, Davis E, Fletty K, Yuan G, Gordon G, Stewart M, Yanovski J (2020) Effect of setmelanotide, a melanocortin-4 receptor agonist, on obesity in Bardet-Biedl syndrome. Diabetes Obes Metab 22(11):2133–2140. ▶ https://doi.org/10.1111/dom.14133. Epub 2020 Jul 22. PMID: 32627316; PMCID: PMC7689750

Okorn C, Goertz A, Vester U, Beck BB, Bergmann C, Habbig S, König J, Konrad M, Müller D, Oh J, Ortiz-Brüchle N, Patzer L, Schild R, Seeman T, Staude H, Thumfart J, Tönshoff B, Walden U, Weber L, Zaniew M, Zappel H, Hoyer PF, Weber S (2019) HNF1B nephropathy has a slow-progressive phenotype in childhood-with the exception of very early onset cases: results of the German Multicenter HNF1B Childhood Registry. Pediatr Nephrol 34(6):1065–1075. ▶ https://doi.org/10.1007/s00467-018-4188-8. Epub 2019 Jan 21. PMID: 30666461

Titieni A, König J (2018) Nephronophthise und assoziierte Ziliopathien; Medizinische Genetik. ▶ https://doi.org/10.1007/s11825-018-0213-3

Weimbs T, Shillingford JM, Torres J, Kruger SL, Bourgeois BC (2018) Emerging targeted strategies for the treatment of autosomal dominant polycystic kidney disease. Clin Kidney J 11(Suppl 1):i27–i38. ▶ https://doi.org/10.1093/ckj/sfy089

Stoffwechselerkrankungen mit Nierenbeteiligung

Florian Erger, Bodo B. Beck und Martin Kömhoff

Inhaltsverzeichnis

27.1 Cystinose – 410
27.1.1 Grundlagen – 410
27.1.2 Therapie – 410

27.2 Primäre Hyperoxalurie Typ 1, 2 und 3 – 412
27.2.1 Grundlagen – 412
27.2.2 Therapie – 414

27.3 Cobalaminstoffwechseldefekte – 417
27.3.1 Grundlagen – 417
27.3.2 Therapie – 417

Literatur – 418

Ergänzende Information Die elektronische Version dieses Kapitels enthält Zusatzmaterial, auf das über folgenden Link zugegriffen werden kann ▶ https://doi.org/10.1007/978-3-662-65248-0_27.

© Springer-Verlag GmbH Deutschland, ein Teil von Springer Nature 2023
K.-P. Zimmer et al. (Hrsg.), *Gastroenterologie – Hepatologie – Ernährung – Nephrologie – Urologie,* Therapie der Krankheiten im Kindes- und Jugendalter,
https://doi.org/10.1007/978-3-662-65248-0_27

27.1 Cystinose

Florian Erger und Bodo B. Beck

27.1.1 Grundlagen

Die Cystinose ist eine genetische Speicherkrankheit mit multiplen Organmanifestationen und betrifft ca. 1:150.000 Neugeborenen. Da eine gut wirksame Therapie existiert, ist eine frühe Diagnose mit raschem Behandlungsbeginn entscheidend, um die potenziell schweren Spätfolgen der Erkrankung abzuwenden.

Zelluläre und genetische Grundlagen sind im eOverview 27.1 und eOverview 27.2 zu finden.

- **Diagnostik**

Die Diagnostik der Cystinose findet entweder **laborchemisch** über eine direkte Bestimmung der Cystinkonzentration in polymorphkernigen Leukozyten (10- bis 100-fache Erhöhung), **molekulargenetisch** durch den Nachweis zweier pathogener *CTNS*-Varianten *in trans*, oder klinisch durch den Nachweis der pathognomonischen kornealen Cystinkristalle mit **Spaltlampe** (Kristalle sind bei der klassischen Cystinose bereits ab einem Alter von 18 Monaten obligat vorhanden) statt.

- **Klinik**

Etwa 95 % der Patienten sind von der schweren, nephropathischen Form der Cystinose betroffen. Im Alter von 6–12 Monaten entwickelt sich ein **renales Fanconi-Syndrom** (▶ Abschn. 24.4), welches unbehandelt noch im Kindesalter zum terminalen Nierenversagen führt. Bei älteren Patienten entwickelt sich ein vielseitiger Symptomenkomplex (eAbb. 27.1). Auf einem Kontinuum werden seltener auch mildere Formen beobachtet: die **juvenile/late-onset Cystinose**, und die nichtnephropathische/**okuläre Cystinose** (Nesterova und Gahl 2017).

Weibliche Betroffene sind vermutlich weitgehend normal fertil, männliche Betroffene zeigen hingegen regelhaft eine Azoospermie und Infertilität.

27.1.2 Therapie

- **Therapieziel**

Durch frühzeitige, im Optimalfall **präsymptomatische Cystinreduktionstherapie** soll die Akkumulation von Cystin verhindert bzw. die intralysosomale Cystinkonzentration weitestmöglich gesenkt werden. Das renale Fanconi-Syndrom tritt zwar unter dieser Behandlung dennoch schon früh auf, eine terminale Niereninsuffizienz wird aber deutlich verzögert, bei guter Therapieadhärenz um bis zu 10–15 Jahre. Extrarenale Spätfolgen können in vielen Fällen verhindert werden (Gahl et al. 2007). Patienten sollten zusätzlich eine symptomorientierte **multidisziplinäre Betreuung** erhalten.

- **Therapieprinzip**

Die spezifische pharmakologische Therapie der Cystinose, die Cystinreduktionstherapie, wird durch Gabe von **Cysteamin** erreicht. Cysteamin ist ein Aminothiol, welches in Lysosomen dazu in der Lage ist, Cystin aufzuspalten. Ein Molekül Cystin reagiert mit einem Molekül Cysteamin und bildet ein Molekül Cysteamin-Cystein sowie ein Molekül freies Cystein. Diese beiden Reaktionsprodukte können das Lysosom unter Umgehung des defekten Cystinosins durch andere Transporter verlassen. Patienten mit der klassischen nephropathischen Form der Cystinose zeigen unter konsequenter Cysteamintherapie eine bis zu 95 %ige Reduktion ihrer intrazellulären Cystinkonzentration. Systemisch verabreichtes Cysteamin erreicht nicht die Zellen der Kornea. Eine zusätzliche lokale Cysteamingabe in Form von Augentropfen muss erfolgen.

> Neben einer systemischen Cysteamintherapie muss zusätzlich eine Lokaltherapie der Korneae mit Augentropfen durchgeführt werden.

- **Therapeutisches Vorgehen**
- - **Cystinreduktionstherapie**

Die Cysteamintherapie ist frühestmöglich nach Diagnosestellung zu starten. Üblich ist die Verabreichung als Cysteamin bitartrat in einer Tagesdosis zwischen 1,3 und 2,0 g/m² Körperoberfläche (KOF) (je nach Patientenalter und Präparat), aufgeteilt in 4-mal tägliche (Präparat: Cystagon) oder 2-mal tägliche (Retardpräparat: Procysbi) Dosen. Wichtige Nebenwirkungen sind u. a. Übelkeit, Erbrechen, Halitose und ein unangenehmer Körpergeruch, was eine große **Herausforderung für die Compliance** bedeuten kann.

Cysteaminaugentropfen müssen 10- bis 12-mal täglich angewendet werden, ein alternatives Gelpräparat 4-mal täglich. Korneale Cystinkristalle bilden sich unter der Lokaltherapie binnen weniger Monate zurück.

Der Effekt von Cysteamin auf die fetale Entwicklung bei Einnahme in der Schwangerschaft ist noch unzureichend untersucht, daher wird die Therapie in der Schwangerschaft in der Regel pausiert.

Symptomorientierte Begleittherapie
Da es sich bei der Cystinose um eine Erkrankung mit potenziell vielseitigen Organmanifestationen handelt, ist ein multidisziplinäres Therapiekonzept sinnvoll (◘ Tab. 27.1).

Wenn das Stadium der terminalen Niereninsuffizienz erreicht ist, sollte eine Nierentransplantation angestrebt werden. Die gesunde allogene Niere führt zu einer weitgehenden Normalisierung des Elektrolyt- und Flüssigkeitshaushaltes (Cohen et al. 2015). Eine Rekurrenz der renalen Cystinosemanifestationen im Transplantat wird nicht beobachtet, allerdings behebt die Transplantation selbstverständlich nicht den metabolischen Defekt in anderen Geweben: Eine Cystinreduktionstherapie muss fortgeführt werden.

Monitoring
Der Therapieerfolg der Cystinreduktionstherapie wird am aussagekräftigsten durch die Bestimmung der Cystinkonzentration in polymorphkernigen Leukozyten kontrolliert (Blutentnahme ein Dosisintervall nach letzter Cysteamineinnahme). Der therapeutische Zielbereich liegt <1,0 nmol Hemicystin pro mg Protein, dem 5-fachen des oberen Normwerts.

Die Nierenfunktion, Natrium-, Kalium-, Bikarbonat-, Kalzium- und Phosphatwerte

◘ **Tab. 27.1** Begleittherapie bei Patienten mit nephropathischer Cystinose, zusätzlich zu einer dauerhaften Cystinreduktionstherapie

Manifestation	Therapie
Renales Fanconi-Syndrom	Orales Natriumbikarbonat oder Natrium-/Kaliumzitrat Freie Flüssigkeitsaufnahme Orale Kalzium- und Phosphatsubstitution Vitamin-D-Substitution (Kinder)orthopädische Mitbehandlung bei rachitischen Manifestationen
Proteinurische Glomerulopathie	ACE-Hemmer (**Cave** bei Hypovolämie)
Gedeihstörung und Wachstumsrückstand	Hochkalorische Ernährung, ggf. im Kleinkindesalter Sondenernährung (auch zur Medikamentenverabreichung) Wachstumshormonbehandlung
Endokrinopathien	L-Thyroxin bei Hypothyreose Ggf. Testosteronbehandlung bei männlichen Betroffenen mit primärem Hypogonadismus Insulin bei Diabetes mellitus
Männliche Infertilität	Reproduktionsmedizinische Mitbetreuung IVF ggf. noch im jungen Erwachsenenalter möglich
Muskuläre Schwäche	Physiotherapie inkl. Atemtherapie Logopädie bei Schluckstörungen Carnitinsubstitution (Evidenz unsicher)

IVF in vitro Fertilisation

sind regelmäßig (mindestens 3- bis 6-monatlich) zu kontrollieren, eine evtl. Substitution bedarfsgerecht anzupassen. Augenärztliche Verlaufskontrollen empfehlen sich 1- bis 2-jährlich, endokrinologische Verlaufskontrollen scheinen in ähnlichen Abständen sinnvoll.

Im Erwachsenenalter oder bei jüngeren Patienten mit schlechter Therapieadhärenz werden 2- bis 3-jährliche EKG, Lungenfunktionstests, Bildgebung von Gehirn, Herz und großen Gefäßen zum Ausschluss relevanter Kalzifizierungen und neurologische Kontrollen der Muskelkraft und Schluckfunktion empfohlen (Nesterova und Gahl 2017).

- **Prognose**

Unter konsequenter Therapie lässt sich die prognoseentscheidende Nephropathie zwar hinauszögern, jedoch in der Regel nicht verhindern. Eine stetig progrediente, auch trotz guter Compliance im jungen Erwachsenenalter ins terminale Stadium fortschreitende Niereninsuffizienz ist zu erwarten. Das Outcome nach Nierentransplantation ist jedoch vergleichsweise günstig. Gut therapierte Cystinosepatienten dürften heutzutage regelhaft das höhere Erwachsenenalter (>50 Jahre) erreichen.

- **Ausblick**

Aufgrund der guten, aber auch zeitkritischen Therapiemöglichkeiten wird die Cystinose bereits seit längerem als Kandidat zur Aufnahme in das bundesweite erweiterte Neugeborenenscreening angesehen. Erste Pilotprojekte zeigten sich erfolgreich (Fleige et al. 2020), eine formale Aufnahme in das Screeningprogramm steht aber noch aus.

Ein neuer Therapieansatz für die Cystinose, derzeit in Phase-I-/-II-Studien befindlich (NCT03897361), ist eine Behandlung mit genetisch veränderten autogenen hämatopoietischen Stammzellen, die Wildtyp-Cystinosin exprimieren. Es wird sich zeigen, ob die im Mausmodell erzielten ermutigenden Daten sich in diesen Studien am Menschen bestätigen.

27.2 Primäre Hyperoxalurie Typ 1, 2 und 3

Florian Erger und Bodo B. Beck

27.2.1 Grundlagen

Die primären Hyperoxalurien (PH) Typ 1 bis Typ 3 sind **autosomal-rezessiv** erbliche Enzymfunktionsverlusterkrankungen des hepatischen Glyoxylatmetabolismus. In erster Linie handelt es sich also um Stoffwechselerkrankungen der Leber, die sich allerdings vornehmlich in den Nieren und im Harntrakt manifestieren.

Eine Defizienz der Alanin-Glyoxylat-Aminotransferase (AGT) verursacht die PH 1, eine Defizienz der Glykolatreduktase-Hydroxypyruvatreduktase (GRHPR) verursacht die PH 2 und eine Defizienz der 4-Hydroxy-2-Oxoglutarat-Aldolase 1 (HOGA1) führt zur PH 3. Allen drei Typen gemeinsam ist eine erhöhte Ausscheidung des Stoffwechselendprodukts Oxalsäure auf Werte von ≥ 1 mmol/d (bezogen auf eine Körperoberfläche von 1,73 m^2) bei noch erhaltener Nierenfunktion (Danpure et al. 1987; Cramer et al. 1999; Belostotsky et al. 2010). Synopsis der 3 Typen eTab. 27.1.

Die PH 1 macht ca. 75 % aller in Deutschland diagnostizierten PH-Fälle aus. Bei der PH 2 sind es ca. 10 %, und bei PH 3 ca. 15 % (Belostotsky et al. 2010; Mandrile et al. 2014; Hopp et al. 2015; Hoppe & Langman 2003; Garrelfs et al. 2019; Beck et al. 2013; Martin-Higueras et al. 2021); zusätzliche Informationen hierzu erhalten Sie in eOverview 27.3.

Der weltweit am häufigsten diagnostizierte und allgemein schwerste Typ, die PH 1, hat eine Prävalenz von ca. 1 % unter pädiatrischen Dialysepatienten in Deutschland und anderen Industriestaaten. In Bevölkerungen mit hohen Raten an konsanguinen Partnerschaften steigt diese Prävalenz jedoch auf bis zu 10 %. Die Inzidenz der PH 1 beträgt in Mitteleuropa ca. 1:100.000 bis 1:160.000. In Deutschland werden demnach ungefähr 6–10 von einer PH 1 betroffene Kinder pro Jahr geboren (Cohen et al. 2015; Gahl et al. 2007, 2002; Fleige et al. 2020; Nesterova & Cystinosis 2001).

Mit der kürzlich erfolgten Zulassung des ersten **auf RNA-Interferenz basierenden Medikaments für die PH 1 (Lumasiran)** wächst die Hoffnung auf ein verbessertes Nierenüberleben von PH 1-Patienten, auch solchen mit ungünstigem Genotyp. Sollten sich die hohen Erwartungen an diese Therapieform erfüllen, wären auch Änderungen in der Transplantationsstrategie in Zukunft zu erwarten (Garrelfs et al. 2021).

■ **Symptomatik, Diagnostik und Differenzialdiagnostik**

Die klassischen Symptome der primären Hyperoxalurien sind rezidivierende **Kalziumoxalatnephrolithiasis** und diffuse, sowie progrediente Nephrokalzinose (seltener bei PH 3), einhergehend mit den typischen Komplikationen von Steinerkrankungen. Typabhängig besteht ein sehr unterschiedliches Risiko für die Entwicklung einer terminalen Niereninsuffizienz, welches bei der PH 1 genotypabhängig, aber allgemein als hoch einzuschätzen ist (Mandrile et al. 2014). Für die PH 2 ist das Risiko geringer und beträgt ca. 20–25 % für erwachsene Patienten (Garrelfs et al. 2019). Eine terminale Niereninsuffizienz bei der PH 3 wurde bisher nur anekdotisch berichtet (Martin-Higueras et al. 2021).

In einem nicht unwesentlichen Anteil der PH 1-Patienten manifestiert sich die Erkrankung innerhalb des ersten Lebensjahres mit Gedeihstörung und (prä)terminaler Niereninsuffizienz. In dieser Form wird sie als infantile Oxalose bezeichnet. Ebenso findet sich bei PH 1 eine relevante oligosymptomatische Patientengruppe mit später Manifestation bzw. Diagnose im mittleren bis höheren Erwachsenenalter. Eine infantile Oxalose findet sich nicht bei der PH 2- oder der PH 3-Erkrankung. Auch besteht die Gefahr einer systemischen Oxalose mit Ablagerung von Kalziumoxalatsalzen in einer Vielzahl an extrarenalen Geweben (Knochen/Knochenmark, Retina, Herzmuskel/Reizleitungssystem, Haut, Gefäße etc.) gewöhnlich nur bei (prä)terminal niereninsuffizienten PH 1-Patienten (Belostotsky et al. 2010; Mandrile et al. 2014; Hopp et al. 2015; Hoppe & Langman 2003; Garrelfs et al. 2019; Beck et al. 2013; Martin-Higueras et al. 2021; Cochat et al. 2012).

Alle Kinder mit Steinerkrankungen oder Nephrokalzinose sowie alle Erwachsenen mit rezidivierenden Steinereignissen oder Nephrokalzinose sollten eine **biochemische Abklärung prolithogener Parameter inklusive der Oxalsäure im 24-h-Sammelurin** erhalten. Auffällige Werte bedürfen einer Kontrolle, eine Hochrechnung der Werte kürzerer Sammelungen auf 24 h ist unzulässig, da die Urinoxalatausscheidung (UOx) tageszeitlichen Schwankungen unterliegt. Die normale UOx im 24-h-Sammelurin beträgt 0,5 mmol/d bezogen auf eine Körperoberfläche von 1,73 m^2. Bei Kindern muss somit die Ausscheidung für die geringere Körperoberfläche korrigiert werden.

Für nichtkontinente Kinder kann der (neben der Möglichkeit eines Kathetersammelurins) der Oxalat-Kreatinin-Quotient aus Spontanurinproben bestimmt werden. Die sehr variablen Referenzwerte sind altersabhängig in eTab 27.2 dargestellt (Cochat et al. 2012; Reusz et al. 1995).

Eine Bestimmung der Plasmaoxalatkonzentration (POx) außerhalb von Studien ist nur bei (prä)terminaler Niereninsuffizienz diagnostisch sinnvoll, bei der von einer weitgehenden Retention von Oxalat im Plasma ausgegangen werden kann. Dialysepflichtige PH 1-Patienten zeigen vor Hämodialyse deutlich höhere POx als Patienten mit Niereninsuffizienz anderer Genese. Die Werte liegen bei PH 1-Patienten meist über 80 µmol/l. Die Referenzwerte nierengesunder werden methodenabhängig mit <4–15 µmol/l angegeben.

Da es sich bei der Bestimmung von Oxalat im Urin und Plasma nicht um Routineparameter handelt und unterschiedliche Verfahren angewendet werden, empfiehlt es sich, zuvor mit dem jeweiligen Labor Rücksprache zu halten, um die Modalitäten der Probenabnahme und Prozessierung im Vorfeld zu klären (Cochat et al. 2012; Reusz et al. 1995; Hoppe et al. 1999; Stokes et al. 2020).

Eine PH, insbesondere eine PH 1-Erkrankung, kann in jeder Altersgruppe klinisch manifest werden. Eine klinische Unterscheidung der einzelnen PH-Typen ist kaum möglich. Die definitive Diagnose und Typzuordnung erfolgt mittels molekulargenetischer Untersuchung durch Nachweis biallelischer pathogener Sequenzveränderungen in den Genen *AGXT, GRHPR* oder *HOGA1* (eTab. 27.1)

Wichtige differenzialdiagnostische Überlegungen bei Hyperoxalurie sind:
– Intoxikationen mit Ethylenglykol oder Oxalatpräkursoren wie Ascorbinsäure,
– chronisch-entzündliche Darmerkrankungen und Malabsorptionszustände,
– Kurzdarmsyndrom bzw. Z. n. bariatrischer Chirurgie.

27.2.2 Therapie

• **Therapieziel**
Frühzeitiges Erkennen einer PH, Reduktion von Episoden symptomatischer Urolithiasis und möglichst langer Erhalt einer suffizienten Nierenfunktion. Die Entstehung einer systemischen Oxalose muss verhindert werden.

• **Therapieprinzip**
Die allgemeine symptomatische Behandlungsgrundlage für alle PH-Typen ist die kontinuierliche (auch nächtliche ggf. mittels Sondierung durchgeführte) **Hyperhydratation** von ca. 3 l/m² Körperoberfläche und Tag. Die Hyperhydratation soll die Oxalatkonzentration im Urin erniedrigen und damit das Kristallisationsrisiko bei Überschreiten des Löslichkeitsproduktes für Kalziumoxalat reduzieren. Zusätzlich kann eine **Harnalkalisierung** mit Alkalizitrat durchgeführt werden, die zu einer geringfügigen Verbesserung der Löslichkeit von Oxalsäure führt (Cochat et al. 2012).

Operative Steinentfernungen sollten nur bei symptomatischen Patienten oder Steinkomplikationen (Obstruktion, Infektionen) erfolgen. Die ESWL ist kein geeignetes Therapieverfahren für PH-Patienten.

■■ **Gezielte Therapieoptionen für die PH 1**
1. Genotypabhängig: **Pyridoxin**
Alle PH 1-Patienten sollten einen Therapieversuch mit Vitamin B_6 (Pyridoxinhydrochlorid) erhalten, dessen Effekt über mehrere Urinsammlungen dokumentiert werden sollte. Vitamin B_6 wird in einer suprapyhsiologischen Startdosis von 2–5 mg/kg verabreicht, mit Dosisanpassung je nach Effekt auf die Urinoxalatausscheidung und Verträglichkeit (Cochat et al. 2012).
Pyridoxin wird in der Leber zu dem natürlichen Kofaktor der AGT, Pyridoxalphosphat (PLP), metabolisiert. PLP wirkt als Chaperon: eine durch bestimmte Missense-Mutationen in *AGXT* verursachte Fehlfaltung, die zu AGT-Aggregaten oder einem Fehlimport der AGT in die Mitochondrien führt, wird vermindert und der Anteil an korrekt gefalteten AGT-Dimeren für den physiologischen Import in die Peroxisomen erhöht (Danpure et al. 1989).
Bei folgenden häufigen *AGXT*-Missense-Mutationen kann eine partielle bis hin zu einer nahezu kompletten Normalisierung der UOx (bei Vorliegen im homozygoten oder compound heterozygoten Zustand) beobachtet werden: **p.Phe152Ile, p.Gly170Arg und p.Ile244Thr**. Diese werden deshalb als Vitamin-B_6-sensible Mutationen bezeichnet. Insbesondere p.Gly170Arg ist in Europa häufig und macht hier etwa 30 % aller pathogenen Varianten aus. Für viele seltenere Missense-Mutationen ist die klinische Datenlage zur Vitamin-B_6-Sensibilität noch unklar (Monico et al. 2005; Lorenz et al. 2021; Danpure et al. 1989; Santana et al. 2003; Hoyer-Kuhn et al. 2014)
Bei Patienten, die biallelisch trunkierende *AGXT*-Mutationen aufweisen, sind allerdings keine signifikanten Effekte durch Vitamin-B_6-Gabe zu erwarten. Es überrascht also nicht, dass Vitamin-B_6-sensible Mutationen dank ihrer Behandelbarkeit historisch ein allgemein besseres Nierenüberleben als trunkierende Mutationen zeigen.
2. Genotypunabhängig: **Lumasiran** as auf Basis der RNA-Interferenz (RNAi) entwi-

ckelte Medikament Lumasiran (Oxlumo) verfolgt eine andere Therapiestrategie, die nicht auf Wiederherstellung einer residuellen Enzymfunktion setzt. Lumasiran senkt die endogene Oxalatsynthese durch die gezielte Degradation der mRNA der Glykolatoxidase (GO). Die GO ist ein leberspezifisches Enzym, welches in den Peroxisomen für die Konversion von Glykolat zu Glyoxylat, der Vorstufe von Oxalat, verantwortlich ist. Vorteilhaft – auch hinsichtlich der Compliance – ist die **subkutane Applikation in 3-monatlichen Intervallen** in der Erhaltungsphase. Nachteilig sind die dauerhaft extrem hohen Behandlungskosten einer RNAi-Therapie.

Langzeitdaten des Nierenüberlebens unter Lumasirantherapie existieren noch nicht. Zumindest das UOx zeigt aber eine deutliche Reduktion, sinkt bei vielen Patienten gar in den Referenzbereich. Ein Steady State der Oxalatreduktion wird erst nach der Ladephase (Applikation 1-mal monatlich über 4 Monate) erreicht, allerdings konnte in Spontanurinproben bereits 2 Wochen nach erster Gabe eine Reduktion des Oxalat-Kreatinin-Quotienten gemessen werden. Die bisherige Datenlage und die unterschiedlichen Wirkmechanismen lassen synergistische Effekte bei Kombination von Pyridoxin mit Lumasiran vermuten (Garrelfs et al. 2021; Erger und Beck 2021).

Für die PH 2 und die PH 3 existieren bislang keine gezielten Therapien, eine Therapie mit Vitamin B_6 ist nicht effektiv. Allerdings befindet sich mit Nedosiran ein weiteres RNAi-Therapeutikum aktuell in einer klinischen Phase-3-Studie. Das Zielmolekül hier ist LDHA, die leberspezifische Isoform der Laktatdehydrogenase. Eine Herabregulation der LDHA, welche im Zytosol der Hepatozyten den finalen Schritt der Konvertierung von Glyoxylat zu Oxalat katalysiert, wäre neben der Therapie der PH 1 auch prinzipiell zur Behandlung der beiden anderen PH-Typen geeignet (Coenen et al. 2020).

> Bei Verdacht auf Vorliegen eine PH 1 mit akutem Nierenversagen sollte sofort ein Therapieversuch mit Pyridoxin erfolgen, da ein Nierenversagen bei Vorliegen von Vitamin-B_6-sensiblen *AGXT*-Mutationen reversibel sein kann.

Mitunter wurde bei Patienten mit diesem Genotyp sogar noch eine spätere Erholung der Nierenfunktion unter chronischer Dialysetherapie beschrieben. Ob eine Kombinationstherapie von Vitamin B_6 und Lumasiran auch bei Vorliegen nur einer Vitamin-B_6-sensiblen Mutation bzw. Lumasiran bei Vorliegen nicht-B_6-sensibler Mutationen auf beiden AGXT-Allelen ähnliche Erfolge erzielt werden können, ist derzeit unklar (Monico et al. 2005; Lorenz et al. 2021).

> Besondere diätische Restriktionen sind bei PH anders als bei den sekundären Formen der Hyperoxalurie in der Regel nicht erforderlich, da die exogene Zufuhr im Vergleich zur endogenen Produktion von Oxalsäure vernachlässigbar ist.

Therapeutisches Vorgehen

Die aktuellen Empfehlungen beinhalten für alle PH-Patienten eine lebenslange Hyperhydratation und ggf. eine Harnalkalisierung.

Bei PH 1-Patienten, die keine biallelisch trunkierenden Mutationen tragen, sollte eine Vitamin-B_6-Therapie eingeleitet werden. Patienten mit hierunter weitgehender Normalisierung der UOx (oder der POx bei dialysepflichtiger Niereninsuffizienz) können bei guter Compliance alleinig mit Pyridoxin und einer symptomatischen Therapie bzw. intensivierter Hämodialyse behandelt werden. Bei Patienten, die hingegen keine oder eine nur unzureichende UOx-Reduktion zeigen (persistierende chronische Hyperoxalurie mit Werten über 0,8–1 mmol/d bezogen auf 1,73 m² Körperoberfläche), sollte eine Therapie mit Lumasiran bzw. eine Kombinationstherapie mit Pyridoxin und Lumasiran erwogen werden. Dies gilt für alle CKD-Stadien und auch für dialysepflichtige Patienten. Bislang ist allerdings aufgrund der begrenzten Studiendauer von 12 Monaten unklar, in welchem Ausmaß die einzelnen Patienten davon langfristig profitieren werden. Auch sollte immer eine Abwägung der klinischen Situation des Patienten gegen (die derzeit unbekannten) Risiken einer RNAi-Langzeittherapie erfolgen.

Dialysepflichtige PH 1-Patienten sollen unter Kontrolle der POx und klinischem Monitoring bezüglich Zeichen der systemischen Oxalose (Skelett, Herz, Haut und Retina) eine frequenzintensivierte Hämodialysebehandlung erhalten. Eine möglichst rasche Transplantation sollte angestrebt werden (Cochat et al. 2012; Hoppe et al. 1996).

Die derzeit einzige kurative Therapieform für die PH 1 und die PH 2 ist die orthotope Lebertransplantation, meist bei der PH 1 als kombinierte oder sequenzielle Leber-Nieren-Transplantation durchgeführt. Bei der PH 2 wird aufgrund des deutlich geringeren Risikos einer systemischen Oxalose meist eine isolierte Nierentransplantation durchgeführt, nicht immer aber war das Überleben der Transplantatniere zufriedenstellend, sodass vereinzelt auch eine kombinierte Leber-Nieren-Transplantation bei PH 2 erfolgt (Cochat et al. 2012, 1989; Naderi et al. 2014; Dhondup et al. 2018; Hoyer-Kuhn et al. 2014).

Für Patienten mit Vitamin-B_6-sensiblen Genotypen ist die isolierte Nierentransplantation unter Vitamin-B_6-Therapie vertretbar und es kann ein vergleichbares Nierengraftüberleben wie bei Leber-Nieren-Transplantation unter Vermeidung der Risiken einer Lebertransplantation erzielt werden. Die isolierte Nierentransplantation bei nicht-Vitamin-B_6-sensiblen Genotypen oder in Unkenntnis der Grunderkrankung hingegen führt allgemein zu einem schnellen Verlust des Transplantats durch fulminante Kalziumoxalatnephrolithiasis und -urolithiasis.

Die Option zur präemptiven Lebertranstransplantation wird aufgrund der erheblichen perioperativen Morbidität und Mortalität oft kritisch gesehen und daher nur selten durchgeführt.

Derzeit ist noch nicht absehbar, inwieweit sich durch die Verfügbarkeit der RNAi-basierten neuen Therapieoptionen die Transplantationsstrategie in Zukunft verändern wird (Devresse et al. 2020; Erger und Beck 2021).

- **Monitoring und Verlauf**

In Abhängigkeit des PH-Typs, des klinischen Verlaufs, Alters, der Behandlung und Compliance der Patienten sollten individuelle Verlaufskontrollen und Dokumentation der PH-spezifischen Parameter (UOx, ggf. POx, Bildgebungsbefunde der Nephrolithiasis/Nephrokalzinose) und der allgemeinen Entwicklung erfolgen. Bei Kindern erscheinen mindestens halbjährliche Verlaufskontrollen sinnvoll. Häufig ergeben sich bereits aus der Behandlung (z. B. 3-monatliche Applikationsintervalle von Lumasiran) sinnvolle Abstände der Verlaufskontrollen.

- **Prognose**

Die Prognose ist PH-Typ- und für die PH 1 auch – zumindest auf Basis der allesamt vor Einführung von Lumasiran durchgeführten Beobachtungsstudien – genotypabhängig. Eine individuelle Prognose ist aufgrund der sehr variablen Erkrankungsverläufe kaum möglich, insbesondere da bislang Biomarker, die früh auf eine subklinische Verschlechterung der Nierenfunktion hinweisen würden, fehlen.

- **Prävention**

Eine Primärprävention wäre grundsätzlich nur durch ein präkonzeptionelles Carrierscreening für die PH 1–3 möglich. Aufgrund des hohen Wiederholungsrisikos von 25 % für Geschwister eines betroffenen Menschen sollte das Vorliegen einer PH-Erkrankung bei Geschwistern immer biochemisch oder molekulargenetisch ausgeschlossen werden (Sas et al. 2020).

Die Entwicklung des schwersten Erkrankungszustandes bei PH 1, der systemischen Oxalose, sollte in Deutschland im Sinne einer Sekundärprävention durch Ausschöpfung aller Behandlungsressourcen vermieden werden können.

- **Qualitätssicherung und Ausstattung**

Aufgrund der Seltenheit der Erkrankung existieren bislang keine verbindlichen natio-

nalen Leitlinien. Folgende Qualitätskriterien sind zu beachten
— Die Diagnose einer PH 1–3 sollte immer molekulargenetisch bestätigt werden.
— Alle Patienten sollten von einem in der Therapie der Erkrankung und ihren Komplikationen erfahrenen Team betreut werden.
— Weitgehende Vermeidung der Entwicklung einer systemischen Oxalose.
— Wir empfehlen die Beachtung der Leitlinie des Europäischen Hyperoxalurie-Konsortiums OXALEurope.

27.3 Cobalaminstoffwechseldefekte

Martin Kömhoff

27.3.1 Grundlagen

Die Methylmalonazidurie und Homocystinurie vom Typ C (cblC) ist die häufigste genetische Form des funktionellen Cobalamin (Vitamin-B_{12})-Mangels. Ursache sind autosomal-rezessive Mutationen im *MMACHC*-Gen. Weitere seltene Manifestationen sind durch Mutationen in anderen Enzymen des komplexen Cobalaminstoffwechsels bedingt.

Diese metabolische Systemerkrankung, die sich v. a. im Säuglingsalter aber auch später bis ins fortgeschrittene Erwachsenenalter manifestieren kann, ist durch eine ausgeprägte klinische Heterogenität mit neurologischer (Krampfanfälle, Entwicklungsverzögerung, kognitives Defizit, Hirnfehlbildungen) und extraneurologischer Beteiligung (Gedeihstörung, kardiovaskuläre, renale und okuläre Beteiligung/Retinopathie) gekennzeichnet.

Die thrombotische Mikroangiopathie mit intravaskulärer Hämolyse, Hämaturie und Proteinurie bis in den nephrotischen Bereich sowie variabler Einschränkung der Nierenfunktion bis hin zur Dialysepflichtigkeit kennzeichnen die renale Manifestation der cblC (Beck et al. 2017), die jenseits des Säuglingsalters bei ca. 25 % der Erkrankten auftritt (Huemer et al. 2014).

Diagnostisch wegweisend ist die intravaskuläre Hämolyse in Kombination mit einer Hämaturie, Proteinurie und erhöhten Serumhomocysteinwerten (>30 micromol/l). Alle Parameter werden in den meisten Krankenhäusern routinemäßig bestimmt, was eine rasche Verdachtsdiagnose erlaubt. Eine Erhöhung der Laktatdehydrogenase, Thrombozytopenie oder Nierenversagen sind keine obligaten Kriterien.

27.3.2 Therapie

- **Therapieziel**

Die Konzentrationen im Blut von Homocystein und Methylmalonsäure sollten so schnell wie möglich abgesenkt werden bei gleichzeitigem Anstieg der Aminosäure Methionin im Serum.

- **Therapieprinzip**

Sobald der Verdacht auf eine cblC-Erkrankung besteht, sollte die Behandlung mit Hydroxycobalamin i.m. und Betain eingeleitet werden.

- **Therapeutisches Vorgehen**

Initial Hydroxycobalamin (0,3 mg/kgKG/Tag i.m.), Betain (50–100 mg/kgKG/Tag p.o.), Folsäure (5 mg/Tag) p.o., L-Carnitin (50–100 mg/kgKG/Tag p.o.) (Huemer et al. 2017).

- **Monitoring und Verlauf**

Das Monitoring sollte auf eine rasche Reduktion von Homocystein und Methylmalonsäure im Serum abzielen. Vitamin-B_{12}-Spiegel >1000 ng/ml und eine Normalisierung der Serummethionin und L-Carnitin-Spiegel sind anzustreben (Huemer et al. 2017).

- **Prognose**

Bei adäquater Therapie kann die thrombotische Mikroangiopathie durchbrochen und eine Verbesserung der Nierenfunktion zum Teil dauerhaft erreicht werden (Beck et al. 2017).

- **Prävention**

Frühe Identifikation und Therapie der Betroffenen durch massenspektrometrische

Analyse von Acylcarnitinen im Rahmen des Neugeborenenscreenings (Filterpapierkarte) (Mak et al. 2013). Auch eine antenatale Behandlung mit Hydroxycobalamin der Schwangeren ist beschrieben.

- **Qualitätssicherung und Ausstattung**

Die adäquate Behandlung dieser seltenen genetischen Erkrankung erfordert eine enge Zusammenarbeit von pädiatrischen Nephrologen, Neuropädiatern und Stoffwechselärzten.

Das Kapitel enthält elektronisches Zusatzmaterial.

? Fragen zur Wiederholung

1. Welche Aussage zur Behandlung der Cystinose ist richtig?
   a Grundlage der Behandlung ist die Hyperhydratation um die erhöhte Cystinkonzentration zu senken.
   b. Eine Carnithinsubstitution kann das Nierenüberleben bei Cystinose signifikant verlängern.
   c. Eine Cysteamintherapie ist erst bei Nachweis einer Nierenfunktionsstörung indiziert.
   d. Eine Cysteamintherapie sollte frühstmöglich erfolgen.
   e. Eine Nierentransplantation ist mit einem hohen Rekurrenzrisiko der Cystinose verbunden.
2. Welche Aussage zur Therapie der primären Hyperoxalurien ist richtig?
   a. Die Effektivität einer Therapie mit Pyridoxin (Vitamin B_6) ist unabhängig vom Genotyp.
   b. Eine Behandlung mit Lumasiran ist für die Behandlung aller PH-Typen (Cohen et al. 2015; Gahl et al. 2007, 2002) zugelassen.
   c. Lumasiran führt spezifisch zum Abbau der mRNA der hepatischen Glyoxylatoxidase.
   d. Lumasiran darf nicht bei deutlicher Nierenfunktionsstörung verabreicht werden.
   e. Lumasiran ist für die Behandlung von Kindern nicht zugelassen.
3. Bei einem Kind mit Cobalminmangel
   a .... leiten Sie die Therapie mit Hydroxycobalamin und Betain ein.
   b .... darf Homocystein im Serum nicht schnell gesenkt werden.
   c. .... sind Folsäure und L-Carnitin nicht indiziert.
   d .... leiten Sie sofort die Therapie mi Folsäure ein.
   e .... versuchen Sie den Methioninspiegel im Serum zu senken.

Literatur

Abschn. 27.1

Cohen C, Charbit M, Chadefaux-Vekemans B, Giral M, Garrigue V, Kessler M, Antoine C, Snanoudj R, Niaudet P, Kreis H, Legendre C, Servais A (2015) Excellent long-term outcome of renal transplantation in cystinosis patients. Orphanet J Rare Dis 10:90. ▶ https://doi.org/10.1186/s13023-015-0307-9. PMID: 26208493; PMCID: PMC4515017.

Gahl WA, Balog JZ, Kleta R (2007) Nephropathic cystinosis in adults: natural history and effects of oral cysteamine therapy. Ann Intern Med 147(4):242–250. ▶ https://doi.org/10.7326/0003-4819-147-4-200708210-00006. PMID: 17709758

Gahl WA, Thoene JG, Schneider JA (2002) Cystinosis. N Engl J Med 347(2):111–121. ▶ https://doi.org/10.1056/NEJMra020552. PMID: 12110740

Fleige T, Burggraf S, Czibere L, Häring J, Glück B, Keitel LM, Landt O, Harms E, Hohenfellner K, Durner J, Röschinger W, Becker M. (2020) Next generation sequencing as second-tier test in high-throughput newborn screening for nephropathic cystinosis. Eur J Hum Genet 28(2):193–201. ▶ https://doi.org/10.1038/s41431-019-0521-3. Epub 2019 Sep 30. PMID: 31570786; PMCID: PMC6974606

Nesterova G, Gahl WA (2001) Cystinosis. 2001 Mar 22 [Updated 2017 Dec 7]. In: Adam MP, Ardinger HH, Pagon RA, et al. (eds) GeneReviews® [Internet]. Seattle (WA): University of Washington, Seattle, 1993–2021. ▶ https://www.ncbi.nlm.nih.gov/books/NBK1400/

Abschn. 27.2

Danpure CJ, Jennings PR, Watts RWE (1987) Enzymological diagnosis of primary hyperoxaluria type I by measurement of hepatic alanine:glyoxylate aminotransferase. Lancet 1(8528):289–291

Cramer SD, Ferree PM, Lin K, Milliner DS, Holmes RP (1999) The gene encoding hydroxypyruvate reductase (GRHPR) is mutated in patients with primary hyperoxaluria type II. Hum. Molec. Genet. 8:2063–2069

Belostotsky R et al (2010) Mutations in DHDPSL are responsible for primary hyperoxaluria type III. Am J Hum Genet 87(3):392–399

Mandrile G et al (2014) Data from a large European study indicate that the outcome of primary hyperoxaluria type 1 correlates with the AGXT mutation type. Kidney Int 86:1197–1204

Hopp K, Cogal AG, Bergstralh EJ, Seide BM, Olson JB, Meek AM et al (2015) Phenotype-genotype correlations and estimated carrier frequencies of primary hyperoxaluria. J Am Soc Nephrol 26:2559–2570

Hoppe B, Langman C (2003) A United States survey on diagnosis, treatment, and outcome of primary hyperoxaluria. Pediatr Nephrol 18:986–991

Garrelfs SF et al (2019) Patients with primary hyperoxaluria type 2 have significant morbidity and require careful follow-up. Kidney Int 96:1389–1399

Beck BB et al (2013) Novel findings in patients with primary hyperoxaluria type III and implications for advanced molecular testing strategies. Eur J Hum Genet 21:167–172

Martin-Higueras C et al. (2021) A report from the European Hyperoxaluria Consortium (OxalEurope) Registry on a large cohort of patients with primary hyperoxaluria type 3. Kidney Int 100(3):621–635. 16:S0085–2538(21)00386

Garrelfs S et al (2021) Lumasiran, an RNAi therapeutic for primary Hyperoxaluria Type 1. N Engl J Med 384:1216–1226

Cochat P et al (2012) Primary hyperoxaluria Type 1: indications for screening and guidance for diagnosis and treatment. Nephrol Dial Transplant 27(5):1729–1736

Reusz GS et al (1995) Urinary calcium and oxalate excretion in 874 children. Pediatr Nephrol 9:39–44

Hoppe B, Kemper MJ, Bokenkamp A, Portale AA, Cohn RA, Langman CB (1999) Plasma calcium oxalate supersaturation in children with primary hyperoxaluria and end stage renal failure. Kidney Int 56:268–274

Stokes F, Acquaviva-Bourdain C, Hoppe B, Lieske JC, Lindner E, Toulson G et al (2020) Plasma oxalate: comparison of methodologies. Urolithiasis 48:473–480

Monico CG et al (2005) Pyridoxine effect in type 1 primary hyperoxaluria is associated with the most common mutant allele. Kidney Int 67:1704–1709

Lorenz EC et al (2021) Recovery from dialysis in patients with primary hyperoxaluria type 1 treated with pyridoxine: a report of 3 cases. Am J Kidney Dis 77(5):816–819

Danpure CJ et al (1989) An enzyme trafficking defect in two patients with primary hyperoxaluria type 1: peroxisomal alanine/glyoxylate aminotransferase rerouted to mitochondria. J Cell Biol 108(4):1345–1352

Santana A et al (2003) Primary hyperoxaluria type 1 in the Canary Islands: a conformational disease due to I244T mutation in the P11L-containing alanine:glyoxylate aminotransferase. Proc Natl Acad Sci 100(12):7277–7282

Hoyer-Kuhn H et al (2014) Vitamin b6 in primary hyperoxaluria I: first prospective trial after 40 years of practice. Clin J Am Soc Nephrol 9(3):468–477

Erger F, Beck BB (2021) A new era of treatment for primary hyperoxaluria type 1. Nat Rev Nephrol 2021 Jun 10

Coenen M, Schalk G, Cochat P, Lipkin G, Lieske J, Groothoff JW et al (2020) PHYOX3: a long-term, open-label extension trial of Nedosiran in patients with primary hyperoxaluria Type 1, 2, or 3 [Abstract]. J Am Soc Nephrol 31:51

Hoppe B et al (1996) Oxalate elimination via haemodialysis or peritoneal dialysis in children with chronic renal failure. Pediatr Nephrol 10:488–492

Cochat P et al (1989) Liver transplantation in primary hyperoxaluria type 1. Lancet 1:1142–1143

Naderi G, Latif A, Tabassomi F, Esfahani ST (2014) Failure of isolated kidney transplantation in a pediatric patient with primary hyperoxaluria type 2. Pediatr Transplant 18(3):E69–73

Dhondup T, Lorenz EC, Milliner DS, Lieske JC (2018) Combined liver-kidney transplantation for primary hyperoxaluria Type 2: a case report. Am J Transplant 18(1):253–257

Devresse A, Cochat P, Godefroid N, Kanaan N (2020) Transplantation for primary hyperoxaluria type 1: designing new strategies in the era of promising therapeutic perspectives. Kidney Int Rep 5:2136–2145

Sas DJ et al (2020) Clinical features of gentically confirmed patients with primary hyperoxaluria identified by clinical indication versus familial screening. Kidney Int 97:786–792

Groothoff JW, Metry E, Deesker L, Garrelfs S, Acquaviva C, Almardini R et al (2023) Clinical practice recommendations for primary hyperoxaluria: an expert consensus statement from ERKNet and OxalEurope. Nat Rev Nephrol 19(3):194–211

Abschn. 27.3

Beck BB, van Spronsen F, Diepstra A, Berger RM, Komhoff M (2017) Renal thrombotic microangiopathy in patients with cblC defect: review of an under-recognized entity. Pediatr Nephrol 32:733–741

Huemer M et al (2014) Three new cases of late-onset cblC defect and review of the literature illustrating when to consider inborn errors of metabolism beyond infancy. Orphanet J Rare Dis 9:161–161

Huemer M et al (2017) Guidelines for diagnosis and management of the cobalamin-related remethylation disorders cblC, cblD, cblE, cblF, cblG, cblJ and MTHFR deficiency. J Inherit Metab Dis 40:21–48

Mak CM, Lee HC, Chan AY, Lam CW (2013) Inborn errors of metabolism and expanded newborn screening: review and update. Crit Rev Clin Lab Sci 50:142–162

Arterielle Hypertonie und Nierengefäßerkrankungen

Elke Wühl

Inhaltsverzeichnis

28.1 Hypertonie – 422
28.1.1 Grundlagen – 422
28.1.2 Therapie der Hypertonie – 423

28.2 Renoparenchymale Hypertonie – 424
28.2.1 Grundlagen – 424
28.2.2 Therapie – 424

28.3 Renovaskuläre Hypertonie – 428
28.3.1 Grundlagen – 428
28.3.2 Therapie – 429

28.4 Hypertensive Krise – 430
28.4.1 Grundlagen – 430
28.4.2 Therapie – 431

Literatur – 433

Ergänzende Information Die elektronische Version dieses Kapitels enthält Zusatzmaterial, auf das über folgenden Link zugegriffen werden kann ▶ https://doi.org/10.1007/978-3-662-65248-0_28.

© Springer-Verlag GmbH Deutschland, ein Teil von Springer Nature 2023
K.-P. Zimmer et al. (Hrsg.), *Gastroenterologie – Hepatologie – Ernährung – Nephrologie – Urologie,* Therapie der Krankheiten im Kindes- und Jugendalter,
https://doi.org/10.1007/978-3-662-65248-0_28

28.1 Hypertonie

28.1.1 Grundlagen

Im Erwachsenenalter ist die arterielle Hypertonie eine der häufigsten chronischen Erkrankungen und betrifft nach dem 50. Lebensjahr fast jeden zweiten Erwachsenen. Im Kindesalter ist die arterielle Hypertonie mit einer Prävalenz von etwa 3 % zwar wesentlich seltener, parallel zur Zunahme der Adipositas zeigt sich allerdings in den letzten Jahren ein deutlicher Anstieg der Prävalenz. Da ein unbehandelter Bluthochdruck mit einer erhöhten kardiovaskulären Morbidität und Mortalität einhergeht und auch die Dauer der Hypertonieexposition eine Rolle spielt, sind eine frühzeitige Diagnose und Therapie essenziell. Im Gegensatz zum Erwachsenenalter liegt v. a. im Säuglings- und Kleinkindalter einer Hypertonie fast immer eine organische Ursache zugrunde (sekundäre Hypertonie), erst ab dem Schulalter spielt die primäre (essenzielle) Hypertonie eine zunehmende Rolle.

Die häufigsten Ursachen für eine sekundäre Hypertonie im Kindesalter sind renoparenchymale und renovaskuläre Erkrankungen, deren Diagnostik und Therapie in diesem Kapitel dargestellt werden.

- **Symptomatik, Diagnostik und Differenzialdiagnostik**

Die arterielle Hypertonie wird als eine dauerhafte Erhöhung des Blutdrucks über einen bestimmten Schwellenwert definiert. Bei Erwachsenen werden die Schwellenwerte für den systolischen und diastolischen Blutdruck anhand des kardiovaskulären Risikoprofils festgelegt und liegen entsprechend den Europäischen Leitlinien zur Diagnostik und Therapie der arteriellen Hypertonie bei Erwachsenen (Mancia et al. 2018) bei 140/90 mmHg. Da risikobezogene Daten für das Kindesalter fehlen, werden die Schwellenwerte über geschlechts-, alters- und größenabhängige Referenzwerte definiert (Tab. 28.1). Nach dem 16. Lebensjahr gelten auch für Jugendliche die Grenzwerte für Erwachsene. Bei der Wahl der Blutdrucknormwerte sollte auch die Methodik der Messung berücksichtigt werden. Für oszillometrische Blutdruckmessungen stehen die deutschen Referenzwerte der KIGGS-Studie zur Verfügung (Neuhauser et al. 2011), für auskultatorische Messungen die US-amerikanischen Normwerte (National High Blood Pressure Education Program Working Group on High Blood Pressure in Children und Adolescents 2004; Flynn et al. 2017), die häufig auch zum internationalen Vergleich in Studien verwendet werden.

> **Wichtig**
> Eine arterielle Hypertonie ist meist asymptomatisch, daher sind regelmäßige Blutdruckmessungen bei allen Risikopatienten – hierzu gehören insbesondere Patienten mit Nierenerkrankungen – indiziert.

Tab. 28.1 Klassifikation der arteriellen Hypertonie

Klassifikation der Hypertonie Blutdruckeinstellung	Kinder und Jugendliche <16 Jahre Syst. und/oder diast. BD	Jugendliche ≥16 Jahre[a] und Erwachsene Syst. und/oder diast. BD
Optimal	Nicht definiert	<120/80 mmHg
Normal	<90. Pzt	<130/80 mmHg
Hochnormal	≥90.–95. Pzt	130–139/80–89 mmHg
Hypertoniestadium 1	≥95. Pzt	140–159/90–99 mmHg
Hypertoniestadium 2	≥99. Pzt + 5 mmHg	>160/100 mmHg
Isolierte systolische Hypertonie	Syst. BD ≥95. Pzt diast. BD <90. Pzt	Syst. BD ≥140 mmHg diast. BD <90 mmHg

BD (Blutdruck); *Diast.* diastolisch; *Pzt* Perzentile; *Syst.* systolisch
[a]Werden bei Jugendlichen die Erwachsenengrenzwerte überschritten, ist der niedrigere Grenzwert für Erwachsene zu wählen

Arterielle Hypertonie und Nierengefäßerkrankungen

Neben der Gelegenheits- oder Praxisblutdruckmessung, die v. a. für das Hypertoniescreening geeignet ist, sollte für die Diagnosesicherung und zur Kontrolle einer medikamentösen Therapie eine ambulante 24-h-Blutdruckmessung (ABDM) erfolgen (Wuhl et al. 2002; Flynn et al. 2014). Für die Beurteilung des Blutdrucks sollte man sowohl die Praxis- als auch die ABDM-Werte berücksichtigen. Bei Praxisblutdruck- und ABDM-Werten >95. Perzentile spricht man von einer manifesten Hypertonie, sind die ABDM-Messwerte normal trotz erhöhter Blutdruckwerte in der Praxis besteht eine sog. Praxis- oder „Weißkittel"-Hypertonie. Sind bei normalem Praxisblutdruck die ABDM-Messwerte erhöht, spricht man von einer maskierten Hypertonie. Nur die ABDM ermöglicht die Beurteilung des nächtlichen Blutdruckniveaus (einschließlich Ausmaß des nächtlichen Blutdruckabfalls – „Dipping") und die Diagnose einer (isolierten) nächtlichen Hypertonie.

Die Hypertonieprävalenz bei Kindern und Jugendlichen mit akuten oder chronischen Nierenerkrankungen ist hoch (eOverview 28.1). Schon bei einer leichten Einschränkung der Nierenfunktion kann es zu einem Anstieg des Blutdrucks kommen. Etwa die Hälfte aller Kinder mit einer chronischen Nierenfunktionseinschränkung („chronic kidney disease", CKD) und fast 80 % der Kinder und Jugendlichen mit Dialysetherapie oder nach Nierentransplantation haben eine arterielle Hypertonie. Daher sollte bei diesen Kindern regelmäßig bei jeder ärztlichen Untersuchung der Blutdruck kontrolliert werden, um eine Hypertonie frühzeitig zu diagnostizieren. Entsprechend sollte bei allen Kindern mit arterieller Hypertonie eine renoparenchymale oder renovaskuläre Ursache der Hypertonie ausgeschlossen werden.

Da Patienten mit chronischen Nierenkrankungen häufig eine maskierte Hypertonie (in 10–50 % der Fälle) und oft auch eine (isolierte) nächtliche Hypertonie und/oder einen fehlenden nächtlichen Blutdruckabfall haben, wird bei diesen Patienten die Durchführung einer ABDM in jährlichen Intervallen empfohlen.

> **Wichtig**
> Die Diagnose einer arteriellen Hypertonie soll durch eine ambulante 24-h-Blutdruckmessung gesichert werden. Bei gesicherter Hypertonie und bei Patienten mit Nierenerkrankungen werden jährliche Verlaufskontrollen der 24-h-Blutdruckmessung empfohlen.
>
> Die Basisdiagnostik bei Hypertonie beinhaltet u. a. eine Serum- und Urinuntersuchung der Nierenfunktion und einen Ultraschall der Nieren mit Dopplersonografie (eTab. 28.1).

Auch wenn die arterielle Hypertonie meist asymptomatisch ist, kann es bei länger bestehendem Bluthochdruck oder in der hypertensiven Krise gelegentlich zu unspezifischen Symptomen wie Konzentrationsstörungen, Schlafstörungen, Gedeihstörungen, Kopfschmerzen, Schwindel, Übelkeit, Erbrechen, Sehstörungen, Krampfanfällen oder kardialen Symptomen kommen.

Ein unbehandelter Hypertonus führt mittel- bis langfristig zu kardiovaskulären Komplikationen und zur Schädigung der Nieren und kann das Voranschreiten einer vorbestehenden Nierenfunktionseinschränkung beschleunigen.

28.1.2 Therapie der Hypertonie

Die Therapie richtet sich nach der Ursache der Hypertonie: ▶ Abschn. 28.2.2, ▶ Abschn. 28.3.2 und ▶ Abschn. 28.4.2.

■ **Prävention der renalen Hypertonie**
Bei allen Kindern sollte regelmäßig bei ärztlichen Vorsorgeuntersuchungen ein Bluthochdruckscreening erfolgen. Durch die Früherkennung der arteriellen Hypertonie und eine zeitnahe Therapie können renale und kardiovaskuläre Langzeitschäden vermindert werden.

Bei bereits bekannten Nierenerkrankungen besteht die Prävention der renalen Hypertonie v. a. in einer optimalen Therapie der zugrunde liegenden Nierenerkrankung, um eine Progression der Nierenfunktionseinschränkung zu vermeiden oder zu verlangsamen. Der Blutdruck sollte entsprechend der Empfehlungen im mittleren Normbereich eingestellt werden.

Ein gut eingestellter Blutdruck bei Patienten mit sekundärer Hypertonie ist die beste präventive Maßnahme zur Vermeidung einer hypertensiven Krise und von Endorganschäden.

Neben der bei jeder sekundären Hypertonie empfohlenen pharmakologischen Therapie werden zur Prävention auch beim renalen Hypertonus die allgemein empfohlenen nichtmedikamentösen Maßnahmen zum Lebensstil und zur Ernährung empfohlen.

- **Qualitätssicherung und Ausstattung**
- Die Diagnosestellung und Therapie der renoparenchymalen und renovaskulären Hypertonie sollte durch einen Arzt/Ärztin für Kinder- und Jugendmedizin mit Schwerpunkt Pädiatrische Nephrologie erfolgen.
- Zur Sicherung der Diagnose einer arteriellen Hypertonie sollte eine 24-h-Blutdruckmessung durchgeführt werden. Die verwendeten Geräte sollten für das Kindesalter geeignete Blutdruckmanschetten haben und die für das jeweilige Messverfahren empfohlenen Blutdrucknormwerte für Kinder zur Beurteilung herangezogen werden.
- Die Blutdruckeinstellung sollte regelmäßig mittels 24-h-Blutdruckmessung kontrolliert werden.
- Bei Patienten mit renovaskulärer Hypertonie sollte die Diagnostik und Therapieentscheidung interdisziplinär in einem Team aus Kindernephrologen, interventionellen Radiologen und Gefäßchirurgen getroffen werden.
- Eine hypertensive Krise erfordert eine intensivmedizinische Überwachung.

28.2 Renoparenchymale Hypertonie

28.2.1 Grundlagen

Bei etwa 75 % der Kinder mit sekundärer Hypertonie liegt eine renoparenchymale Hypertonie vor. Bei der renoparenchymalen Hypertonie kommt es durch die Aktivierung des Renin-Angiotensin-Aldosteron-Systems (RAAS) zu einer vermehrten Sekretion von Angiotensin II, das zum einen eine direkte vasokonstriktive Wirkung hat, zum anderen über eine Stimulation der Aldosteronsynthese zu einer gesteigerten tubulären Wasser- und Salzretention führt. Des Weiteren trägt die häufig bestehende Aktivierung des Sympathikus mit Erhöhung des peripheren Gefäßwiderstandes zusätzlich zum Hypertonierisiko bei.

Patienten mit glomerulären Erkrankungen haben meist höhere Blutdruckwerte bzw. ein höheres Hypertonierisiko als Patienten mit angeborenen Fehlbildungen der Nieren und der Harnwege (CAKUT). Allerdings können insbesondere Patienten mit polyzystischer Nierenerkrankung (autosomal-rezessiv, ARPKD, oder autosomal-dominant, ADPKD) eine schwere Hypertonie haben. Vor allem bei ARPKD kann es bereits in den ersten Lebenstagen oder -wochen zu extrem hohen Blutdruckwerten mit Endorganschädigung kommen (hypertensive Krise).

28.2.2 Therapie

- **Therapieziel**

Therapieziel ist eine langfristige und konsequente Blutdruckeinstellung.

Hypertoniebedingte kardiovaskuläre Endorganschäden wie eine linksventrikuläre Hypertrophie, ein Fundus hypertonicus sowie eine progrediente Nierenfunktionsverschlechterung sollen vermieden und das Risiko für langfristige kardiovaskuläre Folgeerkrankungen und für ein dialysepflichtiges Nierenversagen reduziert werden.

Für Kinder und Jugendliche mit chronischen Nierenerkrankungen wird eine Blutdruckeinstellung unter der 75. Blutdruckperzentile, bei proteinurischen Patienten unter der 50. Perzentile der Norm empfohlen (Wühl et al. 2009; Lurbe et al. 2016). Für Jugendliche >16 Jahren mit Nierenerkrankungen empfiehlt die pädiatrische Leitlinie der European Society of Hypertension (ESH) von 2016 eine Blutdruckeinstellung <130/80 mmHg, bei Proteinurie

<125/75 mmHg (Lurbe et al. 2016). Für nierenkranke junge Erwachsene wird in der ESC/ESH-Leitlinie von 2023 eine Blutdruckeinstellung von <130/80 mmHg empfohlen (Mancia et al. 2023).

- **Therapieprinzip**

Nicht nur die arterielle Hypertonie, sondern auch eine bestehende Proteinurie sind unabhängige Risikofaktoren für die Entstehung und die Progredienz einer chronischen Nierenfunktionseinschränkung. Daher ist eine konsequente Blutdruckeinstellung in den normotensiven Bereich bzw. unter die 50. Perzentile bei proteinurischen Patienten eine entscheidende Maßnahme, um das Voranschreiten einer chronischen Nierenfunktionseinschränkung zu verhindern oder zu verlangsamen. Zusätzlich wirkt sich eine konsequente Blutdruckeinstellung auch vorteilhaft auf das kardiovaskuläre Risiko aus und kann zu einer Regression einer bestehenden linksventrikulären Hypertrophie führen. Die Therapie sollte bei gesicherter Hypertonie unmittelbar nach Abschluss der Diagnostik begonnen werden. Im Hinblick auf die blutdrucksenkende Wirkung gibt es bei adäquater Dosierung keinen relevanten Unterschied zwischen den verschiedenen antihypertensiven Wirkstoffgruppen (RAAS-Antagonisten (ACE-Hemmer, ACEI; Angiotensin (AT_1)-Rezeptor-Blocker, ARB) Kalziumantagonisten; β-Blocker; α-Blocker), allerdings haben ACEI und ARB zusätzlich eine relevante antiproteinurische Wirkung.

> Aufgrund der kombinierten antihypertensiven und antiproteinurischen Wirkung sind ACEI und ARB die Medikamente der ersten Wahl zur Behandlung der Hypertonie bei Kindern mit chronischer Nierenerkrankung mit und ohne Proteinurie.

Durch Reduktion des intraglomerulären Drucks kann es bei beiden Substanzgruppen v. a. zu Therapiebeginn zu einem Anstieg der Serumkreatinins kommen, der bei Absetzen der Therapie in der Regel reversibel ist und als Indikator für die Abnahme des intraglomerulären Drucks durch die RAAS-Blockade angesehen werden kann. Daher sollte nach Therapiebeginn eine Kontrolle der Retentionsparameter sowie der Elektrolyte (Ausschluss einer Hyperkaliämie) erfolgen. Sind zur Blutdruckeinstellung weitere Substanzen erforderlich, werden Kalziumantagonisten vom Dihydropyridin-Typ (z. B. Amlodipin) oder/und Diuretika empfohlen, bei einer erforderlichen weiteren Therapieeskalation auch β-Blocker oder α-Blocker (◘ Tab. 28.2).

Eine Doppelblockade des RAAS mit ACEI und ARB oder Reninantagonist kann zwar zu einer Verstärkung der antiproteinurischen Wirkung führen, dies hat sich jedoch bei Erwachsenen als nicht vorteilhaft erwiesen, da es darunter vermehrt zu unerwünschten Nebenwirkungen, wie akuter Nierenfunktionsverschlechterung, Hyperkaliämie oder kardiovaskulären Ereignissen kam.

> **Cave**
> Unter der Therapie mit RAAS-Blockern (ACE-Hemmer oder Angiotensinrezeptorblocker) ist bei empfängnisfähigen Mädchen eine konsequente Kontrazeption erforderlich.

- **Therapeutisches Vorgehen**

Patienten mit renoparenchymatöser Hypertonie benötigen eine medikamentöse antihypertensive Dauertherapie. Antihypertensiva mit Erfahrungen im Kindesalter sind in ◘ Tab. 28.2 aufgelistet. Sollte eine Monotherapie nicht zum gewünschten Therapieerfolg führen, kann die Therapieintensivierung nach dem oben erwähnten Eskalationsschema erfolgen. Auch bei sekundärer Hypertonie sollte ein gesunder Lebensstil mit einer salzarmen, ausgewogenen mediterranen Kost und ausreichender körperlicher Bewegung angestrebt werden.

Bei fortgeschrittener Nierenfunktionseinschränkung kann eine therapierefraktäre Hypertonie auf eine Flüssigkeitsüberladung hinweisen und eine Indikation zum Beginn einer Dialysetherapie darstellen. Entsprechend kann bei Dialysepatienten die Hypertonie durch eine akute oder chronische Flüssigkeitsüberladung bei falscher Einschätzung des Zielgewichts (Trockengewichts) bedingt sein.

Tab. 28.2 Medikamentöse Therapie der renalen Hypertonie im Kindesalter

Medikament	Dosierungsempfehlung[a] Initial	Maximal	Höchstdosis	Zulassung[b]	Aufgeteilt in ED/Tag	Wirkungsprinzip	Nebenwirkungen
ACE-Hemmer							
Captopril	0,15 mg/kgKG[c]	2 mg/kgKG	150 mg/d	ab Säuglingsalter	3	Inhibition der Konversion von Angiotensin I zu Angiotensin II → Vasodilatation, Abnahme des Sympathikotonus, Abnahme der aldosteronabhängigen Salz- und Wasserretention, Nephroprotektion	Husten
Enalapril	0,08 mg/kgKG	0,6 mg/kgKG	40 mg/d	ab 6 J.: 20–50 kgKG: 2,5 mg/d >50 kgKG: 5 mg/d	1(–2)		Selten Hyperkaliämie, Hypotonie, Lymphangioödeme, Neutropenie **Cave:** Bei hochgradiger oder bilateraler Nierenarterienstenose engmaschiges Monitoring der Nierenfunktion erforderlich **Cave:** prärenales Nierenversagen bei Dehydratation möglich **Cave:** sehr strenge Indikationsstellung bei Neugeborenen **Cave:** Schwangerschaft
Ramipril	1,5 mg/m²	6 mg/m²	10 mg/d		1		
Angiotensin-II-Rezeptor-Antagonisten							
Losartan	0,75 mg/kgKG	1,4 mg/kgKG	100 mg/d	ab 6 J.: 20–50 kg: 0,7 mg/kgKG >50 kg: 50 mg/d	1	Blockade des Angiotensin-II-Typ-1-Rezeptors Nephroprotektion (s. ACE-Inhibitoren)	Nebenwirkungen entsprechen weitgehend denen des ACE-Inhibitors, kein Husten
Candesartan	0,2 mg/kgKG	0,4 mg/kgKG	32 mg/d	ab 6 J: <50 kgKG 4–8 mg/d ≥50 kg KG 4–16 mg/d	1		
Kalziumantagonisten							
Amlodipin	0,1 mg/kgKG	0,5 mg/kgKG	10 mg/d	>6 J: 2,5–5 mg	1(–2)	Verminderter Kalziuminflux in die Zelle → Relaxation der arteriellen Gefäßmuskulatur, Abnahme des peripheren Widerstandes	Kopfschmerz, Flush, Tachykardie, periphere Ödeme, Müdigkeit, Hypotonie, Gingivahyperplasie
Nifedipin retard	0,5 mg/kgKG	2 mg/kgKG	80 mg/d		(2–) 3		

(Fortsetzung)

Arterielle Hypertonie und Nierengefäßerkrankungen

Tab. 28.2 (Fortsetzung)

Medikament	Dosierungsempfehlung[a]			Zulassung[b]	Aufgeteilt in ED/Tag	Wirkungsprinzip	Nebenwirkungen
	Initial	Maximal	Höchstdosis				
β-Rezeptoren-Blocker							
Propranolol	1 mg/kgKG	8 mg/kgKG	640 mg/d		3	Verminderung der kardialen Auswurfleistung, der Renin-Aldosteron-Ausschüttung und der zentralen sympathikotonen Aktivität	Müdigkeit, Schwindel, depressive Verstimmung, verminderte körperliche Leistungsfähigkeit, Bradykardie, Hypotonie, Übelkeit **Cave:** β-Blocker bei Diabetes mellitus und pulmonaler Obstruktion
Metoprolol-Succinat	0,5 mg/kgKG	2 mg/kgKG	200 mg/d	>6 J.: 0,95 mg/kgKG	(1–)2		
Atenolol	0,5 mg/kgKG	2 mg/kgKG	100 mg/d		1		
Diuretika							
Hydrochlorothiazid	0,5 mg/kgKG	2 mg/kgKG	50 mg/d		1(–2)	Steigerung der renalen Natriumausscheidung, Verminderung des peripheren Widerstandes	Hypokaliämie, Hyponatriämie, Alkalose, extrazelluläre Volumendepletion Diuretika verstärken die Wirkung von ACE-Inhibitoren **Cave:** Gefahr des akuten Nierenversagens bei Dehydratation
Chlorthalidon	0,3 mg/kgKG	2 mg/kgKG	50 mg/d		1		
Furosemid	0,5 mg/kgKG	5 mg/kgKG	200 mg/d		1–2		

ED Einzeldosis
Vorschläge für Antihypertensiva mit Erfahrungen im Kindesalter: [a]nach Expertenempfehlung, [b]laut Fachinformationen (Stand 05/2021)
[c]Bei Säuglingen ggf. niedrigere Startdosis unter engmaschigem Monitoring der Nierenfunktion
Cave: Bei chronischer Niereninsuffizienz ist ggf. Anpassung an Kreatininclearance entsprechend Fachinformation erforderlich!
Diese Liste erhebt keinen Anspruch auf Vollständigkeit; Dosisangaben ohne Gewähr

- **Monitoring und Verlauf**

Bei Patienten mit renaler Hypertonie sollte bei jeder ärztlichen Vorstellung der Blutdruck gemessen werden. Für Kontrollen der medikamentösen Blutdruckeinstellung und zum Ausschluss einer maskierten oder isolierten nächtlichen Hypertonie werden 24-h-Blutdruckmessungen in mindestens jährlichen Abständen empfohlen, bei Patienten mit einem hohen Risiko für hypertensive Endorganschäden auch in kürzeren Abständen. Häusliche Blutdruckmessungen werden für die Kontrolle des Blutdrucks zwischen den Ambulanzterminen empfohlen.

Echokardiografische Untersuchungen sollten in jährlichen Abständen durchgeführt werden, um eine linksventrikuläre Hypertrophie frühzeitig zu diagnostizieren. Bei bereits vorliegender linksventrikulärer Hypertrophie sollten die echokardiografischen Verlaufskontrollen in 6- bis 12-monatlichen Abständen erfolgen. Auch der Augenhintergrund sollte zum Ausschluss eines Fundus hypertonicus in etwa jährlichen Abständen kontrolliert werden.

Bei allen nephrologischen Patienten sollte regelmäßig der Urin auf eine Proteinurie und Albuminurie untersucht werden.

Alle Patienten mit einer renalen Hypertonie bedürfen einer lebenslangen Überwachung des Blutdrucks und ggf. einer antihypertensiven Dauertherapie, da in der Regel eine chronische Erkrankung dem Bluthochdruck zu Grunde liegt.

Auch bei Patienten mit Zustand nach einer akuten Nierenerkrankung sollte nach Abheilung der akuten Erkrankung im Verlauf regelmäßig der Blutdruck kontrolliert werden, da sich bei subklinischen Residuen der Erkrankung auch noch nach Jahren eine arterielle Hypertonie und/oder eine Proteinurie manifestieren können (z. B. bei Zustand nach einem hämolytisch-urämischen Syndrom).

- **Prognose**

Eine effektive Blutdruckeinstellung minimiert das Risiko für Endorganschäden und trägt zu einer Verminderung der erhöhten kardiovaskulären Morbidität und Mortalität von nierenkranken Patienten bei. Ebenso kann die Progression der chronischen Niereninsuffizienz durch eine strikte Blutdruckeinstellung signifikant verlangsamt werden.

- **Prävention, Qualitätssicherung und Ausstattung sowie Ausblick**

▶ Abschn. 28.1.2.

28.3 Renovaskuläre Hypertonie

28.3.1 Grundlagen

Eine renovaskuläre Hypertonie betrifft etwa 10 % der Kinder mit sekundärer Hypertonie. Ursächlich ist eine Stenose der Nierenarterien oder intrarenaler Arterien. Durch die poststenotisch verminderte renale Perfusion kommt es zu einer Stimulation des Renin-Angiotensin-Aldosteron-Systems. Erhöhte Plasmareninwerte sind zwar hinweisend auf eine renovaskuläre Hypertonie, normale Reninwerte oder ein unauffälliger Ultraschall der Nierenarterien schließen aber eine Stenose nicht sicher aus, sodass meist eine weiterführende Bildgebung mittels CT- oder MR-Angiografie erforderlich ist. Auch wenn die nichtinvasiven Bildgebungsverfahren bei Kindern mittlerweile bevorzugt durchgeführt werden, sind auch bei den CT- und MRT-Angiografieuntersuchungen Sensitivität und Spezifität teilweise eingeschränkt (de Oliveira Campos et al. 2021) und die Angiografie (DSA, ggf. auch in Interventionsbereitschaft) ist daher weiterhin Goldstandard bei der Sicherung der Diagnose einer Nierenarterienstenose im Kindesalter (Trautmann et al. 2017). Die Nierenszintigrafie (DMSA oder MAG3-Szintigrafie) spielt im Kindesalter nur eine untergeordnete Rolle.

Bei der renovaskulären Hypertonie sind die Patienten oft klinisch asymptomatisch. Eine Nierenarterienstenose sollte ausgeschlossen werden bei Kindern mit

- sehr hohen Blutdruckwerten (Hypertoniestadium 2),
- hypertensiven Sekundärkomplikationen, wie hypertensiver Krise mit u. a. zerebralen Symptomen, Herzinsuffizienz oder Fazialisparese,

- unkontrollierter Hypertonie unter mehr als 2 Antihypertensiva,
- einer Nierenfunktionsverschlechterung nach Beginn einer ACE-Inhibitor- oder Angiotensinrezeptorblockertherapie oder
- erhöhter Plasmareninaktivität mit Hypokaliämie.

Aber auch bei arterieller Hypertonie und Hinweisen auf eine Vaskulitis (Takayasu-Arteriitis, Polyarteriitis nodosa, Kawasaki-Syndrom) oder eine Autoimmunerkrankung sollte eine Stenose der Nierenarterien ausgeschlossen werden.

Die häufigsten Ursachen für die renovaskuläre Hypertonie im Kindesalter sind idiopathische Nierenarterienstenosen, die fibromuskuläre Dysplasie, ein Mid-Aortic-Syndrom und genetische bzw. syndromale Erkrankungen wie z. B. die Neurofibromatose Typ 1 (NF1, von Recklinghausen), die nicht nur die Nierenarterien, sondern auch intrarenale Arterien betreffen kann, das Williams-Beuren-Syndrom, bei dem es zusätzlich zu extrarenalen Gefäßstenosen kommen kann, oder das Alagille-Syndrom.

28.3.2 Therapie

▪ Therapieziel
Therapieziel ist eine Normalisierung der Nierendurchblutung und des Blutdrucks durch eine Behebung der anatomischen Enge der Nierenarterien.

▪ Therapieprinzip
Die Therapie der renovaskulären Hypertonie besteht nach Möglichkeit in einer Revaskularisierung der Stenose. Dies kann bevorzugt mittels einer minimal-invasiven, perkutanen transluminalen Angioplastie (PTA) aber auch durch eine chirurgische Intervention (z. B. Resektion der Stenose durch End-zu-End-Anastomose, Neuimplantation der Nierenarterie auf die Aorta oder Autotransplantation der Niere auf die Iliakalgefäße) erfolgen. Im Idealfall kann damit eine Normalisierung des Blutdrucks erzielt werden.

Bei Kindern, die für eine PTA noch zu klein sind, auf eine Intervention warten oder nach einer Intervention (noch) keine befriedigende Blutdruckeinstellung haben oder bei Kindern mit komplexen Nierenarterienstenosen ist eine medikamentöse antihypertensive Therapie erforderlich.

Die Therapieoptionen sollten immer interdisziplinär unter Einbezug der interventionellen Radiologie und der Gefäßchirurgie, geklärt werden.

▪ Therapeutisches Vorgehen
Zur Blutdruckeinstellung vor einer Intervention oder bei Reststenose nach Intervention mit weiterhin erhöhten Blutdruckwerten werden zur antihypertensiven Behandlung einer renovaskulären Hypertonie bevorzugt Kalziumantagonisten und β-Blocker eingesetzt. Diuretika sind nur in der Kombination geeignet, da durch eine Monotherapie die Reninfreisetzung und damit ein weiterer Blutdruckanstieg begünstigt werden kann. Für die Therapieeskalation sind auch periphere α-Antagonisten oder zentral wirksame α-Agonisten geeignet. Beim Einsatz von RAAS-Blockern (ACEI oder ARB) muss darüber aufgeklärt werden, dass bei Dehydratation ein erhöhtes Risiko für ein (prärenales) Nierenversagen besteht und es v. a. bei beidseitigen Nierenarterienstenosen oder schwerer einseitiger Stenose nach Beginn einer RAAS-Blockade zu einem deutlichen Kreatininanstieg kommen kann. Daher sollten Patienten mit Nierenarterienstenosen unter RAAS-Blockade engmaschig überwacht werden mit regelmäßigen Kontrollen des Serumkreatinins, des Serumkaliums und sonografischen Verlaufskontrollen des Nierenwachstums.

Letztendlich kann nur durch eine PTA oder eine chirurgische Korrektur der Stenose der renovaskuläre Bluthochdruck geheilt oder gemildert werden, sodass ein Absetzen oder eine Reduktion der medikamentösen Therapie möglich wird. Daher sollten bei allen Patienten die therapeutischen Möglichkeiten interdisziplinär geklärt werden.

▪ Monitoring und Verlauf
Bei Patienten mit einer renovaskulären Hypertonie gelten für die Verlaufskontrollen dieselben Empfehlungen wie für den renoparenchymalen Bluthochdruck (▶ Ab-

schn. 28.2.2). Die Durchblutung der Nieren und der Blutfluss in den Nierenarterien sollte nach Intervention und im Verlauf regelmäßig kontrolliert werden.

Häusliche Blutdruckkontrollen sind zur frühzeitigen Erfassung steigender Blutdruckwerte hilfreich. Bei steigenden Blutdruckwerten ist eine Restenose sehr wahrscheinlich und eine erneute Evaluation mit Bildgebung der Nierenarterien erforderlich.

■ **Prognose**
Bei der renovaskulären Hypertonie minimiert eine gute Blutdruckeinstellung das Risiko für Endorganschäden und trägt zu einer Verminderung der erhöhten kardiovaskulären Morbidität und Mortalität bei.

Nach PTA liegt das Rezidivrisiko für eine Restenose bei etwa 50–80 % und viele Patienten benötigen wiederholte Interventionen. Auch die Lokalisation der Stenose und die zugrunde liegende Erkrankung spielen für das Risiko einer Restenose eine wichtige Rolle (de Oliveira Campos et al. 2021). Am besten sind die Erfolgsaussichten einer Ballondilatation bei jungen Patienten mit kurz zurückliegender Diagnosestellung und kurzstreckiger Stenose unter 10 mm Länge. Akute Komplikationen der Behandlung sind arterielle Gefäßspasmen, Dissektion und Perforation mit Blutungskomplikationen oder eine kontrastmittelinduzierte Nephropathie. Die Angioplastie hat insgesamt ein niedrigeres Risiko für Komplikationen, aber ein höheres Risiko für Restenosen als die chirurgische Revaskularisierung.

■ **Prävention, Qualitätssicherung und Ausstattung sowie Ausblick**
Abschn. 28.1.2.

28.4 Hypertensive Krise

28.4.1 Grundlagen

Eine hypertensive Krise kann bei Patienten mit bereits bekannter Hypertonie aber auch bei zuvor normotensiven Patienten auftreten. Es handelt sich dabei um eine akut auftretende schwere Hypertonie, die mit Sehstörungen, Nasenbluten, Kopfschmerzen, Atemnot, Unruhe, Zittern oder Krampfanfällen einhergehen kann. Diese Symptome sind in der Regel Hinweise auf eine neurologische, ophthalmologische, renale oder kardiale Organschädigung („hypertensive emergency" oder hypertensiver Notfall). Eine hypertensive Krise kann aber auch völlig asymptomatisch oder mit nur milden klinischen Symptomen verlaufen („hypertensive urgency"). Entscheidend für diese Einteilung ist weniger die absolute Höhe des Blutdrucks als vielmehr das Auftreten lebensbedrohlicher Begleitsymptome bzw. sekundärer Organmanifestationen. Ohne therapeutische Maßnahmen kann der Bluthochdruck lebensgefährlich eskalieren (Lurbe et al. 2016; Seeman et al. 2019; Dalla Pozza et al. 2023).

Für die Definition der hypertensiven Krise gibt es keine eindeutigen oder einheitlichen Grenzwerte. In den US-amerikanischen Guidelines von 2017 wird eine hypertensive Krise bei Kindern und Jugendlichen z. B. durch das Auftreten von Blutdruckwerten deutlich über dem Grenzwert für eine Hypertonie Stadium II ($\geq$99. Perzentile + 5 mmHg) oder durch einen Blutdruck von mehr als 30 mmHg über der 95. Perzentile definiert (Flynn et al. 2017). Bei Erwachsenen wird eine schwere Hypertonie als Blutdruck >180/120 mmHg definiert.

Mögliche **Ursachen** einer hypertensiven Krise sind im eOverview 28.2 dargestellt. Mögliche **Symptome** hypertensiven Krise sind:
- **Neurologisch:** Kopfschmerzen, Schwindel, Übelkeit, Erbrechen, Bewusstseinsstörungen, Krampfanfälle, hypertensive Enzephalopathie (posteriores reversibles Enzephalopathiesyndrom, PRES), Zerebralinfarkt, zerebrale Blutung, Fazialisparese.
- **Ophthalmologisch:** retinale Blutungen, Retinainfarkte, Papillenödem, Sehnervenschwellung, Visuseinschränkung/-verlust, kortikale Blindheit, akute ischämische Optikusneuropathie.
- **Kardial:** linksventrikuläre Hypertrophie, Kardiomegalie, Herzinsuffizienz, kardiogener Schock.
- **Renal:** akute Niereninsuffizienz, Proteinurie, Hämaturie.

Initial sollte umgehend eine orientierende Diagnostik initiiert werden, einschließlich Anamnese, einer körperlichen Untersuchung sowie einer symptombezogenen Labor- und bildgebenden Diagnostik (eOverview 28.3), da sich daraus, je nach Ätiologie der hypertensiven Krise unterschiedliche Therapieansätze ergeben. Die antihypertensive Therapie sollte unverzüglich, noch vor Erhalt der Untersuchungsbefunde, begonnen werden.

28.4.2 Therapie

- **Therapieziel**

Verhinderung oder Behandlung lebensbedrohlicher Komplikationen einer hypertonieinduzierten Organschädigung.

- **Therapieprinzip**

Bei hypertensiver Krise, insbesondere bei Vorliegen eines hypertensiven Notfalls sollte immer eine unmittelbare Blutdruckreduktion erfolgen, dabei ist zu beachten, dass der Blutdruck nicht zu drastisch reduziert wird, um eine intrazerebrale Hypoperfusion und deren Folgen zu vermeiden.

Alle Patienten mit einer hypertensiven Krise bedürfen einer effektiven, kontrollierten Blutdrucksenkung unter intensivmedizinischer Überwachung.

> Ein hypertensiver Notfall soll immer intensivmedizinisch behandelt werden.

- **Therapeutisches Vorgehen**

Der Blutdruck sollte effizient, aber kontrolliert und nicht zu schnell gesenkt werden.

> Empfohlen wird den Blutdruck in den ersten 6 h um nicht mehr als 25 % der insgesamt erforderlichen Blutdruckreduktion zu senken.

Die erforderliche Blutdruckreduktion ergibt sich aus: Differenz vom aktuellen Blutdruck zum Zielblutdruck (95. Perzentile). In den nächsten 24–48 h soll dann der Blutdruck langsam auf ein Blutdruckniveau um die 95. Perzentile gesenkt werden.

Ein hypertensiver Notfall bei symptomatischen Patienten sollte immer mit einer intravenösen antihypertensiven Therapie behandelt werden, bei asymptomatischen Patienten kann unter Umständen auch eine orale antihypertensive Therapie erfolgen. Die Wahl der Antihypertensiva sollte auch die lokale Verfügbarkeit der Notfallmedikation und die Erfahrungen des Intensivteams mitberücksichtigen (◘ Tab. 28.3).

- **Monitoring und Verlauf**

Patienten mit hypertensiver Krise sollten engmaschig intensivmedizinisch überwacht werden. Neben regelmäßigen Blutdruckkontrollen sollte auch ein Monitoring auf mögliche neurologische, ophthalmologische, kardiovaskuläre oder renale Symptome erfolgen.

Nach Normalisierung des Blutdruckniveaus nach 24–48 h ist eine schrittweise Reduktion der intravenösen antihypertensiven Therapie und eine Umstellung auf eine orale (Dauer)medikation möglich. Die weitere Diagnostik und Therapie sollten in Abhängigkeit der Grunderkrankung erfolgen.

- **Prognose**

Die Prognose einer hypertensiven Krise hängt von dem raschen Beginn einer angemessenen Akuttherapie ab. Bei insuffizienter Therapie kann es zu einer persistierenden hypertensiven Organschädigung, wie oben beschrieben, kommen, bei zu rascher Blutdrucksenkung kann es durch die daraus resultierende Hypoperfusion der Organe zu bleibenden Schädigungen wie einem chronischen Nierenversagen, Krampfanfällen, einer transversen ischämischen Myelopathie, einem akuten oder bleibenden Visusverlust aber auch zum Tod kommen.

Bei adäquater, zeitnah begonnener Therapie des Bluthochdrucks und der eventuell zugrunde liegenden Erkrankung ist eine restitutio ad integrum möglich.

- **Prävention, Qualitätssicherung und Ausstattung sowie Ausblick**

▶ Abschn. 28.1.2.

Das Kapitel enthält elektronisches Zusatzmaterial.

Tab. 28.3 Antihypertensiva zur Behandlung einer hypertensiven Krise (Beispiele)

Orale Therapie		
Nifedipintropfen (Kalziumantagonist)	0,25 mg/kg je Einzelgabe	max. 2 mg/kg/d Wirkungseintritt nach 20–30 min **Cave:** schwere Hypotonie, Reflextachkardie
Intravenöse Therapie		
Urapidilperfusor (α_1-Rezeptor-Blocker)	Initial 0,5–4,0 mg/kg/h (über 30 min) Erhaltung: 0,2–2,0 mg/kg/h	Wirkungseintritt nach 1–5 min NW: Sedierend, Übelkeit
Nifedipinperfusor (Kalziumantagonist)	10–(max.)60 µg/kg/h	Max 1,25 mg/h = 30 mg/d (Erwachsene) Wirkungseintritt unmittelbar nach Infusionsbeginn **Cave:** schwere Hypotonie, Reflextachykardie
Clonidin (zentraler α_2-Agonist)	0,075–0,15 mg; bis zu 4-mal/d; s.c. und i.m. unverdünnt, i.v. verdünnt	Max. 0,6 mg/d; i.v Wirkungseintritt nach 10–15 min NW: Sedierend, Mundtrockenheit, Rebound-Hypertonie
Furosemid (Diuretikum)	0,5–5 mg/kg/d; i.v	Bis 10 mg/kg/dTag i.v. bei akutem Nierenversagen Wirkungseintritt innerhalb von Minuten Nur als Komedikation!! Nur bei volumenbedingter Hypertonie!

Cave diese Liste erhebt keinen Anspruch auf Vollständigkeit
Zulassungen für die genannte Indikation für Kinder und Jugendliche <18 Jahren liegen nicht vor; Dosisangaben ohne Gewähr

? Fragen zur Wiederholung

1. Bei einer 16-jährigen Patientin mit bekannter chronischer Niereninsuffizienz wird bei einer erstmals durchgeführten 24-h-Blutdruckmessung ein mittlerer Blutdruck tagsüber von 148/93 mmHg, nachts von 142/91 mmHg gemessen. Welche Aussage trifft nicht zu?
   a. Eine medikamentöse Therapie sollte erst nach Kontrolle der 24-h-Blutdruckmessung in 12 Monaten begonnen werden.
   b. Der zeitnahe Beginn einer antihypertensiven Therapie ist indiziert.
   c. Bei renoparenchymaler Hypertonie sollte bevorzugt ein RAAS-Blocker verordnet werden.
   d. Der Blutdruck sollte bei Vorliegen einer Proteinurie im niedrig normalen Bereich eingestellt werden.
   e. Eine Optimierung des Lebensstils ist bei allen hypertensiven Patienten zu empfehlen.

2. In der Notambulanz wird ein 10-jähriger Patient vorgestellt, bei dem vor einer Woche beim Kinderarzt eine Poststreptokokken-Glomerulonephritis diagnostiziert wurde. Seit heute hat er starke Kopfschmerzen, Übelkeit und klagt über Verschwommensehen. Der Blutdruck in der Notambulanz gemessen liegt bei 185/108 mmHg (95. Pzt 120/80 mmHg). Welche Aussage trifft zu?
   a. Der Beginn einer oralen Therapie mit Überwachung auf Normalstation ist bei bereits bekannter Ursache der hypertensiven Krise ausreichend.
   b. Eine umgehende Blutdrucksenkung in den Normbereich ist indiziert.
   c. Der Patient sollte intensivmedizinisch überwacht und der Blutdruck in den nächsten 6 h auf 165/100 mmHg gesenkt werden.
   d. Eine intramuskuläre antihypertensive Therapie ist bei der hypertensi-

ven Krise pharmakologisch vorteilhaft.
e. Eine hypertensive Krise geht immer mit zentralnervösen Symptomen einher.
3. Welche Aussage ist falsch? Bei renovaskulärer Hypertonie
   a ist häufig eine antihypertensive Therapie bis zur interventionellen Therapie der Nierenarterienstenose erforderlich.
   b. ist eine RAAS-Blockade Medikation der ersten Wahl.
   c. erfordert eine RAAS-Blockade eine engmaschige Kontrolle der Nierenfunktion.
   d. ist meist eine pharmakologische Kombinationstherapie erforderlich
   e kann durch eine Korrektur der Stenose der renovaskuläre Bluthochdruck geheilt oder gemildert werden.

Literatur

Dalla Pozza R, Oberhoffer-Fritz R, Wühl E, Bönner G, Kaestner M, Hager A (2023) „AWMF Leitlinie ‚Arterielle Hypertonie'." Registernummer 023–040. ▶ https://www.dgpk.org/wp-content/uploads/Arterielle_Hypertonie-LL-Dallapozza-nach_Konsentierung_final_11072022.pdf

de Oliveira Campos JL, Bitencourt L, Pedrosa AL, Silva DF, Lin FJJ, de Oliveira Dias LT, ESAC Simoes (2021) "Renovascular hypertension in pediatric patients: update on diagnosis and management." Pediatr Nephrol 36(12):3853–3868

Flynn, JT, Daniels SR, Hayman LL, Maahs DM, McCrindle BW, Mitsnefes M, Zachariah JP, Urbina EM, American Heart Association Atherosclerosis, Hypertension and Obesity in Youth Committee of the Council on Cardiovascular Disease in the Young (2014) "Update: ambulatory blood pressure monitoring in children and adolescents: a scientific statement from the American Heart Association." Hypertension 63(5):1116–1135.

Flynn JT, Kaelber DC, Baker-Smith CM, Blowey D, Carroll AE, Daniels SR, de Ferranti SD, Dionne JM, Falkner B, Flinn SK, Gidding SS, Goodwin C, Leu MG, Powers ME, Rea C, Samuels J, Simasek M, Thaker VV, Urbina EM, S Subcommittee On and C. Management Of High Blood Pressure In (2017) "Clinical practice guideline for screening and management of high blood pressure in children and adolescents." Pediatrics 140(3)

Lurbe E, Agabiti-Rosei E, Cruickshank JK, Dominiczak A, Erdine S, Hirth A, Invitti C, Litwin M, Mancia G, Pall D, Rascher W, Redon J, Schaefer F, Seeman T, Sinha M, Stabouli S, Webb NJ, Wühl E, Zanchetti A (2016) "2016 European Society of Hypertension guidelines for the management of high blood pressure in children and adolescents." J Hypertens 34(10):1887–1920.

Mancia et al (2023) ESH Guideline for the management of arterial hypertension. The Task Force for the management of arterial hypertensionof the European Society of Hypertension.Journal of Hypertension ▶ https://doi.org/10.1097/HJH.0000000000003480online ahead of print.

National High Blood Pressure Education Program Working Group on High Blood Pressure in Children and Adolescents (2004) The fourth report on the diagnosis, evaluation, and treatment of high blood pressure in children and adolescents. Pediatrics 114:555–576

Neuhauser HK, Thamm M, Ellert U, Hense HW, Rosario AS (2011) "Blood pressure percentiles by age and height from nonoverweight children and adolescents in Germany." Pediatrics 127(4):e978–988.

Seeman T, Hamdani G, Mitsnefes M (2019) Hypertensive crisis in children and adolescents. Pediatr Nephrol 34(12):2523–2537

Trautmann A, Roebuck DJ, McLaren CA, Brennan E, Marks SD, Tullus K (2017) "Non-invasive imaging cannot replace formal angiography in the diagnosis of renovascular hypertension." Pediatr Nephrol 32(3):495–502.

Williams B, Mancia G, Spiering W, Agabiti Rosei E, Azizi M, Burnier M, Clement DL, Coca A, de Simone G, Dominiczak A, Kahan T, Mahfoud F, Redon J, Ruilope L, Zanchetti A, Kerins M, Kjeldsen SE, Kreutz R, Laurent S, Lip GYH, McManus R, Narkiewicz H, Ruschitzka F, Schmieder RE, Shlyakhto E, Tsioufis C, Aboyans V, Desormais I, ESCSD Group (2018) "2018 ESC/ESH Guidelines for the management of arterial hypertension." Eur Heart J 39(33):3021–3104.

Wühl E, Trivelli A, Picca S, Litwin M, Peco-Antic A, Zurowska A, Testa S, Jankauskiene A, Emre S, Caldas-Afonso A, Anarat A, Niaudet P, Mir S, Bakkaloglu A, Enke B, Montini G, Wingen AM, Sallay P, Jeck N, Berg U, Caliskan S, Wygoda S, Hohbach-Hohenfellner K, Dusek J, Urasinski T, Arbeiter K, Neuhaus T, Gellermann J, Drozdz D, Fischbach M, Möller K, Wigger M, Peruzzi L, Mehls O, Schaefer F (2009) "Strict blood pressure control and renal failure progression in children". The ESCAPE Trial Group". N Engl J Med 361:1639–1650.

Wühl E, Witte K, Soergel M, Mehls O, Schaefer F, H German Working Group on Pediatric (2002) "Distribution of 24-h ambulatory blood pressure in children: normalized reference values and role of body dimensions." J Hypertens 20(10):1995–2007.

Niereninsuffizienz und Nierenersatztherapie

Lars Pape

Inhaltsverzeichnis

29.1 Akuter Nierenfunktionsverlust – 436
29.1.1 Grundlagen – 436
29.1.2 Therapie – 436

29.2 Chronische, terminale Niereninsuffizienz – 438
29.2.1 Grundlagen – 438
29.2.2 Therapie – 439

Literatur – 448

© Springer-Verlag GmbH Deutschland, ein Teil von Springer Nature 2023
K.-P. Zimmer et al. (Hrsg.), *Gastroenterologie – Hepatologie – Ernährung – Nephrologie – Urologie,* Therapie der Krankheiten im Kindes- und Jugendalter,
https://doi.org/10.1007/978-3-662-65248-0_29

Tab. 29.1 Häufige Ursache für akutes Nierenversagen im Kindes- und Jugendalter

Prärenales Nierenversagen	Renales Nierenversagen	Postrenales Nierenversagen
Dehydratation bei Gastroenteritis	Hämolytisch-urämisches Syndrom	Urolithiasis
Sepsis, SIRS, Schock	Postinfektiöse Glomerulonephritis (GN)	Verlegter Blasenkatheter
Herzinsuffizienz	Andere GN	Verletzungen im Urogenitaltrakt
Nephrotisches Syndrom	Nierenvenenthrombose	Blasentamponade
Leberversagen	Interstitielle Nephritis	
	Intoxikationen (z. B. NASR)	
	Kontrastmittel	
	Rhabdomyolyse	

29.1 Akuter Nierenfunktionsverlust

29.1.1 Grundlagen

> Der akute Nierenfunktionsverlust bzw. das akute Nierenversagen (älterer Begriff) wird durch eine plötzliche Abnahme der Nierenfunktion um 50 % definiert.

Als Surrogatparameter kann hier eine Verdopplung der Serumkreatinins oder eine Halbierung der geschätzten Glomerulofiltrationsrate (GFR) genutzt werden. Nach den pädiatrischen RIFLE-Kriterien wird der akute Nierenfunktionsverlust in 5 Stufen eingeteilt (Risk, Injury, Failure, Loss, End Stage Renal Disease, ESRD) (Akcan-Arikan et al. 2007). Zur Diagnostik werden ein Abfall der GFR um 25, 25 und 75 % bzw. eine Persistenz über >4 Wochen (bei Persistenz >3 Monate Übergang in chronische Nierenerkrankung, ▶ Abschn. 29.2). Als zweites Kriterium wird ein Abfall der Urinausscheidung <0,5 ml/kg/h in Zeiträumen von 8, 16 und über 24 h bzw. die Anurie genutzt.

Wichtig ist die ätiologische Einteilung nach prärenaler, renaler und postrenaler Ursache (Tab. 29.1). Prärenale Ursachen müssen von einer renalen Grunderkrankung differenziert werden. Renale Ursachen eines akuten Nierenfunktionsverlustes lassen sich durch die Symptomkonstellation, Labordiagnostik, Sonografie und/oder Nierenbiopsie identifizieren. Auch die Dopplersonografie kann helfen, bestimmte renale Erkrankungen zu erkennen (z. B. fehlende diastolische Flüsse bei hämolytisch-urämischem Syndrom). Mittels der fraktionellen Natriumexkretion[1] kann zwischen prärenalem (FE_{Na} <1 %) und renalem Nierenversagen (FE_{Na} >1 %) differenziert werden. Ein postrenales Nierenversagen kann in der Regel mittels Sonografie diagnostiziert bzw. ausgeschlossen werden.

29.1.2 Therapie

- **Therapieziel**

Das Therapieziel ist die Wiederherstellung der Nierenfunktion in Bezug auf Ausscheidung, Detoxifizierung aber auch der endokrinen Funktionen. Hierbei sollte möglichst kein Restschaden im Sinne einer chronischen Nierenerkrankung (z. B. mit Albuminurie, Elektrolytverlust, arterieller Hypertonie) bestehen bleiben.

- **Therapieprinzip**

Das Prinzip der Therapie hängt von der Ursache ab. Sollte es eine Urinabflussstörung bei einem postrenalen Nierenversagen ge-

---

[1] $$FE_{Na} = \frac{Urinnatrium \times Plasmakreatinin}{Plasmanatrium \times Urinkreatinin}$$

ben, muss diese beseitigt werden (z. B. Steinentfernung), bei einem renalen Nierenversagen stellt die zielgerichtete Therapie der renalen Grunderkrankung das wichtigste Element dar.

Bei allen Formen der Nierenfunktionsstörung muss auf eine ausreichende Hydrierung geachtet werden, die einen guten Filtrationsdruck bedingt. Bei intensivpflichtigen Kindern mit akuter Nierenfunktionsverschlechterung muss der Kreislauf so stabil wie möglich gehalten und ein „capillary leak syndrome" vermieden werden. In der Regel werden Schleifendiuretika (z. B. Furosemid) eingesetzt, um die Diurese zu erhöhen und Erythropoetin wird gegeben, um die Reduktion der Erythropoese zu antagonisieren.

> Wichtig hierbei sind eine Ein- und Ausfuhrkontrolle, regelmäßige Bilanzierungen und eine adaptierte Mindes- und Maximaleinfuhr.

Die Restdiurese stellt in diesem Zusammenhang einen guten prognostischen Faktor dar. Wichtig ist es im Verlauf an die polyurische Phase des Nierenversagens zu denken, die eine hohe Flüssigkeitszufuhr fordert. Nebenaspekte der Niereninsuffizienz wie eine Hyperkaliämie oder eine Hyperphosphatämie sollten ebenfalls medikamentös behandelt werden. Eine metabolische Azidose muss ausgeglichen werden.

Kommt es zu einem terminalen Nierenversagen muss bei Anurie, deutlich erhöhten Retenstionsparametern (z. B. Harnstoff >30–40 µmol/l) eine Dialysetherapie initiiert werden. Der genaue Zeitpunkt des Beginns einer Dialysetherapie muss individuell festgelegt werden. Es ist unklar, ob ein früher Beginn mit weniger oder mehr Mortalität vergesellschaftet ist (All et al. 2018).

Bei kleinen Kindern bietet sich als Akutverfahren die Peritonealdialyse über eine gestochene Drainage oder einen chirurgisch implantierten Tenckhoff-Katheter an. Bei größeren Kindern wird häufig eine intermittierende Hämodialyse oder bei Intensivpatienten bzw. Kreislaufinstabilität ein kontinuierliches Verfahren wie die Hämodiafiltration eingesetzt. Die Extrakorporalverfahren sind ▶ Abschn. 29.2.2 näher beschrieben.

> Wichtig ist eine entsprechend reduzierte Flüssigkeitszufuhr und eine Anpassung der Nahrung an die Niereninsuffizienz (kaliumarm, phosphatarm, 0,8–1 g Protein/kg KG)

- **Therapeutisches Vorgehen**
- Renale oder postrenale Ursache behandeln,
- Volumentherapie (elektrolytadaptiert),
- ggf. Kreislauftherapie,
- Schleifendiuretika,
- Therapie der Hyperkaliämie (Schleifendiuretika, Kaliumbinder, Natriumbikarbonat), Ionenaustauscherharze,
- Dialysetherapie (Hämodialyse, Hämodiafiltration, Peritonealdialyse),
- Nahrungsadaptation an die Niereninsuffizienz.

- **Monitoring und Verlauf**

Zum Monitoring der akuten Nierenfunktionseinschränkung ist es wichtig, die Flüssigkeitseinfuhr und Urinausfuhr zu messen. Außerdem müssen regelmäßig Retentionsparameter wie Kreatinin und Harnstoff bestimmt werden. Aufgrund der möglichen Elektrolytverschiebungen müssen diese ebenfalls inklusiver einer Blutgasanalyse regelmäßig bestimmt werden. Je nach Ursache können auch wiederholte Dopplersonografien der Niere sinnvoll sein.

- **Prognose**

Die Prognose hängt von der Ursache ab. Ein prärenales oder ein postrenales Nierenversagen verbessern sich bei Beseitigung der Ursache meist innerhalb von Tagen. Die Verbesserung einer renal bedingten Funktionsstörung hängt von dem Erfolg der Therapie der Grunderkrankung ab. Der Verlauf einer akuten Nierenfunktionsverschlechterung bei Intensivpatienten hängt vom Verlauf der Intensivbehandlung ab. Das akute Nierenversagen kann sich auch zu einer chronischen Niereninsuffizienz entwickeln. Bei intensivpflichtigen, multimorbiden Patienten stellt das akute Nierenversagen aber auch eine Komponente dar, die die Mortalität signifikant erhöht (Lenghourz und Kaddourah 2021).

- **Prävention**

Eine adäquate Hydrierung schützt vor einem prärenalen Nierenversagen. Ein postrenales Nierenversagen kann durch eine frühzeitige Diagnostik von Harnwegsfehlbildungen, Konkrementen oder Blutungen gefolgt von Entfernung der Obstruktionsursache vermieden werden. Eine frühzeitige Dialysetherapie ist nicht dazu geeignet die Länge der Phase der akuten Nierenfunktionsverschlechterung zu verkürzen.

- **Qualitätssicherung und Ausstattun**

Die Nierenersatztherapie auch von stationären Patienten unterliegt einer formalisierten Qualitätssicherung (QS-NET), die von Institut für Qualitätssicherung und Transparenz im Gesundheitswesen durchgeführt wird.

29.2 Chronische, terminale Niereninsuffizienz

29.2.1 Grundlagen

Als chronische Niereninsuffizienz oder chronische Nierenerkrankung (chronic kidney disease; CKD) wird eine angeborene oder erworbene, länger bestehende (>3 Monate), progrediente und irreversible Nierenfunktionseinschränkung bezeichnet, die zu einem terminalen Nierenversagen und zur Urämie führen kann. Anurie (Urinausscheidung <100 ml/m^{2}KOF/24 h) und Oligurie (<240 ml/m^{2}KOF/24 h) sind nicht nur Leitsymptome eines akuten Nierenversagens, sondern können auch bei fortgeschrittenen chronischen Nierenerkrankungen auftreten. Bei inadäquater Flüssigkeitszufuhr kommt es dann mit zunehmender Abnahme der Diurese zu einer Gewichtszunahme mit Ödemen und häufig auch zur arteriellen Hypertonie, die aber in vielen Fällen auch schon in früheren Stadien besteht. Im Erwachsenenalter stellen die diabetische Nephropathie und die hypertensive Nephropathie die häufigsten Ursachen für eine chronische Niereninsuffizienz dar, im Kindesalter überwiegen angeborene Fehlbildungen der Nieren und des Urogenitaltrakts („congenital anomalies of the kidneys and the urogenital tract", CAKUT) und Erkrankungen auf genetischer Grundlage, darunter auch Systemerkrankungen wie die Zystinose und die Hyperoxalurie. Erworbene Nierenerkrankungen treten deutlich seltener auf (◘ Tab. 29.2).

Die CKD wird entsprechend der Nierenfunktion in verschiedene Schweregrade

◘ **Tab. 29.2** Ursachen der chronischen Niereninsuffizienz im Kinders- und Jugendalter

Kongenitale Anomalien der Nieren und des Harntrakts (CAKUT)	atypisches Hämolytisch-urämisches Syndrom (aHUS)	Erworbene Nierenerkrankungen
Obstuktive Uropathie (z. B. Urethralklappen)	Autosomal rezessive polyzystische Nierenerkrankung (ARPKD)	Hämolytisch-urämisches Syndrom
Nierenhypo-/dysplasien	Nephronophthise	Nierenvenenthrombose
	Zystinose	Glomerulonephritiden
	Bardet-Biedl-Syndrom	Interstitielle Nephritis
	Tubulopathien	Steroidresistentes nephrotisches Syndrom (immunologische Formen)
	Hyperoxalurie	
	Alport-Syndrom	
	Steroidresistentes nephrotisches Syndrom (genetische Formen)	

Tab. 29.3 CKD-Stadien (KDIGO 2012)

Glomeruläre Filtrationsrate	Nierenfunktion	CKD-Stadium
≥90 ml/min/1,73 m^2	Normal oder hoch	CKD 1
60–89 ml/min/1,73 m^2	Mild eingeschränkt	CKD 2
45–59 ml/min/1,.73 m^2	Mild bis moderat eingeschränkt	CKD 3a
30–44 ml/min/1,73 m^2	Moderat bis schwer eingeschränkt	CKD 3b
15–29 ml/min/1,73 m^2	Schwer eingeschränkt	CKD 4
<15 ml/min/1,73 m^2	Terminales Nierenversagen	CKD 5

eingeteilt (◘ Tab. 29.3) Die glomeruläre Filtrationsrate wird anhand von entsprechenden Formeln abgeschätzt (Pierce et al. 2021). Die chronische Niereninsuffizienz bei kleinen Kindern ist meistens durch angeborene Fehlbildungen der Nieren und/oder des Harntrakts bedingt, z. B. Nierenhypo- und/oder -dysplasien oder Urethralklappen. Bei älteren Kindern sind auch erworbene Erkrankungen wie die fokal-segmentale Glomerulosklerose oder Vaskulitiden ursächlich.

29.2.2 Therapie

■ **Therapieziel**

Eine chronische Niereninsuffizienz ist nicht reversibel. Das Therapieziel ist daher, das Erreichen des Terminalstadiums so weit wie möglich zu verzögern. Außerdem sollten Begleiterscheinungen der chronischen Niereninsuffizienz, wie Kleinwuchs, sekundärer Hyperparathyreoidismus, arterieller Hypertonus, metabolische Azidose, renale Anämie und andere so gut wie möglich behandelt werden. Wenn die Entwicklung einer terminalen Niereninsuffizienz absehbar ist, sollten frühzeitig die drei möglichen Nierenersatzverfahren, die Nierentransplantation (Therapie der Wahl), die Peritonealdialyse und die Hämodialyse mit den Patienten sowie deren Familien besprochen werden. Eine Vorbereitung zur Transplantationslistung sollte ab einer GFR <20 ml/min/1,73 m^2 durchgeführt werden. Konsekutiv sollte eine mögliche Lebendnierenspende vorbereitet werden. Im Falle der Entscheidung für eine Hämodialyse sollte je nach Alter rechtzeitig operativ eine Cimino-Fistel angelegt werden.

■ **Therapieprinzip**

Bei angeborenen Fehlbildungen des Urogenitaltrakts sollten diese so weit gut wie möglich korrigiert werden, um eine weitere Verschlechterung der Nierenfunktion zu vermeiden. Bei immunologisch bedingten erworbenen Nierenerkrankungen sollten diese immunsuppressiv behandelt werden. Auch bei anderen Nierenerkrankungen ist teilweise eine kausale Therapie (z. B. Komplementblockade beim atypischen hämolytisch-urämischen Syndrom) sinnvoll. Auch die Reduktion einer Proteinurie z. B. durch ACE-Hemmer kann die Progredienz vermeiden.

Da die Nieren neben der Ausscheidung von Wasser und harnpflichtigen Substanzen vielfältige weitere Funktionen haben, kommt es mit zunehmender Nierenfunktionseinschränkung unabhängig von der zugrunde liegenden Nierenerkrankung zu Sekundärkomplikationen, wie Urämie, Oligurie oder Anurie, renaler Anämie, metabolischer Azidose, renaler Osteopathie bei sekundärem Hyperparathyreoidismus, renalem Kleinwuchs und arterieller Hypertonie (◘ Tab. 29.4). Bei Vorliegen einer CKD wird spätestens ab Stadium 3 (GFR <60 ml/min/1.73 m^2) eine kindernephrologische Mitbehandlung empfohlen.

Bei einem Anstieg der Phosphatwerte im Blut sollte daher frühzeitig mit einer phosphatarmen Diät und einer Phosphatbindertherapie begonnen werden. Auch die Substitution von

Tab. 29.4 Sekundärkomplikationen bei Funktionsverlust der Nieren

Aufgabe der Nieren	Folgen der Funktionseinschränkung
Regulation des Flüssigkeitshaushalts	Polyurie→Dehydratation; Oligurie/Anurie→Überwässerung/Ödeme
Regulation des Säure-Basen-Haushalts	Metabolische Azidose
Regulation des Elektrolythaushalts	Hyperkaliämie, Hyperphosphatämie, Hyponatriämie
Entgiftung	Urämie, Hyperurikämie
Blutdruckregulation (Renin)	Arterielle Hypertonie
Regulation des Kalzium-Phosphat- und Vitamin-D-Stoffwechsels	Sekundärer Hyperparathyreoidismus
Blutbildung (Erythropoetin)	Renale Anämie

Vitamin D sollte frühzeitig initiiert werden, um einem Vitamin-D-Mangel vorzubeugen. Bei steigendem PTH ist eine Therapie mit aktivem Vitamin D indiziert. Seit kurzem sind auch Kalzimimetika für die Therapie des sekundären Hyperparathyroidismus bei Kindern mit CKD zugelassen.

Eine Wachstumshormontherapie kann bei den meisten Kindern eine Normalisierung der Wachstumsgeschwindigkeit und ein Aufholwachstum erwirken (Drube et al. 2019).

Durch eine adäquate Therapie mit Substitution von Natriumbikarbonat können die Sekundärkomplikationen der metabolischen Azidose und damit auch die Progression der CKD günstig beeinflusst werden.

Eine verminderte Elektrolytausscheidung durch die eingeschränkte Nierenfunktion kann zu einer akuten **Hyperkaliämie** mit lebensbedrohlichen Herzrhythmusstörungen führen. Therapeutisch spielen hier v. a. eine angepasste Ernährung mit einer kaliumarmen Kost und oft auch der medikamentöse Ausgleich einer metabolischen Azidose eine wichtige Rolle. Bei unzureichender Einstellung trotz Diät oder bei Patienten mit Non-Adhärenz können Kaliumbinder verordnet werden. Eine akute, schwere oder therapierefraktäre chronische Hyperkaliämie kann eine Dialyseindikation darstellen.

Bei Kindern mit chronischen Nierenerkrankungen ist die **arterielle Hypertonie** eine häufige Komplikation. Bis zu 80 % der Kinder mit CKD oder mit Nierenersatztherapie haben eine renoparenchymatöse, arterielle Hypertonie. Daher sind bei allen Kindern mit Nierenerkrankungen regelmäßige Blutdruckkontrollen und ggf. der Beginn einer pharmakologischen, antihypertensiven Therapie indiziert (Lurbe et al. 2016). Ziel der Therapie ist bei Kindern eine Blutdruckeinstellung <50. Blutdruckperzentile bei Vorliegen einer Proteinurie und <75. Perzentile bei nichtproteinurischen Patienten. Da Medikamente, die das Renin-Angiotensin-Aldosteron-System blockieren auch zu einer Reduktion der Proteinurie führen, die einen unabhängigen Risikofaktor für die Progredienz der CKD darstellt, sind Antagonisten des Renin-Angiotensin-Aldosteron-Systems (ACE-Hemmer oder Angiotensinrezeptorblocker) Antihypertensiva der ersten Wahl bei Kindern mit CKD. Durch eine adäquate Blutdrucktherapie kann das Fortschreiten der Niereninsuffizienz verzögert werden.

Eine weitere Sekundärkomplikation der chronischen Niereninsuffizienz ist die **renale Anämie**. Bei einer GFR von <60 ml/min/1,73 m^2 kann es zu einem Erythropoetinmangel kommen. Die Entstehung einer Anämie wird häufig noch durch einen zusätzlich bestehenden Eisenmangel, z. B. durch die urämische Gedeihstörung, einen chronischen Blutverlust an der Hämodialyse oder eine chronische Inflammation, begünstigt. Die Anämie kann effektiv durch eine hormonelle Stimulation der Erythropoese mit rekombinantem humanem Erythropoetin (s.c., i.v.) und einer Eisensubstitution (oral, i.v.) behandelt werden.

) Die Ernährung spielt bei chronischen Nierenerkrankungen eine sehr wichtige Rolle. Durch eine adäquate Kalorienzufuhr kann einer **Mangelernährung** entgegengewirkt werden. Eine streng eiweißarme Diät hat bei chronisch niereninsuffizienten Kindern keinen positiven Effekt auf den Krankheitsverlauf und wird nicht empfohlen, auch da ein Eiweißmangel zu einer Gedeih- oder Wachstumsstörung führen kann. Allerdings kann bei vorangeschrittener Niereninsuffizienz eine Reduktion der Eiweißzufuhr zu einer Senkung oder einem langsameren Anstieg der Harnstoffwerte führen und damit einen erforderlichen Dialysebeginn etwas hinauszögern.

Durch eine Bilanzierung der zugeführten Elektrolyte (Natrium, Kalium, Kalzium, Phosphat) sollte versucht werden, eine beginnende Akkumulation (z. B. durch Retention von Kalium und Phosphat bei zunehmend eingeschränkter GFR) oder einen Elektrolytverlust (z. B. bei renalem Natriumverlust bei Tubulopathien oder Natriumverlust über das Dialysat bei Peritonealdialyse) auszugleichen. Vor allem bei Säuglingen und Kleinkindern ist daher eine regelmäßige Anpassung der Ernährung und ggf. eine bilanzierte, an den individuellen Flüssigkeits-, Kalorien- und Elektrolytbedarf angepasste Diät erforderlich (Tab. 29.5).

■ **Therapeutisches Vorgehen**
Die beste dauerhafte Nierenersatztherapie ist eine Nierentransplantation. Diese kann in vielen Zentren schon ab einem Gewicht von 8–10 kg durchgeführt und in den ersten Lebensmonaten geplant werden. Häufig muss allerdings überbrückend eine Dialysetherapie begonnen werden.

■■ **Peritonealdialyse**
Bei Neonaten, Säuglingen und Kleinkindern ist als Akutverfahren und für die chronische Behandlung die Peritonealdialyse (PD) das Dialyseverfahren der Wahl (Hatava et al. 2018, Öllinger et al. 2020). Der Vorteil dieser Methode liegt in der einfachen Durchführung ohne kardiale Belastung. Es ist kein Gefäßzugang notwendig. Sie kann bei jedem Gewicht (auch Frühgeborene <1000 g), bei instabilen Kreislaufverhältnissen und bei erhöhtem Blutungsrisiko durchgeführt werden. Der hohe Glukosegehalt des Dialysats wirkt, als positiver Nebeneffekt der Methode, dem häufig im akuten Nierenversagen entstehenden Katabolismus entgegen. Allerdings führt der hohe Glukosegehalt in der Dialyselösung gelegentlich auch zur Hyperglykämie.

Es gibt nur wenige Kontraindikationen für die Peritonealdialyse, wie eine nicht intakte Peritonealhöhle bei Omphalozele, Zwerchfellhernie, Gastroschisis, Operationen am Gastrointestinaltrakt (relative Kontraindikation) und nach Lebertransplantation. Andere intraabdominelle Eingriffe erlauben meist nach einigen Tagen die Durchführung der Peritonealdialyse.

> Aufgrund der Meningitisgefahr sollte bei Kindern mit einem ventrikuloperitonealen Shunt keine Peritonealdialyse durchgeführt werden.

Bei Kindern ist die peritoneale Oberfläche im Verhältnis zum Körpergewicht größer als bei Erwachsenen, dies führt zu einem gesteigertem Flüssigkeits- und Molekülaustausch und somit zu einer höheren Effektivität der Peritonealdialyse im Vergleich zu Erwachsenen.

Bei der Peritonealdialyse wird ein Tenckhoff-Katheter möglichst mit einer Dakronmuffe chirurgisch unterhalb des Nabels ins Peritoneum implantiert und subkutan zum Oberbauch getunnelt. Es stehen Dialyselösungen mit 3 verschiedenen Glukosekonzentrationen zur Verfügung, die je nach gewünschtem Flüssigkeitsentzug eingesetzt werden können. Die meisten Lösungen enthalten Bicarbonat als Puffersubstanz. Initial werden ein Cephalosporin der 1. Generation z. B. Cefazolin 250 mg/l und 200–500 IE/l unfraktioniertes Heparin der Dialyselösung zugegeben. Die initiale Füllmenge beträgt 10–20 ml/kg und kann nach einigen Tagen bis maximal 50 ml/kg gesteigert werden. Ein Doppelbeutelsystem mit 2 l Dialyselösung und einem Leerbeutel, die über einen Y-Konnektor verbunden sind, erlaubt mithilfe einer Federwaage jede gewünschte Füllmenge. Bei Füllmengen <100 ml wird ein Zylindersystem in das Dialysesystem eingebaut, um eine genaue Volumensteuerung zu erzielen (Abb. 29.1).

Tab. 29.5 Zusammenfassung der Therapie bei Kindern mit chronischer Niereninsuffizienz in Abhängigkeit der vorliegenden Sekundärkomplikationen

CKD-Symptom	Behandlung	Behandlungsziel
Arterielle Hypertonie	Antihypertensive Therapie (ACE-Hemmer, Angiotensinrezeptorblocker, Kalziumantagonisten, Diuretika, β-Blocker)	Blutdruckeinstellung – Blutdruckziel <75. Perzentile bei nichtproteinurischen Kindern mit CKD – Blutdruckziel <50. Perzentile bei proteinurischen Kindern mit CKD
Proteinurie	ACE-Hemmer und Angiotensinrezeptorblocker (RAAS-Blockade)	Proteinausscheidung <300 mg/m²/d
Anämie	Erythropoetin, Eisensubstitution	Normalisierung des Hb-Werts
Störung des Mineral- und Knochenstoffwechsels	Phosphatbinder (kalziumhaltig oder kalziumfrei), Vitamin D, Kalzimimetika, Ernährungsanpassung, Azidoseausgleich	Einstellung der Kalzium-, Phosphat-, Parathormon- und Vitamin-D-Werte im Zielbereich für CKD-Patienten
Metabolische Azidose	Bikarbonatsubstitution (Azidoseausgleich)	Serumbikarbonat >22 mmol/l
Hyperkaliämie	Diät (kaliumreduzierte Kost), Kaliumbinder, Azidoseausgleich (ggf. Dialysetherapie bei schwerer akuter oder therapieresistenter chronischer Hyperkaliämie)	Serumkalium im Normbereich
Gedeihstörung	Optimierung der Kalorien-, Flüssigkeits- und Elektrolytsubstitution	Normalisierung des Körpergewichts (BMI)
Renale Wachstumsstörung	Wachstumshormontherapie, zusätzlich: optimierte Ernährung und Flüssigkeitszufuhr, Ausgleich einer metabolischen Azidose, Behandlung des Mineral- und Knochenstoffwechsels	Normalisierung von Körperlänge/-größe
Dehydratation bei Polyurie oder Isosthenurie	Flüssigkeitssubstitution	Euvolämie
Ödeme	Flüssigkeitsrestriktion, Diuretika, (ggf. Dialyse bei CKD-Stadium 5 und therapieresistenter Überwässerung)	Euvolämie

CKD „chronic kidney disease" (chronische Nierenerkrankung); *ACE* „angiotensin converting enzyme"; *ARB* Angiotensinrezeptorblocker; *RAAS* Renin-Angiotensin-Aldosteron-System; *PTH* Parathormon

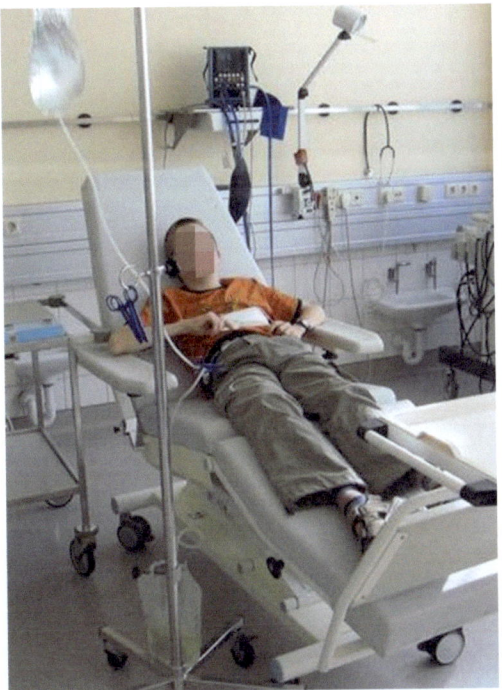

◘ Abb. 29.1 Durchführung der PD (manueller Beutelwechsel) bei einem Jugendlichen

Die Standardverweilzeit bei der akuten PD beträgt meist 1 h. Wechsel können aber auch halbstündlich (z. B. bei Hyperkaliämie) bzw. seltener als stündlich (langsamer Transporter, wenig Flüssigkeitsentzug notwendig) erfolgen. Dabei ist zu beachten, dass bei kurzen Verweilzeiten das Serumnatrium ansteigen kann.

Bei der heute seltener angewandten **chronisch ambulanten Peritonealdialyse** (CAPD) wird in der Regel mit einem niedrigen Füllvolumen von 10 ml/kg mit stündlichen Wechseln begonnen. Die Füllmenge wird im Verlauf auf 40 ml/kg bei 4-stündlichen Wechseln gesteigert. Die Auswahl der Glukosekonzentration basiert auf dem individuellen Bedarf an Ultrafiltration (Flüssigkeitseinfuhr minus Urinausfuhr und Perspiratio insensibilis). Viele der Patienten kommen mit 4 Wechseln tagsüber aus, bei einigen Patienten müssen auch 5 Wechsel durchgeführt werden, um eine adäquate Clearance zu erreichen.

Bei vielen Kindern wird die chronische Peritonealdialyse **automatisiert über einen Cycler** (APD) durchgeführt, der häufige Wechsel mit niedrigen Füllvolumina erlaubt. Aktuelle Geräte ermöglichen inzwischen Füllvolumina unterhalb von 100 ml und sind damit auch bei sehr kleinen Kindern einsetzbar. Vorteil der APD ist das lange Intervall tagsüber, in dem kein Wechsel erfolgen muss.

Die **nächtliche kontinuierliche, cyclische Peritonealdialyse** (CCPD) ist eine effiziente Methode, die bei vielen Patienten ohne einen zusätzlichen Tagwechsel durchgeführt werden kann. Bei nicht ausreichend effizienter nächtlicher Dialyse oder bei dem Wunsch vieler Jugendlicher nach kürzeren nächtlichen Dialysezeiten, die ein besseres Sozialleben ermöglichen, kann die CCPD durch 1–2 Wechsel tagsüber ergänzt werden. Diese Wechsel können per Maschine, aber auch als Handwechsel durchgeführt werden, um eine bessere Ortsunabhängigkeit zu erreichen. Der zusätzliche Tagwechsel kann auch bei Kindern, die im peritonealen Äquilibrationstest (PET) nur langsame Transporter sind, notwendig sein, da die CCPD aufgrund der kurzen Verweilzeit bei langsamen Transportern weniger effektiv ist.

Bei der Berechnung der Dialysedosis ist die Restfunktion der Nieren einzubeziehen und bei Intensivierung der Dialysetherapie immer auch der Einfluss auf die familiäre Belastung zu beachten. Die Dosis und Qualität der Dialyse sollten regelmäßig über einen PET-Test verbunden mit einer Urinkreatinin- und Harnstoffclearancemessung (bei Nierenrestfunktion) kontrolliert und das Regime entsprechend adaptiert werden.

▪▪ Hämodialyse

Die **akute Hämodialyse** (HD) bei kleinen Kindern erfordert Erfahrung und technische Expertise sowie das Vorhandensein altersgemäßer Dialysatoren und Dialysesysteme.

Bei sehr kleinen Patienten kann eine Vorfüllung des Dialysekreislaufs mit Erythrozytenkonzentrat notwendig sein. Die akute Hämodialyse wird bei kleinen Kindern durchgeführt, wenn die akute Peritonealdialyse kontraindiziert oder aus technischen Gründen nicht durchführbar ist (◘ Abb. 29.2).

Die **chronische Hämodialyse** ist die Methode der Wahl für Kinder oder Familien,

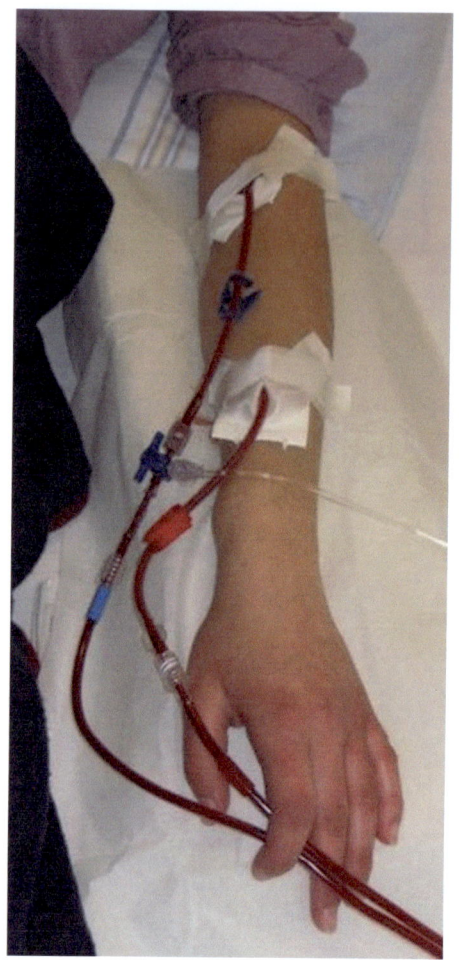

◘ Abb. 29.2 Punktierte Cimino-Fistel

die nicht selbstständig zu Hause eine Peritonealdialyse durchführen können (Chanchlani et al. 2020). Dies kann unterschiedliche Gründe haben. Außerdem besteht bei jugendlichen Patienten ein Trend zur Hämodialyse, da der permanente Peritonealkatheter und die tägliche Peritonealdialyse einer Partnerschaftsentwicklung entgegenstehen können. Bei Langzeitperitonealdialysepatienten nimmt die Clearance des Peritoneums über die Zeit ab und führt häufig zu aufwendigen PD-Regimen, die einen hohen Zeitaufwand erfordern. Eine weitere Indikation für die chronische Hämodialyse stellt das Vorliegen einer medizinischen Kontraindikation für die Peritonealdialyse dar. Da die mehrfach pro Woche durchgeführte Hämodialyse die Kinder in ihren altersentsprechenden Aktivitäten einschränkt und die körperliche und psychosoziale Entwicklung beeinträchtigen kann, ist im Kinderhämodialysezentrum eine aufwendige Betreuung durch speziell ausgebildete Schwestern, Lehrer, Psychologen und Ergotherapeuten erforderlich.

Der Gefäßzugang ist die Hauptlimitation der chronischen Hämodialysetherapie bei kleinen Kindern. Bei diesen können häufig nur zentrale Venenverweilkatheter implantiert werden, die auch bei guter Pflege nur eine begrenzte Funktionsdauer haben.

Bei älteren Kindern wird die Anlage einer arteriovenösen Fistel (Cimino-Fistel) durch einen auf Kinder spezialisierten Gefäßchirurgen bevorzugt. Am häufigsten wird eine End-zu-Seit-Anastomose der V. cephalica an die A. radialis durchgeführt. Bei zu kleinen Gefäßen kann auch eine Erweiterung durch eine Polytetrafluorethylenmembran durchgeführt werden. Zunächst wird bei noch kleinem Shunt häufig über ein 1-Nadel-System mit 2 Blutpumpen dialysiert. Bei größerem Gefäßdurchmesser kann dann auf ein 2-Nadel-System mit einer Blutpumpe umgestellt werden (◘ Abb. 29.2). Die Dialyse wird mit kurzen Behandlungen von 3 h in Kombination mit niedrigen Blutflüssen begonnen, um ein Disäquilibriumsyndrom (Kopfschmerz, Erbrechen, Bewusstseinsstörung) bei zu schnellen Veränderungen der Osmolarität zu verhindern. Im weiteren Verlauf wird der Blutfluss erhöht und die Dialysezeit auf meist 5 h 3-mal/Woche verlängert.

Erfahrungen mit täglicher Dialyse, nächtlicher Dialyse oder mit Heimhämodialyse bestehen in der Pädiatrie aus logistischen Gründen nur wenig.

Die Steuerung der Antikoagulation wird ähnlich wie bei erwachsenen Patienten vorgenommen. Es kommen je nach Indikation verschiedene Antikoagulanzien und Dosierungsregime zur Anwendung. Meist erfolgt eine Bolus- und Dauerinfusion von unfraktioniertem Heparin als Standard. Bei schweren Lebererkrankungen wird aufgrund der Blutungsgefahr häufig keine initiale Heparinisierung durchgeführt. Die Gerinnungskontrolle (activated clotting time), ACT, wird nach 2 h durchgeführt. Der Sollwert beträgt 140–180 s. Bei initialer HD sollte die ACT

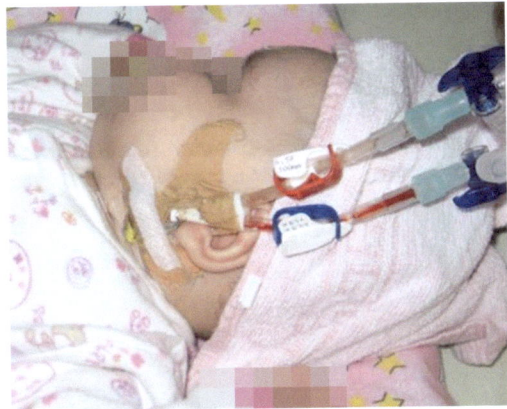

 Abb. 29.3 Hämodialyse bei einem Säugling

häufiger kontrolliert werden. Die kontinuierliche Heparingabe erfolgt, je nach individuellem Patienten, bis kurz vor Dialyseende. Es kann alternativ auch niedermolekulares Heparin eingesetzt werden. Bei bekannter Blutungsneigung (z. B. postoperativ) kann eine Zitratdialyse durchgeführt werden (extrakorporale Antikoagulation mit Zitrat zur Kalziumionenkomplexierung vor dem Filter und im Schlauchsystem und Anhebung des ionisierten Kalziums vor Reinfusion in den Patienten) (Abb. 29.3).

Ziel einer optimierten Dialysetherapie bei Kindern und Jugendlichen ist die Überbrückung der Zeit bis zur Nierentransplantation. Die mittlere Wartezeit für Kinder beträgt aktuell etwa 18–24 Monate.

▪▪ Limitationen der Dialysetherapie
Die Dialysetherapie bei Kindern ist mit einer Reihe von Problemen assoziiert:
- Eine Peritonealdialyse muss chronisch zu Hause durchgeführt werden. Wird ein Cycler benutzt, ist der Patient häufig 12–13 h über Nacht an das Gerät gebunden und ist im Jugendalter in seinem normalen Freizeitverhalten eingeschränkt.
- Die Hämodialyse führt dazu, dass sich der Patient mindestens 3-mal/Woche mehrere Stunden in ein in der Regel weit entferntes Kinderdialysezentrum begeben muss. Hierdurch entstehen große Schulausfallzeiten. Die Dialysetherapie führt zu einer hohen Kreislaufbelastung.

Außerdem sind Wachstum und Knochenstoffwechsel der Patienten deutlich eingeschränkt. Eine Therapie mit Phosphatbindern, spezieller Ernährung und Therapie mit Wachstumshormonen ist in der Regel notwendig. Unter Dialyse bestehen außerdem in der Regel eine renale Anämie sowie eine renale metabolische Azidose, die medikamentös ausgeglichen werden sollten. Selbst eine gute Dialysetherapie schafft in der Regel nicht mehr als 20 % einer normalen Wochennierenfunktion. Dementsprechend besteht bei den pädiatrischen Dialysepatienten eine chronische Urämie, die außer der Wachstumsstörung auch zu Problemen in der psychosozialen Entwicklung sowie in der Schulbildung führen kann.

Daher ist das Ziel jeder Nierenersatztherapie eine erfolgreiche Nierentransplantation.

▪▪ Nierentransplantation
Nach einer Nierentransplantation können viele Kinder ein (fast) normales Leben führen und zeigen eine gute körperliche und kognitive Entwicklung. Zu beachten sind jedoch die notwendigen Medikamenteneinnahmen, eine hierdurch induzierte Immunsuppression mit ihrem spezifischen Nebenwirkungsprofil und regelmäßige Ambulanzvorstellungen. Durch die dauerhafte Immunsuppression ist übergeordnet das Risiko von (schweren) Infektionen und von sekundären malignen Erkrankungen erhöht.

Größere Arbeiten haben eindeutig gezeigt, dass auch im Kindesalter eine präemptive Nierentransplantation zur besseren Organüberlebensrate führt als die Transplantation nach einer begonnenen Dialysetherapie (Amaral et al. 2016). Die langfristige Organfunktion ist auch negativ korreliert mit der Zeit an der Dialyse. Außerdem treten bei einer präemptiven Nierentransplantation natürlich nicht die vorgenannten Nachteile der Dialysetherapie auf. Im Eurotransplant-Raum ist aufgrund der langen Wartezeiten allerdings eine präemptive Nierentransplantation nur möglich, wenn sich ein Lebendspender (häufig die Eltern) findet. Wenn auf ein Eurotransplant-Organ gewartet wird, muss in der Regel mithilfe einer Dialysetherapie die Zeit bis zur Organtransplantation überbrückt werden.

Vorbereitung zur Nierentransplantation Die Vorbereitung zur Nierentransplantation wird begonnen, wenn eine glomeruläre Filtrationsrate (GFR) von 15–20 ml/min/1,73 m^2 Körperoberfläche erreicht ist, möglichst vor einem evtl. Dialysebeginn. Sie erfolgt in einem Zentrum für Kindernephrologie und wird in der Regel im Rahmen eines notwendigen stationären Aufenthalts durchgeführt. Ziel einer Vorbereitungsuntersuchung ist das Erkennen von evtl. Risiken bei einer Transplantation, nicht aber der Ausschluss bestimmter Patienten von der Transplantation. Von besonderer Bedeutung ist der Impfstatus des Patienten, der vor der Transplantation vervollständigt werden sollte, hierzu gehören v. a. Lebendimpfungen, die nach einer Transplantation ein erhöhtes Risiko bedeuten würden. In gemeinsamer Gesprächsführung von Ärzten und Psychologen müssen Probleme der Langzeittherapie, der Lebendspende sowie der Prävention bearbeitet werden.

Optionen der Organspende Es stehen zwei unterschiedliche Möglichkeiten der Organspende zur Verfügung, zum einen die Lebendspende, zum anderen die Spende von Verstorbenen (in Deutschland über Eurotransplant organisiert).
- Bei ca. 25–50 % der Kinder in Deutschland (je nach Region und Zentrum) wird die Lebendspende von den Eltern bevorzugt (Öllinger et al. 2020). Die Einzelheiten der Lebendspende regelt das Transplantationsgesetz. Nach dem Transplantationsgesetz ist auch die Spende von anderen verwandten und nichtverwandten Personen, die in einer engen emotionalen Verbindung zum Empfänger stehen, möglich. In ausführlichen Gesprächen mit Ärzten und Psychologen werden die potenziellen Spender über den Ablauf und die möglichen Risiken einer Lebendspende aufgeklärt. Weltweit besteht eine Sterblichkeit des Spenders von etwa 1:10.000. Dieser hat ein minimal erhöhtes Risiko zur Entwicklung einer arteriellen Hypertonie und/oder Proteinurie. Die Lebendspendekommission der entsprechenden Ärztekammer muss nach einem Gespräch mit dem potenziellen Spender und – je nach Alter – dem Empfänger die Zustimmung zur Lebendspende geben.
- Organspenden von Verstorbenen kommen in der Regel von Menschen, die durch einen Unfall oder einen Hirntod anderer Ursache verstorben sind. Für die Kinder und Jugendlichen sollte das Alter des Spenders möglichst niedrig sein, um eine langfristig gute Transplantatfunktion zu erreichen. Organe von verstorbenen Spendern werden bei Eurotransplant in Leiden in den Niederlanden über ein computerbetreutes Verteilungssystem vergeben.

Viele Untersuchungen in der Vergangenheit haben gezeigt, dass Organe nach einer Lebendnierentransplantation eine deutlich verlängerte Transplantatorganüberlebensrate als die nach Postmortalspende haben. Ein weiteres Argument für die Lebendspende ist die Ermöglichung einer präemptiven Transplantation. Daher wird in vielen Zentren grundsätzlich eine Lebendnierenspende als primäre Option empfohlen. Die Transplantation selbst erfolgt chirurgisch meist extraperitoneal bei größeren Kindern in die Fossa illiaca mit Anschluss von Transplantatvene und -arterie an die Illiaklgefäße, bei kleineren Kindern auch an Aorta und V. cava (◘ Abb. 29.4).

Postoperativ erfolgt eine mindestens 24-stündige Überwachung auf der Intensivstation mit zunächst stündlichen Kontrollen des zentralen Venendrucks, Blutdrucks und Flüssigkeitsbilanzierung (Harnableitung über Blasenkatheter). Aufgrund des akuten Tubulusschadens der Transplantatniere ist regelmäßig auf den Wasserhaushalt sowie die Serumelektrolyte zu achten. Bei unkompliziertem Verlauf kann der Patient ggf. auch schon im OP extubiert werden. Da die Eigennieren des Kindes manchmal noch eine Restdiurese aufweisen, ist die Diurese nicht immer ein sicherer Hinweis für eine gute Transplantatnierenfunktion.

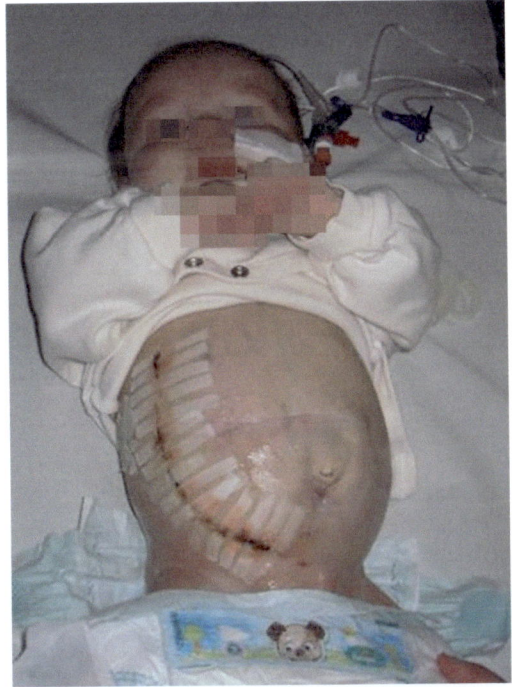

Abb. 29.4 Zustand nach Transplantation einer großen Niere in ein kleines Kind

Liegt eine initiale Nichtfunktion der Transplantatniere vor, die bei etwa 10 % der Patienten auftritt (v. a. bei langer Ischämiezeit), wird eine Dialysetherapie als Peritonealdialyse über den schon vor Transplantation vorhandenen Tenckhoff-Katheter oder eine Hämodialyse überbrückend durchgeführt.

Die immunsuppressive Therapie beginnt mit der intraoperativen Applikation von (Methyl)prednisolon als i.v.-Bolus. In der Regel wird heute eine 3- bis 4-fach Kombinationstherapie mit (Methyl)prednisolon, Calcineurininhibitor (Cyclosporin A oder Tacrolimus), Proliferationshemmer (Mycophenolat Mofetil) und ggf. 2-maliger Gabe einer Induktionstherapie (IL2-Rezeptorblocker oder Antithymozytenglobulin, ATG, bei hohem immunologischen Risiko) durchgeführt. Es bestehen inzwischen jedoch auch in der Pädiatrie Protokolle, in denen ein Calcineurininhibitor mit einem m-TOR-Inhibitor (Everolimus oder Sirolimus) kombiniert wird (Pape et al. 2019). Inzwischen wird in vielen Zentren eine steroidfreie Immunsuppression bereits in dem ersten Jahr nach Transplantation erreicht.

Derzeit wird in verschiedenen Therapieansätzen in pädiatrischen Studien versucht, die Langzeitergebnisse zu verbessern. Bei der Therapie mit Calcineurininhibitoren, v. a. auch in Kombination mit mTOR-Inhibitoren, ist insbesondere auf die Interaktion mit anderen Medikamenten wie z. B. Erythromycin, Fluconazol oder Phenobarbital zu achten (Abbau über Cytochrom P_{450}).

> Kinderärzte sollten daher vor Beginn einer neuen medikamentösen Therapie mit dem Transplantationszentrum Kontakt aufnehmen.

Komplikationen nach Nierentransplantation In der Frühphase kann es zu einer akuten Abstoßung der Transplantatniere kommen. Mit den neuen immunsuppressiven Protokollen liegen die Abstoßungsraten inzwischen zwischen 0–10 % im ersten Jahr nach Transplantation. Eine **akute Abstoßungskrise** zeigt sich häufig durch einen Kreatininanstieg und in schwerwiegenden Fällen auch über einen Rückgang der Diurese. Deswegen sind regelmäßige Kontrollen der Retentionsparamter notwendig. Es zeigt sich bei ausgeprägter Abstoßung eine Schwellung der Niere assoziiert mit einer schlechteren Durchblutung, die dopplersonografisch mithilfe eines Anstiegs des Resistance-Index nachgewiesen werden kann. Eine Abstoßung kann auch mit einem Anstieg des Blutdrucks, zunehmender Proteinurie oder Fieber assoziiert sein. Zur Sicherung der Diagnose der akuten Abstoßung wird immer eine Nierenbiopsie durchgeführt. Die Behandlung erfolgt mit einer Prednisolonstoßtherapie. Bei steroidresistenter Abstoßung erfolgt nach Umsetzen der Basisimmunsuppression ggf. noch eine Antikörpertherapie, z. B. mit ATG.

Aufgrund des geringeren Gefäßdurchmessers bei Kindern besteht ein erhöhtes **Thromboserisiko** an der Anastomose. Die Diagnostik erfolgt per Dopplersonografie.

Mehr als die Hälfte der transplantierten Kinder behalten oder entwickeln einen **Hypertonus**, der mit einem oder mehreren

Antihypertensiva behandelt werden muss. In der Regel sind ACE-Hemmer aufgrund ihrer nephroprotektiven Eigenschaften die Medikamente erster Wahl.

- **Prognose**

Die Prognose der chronischen Niereninsuffizienz hängt primär von der Progredienz der zugrunde liegenden Grunderkrankung ab bzw. der Frage, wie schwerwiegend eine möglicherweise zugrunde liegende renale oder urogenitale Fehlbildung ist.

Im Verlauf kann sich bei Kindern mit angeborenen bilateralen Nierenfehlbildungen eine terminale Niereninsuffizienz entwickeln. Bei einseitiger Nierenfehlbildung ist die Gesamtnierenfunktion meist normal, häufig entwickelt sich eine kompensatorische Hypertrophie auf der gesunden Seite.

- **Prävention**

Da bei Kindern und Jugendlichen sich eine chronische Niereninsuffizienz in der Regel aufgrund von angeborenen und erworbenen (häufig autoimmunologischen) Nierenerkrankungen entwickelt, ist eine Prävention der Entwicklung einer terminalen Niereninsuffizienz im Kindes- und Jugendalter schwierig. Eine Form der Prävention liegt in der frühzeitigen Diagnose einer Nierenerkrankung und der Einleitung einer adäquaten Therapie in einem kindernephrologischen Zentrum. Faktoren, die die Progredienz einer Nierenerkrankung begünstigen, wie eine Adipositas (ggf. mit gestörter Glukosetoleranz) oder ein arterieller Hypertonus sollten therapiert werden.

- **Qualitätssicherung**

Die Nierenersatztherapie der Patienten mit Dialyse und nach Nierentransplantation unterliegt einer formalisierten Qualitätssicherung (QS-NET), die von Institut für Qualitätssicherung und Transparenz im Gesundheitswesen durchgeführt wird.

? **Fragen zur Wiederholung**

1. Was ist keine typische Medikation bei der terminalen Niereninsuffizienz?
   a. Natriumbicarbonat
   b. Kaliumchlorid
   c. Aktiviertes Vitamin D_3
   d. Phosphatbinder
   e. Eisen
2. Was ist die Therapie der Wahl der terminalen Niereninsuffizienz?
   a. Hämodialyse
   b. Bauchfelldialyse
   c. Nierentransplantation, Totspende
   d. Nierentransplantation, Lebenspende
   e. Kombinierte Hämo- und Bauchfelldialyse
3. Was ist der wichtigste Marker für eine akute Abstoßung des Nierentransplantats?
   a. Fieber
   b. Schmerzen der Tx-Niere
   c. Rückgang der Urinmenge
   d. Hoher Blutdruck
   e. Kreatininanstieg

Literatur

Amaral S, Sayed BA, Kutner N, Patzer RE (2016) Preemptive kidney transplantation is associated with survival benefits among pediatric patients with end-stage renal disease. Kidney Int 90(5):1100–1108. ▶ https://doi.org/10.1016/j.kint.2016.07.028. Epub 2016 Sep 18. PMID: 27653837; PMCID: PMC5072842

Akcan-Arikan A, Zappitelli M, Loftis LL, Washburn KK, Jefferson LS, Goldstein SL (2007) Modified RIFLE criteria in critically ill children with acute kidney injury. Kidney Int 71(10):1028–1035. ▶ https://doi.org/10.1038/sj.ki.5002231. Epub 2007 Mar 28 PMID: 17396113

Chanchlani R, Young C, Farooq A, Sanger S, Sethi S, Chakraborty R, Tibrewal A, Raina R (2021) Evolution and change in paradigm of hemodialysis in children: a systematic review. Pediatr Nephrol 36(5):1255–1271. ▶ https://doi.org/10.1007/s00467-020-04821-y. Epub 2020 Nov 14. PMID: 33188608.

Drube J, Wan M, Bonthuis M, Wühl E, Bacchetta J, Santos F, Grenda R, Edefonti A, Harambat J, Shroff R, Tönshoff B, Haffner D; European Society for Paediatric Nephrology Chronic Kidney Disease Mineral and Bone Disorders, Dialysis, and Transplantation Working Groups (2019) Clinical practice recommendations for growth hormone treatment in children with chronic kidney disease. Nat Rev Nephrol 15(9):577–589. ▶ https://doi.org/10.1038/s41581-019-0161-4. Epub 2019 Jun 13. PMID: 31197263; PMCID: PMC7136166

AII F, Buamscha DG, Ciapponi A (2018) Timing of renal replacement therapy initiation for acute kidney injury. Cochrane Database Syst Rev 12(12):CD010612. ▶ https://doi.org/10.1002/14651858.CD010612.pub2. PMID: 30560582; PMCID: PMC6517263

Leghrouz B, Kaddourah A (2021) Impact of acute kidney injury on critically Ill children and neonates. Front Pediatr 26(9):635631. ▶ https://doi.org/10.3389/fped.2021.635631.PMID:33981652;PMCID:PMC8107239

Lurbe E, Agabiti-Rosei E, Cruickshank JK, Dominiczak A, Erdine S, Hirth A, Invitti C, Litwin M, Mancia G, Pall D, Rascher W, Redon J, Schaefer F, Seeman T, Sinha M, Stabouli S, Webb NJ, Wühl E, Zanchetti A (2016) 2016 European Society of Hypertension guidelines for the management of high blood pressure in children and adolescents. J Hypertens 34(10):1887–920. ▶ https://doi.org/10.1097/HJH.0000000000001039. PMID: 27467768.

Pape L (2019) State-of-the-art immunosuppression protocols for pediatric renal transplant recipients. Pediatr Nephrol 34(2):187–194. ▶ https://doi.org/10.1007/s00467-017-3826-x. Epub 2017 Oct 24 PMID: 29067527

Pierce CB, Muñoz A, Ng DK, Warady BA, Furth SL, Schwartz GJ (2021) Age- and sex-dependent clinical equations to estimate glomerular filtration rates in children and young adults with chronic kidney disease. Kidney Int 99(4):948–956. ▶ https://doi.org/10.1016/j.kint.2020.10.047. Epub 2020 Dec 8 PMID: 33301749

Harnwegsinfektionen

Rolf Beetz und Lutz T. Weber

Inhaltsverzeichnis

30.1 Grundlagen – 452

30.2 Therapie – 452
30.3.1 Pyelonephritis – 453

Literatur – 460

© Springer-Verlag GmbH Deutschland, ein Teil von Springer Nature 2023
K.-P. Zimmer et al. (Hrsg.), *Gastroenterologie – Hepatologie – Ernährung – Nephrologie – Urologie,* Therapie der Krankheiten im Kindes- und Jugendalter,
https://doi.org/10.1007/978-3-662-65248-0_30

30.1 Grundlagen

Die Diagnose und Bewertung einer bakteriellen Harnwegsinfektion (HWI) erfolgt anhand einer kombinierten Betrachtung der folgenden 3 Kriterien:
1. Klinische Symptomatik,
2. Entzündungsreaktion (Leukozyturie),
3. Bakteriennachweis in signifikanter Keimzahl in der Urinkulturdiagnostik.

Der Urinstreifentest (Leukozytenesterase, Nitrit) erlaubt eine erste Orientierung. Er kann durch eine mikroskopische Urinuntersuchung ergänzt werden. Wesentlich für die definitive Diagnose der HWI ist der Nachweis einer signifikanten Bakteriurie.

Für die Interpretation mikrobiologischer Kulturergebnisse ist die Art der Uringewinnung von besonderer Bedeutung. Bei Kindern mit bereits vorhandener Blasenkontrolle kann Mittelstrahlurin sowohl für den Urinstreifentest als auch für die Urinkulturdiagnostik verwendet werden. Bei Säuglingen und Kindern ohne ausreichende Blasenkontrolle lässt sich die Verdachtsdiagnose einer HWI durch die mikrobiologische Urinkulturdiagnostik unter Verwendung eines Blasenpunktions- oder Katheterurins mit der größtmöglichen Sicherheit bestätigen (◘ Abb. 30.1). Erfahrungsgemäß werden in der Kinderarztpraxis transurethraler Katheterismus und Blasenpunktion nicht routinemäßig als Verfahren zur Uringewinnung eingesetzt. Bei Verdacht auf eine Pyelonephritis ist jedoch als Mindestanforderung eine Clean-catch-Urinprobe zur Durchführung einer Urinkulturdiagnostik notwendig, um das Risiko einer Kontamination zu verringern.

30.2 Therapie

- **Therapieziel**

Hauptziele der Therapie sind:
- die rasche Beseitigung der Krankheitssymptome,
- die Vermeidung einer Urosepsis und infektionsbedingter Komplikationen wie Urolithiasis und Nierenabszess sowie
- die Verhinderung persistierender Nierenparenchymschäden.

- **Therapieprinzip**

Meist erfordert eine akute HWI eine antibakterielle Therapie bevor der Erreger bekannt ist und das Ergebnis der Resistenz-

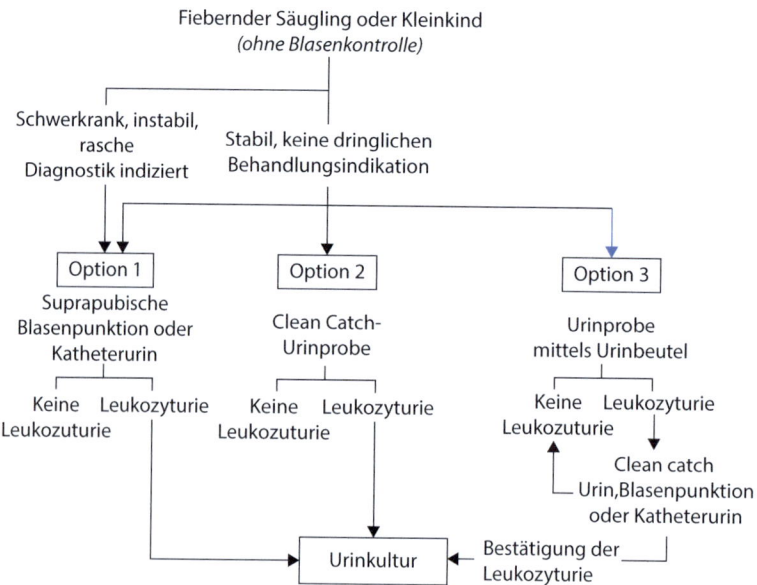

◘ **Abb. 30.1** Uringewinnung bei Verdacht auf eine Harnwegsinfektion bei einem fiebernden Säugling oder Kleinkind ohne Blasenkontrolle AWMF-Leitline 166-004_S2k Harnwegsinfektionen im Kindesalter – Diagnostik, Therapie und Prophylaxe

testung vorliegt. Die Antibiotikaauswahl erfolgt daher kalkuliert nach der größten Erregerwahrscheinlichkeit. Vor Einleitung der Therapie sollte jedoch eine Urinkultur (bei hochfieberhaften Infektionen v. a. im Säuglingsalter auch eine Blutkultur) abgenommen werden, um ggfs. die Therapie entsprechend dem Kultur- und Resistenzergebnis später modifizieren zu können (Gesellschaft für Pädiatrische Nephrologie 2021).

> Alter des Kindes, Schwere sowie Komplexität der Infektion, regionale bakterielle Resistenzlage und nicht zuletzt die individuelle Risikoeinschätzung einer Resistenz bestimmen das Therapieprinzip.

Etwa 80 % aller außerhalb der Klinik erworbenen HWI werden von E. coli verursacht. Als weitere Auslöser einer HWI treten Klebsiellen, Proteus und Staphylococcus saprophyticus mit deutlich geringerer Häufigkeit auf. Bei Säuglingen finden sich häufiger als in der weiteren Kindheit Non-E. coli-Stämme, z. B. Enterokokken. Bei komplizierten HWI im Zusammenhang mit Harnwegsanomalien, Blasenfunktionsstörungen, Immunsuppression oder einliegendem Fremdmaterial (Katheter, Stents etc.) ist vermehrt mit Pseudomonas-Stämmen, Proteus oder selteneren Keimen zu rechnen.

Prinzipiell sollten bei der Auswahl des Antibiotikums zur kalkulierten Therapie einer HWI nur Antibiotika angewendet werden, deren lokale Resistenzrate von E. coli unter 20 % liegt. Früher als Mittel der ersten Wahl eingesetzte Antibiotika wie Ampicillin/Amoxycillin sowie Trimethoprim bzw. Cotrimoxazol haben diesen Grenzwert in vielen Regionen überschritten. Heute zeigt E. coli im Allgemeinen die geringsten Resistenzraten gegenüber Aminoglykosiden, Nitrofurantoin, Chinolonen und Cephalosporinen der 2. und 3. Gruppe.

Der Anteil multiresistenter Erreger ist bei häufig rezidivierenden HWI, bei Durchbruchsinfektionen unter antibakterieller Prophylaxe, nach einer antibakteriellen Therapie oder bei nosokomialen Infektionen erhöht und reduziert u. U. die Trefferquote der kalkulierten Therapie. Gerade in diesen Fällen ist eine Urinkulturdiagnostik unerlässlich.

■ **Therapeutisches Vorgehen**

30.3.1 Pyelonephritis

Eine frühzeitige antibakterielle Therapie bei Pyelonephritis gilt im Allgemeinen als wirksamste Maßnahme zur Verhinderung pyelonephritischer Narben. Tierexperimentelle und klinische Daten sprechen dafür, dass nach 48–72 h mit jedem weiteren Tag einer Therapieverzögerung das Risiko einer irreversiblen Parenchymschädigung wächst.

30.3.1.1 Pyelonephritis bei Neugeborenen und Säuglingen ≤ 3 Monate

Bei neonataler Pyelonephritis ist eine initiale parenterale antibakterielle Therapie nicht zuletzt wegen der hohen Inzidenz einer Bakteriämie bzw. Urosepsis in dieser Altersstufe angezeigt. Neugeborene und Säuglinge in den ersten 3 Lebensmonaten bedürfen der stationären Aufnahme zur Einleitung einer parenteralen antibakteriellen Therapie (Mori et al. 2007; Ammenti et al. 2012).

Die Kombinationsbehandlung von Ampicillin mit einem Aminoglykosid (Tobramycin, Gentamicin) oder mit einem Cephalosporin der Gruppe 3 bringt in dieser Altersstufe eine große therapeutische Treffsicherheit (◘ Tab. 30.1). Ein wichtiges Argument für Ampicillin in der Kombinationstherapie ist die therapeutische Lücke für Enterococcus faecalis des jeweiligen Kombinationspartners, die durch Ampicillin geschlossen wird. Enterokokken sind bei Säuglingen deutlich häufiger anzutreffen als in der übrigen Kindheit.

Zur optimalen Dauer der initialen parenteralen Therapie existieren keine ausreichend evidenten Daten (Brady et al. 2010). Für Säuglinge in den ersten 3 Lebensmonaten wird im Allgemeinen eine intravenöse antibakterielle Breitspektrumtherapie für mindestens 3 Tage (mindestens 2 Tage nach Entfieberung), gefolgt von einer oralen Behandlung gemäß Antibiogramm bei einer Gesamttherapiedauer von mindestens 7(–14) Tagen, empfohlen. Die Dosierung sollte den Empfehlungen der DGPI folgen (Berner et al. 2018).

Tab. 30.1 Vorschlag zur kalkulierten Therapie der Pyelonephritis im Neugeborenen- und Säuglingsalter ≤ 3 Monaten

Vorschlag zur kalkulierten Therapie[a]	Applikation	Gesamte Therapiedauer
Aminoglykosid[b] + Ampicillin *oder* Cephalosporin der Gruppe 3[c] + Ampicillin	Parenteral bis mindestens 2 Tage nach Entfieberung, dann orale Therapie gemäß Antibiogramm	Mindestens 7(–14) Tage

[a] Die Wahl der einen oder anderen Kombinationsbehandlung ist u. a. von der lokalen Resistenzlage abhängig zu machen. Die Kombination mit Ampicillin wird u. a. wegen der häufigeren Enterokokkeninfektionen im frühen Säuglingsalter empfohlen
[b] z. B. Tobramycin oder Gentamicin. Die Therapie mit einem Aminoglykosid sollte möglichst nicht länger als 3–5 Tage lang durchgeführt und nach Erhalt des Antibiogramms ggf. durch ein anderes, geeignetes Antibiotikum abgelöst werden
[c] z. B. Ceftriaxon, Cefotaxim oder Ceftazidim. Gegenüber Pseudomonas aeruginosa ist allenfalls Ceftazidim wirksam

Ein Unsicherheitsfaktor kann im Neugeborenen- und frühen Säuglingsalter die Bioverfügbarkeit des Antibiotikums bei oraler Applikation sein (Leva and Copp 2019).

Insbesondere im Zusammenhang mit obstruktiven Uropathien kann sich bei jungen Säuglingen das Bild eines transienten sekundären Pseudohypoaldosteronismus mit Salzverlust, Hyperkaliämie und metabolischer Azidose entwickeln. In diesen Fällen ist eine Volumensubstitution mit isotoner Infusionslösung notwendig, um nicht nur das Volumendefizit, sondern auch die Elektrolytverschiebung und die metabolische Azidose auszugleichen.

> Bei Säuglingen ≤ 3 Monaten soll initial eine parenterale antibakterielle Therapie mindestens bis zum Erhalt des Antibiogramms erfolgen. Sie kann nach Entfieberung resistenzgerecht auf eine perorale Gabe umgestellt werden. Die antibakterielle Gesamttherapiedauer sollte bei Säuglingen ≤ 3 Monaten unter Berücksichtigung des klinischen Verlaufs mindestens 7(–14) Tage betragen.

30.3.1.2 Pyelonephritis bei Säuglingen >3 Monate und bei Kindern

Bei schwerkrankem Kind, Verdacht auf Urosepsis (Abschn. 30.2.2) oder fehlender Gewährleistung einer adäquaten oralen Therapie (z. B. bei Erbrechen oder Diarrhö) ist initial eine parenterale antibakterielle Therapie erforderlich. Sie kann in der Regel nach 3–4 Tagen bzw. nach 2 fieberfreien Tagen auf eine resistenzgerechte orale Medikation umgestellt werden.

Bei unkomplizierter Pyelonephritis war in mehreren multizentrischen Studien die ausschließliche orale Therapie mit einem Cephalosporin der Gruppe 3 (z. B. Cefixim) oder Amoxicillin/Clavulansäure der üblichen 2- bis 4-tägigen i.v.-Therapie mit nachfolgender oraler Behandlung ebenbürtig (Hoberman et al. 1999; Montini et al. 2007; Neuhaus et al. 2008). Die Entscheidung über die Applikationsform ist dem behandelnden Arzt nach praktischen Erwägungen überlassen (Übersicht).

Elterliche Adhärenz, Notwendigkeit einer stationären Behandlung und organisatorische Gegebenheiten spielen bei der Entscheidungsfindung eine Rolle. Der Ausschluss einer komplizierten HWI, die Zuverlässigkeit der oralen Aufnahme, eine angemessene Überwachung und ggf. rasche Umstellung einer Therapie müssen gewährleistet sein (Mak and Wong 2008).

Indikationen zur parenteralen antibakteriellen Therapie
– Neugeborene
– Junger Säugling (≤3 Lebensmonate)
– Klinischer Verdacht auf Urosepsis

- Deutliche Beeinträchtigung des Allgemeinzustands
- Nahrungs- und/oder Flüssigkeitsverweigerung
- Erbrechen, Durchfall
- Adhärenzprobleme
- Komplizierte Pyelonephritis (z. B. bei Harnwegsobstruktion)

Eine Klinikeinweisung ist dann notwendig, wenn das Kind schwerkrank oder dehydriert ist, wenn eine Non-Adhärenz zu befürchten ist oder wenn trotz resistenzgerechter Therapie anhaltendes Fieber über mehr als 72 h besteht (Mori et al. 2007; Ammenti et al. 2012) (Übersicht).

> **Indikationen zur stationären Behandlung bei Säuglingen und Kleinkindern**
> - Schwere Krankheitssymptome (Sepsis, Dehydratation, Erbrechen/Diarrhö)
> - Zweifel über das Vorliegen einer komplizierten Pyelonephritis
> - Zweifel über Adhärenz und angemessene häusliche Betreuung während der Erkrankung
> - Über mehr als 3 Tage persistierendes Fieber trotz resistenzgerechter Therapie

Eine Therapiedauer von 7(–10) Tagen ist bei unkompliziertem Verlauf ausreichend (◘ Tab. 30.2).

Sollte es zu einer eindeutigen klinischen Verbesserung (z. B. Entfieberung, Verschwinden der Krankheitssymptome, deutlicher Rückgang der Inflammationsparameter) unter der initialen kalkulierten antibakteriellen Therapie gekommen sein, so kann auch im Falle einer Erregerresistenz und Notwendigkeit der Therapieumstellung bereits der erste Behandlungstag als Ausgangspunkt für die Therapiedauer betrachtet werden.

> Bei Pyelonephritis bei Säuglingen >3 Monaten und Kindern kann initial eine perorale antibakterielle Therapie durchgeführt werden; die antibakterielle Gesamttherapiedauer sollte etwa 7 Tage betragen.

30.3.1.3 Komplizierte Pyelonephritis bei Säuglingen >3 Monaten und bei Kindern

Eine parenterale antibakterielle Therapie ist bei komplizierter Pyelonephritis der oralen Therapie in der Regel vorzuziehen (◘ Tab. 30.3). Bei komplizierten HWI muss häufiger mit Non-E. coli-Keimen wie Proteus spp., Klebsiella spp., Pseudomonas aeruginosa und mit Enterokokken gerechnet werden.

Zur peroralen Therapie ist Ciprofloxacin für komplizierte Pyelonephritiden ab dem 2. Lebensjahr zugelassen. Der Einsatz von Fluorchinolonen (z. B. Ciprofloxacin) sollte jedoch auf Infektionen durch Pseudomonas aeruginosa oder multiresistente gramnegative Keime beschränkt werden, bei denen eine

◘ **Tab. 30.2** Vorschlag zur kalkulierten antibakteriellen Therapie der unkomplizierten Pyelonephritis bei Säuglingen >3 Monaten und Kindern

Therapievorschlag	Applikation	Gesamte Therapiedauer
Cephalosporin Gruppe 3 [a] *oder* Amoxicillin/Clavulansäure	Initial perorale kalkulierte Therapie, anschließend perorale Therapie nach Maßgabe der Resistenztestung	7(–10) Tage
Aminoglykosid + Ampicillin *oder* Ampicillin/Sulbactam *oder* Cephalosporin Gruppe 3	Initial intravenöse kalkulierte Therapie, anschließend perorale Therapie nach Maßgabe der Resistenztestung	

[a] Enterokokken weisen gegenüber Cephalosporinen eine natürliche Resistenz auf

◘ **Tab. 30.3** Kalkulierte antibakterielle Therapie der komplizierten Pyelonephritis bei Säuglingen >3 Monaten und Kindern

Therapievorschlag[a,b]	Applikation	Gesamte Therapiedauer
Aminoglykosid + Ampicillin *oder* Piperacillin/Tazobactam[c] *oder* Cephalosporin Gruppe 3+ Ampicillin	Parenteral bis mindestens 2 Tage nach Entfieberung, dann orale Therapie nach Antibiogramm	10(–14) Tage

[a] Die Wahl der einen oder anderen Kombinationsbehandlung ist u. a. von der lokalen Resistenzlage abhängig zu machen. Die Kombination mit Ampicillin wird u. a. wegen der häufigeren Enterococcus-faecalis-Infektionen bei komplizierten Pyelonephritiden empfohlen
[b] Bei der Festlegung der kalkulierten Therapie sind mikrobiologische Vorbefunde und Risikofaktoren zu berücksichtigen, welche die Wahrscheinlichkeit einer Infektion mit multiresistenten Erregern (z. B. ESBL, MRGN) erhöhen. Sie werden u. U. durch die genannten Kombinationen nicht erfasst. Risikofaktoren sind z. B. vorangegangene antibakterielle Therapien und nosokomiale Infektionen. Der Einsatz eines Carbapenems muss in diesen Fällen bei der empirischen Therapie abgewogen werden
[c] Anwendungsbeschränkung bei Kindern <2 Jahren

parenterale Therapie nicht möglich und kein anderes orales Antibiotikum einsetzbar ist.

Bei hochgradigen obstruktiven Uropathien ist im Falle eines Therapieversagens (z. B. bei Pyonephrose auf dem Boden eines obstruktiven Megaureters) u. U. eine passagere perkutane Harnableitung oder die transurethrale Implantation eines ureteralen Doppel-J-Katheters erforderlich. Bei anatomischer oder funktioneller infravesikaler Obstruktion (z. B. bei neurogener Blasenentleerungsstörung) kann eine passagere Entlastung der Harnblase durch einen transurethralen Verweilkatheter, bei perspektivisch längerfristig geplanter Harnableitung auch eine suprapubische Zystostomie sinnvoll sein.

Bei komplizierter Pyelonephritis wird eine Behandlungsdauer von 10–14 Tagen empfohlen, an welche sich u. U. eine antibakterielle Infektionsprophylaxe anschließt, wenn ein erheblich erhöhtes Risiko für ein Pyelonephritisrezidiv besteht, das (noch) nicht behoben ist, z. B. ein hochgradig dilatierender vesikoureteraler Reflux (VUR) oder hochgradig obstruktiver Megaureter.

> Bei komplizierter Pyelonephritis sollte initial eine parenterale antibakterielle Therapie erfolgen.

30.3.1.4 Pyelonephritis mit multiresistenten Erregern

Bei komplizierten und v. a. nosokomial erworbenen Pyelonephritiden finden sich wesentlich häufiger multiresistente Bakterien als bei unkomplizierten HWI.

Die häufigsten HWI mit ESBL (extended-spectrum-beta-lactamase)-Bildnern werden durch E. coli oder Klebsiella pneumoniae verursacht. Erweist sich nach Erhalt des Antibiogramms der Erreger der Pyelonephritis als resistent gegenüber der eingeleiteten antibakteriellen Therapie, so ist eine Therapieumstellung gemäß Antibiogramm angebracht. Allerdings lässt sich auch bereits unter diskordanter empirischer Therapie bei einem Großteil der betroffenen Kinder eine klinische Besserung bzw. Entfieberung beobachten.

Im Falle multiresistenter gramnegativer Bakterien (MRGN) stehen verschiedene Reserveantibiotika zur Verfügung. Im Kindesalter haben sich Carbapeneme bei HWI mit MRGN bewährt. In ausgewählten Fällen (erhöhtes Risiko für MRGN, schwerer Krankheitsverlauf) kann der Einsatz eines Carbapenems bereits bei Einleitung der empirischen Therapie erwogen werden, wenn mit großer Wahrscheinlichkeit mit einem multiresistenten Keim gerechnet werden muss (Golan 2015). Angesichts einer globalen Zunahme carbapenemresistenter Enterobakterien ist jedoch die Indikation für Carbapeneme zur empirischen Therapie streng zu stellen (Cohen et al. 2020).

HWI durch carbapenemresistente Enterobakterien (CRE) werden bei Kindern zunehmend häufig beobachtet (Chiotos et al. 2020). Der Anteil an Carbapenemasebildnern stieg bei Kindern in den USA unter Enterobakterien allein in der Zeit von 1999/2000 bis 2010/2011 von 0 % auf 0,47 %, unter Pseudomonas-Isolaten in der Zeit von 1999–2012 von 9,4 % auf 20 % und unter Acinetobacter baumannii-Isolaten im gleichen Zeitraum von 0,6 % auf 6,1 % an (Aguilera-Alonso et al. 2020).

Neuere β-Lactam-β-Lactamase-Inhibitoren (BLBLI) wie Ceftazidim-Avibactam sind zur Therapie einer Pyelonephritis mit Carbapenemasebildnern im Kindesalter geeignet (Chiotos et al. 2020). Ceftolozan-Tazobactam ist für die i.v.- und p.o.-Therapie ab 7 Tagen postpartal (>32 Gestationswoche) zugelassen.

30.3.1.5 Urosepsis

Bei nachgewiesener oder klinisch vermuteter HWI, die mit den definierten Zeichen eines „SIRS" („systemic inflammatory response syndrome") einhergeht, wird von einer Urosepsis gesprochen.

Die Kooperation zwischen Kindernephrologie, pädiatrischer Intensivmedizin, Mikrobiologie und Kinderchirurgen/-urologen ist für die angemessene Therapiestrategie wünschenswert. Nach stationärer Aufnahme ist die Weiterleitung auf die Kinderintensivstation zu erwägen. Die häufige Assoziation einer Urosepsis mit Harntransportstörungen verlangt eine rasche sonografische Abklärung. Im Kindesalter sind angeborene Harnwegsobstruktionen (z. B. Urethralklappen, Megaureteren) ein wichtiger Risikofaktor.

Nach Gewinnung von Blut und Urin für die bakteriologische Diagnostik muss die antimikrobielle Behandlung möglichst unmittelbar nach klinischer Diagnosestellung eingeleitet werden. Für die ambulant erworbene Urosepsis eignet sich eine empirische Therapie mit parenteralen Cephalosporinen der 3. Gruppe in Kombination mit Ampicillin oder Piperacillin/Tazobactam. Bei nosokomial erworbener Urosepsis (z. B. nach operativen Eingriffen am Harntrakt) sollte ein pseudomonaswirksames Cephalosporin der Gruppe 3 (z. B. Ceftazidim) oder Piperacillin/Tazobactam mit Aminoglykosiden oder Carbapenem mit Wirksamkeit gegenüber fluoroquinolonresistenten E. coli und ESBL-produzierenden Enterobakterien zum Einsatz kommen.

Bei hochgradiger obstruktiver Uropathie ist zur Fokussanierung unter Umständen eine passagere Harnableitung erforderlich.

30.3.1.6 Zystitis

Unkomplizierter Zystitis im Kindes- und Jugendalter

Im Falle von relevanten Beschwerden sollte nach Uringewinnung für die Urinkultur eine kalkulierte antibakterielle Therapie mit einem der in ◘ Tab. 30.4 aufgeführten Antiinfektiva eingeleitet werden. Falls die Symptome der Zystitis kaum beeinträchtigend sind, kann bis zum Erhalt des mikrobiologischen Befunds zunächst eine rein symptomatische Behandlung erfolgen.

> Die Gesamttherapiedauer bei unkomplizierter Zystitis sollte in der Regel 3–5 Tage betragen.

Nichtantibakterielle Therapie der Zystitis bei jugendlichen Mädchen

Nicht zuletzt wegen der Resistenzentwicklung gegen Antibiotika gibt es zunehmende Bestrebungen zur Etablierung nichtantibakterieller Therapiemöglichkeiten einer unkomplizierten Zystitis. Zu diesen gehören Phytotherapeutika und eine symptomatische Therapie mit Antiphlogistika. Einzelne Studien zeigten allerdings gegenüber der antibakteriellen Behandlung die Entwicklung einer höheren Anzahl von Pyelonephritiden. Aufgrund der Unsicherheit darüber, welche der Patientinnen zu dieser Komplikation nei-

■ **Tab. 30.4** Antiinfektiva zur Therapie der unkomplizierten Zystitis im Kindes- und Jugendalter

Antiinfektivum	Bemerkungen
Nitrofurantoin	Im Erwachsenenalter zählt es heute (wieder) zu den Mitteln der ersten Wahl für die empirische Kurzzeittherapie der unkomplizierten Zystitis bei ansonsten gesunden Frauen (Wagenlehner 2011). In einer kürzlichen Metaanalyse erwies sich Nitrofurantoin bei Kurzzeitanwendung als gut verträglich (Huttner et al. 2015). In der Fachinformation wird der Einsatz von Nitrofurantoin folgendermaßen eingeschränkt: „Nitrofurantoin darf nur verabreicht werden, wenn effektivere und risikoärmere Antibiotika oder Chemotherapeutika nicht einsetzbar sind"[a]. Nitrofurantoin soll bei einer GFR <45 ml/min/1,73 m^2 nicht eingesetzt werden
Fosfomycin	Ist in Deutschland erst ab einem Alter von 12 Jahren zugelassen und wird als **einmalige Einzeldosis** eingenommen
Trimethoprim *oder* Trimethoprim/Sulfamethoxazol	Der Sulfonamidanteil der Trimethoprim-Sulfonamid-Kombinationen ist in der Regel verzichtbar
Nitroxolin	
Amoxicillin/Clavulansäure	Bevorzugt 7:1- Formulierung; Aufteilung der Tagesdosis auf 2 Gaben
Orale Cephalosporine (z. B. Cefaclor, Cefalexin, Cefpodoximproxetil, Cefixim)	Sie sollten bei unkomplizierter Zystitis möglichst **nicht** zum Einsatz kommen, um Resistenzen (insbesondere der Entwicklung von ESBL-Bildnern) vorzubeugen
Pivmecillinam	Inaktives Prodrug, das in die aktive Form Mecillinam, einem Derivat von 6-Aminopenicillinsäure, hydrolysiert wird Kinder ≥ 6 Jahren: 20–40 mg/kg, verteilt auf 3–4 ED

[a] Rote Liste 2020, Arzneimittelverzeichnis für Deutschland (Liste 2020)
ED Einzeldosis

gen, kann die alleinige symptomatische Therapie einer Zystitis mit nichtsteroidalen Antiphlogistika insbesondere für das Kindes- und Jugendalter noch nicht uneingeschränkt empfohlen werden. Durch großzügige Hydratation und häufige Miktionen kann die Erregerelimination beschleunigt werden.

> Bei jugendlichen Mädchen mit rezidivierenden unkomplizierten Zystitiden kann bei akuter Zystitis die probatorische Behandlung mit einem Phytotherapeutikum erwogen werden, wenn dies nach Aufklärung über das Risiko einer Pyelonephritis ausdrücklich gewünscht wird.

■ **Monitoring und Verlauf**

Die Beurteilung des Therapieerfolgs einer HWI richtet sich in erster Linie nach der klinischen Besserung. Zusätzlich kann das Verschwinden der Leukozyturie bei der Urinkontrolle als Erfolgskriterium herangezogen werden. In der Regel ist bei klinischem Ansprechen auf die Therapie einer HWI eine neuerliche mikrobiologische Urindiagnostik nicht erforderlich (Lytzen et al. 2015).

Bei fehlender Wirksamkeit der Therapie einer HWI (persistierendes Fieber über mehr als 2 Tage, unverändert pathologischer Urinbefund) muss – außer an einen resistenten Keim, einen Keimwechsel oder an eine Non-Adhärenz – auch an das Vorliegen einer konnatalen oder akuten Harnwegsobstruktion (z. B. durch ein Konkrement) gedacht werden. In einem solchen Fall ist eine Wiederholung der Urinkulturdiagnostik und eine (erneute) Urosonografie in Erwägung zu ziehen.

■ **Prognose**

Mit dem Rezidiv einer HWI muss bei einem Drittel der betroffenen Kinder gerechnet werden. Die Empfänglichkeit für ein Rezidiv ist in den ersten 2–3 Monaten nach einer HWI am größten und korreliert direkt mit der Zahl vorangegangener Infektionen. Je länger das infektionsfreie Intervall ist, desto geringer wird die Wahrscheinlichkeit für ein weiteres Rezidiv.

Nach einer Pyelonephritis können Verzögerungen des Nierenwachstums beobachtet werden. Irreversibel und daher prognostisch ungünstiger sind segmentale Nierennarben oder im Extremfall globale Dezimierungen des Parenchyms.

Menschen mit postpyelonephritischen Nierenparenchymschäden tragen ein erhöhtes Risiko für die Entwicklung einer arteriellen Hypertonie. Es korreliert mit dem Ausmaß des Nierenparenchymschadens und zunehmendem Lebensalter (Beetz et al. 1989; Jacobson et al. 1989; Lama et al. 2003). Ob und wann sich bei vorhandenen Nierennarben eine arterielle Hypertonie entwickelt, ist durch keinen Parameter sicher vorherzusagen. Lebenslange Blutdruckkontrollen sind bei Vorliegen von Parenchymdefekten daher ratsam.

Die Gesamtnierenfunktion ist bei unilateralen Nierenparenchymdefekten infolge einer kompensatorischen Hypertrophie nicht betroffener Nierenanteile nicht signifikant eingeschränkt (Wennerstrom et al. 2000). Für die Entwicklung einer chronischen Niereninsuffizienz nach rezidivierenden Pyelonephritiden tragen u. a. angeborene Nierenparenchymschäden (z. B. Nierenhypo- oder dysplasien, konnatale Refluxnephropathie) bei.

- **Prävention**

Rasche Diagnose und zeitgerechte Therapie sind die wirksamsten Maßnahmen zur Prävention von Nierenparenchymschäden bei einer Pyelonephritis im Säuglings- und Kindesalter. Eltern sollten daher spätestens nach der ersten diagnostizierten HWI über die Zeichen eines Rezidivs und notwendige Maßnahmen aufgeklärt werden (Academy und of Pediatrics 2011).

Bei hohem Rezidiv- und Schädigungsrisiko kann nach sorgfältiger Abwägung eine antibakterielle Langzeitinfektionsprophylaxe sinnvoll sein. Zu den Hauptindikationsgebieten für die antibakterielle Infektionsprophylaxe zählt der symptomatische, hochgradige vesikoureterale Reflux (VUR). Trimethoprim und Nitrofurantoin sind für die Indikation „Langzeitprophylaxe von rezidivierenden HWI im Kindesalter" zugelassen.

Die prophylaktische Dosis beträgt im Allgemeinen 1/4 bis 1/5 der üblichen therapeutischen Tagesdosis der Substanz.

Blasen- und Mastdarmfunktionsstörungen tragen im Kindesalter wesentlich zur Pathogenese rezidivierender HWI bei. Ihre gezielte Abklärung und Behandlung stellen daher wirksame prophylaktische Maßnahmen dar.

- **Qualitätssicherung**

Eine Urinuntersuchung soll bei jedem unklaren Fieber bei Säuglingen und jungen Kleinkindern und in jedem Alter bei Symptomen erfolgen, die für eine HWI sprechen.

Die Voraussetzungen für eine Uringewinnung mittels transurethralem Einmalkatheterismus oder suprapubischer Blasenpunktion für die Urinkulturdiagnostik sollten zur Grundausstattung in einer pädiatrischen Notfallambulanz gehören. Zügige Asservierung einer geeigneten Urinprobe und kurze Transportwege in das nächstgelegene mikrobiologische Labor zählen zu den Voraussetzungen für ein aussagefähiges Kulturergebnis. Eine sonografische Untersuchungsmöglichkeit sollte im Bedarfsfall genutzt werden können. Die Sonografie der Nieren und Harnwege ist Bestandteil der Basisdiagnostik bei erster fieberhafter HWI im Säuglings- und Kleinkindalter. Sie sollte innerhalb von 24 h zumindest orientierend erfolgen, um relevante konnatale Uropathien, Konkremente oder Abszessbildung nachzuweisen.

- **Ausblick**

Eine größere Aufmerksamkeit für HWI im Säuglings- und Kleinkindalter bei Kinderärzten, die Verfügbarkeit neuer Medikamente und teils überraschende Studienergebnisse trugen in den letzten Jahrzehnten maßgeblich zu einer Optimierung der Behandlungsmöglichkeiten bei. Resistenzentwicklung und die Häufigkeit von HWI mit multiresistenten

Tab. 30.5 Antiinfektiva zur Prophylaxe rezidivierender Harnwegsinfektionen

Substanz	Einmalige Tagesdosis	Anwendungsbeschränkung bei jungen Säuglingen	Bemerkungen
Nitrofurantoin	1–2 mg/kg	<3. Lebensmonat	Einnahme möglichst nach der letzten Miktion am Abend. Empfohlene Prophylaxedauer laut BfArM max. 6 Monate. Kontraindiziert bei GFR <45 % der Norm
Trimethoprim	2 mg/kg	<6 Lebenswochen	

gramnegativen Bakterien stellen wachsende Herausforderungen dar. Sie verlangen ein konsequentes „Antibiotic Stewardship" und wirksame Maßnahmen zur Prophylaxe rezidivierender Pyelonephritiden mit ihren langfristigen Auswirkungen auf das Nierenparenchym.

? Fragen zur Wiederholung

1. Welche Aussage zur Therapie der komplizierten Pyelonephritis bei Patienten >3 Lebensmonate ist falsch?
   a. Zur Festlegung der kalkulierten Therapie mikrobiologische Vorbefunde und Risikofaktoren zu berücksichtigen.
   b. Die antibakterielle Therapie kann immer p.o. begonnen werden.
   c. Die Kombination mit Ampicillin wird u. a. wegen der häufigeren Enterococcus-faecalis-Infektionen empfohlen.
   d. Bei hochgradigen obstruktiven Uropathien ist im Falle eines Therapieversagens u. U. eine passagere perkutane Harnableitung oder die transurethrale Implantation eines ureteralen Doppel-J-Katheters erforderlich
   e. Es wird eine antibakterielle Behandlungsdauer von 10–14 Tagen empfohlen.
2. Welche Antwort zu den Therapiezielen bei Vorliegen einer Harnwegsinfektion ist falsch? Die Haupttherapieziele sind:
   a. Die Vermeidung einer Urosepsis.
   b. Die Vermeidung infektionsbedingter Komplikationen wie z. B. einer Nephrolithiasis.
   c. Die rasche Beseitigung der Krankheitssymptome.
   d. Die Vermeidung einer stationären Behandlung.
   e. Die Verhinderung persistierender Nierenparenchymschäden.
3. Welche Aussage zur nichtantibakteriellen Therapie einer Zystitis bei jugendlichen Mädchen ist richtig?
   a. Die nichtantibakterielle Therapie ist unter keinen Umständen indiziert.
   b. Resistenzentwicklungen gegen Antibiotika kommen bei Zystitiden grundsätzlich nicht vor.
   c. Durch großzügige Hydratation und häufige Miktionen kann die Erregerelimination beschleunigt werden.
   d. Die alleinige Therapie einer Zystitis mit nichtsteroidalen Antiphlogistika kann uneingeschränkt empfohlen werden.
   e. Phytotherapeutika spielen hier keine Rolle.

Literatur

American Academy of Pediatrics, C.o.Q.I., Subcommittee on Urinary Tract Infection, Urinary Tract Infection (2011) Clinical practice guideline for the diagnosis and management of the initial UTI in Febrile Infants and Children 2 to 24 Months. Pediatrics 128(3): 595–610

Aguilera-Alonso D, et al (2020) Carbapenem-resistant gram-negative bacterial infections in children. Antimicrob Agents Chemother 64(3)

Ammenti A et al (2012) Febrile urinary tract infections in young children: recommendations for the diagnosis, treatment and follow-up. Acta Paediatr 101(5):451–457

Beetz R et al (1989) Long-term follow-up of children with surgically treated vesicorenal reflux: postoperative incidence of urinary tract infections, renal scars and arterial hypertension. Eur Urol 16(5):366–371

Berner R, BergerC, HübnerJ, Simon A, Tenenbaum T (2018) Übliche Dosierung von Antibiotika und antibakteriellen Chemotherapeutika. In: DPGI Handbuch: Infektionen bei Kindern und Jugendlichen, Berner R, Bialek R, Forster J, Härtel C, Heinger U, Huppertz H-I, Liese JG, Nadal D, Simon A (eds) 2018, Georg Thieme Verlag: Stuttgart, New York. 94–102

Brady PW, Conway PH, Goudie A (2010) Length of intravenous antibiotic therapy and treatment failure in infants with urinary tract infections. Pediatrics 126(2):196–203

Chiotos K et al (2020) Treatment of Carbapenem-resistant enterobacteriaceae infections in children. J Pediatric Infect Dis Soc 9(1):56–66

Cohen R et al (2020) Treatment of urinary tract infections caused by ESBL-producing enterobacteriaceae: have all treatment options been considered? Pediatr Infect Dis J 39(8):e216–e217

Gesellschaft für Pädiatrische Nephrologie, u., Arbeitskreis Kinder- und Jugendurologie, Deutsche Gesellschaft für Urologie. Interdisziplinäre S2k-Leitlinie: Harnwegsinfektionen im Kindesalter: Diagnostik, Therapie und Prophylaxe. Version 1 2021. ▶ https://www.awmf.org/leitlinien/detail/anmeldung/1/ll/166-004.html..

Golan Y (2015) Empiric therapy for hospital-acquired, Gram-negative complicated intra-abdominal infection and complicated urinary tract infections: a systematic literature review of current and emerging treatment options. BMC Infect Dis 15:313

Hoberman A et al (1999) Oral versus initial intravenous therapy for urinary tract infections in young febrile children. Pediatrics 104(1 Pt 1):79–86

Huttner A et al (2015) Nitrofurantoin revisited: a systematic review and meta-analysis of controlled trials. J Antimicrob Chemother 70(9):2456–2464

Jacobson SH et al (1989) Development of hypertension and uraemia after pyelonephritis in childhood: 27 year follow up. BMJ 299(6701):703–706

Lama G et al (2003) Reflux nephropathy and hypertension: correlation with the progression of renal damage. Pediatr Nephrol 18(3):241–245

Leva NV, Copp HL (2019) An end in sight: shorter duration of parenteral antibiotics in neonates. Pediatrics 144(3)

Liste, R (2020) Arzneimittelverzeichnis für Deutschland. 60 ed.

Lytzen R et al (2015) A follow-up urine sample has limited value after treatment for urinary tract infection in children. Dan Med J 62(1):A4989

Mak RH, Wong JH (2008) Are oral antibiotics alone efficacious for the treatment of a first episode of acute pyelonephritis in children? Nat Clin Pract Nephrol 4(1):10–11

Montini G et al (2007) Antibiotic treatment for pyelonephritis in children: multicentre randomised controlled non-inferiority trial. BMJ 335(7616):386

Mori R, Lakhanpaul M, Verrier-Jones K (2007) Diagnosis and management of urinary tract infection in children: summary of NICE guidance. BMJ 335(7616):395–397

Neuhaus TJ et al (2008) Randomised trial of oral versus sequential intravenous/oral cephalosporins in children with pyelonephritis. Eur J Pediatr 167(9):1037–1047

Wagenlehner F, Hoyme U, Kaase M, Fünfstück R, Naber KG, Schmiermann G (2011) Klinische Leitlinie: Unkomplizierte Harnwegsinfektionen. Deutsches Ärzteblatt 108(24): 415–423.

Wennerstrom M et al (2000) Renal function 16 to 26 years after the first urinary tract infection in childhood. Arch Pediatr Adolesc Med 154(4):339–345

Harninkontinenz und Enuresis

Eberhard Kuwertz-Bröking

Inhaltsverzeichnis

31.1 Grundlagen – 464
31.1.1 Enuresis nocturna – 464
31.1.2 Harninkontinenz am Tage – 465

31.2 Therapie – 465
31.2.1 Enuresis nocturna – 466
31.2.2 Harninkontinenz am Tage – 468

Literatur – 471

Ergänzende Information Die elektronische Version dieses Kapitels enthält Zusatzmaterial, auf das über folgenden Link zugegriffen werden kann ▶ https://doi.org/10.1007/978-3-662-65248-0_31.

© Springer-Verlag GmbH Deutschland, ein Teil von Springer Nature 2023
K.-P. Zimmer et al. (Hrsg.), *Gastroenterologie – Hepatologie – Ernährung – Nephrologie – Urologie*, Therapie der Krankheiten im Kindes- und Jugendalter,
https://doi.org/10.1007/978-3-662-65248-0_31

31.1 Grundlagen

Mit dem Begriff „Harninkontinenz" wird der unwillkürliche Urinverlust eines Kindes (Einnässen) bezeichnet. Wir unterscheiden organisch bedingte Inkontinenzformen von funktionellen (nichtorganischen) Inkontinenzformen. Nur diese werden in diesem Kapitel behandelt.

> Bis zum Alter von 60 Lebensmonaten ist Einnässen im Wachzustand (am Tage) und im Schlaf (in der Nacht) physiologisch und bedarf keiner Diagnostik oder Therapie.

Einnässen im Schlaf wird als **Enuresis** (auch: Enuresis nocturna) bezeichnet.

Einnässen im Wachzustand wird als **Harninkontinenz am Tag** bezeichnet, wobei sich drei bedeutsame Störungsbilder abgrenzen lassen: die überaktive Blase (overactive bladder) mit Dranginkontinenz, der Miktionsaufschub und die dyskoordinierte Miktion.

Die Assoziation von Blasen- und Darmleerungsstörungen (Obstipation, Stuhlschmieren, Einkoten) wird als **Bladder-Bowel-Dysfunction** bezeichnet (Austin et al. 2016).

Diagnostik

Die Diagnostik soll gewährleisten, dass eine organisch bedingte Harninkontinenz von einer funktionellen Inkontinenz abgegrenzt wird und eine möglichst eindeutige Diagnose gestellt wird, um eine zielgerichtete Behandlung zu ermöglichen.

Die empfohlene **Basisdiagnostik** umfasst einen standardisierten ausführlichen Fragebogen, ein Trink-und Miktionsprotokoll über mindestens 2, besser 3 Tage und ein 14-Tage-Beobachtungsprotokoll mit Dokumentation von Harninkontinenz tagsüber und in der Nacht, Nykturie, Häufigkeit der Darmentleerung, Stuhlschmieren und Einkoten. Anamnesegespräch, symptomorientierte körperliche Untersuchung, Ultraschall von Nieren und Harnwegen sowie Enddarm vor und nach Miktion, Bestimmung der Blasenwanddicke sowie Restharnbestimmung und Urinstatus sind erforderlich. Eine Uroflowmetrie (auch in Kombination mit einer Beckenbodenelektromyografie) ist in vielen Fällen hilfreich aber bei Erstdiagnostik nicht zwingend notwendig.

Die Diagnostik umfasst auch die Suche nach **Komorbiditäten**, v. a. Darmentleerungsprobleme (Obstipation, Stuhlinkontinenz), Harnwegsinfektionen und psychische Störungen (eAbb. 31.1) (Von Gontard and Kuwertz-Bröking 2019).

> Mithilfe der empfohlenen Basisdiagnostik können sowohl die Form der Inkontinenz wie auch komorbide Störungen erfasst werden. Dies ist Voraussetzung für eine zielgerichtete Therapie.

31.1.1 Enuresis nocturna

Bei der **monosymptomatischen Enuresis (MEN)** sind die Kinder tagsüber stabil trocken und zeigen keine Symptome einer Blasenfunktionsstörung. Die Kinder mit MEN schlafen sehr tief, sind schwer erweckbar und erwachen weder bei zunehmender Blasenfüllung noch bei der Blasenentleerung. Hinweise für eine organische Erkrankung, eine Inkontinenz tagsüber oder sonstige Symptome einer Blasenfunktionsstörung fehlen. Die MEN ist als verzögerte Reifung der nächtlichen Blasenkontrolle zu verstehen. Bei deutlicher familiärer Disposition besteht eine Arousaldysfunktion: Der Reiz, der sich füllenden oder entleerenden Blase wird nicht durch eine adäquate Aktivierung des Arousals beantwortet. Kortikale dämpfende Einflüsse auf die nächtliche Detrusoraktivität sind noch nicht ausgereift. Bei einer Subgruppe von Kindern findet sich eine noch nicht ausgereifte zirkadiane Rhythmik der ADH-Sekretion mit nächtlicher Polyurie.

Finden sich jedoch zusätzlich Hinweise für eine nichtorganische (funktionelle) Blasenfunktionsstörung, liegt eine **nichtmonosymptomatische Enuresis (NMEN)** vor, auch dann, wenn tagsüber keine Inkontinenz besteht. Bei

Kindern mit NMEN finden sich Symptome einer Blasendysfunktion wie z. B. Drangsymptomatik, Aufschub oder Dyskoordination, Obstipation oder Einkoten. Die Abgrenzung zur MEN ist therapieleitend! Zuerst muss die Blasen- und Darmdysfunktion behandelt werden, bevor man das Einnässen im Schlaf behandelt (Nevéus et al. 2020; Franco et al. 2013).

31.1.2 Harninkontinenz am Tage

31.1.2.1 Dranginkontinenz / überaktive Blase

Ursache für diese Form der Harninkontinenz ist sehr wahrscheinlich eine verzögerte Reifung der zentralen Detrusorhemmung. Typisch ist der oft plötzliche und heftige **imperative Harndrang** (urgency), der von den Kindern mit Haltemanövern beantwortet wird. Meist finden sich kleine Miktionsvolumina bei reduzierter Blasenkapazität (häufig Urinmengen <100 ml). Einschießende Detrusorkontraktionen können zur Inkontinenz führen, ohne dass die Kinder dies bemerken. Abhängig von der Trinkmenge ist die Miktionsfrequenz normal oder auch erhöht. Viele Kinder trinken unbewusst sehr wenig, um häufige Toilettengänge zu vermeiden. Die überaktive Blase muss nicht unbedingt mit Inkontinenz tags einhergehen und wird dann häufig nicht beachtet. Dies ist ein typisches Phänomen bei NMEN und kann zu mehreren Einnässereignissen in der Nacht führen.

31.1.2.2 Harninkontinenz bei Miktionsaufschub

Der Miktionsaufschub ist als **Verhaltensstörung gegenüber der Miktion** zu verstehen, die (meist unbewusst) hinausgezögert wird, typischerweise bei intensivem Spiel, beim Fernsehen oder vor dem Computer, aber auch z. B. bei Ekel vor verschmutzten Schultoiletten oder nach schmerzhaften Blasenentzündungen. Meist finden sich große Miktionsvolumina und seltene Miktionen, abhängig von der Trinkmenge. Bei starker Blasenfüllung kommt es zu charakteristischen Haltemanövern, Drangsymptomen und Inkontinenz.

31.1.2.3 Harninkontinenz bei Detrusor-Sphinkter-Dyskoordination

Dieses Störungsbild ist durch die fehlende Relaxierung des externen Blasensphinkters während der Miktion gekennzeichnet. Die Miktion kommt verzögert in Gang, imperativer Harndrang ist möglich, Haltemanöver werden beobachtet. Die Miktionsvolumina sind normal oder vergrößert, eine Blasenwandverdickung ist möglich und Restharn findet sich häufig. Es besteht die Gefahr sekundärer Harnabflussstörungen aus dem oberen Harntrakt. In Zusammenhang mit symptomatischen Harnwegsinfektionen besteht die Gefahr von Nierenparenchymschäden. Die Genese dieser Blasenentleerungsstörung ist im Einzelnen unklar: möglicherweise spielen verzögerte Reifungsprozesse eine Rolle, aber auch ein erlerntes Fehlverhalten bei Miktion wird diskutiert. Die Assoziation mit Darmentleerungsstörungen (Bladder-Bowel-Dysfunction) und eine hohe Rate psychischer Störungen ist zu betonen (Chase et al. 2010).

31.2 Therapie

- **Therapieprinzip**

Alle Formen der Inkontinenz sollen primär mit Elementen der **Urotherapie** behandelt werden. Urotherapie ist ein Sammelbegriff für alle konservativen, nichtinvasiven, nichtchirurgischen und nichtpharmakologischen Behandlungsverfahren (Standardurotherapie). Behandlungen mit apparativer Verhaltenstherapie, Arzneimitteln, Biofeedbackverfahren, Physiotherapie sowie Elektrostimulation können als ergänzende Verfahren mit einbezogen werden (spezielle Urotherapie) (Kuwertz-Bröking et al. 2017; Chang et al. 2017).

Zahlreiche Elemente der Urotherapie orientieren sich an Prinzipien der kognitiven Verhaltenstherapie. Urotherapie umfasst:
- Förderung der Motivation zur Mitarbeit von Kind und Familie,
- Aufklärung, Information und Entmystifizierung,

- Anleitung zu optimalem Blasen- und Darmentleerungsverhalten,
- Instruktionen zu Trink- und Ernährungsverhalten,
- Anwendung von Protokollsystemen (z. B. Toiletten- und Miktionspläne),
- Betreuung und Unterstützung.

Wesentliche Voraussetzung für einen Behandlungserfolg ist die Motivation zur Mitarbeit betroffener Kinder und deren Eltern. Daher ist gerade bei einer Erstvorstellung ein ausführliches gemeinsames Gespräch mit Kind und Eltern notwendig, das die genannten Aspekte beinhaltet.

- **Prognose**

Die Spontanheilungsrate der Enuresis und der Harninkontinenz am Tage liegt bei etwa 15 %/Jahr. Mit zunehmendem Lebensalter wächst jedoch der Leidensdruck bei Kind und Eltern. Frühzeitige leitlinienorientierte Diagnostik und Behandlung sind sinnvoll, da sonst die Gefahr besteht, dass die Inkontinenz sich bis ins Jugendalter fortsetzt. Insbesondere die Enuresis kann bis ins Erwachsenenalter persistieren. Bei Therapieresistenz der Inkontinenz am Tag haben sich Schulungsverfahren bewährt.

- **Ausblick**

Detaillierte Informationen zu allen, auch seltenen Störungsbildern bei Harninkontinenz (Stressinkontinenz, Lachinkontinenz, unteraktive Blase, vaginaler Influx) und zu bedeutsamen Komorbiditäten finden sich in der interdisziplinären S2k-Leitlinie der AWMF: Enuresis und nichtorganische (funktionelle) Harninkontinenz bei Kindern und Jugendlichen (Update 2021) (▶ http://www.awmf.org/leitlinien/detail/ll/028–026.html). Fragebögen und Protokollsysteme finden sich im Anhang dieser Leitlinie.

31.2.1 Enuresis nocturna

- **Therapieziel**

Ziel der Behandlung bei beiden Formen der Enuresis (MEN und NMEN) ist die vollständige Trockenheit in der Nacht. Bei sekundären Formen der Enuresis soll die erhöhte Rate von psychischen Störungen berücksichtigt werden, an den Therapieprinzipien der Enuresis ändert sich jedoch nichts.

- **Therapieprinzip**
- Die MEN ist als Reifungsstörung zu betrachten, die eine Spontanheilungsrate von etwa 15 % pro Jahr zeigt.
- Bei NMEN muss primär die Blasendysfunktion behandelt werden (◘ Abb. 31.1).

- **Apparative Verhaltenstherapie**

Im Rahmen der **Urotherapie** wird die **apparative Verhaltenstherapie (AVT)** mit einem Weckapparat bei motivierten Kindern und Eltern bevorzugt, da die Langzeiterfolge einer AVT im Vergleich zur Behandlung mit Desmopressin deutlich günstiger sind. Ein Therapieerfolg bei AVT stellt sich bei 50–80 % der Kinder nach 8–10 Wochen ein. Dabei werdend etwa 2/3 der Kinder trocken und schlafen in der Nacht durch, 1/3 der Kinder werden rechtzeitig wach und gehen zur Toilette. Rückfälle werden bei 15–30 % der Kinder in den ersten Monaten nach Behandlung beobachtet und es wird empfohlen, direkt wieder mit einer AVT zu beginnen.

Ausführliche Beratung und Demonstration des Weckgeräts sind notwendig. Die AVT erfordert die Mitarbeit von Eltern und Kind. Die AVT kommt über einen Zeitraum von mindestens 2–3 Monaten zur Anwendung. Der Weckapparat sollte ohne Unterbrechung jede Nacht angewendet werden. Falls das Kind vom Geräusch des Weckapparats nicht selbst wach wird, muss es in der Anfangsphase der Behandlung von Mutter oder Vater **vollständig geweckt werden** und die Blase dann entleeren. Bei der AVT erfährt das Kind sowohl positive Verstärkung (Lob, Freude) wie auch aversive Elemente der Behandlung (Aufstehen, Toilettengang, Wechsel der Wäsche).

Die Therapie soll so lange durchgeführt werden, bis 14 Nächte hintereinander trocken waren, jedoch in der Regel – abhängig vom Verlauf – nicht länger als insgesamt 16 Wochen. Tritt nach 6- bis 8-wöchiger korrek-

Harninkontinenz und Enuresis

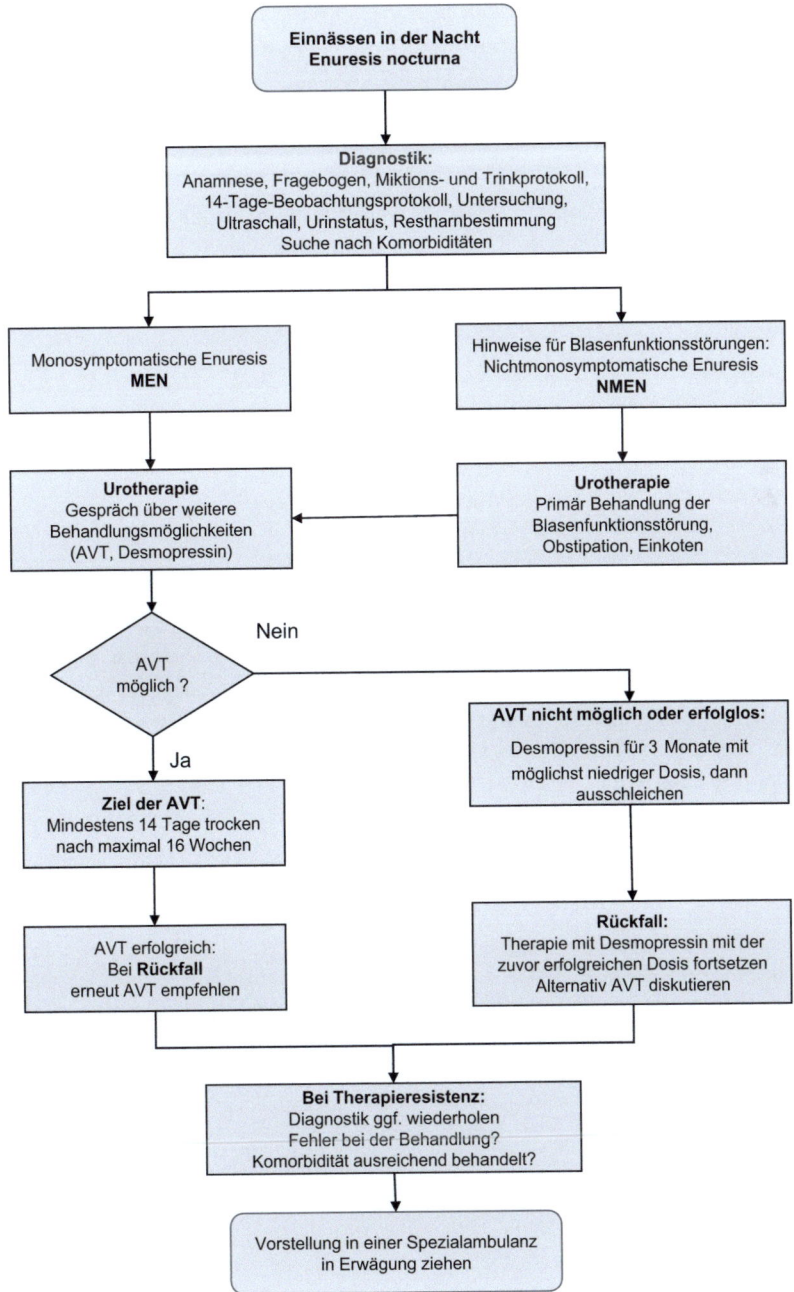

Abb. 31.1 Vorgehen bei Enuresis

ter Behandlung keine Verbesserung ein, soll die Behandlung beendet werden. Ein Verstärkerplan kann den Behandlungserfolg verbessern (Nevéus et al. 2020).

Desmopressin

Desmopressin ist ein synthetisches Analogon des antidiuretischen Hormons Arginin-Vasopressin und wird in Form einer Tablette,

Schmelztablette und Lösung angeboten. Aus klinischer Sicht profitieren am ehesten Patienten, die nur einmal in der Nacht einnässen, bei denen die Blasenkapazität normal oder geringfügig vermindert ist und die Hinweise für eine nächtliche Polyurie bieten. Hierbei übersteigt das nächtliche Diuresevolumen die für das Alter des Kindes zu erwartende Blasenkapazität.

Kritische Situationen (Klassenfahrten, Urlaubsreisen) können bedarfsorientiert überbrückt werden. Die Therapie sollte 1–2 Wochen zuvor begonnen werden, um sicher zu sein, dass die Therapie erfolgreich ist. Bei Einnahme von Desmopressin ist darauf zu achten, dass die abendliche Trinkmenge von 250 ml nicht überschritten und nach Einnahme der Substanz nicht mehr getrunken wird, um das Risiko einer Hyponatriämie mit zerebralen Komplikationen möglichst gering zu halten.

Desmopressinpräparate sollen etwa 30–60 min vor dem Zubettgehen eingenommen werden. Die Behandlung sollte mit einer möglichst niedrigen Dosis begonnen werden und bei mangelndem Erfolg nach etwa 14 Tagen gesteigert werden. Die empfohlenen Höchstdosen sollen nicht überschritten werden, da das Risiko von Nebenwirkungen deutlich ansteigt (Peng et al. 2018). Prinzipien der Desmopressintherapie sind in ◘ Tab. 31.1 zusammengefasst.

Etwa 70 % der Kinder sprechen rasch auf die Behandlung an: 30 % der Kinder sind volle, 40 % partielle Responder und 30 % Non-Responder. Bei fehlendem Therapierfolg sollte die Behandlung rasch beendet werden. Falls erfolgreich, kann Desmopressin maximal 3 Monate am Abend eingenommen werden, dann sollte die abendliche Dosis schrittweise reduziert werden, um den Behandlungserfolg zu verbessern. Rückfälle sind jedoch sehr häufig. Wenn die Kinder bei Dosisreduktion erneut einnässen, kann die zuvor erfolgreiche Dosierung erneut angeboten werden. Die Verträglichkeit bei Langzeittherapie (im Sinne einer längerfristigen Dauerbehandlung) unter ärztlicher Kontrolle ist gut.

> Die apparative Verhaltenstherapie ist Mittel der ersten Wahl zur Behandlung der monosymptomatischen Enuresis (MEN), da die Langzeiterfolge im Vergleich zur Gabe von Desmopressin deutlich besser sind. Voraussetzung ist jedoch das Einverständnis von Kind und Eltern und die Bereitschaft zur Mitarbeit. Alternativ ist eine Behandlung mit Desmopressin möglich.

31.2.2 Harninkontinenz am Tage

Da die Behandlung der Harninkontinenz am Tage häufig sehr viel mehr Zeit und Geduld

◘ **Tab. 31.1** Behandlungsrichtlinien bei Desmopressintherapie

Dosierungsempfehlung	Nebenwirkungen
Einnahme 30–60 min vor dem Einschlafen	Kopfschmerzen
Tablette: – Beginn mit 0,1–0,2 mg – Steigerung auf 0,3–0,4 mg möglich	Übelkeit Erbrechen Gewichtszunahme
Lösung (360 µg/ml Lösung): – Beginn mit 0,5 ml (180 µg) – Steigerung auf 1,0 ml (360 µg)	Zerebrale Krampfanfälle (Hypotone Hyperhydratation)
Schmelztablette: – Beginn mit 60 oder 120 µg – Steigerung auf maximal 240 µg	
Behandlungsdauer: bis 12 Wochen, dann Therapie ausschleichen	
Maximale **Trinkmenge** am Abend: 250 ml	

Harninkontinenz und Enuresis

erfordert, ist die Besserung der Einnässfrequenz und der entspanntere Umgang der Familie mit der Problematik vorrangiges Therapieziel. Nicht selten wird eine dauerhafte Kontinenz erst nach 2–3 Jahren erreicht. Die begleitende Behandlung von Komorbiditäten ist für den Behandlungserfolg von großer Bedeutung (◘ Abb. 31.2).

31.2.2.1 Dranginkontinenz bzw. überaktive Blase

■ **Therapieziel**

Behandlungsziel ist die rechtzeitige Wahrnehmung von Harndrang und eine Miktion ohne Haltemanöver. In der Urotherapie wird versucht, die adäquate Wahrnehmung

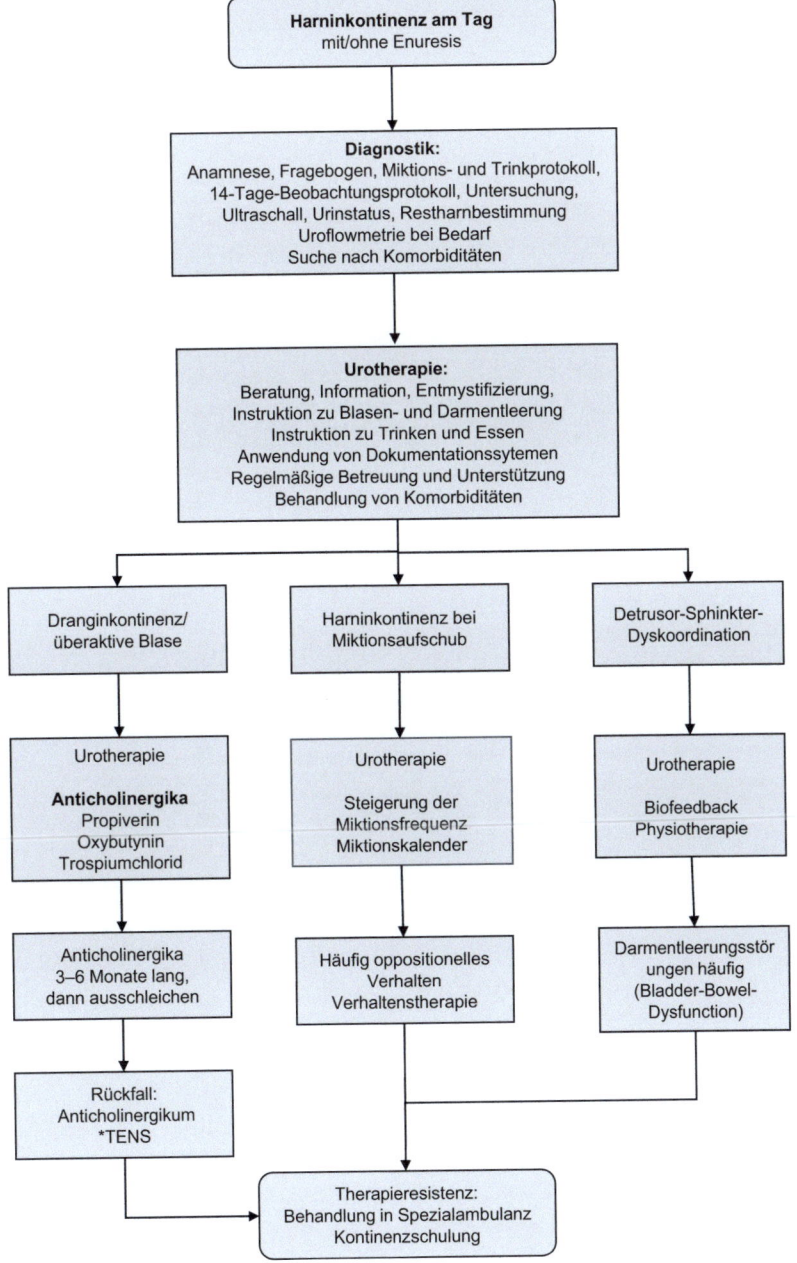

◘ Abb. 31.2 Harninkontinenz am Tag

des Harndrangs zu schulen. Die Dokumentation von trockenen bzw. nassen Hosen in einem Plan ist hilfreich. Bei etwa 50 % der Kinder sind diese Maßnahmen ausreichend. Haltemanöver mit dem Ziel, die Blasenkapazität zu vergrößern, haben sich als nicht hilfreich erwiesen und können zu komplexeren Blasenfunktionsstörungen führen (Schäfer et al. 2018).

- **Therapieprinzip**

Bei vielen Kindern ist im Rahmen der Urotherapie ein Behandlungsversuch mit einem Anticholinergikum sinnvoll. Allerdings liegt die Erfolgsrate einer anticholinergen Therapie nur bei höchstens 60 % mit hoher Rückfallquote nach Beendigung der Therapie.

Zugelassen im Kindesalter sind **Propiverin** und **Oxybutynin, Trospiumchlorid** ab dem 12. Lebensjahr (◘ Tab. 31.2). Da die Nebenwirkungsrate von Propiverin im Vergleich zu Oxybutynin geringer ist, wird die Gabe von Propiverin bevorzugt. Die Therapie wird mit einschleichender Dosis begonnen und dann auf die empfohlene Höchstdosis von 0,8 mg/kg gesteigert. Eine Besserung der Symptomatik sollte spätestens 4 Wochen nach Ausdosierung des Medikaments sichtbar werden. Tritt keine Besserung ein, wird die Therapie beendet. Ist die Gabe des Arzneimittels erfolgreich, wird die Behandlung für etwa 3–6 Monate beibehalten und dann langsam reduziert. Bei Verschlechterung der Symptomatik kann mit der zuvor erfolgreichen Dosis weiterbehandelt werden. Alternativ kann die Gabe von Oxybutynin angeboten werden. Typische Nebenwirkungen sind Obstipation, Restharnbildung, trockene Schleimhäute, Tachykardie und Sehstörungen. Auf zentralnervöse Nebenwirkungen (Müdigkeit, Kopfschmerzen, Schwindel, Konzentrationsstörungen und Verhaltensänderungen) ist besonders zu achten.

Tertiäre Amine (Propiverin, Oxybutynin) passieren die Blut-Hirn-Schranke und sind für zentralnervöse Nebenwirkungen verantwortlich. Trospiumchlorid als quartäre Ammoniumverbindung passiert die Blut-Hirn-Schranke nur in geringem Maße und zeigt daher weniger zerebrale Nebenwirkungen, wird aber aus dem Magen-Darm-Trakt relativ schlecht resorbiert.

Die Therapie einer monosymptomatischen Enuresis (MEN) mit einem Anticholinergikum ist nicht wirksam (Abschn. 31.2.1). Eine mögliche Indikation für die Anwendung besteht dann, wenn sich bei einer NMEN Hinweise für eine überaktive Blasendysfunktion finden. Die abendliche Gabe von Oxybutynin oder Propiverin mit 50 % der üblichen Behandlungsdosis kann hilfreich sein.

In den letzten Jahren wird über Erfolge bei Anwendung der transkutanen Elekt-

◘ **Tab. 31.2** Behandlung mit Anticholinergika bei überaktiver Blase bzw. Dranginkontinenz

Medikament	Dosierungsempfehlung	Nebenwirkungen
Propiverin-Hydrochlorid	0,4–0,8 mg/kgd in 2 ED	**Allgemein:** – Obstipation – Restharnbildung – Tachykardie – Mundtrockenheit – Hautrötung **ZNS-Nebenwirkungen** (Propiverin; Oxybutynin): – Kopfschmerzen – Schwindel – Sehstörungen – Müdigkeit – Konzentrationsstörungen – Wesensveränderungen
Oxybutynin	0,1–0,3 mg/kgd in 2–3 ED – 5–9 Jahre: 2- bis 3-mal 2,5 mg/d – 9–12 Jahre: 2 × 5,0 mg/d –>12 Jahre: 2- bis 3-mal 5 mg/d Maxmaldosis 15 mg/d	
Trospiumchlorid (zugelassen ab 12 Jahren)	2- bis 3-mal 5(–10) mg/d (Erwachsene: bis 3 × 15 mg/d)	

d Tag; *ED* Einzeldosis

ronervenstimulation (**TENS**) mit Oberflächenklebeelektroden im Sakralbereich berichtet, häufig in Kombination mit der Einnahme von Anticholinergika (Wright and Haddad 2017).

31.2.2.2 Harninkontinenz bei Miktionsaufschub

Im Rahmen der Urotherapie werden die Kinder gebeten, ihre Blase 5- bis 7-mal pro Tag in Ruhe auf der Toilette zu entleeren und die Miktionen in einem Plan zu dokumentieren. Uhren oder Handy-Apps können die Kinder daran erinnern, zur Toilette zu gehen.

31.2.2.3 Harninkontinenz bei Detrusor-Sphinkter-Dyskoordination

Intensive urotherapeutische Maßnahmen mit Physiotherapie, ggf. auch Biofeedbackbehandlung im häuslichen Rahmen sind zu empfehlen (Desantis et al. 2011).

Das Kapitel enthält elektronisches Zusatzmaterial.

? Fragen zur Wiederholung

1. Ein 7-jähriges Kind nässt in jeder Nacht ein (primäre Enuresis). In der Diagnostik finden sich eindeutige Hinweise für eine kleinkapazitäre Blasenfunktionsstörung, ohne Inkontinenz tagsüber. Welche Behandlung empfehlen Sie Kind und Eltern primär?
   a. AVT (Apparative Verhaltenstherapie mit Weckapparat)
   b. Desmopressin
   c. Urotherapie (Aufklärung, umfassende Beratung, Verstärkerplan)
   d. AVT und Desmopressin
   e. Desmopressin und Anticholinergikum
2. Ein 9-jähriger Junge leidet unter einer primären monosymptomatischen Enuresis (MEN) und möchte unbedingt an einer Klassenfahrt teilnehmen. Der Junge und seine Eltern fragen nach einer Desmopressinbehandlung. Welche Informationen müssen Sie den Eltern im Aufklärungsgespräch mitteilen?
   a. Desmopressin ist fast immer wirksam und der Junge kann unbesorgt mit dem Medikament an der Klassenfahrt teilnehmen.
   b. Bei Gabe von Desmopressin soll ab 18 Uhr nicht mehr getrunken werden.
   c. Desmopressin kann zu einer Überwässerung mit Hypernatriämie führen.
   d. Eine seltene, aber bedrohliche Nebenwirkung sind zerebrale Krampfanfälle v. a. dann, wenn nach Einnahme von Desmopressin unkontrolliert getrunken wird.
   e. Desmopressin sollte unmittelbar vor dem Einschlafen genommen werden
3. Ein 7-jähriges Mädchen nässt regelmäßig in der Nacht und am Tag ein (NMEN). Die Diagnose der Blasenfunktionsstörung nach entsprechender Diagnostik lautet: Überaktive Blase mit Dranginkontinenz und Obstipation als Komorbidität. Welche therapeutischen Maßnahmen sind **nicht** sinnvoll?
   a. Primär und auch langfristig muss die Obstipation behandelt werden.
   b. Rasche Behandlung mit AVT und Anticholinergikum
   c. Urotherapie, in Kombination mit einem Anticholinergikum
   d. Urotherapie, in Kombination mit transkutaner elektrischer Nervenstimulation (TENS)
   e. Die Behandlung der Enuresis ist erst sinnvoll nach Stabilisierung der Blasenfunktion

Literatur

Austin PF et al. (2016) The standardization of terminology of lower urinary tract function in children and adolescents: update report from the standardization committee of the International Children's Continence Society (ICCS). Neurourol Urodyn 35:471–481

Chang SJ et al. (2017) Treatment of daytime urinary incontinence: a standardization document from the International Children's Continence Society. Neurourol Urodyn 36:43–50

Chase J et al. (2010) The management of dysfunctional voiding in children: a report from the standardiza-

tion committee of the International Children's Continence Society. J Urol 183(4):1296–1302
Desantis DJ et al. (2011) Effectiveness of biofeedback for dysfunctional elimination syndrome in paediatrics: a systemativ review. J Ped Urol 7:342–348
Deutsche Gesellschaft für Kinder- und Jugendmedizin (DGKJ) und Deutsche Gesellschaft für Kinder- und Jugendpsychiatrie, Psychosomatik und Psychotherapie (DGKJP). Enuresis und nicht-organische (funktionelle) Harninkontinenz bei Kindern und Jugendlichen. Update 2021. S2k-Leitlinie. AWMF-Registernr. 028-026. Stand Oktober 2023
Franco I et al. (2013) The members of the International Children's Continence Society. Evaluation and treatment of nonmonosymptomatic nocturnal enuresis: a standardization document from the International Children's Continence Society. J Pediatr Urol 9(2):234–243
Kuwertz-Bröking E, Bachmann H, Steuber C für die Konsensusgruppe Kontinenzschulung im Kindes- und Jugendalter (Hrsg) (2017) Einnässen im Kindes- und Jugendalter. Manual für die standardisierte Diagnostik, (Uro-)Therapie und Schulung bei Kindern und Jugendlichen mit funktioneller Harninkontinenz. Lengerich: Pabst Science Publishers Lengerich
Nevéus T et al. (2020) Management and treatment of nocturnal enuresis – an updated standardization document from the International Children's Continence Society. J Ped Urol 16:10–19
Peng CC et al. (2018) Systematic review and meta-analysis of alarm versus desmopressin therapy for pediatric monosymptomatic enuresis. Sci Rep 8:16755
Schäfer SK et al. (2018) Standard urotherapy as first-line intervention for daytime incontinence: a meta-analysis. Eur Child Adol Psychiat 27(8):949–964
Von Gontard A, Kuwertz-Bröking E (2019) The diagnosis and treatment of enuresis and functional daytime urinary incontinence. Dtsch Arztebl Int 116:279–285
Wright A, Haddad M (2017) Electrostimulation for the management of bladder bowel dysfunction in childhood. Eur J Ped Neurol 21:67–74

Nephrolithiasis

Bodo B. Beck und Stefanie Weber

Inhaltsverzeichnis

32.1 Grundlagen – 474

32.2 Therapie – 475

Literatur – 478

Ergänzende Information Die elektronische Version dieses Kapitels enthält Zusatzmaterial, auf das über folgenden Link zugegriffen werden kann ▶ https://doi.org/10.1007/978-3-662-65248-0_32.

© Springer-Verlag GmbH Deutschland, ein Teil von Springer Nature 2023
K.-P. Zimmer et al. (Hrsg.), *Gastroenterologie – Hepatologie – Ernährung – Nephrologie – Urologie,* Therapie der Krankheiten im Kindes- und Jugendalter,
https://doi.org/10.1007/978-3-662-65248-0_32

32.1 Grundlagen

Die Nephrolithiasis beschreibt die Harnsteinerkrankung der Nieren, die Urolithiasis der ableitenden Harnwege. Verschiedene Harnsteinarten werden unterschieden: u. a. Kalziumoxalatsteine (Whewellit/Weddellit), Kalziumphosphatsteine, Zystinsteine, Purinsteine (Harnsäure, 2,8-Dihydroxyadenin, Xanthin) und (bei Kindern häufig) Infektsteine (Struvit).

Eine Nephrokalzinose (NC), die Ablagerung von Kalziumsalzverbindungen in den Tubuli oder im Interstitum der Niere, kann bei einigen Erkrankungen zusätzlich hinzutreten. Hierbei sollte zwischen einer medullären NC (Grad I–III), einer kortikalen und einer generalisierten NC unterschieden werden. Die Steinkomposition und Ausprägung einer NC ergeben bereits Hinweise auf mögliche Differenzialdiagnosen.

Etwa 1 % aller Steinereignisse betreffen Kinder <18 Jahren. Die zur Steinbildung führenden pathophysiologischen Vorgänge unterscheiden sich grundsätzlich nicht von denen der Erwachsenen. Bei Kindern sind jedoch neben der allgemeinen Zunahme an umweltbedingten Faktoren genetische und metabolische Ursachen (Hyperkalziurie, primäre Hyperoxalurie (PH 1–3), Zystinurie, renale tubuläre Azidose etc.), Harntraktfehlbildungen und infektassoziierte Steine besonders häufig.

> Eine erhöhte Kalziumausscheidung im Urin ist einer der häufigsten Risikofaktoren für die Entstehung einer Nephrourolithiasis.

Je früher der Beginn der Steinerkrankung im Kindesalter auftritt, desto höher die Wahrscheinlichkeit, dass eine hereditäre und/oder metabolische Erkrankung vorliegt. Daher sollte bei Kindern schon bei Erstmanifestation eine zugrunde liegende metabolische Störung abgeklärt werden. Mittlerweile sind >20 genetische Erkrankungen und Syndrome beschrieben (eTab. 32.1), die mit einer NC und/oder Nierensteinbildung einhergehen und entsprechend der Ätiologie eine differenzierte Therapie erfordern (Beck and Hoppe 2018; Habbig et al. 2011).

- **Diagnostik**

Die **klinische Symptomatik** ist stark vom Alter des betroffenen Kindes abhängig. Jüngere Kinder können Symptome der Gereiztheit, manchmal Erbrechen und unspezifische Bauchschmerzen zeigen, bei älteren Kindern und Jugendlichen kann sich ein akutes Steinereignis in Form von Flankenschmerzen und Koliken samt Makro- oder Mikrohämaturie präsentieren. Bei vielen betroffenen Kindern sind die einzigen Hinweise eine Mikrohämaturie und/oder eine Harnwegsinfektion.

Bei Verdacht auf das Vorliegen von Harnsteinen ist die Sonografie der Goldstandard für die **bildgebende Diagnostik** bei Kindern (s. AWMF-Leitlinie Urolithiasis 2019). Hilfreich ist der Nachweis des „twinkling sign" im Farbdopplerultraschall. Die meisten Steine befinden sich im Nierenbecken, im proximalen Harnleiter oder prävesikal. Zur Therapieplanung ist die Uro-MRT-Untersuchung aus strahlenhygienischen Gründen anderer radiologischer Diagnostik vorzuziehen, wenngleich die MRT-Untersuchung nur einen indirekten Steinnachweis erbringt und damit grundsätzlich dem Low-dose-CT in Sensibilität und Spezifität des Steinnachweises unterlegen ist.

Die orientierende **Labordiagnostik** umfasst die Retentionsparameter Kreatinin, Harnstoff und Harnsäure, C-reaktives Protein (CRP), Differenzialblutbild und die Elektrolyte Kalzium, Magnesium, Kalium, Natrium, Chlorid und Phosphat, Parathormon (PTH) intakt, alkalische Phosphatase und eine Blutgasanalyse. Zur ätiologischen Klärung können weitere Spezialuntersuchungen notwendig sein, so u. a. die Bestimmung von Vitamin A und D (1–25-Vitamin D_3, 25-Vitamin D_3) und Plasmaoxalat (s. AWMF-Leitlinie Urolithiasis 2019).

Zur **Urindiagnostik** bei Nephrolithiasis gehören der Urinstatus, Urinkultur und die mikroskopische Untersuchung des Urinsediments auf typische Kristalle. Weiterhin sollte eine Bestimmung der Kalzium-, Oxalat, Zitrat-, Harnsäure- und Phosphatausscheidung sowie in Abhängigkeit von den Verdachtsdiagnosen Aminosäureprofile (z. B. der dibasischen Aminosäuren bei Zystinurie) und der Urin-pH-Wert inklusive eines pH-Tagesprofils (bei Verdacht auf renal tubuläre Azidose) erfolgen. Goldstandard ist hierbei der 24-h-Sammelurin (eine Extrapolation kürzerer Sammelzeiten auf 24 h ist unzulässig), bei nichtkontinenten Kindern können alternativ Kreatininquotienten aus Spontanurinproben berechnet werden. Details zur Urinkonservierung und Versand sollte im Vorfeld mit dem entsprechenden Labor abgeklärt werden.

Zahlreiche **genetische Ursachen** konnten in den vergangenen Jahren bei Kindern mit Nephrolithiasis diagnostiziert werden (eTab. 32.1).

Die **Harnsteinzusammensetzung** liefert wertvolle Informationen bezüglich möglicher metabolischer Ursachen und erfolgt heute überwiegend durch Infrarotspektroskopie, die auch die Analyse kleinster Konkrementfragmente erlaubt.

> Steinerkrankungen ohne oder mit Nephrokalzinose erfordern primär die ätiologische Klärung einschließlich einer Stoffwechseldiagnostik mit nachfolgender Metaphylaxe (◘ Abb. 32.1). Die Erhebung einer Familienanamnese sollte obligater Bestandteil der Abklärung sein.

32.2 Therapie

■ **Therapieziel**
Die Ziele der interdisziplinären kindernephrologischen und kinderurologischen Behandlung sind zum einen die primäre Steinentfernung bei symptomatischen Kindern und zum anderen die konservative Prävention (Metaphylaxe) zur Verhinderung weiterer Steinbildungen im Harntrakt (Prävention).

■ **Therapieprinzip**
Die primäre Steinentfernung erfolgt meist operativ-interventionell, seltener medikamentös durch orale Chemolitholyse (möglich z. B. bei Harnsäuresteinen durch Urinalkalisierung). Die Wahl des therapeutischen Vorgehens ist dabei abhängig von der Kausalität, der Steinzusammensetzung und -größe und der Steinlokalisation.

Operative Interventionen (extrakorporale Stoßwellenlithotripsie ESWL, Ureterenoskopie, perkutane Nephrolithotomie) sollten immer an einem Zentrum mit kinderurologischer Expertise erfolgen.

Die ESWL zeigt dabei bei Kindern für alle Steinlokalisationen bessere Ergebnisse als bei Erwachsenen, u. a. aufgrund einer erhöhten Transportkapazität des Ureters für Steinfragmente. Daher können mitunter auch größere Steine bis hin zu Ausgusssteinen mit ESWL behandelt werden (**Nota bene**: Gefahr einer Steinstraße und Urosepsis). Das Wachstum verbliebener Residualfragmente ist bei nachgewiesener Stoffwechselstörung erhöht. Multiple ESWL-Eingriffe sind dabei zu vermeiden. Die Weiterentwicklungen der endoskopischen Verfahren und eine Miniaturisierung der Instrumente führen zu vermehrtem Einsatz dieser Verfahren auch bei Kindern. Große Blasensteine müssen dagegen offen chirurgisch entfern werden.

> Interventionen bei asymptomischen Kindern sind selten indiziert. Eine Steinsanierung bei Patienten mit beidseitigen multiplen Konkrementen ist kaum möglich und kritisch zu hinterfragen. Vor einer interventionellen Steinentfernung ist eine Harnwegsinfektion immer effektiv zu behandeln, sonst droht eine Urosepsis.

Asymptomatische Kinder können in der Regel konservativ verfolgt werden. Sie sollten jedoch einer ätiologischen Klärung einschließlich einer Stoffwechselabklärung zugeführt werden und abhängig von der Ursache eine diätetische und/oder spezialisierte medikamentöse Therapie erhalten.

> Unabhängig von der Ätiologie ist die Hyperhydratation und damit Senkung der Konzentration der prolithogenen Parameter im Urin Basis jeder effektiven konservativen Therapie.

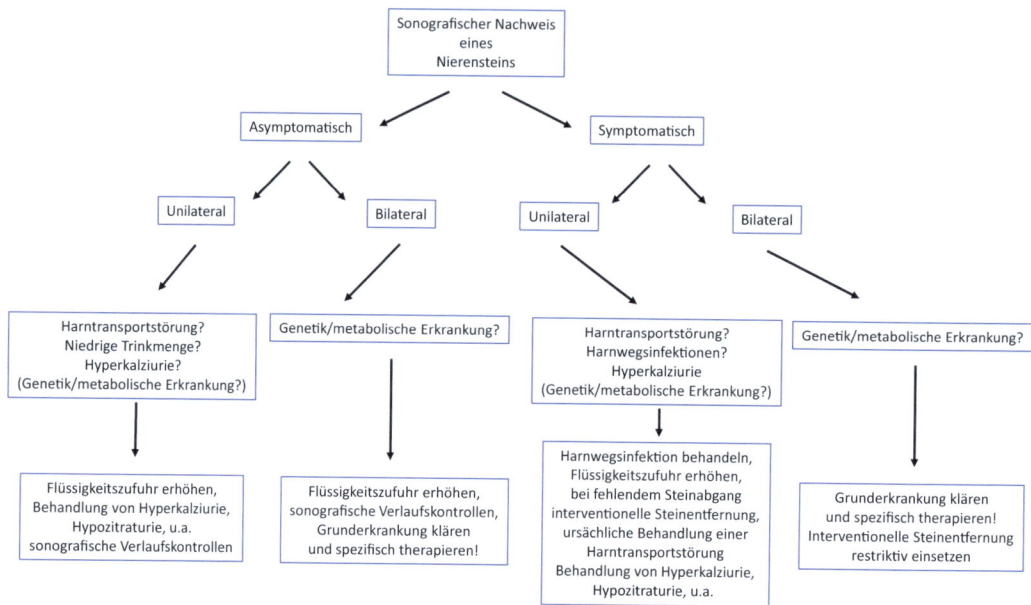

Abb. 32.1 Diagnostisch-therapeutisches Vorgehen bei Nephrolithiasis

In Abhängigkeit der genauen metabolischen Ursache können weitere spezifische Therapiemaßnahmen erfolgen:
- Pyridoxin und Lumasiran bei PH 1,
- Allopurinol bei Adenin-Phosphoribosyl-Transferase-Defizienz,
- α-Mercaptopropionylglyzin(Tiopronin) bei Zystinurie mit Zystinexkretion von >3 mmol/d (ab 10 kg Körpergewicht des Kindes 1-2 x 100 mg Tiopronin/d p.o, gewichts- und altersabhängig Dosis steigern).
- Diese Therapien sollten bei Kindern immer von einem spezialisierten Zentrum eingeleitet werden.

Prognose

Die Gesamtprognose ist abhängig von der zugrunde liegenden Ätiologie. Können Auslöser beseitigt werden (z. B. durch Behandlung rezidivierender Harnwegsinfektionen oder Erhöhung der Trinkmenge und Urinalkalisierung bei nachgewiesener Hyperkalziurie) ist die Prognose im Allgemeinen gut.

Patienten mit PH 1 weisen eine hohe Morbidität und ein hohes Risiko für die Entwicklung einer progredienten Niereninsuffizienz auf. Es ist zu erwarten, dass sich hier mit den neuen RNA-basierten Therapieoptionen die Gesamtprognose der PH 1, insbesondere der Patienten mit trunkierenden (nicht pyridoxinsensiblen) Mutationen deutlich verbessert.

Prävention

Die Metaphylaxe hat zentralen Stellenwert in der Behandlung der Nephrourolithiasis. Neben der Erhöhung der Trinkmenge mit regelmäßiger Zufuhr über Tag (und Nacht!) spielen spezifische diätetische Maßnahmen und die Einstellung des Urin-pH-Werts in Abhängigkeit der Ätiologie und Steinzusammensetzung eine besondere Rolle. Die diätetischen Maßnahmen umfassen eine ausgewogene, ballaststoffreiche Ernährung, eine Reduktion der alimentären Oxalatzufuhr, eine kalziumbilanzierte Kost und eine Reduktion der Kochsalzzufuhr.

Eine Vitamin-A- und -D-Hypervitaminose sollte bei Vorliegen einer Hyperkalziurie vermieden werden. Die medikamentöse Einstellung des Urin-pH kann mithilfe von Alkalizitraten (0,6–1,2 mmol/kg/d p.o.; auch bei Hypozitraturie) und/oder Natriumbikarbonat erfolgen. Eine Hyperkalziurie (nicht selten genetisch) kann eine Therapie mit Thiaziddiuretika zur Absenkung der renalen Kalziumausscheidung notwendig machen (z. B. Chlorthalidon 0,1–0,2 mg/kg/d p.o.).

Genotypabhängig kann bei der PH 1 eine Therapie mit Vitamin B_6 (Pyridoxin, dem Kofaktor der defekten Alanin-Glyoxylat-Aminotransferase) sehr erfolgreich sein. Eine weitere gezielte Therapieoption ist hier das in Europa und Nordamerika zugelassene siRNA-basierte Medikament Lumasiran, welche durch gezielten Abbau der mRNA der Glyoxylat-Oxidase-mRNA die endogene Oxalatsynthese reduziert, da die Entstehung der Vorstufe Glyoxylat vermindert wird. Vorteile sind die subkutane Injektion und großen Applikationsintervalle. Nachteilig ist der allgemein sehr hohe Preis siRNA-basierter Therapien.

> Die Gabe von Ascorbinsäure in hoher Dosierung zur Behandlung der Zystinurie ist kritisch zu sehen, da hier die Gefahr für die Entwicklung einer sekundären Hyperoxalurie besteht.

■ Qualitätssicherung und Ausstattung

Ätiologie, Diagnostik und Therapie der Harnsteinerkrankung bei Kindern sind komplex und sollten in spezialisierten Zentren mit kindernephrologischer und kinderurologischer Expertise erfolgen. Eine Steinentfernung ist nur bei symptomatischen Steinen, bei Ausgusssteinen oder bei Infektsteinen zielgerichtet zu planen.

Detaillierte Informationen finden sich in der interdisziplinären S2k-Leitlinie der AWMF: Diagnostik, Therapie und Metaphylaxe der Urolithiasis (Update 2019).

Das Kapitel enthält elektronisches Zusatzmaterial.

? Fragen zur Wiederholung

1. Ein 4-jähriges Kind stellt sich wiederholt mit hochfieberhaften Harnwegsinfektionen dar. Auch aktuell zeigt das Kind subfebrile Temperaturen und einen auffälligen Urinstatus. In der Sonografie sehen Sie ein „twinkling sign" in der unteren Kelchgruppe der rechten Niere. Welche Behandlung empfehlen Sie Kind und Eltern primär:
   a. Eine effektive antibiotische Therapie bis zur Steinsanierung.
   b. Eine propulsive medikamentöse Therapie, damit der Nierenstein nichtinvasiv ausgeschieden wird.
   c. Eine metabolische Untersuchung zur Klärung der Steingenese.
   d. Eine ESWL, da diese sehr gute Ergebnisse im Kindesalter zeigt
   e. Eine Urinalkalisierung, damit es zu keinem weiteren Steinwachstum kommt.
2. Ein 9-jähriger Junge leidet unter wiederholten, rechtsseitigen Flankenschmerzen und Unwohlsein. Bis dato sei er immer gesund gewesen. In der Sonografie finden Sie den Zufallsbefund eines Nierenbeckenausgusssteins. Der linksseitige Harntrakt ist unauffällig. Welche Konstellation ist am wahrscheinlichsten?
   a. Es liegt wahrscheinlich eine primäre Hyperoxalurie Typ 1 vor, sodass ein Therapieversuch mit Vitamin B_6 (Pyridoxin) gerechtfertigt ist
   b. Es könnte eine Harntransportstörung bei Nierenbeckenabgangsstenose rechts vorliegen.
   c. Es handelt sich mit großer Wahrscheinlichkeit um einen Infektstein, sodass eine effektive antibiotische Therapie indiziert ist.
   d. Aufgrund der veränderten Lebensverhältnisse und veränderten Ernährungsgewohnheiten handelt es sich wahrscheinlich um einen Harnsäurestein.
   e. Eine erhöhte Zitratzufuhr ist ein relevanter Risikofaktor für die Entwicklung von großen Steinen, z. B. von Nierenbeckenausgusssteinen.
3. Welche Therapieprinzipien können bei verschiedenen Formen der Nephrolithiasis zur Anwendung kommen? Welche Antwort ist nicht richtig?

a. Erhöhung der täglichen Trinkmenge.
b. Reduktion einer Hyperkalziurie durch Thiaziddiuretika
c. Einstellung des Urin-pH-Werts mittels oraler Zitratgaben.
d. Orale Vitamin-B12 (Adenosylcobalamin)-Gabe
e. siRNA-basierte Therapien

Literatur

Habbig S, Beck BB, Hoppe B (2011) Nephrocalcinosis and urolithiasis in children. Kidney Int 80(12):1278–1291

Beck W, Hoppe B (2018) Genetische Nierensteinerkrankungen. medgen 30:438–447

▶ https://www.awmf.org/uploads/tx_szleitlinien/043-025l_S2k_Diagnostik_Therapie_Metaphylaxe_Urolithiasis_2019-07_1.pdf

Fehlbildungen und Erkrankungen des äußeren Genitals

Frank-Mattias Schäfer und Maximilian Stehr

Inhaltsverzeichnis

33.1 Phimose, Paraphimose, Balanitis, Balanoposthitis – 480
33.1.1 Grundlagen – 480
33.1.2 Therapie – 480

33.2 Hypospadie – 481
33.2.1 Grundlagen – 481
33.2.2 Therapie – 483

33.3 Varikozele – 485
33.3.1 Grundlagen – 485
33.3.2 Therapie – 485

33.4 Hodenhochstand – 487
33.4.1 Grundlagen – 487
33.4.2 Therapie – 488

33.5 Akutes Skrotum – 490
33.5.1 Grundlagen – 490
33.5.2 Therapie – 491

33.6 Blasenexstrophie-Epispadie-Komplex – 493
33.6.1 Grundlagen – 493
33.6.2 Therapie – 493

Literatur – 496

Ergänzende Information Die elektronische Version dieses Kapitels enthält Zusatzmaterial, auf das über folgenden Link zugegriffen werden kann ▶ https://doi.org/10.1007/978-3-662-65248-0_33.

© Springer-Verlag GmbH Deutschland, ein Teil von Springer Nature 2023
K.-P. Zimmer et al. (Hrsg.), *Gastroenterologie – Hepatologie – Ernährung – Nephrologie – Urologie*, Therapie der Krankheiten im Kindes- und Jugendalter, https://doi.org/10.1007/978-3-662-65248-0_33

33.1 Phimose, Paraphimose, Balanitis, Balanoposthitis

33.1.1 Grundlagen

Die **Phimose**, syn. Vorhautenge, d. h. die Unmöglichkeit der Retraktion des Präputiums über die Glans, stellt zunächst keinen per se krankhaften Zustand dar. Die Vorhaut ist im Kindesalter eine physiologische Gegebenheit, die einer sich entwickelnden Weitung bis zum Abschluss der Pubertät unterliegt. Die Behandlungsbedürftigkeit wird also nicht über eine Vorhautenge an sich, sondern nur durch meist sekundäre Pathologien oder drohende Beschwerden definiert.

Eine **Paraphimose** ist eine Blickdiagnose und stellt eine Notfallsituation dar, in der sich durch einen präputialen Schnürring die Vorhaut nach Retraktion hinter den Sulcus coronarius nicht wieder reponieren lässt, wodurch eine schmerzhafte Schwellung der Glans und des distalen Vorhautanteils resultiert, die eine sofortige manuelle Reposition oder – ist dies nicht möglich – eine operative Spaltung erfordert.

Als **Balanitis** wird eine lokale Entzündung der Glans bezeichnet, bei der **Balanoposthitis** ist zusätzlich das Präputium betroffen.

- **Symptomatik, Diagnostik und Differenzialdiagnostik**

Anamnestisch muss bei Vorliegen einer Phimose das Vorliegen von relevanten Vorerkrankungen, wie z. B. Harntransportstörungen und Harnwegsinfekten, rezidivierenden Paraphimosen oder Balanitiden/Balanoposthitiden abgeklärt werden. Außerdem sollen Beschwerden bei Miktion und Erektion und ein evtl. vorliegender Leidensdruck des Jungen aufgrund der Nichtreponierbarkeit der Vorhaut erfragt werden. Häufig wird bei ausgeprägtem Befund von einer (schmerzhaften) Ballonierung der Vorhaut bei Miktion mit gelegentlichem Nachträufeln berichtet.

Präputiale Narben können zu einer langstreckigen Enge oder zu einem ganz distalen Schnürring führen. Weißliche Narben oder Plaques deuten auf das Vorliegen eines Lichen sclerosus et atrophicans hin.

33.1.2 Therapie

- **Therapieziel**

Das Ziel der Behandlung ist die Beschwerdefreiheit (vor Abschluss der Pubertät) und die freie Zurückstreifbarkeit des Präputiums. Dabei soll auf einen Erhalt des Präputiums geachtet werden, soweit dies die Behandlung der zugrunde liegenden Pathologie ermöglicht.

- **Therapieprinzip**

Hat der Junge mit einer **Phimose** relevante Beschwerden oder sind diese zu erwarten, soll zunächst eine konservative Therapie mit einer topischen Salbenbehandlung erfolgen. Nur bei Erfolglosigkeit ist eine Indikation zur Zirkumzision gegeben. Die alleinige Vorhautenge aufgrund präputialer Verklebungen oder Smegmaretentionszysten ohne Beschwerden wie schmerzhaftes Ballonieren bei Miktion oder Beschwerden bei Erektion stellen vor der Pubertät keine Behandlungsindikation dar.

> Forcierte Retraktionen der Phimose sollen unterlassen werden.

Die **Paraphimose** stellt einen Notfall dar und bedarf sofortiger Behandlung. Zunächst wird versucht, das Präputium in Analgosedierung unter Kompression zu reponieren. Gelingt dies nicht, muss der Schnürring chirurgisch inzidiert werden. Nach Abheilung ist dann ggf. elektiv die Zirkumzision zu planen.

Liegt eine **Balanitis** oder **Balanoposthitis** vor, wird diese durch Sitzbäder und lokale antiphlogistische (z. B. mit hydrokortisonhaltiger Salbe) und antibiotische Maßnahmen behandelt.

- **Therapeutisches Vorgehen**

Liegt der Verdacht auf einen **Lichen sclerosus** vor, soll dieser behandelt werden, da es sich um eine fortschreitende Erkrankung handelt, die zu einer Beteiligung der Glans und der distalen Harnröhre führen kann.

Eine topische Therapie mit einem hochpotenten Steroid (Clobetasol) für 3 Monate ist die Behandlung der ersten Wahl. Eine vollständige Zirkumzision wird empfohlen, wenn diese Therapie nicht zur vollständigen Ausheilung führt. Auch nach Zirkumzision (mit histologischer Diagnosesicherung!) wird eine 4-wöchige topische Nachbehandlung mit einem Steroid empfohlen.

Bei Jungen, die ein erhöhtes Risiko für rezidivierende fieberhafte Harnwegsinfekte aufweisen (z. B. aufgrund einer Uropathie, wie eines höhergradigen vesikoureteralen Refluxes oder posterioren Harnröhrenklappen), soll eine bestehende Vorhautenge unabhängig vom Alter chirurgisch oder medikamentös behandelt werden.

Bei der Zirkumzision ist einer vollständigen Zirkumzision gegenüber der partiellen vorhauterhaltenden Zirkumzision aufgrund der dabei höheren Komplikationsrate (erneute Enge!) der Vorzug zu geben.

- **Monitoring und Verlauf**

Nach Behandlung eines **Lichen sclerosus** ist eine langfristige Nachsorge der Patienten aufgrund des erhöhten Risikos einer Meatusstenose und eines Rezidivs geboten.

- **Prognose**

Zirkumzisionen sind mit einer signifikanten Komplikationsrate von etwa 5% vergesellschaftet. Dazu zählen insbesondere die postoperative Blutung, die Wundinfektion sowie eine Verletzung von Glans, Harnröhre oder eine zu ausgedehnte Resektion von Penisschafthaut. Diese Komplikationen können schwerwiegende Folgen nach sich ziehen und begründen die sorgfältige medizinische Indikationsstellung zur Zirkumzision.

Insbesondere nach Neugeborenenzirkumzision treten im Langzeitverlauf Meatusstenosen in einer Häufigkeit bis zu 20% auf. Die Ursache hierfür wird zum einen in einer Hyperkeratinisierung des ungeschützten Glansepithels gesehen, zum anderen durch eine lokale Minderperfusion durch die bei jeder Zirkumzision notwendige Durchtrennung der Frenulumarterie.

- **Prävention**

Die Zirkumzision bei nichteinwilligungsfähigen Jungen kann nicht routinemäßig mit Präventionszwecken begründet werden. Ausnahme ist die hochgradige Uropathie mit erhöhtem Risiko für fieberhafte Harnwegsinfekte. Insbesondere kann sie bei Kindern nicht als präventive Maßnahme zur Verhütung sexuell übertragbarer Krankheiten (inklusive HIV-Infektion) dienen. Desgleichen ist die Zirkumzision einer normalen, krankheitsfreien (d. h. nicht von Lichen sclerosus betroffener) Vorhaut nicht zur Prävention eines Peniskarzinoms geeignet.

- **Qualitätssicherung und Ausstattung**

Aufgrund der besonderen Sensibilität, die bei Eingriffen am Genitale geboten ist, ist ein besonderes Augenmerk auf eine adäquate Schmerzausschaltung während und nach einer Zirkumzision erforderlich, da es Hinweise gibt, dass langanhaltende Veränderungen der Schmerzerfahrungen zu dauerhaften Einschränkungen führen können. Daher ist bei der Zirkumzision eine entsprechende anästhesiologische Erfahrung mit Einsatz eines multimodalen Konzepts unter Einsatz einer Allgemeinanästhesie in Kombination mit Regionalanästhesieverfahren (z. B. Peniswurzelblock) und medikamentöser Analgesie zu fordern.

- **Ausblick**

Gesellschaftliche Debatten, die sich in den letzten Jahren an der rechtlichen Situation der rituellen Beschneidung in Deutschland auf der einen Seite und am Recht des Kindes zur körperlichen Unversehrtheit, insbesondere des Genitals, mit einem weitgehenden Verbot geschlechtsangleichender Operationen auf der anderen Seite, entzündet haben, werden die ärztliche Entscheidungsfindung gerade im Hinblick auf die immer noch (zu) häufig durchgeführte Zirkumzision auch in Zukunft wesentlich bestimmen. Aus kinderärztlicher und kinderchirurgischer Sicht ist daher umso genauer auf eine strenge medizinische Indikationsstellung der Zirkumzision zu achten.

33.2 Hypospadie

33.2.1 Grundlagen

Eine Hypospadie resultiert aus einem unvollständigen Schluss der Urethralrinne während der frühen Embryonalentwicklung in der 9.–13. Schwangerschaftswoche. Dementsprechend zeigt sich die Fehlbildung durch eine variable Fehlmündung der Harnröhre an der Ventralseite des Penis. Die Position des Meatus allein ist allerdings kein ausreichendes Kriterium, um den Schweregrad der Hypospadie zu erfassen. Die Länge des Penisschafts, Größe und Form der Glans, Länge und Breite der Urethralplatte, das Ausmaß der Fehlanlage des Corpus spongiosum, das Vorhandensein einer ventralen Schaftverkrümmung und Fehlbildungen des Skrotums und die Lage der Hoden müssen in die Beurteilung der Fehlbildung eingeschlossen werden und sind von erheblichem Einfluss auf das operative Vorgehen.

- **Symptomatik, Diagnostik und Differenzialdiagnostik**

In der Regel fällt eine Hypospadie direkt nach der Geburt auf und ist eine Blickdiagnose, obwohl das Ausmaß der Fehlbildung initial schwer zu bestimmen ist und oft erst während der chirurgischen Korrektur endgültig erfolgen kann. Die Form der Hypospadie wird nach der Lage der Harnröhrenmündung in verschiedene Schwergrade unterteilt (◘ Abb. 33.1). Praktisch immer ist auch eine dysplastische Vorhaut mit nur dorsalseitig ausgebildeter Vorhautschürze vorhanden.

Neben der Beurteilung des Ausmaßes der Fehlmündung der Harnröhre müssen folgende Pathologien mitbeurteilt werden:
- Penisschaftdeviation: Eindeutig oft nur bei Erektion zu sehen, kann durch ventral dysplastische Schafthaut oder sog. Chordae (ventrale bindegewebige Stränge) bedingt sein.
- Torsion/Asymmetrie: Zeigt sich durch eine asymmetrisch verlaufende Raphe; die Torsion des Penis kann zu einer Ablenkung des Harnstrahles zur Seite führen.
- Vorliegen einer penoskrotalen Transposition: Insbesondere bei schwereren Formen vorkommender hoher Ansatz des Skrotums in Höhe oder über der Penisbasis.
- Hodenlage: Zum Ausschluss eines begleitenden Hodenhochstands.
- Art und Weise der Miktion (Stärke und Richtung des Harnstrahls): Beides sollte stets erfragt oder dokumentiert werden sowie bei älteren Jungen das Auftreten von Harnwegsinfekten.

Geringgradige Hypospadien sind im Wesentlichen symptomlos. Auch bei sehr eng wirkendem, z. B. koronar gelegenem Meatus ist eine echte Enge der hypospad gelegenen Harnröhre eine Rarität, sodass eine dringli-

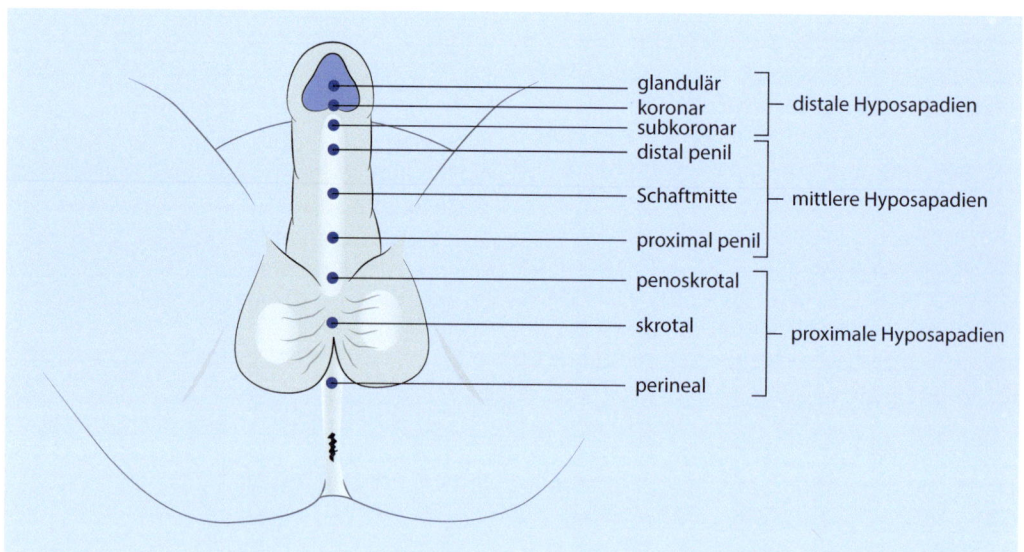

◘ Abb. 33.1 Skizze Hypospadieformen. (Aus: Mayer, S. et al. (2020). Urologie. In: Lacher, M., Hoffmann, F., Mayer, S. (eds) Kinderchirurgie für Pädiater. Springer, Berlin, Heidelberg. ▶ https://doi.org/10.1007/978-3-662-61405-1_5; adaptiert nach Stein 2016; mit freundl. Genehmigung von Springer-Verlag Berlin Heidelberg 2016)

che Meatotomie in frühem Lebensalter fast nie notwendig ist. Auffallen kann den Eltern eine tröpfelnde, spritzende oder in der Richtung (nach kaudal/ventral bzw. lateral) abgelenkte Miktion. Neben der eigentlichen Hypospadie existieren Sonderformen:

- Beim Megalomeatus findet sich ein koronar gelegener Meatus mit klaffender Fossa navicularis mit geschlossenem Vorhautring. Diese Form wird häufig erst nach Lösung der physiologischen Phimose bei zurückstreifbarer Vorhaut diagnostiziert. Es besteht eine relative Operationsindikation bei häufig spritzender, devianter Miktion.
- Die Hypospadia sine hypospadia ist durch einen orthotop gelegenen, normal konfigurierten Meatus mit Sekundärmerkmalen der Hypospadie wie dorsaler Vorhautschürze und zum Teil ausgeprägter Schaftverkrümmung nach ventral charakterisiert.
- Eine weitere Sonderform ist der angeborene „vergrabene" Penis oder „buried penis", bei dem der Penisschaft unter dem suprapubischen Hautniveau liegt. Obwohl der Penisschaft in der Regel normal groß ist, wirkt er aufgrund des in Relation ausgeprägten (Vor)hautüberschusses deutlich zu klein.

Bei proximalen Hypospadien und begleitendem ein- oder beidseitigem Hodenhochstand ist eine endokrinologische Abklärung inkl. Karyogramm zum Ausschluss einer Erkrankung aus dem Formenkreis der DSD („disorder/differences of sexual development") auszuschließen.

Differenzialdiagnostisch ist die Hypospadie von der Epispadie abzugrenzen: Bei ihr liegt die Fehlmündung der Harnröhre auf der Dorsalseite des Penis. Sie ist Teil des Blasenexstrophie-Epispadie-Komplexes (BEEK) und unterliegt anderen Korrekturprinzipien (▶ Abschn. 33.6).

Bei jedem Patienten mit proximaler Hypospadie sollte eine orientierende Sonografie der Nieren und ableitenden Harnwege erfolgen. Liegt ein unauffälliger sonografischer Befund vor, ist eine weiterführende Diagnostik nicht indiziert.

33.2.2 Therapie

■ **Therapieziel**

Das Ziel der operativen Korrektur beinhaltet funktionelle und kosmetische Aspekte:
- Anlage des (schlitzförmigen) Neomeatus in orthotoper Position im Bereich der distalen Glans.
- Penisschaftaufrichtung bei ventraler Schaftverkrümmung mit dem Ziel einer Krümmung <30°.
- Nach vorne gerichteter, nicht abgelenkter ungeteilter Harnstrahl bei ausreichender Weite der Neourethra und des Meatus.
- Normale Sexualfunktion.
- Ansprechender ästhetischer Aspekt (z. B. wie nach Zirkumzision).

■ **Therapieprinzip**

Aufgrund der kognitiven und emotionalen Entwicklung des Kindes mit Beginn der Körper- und Geschlechtsidentifikation sollte die Behandlung der Hypospadie spätestens mit dem vollendeten 3. Lebensjahr abgeschlossen sein.

> Der geeignetste Zeitpunkt der operativen Korrektur liegt zwischen dem 9. und 18. Lebensmonat.

Bei der Korrektur der Hypospadie ist eine Vielzahl von Operationsmethoden und -varianten beschrieben, daher kann an dieser Stelle nicht auf alle Techniken im Einzelnen eingegangen werden. Dennoch hat sich für die häufigsten Formen in den letzten Jahrzehnten eine gewisse Standardisierung durch die zunehmende Verbreitung einzelner Techniken (z. B. „tubularized incised plate", TIP) ergeben. Die Wahl des Verfahrens ist abhängig vom Befund und von der Erfahrung des Operateurs und kann häufig erst intraoperativ getroffen werden.

■ **Therapeutisches Vorgehen**

Bei Inspektion des Befunds ist zunächst zu entscheiden, ob eine einzeitige Korrektur erfolgversprechend ist oder ob primär ein zweizeitiges Verfahren gewählt werden soll. Dies ist beispielsweise bei proximaler Hypospadie mit stark verkürzender Urethralplatte und ausgeprägter penoskrotaler Transposition der Fall.

In jedem Fall wird intraoperativ zunächst nach Ablösen der Penisschafthaut eine artifizielle Erektion durchgeführt, um das Ausmaß der Schaftverkrümmung zu bestimmen. Je nach Ausmaß und auslösendem Faktor (z. B. dem Vorhandensein von ventralen Chordae, d. h. bindegewebigen verkürzenden Gewebesträngen) existieren auch hier verschiedene Techniken der Korrektur.

Je nach Lage des Meatus muss dann eine Rekonstruktion der eigentlichen Urethra erfolgen. Beim am weitesten verbreiteten Verfahren, der sog. TIP-Korrektur („tubularized incised plate") wird die Urethralplatte dorsal inzidiert, um das spätere Lumen zu erweitern und dann u-förmig umschnitten und über einen geeigneten Katheter tubularisiert. Bei großen Defekten kann zur besseren Epithelialisierung dorsal auch ein freies Vorhauttransplantat eingelegt werden („dorsal inlay graft urethroplasty", DIGU). Eine darübergelegte, aus der dorsalen Tunica dartos präparierte und perfundierte Schicht dient zur Prophylaxe einer Wundheilungsstörung und damit einer Fistelbildung.

Mit dieser Methode lassen sich die meisten Hypospadien bis etwa zur proximal penilen Form korrigieren. Lediglich bei schwereren Formen ist eine zweizeitige Konstruktion der Harnröhre notwendig, ggf. auch mit Einsatz von Mundschleimhautinlays, dies insbesondere bei Rezidiveingriffen.

■ **Monitoring und Verlauf**
Intraoperativ wird in der Regel eine Harnableitung angelegt, in der Regel über einen „dripping stent", d. h. eine beutelfreie Ableitung in die Windel oder über einen suprapubischen Blasenkatheter, wobei bei distalen Formen der Hypospadie auch gute Ergebnisse ohne temporäre Harnableitung bzw. Harnröhrenschienung beschrieben sind. Der stationäre Aufenthalt beträgt etwa 2–3 Tage. Eine – früher übliche – Fixierung der Jungen in Rückenlage postoperativ ist nicht erforderlich. Die Harnröhrenschienung wird je nach Komplexität der Korrektur nach 3–14 Tagen entfernt.

Nach Abschluss der primären Wundheilung sind Spätkontrollen nach einem Jahr, vor der Einschulung sowie in der Pubertät empfohlen.

■ **Prognose**
In der Regel lässt sich heute bei allen Patienten ein gutes kosmetisches und funktionelles Resultat erzielen, auch bei schweren Hypospadien – hier allerdings häufig nur in mehrschrittigen Verfahren. Auch von einer ungestörten sexuellen Entwicklung kann in der Regel ausgegangen werden. Die Vaterschaftsrate von Männern mit ehemaliger Hypospadie ist wahrscheinlich nicht eingeschränkt, ausgenommen bei Patienten mit schweren Formen der Hypospadie. Dabei spielen allerdings möglicherweise auch sekundäre Einflussfaktoren eine Rolle (beidseitiger Hodenhochstand, Hypogonadismus etc.).

■ **Prävention**
Präventive Maßnahmen zur Vermeidung einer Hypospadie sind nicht bekannt. Es kann bei erneutem Kinderwunsch der Eltern sinnvoll sein, darauf hinzuweisen, dass eine familiäre Häufung besteht und das statistische Wiederholungsrisiko bei einem Bruder 12–14 % beträgt und etwa 7–9 % beim Sohn eines Vaters mit Hypospadie. Als Risikofaktoren gelten ein mütterliches Risiko >35 Jahre, ein Nikotinkonsum sowie ein Diabetes mellitus während der Schwangerschaft. Weiterhin wird eine erhöhte Östrogenbelastung in der Umwelt in den letzten Jahrzehnten als Einflussfaktor auf die Entwicklung einer Hypospadie diskutiert. Eine dementsprechende zweifelsfreie Erhöhung der Inzidenz der Hypospadie ist aber bislang nicht nachgewiesen.

■ **Qualitätssicherung und Ausstattung**
Aufgrund der Komplexität der Korrektur insbesondere bei schweren Formen der Hypospadie sollte die operative Korrektur nur in Zentren mit ausreichender Erfahrung erfolgen. Ein Monitoring von Komplikationsrate (insbesondere Fistelrate) sollte erfolgen. Mikrochirurgisches Instrumentarium und chirurgisches Arbeiten unter Lupenvergrößerung sind als „state of the art" anzusehen.

Ausblick

Ein Paradigmenwechsel zeichnet sich derzeit in der perioperativen Behandlung zumindest unkomplizierter Hypospadien ab: Während früher standardmäßig eine antibiotische Prophylaxe oder sogar Therapie für bis zu 2 Wochen postoperativ durchgeführt wurde, zeigt sich, dass dies häufig nicht erforderlich ist. Somit lässt sich auch auf diesem Gebiet – im Einklang mit anderen operativen Disziplinen – deutlich antibiotikasparender arbeiten, was die Resistenzentwicklung pathogener Keime positiv beeinflussen dürfte.

Die aktuelle gesellschaftliche Entwicklung hin zu einer zunehmenden Akzeptanz nichteindeutiger Geschlechtszuweisungen betrifft in Zukunft auch die Hypospadiechirurgie, zumindest in Deutschland: Das seit Mai 2021 geltende deutsche „Gesetz zum Schutz von Kindern mit Varianten der Geschlechtsentwicklung" betrifft auch Patienten mit schweren (penoskrotalen, perinealen) Hypospadien, da diese gemäß der Chicago-Konsensuskonferenz von 2005 formal zum Formenkreis der 46XY-DSD gehören. Eine Korrektur proximaler Hypospadien ist daher derzeit prinzipiell familiengerichtlich genehmigungspflichtig. Es zeichnet sich ab, dass dies bei Eltern und Behandlern für erhebliche Unsicherheit sorgt und zu administrativem Mehraufwand führt. Es muss das Ziel sein, durch eine entsprechende berufspolitische Einflussnahme – möglichst gemeinsam mit Betroffenenverbänden – diese unbefriedigende gesetzliche Situation in Zukunft wieder zu revidieren.

33.3 Varikozele

33.3.1 Grundlagen

Unter einer Varikozele versteht man eine dilatative und varizenartige Veränderung der Venen des Plexus pampiniformis, über den die venöse Blutdrainage des Hodens und Nebenhodens stattfindet. Infolge heute noch teilweise ungeklärter Pathomechanismen kann bei starker Ausprägung eine Schädigung des Hodengewebes mit Volumenreduktion und möglicherweise eingeschränkter Spermiogenese eintreten. Die Bedeutung der Varikozele bei Jugendlichen hinsichtlich einer späteren möglichen Fertilitätsstörung ist allerdings nicht sicher bekannt. Die Notwendigkeit und der Zeitpunkt der Therapie werden daher immer noch kontrovers diskutiert.

Symptomatik, Diagnostik und Differenzialdiagnostik

Die Varikozele ist meist asymptomatisch, lediglich in etwa 5 % der Patienten treten Missempfindungen, ein dumpfes Druckgefühl oder ziehende Schmerzen auf. Sie tritt fast ausschließlich auf der linken Seite auf.

> **Cave**
> Eine rechtsseitige Varikozele ist sehr selten und bedarf der Abklärung einer retroperitonealen Raumforderung.

Die Varikozele wird in anhand des klinischen und sonografischen Befunds in 3 Grade eingeteilt (eTab. 33.1). Die klinische Untersuchung sollte immer sowohl im Stehen als auch im Liegen erfolgen.

Palpatorisch finden sich weiche und schmerzfreie Gefäßknäuel im Skrotum entlang des Samenstrangs, die als „Sack voll Würmer" beschrieben werden. Beim Valsalva-Manöver kann es zu einer Vergrößerung kommen; im Liegen kann es einer Verkleinerung kommen.

Der Hoden muss hinsichtlich Größe und Konsistenz beurteilt werden. Zwingend muss eine Volumetrie des Hodens mittels der Sonografie erfolgen.

Bei jeder Varikozele muss eine Sonografie der Niere durchgeführt werden, um eine sekundäre Varikozele aufgrund einer Raumforderung der Niere (z. B. Wilms-Tumor) auszuschließen.

Eine Samenanalyse ist zur Beurteilung der Operationsbedürftigkeit einer Varikozele im Jugendalter kein brauchbares Kriterium.

33.3.2 Therapie

Therapieziel

Das Ziel der Behandlung der Varikozele besteht bei Beschwerdefreiheit in der Vermeidung einer weiteren (relativen) Hodenvolumenabnahme bzw. in einem Aufholwachstum des Hodens. Die aktuelle Studienlage zeigt, dass sich in den meisten Fällen durch eine Operation eine vorher bestehende testikuläre Volumendifferenz normalisieren lässt.

- **Therapieprinzip**

Alle Operationsverfahren und ihre Varianten zielen auf eine Unterbrechung des retrograden Flusses in der V. testicularis mit oder ohne Schonung der A. testicularis bzw. der begleitenden Lymphgefäße ab.

- **Therapeutisches Vorgehen**

Bei der schmerzhaften Varikozele besteht die Indikation zur Operation. Bei nichtschmerzhafter Varikozele und einer Volumendifferenz zum rechten Hoden von >20 % kann gemäß EAU-Guidelines ebenfalls die Operation empfohlen werden. In allen anderen Fällen sollte eine Kontrollsonografie in 6–12 Monaten durchgeführt werden. Bei ausbleibender Volumendifferenzzunahme und Beschwerdefreiheit kann weiter konservativ vorgegangen werden.

Das verbreitetste Verfahren besteht in der retroperitonealen Durchtrennung der linken A. und V. testicularis (unter möglicher Schonung der Lymphgefäße), die technisch einfach und risikoarm laparoskopisch durchgeführt werden können. Auch sub- oder suprainguinale mikrochirurgische Verfahren mit selektiver Durchtrennung der V. testicularis sind beschrieben. Ferner ist eine retrograde antegrade Sklerosierung der Vene (nach Tauber) möglich.

- **Monitoring und Verlauf**

Bei bestehender Varikozele ohne Beschwerden und ohne wesentliche Volumendifferenz sollte bis zum Ende des Wachstumsalter eine regelmäßige, z. B. jährliche Verlaufskontrolle mit Volumetrie der Hoden erfolgen, um eine Abnahme des Hodenwachstums nicht zu übersehen.

Nach operativer Korrektur der Varikozele ist gleichermaßen eine Nachsorge erforderlich, um die Entwicklung einer Hydrocele testis bzw. einer Hodenatrophie nicht zu übersehen.

- **Prognose**

Bei erwachsenen Männern mit unerfülltem Kinderwunsch besteht bei bestehender Varikozele durch eine Operation eine Möglichkeit einer Steigerung der Vaterschaftsrate. Andererseits sind auch 80 % aller Männer mit Varikozele auch ohne Operation fertil, sodass die Frage der Notwendigkeit einer frühzeitigen Operation im Jugendalter aus dieser Indikation heraus weiter unklar bleibt.

Die Rate der Komplikationen einer Korrektur ist abhängig von der Operationsmethode. So ist das Risiko eines Rezidivs bei der subkutanen Sklerosierung am höchsten (bis zu 25 %), während eine Hydrozele bei der Methode nach Palomo am häufigsten ist (bis zu 40 %, allerdings nicht in jedem Fall operationsbedürftig). Gefürchtet ist die seltene Komplikation einer Hodenatrophie oder -nekrose (insgesamt <1 %, am häufigsten nach antegrader Sklerosierung bzw. mikrochirurgischen Techniken).

- **Prävention**

Präventive Maßnahmen, die die Ausbildung einer Varikozele beeinflussen können, sind nicht bekannt.

- **Qualitätssicherung und Ausstattung**

Als Voraussetzung zur Durchführung der Behandlung ist eine ausreichende (kinder)urologische Erfahrung zur Beurteilung von akuten Erkrankungen des Hodens sowie der Nieren erforderlich, insbesondere eine ausreichende Expertise in der sonografischen Beurteilung der Nieren und des äußeren Genitals.

Für die operative Korrektur ist eine entsprechende Erfahrung in laparoskopischer Chirurgie bzw. bei offenen Verfahren in mikrochirurgischer Technik vonnöten.

- **Ausblick**

Eine deutsche AWMF-Leitlinie zur Varikozele existiert nicht. Zur Therapiefindung kann die 2020 aktualisierte Guideline der European Association of Urology (EAU) herangezogen werden.

Die relevante Unsicherheit, ab wann eine operative Therapie der Varikozele im Jugendalter erforderlich ist, lässt sich – abseits der pragmatischen Empfehlung einer

Volumendifferenz von 20 % – weiterhin nicht mit letzter Sicherheit klären. Zukünftig werden möglicherweise Langzeitstudien den Einfluss auf die spätere Fertilität besser bewerten können.

33.4 Hodenhochstand

33.4.1 Grundlagen

Der Hodenhochstand (Maldescensus testis) stellt die häufigste kongenitale Anomalie des Urogenitaltrakts bei Jungen dar, die bei Frühgeborenen bis zu 30 % und bei Reifgeborenen immerhin noch etwa 0,7–3 % aller Jungen betrifft. Durch eine Ausschüttung gonadotroper Hormone, durch die die Leydig-Zellen des Hodens zur Produktion von Testosteron veranlasst werden („Minipubertät"), kommt es in den ersten Lebensmonaten zu einem spontanen Deszensus, sodass die Rate des Maldeszensus bei gesunden Jungen am Ende des ersten Lebensjahres noch 1 % beträgt.

Eine Störung dieser Hypothalamus-Hypophysen-Gonadenachse (auch schon intrauterin) kann somit zu einem Hodenhochstand führen. In einem Teil der Fälle lässt sich, v. a. bei Vorliegen weiterer morphologischer Auffälligkeiten, eine genetische oder endokrinologische Ursache sichern. Beim Großteil der Patienten ist ohne weitere klinische Symptome und mit unauffälliger Familienanamnese jedoch keine weitere humangenetische oder endokrinologische Abklärung erforderlich.

- **Symptomatik, Diagnostik und Differenzialdiagnostik**

Der physiologische Deszensus des Hodens vom Unterpol der Niere bis zum Skrotum kann an jeder Stelle unterbrochen bzw. fehlgeleitet werden. Daraus resultiert eine Reihe von Fehllagen, die mit unterschiedlichen Begrifflichkeiten belegt werden. Insbesondere für die Planung der Therapie hat sich die Einteilung nach palpablem und nichtpalpablem Hoden bewährt.

Kryptorchismus Überbegriff für den nichtpalpablen Hoden. Darunter fällt sowohl die Hodenagenesie/Hodenaplasie als auch der Bauchhoden (Retentio testis abdominalis), der etwa 50–60 % der Fälle des nichtpalpablen Hodens ausmacht.

Leistenhoden Der Leistenhoden wird auch als Retentio testis inguinalis bezeichnet. Der Hoden kann inguinal palpiert und nicht nach skrotal mobilisiert werden.

Gleithoden Der Hoden ist nach Palpation manuell bis in das Skrotum verlagern, gleitet aber sofort in seine ursprüngliche präskrotal gelegene Lage zurück und verbleibt dort.

Hodenektopie Bei dieser Variante kommt der Hoden außerhalb des physiologischen Deszensuswegs zu liegen, meist inguinal epifaszial (kann bei der Untersuchung mit einem Leistenhoden verwechselt werden), selten auch femoral, penil, suprapubisch oder in der anderen Skrotalhälfte. Aufgrund der Lage ist hier der Hoden nicht immer zu tasten. Ursächlich ist eine Fehlinsertion des Gubernaculum testis.

Pendelhoden Bei dieser nicht behandlungsbedürftigen Normvariante liegt eine prinzipiell skrotale Hodenlage vor, durch einen überschießenden Kremasterreflex kann der Hoden jedoch präskrotal oder inguinal palpabel sein. Im Unterschied zum Gleithoden verbleibt er nach müheloser Verlagerung nach skrotal zunächst dort.

Sekundärer Aszensus Bei dieser Sonderform des Hodenhochstands liegt zunächst eine skrotale Hodenlage vor. Im Rahmen des Längenwachstums kommt es jedoch zu einer Aszension des Hodens in Richtung Gleit- oder Leistenhoden.

Sekundärer Hodenhochstand Mit diesem Begriff wird im Unterschied zum sekundären Aszensus eine iatrogen verursachte Hodenaszension bezeichnet, etwa nach Leistenhernienoperation im Säuglingsalter.

33.4.2 Therapie

- **Therapieziel**

Das Ziel der Behandlung ist die dauerhafte Verlagerung und Fixierung der fehlpositionierten Hoden in das Skrotum. Das Ziel sollte bis zum Ende des ersten Lebensjahrs erreicht sein (bei Frühgeborenen gilt das korrigierte Alter). Dies dient zum Erhalt der Fertilität und zur Vermeidung von Sekundärschäden. Die rechtzeitige Verlagerung des Hoden nach skrotal führt nachweislich zu einem besseren Hodenwachstum, einer geringeren Abnahme der Keimzellen sowie möglicherweise einem später niedrigeren Risiko einer malignen Entartung.

- **Therapieprinzip**

Die Therapie hängt zunächst vom Alter des Patienten ab. Bis zum 6. Lebensmonat kann der spontane Deszensus abgewartet werden, danach wird dieser zunehmend unwahrscheinlich.

Grundlegende Therapie ist die operative Verlagerung des Hodens, die sich in der Technik je nach primärer Lage des Hodens unterscheidet. In allen Fällen soll die Therapie mit dem Ende des ersten Lebensjahres abgeschlossen sein (eKasuistik 33.1).

Die Hormontherapie ist in den letzten Jahren zunehmend in den Hintergrund gerückt. In der aktuellen deutschen S2k-Leitlinie wird die Hormontherapie nur noch für den Gleithoden empfohlen. Die hormonelle Stimulation bewirkt zunächst eine Reifung der neonatale Gonozyten und führt in maximal 20 % der Patienten zu einem Deszensus des Hodens. Zudem wird in etwa 20–25 % der zunächst erfolgreich mit dieser Methode behandelten Patienten ein Reaszensus beobachtet. Aufgrund ihrer Nebenwirkungen wird die Hormontherapie zunehmend kritisch gesehen: Sie umfassen sowohl (häufige) temporäre Symptome wie Aggressivität und Virilisierungssymptome als auch (sehr seltene) Komplikationen wie einen frühzeitigen Epiphysenverschluss, eine Linksherzhypertrophie und Zerebralischämien. Zudem hat die Hormontherapie durch Induktion von Apoptose der Keimzellen und eine akute Entzündungsreaktion am Hodengewebe möglicherweise einen negativen Einfluss auf die spätere Spermatogenese.

Daher, und auch um eine weitere Verzögerung der operativen Therapie aufgrund der relativ niedrigen Erfolgsrate zu vermeiden, sollte eine Hormontherapie auch nicht bei Patienten nach dem Ende des ersten Lebensjahres angewendet werden. Gemäß der deutschen AWMF-Leitlinie gibt es auch keine Indikation für eine postoperative (neoadjuvante) Hormontherapie, obwohl dieses Vorgehen in den EAU-Guidelines als Option genannt wird.

- **Therapeutisches Vorgehen**

Es bestehen sowohl konservative als auch operative Therapieoptionen.

- - **Hormontherapie**

Bei einem (beidseitigen) Gleithoden kann ab dem 6. Lebensmonat eine konservative Therapie mit Gonadoliberin (GnRH) allein oder in Kombination mit β-hCG durchgeführt werden. Der Erfolg muss kontrolliert werden und die Therapie soll den Therapieabschluss bis zum Ende des ersten Lebensjahres nicht verzögern.

> **Therapieregime einer Hormontherapie bei Gleithoden**
> - GnRH 3 × 400 µg/Tag als Nasenspray, entspricht 3-mal täglich einem Sprühstoß von 200 µg pro Nasenloch über 4 Wochen als Monotherapie.
> - Optional anschließend β-hCG 1 × 500 I.E. wöchentlich als i.m.-Injektion über 3 Wochen.

- - **Operative Therapie bei nichtpalpablem Hoden**

Bei nichtpalpablem Hoden besteht ab dem 6. Lebensmonat die Indikation zur diagnostischen Laparoskopie. In Narkose soll dann zunächst noch einmal die Leiste palpiert werden, ist dann ein Hoden palpabel, erfolgt eine inguinale Funikulolyse und Orchidopexie. Ist weiterhin kein Hoden palpabel, erfolgt die Laparoskopie. Zeigt sich dabei ein

Bauchhoden mit kurzen Samenstranggefäßen, werden diese proximal oder distal (hodennah) durchtrennt oder geklippt (Fowler-Stephens-I-Prozedur). Die Blutversorgung des Hodens erfolgt dann ausschließlich über die Gefäße des Ductus deferens bzw. die Kremastergefäße und – sofern vorhanden – über das Gubernakulum. Um dieser Kollateralgefäßversorgung ausreichend Zeit zur Entwicklung zu geben, wird in einer zweiten Sitzung nach 3–6 Monaten der Hoden von inguinal nach skrotal verlagert (Fowler-Stephens-II-Prozedur). Im Vergleich zum einzeitigen Vorgehen ist das Risiko der Hodenatrophie beim getrennten Vorgehen deutlich niedriger. Lediglich wenn der Hoden unmittelbar am inneren Leistenring liegt oder ein sog. „peeping testis" vorliegt, kann eine einzeitige Operation erwogen werden.

Zeigt sich in der Laparoskopie ein blind endender Ductus deferens und blind endende Gefäße, liegt ein sog. „vanishing testis" vor, vermutlich nach intrauteriner Torsion und der Eingriff kann beendet werden. Ein minimaler, sicher nichtfunktionsfähiger Hodenrest („nubbin") sollte entfernt werden. In diesem Fall wird die prophylaktische Orchidopexie des verbliebenen Hodens zur Torsionsprophylaxe nicht empfohlen.

Ziehen Ductus und Gefäße nach inguinal, erfolgt in gleicher Sitzung die inguinale Exploration zur Funikulolyse und Orchidopexie bzw. zur Entfernung eines atrophes Hodenrestes (eKasuistik 33.2).

▪▪ Operative Therapie bei palpablem Hoden
Bei Leisten-, Gleit- oder ektopem Hoden wird, nach Eröffnung des Leistenkanals bis zum inneren Leistenring eine ausgiebige Orchidofunikulolyse mit vollständiger Dissektion der Kremasterfasern durchgeführt. Nach ausreichender Mobilisation wird der Hoden spannungsfrei im Skrotum pexiert. Falls ein offener Processus vaginalis vorliegt, wird dieser in Höhe des inneren Leistenrings verschlossen. Aufgrund einer möglichen späteren Fertilitätseinschränkung sollte auf das Vorliegen einer Hoden-Nebenhoden-Dissoziation geachtet und diese dokumentiert werden. Liegt eine Hydatide testis (Morgagni-Hydatide, Überrest der Müller-Strukturen) vor, wird diese zur Prophylaxe einer späteren Hydatidentorsion reseziert.

Ein beidseitiger Hodenhochstand kann, außer bei ausgeprägtem Mikroskrotum, in der Regel in einer Sitzung korrigiert werden.

▪ Monitoring und Verlauf
Bei **nicht operationsbedürftigem Pendelhoden** muss die Lage des Hodens zum Ausschluss eines sekundären Aszensus bis zur Pubertät jährlich kontrolliert werden.

Bei jedem **operativ korrigierten Hodenhochstand** ist im ersten Jahr das Ausbleiben eines Rezidivs vierteljährlich zu dokumentieren, danach bis zum Abschluss des Wachstums jährlich. Die Eltern und später der Jugendliche müssen über ein mögliches Entartungsrisiko und Fertilitätsstörungen (insbesondere bei beidseitigem Hodenhochstand) aufgeklärt werden. Mit dem Eintritt in die Pubertät müssen die Jungen angeleitet werden, eine Selbstuntersuchung des Hodens durchzuführen. Eine Anleitung hierzu ist unter ▶ www.hodencheck.de zu finden. Sollte ein Hoden atrophieren oder lag eine einseitige Hodenagenesie vor (z. B. nach „vanishing testis"), kann nach Abschluss der Pubertät auf Wunsch eine an die Größe des kontralateralen Hodens angepasste Hodenprothese implantiert werden.

▪ Prognose
Die Erfolgsrate einer Orchidopexie insgesamt liegt – je nach Ausgangslage des Hodens – zwischen 74 % und 92 %. Nach inguinaler Funikulolyse und Orchidopexie ist mit einer Häufigkeit von etwa 1 % mit einer Hodenatrophie als schwerster Komplikation zu rechnen, nach zweizeitiger Fowler-Stephens-Prozedur bei Bauchhoden steigt die Rate auf 8–20 % an (bei einzeitiger Operation etwa 30 %). Bei einer intraoperativen Verletzung des Ductus deferens (ca. 1–5 %) kann eine mikrochirurgische Adaptation mit guter Chance auf eine Rekanalisation durchgeführt werden. Ein Rezidivhodenhochstand tritt nach Standardoperation etwa in 1–5 % der Patienten auf. In diesem Fall ist eine

Rezidivfunikulolyse und Orchidopexie frühestens 6 Monate nach initialer Operation zu empfehlen, bei allerdings erhöhtem Risiko für die Hodenperfusion und eine Verletzung des Ductus deferens.

Männer mit ehemaligem Hodenhochstand weisen ein 2- bis 8-fach erhöhtes Risiko für die Entwicklung eines malignen Hodentumors auf und dementsprechend findet sich bei Männern mit malignen Hodentumor ein Maldeszensus deutlich häufiger in der Vorgeschichte als gemäß der Inzidenz zu erwarten wäre (5–10 % der Fälle).

Bei Männern mit einseitigem Hodenhochstand in der Vorgeschichte lässt sich eine niedrigere Spermienzahl und insgesamt eine schlechtere Samenqualität im Vergleich zu Männern mit beidseits primär deszendierten Hoden nachweisen, die Vaterschaftsrate ist allerdings nicht erniedrigt. Bei ehemaligem beidseitigem Hodenhochstand ist auch diese dann vermindert: Männer mit beidseitigem – behandelten – Hodenhochstand weisen immer noch in 42 % der Fälle später eine Azoospermie auf.

■ **Prävention**
Eine eigentliche Präventionsmöglichkeit eines Hodenhochstandes besteht nicht. Allerdings kommt der rechtzeitigen Erkennung und Operation eine erhebliche Bedeutung zur Prävention von Spätschäden (Fertilität und Malignitätsentwicklung) zu, da immer noch ein relevanter Anteil der Jungen verspätet einer Operation zugeführt wird (je nach Studienlage bis zu 50 % erst nach dem 2. Geburtstag!). Dies ist insbesondere von Bedeutung, da in westlichen Ländern in den letzten Jahrzehnten eine Abnahme der Fertilität (Samenqualität) bei Männern beobachtet wird, die vermutlich multifaktoriell bedingt ist.

■ **Qualitätssicherung und Ausstattung**
Strukturierte Nachsorge in Zusammenarbeit mit den niedergelassenen Kinderärzten sollte gewährleistet sein. Für die operative Behandlung von Patienten mit Bauchhoden muss die Möglichkeit einer Laparoskopie gegeben sein. Mikrochirurgisches Instrumentarium sollte zur Behandlung von intraoperativen Komplikationen wie der Verletzung des Ductus deferens zur Verfügung stehen.

■ **Ausblick**
In den letzten Jahren ist der Stellenwert der Hormontherapie immer weiter in den Hintergrund gerückt. Derzeit legt die aktuelle Studienlage nahe, dass dies auch in Zukunft der Fall sein wird und nur in besonderen Fällen noch eine Option darstellt. Es wird sich zeigen, ob bei der nächsten Überarbeitung der Leitlinie diese Therapieform sogar vollständig aus den Empfehlungen herausgenommen wird. Wichtiger aber scheint, gerade auch in der Ausbildung der niedergelassenen Kinderärzte darauf hinzuarbeiten, dass eine zeitgerechte Operation bis zum Ende des ersten Lebensjahres von großer Bedeutung ist.

33.5 Akutes Skrotum

33.5.1 Grundlagen

Das akute Skrotum ist eine Notfallsituation, zu der verschiedene Erkrankungen führen können, die mit rasch progredienten Beschwerden einhergehen. Die wichtigste Differenzialdiagnose ist die Hodentorsion, die ein rasches Handeln erfordert, um ischämische Schäden am Hoden oder sogar einen Hodenverlust zu vermeiden. Durch sorgsame Anamneseerhebung, eine genaue klinische Untersuchung und die (Farbdoppler)sonografie können die zugrunde liegenden Ursachen des akuten Skrotums erkannt und im Falle einer Torsion eine sofortige operative Versorgung ermöglicht werden.

■ **Symptomatik, Diagnostik und Differenzialdiagnostik**
Ein akutes Skrotum zeigt sich durch Schmerzen, Schwellung und Rötung eines, gelegentlich auch beider Skrotalfächer. Die Stärke dieser Symptome kann variieren.

Anamnese Ein plötzlich einsetzender Schmerz, gelegentlich mit Erbrechen, häufig in den frühen Morgenstunden, weist auf eine Hodentorsion hin. Ein langsamer, subakuter

Fehlbildungen und Erkrankungen des äußeren Genitals

Schmerzverlauf über mehrere Tage spricht eher für ein entzündliches Geschehen wie eine Epididymitis. Gelegentlich werden dabei auch undulierende Schmerzen angegeben. Selten sind intermittierende Torsionen mit zwischenzeitlicher Beschwerdefreiheit.

Klinische Untersuchung Es werden Lage und Größe des Hodens beurteilt sowie die Schwellung des Hodensacks, wobei auf die physiologische Fältelung der Hodensackhaut geachtet wird. Ein hochstehender, oft quer liegender Hoden mit negativem Kremasterreflex (Brunzel-Zeichen) spricht für eine Hodentorsion, allerdings sind die Untersuchungsbedingungen aufgrund der hohen Schmerzhaftigkeit auch entzündlicher Hodenerkrankungen oft eingeschränkt. Ein vorhandener Kremasterreflex spricht gegen eine Torsion, eine durch die Skrotalhaut sicht- und tastbare dolente und verschiebliche Resistenz („blue-dot-sign") für eine Hydatidentorsion.

Laborchemische Untersuchung Häufig keine spezifischen Pathologien, allenfalls milde Erhöhungen der Entzündungsparameter z. B. bei Epididymitis. Bei Verdacht auf entzündliche Genese sollte stets ein Urinstatus und eine Urinkultur gewonnen werden, um eine Harnwegsinfektion auszuschließen. Dennoch bleibt auch die Urinuntersuchung bei Epididymitis häufig unauffällig.

Sonografie Es wird die Morphologie des Hodens im B-Mode mit obligatem Seitenvergleich dokumentiert. Hodenvolumen, ggf. pathologische Veränderungen des Parenchyms sowie paratestikuläre Veränderungen (Hodenhüllen, Epididymitis, Hydatide, Skrotalödem) werden erfasst. Bei der farbkodierten Duplexsonografie wird insbesondere die zentrale Durchblutung des betroffenen Hodens untersucht. Insbesondere bei jungen Kindern im Säuglings- und Kleinkindalter hat dies jedoch seine Limitationen.

Mögliche Differenzialdiagnosen und deren Therapie sind in ◘ Tab. 33.1 zusammengefasst.

33.5.2 Therapie

■ **Therapieziel**
Ziel der Therapie ist der Erhalt des Hodens und der Hodenfunktion. Dies ist insbesondere bei der Hodentorsion von großer Bedeutung.

> Eine Hodentorsion darf nicht übersehen oder verzögert behandelt werden, da ab einem Zeitintervall von 6 h ein Hodenverlust droht.

◘ Tab. 33.1 Differenzialdiagnosen des akuten Skrotums

Diagnose	Ätiologie	Therapie
Hodentorsion	Idiopathisch, gelegentlich nach sportlicher Betätigung	Operativ sofort
Hydatidentorsion	Idiopathisch	Bei mäßiger Symptomatik konservativ, bei starken Schmerzen operativ
Epididymitis	Bakteriell, viral?	Konservativ, ggf. antibiotisch, bei Abszedierung operativ
Orchitis	Viral (z. B. Mumps)	Konservativ
Inkarzerierte Leistenhernie	Angeboren (indirekte LH)	Manuelle Reposition, frühelektive Herniotomie
Hydrozele, Spermatozele	Idiopathisch	Ggf. elektiv operativ
Hodenprellung, Hämatozele	Traumatisch	Konservativ, ggf. operativ
Idiopathisches Skrotalödem	Idiopathisch	Konservativ
Purpura-Schoenlein-Henoch	Autoimmun	Konservativ

Dabei bleibt es eine Herausforderung für den behandelnden Arzt, aus der Anzahl der verschiedenen entzündlichen und idiopathischen Prozesse, diese Notfälle herauszufiltern und zeitgerecht der Operation zuzuführen, ohne zu viele Hodenfreilegungen vornehmen zu müssen.

- **Therapieprinzip**

Die Therapie richtet sich nach der Ätiologie bzw. dem zugrunde liegenden Prozess.

Eine vorliegende **Hodentorsion** muss innerhalb von 6 h operativ freigelegt und detorquiert werden. Liegen nur geringste Zweifel an einer entzündlichen oder idiopathischen Diagnose vor, muss die Hodenfreilegung angestrebt werden.

Prinzipiell gilt Gleiches für die **Hydatidentorsion**: Obwohl sie konservativ behandelt werden kann, da keine Schädigung des Hodens droht, kann die operative Sanierung mit Abtragung der Hydatide zu einer raschen Beschwerdefreiheit führen und die Krankheitsdauer verringern.

Bei **entzündlichen Ursachen** und **idiopathischen Formen** des akuten Skrotums helfen lokale Maßnahmen wie kühlende Umschläge und Hodenbänkchen, ggf. nichtsteroidale Antiphlogistika. Bei V. a. eine Epididymitis ist eine i.v.-Antibiose auch ohne Keimnachweis im Urin indiziert. Zeigt sich im Verlauf einer Epididymitis sonografisch eine Abszedierung, muss eine Hodenfreilegung erfolgen.

- **Therapeutisches Vorgehen**

Die Orchidopexie erfolgt prinzipiell von skrotal, bei unklarem Befund (Differenzialdiagnose inkarzerierte Leistenhernie oder protrahierter Vorstellung mit Risiko der Ablatio) auch von inguinal. Nach Freilegung und Detorquierung des Hodens muss die Reperfusionszeit (bis zu 30 min) abgewartet werden. Zur besseren Beurteilung des Hodenparenchyms und der Reperfusion kann die Tunica albuginea inzidiert werden. Ist der Hoden sicher nekrotisch, wird er abladiert, auch um durch im Rahmen der entzündlichen Begleitreaktion entstehende Autoantikörper eine Schädigung des gegenseitigen Hodens zu verhindern (sog. sympathische Orchidopathie).

Dagegen spricht für die Erhaltung eines teilgeschädigten Hodens die Tatsache, dass auch bei permanent geschädigter Spermatogenese die wesentlich robusteren Sertoli-Zellen noch eine Hormonfunktion gewährleisten können. Die Entscheidung für oder gegen den Organerhalt ist daher mitunter nicht einfach.

- **Monitoring und Verlauf**

Entzündliche Veränderungen des Hodens klingen mit den oben geschilderten konservativen Maßnahmen in der Regel innerhalb weniger Tage ab. Bei einem protrahierten Verlauf muss eine Reevaluation mit erneuter Sonografie erfolgen.

Nach operativer Detorquierung ist eine rasche Beschwerdefreiheit zu erwarten.

- **Prognose**

Insbesondere bei der Hodentorsion hängt die Prognose von der Dauer der Ischämie ab. Bereits nach 2 h lassen sich histologische Veränderungen des Hodenparenchyms mit einer Atrophie von Hodengewebe beobachten. Die Schädigung betrifft zunächst die Spermatogenese, bei längerer Ischämiezeit auch die Hormonproduktion. Beträgt die Ischämiezeit >6 h, wird in der Regel ein Organerhalt nicht mehr sinnvoll möglich sein.

Bei der Epididymitis muss insbesondere bei beidseitigem, auch wechselseitigem Auftreten mit einer späteren Sterilität gerechnet werden, die durch eine Vernarbung des Ductus deferens und der Hodenkanälchen (Tubuli seminiferi) des Nebenhodens bedingt ist.

- **Prävention**

Nach stattgehabter Hodentorsion muss die Gegenseite zur Torsionsprophylaxe in jedem Fall pexiert werden. Dies kann in gleichem Eingriff ohne erhöhtes Risiko für den nichtbetroffenen Hoden erfolgen oder alternativ bei ausgedehnten Veränderungen des Skrotums im Intervall.

Bei rezidivierenden Epididymitiden sollte zum Ausschluss einer Harnröhrenpathologie eine Miktionszysturethrografie (MCU) durchgeführt werden. Bei zirkumzidierten Jungen muss der Meatus beurteilt werden, um eine Meatusstenose auszuschließen.

33.6 Blasenexstrophie-Epispadie-Komplex

33.6.1 Grundlagen

Der Blasenexstrophie-Epispadie-Komplex (BEEK) umfasst eine Reihe von unterschiedlich schwer ausgeprägten dysraphischen ventralen Mittellinienfehlbildungen von der isolierten Epispadie (mit oder ohne Sphinkterbeteiligung) über die Blasenexstrophie bis hin zur schwersten Form, der Kloakenexstrophie. Naturgemäß unterscheiden sich die Formen zwischen den Geschlechtern auch hinsichtlich der Fehlbildung des äußeren Genitals.

Bereits pränatal kann durch eine wiederholt nicht darstellbare Blase der Verdacht auf eine Blasenexstrophie gestellt werden. In allen Fällen sollte die operative Behandlung aber spezialisierten Zentren vorbehalten bleiben, da sich nur so zufriedenstellende Langzeitergebnisse erreichen lassen.

- **Symptomatik, Diagnostik und Differenzialdiagnostik**

Die **männliche Epispadie** (Inzidenz 1:117.000) ist definiert durch eine dorsale Spaltbildung des Penis mit offen liegender Urethralplatte. Sie wird in verschiedene Schweregrade unterteilt:
— Grad I: Spaltung nur im Bereich der Glans
— Grad II: Spaltung in den Bereich des Penisschafts, maximal bis zur Symphyse (eAbb. 33.1),
— Grad III: Spaltbildung des gesamten Penisschafts bis in den Blasenhals hinein (70% aller isolierten Epispadien).

Grad III geht mit einer vollständigen Harninkontinenz einher; aber auch bei Grad II ist in vielen Fällen mit einer langfristigen Inkontinenz zu rechen. Alle Jungen mit einer Epispadie weisen zudem eine unterschiedlich ausgeprägte Dorsalverkrümmung des meist kurzen Penis auf.

Bei der **weiblichen Epispadie** (Inzidenz 1:484.000) besteht in der Regel ein wenig auffälliger äußerer Phänotyp. Sie wird ebenfalls in verschiede Grade eingeteilt:
— Grad I: weit klaffender Meatus urethrae,
— Grad II: zusätzlich dorsal partiell gespaltene Urethra,
— Grad III: dorsale Spaltbildung bis in den Blasenhals mit immer gespaltener Klitoris.

Grad I und II werden häufig bei der Geburt übersehen und können erst durch Auftreten einer therapierefraktären Harninkontinenz ohne Trockenheitsintervalle auffällig werden. Mädchen mit Grad-III-Epispadie sind immer vollständig harninkontinent.

Bei der klassischen **Blasenexstrophie** liegt das Blasenfeld in unterschiedlicher Größe offen in der Bauchwand. Es liegt gleichzeitig ein Defekt der Bauchwandmuskulatur vor, der Beckenring ist nicht geschlossen mit großer Distanz der beiden Schambeinäste und dementsprechender Außenrotationsfehlstellung beider Hüftgelenke. Bei Jungen ist der vollständig epispade Penis deutlich kürzer und breiter und ist zwischen den Ossa pubis eingesunken und dorsal flektiert. Bei Mädchen findet sich eine gespaltene Klitoris mit einer Hemiklitoris auf jeder Seite, eine vollständig gespaltene Urethra mit direkt darunter liegender Vaginalöffnung. Bei beiden Geschlechtern zeigt sich ein ventralisierter Anus.

Neben der klinischen Untersuchung des äußeren Genitals, die bei Jungen auch die Hodenlage umfasst, sollte auf das Vorhandensein von Leistenhernien geachtet werden, sowie eine Sonografie der Nieren sowie eine Beckenübersichtsaufnahme erfolgen. Insgesamt sind bei allen Formen außer der Kloakenexstrophie aber Begleitfehlbildungen sehr selten.

33.6.2 Therapie

- **Therapieziel**

Das Ziel der Rekonstruktion bei der Blasenexstrophie ist die Schaffung einer ausreichend großkapazitären Blase sowie einer Harnkontinenz durch einen Blasenverschluss mit Blasenhalsplastik sowie einer Rekonstruktion des äußeren Genitals. Dies umfasst beim Mädchen eine Klitorisplastik bzw. Vereinigung der beiden Hemiclitorae.

Beim Jungen wird die Epispadie durch eine Rotation der Schwellkörper zur Aufhebung der regelhaft vorhandenen Dorsalflektion des Penis und eine Harnröhrenplastik korrigiert. Die Penisschaftlänge bleibt aufgrund der anatomischen Gegebenheiten oft unbefriedigend kurz.

Bei allen Patienten mit klassischer Blasenexstrophie ist ein Verschluss des Beckenringes mit Adaptation der Ossa pubis erforderlich. Dies gelingt im Säuglingsalter in der Regel ohne Beckenosteotomie.

- **Therapieprinzip**

Bei der Korrektur der **klassischen Blasenexstrophie** werden ein- und mehrzeitige Verfahren unterschieden [z. B. „complete primary repair of bladder extrophy" (CPRE) vs. „modern staged repair"]. Bei mehrzeitigen Verfahren wird zunächst nur die Blasenplatte und die Bauchwand verschlossen und das äußere Genitale rekonstruiert, während eine Blasenhalsplastik später, etwa im 3. Lebensjahr, durchgeführt wird. Primär einzeitige Techniken setzen eine ausreichend große Blasenplatte voraus, welche nicht immer gegeben ist und sind möglicherweise mit einer höheren Komplikationsrate vergesellschaftet.

Die Korrektur bei der isolierten **männlichen Epispadie** umfasst die Korrektur der dorsalen Schaftverkrümmung mittels Rotation der Schwellkörper nach vollständiger Mobilisation, Urethralplastik und Glansplastik, ggf. auch eine Blasenhalsplastik. Die zur Anwendung kommenden Verfahren sind aufwändig und erfordern eine entsprechende Erfahrung.

Bei einer **weiblichen Epispadie** Grad III erfolgt die frühzeitige Korrektur mit Vereinigung der bifiden Klitorishälften, Mons-pubis-Plastik sowie einer Rekonstruktion der Schamlippen im ersten Lebensjahr. Auf eine anatomische und kosmetisch gute Rekonstruktion ist Wert zu legen, um eine spätere psychosexuelle Beeinträchtigung der Patienten möglichst zu minimieren.

- **Therapeutisches Vorgehen**

Die primäre Rekonstruktion der klassischen Blasenexstrophie kann postnatal bis zur 12. Lebenswoche erfolgen. Bis zur operativen Versorgung ist eine Windelversorgung mit nicht haftender Wundauflage ausreichend.

Nach der operativen Korrektur erfolgt routinemäßig die Ruhigstellung im Meerjungfrauenverband, der eine Belastung der Symphysenadaptation vermindern soll. Trotzdem kommt es bei einem großen Teil der Patienten zu einer erneuten partiellen Diastase der Symphyse.

Bei sehr kleiner Blasenplatte oder bei fehlgeschlagener Rekonstruktion ist bei einem Teil der Patienten immer noch die kontinente Harnableitung z. B. mittels eines MAINZ-I-Stomas und katheterisierbarem Appendikovesikostoma (Mitrofanoff-Stoma) erforderlich.

- **Monitoring und Verlauf**

Im Verlauf sollten regelmäßige Sonografien der ableitenden Harnwege erfolgen. Eine anticholinerge Therapie wird die Regel sein. Radiologische Darstellungen erübrigen sich bei unauffälligem Verlauf und Harnwegsinfektfreiheit. Im Alter von etwa 2–3 Jahren ist dann durch eine Urodynamik die Blasenkapazität und der Auslasswiderstand zu prüfen und über die weitere Kontinenzchirurgie zu entscheiden. Bei älteren Kindern sollten ebenfalls in regelmäßigen Abständen (etwa 1- bis 2-jährlich) Urodynamiken durchgeführt werden. Bei auch nach Blasenhalschirurgie unzureichender Kontinenz ist ggf. ein Blasenhalsverschluss zu erwägen. Dazu sollte aber ein einwilligungsfähiges Alter des Patienten abgewartet werden. Wurde aufgrund einer unzureichenden Blasenkapazität eine Blasenaugmentation mit Ileum durchgeführt, richtet sich die Nachsorge nach den Morbiditäten, die mit dieser Operation verbunden sind (Säure-Base-Haushalt-Imbalancen, Schleim- und Steinbildung, Harnwegsinfekte, Kanzerogenität). Zudem sollte im versorgenden Zentrum im Rahmen der Nachsorge die Möglichkeit der psychologischen Anbindung, der kinderorthopädischen Mitbetreuung und der uro- und physiotherapeutischen Unterstützung gegeben sein.

Fehlbildungen und Erkrankungen des äußeren Genitals

- **Prognose**

Die größte Herausforderung in der Blasenexstrophie-Chirurgie stellt nach wie vor das Erreichen einer stabilen Langzeitkontinenz dar. Aktuelle Daten zeigen immer noch ernüchternde Ergebnisse: Je nach Verfahren werden Kontinenzraten von 25–60 % berichtet. Dies zeigt, dass selbst die Kontinenzchirurgie nach Blasenexstrophie immer noch mit allenfalls mäßigen Erfolgsraten vergesellschaftet ist, sodass bei einem Teil der Patienten als ultima ratio immer noch ein Blasenhalsverschluss mit kontinenter Harnableitung z. B. mittels Mitrofanoff-Stoma und/oder gleichzeitiger Blasenaugmentation erforderlich ist.

- **Prävention**

Präventive Maßnahmen zur Verhinderung dieser Fehlbildung sind nicht bekannt.

- **Qualitätssicherung und Ausstattung**

Aufgrund der Seltenheit der Erkrankung, die dazu führt, dass auch große kinderurologische Zentren die Korrektur dieser Erkrankung selten durchführen, erfordert zukünftig Anstrengungen zu einer geeigneten Zentralisierung. Neben der operativen Erfahrung muss auch ein urodynamischer Messplatz zum Langzeit-Follow-up zwingend vorhanden sein.

Von großer Bedeutung ist eine ganzheitliche Betreuung der betroffenen Patienten und deren Familien inklusive einer psychosozialen Anbindung.

- **Ausblick**

Zunehmende zumindest regionale Zentralisierung und standardisierte, gut dokumentierte operative Vorgehensweisen, die einen Vergleich der Ergebnisse ermöglichen, werden in Zukunft, zusammen mit technischen Modifikationen, die erreichbare Rate an urinkontinenten Patienten hoffentlich steigern lassen.

Das Kapitel enthält elektronisches Zusatzmaterial.

❓ Fragen zur Wiederholung

1. Bei einem 6 Monate alten männlichen Säugling können Sie auf der rechten Seite keinen Hoden tasten. Der linke Hoden ist in der Leiste zu tasten und nicht ins Skrotum zu mobilisieren. Welche Aussage zum weiteren Vorgehen trifft zu?
   a. Sie veranlassen einen Inhibin-B-Test.
   b. Es ist ausreichend, den Jungen gegen Ende des ersten Lebensjahres erneut zu untersuchen, da von einem spontanen Deszensus auszugehen ist.
   c. Da von einer Hodenagenesie auf der rechten Seite auszugehen ist, sollte der rechte Hoden nun baldmöglichst operativ in das Skrotum verlagert werden.
   d. Es sollte eine beidseitige Leistenexploration mit Funikulolyse und Orchidopexie um das erste Lebensjahr herum erfolgen.
   e. Sie veranlassen die Überweisung zur diagnostischen Laparoskopie, um einen Bauchhoden auf der linken Seite nachzuweisen oder auszuschließen

2. Ein 16-jähriger Junge berichtet in Ihrer Praxis von gelegentlich auftretenden ziehenden Hodenschmerzen auf der linken Seite. Sie tasten auf der linken Seite im Skrotum oberhalb des eigentlichen Hodens ein verdicktes Gefäßknäuel. Welche Aussage zur klinischen Untersuchung bzw. zum Vorgehen trifft zu?
   a. Aufgrund des Verdachts auf eine intermittierende Hodentorsion sollte eine prophylaktische Orchidopexie erfolgen.
   b. Es liegt vermutlich eine Epididymitis vor. Sie beginnen eine orale antibiotische Therapie.
   c. Sie messen die Hodengröße mit dem Orchidometer nach Prader. Bei Seitengleichheit ist keine weitere Therapie indiziert.
   d. Es sollte zunächst eine Sonografie der Nieren und der Hoden erfolgen. Bei rezidivierenden Schmerzen ist auch bei unauffälliger Sonografie mit seitengleicher Hodengröße ggf. eine Varikozelen-OP indiziert.
   e. Ein Verzicht auf Sportarten wie Reiten und Fahrradfahren für 3 Monate wird wahrscheinlich zu ei-

ner Rückbildung des Befunds führen.
3. Welche der unten genannten äußeren Genitalfehlbildung stellt die komplexeste Form dar und ist regelhaft mit einer vollständigen Harninkontinenz vergesellschaftet?
   a. Glanduläre Hypospadie
   b. Proximale Hypospadie
   c. Epispadie III°
   d. Hidden penis
   e. Hypospadia sine hypospadia

Literatur

Arbeitsgemeinschaft der Wissenschaftlichen Medizinischen Fachgesellschaften e.V. S2k-Leitlinie Hodenhochstand – Maldeszensus testis. 2016; Register Nr. 006-022

Badawy H, Orabi S, Hanno A, Abdelhamid H (2018) Posterior hypospadias: evaluation of a paradigm shift from single to staged repair. J Pediatr Urol 14(1):28.e1–28.e8

Bader M, McCarthy L (2013) What is the efficacy of circumcision in boys with complex urinary tract abnormalities? Pediatr Nephrol 28(12):2267–2272

Bogaert G, Orye C, De Win G (2013) Pubertal screening and treatment for varicocele do not improve chance of paternity as adult. J Urol 189(6):2298–2303

Chua ME, Kim JK, Rivera KC, Ming JM, Flores F, Farhat WA (2019) The use of postoperative prophylactic antibiotics in stented distal hypospadias repair: a systematic review and meta-analysis. J Pediatr Urol 15(2):138–148

Ellison JS, Shnorhavorian M, Willihnganz-lawson K, Grady R, Merguerian PA (2016) A critical appraisal of continence in bladder exstrophy: long-term outcomes of the complete primary repair. J Pediatr Urol 12(4):205.e1–7

Gandhi J, Dagur G, Sheynkin YR, Smith NL, Khan SA (2016) Testicular compartment syndrome: an overview of pathophysiology, etiology, evaluation, and management. Transl Androl Urol 5(6):927–934. ▶ https://doi.org/10.21037/tau.2016.11.05

Günther R, Rübben I (2012) Akutes Skrotum im Kindes- und Jugendalter. Dtsch Arztebl Int 109(25):449–458. ▶ https://doi.org/10.3238/arztebl.2012.0449

Han DY, Yang OY, Chen X (2016) Who will benefit from surgical repair for painful varicocele: a meta-analysis. Int Urol Nephrol 48(7):1071–1078

Hrivatakis G, Astfalk W, Schmidt A, Hartwig A, Kugler T, Heim T, Clausner A, Frunder A, Weber H, Loff S, Fuchs J, Ellerkamp V (2014) The timing of surgery for undescended testis – a retrospective multicenter analysis. Dtsch Arztebl Int 111(39):649–657. ▶ https://doi.org/10.3238/arztebl.2014.0649

Jagannath VA, Fedorowicz Z, Sud V et al. (2012) Routine neonatal circumcision for the prevention of urinary tract infections in infancy. Coch Datab Syst Rev 11:CD009129

Joudi M (2011) Incidence of asymptomatic meatal stenosis in children following neonatal circumcision. J Pediatr Urol 7(5):526–528

Ludwikowski B et al (2013) The controversy regarding the need for hormonal treatment in boys with unilateral cryptorchidism goes on: a review of the literature. Eur J Pediatr 172:5–8

Pfistermuller KL, Mcardle AJ, Cuckow PM (2015) Meta-analysis of complication rates of the tubularized incised plate (TIP) repair. J Pediatr Urol 11(2):54–59

Promm M, Rösch WH (2019) Recent trends in the management of bladder exstrophy: the Gordian Knot Has Not Yet Been Cut. Front Pediatr 7:110

Promm M, Rösch WH, Kirtschig G (2020) Lichen sclerosus im Kindesalter. Urologe A 59(3):271–277

Reschke F (2019) Hormonal treatment of undescended testes. Aktuelle Urol 51(2):178–182. ▶ https://doi.org/10.1055/a-1036-7063

Ring N, Staatz G (2017) Bildgebende Diagnostik beim akuten Skrotum. Aktuelle Urol 48(5):443–451

Roque M, Esteves SC (2016) A systematic review of clinical practice guidelines and best practice statements for the diagnosis and management of varicocele in children and adolescents. Asian J Androl 18(2):262–268

Sack BS, Borer JG (2019) A single-institution experience of complete primary repair of bladder exstrophy in girls: risk factors for urinary retention. J Pediatr Urol 15(3):262.e1-262.e6

Sack BS, Schäfer M, Kurtz MP (2017) The dilemma of adolescent varicoceles: do they really have to be repaired? Curr Urol Rep 18(5):38

Sharp VJ, Kieran K (2013) Testicular torsion: diagnosis, evaluation, and management. Am Fam Physician 88(12):835–840

Tasian GE et al (2011) Diagnostic imaging in cryptorchidism: utility, indications, and effectiveness. J Pediatr Surg 46:2406–2413

Thorup J, Thorup SC, Rasmussen Ifaoui IB (2013) Complication rate after circumcision in a paediatric surgical setting should not be neglected. Dan Med J 60(8):A4681

Van der Horst HJ, De Wall LL (2017) Hypospadias, all there is to know. Eur J Pediatr 176(4):435–441

Van Howe RS (2013) Sexually transmitted infections and male circumcision: a systematic review and meta-analysis. ISRN Urol. 16(2013):109846

Winberg H, Arnbjörnsson E, Anderberg M, Stenström P (2019) Postoperative outcomes in distal hypospadias: a meta-analysis of the Mathieu and tubularized incised plate repair methods for development of urethrocutaneous fistula and urethral stricture. Pediatr Surg Int 35(11):1301–1308

Woodhouse CR, North AC, Gearhart JP (2006) Standing the test of time: long-term outcome of reconstruction of the exstrophy bladder. World J Urol 24(3):244–249

Urogenitale Fehlbildungen

Sylvia Weis, Silke Riechardt, Margit Fisch, Rolf Beetz, Malte Krönig und Thomas Henne

Inhaltsverzeichnis

34.1 Obstruktionen des oberen Harntrakts – 498
34.1.1 Ureterabgangsstenose und Hydronephrose – 498
34.1.2 Uretermündungsstenose und Megaureter – 503

34.2 Obstruktionen des unteren Harntrakts – 505
34.2.1 Posteriore Harnröhrenklappen – 505
34.2.2 Seltene urologische Ursachen einer Obstruktion des unteren Harntrakts – 509

34.3 Duplikationen des harnableitenden Systems – 510
34.3.1 Grundlage – 510
34.3.2 Therapie – 512

34.4 Neurogene Blasenentleerungsstörung – 516
34.4.1 Grundlage – 516
34.4.2 Therapie – 517

34.5 Prune-belly-Syndrom – 520
34.5.1 Grundlagen – 520
34.5.2 Therapie – 521

34.6 Vesikoureteraler Reflux – 523
34.6.1 Grundlagen – 523
34.6.2 Therapie – 524

Literatur – 529

Ergänzende Information Die elektronische Version dieses Kapitels enthält Zusatzmaterial, auf das über folgenden Link zugegriffen werden kann ▶ https://doi.org/10.1007/978-3-662-65248-0_34.

© Springer-Verlag GmbH Deutschland, ein Teil von Springer Nature 2023
K.-P. Zimmer et al. (Hrsg.), *Gastroenterologie – Hepatologie – Ernährung – Nephrologie – Urologie*, Therapie der Krankheiten im Kindes- und Jugendalter,
https://doi.org/10.1007/978-3-662-65248-0_34

34.1 Obstruktionen des oberen Harntrakts

Sylvia Weis, Silke Riechardt und Margit Fisch

Als Obstruktionen des oberen Harntrakts werden supravesikale Harnabflussstörungen bezeichnet, die bei Kindern in den häufigsten Fällen durch anatomische Anomalien, wie Ureterpelvinstenosen oder Uretermündungsstenosen bedingt sind; seltener auch durch Ureterduplikationen, Ureterozelen, Ureterklappen oder eine multizystische Nierendysplasie. Weitere intra- bzw. extraluminale den Harnleiter obstruierende Ursachen im Kindesalter stellen Steine, Tumore oder eine stark ausgeprägte Obstipation dar.

34.1.1 Ureterabgangsstenose und Hydronephrose

34.1.1.1 Grundlagen

Eine **Ureterpelvinstenose** (UPS; auch Nierenbeckenabgangsenge) ist definiert als Obstruktion am Übergang vom Nierenbecken zum proximalen Harnleiter mit Urinabflussstörung und konsekutiver Dilatation des Nierenbeckenkelchsystems. Das Ausmaß der Dilatation und die pathologischen Folgen reichen von Spontanrückbildung bis hin zu progressivem Nierenfunktionsverlust in den ersten Lebensjahren (Vemulakonda 2021). Mit einer Inzidenz von etwa 1:1.500 Neugeborenen ist die Nierenbeckenabgangsenge eine der häufigsten Fehlbildungen des oberen Harntrakts und der häufigste Grund für eine neonatale Hydronephrose (Sigel 2001). Mehr als 50 % der postnatal persistierenden Nierenbeckenkelchdilatationen sind durch Nierenbeckenabgangsenge bedingt. Intrinsische werden von extrinsischen Nierenbeckenabgangsengen abgegrenzt, wobei erstere sich meist durch strukturelle Wandveränderungen (adynames Segment) auszeichnen, während zweitere durch akzessorische oder aberrante kreuzende untere Polgefäße verursacht werden und in etwa 10 % der Fälle vorkommen.

Als **Ektasie** wird rein deskriptiv die Dilatation des Nierenbeckenkelchsystems und der ableitenden Harnwege bezeichnet, wobei unterschiedliche Ausprägungsgrade existieren. Eine Dilatation des Nierenbeckenkelchsystems kann jedoch auch ohne zugrunde liegende, urodynamisch relevante Obstruktion vorliegen; z. B. im Zuge von Infektionen, vesikorenalem Reflux, Polyurie oder als Spätfolge einer pränatal stattgehabten passageren Stenose (Beetz et al. 2012).

Eine **Hydronephrose** bezeichnet rein pathoanatomisch eine ausgeprägte Harnstauungsniere mit Erweiterung des gesamten Nierenbeckenkelchsystems.

- **Symptomatik, Diagnostik und Differenzialdiagnostik**

Mit der über die Jahre zunehmenden, **pränatalen Diagnostik** und Routinesonografie werden heute Nierenbeckendilatationen häufig während der 18.–20. Gestationswoche und in 1–5 % der Fälle entdeckt. 41–88 % der Dilatationen gelten als transient bzw. physiologisch und zeigen sich in postnatalen Kontrollen rückläufig (Nguyen et al. 2010). Eine Einteilung der Nierenbeckenkelchdilatation in 4 Schweregrade stammt von der Society of Fetal Urology (SFU) (Fernbach et al. 1993).

Besteht im **postnatalen Ultraschall** eine persistierende Nierenbeckenkelchdilatation >12 mm sollte in der 4.–6. Lebenswoche eine Diureseszintigrafie zur Evaluation der seitengetrennten Nierenfunktion durchgeführt werden. Im Falle einer relevanten Abflussverzögerung und eingeschränkter anteiliger Nierenfunktion (15–43 %) ist eine Pyeloplastik im Verlauf indiziert. Bei Nierenfunktionsanteil >43 % sollten im Säuglingsalter alle 4–6 Wochen sonografische Kontrollen und nach 3–6 Monaten eine Kontrollszintigrafie durchgeführt werden. Zeigt sich keine relevante Abflussverzögerung sind sonografische Verlaufskontrollen in einem Intervall von 6–12 Monaten empfohlen (Beetz et al. 2012). Abhängig der klinischen Befundkonstellation können weitere Untersuchungen mittels Miktionszysturethrografie (MCU), MRT oder Zystoskopie indiziert sein (eAbb. 34.1).

Die meisten Nierenbeckenkelchdilatationen sind heutzutage Zufallsbefunde in prä- oder postnatalen Ultraschallscreenings. Treten **Symptome** auf, sind diese bei Kleinkindern und Säuglingen meist unspezifisch und äußern sich in Form von Inappetenz, Gedeihstörungen, rezidivierendem Erbrechen oder einer tastbaren Raumforderung im Oberbauch. Bei älteren Kindern können unklare Oberbauchbeschwerden und kolikartige Flankenschmerzen mit Ausstrahlung in die Leiste wegweisend sein. Diese Symptome können sich besonders nach erhöhter Trinkmenge manifestieren (Raviv et al. 1994). 1–2 % der Kinder mit Ureteropelvinstenose weisen eine Urolithiasis auf, wodurch eine Mikrohämaturie bestehen kann. Bei ausgeprägten Harntransportstörungen ist das Risiko für aszendierende Harnwegsinfekte, Pyelonephritiden bis hin zur Urosepsis erhöht. Im Kindheitsalter manifestiert sich eine Obstruktion nur äußerst selten durch eine primäre arterielle Hypertonie.

Differenzialdiagnosen sind:
- Vesikoureteraler Reflux (Abschn. 34.6),
- Obstruktionen des unteren Harntrakts (z. B. Urethralklappe, Urethraldivertikel),
- Ureterozele,
- neurogene Blasenentleerungsstörungen (z. B. auch Prune-Belly-Syndrom; ▶ Abschn. 34.5),
- multizystische Nierendysplasie.

34.1.1.2 Therapie

■ **Therapieziel**

Da urogenitale Fehlbildungen häufige Ursachen einer chronischen Niereninsuffizienz im Kindesalter darstellen, ist das primäre Ziel im Rahmen der Abklärung die Differenzierung zwischen einer behandlungsbedürftigen und einer urodynamisch nicht relevanten Anomalie (z. B. Dilatation ohne Obstruktion), bei der klinische Verlaufskontrollen ausreichend sind.

Therapieziel ist der Schutz der Nierenfunktion durch die frühzeitige Erkennung und operative Korrektur einer relevanten Obstruktion, bevor es zu einer dauerhaften Nierenfunktionseinschränkung kommt.

■ **Therapieprinzip**

Eine intrauterine Intervention im Falle einer pränatal festgestellten Hydronephrose ist heutzutage aufgrund der hohen Komplikationsraten, unsicherer Indikationskriterien und fraglichem Therapieerfolg nur in ausgesprochen seltenen Fällen indiziert und sollte dann nur an einem der wenigen hierfür spezialisierten Zentren erfolgen (▶ Abschn. 34.2).

Eine sichere Vorhersage welche Niere im weiteren Verlauf potenziell eine Funktionsminderung erleidet, ist auch durch szintigrafische Momentaufnahmen nicht möglich. Deshalb sollte zur Etablierung eines Therapieregimes grundsätzlich eine Gesamtschau folgender Parameter berücksichtigt werden (◘ Abb. 34.1).

■ **Therapeutisches Vorgehen**

Die Therapie richtet sich immer individuell nach der Gesamtkonstellation der klinischen Symptomatik, des sonografischen Befunds und der anteiligen Nierenfunktion (MAG-III-Clearance).

■■ **Konservative Therapie**

Bei asymptomatischen Kindern wird zunächst ein konservatives Vorgehen bevorzugt, solange sie eine Nierenbeckenkelchdilatation im Ultraschall <SFU Grad III und szintigrafisch eine Nierenfunktion von >43 % auf der betroffenen Seite ohne relevante Abflussbehinderung aufweisen. Voraussetzung der konservativen Überwachung sind engmaschige Kontrollen und die Compliance der Eltern.

Säuglinge mit höhergradiger Dilatation (SFU Grad III–IV) im postnatalen Ultraschall und Kinder mit sonografischer Zunahme der Dilatation im Verlauf sollten mittels MAG-III-Szintigrafie weiter abgeklärt werden. Auch im frühen Säuglingsalter ist bei hochgradiger Abflussbehinderung im Szintigramm jedoch regelrechter Nierenfunktion ein zuwartendes Verhalten vertretbar. Denn es hat sich gezeigt, dass auch bei hochgradigen Stenosen (Grad III–IV) eine hohe Chance der spontanen Besserung der Abflussverhältnisse im Verlauf besteht, wodurch eine operative Korrektur oftmals erspart bleibt (Ulman 2000; Koff 2008). In solchen Fällen sind in den ersten 3 Lebensjahren 3-monatige sonografische Kontrollen und in

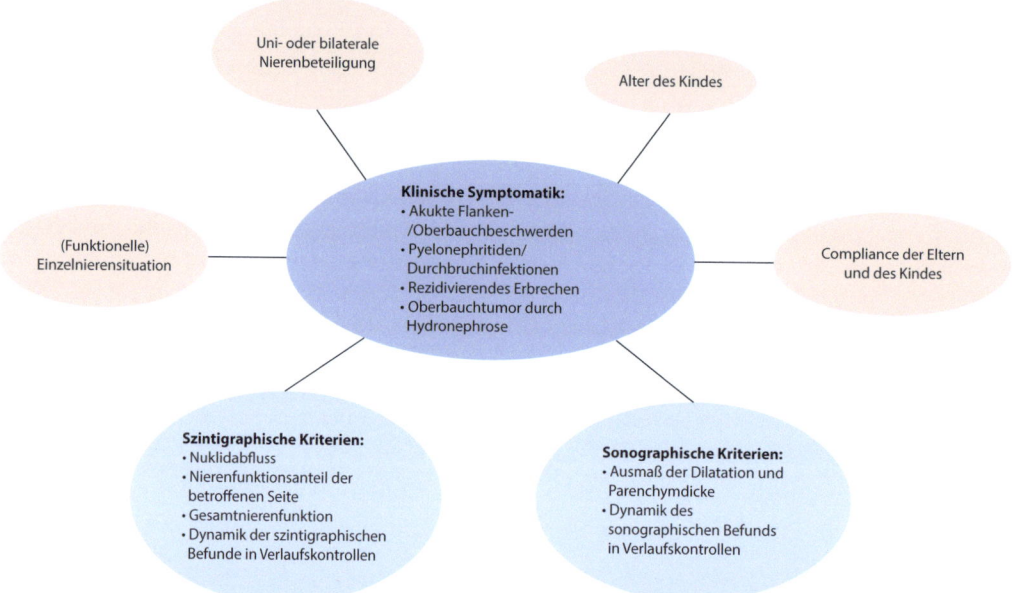

Abb. 34.1 Etablierung eines Therapieregimes nach Gesamtschau folgender Parameter

größeren Abständen sowie bei sonografischer Befundverschlechterung eine Szintigrafie indiziert. Somit kann eine Befundverschlechterung und Abnahme der Nierenfunktion zeitnah erfasst werden, um rechtzeitig operativ intervenieren zu können.

Antibakterielle Infektionsprophylaxe Da Kindern im ersten Lebensjahr mit hochgradiger Nierenbeckenkelchdilatation (Grad III–IV), mit durchgemachter Pyelonephritis oder bei Vorliegen eines vesikoureteralen Refluxes von einem höheren Risiko für Harnwegsinfektionen ausgegangen wird, sollte in diesen Fällen eine Infektionsprophylaxe in Betracht gezogen werden (▶ Abschn. 34.6).

Notfalltherapie Im Falle einer komplizierten Pyelonephritis (Pyonephrose) ist eine sofortige i.v.-Antibiose einzuleiten. Zeigt sich hierunter nach 24 h eine Therapieresistenz muss die Entlastung der Stauungsniere durch eine Nephrostomie evaluiert werden. Im Säuglingsalter kommt es nicht selten zu uroseptischen Verläufen mit Elektrolytentgleisung, sodass eine Flüssigkeitsbilanzierung und kindernephrologische Mitbetreuung notwendig werden. Zu beachten ist, dass sich nach Entlastung des Harnsystems eine reaktive Polyurie ausbilden kann. Nach vollständigem Ausklingen der Infektion kann unter antibakterieller Prophylaxe die Diagnostik mittels seitengetrennter szintigrafischer Funktions- und Clearancemessung sowie weiterführender, relevanter Bildgebungr zur Planung des Therapieregimes erfolgen.

Operative Therapie

Eine absolute OP-Indikation besteht bei Kindern mit einer symptomatischen Hydronephrose. Klar objektivierbare Kriterien stellen Durchbruchinfektionen unter prophylaktischer Antibiokatherapie oder Folgeerscheinungen wie eine Hämaturie oder Nierensteine dar. Weiterhin ist eine operative Intervention im Falle einer Einzelnierensituation und Anhaltspunkten für eine eingeschränkte Gesamtnierenfunktion zwingend notwendig.

> Ziel der operativen Korrektur ist die Wiederherstellung des Urinabflusses, die Prävention von Pyelonephritiden mit dem potenziellen Risiko für Nierenparenchymnarben, Symptomfreiheit und die Erhaltung der Nierenfunktion.

Eine OP-Indikation bei asymptomatischen Hydronephrosen ist eine Verschlechterung der Nierenfunktion von >10 % bzw. eine anteilige Nierenfunktion von <40 % der betreffenden Seite, der Nachweis einer persistierenden oder zunehmenden obstruktiven, szintigrafischen Auswaschkurve (Plateaukurve/ Kletterkurve) oder eine sonografische Zunahme der Nierenbeckenkelchdilatation. Im 1. Lebensjahr sollte eine sehr strenge Indikationsstellung zur Operation erfolgen.

OP-Techniken Als Goldstandard gilt heutzutage nach wie vor die von Anderson-Hynes 1949 vorgestellte kontinuitätsdurchtrennende Nierenbeckenplastik. Der Zugangsweg erfolgt in der Regel über einen retroperitonealen Lumbodorsalschnitt. Nach Freilegung und Punktion des Nierenbeckens, wird dieses längs inzidiert und die Stenose sowie ggf. ein Anteil des dilatierten Nierenbeckens reseziert. Der spatulierte Harnleiter wird am tiefsten Punkt des Nierenbeckens anastomosiert, um einen optimalen Abfluss auch aus der unteren Kelchgruppe zu gewährleisten. Um einem postoperativen Kinking des Harnleiters vorzubeugen, wird dieser mit Anteilen der Fettkapsel ummantelt. Bei Rezidiveingriffen und nicht ausreichend vorhandener Fettkapsel kann Omentum majus verwendet werden. Weitere Techniken sind die kontinuitätserhaltende Y-V-Plastik nach Foley, welche in der Literatur insbesondere bei minimalinvasiven Techniken häufig beschrieben wird, und die Nierenbeckenplastik nach Culp-Deweerd (Culp und Deweerd 1954). Bei letzterer kann eine narbige Striktur bis zum proximalen Harnleiter durch Zuhilfenahme eines Nierenbeckenlappens überbrückt werden. Somit eignet sich diese Methode als Option bei Rezidivoperationen mit großem ektatischem Nierenbecken. Aufgrund der hohen Erfolgsrate der primären Operation sind Rezidivoperationen jedoch sehr selten (1–4 %).

Im letzten Jahrzehnt haben sich zunehmend minimalinvasive Techniken (laparoskopisch, retroperitoneoskopisch, robotisch assistiert) auch bei der operativen Versorgung von Nierenbeckenplastiken im Kindesalter etabliert. Die Erfolgsquote beträgt 96 % bei laparoskopischen Verfahren versus 99 % bei offenen Verfahren (Seixas-Mikelus et al. 2009). Zwischen laparoskopischer und robotisch assistierter Durchführung zeigten sich keine Unterschiede. Bei Kindern <1 Jahr nimmt der technische Anspruch laparoskopischer Eingriffe aufgrund der Patientengröße deutlich zu und die Tendenz geht zur offenen Operation. Insbesondere die Anwendung des daVinci-Roboters erfordert ein gewisses Mindestmaß des Operationsfelds zur Platzierung der Trokare, sodass sich die Technik bei Unter-5-Jährigen anspruchsvoller gestaltet. Durch den Einsatz spezieller, kindgerechter Instrumente ist die robotisch assistierten Methode jedoch auch bei kleinen Kindern grundsätzlich möglich. Letztendlich sind für erfolgreiche Durchführung und die Auswahl des OP-Verfahrens besonders das Können und die Expertise des Operateurs entscheidend (Sukumar et al. 2014).

▪▪ Interventionelle Therapie
Bei der Endopyelotomie wird über einen retrograden oder über einen perkutanen antegraden Zugang eine Ballondilatation oder Schlitzung der Anastomose vorgenommen. Von letzterem Verfahren wird heute jedoch aufgrund der hohen Komplikationsraten Abstand genommen. Über Ballondilatationen wird in der Literatur seit den 1980er Jahren berichtet. Die beschriebenen Erfolgsraten variieren jedoch stark und aufgrund kleiner Patientenzahlen, großer Variabilität in der operativen Durchführung und verschiedener Outcomekriterien sind die Daten schwer zu bewerten. Interventionelle Eingriffe sind aus diesem Grund nicht als Standard der Ureterabgangsstenosen zu werten.

▪▪ Perkutane Nephrostomie
Eine passagere Ableitung mittels Nephrostomie ist im Regelfall nicht indiziert. Eine Ausnahmesituation stellt eine Nephrostomie als Notfalleingriff zur Ableitung einer Pyonephrose bei komplizierter, therapieresistenter Pyelonephritis dar. In seltenen Fällen kann auch eine passagere Nephrostomieversorgung bis zur Durchführbarkeit einer Operation notwendig werden (z. B. bei Frühgeborenen). Zu berücksichtigen ist jedoch, dass jegliches dauerhaftes Fremdmaterial im

Harnleiter oder Nierenbecken zu pflastersteinartiger Auftreibung des Urothels und Erschwerung der späteren operativen Rekonstruktion führt. Aufgrund dessen sollte eine frühzeitige operative Therapie, wenn möglich, der passageren Harnableitung vorgezogen werden.

▪▪ Nephrektomie

Die Indikation zur Nephrektomie wird bei Kindern und Säuglingen nur sehr streng gestellt. Eine OP-Indikation ist eine afunktionelle Niere, die eindeutig ursächlich für rezidivierende fieberhafte Harnwegsinfekte oder eine arterielle Hypertonie ist.

Generell ist das Erholungspotenzial kindlicher Nieren jedoch so groß, dass selbst bei einer Partialfunktion von <10 % postoperative Funktionsanstiege auf 21–53 % beobachtet werden konnten (Wagner et al. 2008). Auch bei Nephrektomie nach erfolgter Pyeloplastik ist keine erhöhte Komplikationsrate als bei primärer Nephrektomie zu verzeichnen, sodass wann immer möglich zunächst ein nierenerhaltender Versuch unternommen werden sollte.

▪ Monitoring und Verlauf

Im unmittelbaren postoperativen Verlauf hat sich für offene OP-Techniken die intraoperative Einlage einer Ureterschiene und Pyelostomie bewährt. Eine Nephrostomie geht im Gegensatz zur Pyelostomie mit dem Risiko von Parenchymblutungen und potenzieller Koagelbildung einher, wodurch der Heilungsverlauf der Anastomose beeinträchtigt werden kann. Sollte eine der Ableitungen okkludiert sein, sichert die zweite den Abfluss. Die Ureterschiene wird in der Regel nach 7 Tagen und die Pyelostomie im Anschluss in Abhängigkeit einer Nierenbeckendruckmessung entfernt.

Bei minimalinvasiven Techniken wird in der Regel eine DJ-Schiene eingelegt und für 4 Wochen belassen. Ein Nachteil hierbei ist die erneute Narkose zur Entfernung der DJ-Schiene, sodass heutzutage zunehmend auf Alternativen z. B. durch Einsatz von magnetisierten DJ-Schienen zurückgegriffen wird.

In Folge der Entlastung einer urodynamisch signifikanten Obstruktion muss im postoperativen Verlauf auf die Entwicklung einer Polyurie geachtet werden, die mit Elektrolytverschiebung – insbesondere mit Natrium- und Kaliumverlust – einhergeht. Die symptomatische Therapie beruht auf der Bilanzierung und dem Ausgleich von Elektrolyten und Wasser.

Die weitere Verlaufskontrolle erfolgt bei unkompliziertem postoperativem Verlauf im Falle der offenen Operation nach 2–3 Monaten mittels Sonografie. Im Falle einer minimalinvasiven Technik und Einlage einer DJ-Schiene wird eine sonografische Kontrolle 1 Monat nach deren Entfernung empfohlen. In diesen ersten Kontrollen findet sich in der Regel eine – wenn auch oft zunächst nur geringe – Abnahme der Nierenbeckenkelchdilatation im Vergleich zum präoperativen Befund. Jedoch kann auch im langfristigen Verlauf je nach Ausmaß des intraoperativ resezierten Nierenbeckengewebes eine Restektasie sonografisch fortbestehen. Sonografische Verlaufskontrollen zunächst in 6-monatigen und später jährlichen Abständen dienen dem Ausschluss einer erneuten Zunahme der Dilatation bzw. einer Parenchymschmälerung. Ein Jahr nach der Nierenbeckenplastik sollte eine MAG-III-Szintigrafie mit Furosemidtest zur Beurteilung des funktionellen Ergebnisses erfolgen; bei unklaren sonografischen Befunden oder Symptomen früher.

▪ Prognose

Bezüglich pränatal diagnostizierter sonografischer Nierenbeckenkelchdilatationen werden im postnatalen Verlauf in 48 % der Fälle Spontanremissionen, in 15 % der Fälle ureteropelvine Stenosen, in 11–15 % ein vesikoureteraler Reflux und in 9 % der Fälle ein Megaureter beschrieben. Weitere Differenzialdiagnosen wie die multizystische Nierendysplasie, Ureterozelen oder Harnröhrenklappen sind seltenere Ursachen (1–4 %) (Woodward and Frank 2002; Lee et al. 2006).

Unilaterale Nierenbeckenkelchdilatationen mit SFU Grad I–II in der pränatalen Sonografie sind in den meisten Fällen transient und ohne Pathologie. Über eine progrediente Dilatation in den Verlaufskontrollen wird in der Literatur in 5 % der Fälle berichtet.

Bei SFU Grad III–IV ist in 50–80 % der Fälle eine Nierenbeckenabgangsenge ursächlich. Eine operative Therapie wird in weniger als 25 % der Fälle im Verlauf notwendig (Ransley et al. 1990; Koff and Campbell 1994; Vemulakonda et al. 2014).

Im Falle einer bilateralen Nierenbeckenkelchdilatation in der pränatalen Diagnostik muss an Harnröhrenklappen bzw. an weitere Ursachen einer unteren Harntraktobstruktion gedacht werden. Die Erfolgsraten nach Anderson-Hynes-Nierenbeckenplastik liegen bei über 90 %. Trotz initialer Besserung der Nierenfunktion nach chirurgischer Therapie kann es jedoch im Langzeitverlauf erneut zu einer progredienten Nierenfunktionsverschlechterung kommen, sodass eine langfristige Verlaufskontrolle der Patienten obligat ist (Matsumoto et al. 2007). Laparoskopische, robotisch assistierte oder offen chirurgische Varianten der Nierenbeckenplastik zeigen gleichwertige Erfolgsraten, wobei die Resultate der OP-Methode insbesondere von der Expertise des Operateurs abhängen (Passoni and Peters 2020).

- **Prävention**

Die präventive Absicht des Therapieregimes besteht darin, frühzeitig ein Nierenfunktionsverlust durch eine relevante Obstruktion zu verhindern.

34.1.2 Uretermündungsstenose und Megaureter

34.1.2.1 Grundlagen

Eine **Uretermündungsstenose** bewirkt eine Obstruktion des distalen Harnleiters und ist die Ursache für einen sog. **primären obstruktiven Megaureter**. Ein partiell distal oder im Gesamtverlauf mehr als 6 mm weiter Harnleiter im Querdurchmesser wird als **Megaureter** bezeichnet. Megaureteren sind nach der Ureterpelvinstenose der zweithäufigste Grund für eine neonatale Hydronephrose. Man unterscheidet primäre (kongenitale) Megaureter von einem sekundären Megaureter. Sekundäre Megaureteren können obstruktiv oder funktionell bedingt sein. Da auch primär obstruktive Megaureter in der Regel zunächst funktionell relevant sind aber eine hohe spontane Maturationsrate aufweisen, stellt die Differenzierung eine große Herausforderung im Rahmen der Therapieentscheidung dar (Younsi 2020; Lassmann und Roigas 2015). Weiterhin unterscheidet man refluxive von nichtrefluxiven Megaureteren.

- **Symptomatik, Diagnostik und Differenzialdiagnostik**

Bei pränatal sonografisch auffälligem Befund sind postnatal in der Regel engmaschige sonografische Verlaufskontrollen ab dem 3. Lebenstag empfohlen, es sei denn es besteht eine bilaterale Dilatation oder eine klinische Symptomatik wie z. B. Pyelonephritis. In diesem Fall ist die umgehende Abklärung indiziert. Aktuell wird im weiteren Verlauf ein MCU zur Abklärung eines vesikoureteralen Reflux empfohlen, der in 10–15 % der Fälle assoziiert mit primärem Megaureter vorkommt. Eine MAG-III-Szintigrafie zur Messung der seitengetrennten Nierenfunktion und der Abflussverhältnisse ist bei intrarenalem Nierenbeckendurchmesser >12 mm mit Nierenbeckendilatation >°II oder einem intrarenalen Nierenbeckendurchmesser >15 mm empfohlen. Eine aussagekräftige Messung ist erst ab der 5.–6. Lebenswoche möglich (Younsi 2020).

34.1.2.2 Therapie

- **Therapieziel**

Ziel der Therapie ist das Erkennen und Behandeln einer relevanten Abflussstörung, um eine Nierenfunktionsschädigung zu verhindern.

- **Therapeutisches Vorgehen**

Da primär obstruktive Megaureteren mit 85 % ein hohes Potenzial der Spontanmaturation durch Nachreifung des adynamen Uretersegments haben, wird von einer operativen Therapie in der Regel abgeraten.

> Eine chirurgische Intervention ist nur bei rezidivierten Harnwegsinfekten trotz antibiotischer Prophylaxe, Nierenfunktionsverschlechterung in der Nierenszintigrafie und

signifikanter Obstruktion – d. h. bei Zunahme der Dilatation oder Symptomen indiziert.

Die europäischen Leitlinien für Kinderurologie empfehlen im ersten Lebensjahr eine antibiotische Prophylaxe zur Prävention vor fieberhaften Harnwegsinfekten, auch wenn bislang prospektiv randomisierte Daten hierzu fehlen (Radmayr et al. 2020).

Operatives Vorgehen Wird im ersten Lebensjahr eine chirurgische Intervention notwendig, wird in der Regel eine Ureterkutaneostomie zur Retonisierung des Harnleiters angelegt und eine Reimplantation ab dem ersten Lebensjahr durchgeführt. Hierfür können intravesikale, extravesikale oder kombinierte Verfahren mit Resektion des distalen adynamen Segments zur Anwendung kommen. Ein Uretertapering ist nur bei sehr ausgeprägt dilatierten Harnleitern sinnvoll.

Interventionelles Vorgehen Einige Zentren führen beim Megaureter erfolgreich eine Ballondilatation durch, bei der die Uretermündung endoskopisch aufgedehnt und anschließend für 6–8 Wochen eine DJ-Schiene belassen wird. Die Ergebnisse zeigen mit 87 % hohe Erfolgsraten. Die Komplikationsrate liegt einer Metaanalyse zufolge bei 3,4 %, wobei es sich um postinterventionelle Harnwegsinfekte und einen vesikoureteralen Reflux handelt (bis zu 21 %). Da bei einem primären obstruktiven Megaureter generell die Indikation für eine chirurgische Intervention sehr streng gestellt wird, ist die Indikation einer Ballondilatation angesichts der Komplikationsrate kritisch zu evaluieren. Sie kann jedoch ggf. eine Alternative zur temporären Harnableitung bei Therapienotwendigkeit im ersten Lebensjahr darstellen (Stehr and Schäfer 2020; Romero 2019).

- **Monitoring und Verlauf**

Bei konservativem Vorgehen sind sonografische Kontrollen in 3- bis 4-monatigen Abständen empfohlen. Die Intervalle können im Verlauf bei stabilem oder regredientem Befund auf 6 Monate ausgeweitet werden. Eine Verlaufsszintigrafie sollte bei sonografisch persistenter Dilatation nach 12 Monaten oder bei Progredienz früher erfolgen.

- **Prognose**

Die Literatur beschreibt ein höheres Risiko für die Notwendigkeit einer chirurgischen Intervention im Verlauf bei Ureterdurchmessern >10–15 mm (Shukla et al. 2005). Die Prognose der primär obstruktiven Megaureteren ist mit einer sehr hohen spontanen Maturationsrate (85 %) im ersten Lebensjahr ausgesprochen gut.

- **Qualitätssicherung und Ausstattung**
- Konservative/Verlaufskontrollen: Diese sollten durch einen erfahrenen Kinderurologen (Facharztstatus Urologie oder Kinderchirurgie jeweils mit Spezialisierung auf Kinderurologie) durchgeführt werden, radiologische Verlaufskontrollen durch einen Facharzt für Radiologie mit Spezialisierung auf Kinderradiologie. Kontrollen sollten möglichst am gleichen Zentrum durchgeführt werden, um die Vergleichbarkeit zu gewährleisten.
- Therapeutische/operative Betreuung: Diese erfolgt in einem Zentrum mit interdisziplinärer Ausstattung (Kinderchirurgie/-urologie, Kinderradiologie, Kindernephrologie, Pränatalmedizin und Humangenetik).
- Die operative Therapie erfordert die Durchführung durch einen erfahrenen Kinderurologen der das vollständige operativ technische Repertoire im rekonstruktiven Bereich abdeckt, um intraoperativ angemessen reagieren zu können (Facharztstatus Kinderchirurgie oder Urologie mit Spezialisierung auf Kinderurologie; FEAPU-Status).
- Die kindgerechte Versorgung in einer Kinderklinik mit Kinderanästhesie, kindgerechter OP-Instrumente und Ausstattung muss gewährleistet sein.
- Liegt eine relative oder absolute Mangelausstattung (z. B. Unterschreitung des Facharztstandards) vor, sodass keine ausreichende Versorgung und Behandlungsinfrastruktur gewährleistet ist (nach SGB V, § 12, Abs. 1), müssen Patient/Eltern mittels Einrichtungsaufklärung hierüber in-

formiert werden. Abgesehen von einer notfallmäßigen Behandlung im Rahmen einer Urosepsis besteht bei den thematisierten Krankheitsbildern jedoch im Normalfall die Möglichkeit ein adäquat ausgestattetes Zentrum aufzusuchen.

- **Ausblick**

Eine AWMF-S2k-Leitlinie „Dilatation der oberen Harnwege: Diagnostik, Management und Therapie bei Nierenbeckendilatation/Ureteropelviner Stenose" wurde mit geplantem Fertigstellungsdatum zum 31.01.2024 angemeldet. Eine S2k-Leitlinie „Primär obstruktiver Megaureter im Kindesalter" ist ebenfalls in Arbeit mit geplantem Fertigstellungsdatum zum 31.12.2023. Bislang liegt zu diesem Thema die S2k-Leitlinie „Harntraktdilatation bei Kindern – bildgebende Diagnostik" der Gesellschaft für Pädiatrische Radiologie e. V. (GPR) von 2020 vor.

34.2 Obstruktionen des unteren Harntrakts

Sylvia Weis, Silke Riechardt und Margit Fisch

Obstruktionen des unteren Harntrakts – auch als LUTO („lower urinary tract obstruction") bezeichnet – sind in der Kindheit zwar selten, stellen dann jedoch meist folgenschwere Krankheitsformen dar. Die kongenitale Inzidenz liegt bei 2,2 von 10.000 Neugeborenen, wovon bis zu 62 % pränatal diagnostiziert werden und in 20 % der Fälle eine strukturelle Chromosomenanomalie vorliegt (Malin et al. 2012). Die häufigsten Ursachen einer LUTO sind posteriore Harnröhrenklappen beim Jungen, die Urethralatresie oder das Prune-Belly-Syndrom (seltenere Differenzialdiagnosen ▶ Abschn. 34.2.1.1).

34.2.1 Posteriore Harnröhrenklappen

34.2.1.1 Grundlagen

Mit einer Prävalenz von 1:5000–1:8000 Neugeborenen sind **posteriore Harnröhrenklappen** die häufigste Ursache für urethrale Obstruktionen. Sie kommen nur in der männlichen Harnröhre vor und behindern bereits frühzeitig intrauterin den Harnabfluss, sodass es zur Blasenwandhypertrophie, Ausbildung bilateraler Megaureteren (sekundär und/oder refluxiv), Hydronephrosen mit konsekutiver Nierendysplasie und Entwicklung einer chronischen Niereninsuffizienz kommen kann. In ausgeprägten Fällen resultiert ein Oligo-/Anhydramnion, womit gravierende Entwicklungsstörungen (z. B. Lungenhypoplasie, Wachstumsretardierung, Gelenkkontrakturen) und Frühgeburtlichkeit einhergehen. Bei der häufigsten Variante der posterioren Harnröhrenklappe (Young-Typ I), handelt es sich um eine Membran bzw. Gewebsfalte, die vom kaudalen Verumontanum ausgeht, entlang der lateralen Ränder nach anterior zieht und sich mittig vereint. Bei Miktion spannt sich diese Membran segelartig auf und kann das Lumen der Harnröhre je nach Ausprägung unterschiedlich stark verlegen. Die Ätiologie der posterioren Harnröhrenklappe ist bislang weitgehend ungeklärt. Eine der diskutierten Theorien geht von einer Fehlposition der Ureterknospe auf dem Wolff-Gang aus, wodurch bereits ein in der Entwicklung gestörter, undifferenzierter histologischer Aufbau des Nierenparenchyms resultiert. Somit wird angenommen, dass die mit posterioren Harnröhrenklappen einhergehende Nierendysplasie therapeutisch nicht beeinflussbar ist (Stein et al. 2012).

- **Symptomatik, Diagnostik und Differenzialdiagnostik**

In einer überwachten Schwangerschaft werden posteriore Klappen bei pränatalen Ultraschallscreenings im zweiten Trimenon auffällig, wobei sich typischerweise eine bilaterale Hydronephrose, eine Blasenwandverdickung, ein sog. „keyhole sign" im Bereich des Blasenhalses (Schlüssellochzeichen durch die dilatierte prostatische Urethra) und eine immer gefüllte Harnblase zeigt. In schwerwiegenden Fällen präsentieren sich ein Oligo- oder Anhydramnion sowie echogene oder zystisch imponierende Nieren (López Pereira et al. 2004).

Bei auffälligem pränatalem Ultraschall werden postnatal weitere Untersuchungen veranlasst. Hierzu gehören laborchemisch die Bestimmung der Säure-Base-Parameter, Kreatinin, Elektrolyte, ggf. Sepsismarker und eine Urindiagnostik. Die Diagnosesicherung erfolgt mittels Miktionszysturethrogramm (MCU) über einen suprapubischen Zugang, womit ggf. auch ein Reflux nachgewiesen werden kann. Dies sollte erst nach Initialtherapie und Stabilisierung des Kindes unter antibiotischer Abdeckung erfolgen. Nach 4–6 Wochen sollten mittels MAG-III-Szintigrafie die seitengetrennte Nierenfunktion und Abflussverhältnisse geprüft werden, um die Ausgangssituation zu erfassen. In Abhängigkeit der Befundkonstellation können weitere radiologische Bildgebungen, wie z. B. die MR-Urografie, notwedig werden.

Differenzialdiagnosen sind:
— Obstruktionen des oberen Harntrakts (primäre Megaureter oder bilaterale Ureteropelvinstenose, einengende Ureterozelen),
— bilateraler vesikoureteraler Reflux,
— Prune-Belly-Syndrom,
— ektope obstruktive Ureter,
— weitere, seltene Obstruktionen des unteren Harntrakts, wie Syringozelen, Harnröhrendivertikel, Megalourethra, Berdon-Syndrom (Megazystis-Mikrokolon-intestinales Hypoperistaltik-Syndrom), anorektale Malformationen (z. B. Obstruktion durch Hydrokolpos bei Mädchen), Tumoren (z. B. Sakro-Kokkygeal-Teratom)

Eine bilaterale Hydronephrose mit immer gefüllter Harnblase beim Jungen ist hochverdächtig auf das Vorliegen einer Klappenerkrankung!

34.2.1.2 Therapie

- **Therapieziel**

Primäres Ziel der Therapie ist die Wiederherstellung des Harnabflusses, das Aufhalten bzw. Verhindern einer fortschreitenden Niereninsuffizienz und die bestmögliche Prävention vor funktionellen Blasenentleerungsstörungen.

- **Therapieprinzip**

Das postnatale Management beruht auf der Stabilisierung des Kindes, Entlastung des Harntrakts durch sofortige passagere Harnableitung und Beseitigung der Obstruktion durch Schlitzung der Harnröhrenklappe im Verlauf (◘ Abb. 34.2). Bisher kann pränatal keine suffiziente Vorhersage über die postnatale Nierenfunktionseinschränkung getroffen werden. Demzufolge besteht eine hohe Motivation mittels fetaler Ultraschallklassifikationen und fetaler Urinmarker Korrelationen zum postnatalen Verlauf etablieren zu können.

- ■ **Therapie in utero**

Pränatale In-utero-Techniken wurden erstmals 1994 durch Johnson beschrieben in der Hoffnung durch die Entlastung der Blase das Urogenitalsystem im Entwicklungsprozess zu schützen und eine irreversible chronische Niereninsuffizienz zu reduzieren. Auf Grundlage der bisherigen Datenlage besteht jedoch wenig Evidenz durch intrauterine Intervention eine Niereninsuffizienz zu vermeiden (Morris et al. 2013; Nassr et al. 2017).

Die am weitesten etablierte Methode der intrauterinen Harntraktableitung ist eine vesikoamniale Shuntanlage (Ruano 2020; Quintero and Evans 1995). Risiken des Eingriffs sind eine hohe Dislokationsrate von 30–40 % eine äquivalente Obstruktionsrate sowie schwere Komplikationen wie intrauterine Infektionen, Organverletzungen, intrauteriner Fruchttod oder Frühgeburtlichkeit bzw. die Einleitung der Geburt. Aus diesem Grund und der fraglichen Effektivität wird die Indikation äußerst streng gestellt und sollte nur an spezialisierten Zentren durchgeführt werden. Es gibt Anhaltspunkte dafür, dass in ausgeprägten Fällen mit Oligo-/Anhydramnion die perinatale Mortalitätsrate durch Reduzierung der konsekutiven Lungenhypoplasie verringert wird, sodass eine intrauterine Intervention im individuellen Einzelfall evaluiert werden kann. Intrauterine zystoskopische Klappenschlitzungen mittels fetalen Zystoskopen über einen antegraden Zugang zeigen aktuell noch technische Hürden auf und sind aktuell in spezialisierten Zentren in Evaluation.

Urogenitale Fehlbildungen

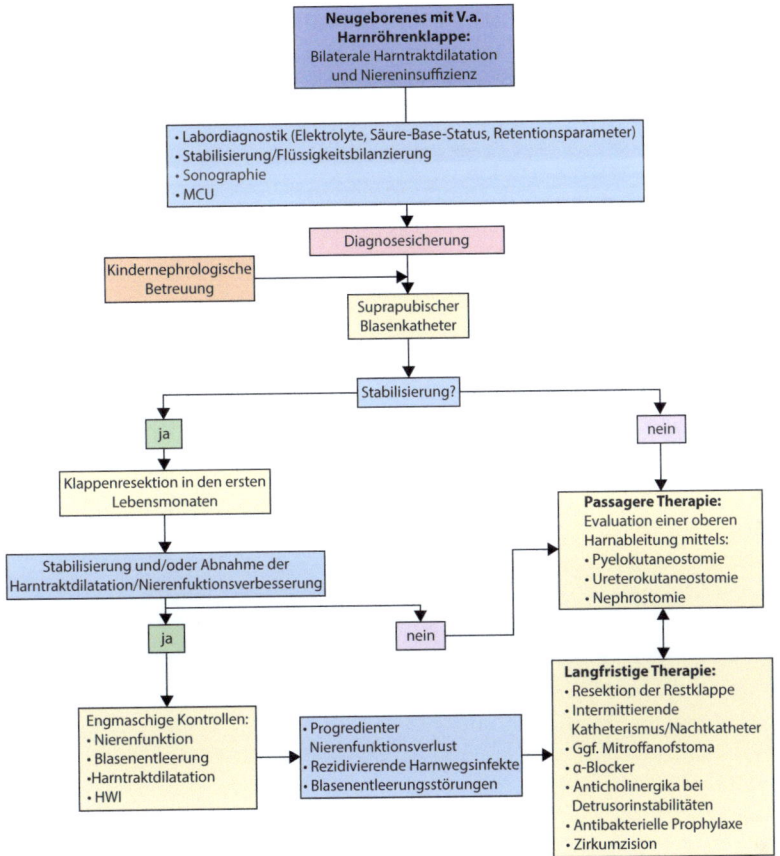

◘ **Abb. 34.2** Vorgeschlagener Therapieleitpfad bei neonataler Diagnose einer Harnröhrenklappe. (Mod. nach den EAU/ESPU-Guidelines on pediatric urology und Stein et al. 2012; Radmayr et al. 2020)

■■ Postnatale Initialtherapie

Die erste Notfallmaßnahme unmittelbar nach Geburt bzw. nach postnatal hochgradigem Verdacht auf eine Klappenerkrankung ist die Ableitung des Harntrakts und Entlastung der Blase (◘ Abb. 34.2). Hierfür wird in der Regel ein **suprapubischer Katheter** angelegt. Wenn der Verdacht einer Harnröhrenklappe im Raum steht, sollte auf eine transurethrale Manipulation aufgrund des Risikos von Verletzungen der Urethra verzichtet werden. Die transurethrale Ableitung kann allenfalls mit einer dünnen Ernährungssonde erfolgen. Bei ausgeprägter Dilatation des oberen Harntrakts und Niereninsuffizienz kann in individuellen Fällen auch eine hohe Harnableitung in Form einer **Ureterokutaneostomie**, **Pyelokutaneostomie** oder einer **perkutanen Nephrostomie** sinnvoll sein. Dies muss v. a. in Erwägung gezogen werden, wenn trotz Ableitung der Harnblase eine Zunahme der Dilatation bzw. keine suffiziente Nierenfunktionsverbesserung zu beobachten ist (Radmayr et al. 2020).

Sobald es der klinische Zustand des Kindes erlaubt, sollte unter antibiotischer Abschirmung die Diagnosesicherung und weitere Diagnostik des unteren und oberen Harntrakts mittels MCU durchgeführt werden und die Behebung der Obstruktion mittels Klappenresektion erfolgen. Dies wird in der Regel innerhalb eines Zeitraums von 4–6 Monaten vorgenommen, frühestens jedoch, wenn das Kind stabilisiert und narkosefähig sowie die technische Durchführbarkeit mittels Zystoskops gewährleistet ist. Als sicherste Variante der Klappenschlitzung gilt die kalte Sichturethrotomie mit dem Sachse-Urethrotom. Weitere beschriebene Varianten, wie die Laserablation oder Elektroresektion gehen mit einer höheren Komplikationsrate (Sphinkterverletzungen, postoperative Urethrastrikturen) einher (Stein et al. 2012).

▪▪ Therapie der Komplikationen und Sekundärerkrankungen

Assoziierter vesikoureteraler Reflux und Megaureter Bis zu 72 % der Kinder entwickeln einen vesikoureteralen Reflux, der in 32 % der Fälle bilateral vorkommt (Scott 1985). Meist maturiert der Reflux nach Beseitigung der Obstruktion und Normalisierung der intravesikalen Druckverhältnisse. Die urodynamische Abklärung und Optimierung einer Blasendysfunktion ist hierfür unabdingbar. Ein hochgradiger Reflux (>III) ist meist mit einer stark eingeschränkten Nierenfunktion assoziiert und gilt als ungünstiger prognostischer Faktor. Solange unter antibiotischer Prophylaxe keine Durchbruchinfektionen auftreten, sollte von einer Entfernung der Niere und des Ureters abgesehen werden. Zum einen kann die Niere als Druckkompensation für die Gegenseite fungieren, zum anderen kann ggf. im späteren Verlauf eine Blasenaugmentation notwendig werden, wofür der Ureter als Gewebsmaterial von Nutzen ist. Dasselbe gilt für obstruktive Megaureteren, die sich nach Normalisierung der Druckverhältnisse zwar meist erst im Verlaufe der Jahre zurückbilden, jedoch im Falle ausbleibender Infektionen, Symptome oder persistierender Obstruktion keine OP-Indikation darstellen.

Blasenfunktionsstörungen Unabhängig vom Zeitpunkt der postnatalen Intervention stellen persistierende Blasenfunktionsstörungen (Valve-bladder-Syndrom) häufig geprägt durch Hyposensibilität, herabgesetzter Compliance, Detrusorinstabilität und Polyurie eines der Hauptprobleme im langfristigen Verlauf dar. Eine Inkontinenz ist zumeist eine Folge der Blasendysfunktion. Urodynamische Auffälligkeiten werden bei bis zu 88 % der betroffenen Kinder beschrieben. Durch eine insuffiziente Miktionssituation können eine Druckbelastung auf den oberen Harntrakt mit konsekutiver Dilatation, ein ggf. persistierender Reflux sowie Infektionen durch persistierenden Restharn eine sekundäre Nierenfunktionsschädigung hervorrufen. Vorrangiges Therapieziel ist somit eine vollständige Blasenentleerung zu gewährleisten. Bei Detrusorinstabilität kann eine anticholinerge Medikation wirksam sein. Zur Senkung des Blasenhalstonus wird der frühe Einsatz von α-Blockern bereits nach Klappenresektion empfohlen (Stein et al. 2012). Weiterhin sollten die Kinder und Eltern auf eine häufige Blasenentleerung (Miktion nach der Uhr) trainiert werden. Schlagen diese Maßnahmen nicht ausreichend an, kann eine Kombination mit intermittierendem Selbstkatheterismus oder die nächtliche Katheterversorgung und im äußersten Fall eine Mitrofanoff-Anlage notwendig werden (Radmayr et al. 2020).

▪▪ Zirkumzision

Mehrere Studien zeigen eine signifikante Reduktion an Harnwegsinfekten durch Zirkumzision bei Jungen mit posterioren Harnröhrenklappen und/oder Reflux sowie rezidivierten Harnwegsinfekten (Singh-Grewal et al. 2005; Mukherjee et al. 2009; Harper et al. 2022). Mögliche Vorgehensweisen sind die Durchführung einer Zirkumzision entweder sofort nach Geburt im Rahmen der Harnableitung oder später im Rahmen der Klappenschlitzung. In ersterem Fall ist jedoch zu beachten, dass oftmals eine Frühgeburtlichkeit besteht, die die Dauer des Eingriffs limitiert sowie die technische Durchführung anspruchsvoller gestaltet.

▪▪ Antibiotische Prophylaxe

Insbesondere bis zur Beseitigung der Obstruktion sollte eine antibiotische Prophylaxe erfolgen, zumal Klappenerkrankungen häufig mit einem Reflux assoziiert sind.

▪ Monitoring und Verlauf

Eine lebenslange, interdisziplinäre Betreuung ist für Kinder mit Klappenerkrankungen obligat, da diese zumeist eine Nierenfunktionsstörung mit sekundärer Verschlechterung durch Blasenfunktionsstörungen bis hin zur Dialysepflichtigkeit aufweisen. Die Nachsorge sollte individuell angepasst werden mit dem Ziel des Nierenfunktionserhalts und der Vermeidung von Folgeschäden durch fieberhafte Harnwegsinfekte oder eine dekompensierte Miktionssituation. Hierfür sollten regelmäßige Laborkontrollen mit Retentionsparametern, Urinkontrollen (Infektionen, Proteinurie), sonografische Verlaufskontrollen und die Erfassung körperlicher Parameter (Wachstumsparameter, Blutdruck) durchgeführt werden. In Abhängigkeit davon können ggf. weitere Untersuchungen wie eine Nierenszintigrafie oder urodynamische Messungen notwendig werden (Radmayr et al. 2020).

- **Prognose**

Die Prognose posteriorer Harnröhrenklappen ist abhängig vom Ausmaß der pränatalen Obstruktion und der damit einhergehenden konnatalen Nierendysplasie. Ein Oligohydramnion vor der 24. Schwangerschaftswoche gilt als prognostisch ungünstig (Schmelz 2014). Die Mortalität wurde in den letzten Jahrzehnten dank stetig optimierter interdisziplinärer Betreuung der Kinder deutlich gesenkt. Trotz umgehender postnataler Ableitung des Harntrakts und optimaler Weiterbehandlung führt das Krankheitsbild in 9 % der Fälle noch vor Eintritt in die Pubertät zur dialysepflichtigen Niereninsuffizienz und in 7 % der Fälle zur Nierentransplantation (Herbst et al. 2019). Insgesamt sind posteriore Harnröhrenklappen für 17 % der terminalen Niereninsuffizienzen im Kindesalter verantwortlich (Hodges et al. 2009; Agarwal 1999).

Die Kontinenzraten sind nach primärer Klappenschlitzung hoch (76 %), jedoch zeigen die meisten Kinder mit Klappenerkrankungen eine Blasendysfunktion im Verlauf (88 %) (Sarhan et al. 2008). Bezüglich der Sexualfunktion beschreibt eine Metaanalyse bei 74–94 % der Kinder eine gute erektile Funktion im Verlauf und eine der Normalbevölkerung entsprechende Fertilität (Taskinen et al. 2012).

- **Prävention**

Pränatalchirurgische Maßnahmen mit der präventiven Intention die Entwicklung des Harntrakts positiv zu beeinflussen und eine progrediente Niereninsuffizienz zu verhindern, haben bislang noch keine überzeugenden Ergebnisse geliefert.

Im postnatalen Verlauf zielt das therapeutische Regime in erster Linie auf die Prävention einer fortschreitenden Niereninsuffizienz ab.

34.2.2 Seltene urologische Ursachen einer Obstruktion des unteren Harntrakts

Anteriore Harnröhrenklappen Bei dieser sehr seltenen Fehlbildung handelt es sich um eine Membran bzw. Schleimhautfalte in der distalen Urethra, die diese bei Miktion verlegt. Sie tritt einzeln oder in Assoziation mit einem Urethraldivertikel auf und kann leicht mit diesem verwechselt werden (Jain et al. 2021). Die Ätiologie ist unbekannt. Symptomatik und Therapie sind analog der posterioren Harnröhrenklappen (▶ Abschn. 34.2.1).

Harnröhrendivertikel Bei Harnröhrendivertikeln handelt es sich um eine Aussackung der ventralen Harnröhre, die unterschiedliche Ausmaße annehmen kann und besonders am distalen Rand von einer prominenten Parenchymlippe geprägt sein kann. Bei Miktion füllt sich das Divertikel und presst in unterschiedlichem Ausmaß diese Parenchymlippe in das Harnröhrenlumen, wodurch dieses verlegt wird. Harnröhrendivertikel gehen im Unterschied zu anterioren Klappen mit einem Defekt des Korpus spongiosum einher. Symptome sind eine Schwellung des Penisschafts, Harnträufeln, Harnstrahlabschwächung und Blasenentleerungsstörungen. Die Diagnose wird mittels MCU gestellt.

Bei kleinen Divertikeln kann eine endoskopische Schlitzung der distalen Parenchymlippe genügen, größere Divertikel erfordern oftmals eine Harnröhrenplastik ggf. in mehrzeitiger Sitzung. Bei Urosepsis oder Harnretention wird wie bei posterioren Klappen vorgegangen und der Harn vorübergehend mittels suprapubischen Katheters abgeleitet (Radmayr et al. 2020).

Syringozele Eine Syringozele ist eine zystische Aussackung der Cowper-Drüsen, welche kongenital oder durch Trauma bzw. Infekt vorkommen und offen (rupturiert) oder geschlossen vorliegen kann. Offene Syringozelen äußern sich ähnlich einem Divertikel, während geschlossene oft stark obstruhierend auf die Harnröhre wirken. Die Symptomatik ähnelt je nach Ausprägung der von Divertikeln oder Klappen und die Diagnose wird mittels MCU gesichert.

In der Regel ist eine endoskopische Entdeckelung in beiden Fällen effektiv. Selten wird eine offen chirurgische Marsupilation notwendig (Blasl et al. 2017).

- **Qualitätssicherung und Ausstattung**
▶ Abschn. 34.1.

- **Ausblick**

Das therapeutische Management von posterioren Harnröhrenklappen mündet trotz moderner und früher Intervention oft in eine terminale Niereninsuffizienz. Aktuell stützt sich die Diagnostik auf pränatale Ultraschallscreenings und fetale Urinmarker, wodurch jedoch keine suffiziente Aussage über die Entwicklung der Nierenfunktion möglich ist. Die Entscheidung welcher Fetus von einer pränatalchirurgischen Intervention potenziell profitieren könnte, ist bislang nicht mit Sicherheit vorherzusagen. Pränatalchirurgische Methoden haben sich zudem aufgrund zu großer diagnostischer Unsicherheiten, hoher Risiken und unausgereiften Techniken noch nicht etabliert.

Eine AWMF-S2k-Leitlinie „Harnröhrenklappen" wurde angemeldet und ist mit Fertigstellungsdatum zum 31.12.2024 geplant.

34.3 Duplikationen des harnableitenden Systems

Sylvia Weis, Silke Riechardt und Margit Fisch

34.3.1 Grundlage

Duplikationen der Nieren und der Ureter zählen mit einer Inzidenz von 0,8–4 % zu häufigen kongenitalen Anomalien des Harntrakts. Sie treten fast doppelt so oft bei Mädchen wie bei Jungen und familiär gehäuft auf. In den meisten Fällen sind Doppelnierenanlagen unproblematisch und gehen ohne begleitende therapiebedürftige Pathologien einher. Solche werden lediglich in 24 % der Fälle beschrieben, wovon es sich bei 44 % um einen vesikoureteralen Reflux handelt (Fisch und Stein 2012). Die Variabilität des anatomischen und klinischen Befunds ist bei Harntraktduplikationen breit, sodass sich die Therapieplanung teils als sehr herausfordernd gestaltet und individuelle Konzepte erfordert. Die beiden häufigsten Anomalien, die mit einer Doppelnierenanlage einhergehen, sind die Ureterozele und der ektope Ureter. Beide können seltener auch in einem singulär angelegten System auftreten. Auffällig werden Duplikationen des Harntrakts im Falle einer hiermit verbundenen Obstruktion, welche sich entweder bereits im prä- bzw. postnatalen Ultraschall zeigt oder sich im späteren Kindesalter durch Symptome wie z. B. rezidivierende Harnwegsinfekte, Inkontinenz oder Steinbildung äußert.

Doppelnierenanlagen und Ureterduplikationen Eine **Doppelnierenanlage** weist 2 Nieren mit jeweils einem Nierenbeckenkelchsystem auf. Von einer **kompletten Duplikation** spricht man, wenn beide Nieren jeweils von einem Harnleiter drainiert werden, die wiederum über 2 Ostien in die Blase münden (**Ureter duplex**). Bei einer **inkompletten oder partiellen Duplikation** werden 2 Nierenbeckenkelchsysteme entweder durch einen einzelnen Harnleiter (**Pelvis bifidus**) oder durch einen bifiden Harnleiter mit einem Ostium (**Ureter fissus**) drainiert.

Ureterozelen Bei einer Ureterozele handelt es sich um eine zystische Dilatation im submukösen Anteil des intravesikalen Harnleitersegmentes. Eine sog. **orthotope Ureterozele** liegt vollständig in der Harnblase, wohingegen eine **ektope Ureterozele** durch einen Vorfall in den Blasenhals oder in die Harnröhre gekennzeichnet ist.

> In >80 % der Fälle liegt eine ektope Ureterozele vor, die meist mit einem Doppelnierensystem und dem Oberpolureter assoziiert ist.

In Abhängigkeit ihres Volumens hebt sie den Unterpolureter an und komprimiert ihn, wodurch dieser häufig refluxiv ist oder sich zum Megaureter entwickelt. Weiterhin geht eine ektope Ureterozele in den meisten Fällen mit einer Oberpoldysplasie mit eingeschränkter oder vollständig aufgehobener Oberpolfunktion einher. Die seltenere orthotope Ureterozele tritt in den überwiegenden Fällen bei Einzelsystemen auf und führt meist zu keiner oder nur milder Obstruktion.

Ektoper Ureter Beim ektopen Ureter liegt die Ostienmündung nicht an physiologischer Position in der Harnblase. Diese kann im Blasenhals, bei Jungen in der posterioren Urethra, bei Mädchen im gesamten Urethraverlauf bzw. in den genitalen Strukturen (Samenblasen, Ductus deferens oder Ductus ejaculatorius beim Jungen und Vagina oder Uterus beim Mädchen) positioniert sein.

Blind endender Ureter Um eine sehr seltene Anomalie handelt es sich bei einem blind endenden Ureter, der vom Haupureter abzweigt, aber nicht das Nierenbecken erreicht. Er kann jede Länge aufweisen, reicht jedoch in den seltensten Fällen bis in die Nähe des Nierenbeckens (Taenzer et al. 1975).

■ Symptomatik, Diagnostik und Differenzialdiagnostik

Generell wird eine Duplikation in der Regel nur bei assoziierter Pathologie symptomatisch. In vielen Fällen wird sie im Rahmen der Diagnostik akuter Pyelonephritiden aufgedeckt. Weitere Symptome können eine tastbare Oberbauchraumforderung (durch Hydronephrose), Entwicklungsverzögerung, Harnverhalt oder unspezifische Bauchschmerzen sein.

Ureterozele Voluminöse Ureterozelen können gelegentlich bei der Geburt vor den Meatus prolabiert und somit äußerlich sichtbar sein. Bei männlichen Neugeborenen kann durch eine akute Harnretention die Symptomatik einer posterioren Urethralklappe vorgetäuscht werden. Später werden Ureterozelen z. B. durch Dysurie, Urge-Symptomatik oder Harnwegsinfekte symptomatisch.

Ektoper Ureter Befindet sich ein ektoper Ureter beim Mädchen im Genitalsystem, wird die Klinik durch eine Inkontinenz dominiert. Diese Symptomatik allein ist jedoch bei Windelkindern für Eltern kaum zu erkennen und fällt ggf. erst spät auf, wenn Trockenheit ausbleibt. Gelegentlich treten auch purulente Vaginitiden in Assoziation mit Harnwegsinfekten auf. Bei Jungen befindet sich ein ektoper Harnleiter fast immer proximal des Sphinkters, sodass das klinische Bild nicht von Inkontinenz jedoch von Harnwegsinfekten oder in der präpubertären Phase durch Epididymitiden geprägt ist.

Aufgrund der systematischen Schwangerschaftsscreenings werden Duplikationen heutzutage häufig bereits im pränatalen Setting im Falle eines dilatierten Oberpols diagnostiziert. Die Abklärung erfolgt initial mittels Sonografie. Weitere Untersuchungen werden in Abhängigkeit der klinischen Symptomatik und Fragestellung veranlasst (z. B. Miktionszysturethrogramm, MCU, MAG-III-Szintigrafie, DMSA-Szintigrafie, MR-Urografie, Zystoskopie, Vaginoskopie, retrograde Ureterografie).

Differenzialdiagnosen sind:
- Obstruktive Uropathien des oberen Harntrakts (Subpelvinstenose, primäre/sekundäre Megaureteren) bzw. des unteren Harntrakts (Urethralklappen beim Jungen),
- andere Ursachen für eine kindliche Harninkontinenz,
- neurogene Blasenentleerungsstörungen im Fall von dysurischen Beschwerden.

34.3.2 Therapie

- **Therapieziel**

Das Ziel der Therapie ist der Erhalt oder die Verbesserung der Nierenfunktion des jeweiligen Doppelnierenanteils durch Sicherstellung der Abflussverhältnisse und die Einleitung notwendiger Maßnahmen, um rezidivierten Infekten vorzubeugen.

- **Therapieprinzip**

> Grundsätzlich besteht bei asymptomatischer Duplikation ohne assoziierte Pathologie keine Therapienotwendigkeit.

Liegt ein Reflux in den unteren Nierenanteil oder eine Obstruktion des oberen Nierenanteils vor, richtet sich der Erhalt des jeweiligen Nierenanteils nach dessen Funktionsanteil. Im Falle **obstruktiver Duplikationen** bestimmen 2 Prinzipien das therapeutische Vorgehen:
1. Therapie der ursächlichen Obstruktion bedingt durch einen ektopen Ureter oder eine Ureterozele und
2. Schutz bzw. die Verbesserung der Operpolfunktion durch eine ureteropelvine Anastomose, eine endoskopische Ureterozelenschlitzung oder eine ureterovesikale Reimplantation.

Ein **Reflux,** der meist den Unterpolureter betrifft, kann als einzelne Pathologie einer Duplikation auftreten oder mit einer Pathologie des Oberpolureters assoziiert sein, wie z. B. einer Ektopie oder Ureterozele. Vor dem Hintergrund einer Harntraktduplikation werden für einen Reflux Grad I Spontanmaturationsraten von 85 % und bei Reflux Grad III von 36 % beschrieben. Es kann in diesen Fällen somit analog wie bei singulären Systemen vorgegangen werden und zunächst konservativ unter antibiotischer Prophylaxe eine Spontanmaturation abgewartet werden (Lee et al. 1991). Im Gegenzug sind ein Reflux Grad IV und V mit komplikationsträchtigeren Verläufen bei Mädchen (fieberhafte Harnwegsinfekte) assoziiert und zeigen keine Spontanmaturation, sodass in diesen Fällen eine operative Intervention empfohlen wird (Afshar et al. 2005; Fisch und Stein 2012).

- **Therapeutisches Vorgehen**
- - **Reflux in den unteren oder in beide Nierenanteile**

Konservative Therapie Eine **konservative Therapie** kann im Falle folgender Kriterien angewendet werden:

» Gute Nierenfunktion beider Anteile,
» Reflux Grad I–II oder bei männlichem Geschlecht auch Reflux Grad III.

Hierfür sollte eine zeitlich beschränkte antibiotische Prophylaxe nach individuellen Kriterien evaluiert werden. Empfohlen ist diese bis zur Trockenheit des Kindes und Sicherstellung einer suffizienten Miktionssituation. Nach Absetzen sollten Verlaufskontrollen durchgeführt und die Eltern auf die Anzeichen möglicher Harnwegsinfekte sensibilisiert werden. Bei Jungen kann eine Zirkumzision als Infektionsprophylaxe in Erwägung gezogen werden (Castagnetti et al. 2012).

Operative Therapie bei Reflux in ein Doppelnierensystem Die operativen Techniken folgen dem Prinzip der Refluxtherapie in singulären Systemen wobei die **endoskopische Ostienunterspritzung (Deflux)** oder eine **operative Antirefluxplastik** angewendet werden (Abb. 34.3).

Die endoskopische Ostienunterspritzung zeigt jedoch mit einer Erfolgsrate von 50 % im Vergleich zu 75 % bei singulären Systemen signifikant schlechtere Ergebnisse (Elder et al. 2006). Operative Antirefluxplastiken in Doppelnierensystemen, ob extravesikale oder intravesikale Verfahren, haben dagegen eine sehr hohe Erfolgsrate mit über 90 % (Ellsworth et al. 1996; Barrieras et al. 2003).

- - **Ektoper Harnleiter mit schlechter Funktion des oberen Doppelnierenanteils**

In den meisten Fällen zeigt sich der Oberpol bei ektopem Harnleiter dysplastisch und funktionslos bzw. stark funktionseingeschränkt. Bei rezidivierten Pyelonephritiden und einer Oberpolfunktion von <10 %

Urogenitale Fehlbildungen

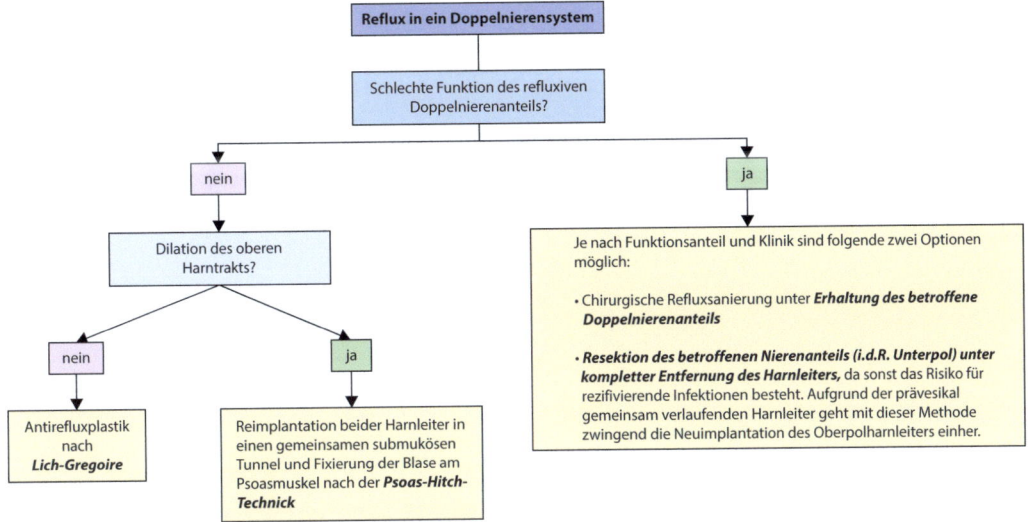

○ Abb. 34.3 Operatives Vorgehen bei Reflux in ein Doppelnierensystem

war früher die Therapie der Wahl eine Heminephrektomie mit tiefem Absetzen des zugehörigen Harnleiters, während heute zunehmend eine Ureteroureterostomie erwogen wird. Das vollständige Absetzen des Harnleiters ist nur bei Refluxivität notwendig, um Infektionen des Stumpfs zu verhindern. Heutzutage setzen sich hierfür auch bei Kindern minimalinvasive Techniken aufgrund bereits etablierter kleinerer, kindgerechter Instrumente und Trochare gegenüber den offen-chirurgischen Techniken durch (○ Abb. 34.4). Es kommen laparoskopische oder robotisch assistierte transabdominelle oder retroperitoneoskopische Verfahren zum Einsatz. Vorteile sind ein besseres postoperatives Schmerzmanagement, kürzere Liegedauer, kleinere Narben und geringerer Blutverlust (Cohen et al. 2014; Die Urologie 2016).

Operative Alternativen zur Heminephrektomie stellen Harnleiterrekonstruktionen oder die Ureteroureterostomie dar, die besonders dann eingesetzt werden, wenn noch Hoffnung auf Funktionsverbesserung des Oberpols besteht. Technisch unterscheidet man proximale von distalen Ansätzen. Im Sinne eines sog. **"upper tract approach"** kann proximal eine ureteropelvine Anastomosierung erfolgen, distal entweder eine ureterovesikale Reimplantation oder eine Ureteroureterostomie (El Ghoneimi et al. 1996).

▪▪ Ureterozele

Das therapeutische Management der Ureterozele in Doppelnierensystemen wird kontrovers diskutiert. Therapeutische Optionen reichen von nichtchirurgischer, konservativer Therapie, über endoskopische Inzision, Harnleiterneuimplantation, Heminephroureterektomie, einem „upper tract approach" bis hin zur kompletten Rekonstruktion des Harnleiters (○ Abb. 34.5).

Wichtige, bei der Therapieplanung zu berücksichtigende, Kriterien sind:
— Klinische Symptomatik, insbesondere Auftreten von Pyelonephritiden,
— Patientenalter,
— Oberpolfunktion,
— Vorhandensein eines Refluxes,
— Vorhandensein einer ipsi- oder kontralateralen Obstruktion,
— Größe und Position der Ureterozele,
— Blasenauslassobstruktion aufgrund einer Kompression durch die Ureterozele,
— orthotope oder ektope Ureterozele.

Initial- und Notfalltherapie Bei fieberhaftem Harnwegsinfekt oder Harnretention durch Kompression des Blasenhalses ist die sofor-

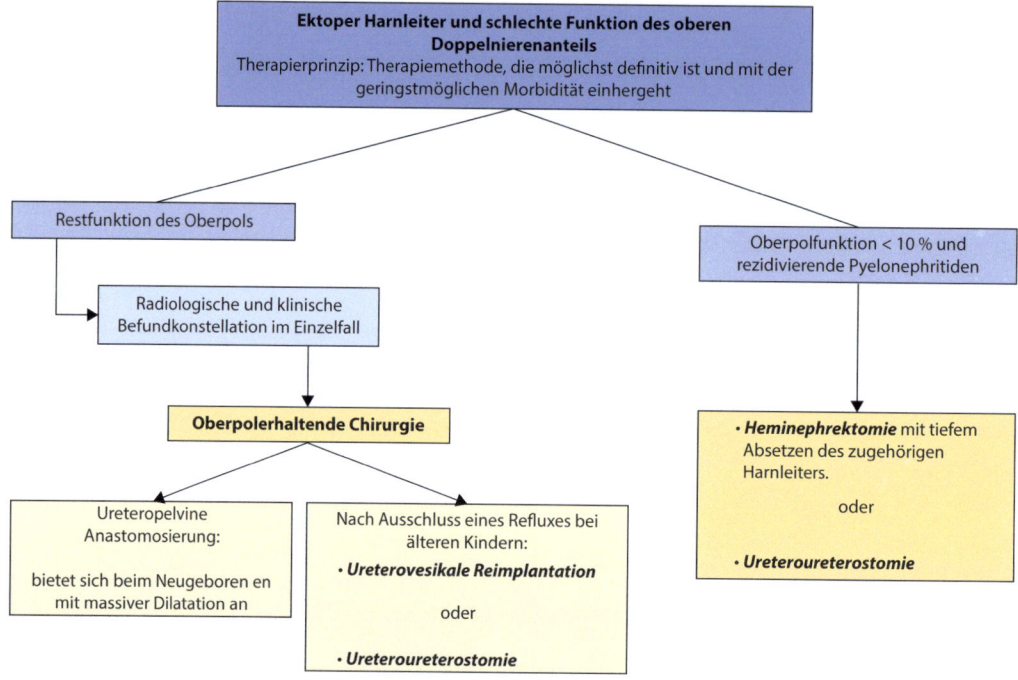

◘ Abb. 34.4 Therapieleitpfad bei ektopem Harnleiter und schlechter Funktion des oberen Doppelnierenanteils

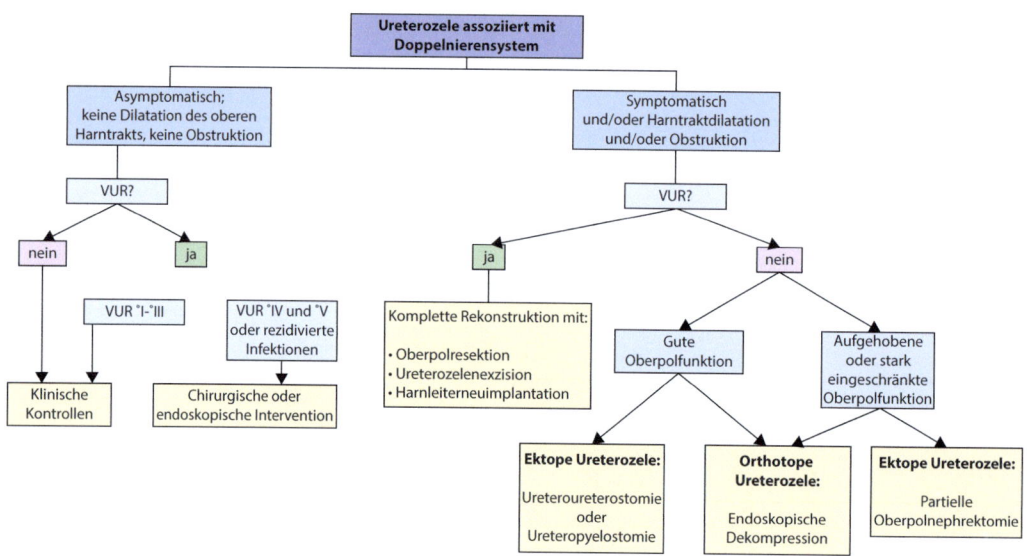

◘ Abb. 34.5 Therapieleitpfad für das Management von Ureterozelen in Doppelnierensystemen modifiziert nach den EAU/ESPU-Guidelines on pediatric urology (Radmayr et al. 2020). *VUR* vesikoureteraler Reflux

tige endoskopische Inzision indiziert. Alternative Techniken sind die Punktion mittels Elektrode, Messer oder Laser (Chertin et al. 2001; Jankowski und Palmer 2006; Blyth et al. 1993). Asymptomatische Kinder mit eingeschränktem oder afunktionellem Oberpolanteil ohne Obstruktion des Unterpolureters, sollten bis zur definitiven Therapie eine antibiotische Prophylaxe erhalten.

Konservative Therapie Asymptomatische Kinder, die weder eine Blasenauslassobstruktion noch eine Dilatation des zur Ureterozele gehörigen Doppelnierenanteils noch einen Reflux Grad IV oder V aufweisen, können konservativ therapiert werden. Hierzu sollte das Ausmaß der Dilatation engmaschig verlaufskontrolliert werden (Castagnetti and El-Ghoneimi 2009).

Operative Therapie Liegt keine der Situationen vor, die eine notfallmäßige Ureterozeleninzision rechtfertigen, besteht keine Indikation zur primären endoskopischen Dekompression. Zum einen geht eine verzögerte chirurgische Intervention nicht mit höheren Komplikationsraten einher, zum anderen verhindert eine frühe Dekompression nicht die Rate an Harnwegsinfekten oder Obstruktionen (Husmann et al. 2002).

Im Falle einer bereits stattgehabten, initialen Ureterozeleninzision ist eine sekundäre Operation indiziert, wenn weiterhin eine obstruktive Kompression auf den Blasenauslass bzw. den ipsi- oder kontralateralen Ureter besteht, ein behandlungsbedürftiger Reflux oder eine Rezidivureterozele vorliegt.

Für die Festlegung der operativen Strategie sind folgende Konstellationen möglich:
- Eine primäre Intervention am proximalen oberen Harntrakt ohne vorherige endoskopische Inzision ist mit 80% Wahrscheinlichkeit eine definitive Lösung. OP-Verfahren (Husmann et al. 1999; Castagnetti and El-Ghoneimi 2009) sind:
- partielle oder vollständige Operpolnephrektomie und Belassen der Ureterozele und des distalen Harnleiters,
- Ureteroureterostomie bei guter Oberpolfunktion,
- Ureteropyelostomie bei guter Oberpolfunktion
- Ektope Ureterozele, hochgradige Nierenbeckendilatation des zugehörigen Pols mit Reflux:
- Komplette Rekonstruktion bestehend aus: Oberpolresektion, Ureterozelenexzision und Harnleiterneuimplantation (de Jong et al. 2000; Beganović et al. 2007; Fisch and Stein 2012).

■ **Monitoring und Verlauf**

Die weiteren Verlaufskontrollen und das postoperative Regime hängen von der jeweiligen Therapieform und der individuellen anatomischen und Befundkonstellation ab.

» **Doppelnierensystem mit Reflux ohne weitere assoziierte Pathologie:** Nachsorge gemäß dem Vorgehen bei Einzelsystemen (▶ Abschn. 34.6).

» **Heminephrektomie oder Heminephroureterektomie:**

» Sonografische Verlaufskontrollen,

» szintigrafische Verlaufskontrolle nach 6 Monaten.

» **Konservative Therapie und „upper tract approach":**

» Engmaschige sonografische Verlaufskontrollen zur Beurteilung einer Nierenbeckenkelchdilatation und ggf. rechtzeitigen Indikationsstellung notwendiger Folgeeingriffe,

» abhängig des Alters und individueller Kriterien i.d.R. nach einem Monat, dann im Abstand von mindestens 3 Monaten. Bei stabilem Befund können die Kontrollen später auf 6- und schließlich 12-monatige Zeitabstände ausgedehnt werden.

» **Vollständige Rekonstruktion mit Oberpolresektion, Ureterozelenresektion und Harnleiterneuimplantation:**

» Sonografische Verlaufskontrolle nach 3 Monaten. Bei stabilem Befund kann das Intervall zunächst auf 6 Monate und im Verlauf auf 12 Monate ausgedehnt werden.

■ **Prognose**

Die Prognose bei Duplikationen im Harntrakt hängt individuell von der vorliegenden Pathologie und der klinischen Ausprägung ab. Meist sind Duplikationen unproblematisch. Bei assoziiertem, behandlungsbedürftigem Reflux haben operative Antirefluxplastiken in Doppelnierensystemen eine Erfolgsrate von >90 %, während die Ostienunterspritzungen je nach Grad des Refluxes mit Erfolgschancen von 53–100 % beschrieben sind.

Eine Heminephroureterektomie stellt eine definitive Lösung bei afunktionellem Oberpol und Harnleiterektopie oder Ureterozele dar.

Die Ergebnisse nierenoberpolerhaltender Operationen hängen von der jeweiligen Nierenfunktion, dem Vorliegen von Infekten und dem Zugrundeliegen einer Ureterozele oder ektopem Harnleiter ab. Die Daten hierfür sind aufgrund kleiner Patientenkollektive und großer Varianz der klinischen Ausprägung schwer zu vergleichen.

Bei der endoskopischen Ureterozeleninzision differieren die Angaben zu Komplikationen und Reoperationsraten deutlich. Die Inzision der orthotopen Ureterozele zeigt in mehreren Studien eine deutlich höhere Dekompressionsrate (93 % vs. 75 %), einen besseren Funktionserhalt (96 % vs. 47 %) und niedrigere Reoperationsraten (0–30 % vs. 37–100 %) als die der ektopen Ureterozele (Blyth et al. 1993; Hagg et al. 2000). Langfristig zeigten Kinder nach Ureterozeleninzision in der frühen Kindheit jedoch keine ausgeprägten Blasenfunktionsstörungen (Paye-Jaouen et al. 2015).

Eine komplette Rekonstruktion geht laut einer prospektiven Studie von Beganovic et al. mit einer hohen Erfolgsrate einher. Die Reoperationsrate aufgrund eines persistierenden Refluxes liegt bei 18 % und aufgrund einer obstruktiven Blasenentleerungsstörung bei 12 %. 94 % wurden kontinent und 17 % erfuhren 1–2 unkomplizierte Harnwegsinfektionen. Im Vergleich zum Vorgehen in 2 Schritten (Rekonstruktion des oberen, später des unteren Harntrakts) sind diese Daten besser.

- **Prävention**

Das therapeutische Vorgehen richtet sich grundsätzlich und in präventiver Intention nach dem primären Ziel des Nierenfunktionserhalts, der Sicherstellung der Harnabflussverhältnisse sowie der funktionellen Blasenentleerung und Verhinderung von Komplikationen wie Pyelonephritiden.

- **Qualitätssicherung und Ausstattung**
▶ Abschn. 34.1.1.2.

34.4 Neurogene Blasenentleerungsstörung

Malte Krönig und Thomas Henne

34.4.1 Grundlage

Die Blase erfüllt 2 Hauptfunktionen: Urinspeicherung sowie kontrollierte Urinentleerung. Der Erhalt dieser Funktionen ist das eine wesentliches Therapieziel. Das andere ist der Erhalt der Nierenfunktion, die durch die neurogene Blasenfunktionsstörung gefährdet ist.

Die Ursachen für eine neurogene Blasenentleerungsstörung sind vielfältig:
- Myelomeningozele (MMC),
- okkulte spinale Dysraphie,
- kaudales Regressionssyndrom,
- anorektale Malformationen,
- Zerebralparese,
- spinales Querschnittssyndrom durch Myelitis, Unfall oder Tumoren.

Die spinale Schädigung führt zu einer Innervationsstörung von Detrusor und Sphinkter mit daraus resultierender möglicher Über- oder Unteraktivität dieser Muskelgruppen. Eine unkontrollierte Detrusorkontraktion ohne koordinierte oder ungenügende Sphinkterrelaxation (Detrusorsphincterdyssynergie) führt zu einer Muskelhypertrophie einer sog. Trabekulierung der Blasenwand. Die Trabekulierung senkt die Dehnbarkeit der Blasenwand (sog. Compliance) und verringert das Speichervolumen. Dieses führt zu einem häufigeren Harndrang und die nicht ausreichende Sphinkterrelaxation andererseits zu einer ungenügenden Blasenentleerung mit Restharnbildung. Durch den Restharn resultiert eine schnellere Blasenfüllung mit konsekutiv häufigerem Miktionsdrang.

Die physiologische Trabekelstruktur der Blase führt im hypertrophierten Zustand zur Divertikelbildung der Schleimhaut in den Trabekellücken. Die Divertikel können nicht aktiv entleert werden und tragen somit zur Restharnbildung bei. Chronisch hohe intravesikale Drücke und die daraus resultierende Detrusorhypertrophie führen sowohl durch Feedbackmechanismen als auch mechanisch im Sinne der Obstruktion der Harnleitermündung zu Megaureteren (▶ Abschn. 34.1.2) und einer Nierenbeckenkelchsystemdilatation mit einer möglichen druckbedingten Nierenparenchymschädigung.

Durch den erhöhten intravesikalen Druck kann auch ein vesikoureterorenaler Reflux (VUR; ▶ Abschn. 34.6), ein sog. Hochdruckreflux enstehen, der den physiologischen Antirefluxmechanismus überwindet. Auch hieraus können druckbedingte Nierenparenchymschädigungen resultieren. Sowohl die hohen intravesikalen Drücke als auch die Restharnbildung, der vesikoureterorenale Reflux und die Stase des Urins im oberen Harntrakt können Harnwegsinfektionen mit möglicher konsekutiver Nierenparenchymschädigung begünstigen.

- **Symptomatik, Diagnostik und Differenzialdiagnostik**

Die mögliche Symptomatik sind eine persistierende Harninkontinenz oder anderweitige klinische Auffälligkeiten der Blasenfunktion, rezidivierende Harnwegsinfektionen und bildmorphologisch diagnostizierte Harntransportstörungen.

Ultraschall und ggf. Magnetresonanztomografie (MRT) der Niere erlauben die Graduierung der Harntransportstörung und die Beurteilung des Nierenparenchyms. Entsprechend der Risikokonstellation erfolgt eine Nierenszintigrafie (je nach Fragestellung DMSA oder MAG-III) zur Quantifizierung der Nierenpartialfunktion im Seitenvergleich, der Abflussverhältnisse sowie zur exakten Diagnose von Nierenparenchymschäden. Je nach Risikoprofil erfolgt eine laborchemische Kontrolle der Retentionswerte (Kreatinin und Cystatin-C) sowie eine regelmäßige Blutdruckkontrolle.

Ultraschall und ggf. MRT der Blase beurteilen die Blasenwandkonfiguration (Hypertrophie, Divertikelbildung, Vorliegen von Megaureteren) sowie die Effizienz der Blasenentleerung durch die Bestimmung der Restharnmenge.

Die Miktionszysturografie (MCU, röntgenologisch) oder Miktionsurosonografie (MUS, sonografisch) beurteilt ebenfalls die Blasenwand (Hypertrophie, Divertikelbildung) aber v. a. das Vorhandensein und den Grad eines VUR.

Mithilfe der urodynamischen Untersuchung wird die Blasenfunktion bei Füllung, Speicherung und Entleerung in Bezug auf die intravesikale Druckentwicklung, die Koordination von Detrusor und Sphinkter bei Miktion sowie der Harnstrahl (Uroflow) evaluiert.

Die Diagnose einer Harnwegsinfektion (HWI) bei neurogener Blase ist mitunter nicht einfach, so haben 50 % der Patienten eine asymptomatische Bakteriurie mit oder ohne Leukozyturie, die keiner antibiotischen Behandlung bedarf, während symptomatische HWI teilweise ohne Leukozyturie nur durch eine positive Urinkultur neben der klinischen Symptomatik zu diagnostizieren sind. Eine wiederholt nachgewiesene Proteinurie sollte quantifiziert werden und kann Hinweis auf eine Nierenparenchymschädigung sein.

Die oben beschriebene Symptomatik kann auch durch eine Reihe unterschiedlicher anatomischer Fehlbildungen ohne zugrunde liegende neurogene Grunderkrankung wie z. B. VUR, Ureterabgangsstenose, primär obstruktiver Megaureter, Harnröhrenklappen, Doppelnieren mit refluxiver und obstruktiver Komponente, ektope Harnleitermündungen oder eine ausgeprägte habituelle Störung begründet sein.

34.4.2 Therapie

- **Therapieziel**

Die Therapieziele sind:
– Schutz der Nierenfunktion durch
– Senkung eines erhöhten Detrusordrucks in der Füll-, Speicher und Entleerungsphase und

- Vermeidung aszendierender Harnwegsinfekte sowie
- Erhaltung der Kontinenz bzw. einer kontinenten Harnableitung.

Primäre Ziele sind eine Normalisierung bzw. Senkung des Detrusordrucks in der Füll-, Speicher- und Entleerungsphase unter Erhaltung einer altersadäquaten Blasenkapazität sowie eine möglichst restharnfreie Blasenentleerung. Dies trägt dazu bei, die Nierenfunktion zu erhalten und Folgekomplikationen wie Hypertonie, chronische Niereninsuffizienz und eine Dialysetherapie zu verhindern. Sekundäres Ziel ist das Erreichen einer sozialen Harnkontinenz, die ein wesentlicher Faktor für das Selbstwertgefühl und ein selbstbestimmtes Leben im sozialen Umfeld ist und mit zunehmendem Alter für die Kinder und Jugendlichen immer wichtiger wird. Zu bedenken ist, dass oft bei Verbesserung des einen Zielbereichs eine Verschlechterung im anderen auftritt: „kidneys love incontinence" (Kelm Hjälmas 2001).

● **Therapieprinzip**
Therapeutische Maßnahmen sind die intermittierende Einmalkatheterisierung und Anticholinergika. Operationen sind bei jungen Kindern selten notwendig, später allerdings für etwa 50 % zum Erreichen von Kontinenz erforderlich.

● **Therapeutisches Vorgehen**
●● **Intermittierende Einmalkatheterisierung (IK)**
Durch IK, je nach Patient 3- bis 5-mal täglich, wird eine regelmäßige, restharnfreie Blasenentleerung bei niedrigen Drücken ermöglicht. Die Compliance der Blase wird verbessert und Spitzendrücke während der späten Füllungs- und der Entleerungsphase vermindert. Nach einer Lern- und Eingewöhnungsphase ist sie für fast alle Familien gut in den Alltag integrierbar. Das IK kann ab einem Alter von 6–8 Jahren bei entsprechender Motivation auch von den Kindern selbst erlernt werden. Die Schulung erfolgt i. d. R. durch Urotherapeuten (Hoebeke 2006; Raimund Stein 2019). Die aktuelle AWMF-Leitlinie empfiehlt einen Beginn des IK möglichst früh, am besten noch vor Entlassung aus der Klinik, um einerseits Folgeschäden zu minimieren und andererseits Kind und Eltern früh an die Prozedur zu gewöhnen, auch wenn in einigen Fällen die IK im Verlauf nicht mehr notwendig ist (Raimund Stein 2019). Je nach Risikokonstellation kann bei diesbezüglich sehr zurückhaltenden Eltern im individuellen Fall zunächst auch darauf verzichtet werden.

●● **Medikamentöse Therapie**
Im Vordergrund der medikamentösen Therapie steht die Dämpfung der Detrusorüberaktivität durch Anticholinergika und Botulinumtoxin. Die medikamentöse Beeinflussung des Sphinktertonus durch selektive α-Blocker kann im Off-label-Use versucht werden.

Anticholinergika (AC; ● Tab. 34.1) können oral, als Pflaster (nur Oxybutynin, „off label") oder direkt nach dem IK (nur Oxybutynin) über den noch liegenden Katheter intravesikal appliziert werden. Die Therapie muss in der Wirkstoffkategorie und

● **Tab. 34.1** Medikamentöse Therapie bei neurogener Blasenentleerungsstörung

	Zulassung	Applikation	Dosierung
Propiverin	Ab dem 1. LJ	Oral	0,4–0,8 mg/kg/d in 2–3 ED
Trospiumchlorid	Ab dem 12. LJ	Oral	0,4–0,8 mg/kg/d in 2–3 ED
Oxybutynin	Ab dem 6. LJ, jedoch aufgrund der langjährigen Erfahrung ist ein Off-label-Einsatz ab dem 1. LJ üblich	Oral	0,1–0,4 mg/kg/d in 2–3 ED
		Intavesikal	0,1–0,9 mg/kg/d in 2–3 ED
Solifenacin	Ab dem 2. LJ	Oral	2–10 mg/d in 1 ED

ED Einzeldosis; *LJ* Lebensjahr

ggf. Kombination individuell auf die Patienten abgestimmt werden, bis der gewünschte Behandlungseffekt ohne störende Nebenwirkungen eintritt. Im klinischen Alltag hat es sich bezüglich der Nebenwirkungen bewährt, zunächst mit 50 % der empfohlenen Dosis zu starten und schrittweise in 2–4 Wochen die Zieldosis zu erreichen.

Im ersten Lebensjahr ist kein AC zugelassen, je nach Risikokonstellation muss allerdings auch dann schon in Absprache mit den Eltern der Off-label-Einsatz erwogen werden.

Botulinumtoxin wird in Narkose transurethral direkt in den Detrusor injiziert, sodass ein gleichmäßiger Effekt in der gesamten Blase eintritt. Die Wirkdauer interindividuell ist unterschiedlich zwischen 3 und 12 Monaten. Eine Toleranzentwicklung tritt nach bisherigen Erkenntnissen nicht auf.

Die Indikation für α-Blocker ist eine Alternative bei Nichtdurchführbarkeit des Einmalkatheterismus zur Senkung des Auslasswiderstandes des adrenerg innervierten Sphinkter internus. Insgesamt ist die Wirksamkeit dieser Substanzen bei Kindern mit neurogene Blasenentleerungsstörung bislang nicht gut dokumentiert (Raimund Stein 2019).

Erste Anwendungsdaten zeigen einen detrusordämpfenden Effekt von Mirabegron, einem $β_3$-Agonisten ohne wesentliche Nebenwirkungen.

■■ Operative Maßnahmen

Operationsverfahren an der Blase dienen der Verbesserung der Compliance, der Blasenkapazität und der Steigerung des Auslasswiderstands.

Die Blasenaugmentation durch ein Darminterponat oder die komplette Neukonstruktion der Blase aus Darm (Neoblase, Pouch) verbessert die Blasenkapazität sowie die Compliance und sorgt für einen stabil niedrigen Druck während der Füll- und Speicherphase. Als Folge ist in den meisten Fällen der Einmalkatheterismus zur Entleerung notwendig. Auch die Kontrolle metabolischer Veränderungen sowie im Langzeitverlauf Metaplasien der Darmschleimhaut müssen berücksichtigt werden. Zur Verbesserung der Versorgung insbesondere bei rollstuhlpflichtigen Patienten bietet sich ein katheterisierbares, kontinentes Bauchdeckenstoma (Mitrofanoff-Stoma) an, was üblicherweise mit Hilfe der Appendix konstruiert wird.

Zur Niederdruckableitung bei Säuglingen und Kleinkindern kann ein Vesikostoma bis zur endgültigen Versorgung angelegt werden.

Zur Verbesserung des Blasenauslasswiderstands steht eine Sphinkterplastik (Faszienzügelplastik), ein artifizieller Sphinkter (AMS 800) bei ausgewachsenen Patienten oder ein Verschluss des Blasenhalses bei katheterisierbarer Blase über ein Stoma zur Verfügung. Diese Eingriffe werden in der Regel erst in der Adoleszenz unter Mitentscheidung durch den Patienten durchgeführt.

■■ Elektrostimulations- und modulationsverfahren

Die Datenlage bezüglich transurethraler elektrischer Blasenstimulation, sakraler Neuromodulation und transkutaner Neuromodulation ist nicht ausreichend aussagekräftig, um diese schon jetzt in die Routineversorgung der Patienten zu etablieren.

> Für jedes Kind muss festgestellt werden, welche Form der neurogenen Blasenentleerungsstörung vorliegt und dann eine individuelle Behandlung mit der Familie gemeinsam festgelegt werden, wobei immer klar sein muss, was medizinische Erfordernisse (Schutz der Nieren) und was individuelle Patientenwünsche (Kontinenz) sind (◘ Tab. 34.2).

■ Monitoring und Verlauf

Empfohlene Untersuchungen und Untersuchungszeitpunkte, bei intrauterin behandelten Säuglingen sollte die Funktionsdiagnostik vor Entlassung aus der Klinik abgeschlossen sein. Eine Zystomanometrie und eine Miktionszystourethrografie (separat oder als videourodynamische Untersuchung durchgeführt) sollte als Basisdiagnostik innerhalb des ersten Lebensjahres –vorzugsweise in den ersten 3 Lebensmonaten – angestrebt werden. Eine orientierende Zystomanometrie kann zur Verlaufskontrolle dienen (◘ Tab. 34.3).

Tab. 34.2 Typen der Detrusor- und Sphinkterdysfunktion und primäre bzw. sekundäre Therapieziele. (Mod. nach S2K-Leitlinie „Diagnostik und Therapie der neurogenen Blasenfunktionsstörungen bei Kindern und Jugendlichen mit spinaler Dysraphie", 2019)

Typ	Primärstrategie(n)	Sekundärstrategie(n)
Typ 1 – Detrusor unteraktiv – Sphinkter unteraktiv	Blasenentleerung ↑ → Einmalkatheterismus	Auslasswiderstand ↑ → Duloxetin bei Erwachsenen? → bulking agents? → Faszienplastik, künstlicher Schließmuskel ± kontinente Veskiostomie, Mitrofanoff-Stoma
Typ 2 – Detrusor unteraktiv - Sphinkter überaktiv	Blasenentleerung ↑ → Einmalkatheterismus	
Typ 3 – Detrusor überaktiv – Sphinkter unteraktiv	Blasendruck ↓ → Antimuskarinika	Blasenkapazität ↑, Compliance ↑, Auslasswiderstand ↑ → Botulinum-A-Toxin → Blasenaugmentation → Faszienplastik, künstlicher Schließmuskel → Harnableitung
Typ 4 – Detrusor überaktiv – Sphinkter überaktiv	Blasendruck ↓, Blasenentleerung ↑ → Antimuskarinika, Einmalkatheterismus	Blasenkapazität ↑, Compliance ↑ → Botulinum-A-Toxin → Blasenaugmentation → Sphinkter bzw. Sphinkterotomie → Harnableitung

■ **Prognose**

Die aktuelle Datenlage beruht auf kleineren häufig retrospektiv analysierten Kohorten und zeigt, dass eine Kontinenzrate von ca. 37 % (8–85 %), eine kompromittierte Nierenfunktion in 26 % (3–81, 8 %) sowie eine terminale Niereninsuffizienz von ca. 1,3 % der Patienten unter Ausschöpfen der verfügbaren Therapieoptionen im Erwachsenenalter erwarten werden kann (Viswanathan et al. 2017; Senousy et al. 2018).

34.5 Prune-belly-Syndrom

Rolf Beetz und Malte Krönig

34.5.1 Grundlagen

Die Inzidenz des Prune-belly-Syndroms (PBS) liegt bei ca. 4:100.000 Lebendgeborenen (Lloyd et al.2013). In 95 % der Fälle sind Jungen betroffen. Die klassische Symptomtrias des PBS beinhaltet eine partielle bis totale Bauchmuskelaplasie oder -hypoplasie, Fehlbildungen des Harntrakts und einen beidseitigen Kryptorchismus. Sie ist möglicherweise Folge einer lokalen mesodermalen Entwicklungsstörung in der 6.–10. Gestationswoche. Die Mehrzahl der Fälle tritt sporadisch auf.

Die schlaffe Bauchmuskulatur führt zu dem charakteristischen dörrpflaumenartigen („prune") Aussehen des Abdomens beim Neugeborenen und Säugling bzw. dem ausladenden Abdomen („pott-belly") im späteren Kindesalter. Die motorische Entwicklung verläuft weitgehend ungestört, wenn auch die Aufrichtung zum Sitzen erschwert und verzögert sein kann.

Das Erscheinungsbild des PBS ist ausgesprochen variabel und u. a. von dem Ausmaß der häufig assoziierten renalen Dysplasie geprägt (eTab. 34.1). Die Nierenfunktion ist normal bis stark beeinträchtigt. In 95 % findet sich meist beidseitig eine massive Dilatation der geschlängelt verlaufenden Ureteren

Urogenitale Fehlbildungen

Tab. 34.3 Empfohlene Untersuchungen und Untersuchungszeitpunkte bei Kindern mit neurogener Blasenentleerungsstörung. (Mod. nach S2K-Leitlinie „Diagnostik und Therapie der neurogenen Blasenfunktionsstörungen bei Kindern und Jugendlichen mit spinaler Dysraphie", 2019)

	Neugeborene	Im Alter von 6–12 Wochen	Im Alter von 6 Monate	Im Alter von 9 Monate	Im Alter von 12 Monat	Danach 6-monatlich bis Einschulung	Nach der Einschulung jährlich
Urologische Anamnese		x	x	x	x	x	x
Urinstatus	x	x	x	x	x	x	x
Sonografie (Nieren, Blase, Restharn)	x	x	x	(x)	x	x	x
Labor (Kreatinin, Cystatin C, GFR)		x	x		x		x
Orientierende Zystomanometrie		x			x		x
Videourodynamik inkl. MCU		x			(x)		(x)
Blutdruck					x	x	x
Szintigramm (MAG-III/DMSA)	Optional bei V. a. Harntransportstörung bzw. Nierenparenchymschädigung						

DMSA Dimercaptobernsteinsäure; *GFR* glomeruläre Filtrationsrate; *MAG III* Mercaptoacetyltriglycin bzw. Mercaptoacetylglycylglycylglycin; *MCU* Miktionszystourethrografie

und eine Nierenbeckenkelchdilatation (Seidel et al. 2015). Bei 75 % der Kinder besteht ein vesikorenaler Reflux [2]. Die Harnblase hat ein abnorm großes Volumen (Megazystis). Durch die obligatorische Prostatahypo- oder -aplasie ist die prostatische Harnröhre deutlich erweitert.

Restharnbildung sowie Dilatation des Nierenbeckenkelchsystems und der Ureteren beruhen gewöhnlich nicht auf einer prä- oder infravesikalen Obstruktion, sondern auf der extremen Hypotonie der Blase und gehen daher häufig nicht mit Druckerhöhungen im Harntrakt einher. Pyelonephritiden sind sehr häufig; bei mehr als 2/3 der Jungen kommt es bereits im 1. Lebensjahr zu symptomatischen Harnwegsinfektionen (Noh et al. 1999).

Orthopädische, gastrointestinale und kardiopulmonale Komorbiditäten werden in größeren Serien bei 45–60 % der betroffenen Kinder gefunden (Lopes et al. 2015; Hassett et al. 2012). Aufgrund unzureichender intraabdomineller Druckerhöhung leiden die Kinder oft an einer Obstipation.

34.5.2 Therapie

Therapieziele

Zu den wesentlichen Therapiezielen gehören der Erhalt der Nierenfunktion, die Verhinderung von Harnwegsinfektionen, eine geregelte Blasenentleerung, die Erhaltung der Hodenfunktion sowie die Förderung der Lebensqualität und eines positiven Körperbildes [6].

Intrauterine Intervention

Die intrauterine sonografische Differenzierung zwischen Urethralklappen und PBS ist ausgesprochen schwierig. Nur in den seltensten Fällen liegt beim PBS eine infravesikale Obstruktion (Urethraatresie oder Urethralklappe) vor. Für beide Entitäten existieren bis heute keine verbindlichen, evidenzbasierten Empfehlungen für eine intrauterine Harnableitung durch einen vesikoamnialen Shunt.

Postnatales Management

Die perinatale Beratung der Eltern und die Versorgung des Kindes sollte in einem peri-

▪▪ Harnwege

In einem Patientenkollektiv wiesen 44 % der Jungen eine weitgehend ungestörte Blasenentleerung auf, sodass bei ihnen keine Harnableitung erforderlich wurde (Kinahan et al. 1992). Die meisten Jungen aus der Woodard-Kategorie III (eTab. 34.1) benötigen keine Intervention, solange keine Komplikationen auftreten.

Im Falle einer schwerwiegenden Blasenentleerungsstörung kann eine passagere Vesikostomie bzw. suprapubische perkutane Zystostomie, später ein intermittierender transurethraler Katheterismus oder eine Appendikovesikostomie zur Schaffung eines kontinenten Urostomas notwendig werden. Therapieziel ist die Verhinderung hoher Restharnmengen und einer Urinstase mit der Gefahr von Pyelonephritis und Sepsis. Eine antibakterielle Infektionsprophylaxe ist zumindest im Säuglingsalter ratsam. Die Lokalbehandlung einer „physiologischen Phimose" mit Beclomethason oder eine Zirkumzision können das Infektionsrisiko zusätzlich senken.

Die von verschiedenen Schulen favorisierten Therapiekonzepte bezüglich der komplexen Uropathie reichen von möglichst abwartender Haltung unter antimikrobieller Prophylaxe (Woodhous et al. 1979, 1982; Tank and McCoy 1983) über eine operative Intervention lediglich bei Zeichen der Obstruktion oder unbeherrschbaren Pyelonephritiden bis hin zur Strategie einer umfassenden Rekonstruktion des Harntrakts bereits im Säuglingsalter (Lopes et al.2021; 2015). Letztere beinhaltet eine Resektion der unteren Harnleiterabschnitte, ggf. eine Modellage der verbleibenden Harnleiter mit antirefluxiver Ureterozystoneostomie sowie eine Blasenreduktionsplastik. In gleicher Sitzung erfolgen Orchidopexie und Bauchdeckenplastik (Seidel et al.2015; Lopes et al. 2021, 2015; Arlen et al.2013). In mehr als einem Drittel der solcherart operierten Kinder sind allerdings Folgeeingriffe erforderlich (Lopes 2015).

▪▪ Bauchwand

Die Bauchmuskelschwäche hat nur wenige motorische Auswirkungen, sodass eine aufwändige Bauchdeckenplastik nicht generell für erforderlich erachtet wird (Woodhouse et al. 1979, 1982). Gering ausgeprägte Bauchdeckenhypoplasien bedürfen keiner Intervention, zumal sich der abdominelle Aspekt mit dem Wachstum deutlich spontan verbessern kann.

Eine individuell und jeweils an die Körpermaße angepasste Korsage kann die Stuhl- und Urinentleerung sowie die respiratorische Funktion erleichtern (Satar et al. 2016).

Bei ausgeprägter Bauchmuskelschwäche favorisieren einige Zentren die Durchführung einer Bauchdeckenplastik bereits im ersten Lebensjahr oder im Vorschulalter (4.Lopes et al. 2021,2015; Smith et al.2017). Sie kann mit der Orchidopexie in gleicher Sitzung kombiniert werden – dadurch wird dem Kind eine weitere Narkose erspart. Die (überlappende) Raffung der Faszie, Adaptation der lateral peripher teilweise erhaltenen Bauchmuskelanteile und die Entfernung der überschüssigen medianen Hautareale sowie eine Neoumbilikoplastik stellen die Grundprinzipien einiger gängiger Operationsverfahren mit teils exzellenten Langzeitergebnissen dar (Hassett et al. 2012; Smith et al. 2017; Lesavoy et al.2012). Die Befürworter dieses Vorgehens versprechen sich v. a. eine Verbesserung des Selbstwertgefühls und des Körperbildes für das betroffene Kind. Möglicherweise können Blasen- und Darmentleerung durch die Abdominalplastik erleichtert werden (Woodard und Parrott 1978; Smith et al. 2017)).

▪▪ Hoden

Dem Kryptorchismus liegt eine abdominelle Lokalisation beider Hoden zugrunde. Strukturell unterscheiden sich diese Hoden nicht von anderen undeszendierten Hoden. Ihre Verlagerung und Orchidopexie sollte vor Ende des ersten Lebensjahres abgeschlossen sein (▶ Kap. 33). Die Fertilitätsprognose ist trotz regelrechter Hormonproduktion und ungestörter Sexualfunktion aus verschiedenen Gründen (retrograde Ejakulation, Prostatahypo- oder aplasie, Differenzierungsstörung der Gonozyten, etc.) ungünstig; bislang wurde keine spontane Vaterschaft beobachtet (Lopes et al.2021).

■■ Nierenfunktion

Etwa 40 % der Kinder und Jugendlichen erreichen das Stadium einer Nierenersatzpflichtigkeit (Arlen et al. 2016; Penna and Elder 2011). In der größten Surveillance-Studie lag das mittlere Alter der Jungen bei 7 Jahren; eine Nierentransplantation erfolgte im Median nach einer Dialysedauer von 8 Monaten (Yalcinkaya et al. 2018). Eine Peritonealdialyse als Übergangsmaßnahme ist technisch möglich (Fischbach2001). Die Nierentransplantation ist jedoch die Methode der Wahl. Ihre Ergebnisse bei PBS gleichen denjenigen bei Urethralklappen (Marchal et al.2020). Durch präventive Maßnahmen (z. B. Verhinderung rezidivierender Pyelonephritiden, Sicherstellung geregelter Blasenentleerung, medikamentöse Therapie, diätetische Einstellung) kann die Zeitspanne bis zu Nierenersatzpflichtigkeit verlängert werden.

■ Prognose

Frühgeburtlichkeit (in 50 % der Fälle) und pulmonale Hypoplasie bedingen auch heute noch eine hohe perinatale Sterblichkeit zwischen 10 und 25 % (Hassett et al.2012). Im weiteren Verlauf ist die Nierenfunktion ein wichtiges prognostisches Kriterium. Das Ausmaß der Dilatation des oberen Harntrakts scheint die Prognose weniger zu beeinflussen als das Ausmaß der renalen Dysplasie (Noh et al. 1999). Einen prädiktiven Wert hat der Fußpunkt („Nadir") des Serumkreatinins im 1. Lebensjahr. Noh et al. beobachteten bei Jungen mit einem Nadir-Kreatinin <0,7 mg/dl im Langzeitverlauf nur in 12 % eine terminale Niereninsuffizienz, während 92 % der Kinder mit einem Nadir-Kreatinin >0,7 mg/dl ein Nierenversagen entwickelten (Noh et al. 1999)

34.6 Vesikoureteraler Reflux

Malte Krönig

34.6.1 Grundlagen

Ein vesikoureteraler Reflux (VUR) stellt in Abhängigkeit vom Refluxgrad einen Risikofaktor für die Entstehung pyelonephritischer Narben dar. Entscheidend für die Langzeitprognose ist die Vermeidung von Nierenparenchymschäden durch rezidivierende Pyelonephritiden. Die heute vielfältigen Behandlungsmöglichkeiten erlauben eine individualisierte, risikoadaptierte Therapie des VUR. Die antibakterielle Infektionsprophylaxe gehört dabei ebenso zum Spektrum der Behandlungsoptionen wie die endoskopische oder offene operative Refluxkorrektur oder ein ausschließliches „watchful waiting". Moderne Behandlungsstrategien berücksichtigen als Kriterien für die Indikation und Auswahl der Therapie neben dem Refluxgrad das Alter und das Geschlecht, das Vorhandensein dysplastischer oder pyelonephritischer Nierenparenchymdefekte, die klinische Symptomatik, Blasenfunktionsstörungen und die Häufigkeit bzw. Schwere rezidivierender Harnwegsinfektionen (HWI).

Der Harntransport zur Blase wird durch eine rhythmische Ureterperistaltik und einen ureterovesikalen Ventilmechanismus ermöglicht. Dessen Funktionsfähigkeit ist von einem regelgerecht langen, schräg gerichteten intramuralen Ureterverlauf abhängig. Entwicklungs- oder Funktionsstörungen des Ventilmechanismus können zu einem vesikoureteralen Reflux (VUR) führen, dessen Ausmaß mit dem Grad der Abweichung von der Norm zunimmt.

Dem **primären VUR** liegt eine eigenständige Entwicklungsstörung des ureterovesikalen Ventilmechanismus zugrunde. Sie führt zu einem fehlerhaften Wandaufbau und einem verkürzten intramuralen Verlauf des terminalen Ureterabschnitts mit kombinierter Form- und Lageanomalie des Harnleiterostiums. In Abhängigkeit vom Refluxgrad und Alter des Kindes besteht eine spontane Rückbildungstendenz. Weitere Faktoren, die die Rückbildungsrate beeinflussen, sind u. a. die Ein- oder Beidseitigkeit des VUR, die Blasenfunktion und die Beschaffenheit des ipsilateralen Nierenparenchyms.

Der **sekundäre VUR** entsteht im Zusammenhang mit Harnwegsfehlbildungen (z. B. Harnröhrenklappen, paraureterales Divertikel) oder funktionellen Störungen (z. B. neurogene oder nichtneurogene Blasenfunktionsstörung), die u. a. mit einer Erhöhung des Blasenauslasswiderstands einhergehen. Lässt sich die Ursache beheben, so kann dies zu einer Rückbildung des VUR führen.

Bei Diagnosestellung des VUR weist bereits ein Anteil der Kinder szintigrafisch oder radiologisch sichtbare Parenchymdefekte auf, deren Häufigkeit und Schwere mit dem Refluxgrad korrelieren. Die refluxassoziierten Nierenveränderungen sind in vielen Fällen Teil einer komplexen angeborenen Entwicklungsstörung, häufig mit Nierendysplasie, für die sich der Begriff „CAKUT" („Congenital Anomalies of Kidneys and Urinary Tract") eingebürgert hat. Der „konnatalen Refluxnephropathie" stehen erworbene pyelonephritische Schäden gegenüber, die bei jeglichen aszendierenden Harnwegsinfektionen mit Parenchymbeteiligung entstehen können. Ein VUR begünstigt lediglich die Entstehung solcher pyelonephritischer Narben, ist jedoch dafür keine Voraussetzung.

Folgende Faktoren erhöhen das Risiko für erworbene Parenchymnarben:
- Höherer Refluxgrad,
- frühes Säuglings- und Kleinkindalter,
- Pyelonephritisrezidive,
- Therapieverzögerung bei Pyelonephritis,
- bereits vorhandene Nierenparenchymdefekte,
- wahrscheinlich genetische Disposition.

Durch frühzeitige Diagnose und Therapie einer Pyelonephritis lässt sich das Risiko persistierender Parenchymnarben verringern.

> Refluxassoziierte Nierenparenchymschäden können sowohl Teilaspekt einer komplexen konnatalen Fehlentwicklung von Niere und zugehöriger ureterovesikaler Verbindung als auch Zustandsbild nach pyelonephritischer Schädigung sein.

Ein VUR wird am häufigsten im Rahmen der Abklärung nach einer fieberhaften Harnwegsinfektion diagnostiziert.

> Bei Säuglingen und Kleinkindern sollte eine Refluxprüfung nach erster Pyelonephritis bei sonografischen Hinweiszeichen für einen VUR und/oder positiver Familienanamnese für einen VUR, bei Nachweis eines non-E. coli-Erregers und protrahiertem klinischen Verlauf, ansonsten spätestens nach dem Rezidiv einer Pyelonephritis erfolgen (Gesellschaft für Pädiatrische Nephrologie 2021).

Neben dem radiologischen Miktionszystourethrogramm (MCU) und der direkten Radionuklidzystografie etabliert sich zunehmend die sonografische Refluxprüfung (Miktionsurosonografie, MUS) mit Kontrastmittel. Sämtliche Verfahren sind auf eine Kontrastmittelapplikation in die Blase (mittels transurethralem Katheter oder suprapubischer Blasenpunktion) angewiesen.

34.6.2 Therapie

- **Therapieziele**

Ziele der Refluxtherapie sind die Verhinderung einer pyelonephritischen Nierenschädigung und/oder einer Progression bereits vorhandener Parenchymdefekte sowie die Prävention von Spätkomplikationen.

Im Falle einer Pyelonephritis sind rasche Diagnose und zeitgerechte Therapie die wirksamsten Maßnahmen zur Prävention von Nierenparenchymschäden (Shaikh et al. 2016).

- **Therapieprinzip**

> Die Entscheidung über die geeignete Refluxtherapie lässt sich nicht allein vom nachgewiesenen Refluxgrad ableiten, sondern ist von zahlreichen individuellen klinischen Kriterien abhängig.

Neben dem Schweregrad des VUR weitere zu berücksichtigende Faktoren sind (Tekgül et al. 2012):
- Pyelonephritisrezidive, Häufigkeit rezidivierender Harnwegsinfekte,
- Refluxgrad,
- Alter und Geschlecht des Kindes,
- klinische Symptomatik,

- Blasenfunktion,
- Nachweis von Nierenparenchymschäden,
- assoziierte Nieren- oder Harntraktanomalien,
- Compliance,
- Wunsch der Eltern.
- Alle therapeutischen Optionen sollten mit der betroffenen Familie erörtert werden.

■ **Therapeutisches Vorgehen**
Sowohl nichtoperative als auch operative Therapieoptionen kommen in Betracht:

■■ **Nichtoperative Therapieansätze**
Basis der konservativen Therapie ist die Möglichkeit der spontanen Rückbildung des VUR. Diese ist in den ersten Lebensjahren am größten und korreliert mit dem initialen Refluxgrad. Kalkulationstabellen auf der Basis eines multifaktoriellen Modells können einen prognostischen Anhalt für den Zeitraum bis zum Verschwinden des VUR liefern (Estrada et al. 2009; Routh et al. 2010).

„Watchful Waiting" Bei VUR Grad I–II besteht seit langem wegen der hervorragenden spontanen Rückbildungsrate weitgehend Konsens über die Beschränkung auf eine rein abwartende Haltung. Fehlen zusätzliche komplizierende Faktoren wie Nierenparenchymschäden oder Blasenfunktionsstörungen, so kann nach erster HWI auf eine antibakterielle Langzeitprophylaxe verzichtet werden, da von ihr kein relevanter Einfluss auf das Risiko für Rezidive oder die Entstehung pyelonephritischer Nierenparenchymnarben erwartet werden kann.

Antibakterielle Infektionsprophylaxe (Chemoprophylaxe) Mit dem Rezidiv einer symptomatischen HWI muss nach dem ersten HWI bei mindestens 15–20 % der Kinder gerechnet werden. Die antibakterielle Infektionsprophylaxe soll das Rezidivrisiko und damit das Risiko für eine Parenchymschädigung senken. Seit langem gilt sie als wirksame präventive Maßnahme bei VUR Grad III–IV, die einer operativen Refluxkorrektur hinsichtlich ihres Einflusses auf HWI-Rezidive gleichwertig ist (Smellie et al. 2001a,b. Eine befristete antibakterielle Prophylaxe ist in diesen Fällen umso eher einer operativen Korrektur vorzuziehen, je wahrscheinlicher eine spontane, ungestörte Rückbildung des VUR ist. Dies gilt in erster Linie dann, wenn keine zusätzlichen relevanten komplizierenden Faktoren (z. B. eine ausgeprägte Refluxnephropathie oder schwere pyelonephritische Schäden) vorliegen.

> Eine wichtige Zielgruppe für die antibakterielle Prophylaxe stellen Säuglinge und Kleinkinder im ersten Lebensjahr dar, bei denen wegen der hohen spontanen Rückbildungsrate auch bei stärker dilatierendem VUR eine frühzeitige operative Refluxkorrektur nicht zu empfehlen ist.

Als Antiinfektiva kommen in erster Linie Nitrofurantoin, Trimethoprim oder Nitroxolin in prophylaktischer Dosierung (1/4–1/5 der therapeutischen Dosis) zur Anwendung (◘ Tab. 34.4).

Therapiekontrolle unter antibakterieller Infektionsprophylaxe Ein wesentliches Erfolgskriterium der konservativen Refluxtherapie ist das Ausbleiben von Pyelonephritisrezidiven.

> Die Beendigung der antibakteriellen Prophylaxe ist eine individuelle Entscheidung, die neben dem Geschlecht die Dauer des vorangegangenen infektionsfreien Intervalls, den verbliebenen Refluxgrad, vorhandene Parenchymdefekte, die Kontinenzentwicklung und das Vorliegen von Blasenfunktionsstörungen oder anderer prädisponierender Faktoren für HWI-Rezidive einschließt.

Wird sie vom Ausmaß der Rückentwicklung des Refluxgrades abhängig gemacht, so sollte das Zeitintervall zur vorangehenden Refluxprüfung umso länger sein, je höher der ehemalige Refluxgrad war (Thompson et al. 2005).
Bei Jungen mit persistierendem VUR Grad III–IV ohne zusätzliche Risikofaktoren kann die Prophylaxe bei konnatalem VUR im 2. Lebensjahr versuchsweise beendet werden, weil das HWI-Rezidivrisiko bei Jungen nach dem 1. Lebensjahr erheblich abnimmt (Brandstrom et al. 2010b).

◘ Tab. 34.4 Gebräuchliche Chemotherapeutika/Antibiotika zur antibakteriellen Infektionsprophylaxe

Substanz	Einmalige Tagesdosis	Anwendungsbeschränkung bei jungen Säuglingen	Bemerkungen
Nitrofurantoin	1–2 mg/kg	<3. Lebensmonat	Einnahme möglichst nach der letzten Miktion am Abend. Empfohlene Prophylaxedauer laut BfarM max. 6 Monate
Trimethoprim	2 mg/kg	<6 Lebenswochen	
Bei Unverträglichkeit und in den ersten Lebenswochen: Oralcephalosporine in reduzierter Dosis (ca. 1/4–1/5 der therapeutischen Dosis)., z. B. Cefaclor	10 mg/kg	Keine	Cephalosporine sollten zur antibakteriellen Prophylaxe möglichst **nicht** zum Einsatz kommen, um Resistenzen (insbesondere der Entwicklung von ESBL-Bildnern) vorzubeugen
Nitroxolin	Jugendliche >14 J: 150 mg	Nicht zugelassen	Früher erhältliche Weichkapseln à 80 mg für Kinder ab 3 J. sind derzeit nicht auf dem Markt erhältlich

Nachteile der Dauermedikation sind die Resistenzentwicklung uropathogener Darmkeime und eine möglicherweise verursachte Modifikation der individuellen Mikrobiota. Die Metaanalyse von randomisierten Studien der letzten Jahre zeigt zwar eine signifikante Reduktion rezidivierender symptomatischer HWI [8]. Eine Reduktion der Rate neu auftretender Nierenparenchymnarben konnte jedoch lediglich in einer schwedischen Refluxstudie bei 2- bis 4-jährigen Mädchen gezeigt werden [9]. Nicht zuletzt deswegen ist eine generelle antibakterielle Prophylaxe beim VUR umstritten. Sie sollte sich v. a. auf Risikopatientinnen fokussieren. In diese Gruppe gehören Kinder mit dilatierendem VUR (Grad III–IV) und solche mit zusätzlicher Blasenfunktionsstörung, die am meisten von einer antibakteriellen Prophylaxe zu profitieren scheinen [10]

Auch bei Mädchen mit niedriggradigem VUR und jahrelang asymptomatischem Verlauf kann eine Refluxkontrolle vor Beendigung der Prophylaxe unterbleiben.

Behandlung von Blasenfunktionsstörung und Obstipation In einer Metaanalyse zeigten etwa 50 % der Kinder mit VUR nach Abschluss des „Toilettentrainings" eine Blasenfunktionsstörung (Meena et al. 2020). Finden sich Zeichen einer Blasenfunktionsstörung, so ist ihre Behandlung mitentscheidend für die Verhinderung von Pyelonephritiden und für die Dauer der Refluxpersistenz (Shaikh et al.2016; Meena et al. 2020; Lorenzo. et al. 2020) Eine alleinige Chemoprophylaxe erweist sich in diesen Fällen meist als unzureichend (▶ Kap. 31).

Bei Kombination von Blasenfunktionsstörung- und Obstipationsneigung reduziert eine therapeutische Regulation der Stuhlentleerung das Rezidivrisiko und fördert die Rückbildung des VUR (Lorenzo et al.2020) (▶ Kap. 4).

▪▪ Operative Therapie
Die operative Refluxkorrektur geht von der Voraussetzung aus, dass Nierenparenchyminfektionen durch die Beseitigung des VUR auch bei fortbestehender Infektionsbereitschaft weitgehend vermieden und damit Nierennarben verhindert werden können.

Wie bei der konservativen Therapie, so ist auch beim operativen Vorgehen die Erkennung und Behandlung von Blasenfunktionsstörungen eine wichtige Voraussetzung für den Therapieerfolg. Dies gilt insbesondere für Kinder mit Detrusor-Sphinkter-Dyskoordination, bei denen auch nach technisch einwandfreiem Eingriff mit einer Refluxpersistenz gerechnet werden muss. Die Leitlinien der European Association of Urology (EAU) ziehen bei entsprechender Diagnose die effektive Therapie einer Blasenfunktionsstörung als primäre Maßnahme einer operativen Refluxkorrektur vor (Tekgül et al. 2012)

Bei sekundärem Reflux steht die Behebung der Ursache im Vordergrund: Beispiele

Urogenitale Fehlbildungen

hierfür sind eine Urethralklappenresektion bei Harnröhrenklappe oder intermittierender Katheterismus und medikamentöse Therapie bei neurogener Blasenfunktionsstörung. Sie führt in vielen Fällen zum Verschwinden oder zur Reduktion des Refluxgrades, sodass sich eine operative Refluxkorrektur erübrigen kann.

Bei Kindern <1 Jahr ist wegen der hohen Wahrscheinlichkeit einer spontanen Refluxrückbildung und operationstechnischer Risiken eine Refluxkorrektur, insbesondere ein offenes Operationsverfahren, nicht ratsam. Die Lokalbehandlung einer „physiologischen Phimose" mit einer steroidhaltigen Salbe (z. B. Beclomethason 0,05–0,1 %) oder eine Zirkumzision können das HWI-Risiko beim Jungen erheblich senken.

Indikationen zur operativen Refluxkorrektur
Die folgenden Befundkonstellationen gehören zu den derzeit gebräuchlichsten Operationsindikationen nach stattgehabter Pyelonephritis:

- Rezidivierende Pyelonephritiden trotz antibakterieller Langzeitinfektionsprophylaxe („Durchbruchsinfektionen"),
- Pyelonephritisrezidive bei mangelhafter Compliance mit der antibakteriellen Prophylaxe,
- (rezidivierende) Pyelonephritis bei VUR Grad (IV–)V,
- ipsilaterale Nierenfunktionseinschränkung bei Refluxnephropathie,
- Progression pyelonephritischer Parenchymnarben oder einer ipsilateralen Nierenfunktionseinschränkung bei persistierendem VUR,
- Wunsch der Eltern nach operativer Refluxkorrektur, wenn die Operation als Alternative zur antibakteriellen Prophylaxe zu rechtfertigen ist.

Offene Operationsverfahren Grundprinzip aller offen-operativen Techniken zur Refluxkorrektur ist die Verlängerung des intramuralen Harnleiteranteils durch submuköse Einbettung des Harnleiters und damit Stärkung des vesikoureteralen Ventilmechanismus. Je nach Zugang zum Ureter und zur Blase lassen sich rein extravesikale, rein intravesikale und kombinierte Verfahren unterscheiden (◻ Tab. 34.5).

◻ **Tab. 34.5** Gebräuchliche „offene" und laparoskopische Operationstechniken zur Refluxkorrektur

Methode	Technik	Bemerkungen
Antirefluxplastik nach Lich-Gregoir	**Extravesikale Technik:** Eröffnung der Muskularis oberhalb der Uretereinmündung über eine Strecke von 2–4 cm, Einbettung des distalen Ureterabschnitts und Verschluss der Muskularis darüber zur Schaffung eines submukösen Tunnels	Geeignet für VUR Grad <V ohne hochgradige Ureterdilatation, bei bilateralem VUR OP in 2 Sitzungen
Ureterozystoneostomie nach Politano-Leadbetter	**Intravesikale Technik:** Schaffung einer neuen Durchtrittsstelle für den Ureter oberhalb und lateral des originären Ostiums. Von dort Herauslösen und retrovesikale Mobilisierung des Ureters hin zur neu geschaffenen Durchtrittsstelle und submuköser Durchzug des Harnleiters zum originären Ostium	Geeignet auch für höhere Refluxgrade, bei bilateralem VUR: OP in einer Sitzung
Ureterozystoneostomie nach Cohen	**Intravesikale Technik:** Herauslösen des Harnleiterostiums und transtrigonaler Durchzug durch einen submukösen Tunnel auf die Gegenseite oberhalb des kontralateralen Ostiums	Bei bilateralem VUR: OP in einer Sitzung; große Tunnellänge
Ureterozystoneostomie im Psoas-hitch-Verfahren	**Kombiniert intra- und extravesikale Technik:** Fixierung des lateralen, gleichseitigen Blasendachs am M. psoas. Eröffnung der Harnblase und Herauslösen des Harnleiters aus der originären Mündungsstelle. Schaffung eines 3–4 cm langen submukösen Tunnels und Reimplantation des Harnleiters	Geeignet für hohe Refluxgrade und refluxive Megaureteren

Die Erfolgsquoten der offenen Verfahren sind mit durchschnittlich 95–99 % hoch; bei sehr hohen Refluxgraden muss jedoch mit einer geringeren Erfolgsrate gerechnet werden.

Laparoskopische Operationsverfahren Sämtliche offen-operativen Techniken lassen sich auch laparoskopisch oder roboterassistiert durchführen. Die Erfolgsraten sind mit denen der offenen Techniken vergleichbar.

Endoskopische submuköse Harnleiterunterspritzung Die endoskopische Refluxkorrektur durch Unterspritzung des Ureterostiums erfolgt mit Dextranomer-Hyaluronsäure-Mikrosphären (Deflux), Polydimethylsiloxane (Makroplastique) oder Polyacrylat/Polyalkoholkopolymer (Vantris) als „bulking agents". Die Substanz wird transurethral endoskopisch eingebracht und mit einer Hohlnadel submukös in Höhe des Ureterostiums injiziert („sub-ureteric trans-urethral injection", STING). Die Hydrodistension-Implantations-Technik (HIT) hat sich allgemein etabliert. Beim Double-HIT werden 2 Depots von „bulking agents" injiziert (Kirsch, Arlen et al. 2014).

Eine langfristige Refluxfreiheit wird mit der STING-Methode bei VUR Grad III in über 70 % erreicht. Bei höheren Refluxgraden IV und V sind die offenen bzw. laparoskopischen Verfahren deutlich überlegen.

Follow-up-Studien weisen darauf hin, dass auch nach initial erfolgreicher endoskopischer Behandlung in bis zu 20–25 % mit einem Refluxrezidiv gerechnet werden muss (Lee, Gatti et al. 2009; Brandstrom et al. 2011a).

Erfolgskontrolle nach operativer Refluxkorrektur Eine postoperative Ultraschalluntersuchung ist obligatorisch, um eine Harntransportstörung auszuschließen. Eine Refluxprüfung zur Therapiekontrolle ist im Allgemeinen nicht erforderlich. Lediglich bei fieberhaften HWI sollte ein persistierender VUR bzw. ein kontralateral neu aufgetretener VUR ausgeschlossen werden.

∎ Nachsorge und Langzeitbetreuung

Die notwendigen Maßnahmen differieren individuell:

∎∎ Patienten mit persistierender Bereitschaft zu rezidivierenden HWI

Viele Patienten, die durch HWI auffällig wurden, leiden nach erfolgreicher Refluxkorrektur oder nach spontaner Refluxmaturation weiterhin unter rezidivierenden HWI. Dies sollte gegenüber den betroffenen Patienten bzw. Eltern angesprochen werden. Die HWI können auch nach jahrelangem infektionsfreiem Intervall erneut auftreten, verlaufen jedoch in den meisten Fällen ohne Fieber.

∎∎ Patienten mit Nierenparenchymschäden

Kinder mit einer Refluxnephropathie bedürfen einer nephrologischen Betreuung bis in das Erwachsenenalter.

Refluxassoziierte Parenchymdefekte gehören zu den häufigsten Ursachen einer arteriellen Hypertonie im Kindes- und Jugendalter. Bei betroffenen Jugendlichen und jungen Erwachsenen wurde eine Prävalenz von 11–14 % gefunden. Sie nimmt mit dem Ausmaß des Nierenparenchymschadens und bei bilateralem Befall sowie mit steigendem Lebensalter deutlich zu [16].

In den meisten Fällen besteht wegen einer kompensatorischen Hypertrophie gesunder Nierenanteile keine Einschränkung der Gesamtfunktion. Bei beidseitiger Refluxnephropathie besteht das Risiko einer progredienten Niereninsuffizienz, sodass wiederholte Kontrollen der Nierenfunktionswerte (Serumkreatinin bzw. Cystatin C) zumindest bis zum Abschluss des Körperwachstums empfehlenswert sind [17, 18]. In den meisten Fällen liegt bei den betroffenen Kindern eine konnatale Refluxnephropathie im Sinne dysplastischer Nierenveränderungen vor. Inwieweit eine operative Refluxkorrektur oder antibakterielle Infektionsprophylaxe die Progression einer bestehenden Niereninsuffizienz verlangsamen oder aufhalten können, ist ungeklärt. Rezidivierende HWI sind jedoch prognostisch ungünstig [17]. Die Therapie einer gleichzeitig bestehenden arteriellen Hypertonie kann die Progredienz der Niereninsuffizienz verlangsamen [19]. Eine Proteinurie gilt als prognostisch ungünstiger Parameter für die zukünftige Nierenfunktion. Eine antiproteinurische, nephroprotektive Langzeittherapie mit einem ACE-Inhibitor oder AT1-Rezeptorantagonisten kann langfristig zur Erhaltung der Nierenfunktion beitragen.

Das Kapitel enthält elektronisches Zusatzmaterial.

❓ Fragen zur Wiederholung

1. Welches der folgenden Kriterien ist am wenigsten relevant für die Therapieentscheidung bei einem vesikoureteralen Reflux?
   a. Der Erreger bei der ersten Pyelonephritis
   b. Das Alter des Kindes
   c. Der Refluxgrad
   d. Das Vorhandensein pyelonephritischer Nierennarben
   e. Die Blasenfunktion

2. Bei einem 3-jährigen Mädchen kam es bereits zum dritten Mal zu einer Pyelonephritis mit E. coli. Die Refluxprüfung erbrachte den Befund eines vesikorenalen Refluxes Grad III links. Sie entschließen sich in Rücksprache mit den Eltern für eine antibakterielle Langzeitinfektionsprophylaxe. Welche der nachfolgend aufgeführten Substanzen halten Sie dafür als am ehesten geeignet?
   a. Cefixim
   b. Amoxicillin
   c. Cefaclor
   d. Ciprofloxacin
   e. Nitrofurantoin

3. Ein 4 Monate alter Junge mit bereits pränatal sonografisch aufgefallener, bilateraler Nierenbeckenkelchdilatation erkrankt mit dem Bild einer Urosepsis; als Erreger wird in der Blasenpunktion Proteus mirabilis nachgewiesen. Beim Miktionszystourethrogramm (MCU) stellt sich ein beidseitiger vesikorenaler Reflux Grad IV dar. Eine Urethralklappe lässt sich radiologisch ausschließen. Die Nierenfunktionswerte sind im altersentsprechenden Normbereich. Sonografisch besteht kein Anhalt für höhergradige Parenchymrarefizierungen beidseits. Es besteht eine (physiologische) Phimose. Sie führen ein ausführliches Gespräch mit den Eltern über die möglichen Therapieoptionen. Welche der nachfolgenden Optionen ist in diesem Fall am wenigsten ratsam?
   a. Zirkumzision und antibakterielle Langzeitinfektionsprophylaxe mit Trimethoprim in einer Tagesdosis von 2 mg/kg
   b. Laparoskopische Antirefluxplastik nach Politano-Leadbetter beidseits
   c. Lokalbehandlung der (physiologischen) Phimose mit Beclomethason 0,1% und antibakterielle Langzeitinfektionsprophylaxe mit Trimethoprim in einer Tagesdosis von 2 mg/kg
   d. Antibakterielle Langzeitinfektionsprophylaxe mit Trimethoprim in einer Tagesdosis von 2 mg/kg
   e. Endoskopische Ostiumunterspritzung in „Double-HIT"-Technik und anschließende antibakterielle Infektionsprophylaxe mit Nitrofurantoin (1–2 mg/kg)

Literatur

Literatur zu 34.1

Beetz R, Fisch M, Hohenfellner R (2012) „22 Ureteropelvine Stenosen." In Kinderurologie in Klinik und Praxis. Stuttgart: Georg Thieme Verlag

Chalhoub M, Kohaut J, Vinit N, Botto N, Aigrain, Y, Héloury Y (2020) 'Feasibility and safety of magnetic-end double-J ureteral stent insertion and removal in children'. World J Urol

Corbett HJ, Mullassery D (2015) Outcomes of endopyelotomy for pelviureteric junction obstruction in the paediatric population: a systematic review. J Pediatr Urol 11:328–336

Culp OS, Deweerd JH (1954) A pelvic flap operation for certain types of ureteropelvic obstruction; observations after two years' experience. J Urol 71:523–529

Fernbach SK, Maizels M, Conway JJ (1993) Ultrasound grading of hydronephrosis: introduction to the system used by the Society for Fetal Urology. Pediatr Radiol 23:478–480

Gatti JM, Amstutz SP, Bowlin PR, Stephany HA, Murphy JP (2017) Laparoscopic vs open pyeloplasty in children: results of a randomized prospective, controlled trial. J Urol 197:792–797

Gnech M, Berrettini A, Lopes RI, Moscardi P, Esposito C, Zucchetta P, Dénes FT et al (2019) Pyeloplasty vs. nephrectomy for ureteropelvic junction obstruction in poorly functioning kidneys (differential renal function <20 %): a multicentric study. J Pediatr Urol 15:553.e1–53.e8

Huang Y, Wu Y, Shan W, Zeng L, Huang L (2015) An updated meta-analysis of laparoscopic versus open pyeloplasty for ureteropelvic junction obstruction in children. Int J Clin Exp Med 8:4922–4931

Ismaili K, Hall M, Donner C, Thomas D, Vermeylen D, Avni FE (2003) Results of systematic screening for minor degrees of fetal renal pelvis dilatation in an unselected population. Am J Obstet Gynecol 188:242–246

Koff SA, Campbell KD (1994) The nonoperative management of unilateral neonatal hydronephrosis: natural history of poorly functioning kidneys. J Urol 152:593–595

Lassmann J, Roigas J (2015) ‚Primäre und sekundäre Megaureteren.‘ In: Michel MS, Thüroff JW, Janetschek G, Wirth M (eds) Die Urologie, Springer Berlin Heidelberg, Berlin, Heidelberg

Lee RS, Cendron M, Kinnamon DD, Nguyen HT (2006) Antenatal hydronephrosis as a predictor of postnatal outcome: a meta-analysis. Pediatrics 118:586–593

Matsumoto F, Shimada K, Kawagoe M, Matsui F, Nagahara A (2007) Delayed decrease in differential renal function after successful pyeloplasty in children with unilateral antenatally detected hydronephrosis. Int J Urol 14:488–490

Nguyen HT, Benson CB, Bromley B, Campbell JB, Chow J, Coleman B et al (2014) Multidisciplinary consensus on the classification of prenatal and postnatal urinary tract dilation (UTD classification system). J Pediatr Urol 10:982–998

Nguyen HT, Herndon CD, Cooper C, Gatti J, Kirsch A, Kokorowski P, Lee R, l (2010) The Society for Fetal Urology consensus statement on the evaluation and management of antenatal hydronephrosis. J Pediatr Urol 6:212–231

Passoni NM, Peters CA (2020) Managing ureteropelvic junction obstruction in the young infant. Front Pediatr 8:242

Radmayr C, Bogaert G, Dogan HS, Nijman JM, Silay MS, Stein R, Tekgül S, 't Hoen LA, Quaedackers J, Bhatt N (2020) 'Dilatation of the upper urinary tract (UPJ and UVJ obstruction).' In: ESPU/EAU Guidelines (EAU Guidelines Office Arnhem, The Netherlands.)

Ransley PG, Dhillon HK, Gordon I, Duffy PG, Dillon MJ, Barratt TM (1990) 'The postnatal management of hydronephrosis diagnosed by prenatal ultrasound'. J Urol 144:584–587; discussion 93–94

Raviv G, Leibovitch I, Shenfeld O, Mor Y, Jonas P, Goldwasser B (1994) Ureteropelvic junction obstruction: relation of etiology and age at surgical repair to clinical outcome. Urol Int 52:135–139

Romero RM (2019) 'Management of primary obstructive megaureter by endoscopic high-pressure balloon dilatation IDEAL framework model as a new tool for systematic review'. Front Surg 6:20

Shukla AR, Cooper J, Patel RP, Carr MC, Canning DA, Zderic SA, Snyder HM III (2005) Prenatally detected primary megaureter: a role for extended followup. J Urol 173:1353–1356

Sigel A (2001) ‚Harnobstruktion des Kindesalters.‘ In: Sigel A, Ringert RH (eds) Kinderurologie (Springer Berlin Heidelberg: Berlin, Heidelberg)

Stehr M, Schäfer F-M (2020) Der Primär Obstruktive Megaureter (POM) – Eine Domäne konservativer Therapie. Aktuelle Urol 51:127–131

Sukumar S, Djahangirian O, Sood A, Sammon JD, Varda B, Janosek-Albright K, Abd-El-Barr AE, Sun M, Trinh QD (2014). 'Minimally invasive vs open pyeloplasty in children: the differential effect of procedure volume on operative outcomes'. Urology 84:180–184.

Vemulakonda VM (2021) Ureteropelvic junction obstruction: diagnosis and management. Curr Opin Pediatr 33:227–234

Vemulakonda V, Yiee J, Wilcox DT (2014) Prenatal hydronephrosis: postnatal evaluation and management. Curr Urol Rep 15:430

Wagner M, Mayr J, Häcker FM (2008) Improvement of renal split function in hydronephrosis with less than 10 % function. Eur J Pediatr Surg 18:156–159

Woodward M, Frank D (2002) Postnatal management of antenatal hydronephrosis. BJU Int 89:149–156

Younsi N (2020) Diagnostic management of primary megaureter: Voiding cystourethrography obligatory, scintigraphy useful? Urologe A 59:261–265

Zhang L, Li Y, Liu C, Li X, Sun H (2018) Diagnostic value of anteroposterior diameter of renal pelvis for predicting postnatal surgery: a systematic review and meta-analysis. J Urol 200:1346–1353

Literatur 34.2

Farrugia M-K (2016) Fetal bladder outlet obstruction: Embryopathology, in utero intervention and outcome. J Pediatr Urol 12:296–303

Johnson MP, Bukowski TP, Reitleman C, Isada NB, Pryde PG, Evans MI (1994) 'In utero surgical treatment of fetal obstructive uropathy: a new comprehensive approach to identify appropriate candidates for vesicoamniotic shunt therapy'. Am J Obstet Gynecol 170:1770–1776; discussion 76–79

Malin G, Tonks AM, Morris RK, Gardosi J, Kilby MD (2012) Congenital lower urinary tract obstruction: a population-based epidemiological study. BJOG 119:1455–1464

Morris RK, Malin GL, Quinlan-Jones E, Middleton LJ, Diwakar L, Hemming K (2013) The Percutaneous shunting in Lower Urinary Tract Obstruction (PLUTO) study and randomised controlled trial: evaluation of the effectiveness, cost-effectiveness and acceptability of percutaneous vesicoamniotic shunting for lower urinary tract obstruction. Health Technol Assess 17:1–232

Agarwal S (1999) Urethral valves. BJU Int 84:570–578

Blasl F, Rösch WH, Koen M, Ardelean MA, Ebert AK (2017) Cowper's syringocele: a rare differential diagnosis of infravesical obstruction in boys and young adults. J Pediatr Urol 13:52.e1-52.e5

Buffin-Meyer B, Klein J, van der Zanden LFM, Levtchenko E, Moulos P, Lounis N, Conte-Auriol

F, Hindryckx A, Wühl E, Persico N, Oepkes D, Schreuder MF, Tkaczyk M, Ariceta G, Fossum M, Parvex P, Feitz W, Olsen H, Montini G, Decramer S, Schanstra JP (2020) 'The ANTENATAL multicentre study to predict postnatal renal outcome in fetuses with posterior urethral valves: objectives and design'. Clin Kidney J 13:371–379.

Harper L, Blanc T, Peycelon M, Michel JL, Leclair MD, Garnier S et al (2022) Circumcision and risk of febrile urinary tract infection in boys with posterior urethral valves: result of the CIRCUP randomized trial. Eur Urol 81(1):64–72. ▶ https://doi.org/10.1016/j.eururo.2021.08.024. Epub 2021 Sep 22 PMID: 34563412

Herbst KW, Tomlinson P, Lockwood G, Mosha MH, Wang Z, D'Alessandri-Silva C (2019) Survival and kidney outcomes of children with an early diagnosis of posterior urethral valves. Clin J Am Soc Nephrol 14:1572–1580

Hodges SJ, Patel B, McLorie G, Atala A (2009) Posterior urethral valves. Sci World J 9:923439

Harper L, Blanc T, Peycelon M, Michel JL, Leclair MD, Garnier S et al (2022) Circumcision and risk of febrile urinary tract infection in boys with posterior urethral valves: result of the CIRCUP randomized trial. Eur Urol 81(1):64–72. ▶ https://doi.org/10.1016/j.eururo.2021.08.024. Epub 2021 Sep 22 PMID: 34563412

Herbst KW, Tomlinson P, Lockwood G, Mosha MH, Wang Z, D'Alessandri-Silva C (2019) Survival and kidney outcomes of children with an early diagnosis of posterior urethral valves. Clin J Am Soc Nephrol 14:1572–1580

Hodges SJ, Patel B, McLorie G, Atala A (2009) Posterior urethral valves. Sci World J 9:923439

Jain P, Prasad A, Jain S (2021) Are anterior urethral valve and anterior urethral diverticulum two separate entities: a radiological and endoscopic review. J Pediatr Urol 17:101.e1–01.e9

López Pereira P, Martinez Urrutia MJ, Jaureguizar E (2004) Initial and long-term management of posterior urethral valves. World J Urol 22:418–424

Mandal S, Goel A, Kumar M, Singh MK, Singh V, Sankhwar SN et al (2013) Use of holmium:YAG laser in posterior urethral valves: another method of fulguration. J Pediatr Urol 9:1093–1097

Mukherjee S, Joshi A, Carroll D, Chandran H, Parashar K, McCarthy L (2009) What is the effect of circumcision on risk of urinary tract infection in boys with posterior urethral valves? J Pediatr Surg 44:417–421

Nassr AA, Shazly SAM, Abdelmagied AM, Araujo Júnior E, Tonni G, Kilby MD et al (2017) Effectiveness of vesicoamniotic shunt in fetuses with congenital lower urinary tract obstruction: an updated systematic review and meta-analysis. Ultrasound Obstet Gynecol 49:696–703

Nguyen C, Dreux S, Heidet L, Czerkiewicz I, Salomon LJ, Guimiot F, Schmitz T et al (2013) Fetal serum α-1 microglobulin for renal function assessment: comparison with β2-microglobulin and cystatin C. Prenat Diagn 33:775–781

Pagano MJ, van Batavia JP, Casale P (2015) Laser ablation in the management of obstructive uropathy in neonates. J Endourol 29:611–614

Quintero RA, Evans MI (1995) Prenatal medicine Bringing surgery to the fetus'. Lancet 346(Suppl):s18

Radmayr C, Bogaert G, Dogan HS, Nijman JM, Rawashdeh YFH, Silay MS, Stein R, Quaedackers J Guidelines Associates: LA (2020) 't Hoen, N. Bhatt 2020EAU/ESPU Guidelines on pediatric urology (EAU Guidelines Office, Arnhem, The Netherlands.)

Ruano R (2020) Prenatal regenerative fetoscopic interventions for congenital anomalies. BMJ 370:m1624

Sarhan O, Zaccaria I, Macher MA, Muller F, Vuillard E, Delezoide AL, Sebag G, Oury JF, Aigrain Y, El-Ghoneimi A (2008) 'Long-term outcome of prenatally detected posterior urethral valves: single center study of 65 cases managed by primary valve ablation'. J Urol 179:307–312; discussion 12–13

Schmelz H-U (2014) Facharztwissen Urologie: Differenzierte Diagnostik und Therapie. Springer

Scott JE (1985) Management of congenital posterior urethral valves. Br J Urol 57:71–77

Singh-Grewal D, Macdessi J, Craig J (2005) Circumcision for the prevention of urinary tract infection in boys: a systematic review of randomised trials and observational studies. Arch Dis Child 90:853–858

Stein R, Beetz R, Thüroff JW, Schröder A, Hohenfellner R, Schulte-Wissermann H, Alken P, Bader P, Bahlmann F, Bethe D, Blasl J, Boemers T, Bonfig R, Cendron M, Daschner M, Dötsch J, Doyon A, Duckett JW, Erhart M, Fichtner J, Filipas D, Fisang C, Fisch M, Frohneberg D, Gerharz EW, Gervais HW, Gutjahr P, Hohenfellner R, Hoyer PF, Kemper MJ, Kocot A, Kölbl H, Kontaxis D, Laaser MK, Luzar O, Mache C, Mannhardt-Laakmann W, Mehls O, Müller J, Müller SC, Oberholzer K, Perovic S, Peters C, Petri E, Pohl M, Radmayr C, Ravens-Sieberer U, Reichwald-Klugger E, Riccabona M, Riccabona M, Riedmiller H, Rohrmann D, Rösch W, Rudnik-Schöneborn S, Schaefer F, Schmidt A, Schmitt CP, Schott GE, Schreckenberger M, Schröder A, Schulte-Wissermann H, Schultz-Lampel D, Schwarz M, Sinnecker GHG, Staatz G, Steffens J, Vester U, Walz PH, Weingärtner K, Wöhr M, Wöllner J, Wühl E, Wullich B, Zepp FP, Zerres K, Ziesel C, Zigeuner R (2012) „Kinderurologie in Klinik und Praxis." In: Stein R, Beetz R, Thüroff JW (Hrsg) Georg Thieme Verlag

Taskinen S, Heikkila J, Rintala R (2012) Effects of posterior urethral valves on long-term bladder and sexual function. Nat Rev Urol 9:699–706

Literatur 34.3

Afshar K, Papanikolaou F, Malek R, Bagli D, Pippi-Salle JL, Khoury A (2005) Vesicoureteral reflux and complete ureteral duplication. Conservative or surgical management? J Urol 173:1725–1727

Barrieras D, Lapointe S, Houle H (2003) 'Is common sheath extravesical reimplantation an effective technique to correct reflux in duplicated collecting systems?'. J Urol 170:1545–1547; discussion 47

Beganović A, Klijn AJ, Dik P, De Jong TP (2007) Ectopic ureterocele: long-term results of open surgical therapy in 54 patients. J Urol 178:251–254

Blyth B, Passerini-Glazel G, Camuffo C, Snyder III HM, Duckett JW (1993) 'Endoscopic incision of ureteroceles: intravesical versus ectopic'. J Urol 149:556–559; discussion 60

Castagnetti M, Cimador M, Esposito C, Rigamonti W (2012) Antibiotic prophylaxis in antenatal nonrefluxing hydronephrosis, megaureter and ureterocele. Nat Rev Urol 9:321–329

Castagnetti M, El-Ghoneimi A (2009) Management of duplex system ureteroceles in neonates and infants. Nat Rev Urol 6:307–315

Chertin B, Fridmans A, Hadas-Halpren I, Farkas A (2001) Endoscopic puncture of ureterocele as a minimally invasive and effective long-term procedure in children. Eur Urol 39:332–336

Cohen J, Mullins JK, Jayram G, Patel HD, Pierorazio PM, Matlaga BR, Allaf ME (2014) Trends and outcomes of total and partial nephrectomy in children: a statewide analysis. J Pediatr Urol 10:717–723

de Jong TP, Dik P, Klijn AJ, Uiterwaal CS, van Gool JD (2000) 'Ectopic ureterocele: results of open surgical therapy in 40 patients'. J Urol 164:2040–2043; discussion 43–44

Die Urologie (eds) 2016 Springer: Berlin; Heidelberg

El Ghoneimi A, Miranda J, Truong T, Monfort G (1996) Ectopic ureter with complete ureteric duplication: conservative surgical management. J Pediatr Surg 31:467–472

Elder JS, Diaz M, Caldamone AA, Cendron M, Greenfield S, Hurwitz R, Kirsch et al (2006) Endoscopic therapy for vesicoureteral reflux: a meta-analysis. I. Reflux resolution and urinary tract infection. J Urol 175:716–722

Ellsworth PI, Lim DJ, Walker RD, Stevens PS, Barraza MA, Mesrobian HG (1996) Common sheath reimplantation yields excellent results in the treatment of vesicoureteral reflux in duplicated collecting systems. J Urol 155:1407–1409

Fisch M, Stein R (2012) „23 Doppelter Ureter, Ektopie und Ureterozele." In: Kinderurologie in Klinik und Praxis. Georg Thieme Verlag

Hagg MJ, Mourachov PV, Snyder HM, Canning DA, Kennedy WA, Zderic SA, Duckett JW (2000) The modern endoscopic approach to ureterocele. J Urol 163:940–943

Husmann DA, Strand WR, Ewalt DH, Kramer SA (2002) Is endoscopic decompression of the neonatal extravesical upper pole ureterocele necessary for prevention of urinary tract infections or bladder neck obstruction? J Urol 167:1440–1442

Husmann D, Strand B, Ewalt D, Clement M, Kramer S, Allen T (1999) Management of ectopic ureterocele associated with renal duplication: a comparison of partial nephrectomy and endoscopic decompression. J Urol 162:1406–1409

Jankowski JT, Palmer JS (2006) Holmium: yttrium-aluminum-garnet laser puncture of ureteroceles in neonatal period. Urology 68:179–181

Lee PH, Diamond DA, Duffy PG, Ransley PG (1991) Duplex reflux: a study of 105 children. J Urol 146:657–659

Paye-Jaouen A, Pistolesi F, Botto N, Enezian G, Grapin-Dagorno C, Peycelon M et al (2015) Long-term bladder function after ureterocele decompression in children. J Urol 193:1754–1759

Radmayr C, Bogaert G, Dogan HS, Nijman JM, Rawashdeh YFH, Silay MS, Stein R, Tekgül S, Quaedackers J, Guidelines Associates: LA (2020) EAU/ESPU guidelines on pediatric urology (EAU Guidelines Office, Arnhem, The Netherlands.)

Taenzer V, Hagen B, Riedel B (1975) Blind or pseudo-blind ureter? Rofo 122:82–84

Literatur 34.4

Adzick NS, Thom EA, Spong CY, Brock 3rd JW, Burrows PK, Johnson MP, Howell LJ, Farrell JA, Dabrowiak ME, Sutton LN, Gupta N, Tulipan NB, D'Alton ME, Farmer DL, M. Investigators (2011) "A randomized trial of prenatal versus postnatal repair of myelomeningocele." N Engl J Med 364(11):993–1004.

Hoebeke P (2006) Twenty years of urotherapy in children: what have we learned? Eur Urol 49(3):426–428

Raimund Stein CA, Geißler AB, Beetz R, Bürst M, Cremer R, Ermert A, Cremer R, Ermert A, Goepel M, Kuwertz-Bröking E, Ludwikowski B, Pannek J, Schröder A, Trollmann R, Ludwig HC (2019) S2k Leitlinie - Diagnostik und Therapie der neurogenen Blasenfunktionsstörungen bei Kindern und Jugendlichen mit spinaler Dysraphie. S2k Leitlinie

Senousy SM, Farag MK, Gouda AS, El Noury MA, Dabbous OA, Gaber KR (2018) Association between biomarkers of vitamin B12 status and the risk of neural tube defects. J Obstet Gynaecol Res 44(10):1902–1908

Viswanathan M, Treiman KA, Kish-Doto J, Middleton JC, Coker-Schwimmer EJ, Nicholson WK (2017) Folic acid supplementation for the prevention of neural tube defects: an updated evidence report and systematic review for the US preventive services task force. JAMA 317(2):190–203

Arlen AM et al (2016) Health-related quality of life in children with prune-belly syndrome and their caregivers. Urology 87:224–227

Fischbach, M., Ask the expert. Is peritoneal dialysis (CAPD or APD) appropriate for small children with prune belly syndrome and terminal renal failure? Pediatr Nephrol, 2001. 16(11): S. 936–7

Hassett S, Smith GH, Holland AJ (2012) Prune belly syndrome. Pediatr Surg Int 28(3):219–228

Kinahan TJ et al (1992) The efficiency of bladder emptying in the prune belly syndrome. J Urol 148(2 Pt 2):600–603

Lopes RI et al (2015) 27 years of experience with the comprehensive surgical treatment of prune belly syndrome. J Pediatr Urol 11(5):276.e1–7

Lopes RI, Baker LA, Dénes FT (2021) Modern management of and update on prune belly syndrome. J Pediatr Urol 17(4):548–554

Literatur 34.5

Lloyd JC et al (2013) Contemporary epidemiological trends in complex congenital genitourinary anomalies. J Urol 190(4 Suppl):1590–1595

Noh PH et al (1999) Prognostic factors for long-term renal function in boys with the prune-belly syndrome. J Urol 162(4):1399–1401

Seidel NE et al (2015) Clinical manifestations and management of prune-belly syndrome in a large contemporary pediatric population. Urology 85(1):211–215

Satar M et al (2016) Corset usage for gastrointestinal and respiratory problems in a newborn with prune belly syndrome. Indian J Pediatr 83(7):717–719

Smith EA et al (2017) Abdominoplasty in prune belly syndrome: modifications in Monfort technique to address variable patterns of abdominal wall weakness. J Pediatr Urol 13(5):502.e1-502.e6

White JT et al (2018) Vesicoamniotic Shunting improves outcomes in a subset of prune belly syndrome patients at a single tertiary center. Front Pediatr 6:180

Woodhouse CR, Kellett MJ, Williams DI (1979) Minimal surgical interference in the prune belly syndrome. Br J Urol 51(6):475–480

Woodhouse CR, Ransley PG, Innes-Williams D (1982) Prune belly syndrome–report of 47 cases. Arch Dis Child 57(11):856–859

Tank ES, McCoy G (1983) Limited surgical intervention in the prune belly syndrome. J Pediatr Surg 18(6):688–691

Woodard JR (1998) Lessons learned in 3 decades of managing the prune-belly syndrome. J Urol 159(5):1680

Lesavoy MA et al (2012) Long-term follow-up of total abdominal wall reconstruction for prune belly syndrome. Plast Reconstr Surg 129(1):104e–109e

Smith CA et al (1998) Voiding function in patients with the prune-belly syndrome after Monfort abdominoplasty. J Urol 159(5):1675–1679

Halpern JA, Das A, Brannigan RE (2020) Successful sperm retrieval in prune belly syndrome. Asian J Urol 7(4):376–378

Penna FJ, Elder JS (2011) CKD and bladder problems in children. Adv Chronic Kidney Dis 18(5):362–369

Yalcinkaya F et al (2018) Outcomes of renal replacement therapy in boys with prune belly syndrome: findings from the ESPN/ERA-EDTA Registry. Pediatr Nephrol 33(1):117–124

Marchal S et al (2020) Long-term Outcome of Renal Transplantation in Patients with Congenital Lower Urinary Tract Malformations: A Multicenter Study. Transplantation 104(1):165–171

Woodard JR (1978) The prune belly syndrome. Urol Clin North Am 5(1):75–93

Woodard JR, Parrott TS (1978) Reconstruction of the urinary tract in prune belly uropathy. J Urol 119(6):824–828

Literatur 34.6

Gesellschaft für Pädiatrische Nephrologie, u., Arbeitskreis Kinder- und Jugendurologie, Deutsche Gesellschaft für Urologie. Interdisziplinäre S2k-Leitlinie: Harnwegsinfektionen im Kindesalter: Diagnostik, Therapie und Prophylaxe. Version 1 2021. ▶ https://www.awmf.org/leitlinien/detail/anmeldung/1/ll/166-004.html. Zugriff am: 31. Aug. 2021

Lebowitz RL, et al. (1985) International system of radiographic grading of vesicoureteric reflux. International Reflux Study in Children. Pediatr Radiol 15(2): 105–109

Shaikh N et al (2016) Early antibiotic treatment for pediatric febrile urinary tract infection and renal scarring. JAMA Pediatr 170(9):848–854

Estrada CR Jr et al (2009) Nomograms for predicting annual resolution rate of primary vesicoureteral reflux: results from 2,462 children. J Urol 182(4):1535–1541

Routh JC et al (2010) Variation among internet based calculators in predicting spontaneous resolution of vesicoureteral reflux. J Urol 183(4):1568–1572

Smellie JM et al (2001a) Outcome at 10 years of severe vesicoureteric reflux managed medically: report of the International Reflux Study in Children. J Pediatr 139(5):656–663

Smellie JM et al (2001b) Medical versus surgical treatment in children with severe bilateral vesicoureteric reflux and bilateral nephropathy: a randomised trial. Lancet 357(9265):1329–1333

Wang HH, et al. (2015) Efficacy of antibiotic prophylaxis in children with vesicoureteral reflux: systematic review and meta-analysis. J Urol

Brandstrom P et al (2010a) The Swedish reflux trial in children: IV. Renal damage. J Urol 184(1):292–297

Shaikh N, et al. (2016) Recurrent urinary tract infections in children with bladder and bowel dysfunction. Pediatrics 137(1)

Thompson M et al (2005) Timing of follow-up voiding cystourethrogram in children with primary vesicoureteral reflux: development and application of a clinical algorithm. Pediatrics 115(2):426–434

Brandstrom P et al (2010b) The Swedish reflux trial in children: III Urinary tract infection pattern. J Urol 184(1):286–291

Meena J et al (2020) Prevalence of bladder and bowel dysfunction in toilet-trained children with urinary tract infection and/or primary vesicoureteral reflux:

a systematic review and meta-analysis. Front Pediatr 8:84

Lorenzo AJ, Rickard M, Santos JD (2020) The role of bladder function in the pathogenesis and treatment of urinary tract infections in toilet-trained children. Pediatr Nephrol 35(8):1395–1408

Tekgül S et al (2012) EAU guidelines on vesicoureteral reflux in children. Eur Urol 62(3):534–542

Simoes e Silva AC, et al. (2007) Risk of hypertension in primary vesicoureteral reflux. Pediatr Nephrol 22(3):459–462

Silva JM et al (2006) Predictive factors of chronic kidney disease in severe vesicoureteral reflux. Pediatr Nephrol 21(9):1285–1292

Sjostrom S et al (2009) Longitudinal development of renal damage and renal function in infants with high grade vesicoureteral reflux. J Urol 181(5):2277–2283

Wuhl E et al (2009) Strict blood-pressure control and progression of renal failure in children. N Engl J Med 361(17):1639–1650

Komplexe Syndrome mit Fehlbildungen von Nieren- und ableitenden Harnwegen

Stefanie Weber

Inhaltsverzeichnis

35.1 Grundlagen – 536

35.2 Therapie – 538

Literatur – 541

Ergänzende Information Die elektronische Version dieses Kapitels enthält Zusatzmaterial, auf das über folgenden Link zugegriffen werden kann ▶ https://doi.org/10.1007/978-3-662-65248-0_35.

© Springer-Verlag GmbH Deutschland, ein Teil von Springer Nature 2023
K.-P. Zimmer et al. (Hrsg.), *Gastroenterologie – Hepatologie – Ernährung – Nephrologie – Urologie*, Therapie der Krankheiten im Kindes- und Jugendalter, https://doi.org/10.1007/978-3-662-65248-0_35

35.1 Grundlagen

Insgesamt zeigt sich eine Zunahme in der Inzidenz von angeborenen Fehlbildungen der Nieren und ableitenden Harnwege, was vermutlich zum einen auf eine erhöhte Wahrnehmung durch die zunehmende Inanspruchnahme der vor- und nachgeburtlichen Screeningverfahren und eine verbesserte Ultraschalltechnologie in der Pränataldiagnostik sowie post partum zurückzuführen ist. Zum anderen überleben heute viele Früh- und Neugeborene mit angeborenen Nierenfehlbildungen – auch durch eine Verbesserung der apparativen unterstützenden Maßnahmen in der Perinatalperiode (intensivmedizinische Versorgung, Möglichkeiten der Nierenersatztherapie). Neben einer Vielzahl von monogenen Ursachen wird auch ein Einfluss von Umwelt- und epigenetischen Faktoren diskutiert (Kohl et al. 2021; Nicolaou et al. 2015; Renkema et al. 2011). In ca. 0,5–1 % der Schwangerschaften wird vorgeburtlich eine sonografische Auffälligkeit an den Nieren und/oder Harnwegen diagnostiziert (eAbb. 35.1). Bei vorgeburtlicher Diagnose ist ein interdisziplinärer Beratungsansatz, der u. U. auch medizinethische Fragen berührt, von sehr großer Bedeutung.

Fehlbildungen von Nieren und Harnwegen können mit weiteren extrarenalen Anomalien und Organfehlbildungen vorkommen und sind dann oft Teil einer genetisch determinierten syndromalen Erkrankung. Das gemeinsame diagnostische Vorgehen beruht auf einer sorgfältigen klinischen Untersuchung mit Augenmerk auf kongenitale Fehlbildungen (Dysmorphiezeichen, Positionierung des Anus, äußeres Genitale, Knochenanomalien u. a. m.), einer geschulten Ultraschalldiagnostik einschließlich einer echokardiografischen Untersuchung zur Identifikation von Herzfehlern, einer humangenetischen Beurteilung und genetischen Diagnostik und zusätzlichen Augen-, HNO- und weiteren fachärztlichen Untersuchungen. Die genetische Diagnostik umfasst in der Regel eine Chromosomenanalyse, eine Mikroarray-Diagnostik (zur Suche nach Mikrodeletionen und -duplikationen) und Next Generation Sequencing (NGS)-basierte Sequenzierungen zur Identifikation monogener Syndrome.

Eine Auswahl von komplexen Syndromen mit Fehlbildungen der Nieren und ableitenden Harnwegen wird im Folgenden aufgeführt (eTab. 35.1).

- **Kallmann-Syndrom**

Das Kallmann-Syndrom ist gekennzeichnet durch einen hypogonadotropen Hypogonadismus und eine Hypo-/Anosmie, verursacht durch eine Hypo- oder Aplasie des Bulbus olfactorius. Die Genetik ist heterogen. Eine Nierenagenesie kann bei ca. 30 % der Patienten mit X-chromosomal-rezessiven Mutationen in *ANOS1* (früher *KAL1*) auftreten. Die Vererbung von Mutationen in anderen Genen folgt autosomal-dominanten und autosomal-rezessiven Erbgängen.

- **Branchio-Oto-Renales Syndrom**

Heterozygote Mutationen in *EYA1* sind mit dem Branchio-Oto-Renalen (BOR-)Syndrom assoziiert, einem autosomal-dominant vererbten Symptomkomplex, bestehend aus der variablen Kombination von Anomalien der Nieren, Kiemenbögen und Ohren. Als klinische Befunde wurden präaurikuläre Grübchen und Ohranhängsel, Schwerhörigkeit des Innenohrs, laterale Halsfisteln und -zysten sowie renale Anomalien von milder Hypoplasie bis hin zu kompletter Agenesie beschrieben. Das BOR-Syndrom liegt etwa 2 % der Fälle von starkem Hörverlust bei Kindern zugrunde. In einigen wenigen BOR-Familien konnten dominante Mutationen in *SIX1* (und *SIX5*) als kausale Ursache des BOR-Komplexes nachgewiesen werden, das Syndrom zeigt sich also genetisch heterogen.

- **Renales-Kolobom-Syndrom**

Das Renale-Kolobom-Syndrom ist durch eine Kombination von Anomalien der Niere und Kolobomen des Sehnervs gekennzeichnet. Die Vererbung erfolgt autosomal-dominant. Ursächlich sind Mutationen in dem Transkriptionsfaktor *PAX2*, der in direkter Weise an der Differenzierung des embryonalen Nierenparenchyms beteiligt ist. Die renale Beteiligung umfasst u. a. Hypoplasien mit oder ohne Nierenversagen, unilaterale Nierenagenesien, multizystisch-dysplastische Nieren (MCDK) und der vesikoureterale Reflux (VUR). Einige Patienten zeigen neben der Augenbeteiligung auch eine Minderung des Hörvermögens, da *PAX2* auch im Innenohr exprimiert wird. Bei klinischem Verdacht sollte eine genetische Testung und humangenetische Beratung angeboten werden, die Therapie umfasst die augenärztliche Behandlung, die Hörmittelversorgung und die Behandlung einer möglichen Niereninsuffizienz.

■ **Townes-Brocks-Syndrom**

Das Townes-Brocks-Syndrom ist eine autosomal-dominant vererbte Kombination von Ohrfehlbildungen, Analatresie und Daumenfehlbildungen (dreigliedrige Daumen, überzählige Daumen), die auf autosomal-dominante Mutationen in dem Transkriptionsfaktor *SALL1* zurückzuführen sind. Nierenfehlbildungen bis hin zum terminalen Nierenversagen kommen bei ca. 50 % der betroffenen Individuen vor, in ca. 25 % zusätzlich Herzfehler. Viele Betroffenen zeigen eine Innenohrschwerhörigkeit. Die Therapie umfasst daher die spezialisierte Behandlung der Schwerhörigkeit, der chronischen Niereninsuffizienz (einschließlich Dialyse und Transplantation) und u. U. die Korrektur der begleitenden Herzfehler.

■ **DiGeorge-Syndrom**

Das DiGeorge-Syndrom, auch velokardiofaziales Syndrom, ist auf eine Mikrodeletion 22q11 unterschiedlicher Größe zurückzuführen, selten auf eine Mikrodeletion 10p13-14. Die klinischen Symptome umfassen Herzfehler (z. B. Ventrikelseptumdefekt), Fehlbildungen der Gefäße (z. B. im Bereich des Aortenbogens, Aortenhypoplasie), Gaumenspalten, Nichtanlage der Nebenschilddrüsen (mit daraus resultierendem Hypoparathyreoidismus und einer Hypokalzämie), fehlende oder mangelnde Ausbildung des Thymus (Thymusaplasie bzw. Thymushypoplasie mit isoliertem T-Zell-Defekt) und Gesichtsfehlbildungen. Bei etwa einem Drittel der Betroffenen treten auch Fehlbildungen der Nieren und ableitenden Harnwege auf (z. B. Nierendysplasien bis zur Nierenagenesie).

■ **Williams-Beuren-Syndrom**

Das Williams-Beuren-Syndrom ist ein Mikrodeletionssyndrom von Chromosom 7q, das durch den autosomal-dominanten Verlust einer Vielzahl von Genen gekennzeichnet ist. Die klinischen Merkmale sind daher mannigfaltig, charakteristisch sind eine typische Gesichtsform (früher als *Elfengesicht* bezeichnet), eine kognitive Beeinträchtigung, kardiovaskuläre Anomalien und Herzfehler, Wachstumsstörungen und eine Hyperkalzämie im Blut – neben vielen anderen ebenfalls variablen Stigmata. Entsprechend komplex ist die therapeutische Begleitung betroffener Kinder. Nierenanlagestörungen kommen bei ca. 20 % vor. Die Therapie umfasst dabei auch die Behandlung der Hyperkalzämie, die auf einen veränderten Vitamin-D-Stoffwechsel der Kinder mit Williams-Beuren-Syndrom zurückzuführen ist. Oft sind Kinder im ersten Lebensjahr von einer Hyperkalzämie betroffen, die sich bei Infektionen und Dehydratation akut verschlechtern kann. Vitamin-D-Gaben sollten nur unter kontrollierten Bedingungen erfolgen, eine diätetische Kontrolle ist von großer Bedeutung. In Einzelfällen können bei akuter Hyperkalzämie kurzfristig Steroide oder Pamidronatinfusionen indiziert sein.

■ **VACTERL-Assoziation**

Die Bezeichnung VACTERL umfasst eine Kombination komplexer Organfehlbildungen, die Fehbildungen der Wirbelsäule (vertebral), Anomalien des Anus (z. B. Analatresie), Herzfehler („cardiac anomalies", z. B. Ventrikeleptumdefekte), tracheoösophageale Fisteln, Ösophagusatresien („esophageal atresia"), renale Fehlbildungen (z. B. Nierenagesien) und Fehlbildungen der Gliedmaßen („limb") einschließt. Eine ursächliche Klärung konnte bislang nicht eindeutig erfolgen, die Entstehung gilt als multifaktoriell. Die Therapie ist zunächst operativ-korrigierend bei lebensbedrohlichen Anomalien (z. B. Analatresie, schwere Herzfehler). Ein interdisziplinäres Vorgehen ist erforderlich, das Neonatologie, Kinderkardiologie, -gastroenterologie, -radiologie, -orthopädie und -nephrologie sollte.

- **Renale Zysten und Diabetes-Syndrom/ HNF1B-Nephropathie**

Ätiologisch liegt einem nicht unerheblichen Teil der zystisch-dysplastischen Nieren bei Kindern eine autosomal-dominante Mutation bzw. Deletion des Gens *HNF1B* zugrunde, das für einen Transkriptionsfaktor (Hnf1β, hepatocyte nuclear factor-1β) kodiert, der an der Morphogenese verschiedener Gewebe wie Niere, Leber und Pankreas beteiligt ist. Mutationen im *HNF1B*-Gen können beim Menschen zum „renale Zysten und Diabetes-Syndrom" („renal cysts and diabetes syndrome", RCAD) führen, das durch die Kombination aus renalen Malformationen (u. a. zystische Dysplasie und/oder hyperechogene Nieren) und früh einsetzendem Diabetes mellitus („maturity onset diabetes in the young", MODY Typ 5) gekennzeichnet ist. Erhöhungen der Transaminasen und der Harnsäure und niedrige Serummagnesiumspiegel sind bei Patienten mit *HNF1B*-Mutationen beschrieben. Ein Teil der Patienten zeigt weitere urogenitale Fehlbildungen. Nach neuerer Klassifikation wird die *HNF1B*-Nephropathie zu dem ADTKD („autosomal dominant tubulointerstitial kidney disease")-Spektrum gezählt (▶ Kap. 25).

Der klinische Verlauf zeigt eine große inter- und intrafamiliäre Variabilität. Ein Teil der Kinder entwickelt bei beidseitiger Nierendysplasie frühzeitig eine schwere Einschränkung der Nierenfunktion, andere Mutationsträger zeigen einen wenig progredienten Verlauf (Okorn et al. 2019), auch hinsichtlich der Nierenzysten. Vorgeburtlich präsentiert sich die *HNF1B*-Nephropathie oft mit beidseits großen, hyperechogenen Nieren in der Pränatalsonografie. *HNF1B*-Mutationen treten sehr häufig (ca. 50 %) de novo auf, d. h. Vater und Mutter der Patienten zeigen einen Normalbefund. In diesen Fällen ist die Familienanamnese für Nierenanlagestörungen (und/oder Diabetes mellitus) unauffällig. Bei positivem Mutationsbefund ist eine humangenetische Beratung angeraten. Die Therapie richtet sich zum einen nach den Richtlinien zur Behandlung von Kindern mit zystischer Nierenerkrankung (▶ Kap. 26) und Einschränkung der Nierenfunktion (▶ Kap. 29), zum anderen nach den Behandlungsempfehlungen des „maturity onset diabetes of the young" (MODY).

35.2 Therapie

- **Therapieziel**

Das Therapieziel liegt im Erhalt oder der Wiederherstellung einer größtmöglichen Lebensqualität einschließlich der Verzögerung eines chronischen Nierenversagens. Dabei kommt es insbesondere auf eine exzellente interdisziplinäre Versorgung an, abhängig von den betroffenen Organsystemen. Eine optimierte Hilfsmittelversorgung und ergänzende ergo- und physiotherapeutische Maßnahmen können notwendig werden, um das Therapieziel bestmöglich zu erreichen.

- **Therapieprinzip**

Das Therapieprinzip ist in der Regel die symptomatische Therapie, da es sich um angeborene Organfehlbildungen handelt, die eine kausale Therapie nicht ermöglichen. In ausgewählten Fällen können operative Korrekturmaßnahmen die Gesamtprognose verbessern, so z. B. bei obstruktiven oder refluxiven Harntransportstörungen, urogenitalen Fehlbildungen und assoziierten Herzfehlern. Eine adäquate Hör- und Sehhilfenversorgung kann auch geeignet sein, angeborene Hör- und Sehminderungen auszugleichen. Die Therapieprinzipien der Behandlung der chronischen Niereninsuffizienz/Nierenerkrankung („chronic kidney disease", CKD) finden sich in ▶ Kap. 29.

- **Therapeutisches Vorgehen**

Das therapeutische Vorgehen hängt stark von den vorliegenden Fehlbildungen ab. Eine besondere Rolle spielen die bereits antenatal diagnostizierten schweren Fehlbildungen der Nieren, die bei beidseitigem Befund mit einem Oligo-/Anhydramnion einhergehen können und aufgrund der assoziierten Lungenhypoplasie mit einer erhöhten Morbidität und Mortalität verbunden sind. Verschiedene pränataltherapeutische Eingriffe werden in spezialisierten Zentren in Einzelfällen den betroffenen Schwangeren angeboten. Dies setzt jedoch eine umfassende diagnostische Abklärung einschließlich einer genetischen Untersuchung voraus und gilt noch immer als experimentell (eAbb. 35.1). Zu diesen Verfahren gehören z. B. serielle Fruchtwasserauffüllungen und verschiedene Shunt-Methoden.

Schwere Nierenfehlbildungen führen postnatal zur chronischen Nierenfunktionsstörung und erfordern eine adäquate Therapie in einem kindernephrologischen Zentrum. Diese umfasst die Anpassung der Nahrung, die Korrektur des Elektrolyt- und Säure-Basen-Haushalts, die Substitution von Vitamin D, Eisen und Erythropoetin, die Einstellung des Blutdrucks und ein Monitoring von Wachstum und Entwicklung. Eine ausgeprägte Harntransportstörung kann zur Einleitung einer antibiotischen Dauerprophylaxe bereits in der unmittelbaren postnatalen Periode führen – mit dem Ziel, schwerwiegende Harnwegsinfektionen zu verhindern, die ein hohes Risiko bei Neonaten haben, in eine Urosepsis überzugehen. Wenngleich der Vorteil einer antibiotischen Prophylaxe in zahlreichen Studien nicht eindeutig belegt ist, so gilt hier jedoch die Individualentscheidung. In seltenen Fällen ist bei schweren Nierenfehlbildungen die Einleitung einer Dialysetherapie bereits in den Wochen nach der Geburt notwendig – eine Entscheidung, die interdisziplinär und mit den Eltern auch in Anbetracht der Gesamtprognose getroffen werden sollte.

Syndromale Erkrankungen der Nieren gehen mit zahlreichen extrarenalen Fehlbildungen und Organmanifestationen einher (eTab. 35.1) und erfordern ein interdisziplinäres Vorgehen in einem spezialisierten Zentrum. Eine humangenetische Beratung sollte immer bei Vorliegen einer syndromalen Erkrankung angeboten werden.

■ **Monitoring und Verlauf**
Kinder mit komplexen syndromalen Erkrankungen einschließlich der Nieren und ableitenden Harnwege sollten regelmäßig in Spezialsprechstunden gesehen werden. Im Mittelpunkt des Monitorings stehen die somatische und psychomotorische Entwicklung, die Messung des Blutdrucks und Basisuntersuchungen der Nierenfunktion, des Blutbilds und der Urinanalytik (Ausschluss Albuminurie/Proteinurie). Goldstandard in der Bildgebung zur Verlaufskontrolle sind der Ultraschall von Nieren und Harnwegen, initial die Diureseszintigrafie (MAG3) und die radiologische Refluxprüfung (Miktionszysturethrografie, Miktionsurosonografie). Selten sind Uro-MRT-Untersuchungen zur weiteren Beurteilung von komplexen Fehlbildungen notwendig. Bei Verdacht auf Blasenentleerungsstörungen sind Uroflow und urodynamische Untersuchungen im Verlauf indiziert, um verhaltenstherapeutische oder auch eine medikamentöse Urotherapie einzuleiten (▶ Kap. 31).

■ **Prognose**
Die Prognose betroffener Kinder hinsichtlich des Nierenüberlebens hängt im Wesentlichen von der Ausprägung der begleitenden Nierendysplasie ab. Bei ausschließlich unilateraler Nierenbeteiligung und unauffälligem kontralateralen Nierenparenchym (bzw. für den Verlauf günstiger kompensatorischer Hypertrophie) ist die Gesamtnierenfunktion als überwiegend normal einzustufen. Bilaterale Nierenhypodysplasien sind regelhaft mit einer eingeschränkten Nierenfunktion vergesellschaftet, welche sich im Rahmen des Körperwachstums und der Pubertät typischerweise aggraviert. Die Lebensprognose der Kinder kann zusätzlich durch weitere Organfehlbildungen eingeschränkt sein, insbesondere bei Vorliegen von schweren Herzfehlern.

■ **Prävention**
Die Prävention umfasst eine sorgfältige Schwangerschaftsvorsorge einschließlich einer erfahrenen Pränataldiagnostik mittels Ultraschall, genetischer Diagnostik und Beratung. In Abhängigkeit der Schwere der Erkrankung entscheiden sich manche Eltern für einen vorzeitigen Abbruch der Schwangerschaft.

Die postnatale Prävention zielt auf die Verhinderung von Sekundärkomplikationen durch eine optimale medizinische und sozialpädiatrische Versorgung ab. Im Mittelpunkt des therapeutischen Vorgehens sollte das Patientenwohlergehen und eine bestmögliche Lebensqualität stehen.

> Die Behandlung von Kindern und Jugendlichen, die von Fehlbildungen der Nieren- und Harnwege betroffen sind, sollte von einem kindernephrologischen Zentrum begleitet werden. Dies gilt umso mehr, wenn zusätzlich eine eingeschränkte Nierenfunktion vorliegt.

- **Qualitätssicherung und Ausstattung**

Wichtige Leitlinien der Fachgesellschaften widmen sich verschiedenen Aspekten der Qualitätssicherung in der Behandlung dieser Kinder (AWMF S1-Leitlinie Harntraktdilatation bei Kindern: Bildgebende Diagnostik; AWMF S2-Leitlinie Harnwegsinfektionen im Kindesalter: Diagnostik, Therapie und Prophylaxe; AWMF S2k-Leitlinie Nierenzysten und zystische Nierenerkrankungen bei Kindern).

Zur erforderlichen Ausstattung gehören der Zugang zu labormedizinischen Untersuchungen, die Sonografie (inklusive Farbdopplertechniken), Uroflow, Urodynamik, 24 h-Blutdruckmessungen und ggf. Möglichkeiten zur Nierenersatztherapie. Extrarenale Symptome im Rahmen von syndromalen Erkrankungen erfordern die Vorstellung der Patienten in Spezialsprechstunden bzw. sozialpädiatrischen Zentren in Abhängigkeit des Symptomkomplexes.

Das Kapitel enthält elektronisches Zusatzmaterial.

? Fragen zur Wiederholung

1. Ihnen wird ein 6 Wochen altes Mädchen vorgestellt, das mit erhöhten Serumkreatininwerten in der Postnatalperiode aufgefallen ist (zuletzt 1,2 mg/dl). Die Sonografie der Nieren zeigt beidseits hyperechogene Nieren, eine aufgehobene Mark-Rinden-Differenzierung und ein verringertes alterskorrigiertes Nierenvolumen. Welche Aussage ist nicht richtig?
   a. Sie erheben die Familienanamnese, da es sich um eine genetische Erkrankung handeln kann.
   b. Sie veranlassen weiterführende Untersuchungen (Herzechokardiografie, augenärztliches und HNO-Konsil, Laborchemie von Blut und Urin).
   c. Sie veranlassen eine genetische Panel- und Mikroarrayuntersuchung.
   d. Sie veranlassen eine Nierenersatztherapie.
   e. Sie veranlassen eine Vorstellung in einem kindernephrologischen Zentrum.

2. Ein 3-Jahre alter Junge mit der bereits bekannten Diagnose eines Williams-Beuren-Syndroms wird Ihnen vorgestellt, da die Familie umgezogen ist. Sie lassen sich alle Vorbefunde mitbringen. Worauf müssen Sie in der Behandlung achten?
   a. Es besteht ein hohes Risiko für einen Hypoparathyreodismus mit Hypokalzämie.
   b. Eine kinderkardiologische Vorstellung ist selten notwendig.
   c. Es besteht eine schwere Hyperkalzämie, die medikamentös nicht zu behandeln ist.
   d. Typisch ist eine begleitende Analatresie.
   e. Eine Substitution mit Vitamin D ist kritisch zu betrachten aufgrund der charakteristischen Hyperkalzämie.

3. Über die endokrinologische Sprechstunde wird Ihnen ein 12-Jahre altes Mädchen mit einer diabetogenen Stoffwechsellage vorgestellt. Die Routineuntersuchung hat eine auffällige Nierensonografie ergeben, die die Kollegin aus der Kinderradiologie als zystische Dysplasie beider Nieren beschreibt. Sie denken an die mögliche Diagnose einer HNF1B-assoziierten Erkrankung (Renales-Zysten-und-Diabetes-Syndrom). Was machen Sie therapeutisch?
   a. Sofortige Einstellung auf eine Insulinpumpentherapie.
   b. Bestimmung der Nierenretentionsparameter und Anbindung an eine kindernephrologische Sprechstunde.

c. Eine Nierenbiopsie zur Diagnosesicherung vor Einleitung einer spezifischen Therapie.
d Eine genetische Beratung über den autosomal-rezessiven Erbgang mit einem 25 % Wiederholungsrisiko.
e Anbindung an eine kinderkardiologische Sprechstunde, da in der Regel ein begleitender Herzfehler vorliegt.

Literatur

Kohl S, Habbig S, Weber LT et al (2021) Molecular causes of congenital anomalies of the kidney and urinary tract (CAKUT). Mol Cell Pediatr 8:2. ▸ https://doi.org/10.1186/s40348-021-00112-0

Nicolaou N, Renkema KY, Bongers EM, Giles RH, Knoers NV (2015) Genetic, environmental, and epigenetic factors involved in CAKUT. Nat Rev Nephrol 11(12):720–731. ▸ https://doi.org/10.1038/nrneph.2015.140

Okorn C, Goertz A, Vester U, Beck BB, Bergmann C, Habbig S, König J et al (2019) HNF1B nephropathy has a slow-progressive phenotype in childhood-with the exception of very early onset cases: results of the German Multicenter HNF1B Childhood Registry. Pediatr Nephrol 34(6):1065–1075. ▸ https://doi.org/10.1007/s00467-018-4188-8. Epub 2019 Jan 21 PMID: 30666461

Renkema KY, Winyard PJ, Skovorodkin IN, Levtchenko E, Hindryckx A, Jeanpierre C, Weber S, et al. (2011) EUCAKUT consortium. Novel perspectives for investigating congenital anomalies of the kidney and urinary tract (CAKUT). Nephrol Dial Transplant 26(12):3843–3851. ▸ https://doi.org/10.1093/ndt/gfr655. PMID: 22121240

Serviceteil

Lösungen für Fragen – 544

Stichwortverzeichnis – 545

© Springer-Verlag GmbH Deutschland, ein Teil von Springer Nature 2023
K.-P. Zimmer et al. (Hrsg *Gastroenterologie – Hepatologie – Ernährung – Nephrologie – Urologie*, Therapie der Krankheiten im Kindes- und Jugendalter,
https://doi.org/10.1007/978-3-662-65248-0

Lösungen für Fragen

1_Auflösung: 1c, 2a, 3c
2_Auflösung: 1d, 2b, 3d
3_Lösung: 1e, 2e, 3d
4_Lösung: 1b, 2d, 3d
5_Lösung: 1a, 2b, 3d, 4c, 5e, 6d
6_Lösung: 1e, 2d, 3c
7_Lösung: 1e, 2c, 3b
8_Lösung: 1e, 2d, 3e
9_Lösung: 1b, 2e, 3c
10_Lösung: 1e, 2d, 3c
11_Lösung: 1e, 2a, 3d
12_Lösungen: 1c, 2c, 3d
13_Lösung: 1c, 2b, 3e
14_Lösung: 1d, 2e, 3d
15_Lösungen: 1b, 2e, 3d
16_Lösung: 1a, 2c, 3a
17_Lösungen: 1b, 21, 3b, 4d, 5b, 6a, 7c, 8c
18_Lösungen: 1a, 2e, 3a, 4d, 5a
19_Lösungen: 1c, 2d, 3d
20_Lösungen: 1a, 2d, 3a
21_Lösung: 1e, 2d, 3c
22_Lösung. 22: 1a, 2a, 3a
23_Antworten: 1c, 2c, 3a
24_Antworten: 1d, 2e, 3b
25_Antworten: 1d, 2d, 3b
26_Antworten: 1a, 2d, 3e
27_Antworten: 1d, 2c, 3a
28_Antworten: 1a, 2c, 3b
29_Antworten: 1b, 2d, 3e
30_Antworten: 1b, 2d, 3c
31_Antworten: 1c, 2d, 3b
32_Antworten: 1a, 2b, 3d
33_Antworten: 1e, 2d, 3c
34_Antworten: 1a, 2e, 3b
35_Antworten: 1d, 2e, 3b

Stichwortverzeichnis

4-Hydroxy-2-Oxoglutarat-Aldolase 1 408

5-Aminosalizylat
- Colitis ulcerosa 160

6-Food-Eliminationsdiät 94

46XY-DSD
- Hypospadie 481

A

Abdomen, akutes 258, 260
Abdomen
- stumpfes Trauma 268
Absorption
- Störung 2
Abstoßung
- Niere 443
Abszess
- Appendizitis 259
- Leber 271
- perityphlitischer 259
Acarbose 42
ACE-Hemmer
- Hypertonie 421, 422
Acetylcholinesterasehemmer 46
Acetylcystein
- akutes Leberversagen 224
Achalasie 27
Aciclovir
- akutes Leberversagen 224
Acrodermatitis enteropathica 8
ACTHom 246
Addel 311
Adenin-Phosphoribosyl-Transferase-Defizienz 472
Adipositas
- Bardet-Biedl-Syndrom 401
- Chirurgie 321
- Ernährung 319
- NAFLD 197
- Therapie 321, 322
- vegetarische Ernährung 336
Adipositaschirurgie
- NAFLD 199
Adrenalin 129, 130
Adrenalinautoinjektor 129
Aerophagie 63
Aganglionose 43
Akupunktur 37
Alagille-Syndrom 165, 166, 168
Alanin-Glyoxylat-Aminotransferase 408
- Hyperkalziurie 473
Albendazol
- Askarisinfektion 194

- Echinokokkose 194
- Toxokariasis 194
Aldolase-B-Mangel 342
Aldosteronanalogon
- ADTKD 392
Alkalizitraten
- Hyperkalziurie 472
Alkalose
- hypokaliämische 373
- klassisches Bartter-Syndrom 375
Allergens
- Nahrungsmittel 93
Allopurinol
- Adenin-Phosphoribosyl-Transferase-Defizienz 472
- ADTKD 391
α_1-Antitrypsinmangel 168, 208
- Therapie 209
α-Blocker
- Blasenentleerungsstörung 515
- hypertensive Krise 428
- Hypertonie 421
- renovaskuläre Hypertonie 425
α-Mercaptopropionylglyzin 472
α-Tocopherol
- Cholestase 171
Alport-Syndrom 434
Alteplase
- Katheterokklusion 303
Aminoazidurie 368, 370
Aminoglykosid
- Granuomatosis infantiseptica 194
- Harnwegsinfektion 449
- Pyelonephritis 449, 452
Aminosäure 305
- Bedarf 305
- parenterale Ernährung 305
Amitriptylin 60, 69
Amlodipin
- Hypertonie 422
Ammoniak
- akutes Leberversagen 224
Amöbenleberabszess
- Therapie 194
Amoxicillin/Clavulansäure
- Pyelonephritis 451
- Zystitis 454
Amoxicillin 101
Amphotericin B
- Kala Azar 194
- Leberabszess 194
Ampicilin
- Urosepsis 453
Ampicillin/Sulbactam
- Appendizitits 259

- Pyelonephritis 451
Ampicillin/Sulbactamsäure 105
Ampicillin
- Pyelonephritis 452
Amylase-Trypsin-Inhibitor 115
Analatresie 140, 533
Analgesie
- Cholezystolithiasis 176
Analgetikum
- Pankreatitis 237
Anämie
- renale 436
Anaphylaxie
- Nahrungsmittelallergie 128
Anastomose, biliodigestive
- Choledochuszyste 175
Anastomose
- jejunoileale 287
- jejunokolische 287
Anderson-Hynes-Nierenbeckenplastik 497, 499
Angelman-Syndrom
- Diät 337
Angioembolisation
- Leber 271
Angioplastie 425
Angiotensin (AT_1)-Rezeptor-Blocker
- Hypertonie 421
Angiotensin-II-Rezeptor-Antagonist
- Hypertonie 422
Anhydramnion 399, 502, 534
Anorektoplastik 140
Anorexia nervosa
- Ösophagusachalasie 28
Anorexie
- infantile 328
Anosmie 532
Antazidum
- GÖRK 32
Antibasalmembran-Glomerulonephritis 354
Antibiotikum
- Appendizitits 258, 259
- Epididymitis 488
- Gastroenteritis 18
- Hypo-/Asplenie 272
- Kathetersepsis 302
- Kurzdarmsyndrom 290
- Lebertransplantation 230
- Pankreatitis 237
- portale Hypertension 226
Anticholinergikum
- Blasenentleerungsstörung 514
Antiemetikum

– Gastroparese 39
Antihypertensivum 422, 425
– hypertensive Krise 428
Antikoagulation
– Dialyse 440
Antiphlogistikum, nichtsteroidales
– akutes Skrotum 488
Anti-Reflux-Chirurgie 31
Antirefluxplastik 92, 508
– nach Lich-Gregoir 523
Antithymozytenglobulin
– Nierentransplantation 443
Anurie
– Niereninsuffizienz 432, 434
Anus praeter
– temporärer 126
apparent mineralocorticoid excess 383
Appendektomie 258
– im Intervall 259
Appendizitis 258
Apple-Peel-Syndrom 126
Arousaldysfunktion 460
Arthritis
– Morbus Crohn 155
– reaktive 22
Arthrogryposis-renal dysfunction cholestasis (ARC)-Syndrom 165
Arzt-Patienten-Gespräch 66
Askarisinfektion
– Therapie 194
Atenolol
– Hypertonie 423
Atkins-Diät 338
Atopie
– eosinophile Ösophagitis 92
Atresie 125, 126
– Anus 140
Augentropfen
– TINU-Syndrom 393
Austauschtransfusion
– akutes Leberversagen 224
Autismus-Spektrum-Erkrankung 401
Autoimmunenteropathie 131
– Zöliakie 115
Autoimmunerkrankung
– Leber 188
Autoimmunhepatitis 188
– Morbus Crohn 155
Autoimmunpankreatitis 237
Autosomal-dominante polyzystische Nierenerkrankung (ADPKD) 398, 400
Autosomal-dominante tubulointerstitielle Nierenerkrankung (ADTKD) 398
Autosomal-dominante tubulointerstitielle Nierenerkrankungen (ADTKD) 390

Autosomal-rezessive polyzystische Nierenerkrankung (ARPKD) 398, 399, 434
Avenin 116
Aversion
– sensorische 328
Azathioprin
– Autoimmunenteropathie 131
– Autoimmunerkrankung der Leber 190
Azidose, renal-tubuläre 380, 381
– distale 380
– hyperkaliämische 382
– kombinierte 381
– proximale 381
Azidose
– distale renal-tubuläre 378
– proximale renal-tubuläre 370
– renale tubuläre 470
– renal-tubuläre hyperkaliämische 382
Azinuszellkarzinom 246
Azolderivat
– Leberabszess 194

B

Baclofen 32, 63
Bakterien 21
– Leberinfektion 192
Balanitis 476
Balanoposthitis 476
Bardet-Biedl Syndrom 398
Bardet-Biedl-Syndrom 401, 434
Barrett-Ösophagus 92
Bartter-Syndrom 373
– antenatales 373, 374
– klassisches 375
Basiliximab
– Lebertransplantation 230
Basisdiät, oligoallergene 336
Bauchmuskelschwäche 518
Bauchschmerz
– akuter 260
– chronischer 260
– extraabdominelle Ursachen 261
– funktioneller 65
– Obstipation 74
– Pharmakotherapie 68
Bauchtrauma, stumpfes 268
Bauchwandhernien 137
Beckenbodentraining 145
Beckwith-Wiedemann-Syndrom 245
Begleitfehlbildung
– Ösophagusatresieen 90
Beschneidung 477
β_2-Adrenozeptoragonist 129
β-Blocker
– Gitelman-Syndrom 376

– Hypertonie 421, 423
– renovaskuläre Hypertonie 425
Betain 413
Bewegung
– NAFLD 198
Bewegungstherapie
– Adipositas 321
Bezoar 273
– im Magen 277
Bifidobacterium-Stämme 69
Bikarbonat
– renal-tubuläre Azidose 381
Bikarbonaturie 370
Bilirubinstein 176
Bilirubinstoffwechselstörung 210
– Therapie 210
Biofeedback 64
Biofeedback-Training 145
Biologika
– Colitis ulcerosa 160
– Morbus Crohn 154
Biotin 340
Bisacodyl 77
– Susppositorium 79
Bladder-Bowel-Dysfunction 460, 461
Blase
– Augmentation 515
– Dysfunktion 461
– elektrische transurethrale Stimulation 515
– Entleerungsstörung 518
– Funktionsstörung 504, 522
– neurogene Entleerungsstörung 512, 514
Blasenexstrophie 489
Blasenexstrophie-Epispadie-Komplex 479, 489
Blutdruck 418
– Nierenfunktionsstörung 436
– Nierenzyste 402
– renoparenchymale Hypertonie 420
– renovaskuläre Hypertonie 424
Blutung, gastrointestinale
– obere 103
– portale Hypertension 227
Blutung, intraparenchymatöse 268
Botulinumtoxin
– Blasenentleerungsstörung 515
– Gastroparese 37
– Obstipation 81
– Ösophagusachalasie 27
Bougierungsbehandlung, anale 142
Bowelmanagement 143–145
Branchio-oto-renales-Syndrom 532
Broviac-Katheter 300
Budesonid
– Autoimmunerkrankung der Leber 190
– Schaumtablette 96

Stichwortverzeichnis

– Suspension 96
bulking agents 524
buried penis 479
Burosumab
– Phosphatdiabetes 372
Butylscopolamin 69
Butyrattherapie 5

C

C3-Glomerulonephritis 353
Calcineurininhibitor
– Autoimmunenteropathie 131
– Colitis ulcerosa 161
– Lebertransplantation 230
– nephrotisches Syndrom 363
– Nierentransplantation 443
Campylobacter spp. 22
Candesartan
– Hypertonie 422
Candida-Infektion 22
capillary leak syndrome 433
Captopril
– Hypertonie 422
Carbapenem
– Pyelonephritis 453
Caroli-Syndrom 174, 175
catheter related blood stream infection 301
CD55-Mangel 133
CED 3
Cefotaxim 105
Ceftazidim-Avibactam
– Pyelonephritis 453
Cefuroxim
– Appendizitits 259
Celecoxib
– Gitelman-Syndrom 376
central line associated bloodstream infection 301
Cephalosporin
– Harnwegsinfektion 449
– Kathetersepsis 302
– Pyelonephritis 449, 450, 452
– Urosepsis 453
– vesikoureteraler Reflux 522
– Zystitis 454
Cernevit 310
CFTR-Modulator 251
CHARGE-Syndrom 90
Chelator 205
Chemotherapie
– Hepatoblastom 220
Chenodeoxycholsäure
– Gallensäuresynthese 173
Chinocandin
– Leberabszess 194
Chinolon
– Harnwegsinfektion 449
Chirurgie

– Colitis ulcerosa 160
– Leber 271
– Milz 270
– Morbus Crohn 154
– Pankreas 272
– stumpfes Bauchtrauma 269
Chloriddiarrhö 2, 5, 10
Chlorthalidon
– Hyperkalziurie 473
– Hypertonie 423
Cholangiokarzinom 173, 218
Cholangitis 178
– akutes Abdomen 262
– autoimmunsklerosierende 188
– primär sklerosierende 188, 191
Cholecalciferol
– metabolische Azidose 371
– Phosphatdiabetes 372
Choledocholithiasis 175, 177, 178
Choledochusrevision 177
Choledochuszyste 174, 244
– operative Therapie 174
Cholera 22
– Diarrhö 16
Cholestase 165
– Ernährung 166
– Hepatitis A 182
– IFALD 312
– neonatale 168, 170
– syndromale Erkrankung 165
– Therapie 170
Cholesterinstein 177
Cholestyramin
– PFIC mit Cholestase 171, 172
Cholezystektomie 177, 178
Cholezystitis
– akutes Abdomen 262
Cholezystolithiasis 176
– akutes Abdomen 262
Cholsäure
– Gallensäuresynthese 173
Chrom
– Bedarf 311
chronic kidney disease (CKD) 434
– Stadieneinteilung 435
Chronisch entzündliche Darmerkrankung (CED) 152
– Zöliakie 115
Chronisch entzündlicher Darmerkrankung (CED)
– akutes Abdomen 261
Ciclosporin A
– nephrotisches Syndrom 359
Ciclosporin
– Lebertransplantation 230
Cidofovir
– akutes Leberversagen 224
Cimetidin 32
Cimino-Fistel 440
Ciprofloxacin
– Kurzdarmsyndrom 290

– Pyelonephritis 452
Cisaprid 46
Citalopram 70
Clarithromycin 101
Clean-catch-Urinprobe 448
Clean out 76
Clobetasol
– Lichen sclerosus 476
Cobalamin
– Stoffwechseldefekt 413
Codex alimentarius 117
Coenzym Q10 60
Cohen-Ureterozystoneostomie 523
Colestyramin 70
Colitis ulcerosa 159
– chirurgische Therapie 160
– Grundlagen 159
– Therapie 160
congential anomalies of the kidneys and the urogentital tract 434
Cotrimoxazol
– Granuomatosis infantiseptica 194
COX2-NSAID
– Gitelman-Syndrom 376
Crigler-Najjar-Syndrom 211
– Therapie 212
crohn like disease 289, 292
Culp-Deweerd-Nierenbeckenplastik 497
Cyclophophamid
– Autoimmunerkrankung der Leber 190
Cyclophosphamid
– nephrotisches Syndrom 360
Cyclosporin A
– Nierentransplantation 443
Cyclosporin
– Autoimmunerkrankung der Leber 190
Cyproheptadin 60, 70
Cystagon 407
Cysteamin 406
– Augentropfen 407
Cystinose 406
Cystinreduktionstherapie 406
Cystinurie 368

D

Darmatresie 125
Darm
– Kurzdarm 286
– Rotationsanomalie 126
Darmmukosa 2
Darmspülung, anterograde 145
Darmtransplantation
– Kurzdarmsyndrom 294
Darmverlängerung 293

Daumenfehlbildung 533
Defibrotid
– akutes Leberversagen 224
De-novo-Autoimmunhepatitis 188, 192
Dense Deposit Disease 353
Dent's Disease 372
Dermatitis, atopische 128
Dermatitis herpetiformis Duhring 118, 119
– Ernährung 339
Desmoidtumor 135
Desmopressin
– Enuresis 463
DeToni-Debré-Fanconi-Syndrom 370
Detrusordruck
– Senkung 513
Detrusorhemmung 461
Detrusorinstabilität 504
Detrusor-Sphinkter-Dyskoordination 461, 467
Devagination, hydrostatische 264
Diabetes insipidus renalis 384
Diabetes mellitus Typ 1
– Zöliakie 116
Dialatation, pneumatische
– Botulinumtoxin
 – Ösophagusachalasie 28
Dialyse
– akuter Nierenfunktionsverlust 433
– Limitationen 441
– nephritisches Syndrom 351
– Nephronophthise 400
Diarrhö
– angeborene 2, 9
– Autoimmunenteropathie 131
– Enteropathie 2
– funktionelle 56
– Gallensäure 8
– Immundysregulation 8
Diät
– akutes Leberversagen 224
– α_1-Antitrypsinmangel 209
– Diabetes insipidus renalis 385
– diagnostische 336
– Dumpingsyndrom 40
– funktineller Bauchschmerz 67
– glutenfreie 114, 116
– histaminarme 344
– Insulinom 246
– ketogene 337, 343
– NAFLD 197
– Nierenfunktionsstörung 435
– PIPO 45
– restriktive 336
– therapeutische 337
Diazoxid
– Insulinom 247
– Nesidioblastose 247

Dickdarm
– Atresie 126
DiGeorge-Syndrom 533
Digestion
– Störung 2
Dihydroxycholecalciferol
– Hypomagnesiämie mit sekundärer Hypokalzämie 379
Dimenhydrinat
– Gastroenteritis 18
Dimetinden 130
Direct antiviral agent
– Hepatitis C 186
Disaccharidasenmangel 6
disorder/differences of sexual development 479
Diurese
– idiopathische infantile Hyperkalzämie 380
Diuretikum
– akuter Nierenfunktionsverlust 433
– Diabetes insipidus renalis 385
– hyperkaliämische renal-tubuläre Azidose 382
– hypertensive Krise 428
– Hypertonie 423
– idiopathische infantile Hyperkalzämie 380
– nephritisches Syndrom 351
– nephrotisches Syndrom 362
– Pseudohyperaldosteronismus 384
– Pseudohypoaldosteronismus 383
– renovaskuläre Hypertonie 425
Divertikulitis
– akutes Abdomen 261
DJ-Schiene 498, 500
D-Laktatazidose
– Kurzdarmsyndrom 287
Domperidon 32, 39
Doose-Syndrom
– Diät 337
Doppelniere 506
Down-Syndrom 90
D-Penicillamin
– akutes Leberversagen 224
– Cystinurie 368
– M. Wilson 206
Dranginkontinenz 460, 461, 465
Dravet-Syndrom
– Diät 337
Dreierregel nach Wessel 326
Dubin-Johnson-Syndrom 211
Dumpingsyndrom 39
– Diät 40
– Pharmakotherapie 40
Dünndarm
– Atresie 126
Dünndarmtransplantation 9, 294
Duodenalatresie 125
– Pancreas anulare 242

Duodenalstenose
– Pancreas anulare 242
Duodenitis 98
Duodenoduodenostomie 125, 243
Duodenojejunostomie 243
Duodenopankreatektomie 272
Durchfall s. Diarrhö
Dysnatriämie 18
Dyspepsie, funktionelle 65
Dysplasie, zystische 398
Dysraphie, spinale 512

E

Echinokokkose
– Therapie 194
Eculizumab
– Nephroprotektion 351
Edwards-Syndrom 90
EHEC 22
EHEC-Infektion 18
Ehlers-Danlos-Syndrom 93
Eins-Alpha
– metabolische Azidose 371
– Phosphatdiabetes 372
Eisen 341
– Bedarf 310
Eiweißmangelödem 132
Eiweißsynthese
– Aminosäuren 305
Eiweißverlust 132
Eiweißverlustenteropathie 100
Elbasvir 187
Elektrolytbedarf 304
Elementardiät 94
Eliminationsdiät
– funktineller Bauchschmerz 67
Eletrolythaushalt
– Nierenfunktionsstörung 436
Elfengesicht 533
Eliminationsdiät 96
Enalapril
– Hypertonie 422
Endjejunostomie 286
Endokrinologie
– Pankreastumor 246
Endokrinopathie 407
Endopyelotomie 497
Endoskopie
– Fremdkörper 277, 279
– obere GI-Blutung 104
Endoskopisch retrograde Cholangiografie (ERC) 178
Endoskopisch retrograde Cholangiopankreatikografie (ERCP) 177
Energiebedarf 320
– parenterale Ernährung 308
Enkopresis 81
Entecavir
– akutes Leberversagen 224

Stichwortverzeichnis

– Hepatitis B 185
Enterokolitis
– Hirschsprung-assoziierte 44
Enteropathie
– angeborene 2
– autoimmune 131
– exsudative 132
– glutensensitive s. Zöliakie
– Therapie 4
Enteropeptidasemangel 8, 254
Enterozyt
– Enteropathie 2
– Strukturdefekt 2
Entgiftung
– Nierenfunktionsstörung 436
Entspannungstechnik
– funktineller Bauchschmerz 67
Enuresis 460
– monosymptomatische 460, 462
– nichtmonosymptomatische 460, 462
Enzephalopathie 223
Epclusa 187
Epididymitis 487
Epispadie 479, 489
Epstein-Barr-Virus
– Transplantationskomplikation 231
Eradikationstherapie 99
– Algorithmus 100
Erbrechen
– galliges 261
– zyklisches 57
Erdnussallergie 128
Erkrankung
– glomeruläre 349
– syndromale 532
Ernährung 319, 336
– $α_1$-Antitrypsinmangel 209
– Aufbau 319
– Cholestase 166
– Cystinurie 368
– Diarrhö 57
– enterale 286
– fruktosearme 337, 342
– Gallengangatresie 168
– Gallenstein 177
– glutenfreie 339
– heimparenterale 11
– Komplikationen 312
– Kurzdarmsyndrom 286
– laktosearme 337, 341
– langzeitparenterale 305
– Nierenfunktionsstörung 437
– oktolaktovegetarische 343
– Pankreatitis 238
– parenterale 300
– PFIC mit Cholestase 171
– Refeeding-Syndrom 320
– saccharosearme 342
– Säuglingskolik 56

– Stoffwechselerkrankung 337
– vegane 338, 344
– vegetarische 336, 338
– zentralvenöser Katheter 300
– Zöliakie 117
– Zusammensetzung 304
Ernährungsfachkraft
– Zöliakie 118
Erreger, multiresistenter
– Harnwegsinfekt 452
Erythema nodosum 22
Erythromycin 38, 46
Erythropoetin 433
– Nierenfunktionsstörung 436
Esomeprazol 32, 70, 105
Everolimus
– Nierentransplantation 443
Extended-spectrum-beta-lactamase-Bildnern
– Harnwegsinfekt 452
Extrakorporale Stoßwellenlithotripsie (ESWL) 471

F

Fallot-Tetralogie 90
Familiäre adenomatöse Polyposis (FAP) 134
Familiäre Hypomagnesiämie mit Hyperkalziurie und Nephrokalzinose (FHHNC) 377
Famotidin 32, 105
Fanconi-Syndrom 406, 407
– renales 370
Fasciola hepatica
– Therapie 195
Fasten 339
FAST-Sonografie 268
Fehlbildung 125
– extrarenale 535
– urogenitale 494, 532
Fehlernährung 318
Femoralhernie 137
Fibrose, zystische
– Darmatresie 126
– Pankreasenzymsubstitution 251
FIRE-Syndrom
– Diät 337
Fisch 93
Fischallergie 128
Fistel, tracheoösophageale 91
Fluconazol
– Kathetersepsis 302
Fludrocortison
– ADTKD 392
Fluorchinolon
– Pyelonephritis 452
Flüssigkeit, freie intraabdominelle 268
Flüssigkeitsbedarf 304

– parenterale Ernährung 304
Flüssigkeitshaushalt
– Nierenfunktionsstörung 436
Flüssigkeitsreanimation 270
Flüssigkeitsrestriktion 361
FODMAP-Diät 115, 344
Fokal noduläre Hyperplasie (FNH) 217, 219
Foker-Traktionsmethode 91
Folsäure 341, 413
Food-Protein-Induced Enterocolitis Syndrome (FPIES) 128
Fosfomycin
– Zystitis 454
Fototherapie
– Bilirubinstoffwechselstörung 212
Fowler-Stephens-II-Prozedur 485
Fowler-Stephens-I-Prozedur 485
Frantz-Tumor 245
Freka
– Vitamin fettlöslich 310
– Vit wl 310
Fremdkörperentfernung 273, 275
– Batterie 275
Fremdkörperextraktion 279
frequently relapsing nephrotic syndrome 359, 363
Frühdumping 39
Fruktosemalabsorption 6, 342
Fundoplicatio 31
Fundus hypertonicus 420
Fundusvarize 105
Funikulolyse 484, 485
funktionelle gastrointestinale Störung 55
Furosemid
– hypertensive Krise 428
– Hypertonie 423
– idiopathische infantile Hyperkalzämie 380
Fütterstörung 326
– infantile Anorexie 328
– posttraumatische 329
– Ursachenabklärung 327

G

Gabapentin 71
Gallenblasenhydrops
– akutes Abdomen 262
Gallengangatresie 166
Gallenganghypoplasie
– Ursodeoxycholsäure 166
Gallenkolik
– akutes Abdomen 262
Gallensäure
– Diarrhö 8
– Synthesestörung 173
Gallenstein 176

Gallenwege
- Komplikation nach Lebertransplantation 232
gastric pacing 37
Gastrinom 102, 246
Gastritis 98
- akutes Abdomen 260
Gastroenteritis
- akute 16
- akutes Abdomen 261
Gastroösophageale Refluxkrankheit s. GÖRK
Gastroparese 36, 63
- Diät 36
- interventionelle Maßnahme 37
- Pharmakotherapie 37
Gastroskopie 280
Gastrostomie
- PIPO 46
Gastrostomiesonde 31
Gedeihstörung 318
- Autoimmunenteropathie 131
Gefäßverletzung
- Leber 271
Genital 476
Gentamicin
- Pyelonephritis 449
Gerinnung
- PFIC mit Cholestase 171
Gesetz zum Schutz von Kindern mit Varianten der Geschlechtsentwicklung 481
Getreideprotein 116
Gilbert-Syndrom 211
Gitelman-Syndrom 376
Glecaprevir 187
Gleithoden 483
- Hormontherapie 484
Gliadin 116
Glomerulonephritis, Rapid-progressive 355
Glomerulonephritis 350, 432, 434
- Hypertonie 420
- membranoproliferative 353
- postinfektiöse 353
- Therapie 351
Glomerulopathie 407
Glucagon like Petide 2 (GLP-2)-Analoga
- Kurzdarmsyndrom 289
glucocorticoid-remediable hyperaldosteronism 383
Glukagon
- Nesidioblastose 247
Glukokortikoid 129
- Autoimmunenteropathie 131
- nephrotisches Syndrom 357, 358
Glukose 305
- akutes Leberversagen 223
- Bedarf 306

Glukose-Elektrolyt-Mischinfusion 59
Glukose-Galaktose-Malabsorption 2, 7
Glukosurie 370
Gluten
- Grundnahrungsmittel 117
Glykolatreduktase-Hydroxypyruvatreduktase 408
Glyx-Diät 338
Glyzerinsuppositorium 79
Gonadoliberin
- Gleithoden 484
Goodpasture-Syndrom 354
Gordon-Syndrom 382
GÖRK 29
- medikamentöse Therapie 32
- operative Therapie 31
- Ösophagusachalasie 28
- Ösophagusatresie 92
- Pharmakotherapie 31
Granisetron 59
Granulomatosis mit Polyangiitis 355
Granulozyten-Kolonie-stimulierender Faktor (G-CSF)
- Schwachman-Bodian-Diamond-Syndrom 253
Granuomatosis infantiseptica 194
Grazoprevir 187
Grundnahrungsmittel, glutenfreies 117
Guillain-Barré-Syndrom 22
G-Zell-Hyperplasie 102

H

H_1-Antihistaminikum 129
H_2-Antagonist 32, 105
- Kurzdarmsyndrom 289
H_2-Rezeptor-Antagonist 32, 105
Hämangiom 217, 219
Hamartom 217, 220
Hämatemesis 103
Hämatom, subkapsuläres 268
Hämatozele
- Hoden 487
Hämobilie 271
Hämodialyse 439
- akute 439
- akutes Leberversagen 223
- chronische 439
- terminale Niereninsuffizienz 435
Hämolytisch-urämisches Syndrom (HUS) 22, 432, 434
- infektassoziiertes 18
Harnalkalisierung
- primäre Hyperoxalurie 410
Harninkontinenz 460
- am Tag 461, 464

- nachts 462
Harnröhrendivertikel 505
Harnröhrenklappe 499
- anteriore 505
- posteriore 501
Harnröhrenmündung 478
Harntraktduplikation 506
Harntrakt
- Fehlbildung 494
- Obstruktion 501
Harntransportstörung 476, 535
Harnweg
- Ektasie 494
- Fehlbildung 494, 532
Harnwegsinfektion 448
- Phimose 476
- Prophylaxe 514, 521
- vesikoureteraler Reflux 520
Harvoni 187
Heinecke-Mikulicz-Plastik 125
Helicobacter-pylori-Gastritis 98, 99
Heller-Myotomie
- Botulinumtoxin
- Ösophagusachalasie 28
Helminthen
- Infektion 21
Hemicystin 407
Hemihepatektomie 175
Heminephrektomie 509
Heparin
- nephrotisches Syndrom 361
Hepatikoduodenostomie 175
Hepatitis 182
- A 182
- akute Hepatitis B 184
- akutes Abdomen 262
- autoimmune 188
- B 183
- C 185
- chronische Hepatitis B 183, 185
- D 187
- E 188
Hepatoblastom 218, 219
- Therapie 219
Hepatolithiasis 175
Hepatopathie 204, 222
Hepatozelluläres Karzinom (HCC) 218, 219
- Therapie 220
hepatozelluläres Karzinom 173
Hereditäre hypophosphatämische Rachitis mit Hyperkalziurie (HHRH) 372
Hernie 137
- Bauchwand 137
- Zwerchfell 138
Herzfehler
- Nierenfehlbildung 533
Hickmann-Katheter 300
Hirnödem

Stichwortverzeichnis

– akutes Leberversagen 223
Histamin-2-Rezeptor-Antagonist 32
Histaminintoleranz 344
HNF1B-Nephropathie 398, 401, 534
Hoden
– akutes Skrotum 486
– Aszensus 483
– Hochstand 478, 483
– Hodenektopie 483
– Torsion 487
– Varikozele 481
Hodentorsion
– akutes Abdomen 261, 262, 265
Homocystinurie 413
Honig
– Knopfbatterieingestion 277
Hordein 116
Hormontherapie
– Hodenhochstand 484
Hörverlust 532
Hühnerei 93
Hühnereiallergie 128
Hydatidentorsion 487
Hydratation
– antenatales Bartter-Syndrom 374
– Cystinurie 368
Hydrierung
– Nierenfunktionsstörung 433
Hydrochlorothiazid
– Diabetes insipidus renalis 385
– familiäre Hypomagnesiämie mit Hyperkalziurie und Nephrokalzinose 378
– Hypertonie 423
Hydrodistension-Implantations-Technik 524
Hydronephrose 494, 496
Hydroxycobalamin 413
Hydrozele 487
Hygroton 378
– familiäre Hypomagnesiämie mit Hyperkalziurie und Nephrokalzinose 378
Hypalbuminämie 132, 362
Hyperaldosteronismus 373
Hypergastrinämie 103
Hyperglykämie
– ADTKD 392
– Refeeding 320
Hyperhydratation
– Nephrolithiasis 471
– primäre Hyperoxalurie 410
Hyper-IgE-Syndrom 93
Hyperkaliämie
– antihypertensive Therapie 421
– Nierenfunktionsstörung 436
Hyperkalzämie 533
– idiopathische infantile 379
Hyperkalziurie 372, 377, 470, 472

Hyperoxalurie 410, 434
– primär 472
– primäre 408, 470
– sekundäre 473
Hyperparathyroidismus, sekundärer 372
Hyperprostaglandin-E-Syndrom 373
Hyperreninismus 373
Hypertension, portale 225
– gastrointestinale Blutung 225
– Langzeitblutungsprophylaxe 226
– Therapie 225
Hypertonie 418
– hypertensive Krise 426
– Nierenfunktionsstörung 436
– postpyelonephritischer Parenchymschaden 455
– Prävalenz 419
– Prävention 419
– renoparenchymale 420
– renovaskuläre 424
– sekundäre 424
– Therapie 419, 420, 422, 425
Hyperurikämie 391
Hypnosetherapie 64
Hypnotherapie
– funktineller Bauchschmerz 67
Hypoglykämie 370
Hypoglykämie
– hyperinsulinämische 247
– parenterale Ernährung 306
Hypogonadismus 532
– hypergonadotroper 401
Hypokalzämie 378
Hypokalzämie 533
Hypolaktasie, adulte 341
Hypomagnesiämie 6, 377
– ADTKD 390
Hypomagnesiämie 378
– mit sekundärer Hypokalzämie 378
Hypoosmie 532
Hypoparathyreoidismus 533
Hypophosphatämie 371
Hypophosphatämie
– Refeeding-Syndrom 320
– X-chromosomale 372
Hypospadie 477
– rechtliche Aspekte 481
Hypovitaminose 319

I

IFALD (intestinal failure associated liver disease) 307
IFALD 312
IgA-Nephropathie 352
IHPS (Infantile hypertrophe Pylorusstenose) 33

IHPS
– Therapie 34
IL-2-Rezeptorblocker
– Lebertransplantation 230
– Nierentransplantation 443
Ileozökalresektion
– Morbus Crohn 154
Ileumresektion 319
Ileus
– akutes Abdomen 261–263
– Darmatresie 125
Immersionsprogramm 321
Immundefizienz
– Infektion 22
Immunglobulin
– akutes Leberversagen 224
Immunglobulin-Immunkomplex-mediierte Glomerulonephritis 353
Immunprophylaxe
– Hepatitis A 183
Immunsuppression
– Lebertransplantation 230
– Morbus Crohn 153
– Nierentransplantation 443
– TINU-Syndrom 393
Impfung
– Autoimmunerkrankung der Leber 191
– Hepatitis 183, 185
– Hypo-/Asplenie 272
– Morbus Crohn 153
– nephrotisches Syndrom 361
Indometacin
– antenatales Bartter-Syndrom 374
– metabolische Azidose 371
Indomethain
– Diabetes insipidus renalis 385
Infantile hypertrophe Pylorusstenose s. IHPS
Infektion
– gastrintestinale 16
Infektionsprophylaxe
– Nierenbeckenkelchdilatation 496
Infektstein 470
Infertilität 407
Infliximab
– Autoimmunerkrankung der Leber 190
Ingwer 37
Inkontinenz, neurogene 145
Innenohrschwerhörigkeit 532, 533
Innenohrschwerhörigkeit
– Bartter-Syndrom 374
Inselzelltransplantation 239
Insulinom 246
Intensivtherapie
– hypertensive Krise 427
Interaktionsstörung
– Fütterstörung 328
Interferon

– chronische Hepatitis B 185
Intervallappendektomie 259
intestinal bile acid inhibitor
   (IBAT) 166, 170, 172
intestinal failure associated liver disease s. IFALD
Intoxikation 336
In-utero-Technik
– Harnröhrenklappen 502
Invagination
– akutes Abdomen 261, 263
Inzolen-inj-/-inf-Lsg 311
Iod 340
– Bedarf 311
Ionenaustauscher
– Pseudohypoaldosteronismus 377
IPEX-like-Syndrom 3, 10, 131
IPEX-Syndrom 3, 10, 131

J

Jejunostomie
– PIPO 46
Johanson-Blizzard-Syndrom 253
Joubert-Syndrom 401

K

Kala Azar
– Therapie 194
Kalium
– antenatales Bartter-Syndrom 375
– familiäre Hypomagnesiämie mit Hyperkalziurie und Nephrokalzinose 378
– Gastroenteritis 16
– Gitelman-Syndrom 376
– hyperkaliämische renal-tubuläre Azidose 382
Kaliumzitrat
– Cystinurie 368
Kallmann-Syndrom 532
Kalziumantagonist
– hypertensive Krise 428
– Hypertonie 421, 422
– nephritisches Syndrom 351
– renovaskuläre Hypertonie 425
Kalzium
– Bedarf 307
Kalziumoxalatnephrolithiasis 409, 412
Kalziumoxalatstein 470
Kalziumphosphatstein 470
Kalzium-Phosphat-Stoffwechsel
– Nierenfunktionsstörung 436
Karzinom
– cholangiozelluläres 174
– fibrolammelläres 218
– Morbus Crohn 158
Kasai-Operation 168

Katheter
– Infektion 301
– intermittierende Einmalkatheterisierung 514
– intermittierender Selbstkatheterismus 504
– Okklusion 302
– Pflege 303
– suprapubischer 503
– zentralvenöser 300
Kernikterus 212
Ketodiät 338
Kimura-Ösophaguselongation 91
Kinderchirurgie
– Notfälle 261
Kloakalfehlbildung 139
Kloakenexstrophie 489
Klysma 76
Knochenmarkstransplantation
– Schwachman-Bodian-Diamond-Syndrom 253
Knopfbatterieingestion 273, 275, 277
Kohlenhydrate 305
– parenterale Ernährung 305
Kohlenhydratmalabsorption 251
Kolektomie
– Colitis ulcerosa 160, 161
– Morbus Hirschsprung 43
– Polyposis 135
Kolitis, hämorrhagische 22
Kolonatresie 126
Kolostomie 140
Komplex-1-Mitochondriopathie
– Diät 337
Kontinenzchirurgie 490
Koprostase 75, 81
Kortikosteroid
– Colitis ulcerosa 160
– idiopathische infantile Hyperkalzämie 380
– TINU-Syndrom 393
Krise, hypertensive 426
Kryptorchismus 483, 518
Kryptosporidiose
– Therapie 194
Kuhmilch 93
– Allergie 128, 327
Kupfer 341
– Bedarf 311
– M. Wilson 206
Kurzdarmsyndrom 286
– Ernährung 313
– parenterale Ernährung 304
Kurzrippen-Polydaktylie-Syndrom 401

L

Lactobacillus casei rhamnosus (LCR 35) 71

Lactobezoar 273
Laktasemangel 341
– angeborener 2
Laktosemalabsorption 6
Laktulose 71, 77
Lamblien 22
Lansoprazol 32
– exsudative Enteropathie 133
Laparoschisis 127
– Kolonatresie 126
Laryngoskopie 280
Laxans 76
– osmotisches 76
– prokinetisches 80
– rektales 76
– stimulierendes 80
L-Carnitin 413
Lebendspende
– Niere 442
Lebensstiländerung
– zyklisches Erbrechen 58
Leberabszess 192
– Therapie 194
Leberadenom 217
Leber
– Autoimmunerkrankung 188
– bakterielle Infektion 192
– Chirurgie 271
– fungide Infektion 192
– Gallengangatresie 168
– kongenitale Fibrose 165
– Packing 271
– parasitäre Infektion 192
– Transplantation 168, 170, 175, 207, 209, 412
– Verletzungen 269
– Versagen 312
– Zirrhose 170
Leberegel
– Therapie 194
Leberfibrose 399
Lebertransplantation 227
– akutes Leberversagen 223
– Autoimmunerkrankung der Leber 191
– De-novo-Autoimmunerkrankung 192
– IFALD 312
– Lebertumor 219
– NASH-assoziierte Leberzirrhose 200
– Technik 228
Lebertumor 216
– benigner 217
– maligner 218, 219
Leberversagen, akutes 221, 222, 224
Leberzirrhose
– Hepatitis C 186
– NASH 200
Ledipasvir 187

Leishmaniose
- Therapie 194
Leistenhernie 137, 138
- inkarzerierte 487
Leistenhoden 483
Leukämie
- Schwachman-Bodian-Diamond-Syndrom 253
Leukozyturie 448
Levamisol
- nephrotisches Syndrom 360
Lichen sclerosus 476
Lich-Gregoir-Antirefluxplastik 523
Liddle-Syndrom 383
Linaclotid 71
Lipasemangel 8
Lipid 307
- parenterale Ernährung 307
Loeys-Dietz-Syndrom 93
Lonafarnib 187
long common channel 243
Longitudinale intestinale Lengthening Operationsmethode (LILT) 293
Loperamid 71
- Gastroenteritis 18
- Kurzdarmsyndrom 289
Lorazepam 59
Losartan
- Hypertonie 422
Low-Carb-Diät 337
lower urinary tract obstruction 501
Low-FODMAP-Diät 67
Low-phospholipid-associated-Cholelithiasissyndrom 178
Lubiproston 71
Lumasiran 409, 410
- primäre Hyperoxalurie 472
Lungenhypoplasie 399, 502
Lupus-Nephritis 354
Lymphangiektasie 132
Lymphohistiozytose, hämophagozytische 223
Lymphom, transplantationsassoziiertes 294

M

Magenhochzug 91
Magenschrittmacher 37
Magensonde
- Rotationsanomalie 127
Magnesiumalginat 32
Magnesiumaspartat
- ADTKD 392
Magnesium
- Bedarf 307
- familiäre Hypomagnesiämie mit Hyperkalziurie und Nephrokalzinose 378

- Gitelman-Syndrom 376
- Hypomagnesiämie mit sekundärer Hypokalzämie 379
- renale Verlusterkrankung 377
MAINZ-I-Stoma 490
Makrogol 72, 77
Malabsorption 336
- Zöliakie 114, 115
Malabsorptionssyndrom 21
Malassimilationssyndrom 286
Maldescensus testis 483
Maldigestion 336
- exokrine Pankreasinsuffizienz 250
- Zöliakie 115
Malformation, anorektale 512
Malignomrisiko
- Zöliakie 119
Malnutrition 318
- Refeeding-Syndrom 320
Malone-Stoma 143, 145
Malrotation
- akutes Abdomen 261–263
Manganbedarf 311
Mangelernährung 318
Maralixibat
- Alagille-Syndrom 166
maturity onset diabetes of the young (MODY) 390, 534
Maviret 187
McCune-Albright-Syndrom 165
Meckel-Divertikel
- akutes Abdomen 261
Meckel-Gruber-Syndrom 401
Meeresfrüchteallergie 128
Megalomeatus 479
Megaureter 499
Megazystis 517
Melatonin 72
Meldepflicht 22
Melena 103
Menke-Erkrankung 8
Meropenem
- Kathetersepsis 302
Mesenterialzyste 138, 139
Metabolisches Syndrom 322
- vegetarische Ernährung 336
Metastase
- Leber 218
Methotrexat
- Autoimmunerkrankung der Leber 190
- Morbus Crohn 154
Methylmalonazidurie 413
Methylprednisolon
- TINU-Syndrom 393
Metoclopramid 32, 38
Metoprolol
- Hypertonie 423
Metronidazol 101
- Amöbenleberabszess 194

- Appendizititis 259
- Askarisinfektion 194
- Kurzdarmsyndrom 290
Migräne, abdominelle 65
Migräne
- abdominelle 74, 260
Mikroangiopathie
- Cobalmin 413
Mikroklistier 79
Mikronährstoff
- Morbus Crohn 158
Mikrosporidien 22
Mikrovillusinklusionserkrankung 2
Miktionsaufschub 461, 467
Milz
- Chirurgie 270
- Verletzungen 269
Mineralokortikoid
- hyperkaliämische renal-tubuläre Azidose 382
Mirabegron
- Blasenentleerungsstörung 515
Mischkost, optimierte 336, 339
Mitchell-Riley-Syndrom 3
Mitochondriopathie 223
Mitrofanoff-Stoma 490, 504, 515
MMF
- Autoimmunerkrankung der Leber 190
MODY 401
Mofetilmycophenolat
- TINU-Syndrom 393
Molybden
- Bedarf 311
Montelukast 72
Morbus Crohn 152
- chirurgische Therapie 154
- Grundlagen 152
- Initialtherapie 154
- Therapie 153
Morbus Hirschsprung 41
- Enterokolitis 44
- Kolonatresie 126
- operative Therapie 43
Morbus
- Menetrier 132
- Ménétrier 132
- Meulengracht 211
- Niemann-Pick Typ C 223
- Wilson 204
Motilitätsstörung 27
- Magen 36
mTOR-Inhibitor
- Hämangiom 219
- Nierentransplantation 443
Mukoviszidose
- Darmatresie 126
Multiple endokrine Neoplasie (MEN) 103, 246
Multiviszeraltransplantation 294

Multizystisch-dysplastische Nierenerkrankung (MCKD) 398, 402
Muskelschwäche 407
Mycophenolat Mofetil
– Autoimmunenteropathie 131
– Autoimmunerkrankung der Leber 190
– Nierentransplantation 443
MycophenolsäureMycophenolsäure
– nephrotisches Syndrom 359
Myelomeningozele 512
Myotomie 91
– Ösophagusachalasie 28
Myrcludex B 187

N

Nabelhernie 137, 138
NAFLD 196
– Ernährung 198
– Therapie 197
Nährstoffmangelerkrankung 318, 340
Nahrungsergänzung
– Kurzdarmsyndrom 289
Nahrungsmittel
– allergene 93
– Intoleranz 336
– Unverträglichkeit 336
Nahrungsmittelallergie 127
– Pharmakotherapie 129
– Stillen 130
Nahrungsmittelimpaktation 273, 278
Nahrungsmittelunverträglichkeit
– Zöliakie 115
Nahrungsunverträglichkeit
– Darmatresie 125
Naltrexon
– PFIC mit Cholestase 172
Narbenhernie 137
NASH (Nichtalkoholische Steatohepatitis) 196
NASH
– Leberzirrhose 200
– Therapie 97
Natriumalginat 32
Natriumbikarbonat
– Cystinurie 368
– Hyperkalziurie 472
Natriumdiarrhö 2, 6, 10
Natrium-Glukose-Kotransporter 370
Natrium
– hyperkaliämische renal-tubuläre Azidose 382
– Pseudohypoaldosteronismus 377
Natriumpicosulfat 78
N-Butylscopolamin

– Cholezystolithiasis 176
Nedosiran 411
Neostigmin 46
Neoumbilikoplastik 518
Nephrektomie 498
– Nierenzyste 400
Nephritis 432, 434
– interstitielle 434
– tubulointerstitielle 393
Nephrokalzinose 372, 377, 409, 470
Nephrolithiasis 470
Nephrolithotomie
– perkutane 471
Nephronophthise 398, 400, 434
Nephropathie
– ADTKD 390
Nephroprotektion 351
Nephrostomie 496, 503
– perkutane 497
Nervenstimulation 80
– sakrale 80
Nervus-tibialis-posterior-Stimulation 80
Nesidioblastose 247
Neugeborenenikterus 168
Neuroblastom 247
Neurogenin-3-Gen 2
Neuromodulation 80
Niacin 341
Nichtalkoholische Fettlebererkrankung 196
Nicht-Zöliakie-Glutensensitivität 115
Nicht-Zöliakie-Weizen-Sensitivität 115
Nicht-Zöliakie-Weizensensitivität
– Ernährung 339
– FODMAP-Diät 344
Niere
– ADTKD 390
– Agenesie 532, 533
– akuter Funktionsverlust 432
– chronische Insuffizienz 438
– chronisches Versagen 398
– Cobalminstoffwechsel 413
– Ektasie 494
– Ersatztherapie 392
– Fehlbildung 494
– hypertensive Krise 426
– Hypertonie 419
– Hypo-/Dysplasie 434
– Insuffizienz 390, 432, 505
– interstitielle Erkrankung 390
– komplexe Fehlbildung 532
– nephritisches Syndrom 350
– Nierenbeckenabgangsenge 494
– Nierenersatztherapie 356
– Polyzystische Erkrankungen 165
– postpyelonephritischer Parenchymschaden 455

– präterminale Insuffizienz 391
– Revaskularisierung 425
– Sekundärkomplikation 436
– Steinerkrankung 470
– terminale Insuffizienz 434
– terminales Versagen 406
– Transplantation 391, 407, 412, 435, 437, 519
– tubuläre Störung 367
– Zysten 420
– zystische Erkrankungen 398
Nierenbeckenplastik
– kontinuitätsdurchtrennende 497
Niereninsuffizienz
– terminale 434
Nierentransplantation 441
Nierenzysten-und-Diabetes-Syndrom 165
Nifedipin
– hypertensive Krise 428
– Hypertonie 422
Nitisinon
– akutes Leberversagen 224
Nitrofurantoin
– Harnwegsinfektion 449
– vesikoureteraler Reflux 522
– Zystitis 454
Nitroxolin
– vesikoureteraler Reflux 522
– Zystitis 454
Nizatidin 32
Non-Escheria-coli-Keim
– Pyelonephritis 452
Non-Hodgkin-Lymphom 247
Norovirus 22
Notfalllaparotomie 269
NS5A-Inhibitor
– Hepatitis C 186
Nukleosidanalogo
– Hepatitis B 185
Nukleosidanalogon
– Hepatitis B 184
Nukleotidanalogon
– Hepatitis B 184, 185
Nuss 93
Nussallergie 128

O

Obstipation 74
– funktionelle 260
Octreotid 42, 46, 103, 105
– exsudative Enteropathie 133
– Insulinom 247
– Nesidioblastose 247
– portale Hypertension 226
Ödem
– antiödematöse Therapie 361
Odevixibat
– Alagille-Syndrom 166

Stichwortverzeichnis

– PFIC mit Cholestase 172
Ohtahara-Syndrom
– Diät 337
Oligohydramnion 399, 502, 534
Oligurie
– Niereninsuffizienz 434
Omenn-Syndrom 131
Omeprazol 32, 72, 103, 105
Omphalozele 127
Ondansetron 39, 59
– Gastroenteritis 18
– Syndrom des zyklischen Erbrechens 58
Orchidopexie 484, 485, 488, 518
Orchitis 487
Organspende
– Niere 442
Ösophagitis, eosinophile
– Atopie 92
– Diät 94
– Therapiealgorithmus 95
Ösophagitis
– Diät 93
– eosinophile 92, 129
Ösophago(gastro)skopie 280
Ösophagus
– Achalasie 27
– Varizen 105
Ösophagusatresie 90
Ösophaguselongation nach Kimura 91
Osteopenie
– Morbus Crohn 158
Ovarialtorsion
– akutes Abdomen 261, 262, 265
Ovarialzyste
– akutes Abdomen 265
overactive bladder 460
Overfill-Hypothese 361
Overlap-Syndrom 188, 192
overwhelming post splenectomy infection 272
Oxalatstein
– Kurzdarmsyndrom 287
Oxalose 409
– infantile 409
Oxalsäure 408
Oxybutinin
– Dranginkontinenz 466
Oxybutynin
– Blasenentleerungsstörung 514

P

Pädiatrische intestinale Pseudoobstruktion s. PIPO
Paediatric hepatic international tumor trial (PHITT) 219
PAIR
– Echinokokkose 194

Palomo-Varikozelen-Operation 482
Pancreas
– anulare 125, 242
– divisum 243
Pankreas
– Anomalie des Gangsystems 243
– duktales Adenokarzinom 246
– ektopes 242
– Enzymsubstitution 250
– exokrine Insuffizienz 250
– Fehlbildung 242
– Insuffizienz 319
– pankreatikobiliäre Anomalien 243
– Tumor 245
– Verletzungen 270
– Zyste 244
Pankreasaplasie 242
Pankreasgangstein 239
Pankreashypoplasie 242
Pankreasinsuffizienz
– endokrine 238
– exokrine 238
Pankreaskopfresektion, duodenumerhaltende 239, 245
Pankreaskopfresektion 272
Pankreasnekrose 238
Pankreaspseudozyste 238
Pankreatektomie 239, 246, 247, 272
Pankreatikoduodenektomie nach Whipple 245, 246
Pankreatikojejunostomie 239, 245
Pankreatitis 236
– akute 237
– akutes Abdomen 262
– chronische 237
– enterale Ernährung 238
– pankreatikobiliäre Anomalien 243
Pankreatoblastom 245
Pantoprazol 32, 72
Paraphimose 476
Parasit 21
– Leberinfektion 192
Paroxetin 72
Partielle biliäre Diversion (PBD) 170, 172
PCSK1-Mutation 3
Pearson-Syndrom 254
Pediatric Feeding Disorders s. Fütterstörung
PEG
– Fütterstörung 330
Pekreatikojejunostomie 272
Pelvis bifidus 506
Pendelhoden 483
Penicillin
– Granuomatosis infantiseptica 194

Penis 477
– Hypospadie 477
– Schaftdeviation 478
– Torsion 478
Peritonealdialyse 437
– akuter Nierenfunktionsverlust 433
– autosomal-rezessive polyzystische Nierenerkrankung 400
– terminale Niereninsuffizienz 435
Peritonitis 258
Perkutane transhepatische Cholangiodrainage (PTCD) 178
Perkutane transluminale Angioplastie (PTA) 425
Perorale endoskopische Myotomie (POEM)
– Botulinumtoxin
– Ösophagusachalasie 28
Pfefferminzöl 37, 72
Pfortaderkavernom 227
Pharmacobezoar 273
Phimose 476
Phosphatdiabetes 371
Phosphaturie 370
Phosphor
– Bedarf 307
Physiotherapie
– Regurgitation 62
Phytobezoar 273
Phytotherapie
– Zystitis 454
Pibrentasvir 187
Pilze
– Leberinfektion 192
Piperacillin/Tazobactam
– Pyelonephritis 452
– Urosepsis 453
PIPO (Pädiatrische intestinale Pseudoobstruktion) 45, 63
– chirurgische Therapie 46
– Diät 45
– Pharmakotherapie 46
Pivmecillinam
– Zystitis 454
Politano-Leadbetter-Ureterozystoneostomie 523
Polydaktylie 401
Polyendokrinopathie 3
Polyethylenglykol 72, 77
Polyhydramnion 90, 125
Polymeraseinhibitor
– Hepatitis C 186
Polyp 134
– juveniler 135
Polyphenole 338
Polyposis
– familiäre adenomatöse 134, 245
Polyposissyndrom 134
– juveniles 135
Polyposissyndrome 135

Polytrauma
– stumpfes Bauchtrauma 268
Polyurethankatheter 301
Polyurie 498
– nächtliche 460
polyzystischer Nierenerkrankung 244
Port-Kathetersystem 300
Portoenterostomie 168
Postinfektiöse Glomerulonephritis (GN) 432
Postmortalspende
– Niere 442
Poststreptokokkenglomerulonephritis 350, 353
– Prävention 356
posttransplant lymphoproliferative disease (PTLD) 231
Pränataldiagnostik
– urogenitale Fehlbildung 494, 532
Praziquantel
– Leberegel 194
– Schistosomiasis 194
Prednisolon 130
– Autoimmunerkrankung der Leber 190
– Nierentransplantation 443
Prednison
– nephrotisches Syndrom 357, 358
Primär sklerosierende Cholangitis (PSC)
– Morbus Crohn 155
Pringle-Manöver 271
Probiotika
– Gastroenteritis 18
Procysbi 407
Progressive familiäre intrahepatische Cholestase (PFIC) 170
Prokinetikum
– Gastroparese 38
– GÖRK 32
– PIPO 46
Proktokolektomie
– Polyposis 135
Propiverin
– Blasenentleerungsstörung 514
– Dranginkontinenz 466
Propranolol
– Hämangiom 219
– Hypertonie 423
Prostaglandinsynthesehemmer
– Diabetes insipidus renalis 385
Proteaseinhibitor
– Hepatitis C 186
Proteinintoleranz
– lysinurische 2, 7
Proteinurie 356, 421
Protonenpumpeninhibitor 101, 105
– akutes Leberversagen 223
– eosinophile Ösophagitis 94

– exokrine Pankreasinsuffizienz 251
– GÖRK 32
– Kurzdarmsyndrom 289
– portale Hypertension 226
Prucaloprid 73
Prune-belly-Syndrom 516
Pseudohyperaldosteronismus 383
Pseudohypoaldosteronismus 377, 382
Pseudoobstruktion, chronische intestinale 45
Pseudoobstruktion, chronisch intestinale 45
Pseudozyste
– Pankreas 272
Psoas-hitch-Ureterozystoneostomie 523
Psychotherapie
– Aerophagie 64
– funktineller Bauchschmerz 67
Purinstein 470
Purpura-Schoenlein-Henoch 487
Purpura-Schönlein-Henoch-Nephritis 352
Pyelokutaneostomie 503
Pyelonephritis 449, 496
– älter als 3 Monate 450, 452
– multiresistente Erreger 452
– Neugeborenes 449
– vesikoureteraler Reflux 520
Pyeloplastik 494
Pyelostomie 498
Pyloromyotomie 35
– laparoskopische 35
– nach Weber-Ramstedt 35
Pyonephrose 496
Pyrantel
– Askarisinfektion 194
Pyridostigmin 46
Pyridoxin
– Hyperkalziurie 473
– M. Wilson 206
– primäre Hyperoxalurie 410, 472

Q

Querschnittssyndrom, spinales 512
Querschnittssyndrom
– Blasenentleerungsstörung 512

R

RAAS-Antagonist
– Hypertonie 421, 422, 425
Racecadotril
– Gastroenteritis 18
Rachitis 371
Ramipril

– Hypertonie 422
Ranitidin 32, 105
Ravulizumab
– Nephroprotektion 351
Realimentation 21, 319
Recessus-Rex-Shuntanlage 227
Refeeding-Syndrom 118, 320
Refluxnephropathie 524
Regenbogenhautentzündung 393
Regeneratknoten 217
Regressionssyndrom, kaudales 512
Regurgitieren 61
Rehydration 16, 17, 317
– orale Rehydrationslösung 16
– parenterale 17
– Zusammensetzung 16
Reizdarm 65
– FODMAP-Diät 344
Reizdarmsyndrom 260
Reizmagen 65
Rejektion
– Lebertransplantation 231
Renales-Kolobom-Syndrom 532
Renin-Angiotensin-Aldosteron-System (RAAS) 420
Renin-Angiotensin-System (RAS)
– Blockade 362
Retentio testis
– abdominalis 483
– inguinalis 483
Retinopathie 401
Rett-Syndrom
– Diät 337
Rhabdomyosarkom 247
Ribavirin 187, 188
Riesenzellhepatitis 188
Rifampicin
– PFIC mit Cholestase 172
Rifaximin 73
– Kurzdarmsyndrom 290
RIFLE-Kriterien 432
Rituximab
– Autoimmunerkrankung der Leber 190
– nephrotisches Syndrom 360
– Riesenzellhepatitis 192
Rizolipase
– exokrine Pankreasinsuffizienz 251
Rocaltrol
– metabolische Azidose 371
– Phosphatdiabetes 372
Rotationsanomalie
– Darm 126
Rotavirus 22
– Infektion 19
– Schluckimpfung 120
– Zöliakie 114
Rotor-Syndrom 211
Roux-Y

– Choledochuszyste 175
Ruminationssyndrom 61
– Therapiealgorithmus 62

S

Saccharase-Isomaltase-Mangel 7, 342
Sachse-Urethrotom 504
Salbutamol 130
Salmonella spp. 22
Salzverlusttubulopathie 373
SAM-Syndrom 93
Sarkom 247
Säuglingskolik 55, 326
Säuglingsrumination 63
Säure-Basen-Haushalt
– Nierenfunktionsstörung 436
Schistosomiasis
– Therapie 194
Schließmuskeldefekt 144
Schluckstörung 319
Schmerz
– akutes Abdomen 263
– Pankreatitis 237
Schmierinfektion
– Hepatitis 183
Schock
– Abdominaltrauma 268
Schreien
– Fütterstörung 326, 327
Schreiverhalten 56
Schwachman-Bodian-Diamond-Syndrom 253
Schwachman-Diamond-Syndrom 8
Secalin 116
Selbstregulationsstörung 327
Selen 341
– Bedarf 311
Senior-Løken-Syndrom 401
Senna 78
Sepsis
– Hypo-/Asplenie 272
– katheterassoziierte 301
Serielle transversale Enteroplastie (STEP) 293
Serotonin-Reuptake-Inhibitor, selektiver
– Fütterstörung 329
Shigella spp. 22
Shuntanlage, vesikoamniale 502
Shuntnephritis 355
Shunt
– portoportaler 226
Sichturethrotomie 503
Silibilin
– akutes Leberversagen 224
Silikonkatheter 301
Simethicon 32, 73

Sirolimus
– Autoimmunenteropathie 131
– Nierentransplantation 443
SIRS
– Harnwegsinfektion 453
Skrotalödem 487
Skrotum, akutes 486
small intestinal bacterial overgrowth 289
Smegmaretentionszyste 476
Smektit
– Gastroenteritis 18
Sofosbuvir 187
Soja 93
Solifenacin
– Blasenentleerungsstörung 514
Soluvit N 310
Somatostatin 105
– portale Hypertension 226
Sonde, nasogastrale 125, 330
Sovaldi 187
Spasmolyse
– Cholezystolithiasis 176
Spätdumping 40
Speicherkrankheit 406
Spermatozele 487
Sphinkterotomie
– Choledochuszyste 175
– Ductus Santorini 243
– transduodenale 243
Spina bifida 145
Spiral Intestinal Lengthening and Tailoring (SILT) 293
Spironolacton
– antenatales Bartter-Syndrom 375
– Gitelman-Syndrom 376
– Hypomagnesiämie mit sekundärer Hypokalzämie 379
Splenektomie 271
Splenorrhaphie 271
Split-Leber-Transplantation 168
Sprue 114
Spucken, vermehrtes 327
Spurenelement
– Bedarf 310
– Supplement 311
Stammzelltransplantation, hämatopoetische 8
– autoimmunenteropathie 131
Staphylococcus aureus 22
Status epilepticus
– Diät 337
Steatohepatitis
– nichtalkoholische 196
Steatorrhö
– exokrine Pankreasinsuffizienz 250
– Schwachman-Bodian-Diamond-Syndrom 253

Stent, transjugulärer intrahepatischer portosystemischer 226
Steroid
– akutes Leberversagen 224
– Autoimmunpankreatitis 237
– topisches 96
steroid-dependent nephrotic syndrome 359, 363
Stillen
– Zöliakie 120
Stoma 145
Strangulationsileus 264
Streptokinase
– Katheterokklusion 303
Struvit 470
Stuhlinkontinenz 74, 81, 144
– nach Analatresiekorrektur 143
– nichtretentive 81
Stuhltagebuch 76
STW5 73
Subakute sklerosierende Panenzephalitis (SSPE)
– Diät 337
sub-ureteric trans-urethral injection (STING) 524
Sucraid 342
Sucralfat 105
– Knopfbatterieingestion 277
Sumatriptan 59
supragastric belching 64
Syndrom, myelodysplastisches
– Schwachman-Bodian-Diamond-Syndrom 253
Syndrom, nephritisches 350
– Therapie 351
Syndrom, nephrotisches 356, 434
– Therapie 357
– thrombembolische Komplikation 361
Syndrom des zyklischen Erbrechens 57
– Notfalltherapie 58
– Prophylaxe 60
Syndrom
– steroidresistentes nephrotisches 434
Syphilis, konnatale 194
Syringozele 506

T

Tacrolimus
– Autoimmunenteropathie 131
– Autoimmunerkrankung der Leber 190
– Lebertransplantation 230
– Nierentransplantation 443
Tapering
– Kurzdarmsyndrom 293

Tenckhoff-Katheter 433, 437
Tenofovir
– akutes Leberversagen 224
– Hepatitis B 185
Teratom 220
Terlipressin 106
– portale Hypertension 226
Tethered Cord 145
Tetrazyklin
– Kurzdarmsyndrom 290
Thiamin 340
Thiaziddiuretikum
– Hyperkalziurie 473
Thiopurin
– Colitis ulcerosa 160
– Drugmonitoring 156
– Morbus Crohn 154
Thiopurinmethyltransferase 190
Thrombolyse
– akutes Leberversagen 224
Thrombose
– Leberarterie 231
– Lebertransplantation 230
– Pfortader 231
Thymus
– Hypoplasie 533
Tinidazol
– Amöbenleberabszess 194
TINU-Syndrom 393
Tiopronin
– Cystinurie 368
TNFα-Antikörper
– Morbus Crohn 154
TNFα
– Autoimmunenteropathie 131
TNFα-Inhibitor
– Colitis ulcerosa 161
Tobramycin
– Pyelonephritis 449
Toilettentraining 76, 81
Tolvaptan
– Nierenzyste 399
Townes-Brocks-Syndrom 533
Toxisches Schocksyndrom (TSS) 22
Toxokariasis
– Therapie 194
Tracheobronchoskopie 280
Tracitrans inf 311
Tracolimus
– nephrotisches Syndrom 359
Transanale Irrigation (TAI) 80
Transfusion
– Milzverletzung 270
Transplantation
– Darm 294
– Dünndarm 9
– Leber 168, 170, 207, 209
– Leber und Niere 412
– Niere 391, 407, 437, 441, 519
Traumaspirale 268

Trichobezoar 273
Trichohepatoenterisches Syndrom (THES) 2
Triclabendazol
– Fasciola hepatica 195
Trientin
– M. Wilson 206
Trimethoprim/Sulfamethoxazol
– Kurzdarmsyndrom 290
Trimethoprim
– vesikoureteraler Reflux 522
– Zystitis 454
Triptan
– Syndrom des zyklischen Erbrechens 58
Trisomie 18 s. Edwards-Synddrom
Trisomie 21 s. Down-Syndrom 125
Trospiumchlorid
– Blasenentleerungsstörung 514
– Dranginkontinenz 466
Trypsinmangel 254
Trypsinogenmangel 8
Tuberöse-Sklerose-Komplex
– Diät 337
Tubulointerstitielle Nephritis mit Uveitis (TINU) 393
Tubulopathie 367, 434
Tufting-Enteropathie 2
Typhus 22

U

Überlaufenkopresis 142, 144
Überlaufinkontinenz 75, 81
Ulkus 98
– akutes Abdomen 260, 262
– Blutung 103
– peptisches 102
Ultrakurzdarm 286
Underfill-Hypothese 361
Unterernährung 318
– Realimentation 319
Urämie 434
Urapidil
– hypertensive Krise 428
Ureter
– blind endender 507
– duplex 506
– ektoper 507, 508
– fissus 506
Ureterduplikation 506
Ureterkutaneostomie 500
Uretermündungsstenose 499
Ureterokutaneostomie 503
Ureteroureterostomie 509
Ureterozele 507, 509
Ureterozystoneostomie 518
– nach Cohen 523
– nach Politano-Leadbetter 523
– Psoas-hitch-Verfahren 523

Ureterpelvinstenose 494
Ureterrenoskopie 471
Ureterschiene 498
Urethralklappe 434
Urinabflussstörung 432
Urin
– Alkalisierung 368
– Diagnostik 448
Urogenitaltrakt
– Fehlbildung 434, 435
Urokinase
– Katheterokklusion 303
Urolithiasis 470
Uropathie 452, 477
– obstruktive 434
Urosepsis 453, 535
Urotherapie 461
Ursodeoxycholsäure
– Alagille-Syndrom 166
– Cholezystolithiasis 176
– neonatale Hepatitis 212
– PFIC mit Cholestase 171, 172
Ursodeoxycholsäuregabe
– IFALD 312
Ursodesoxycholsäure
– Autoimmunerkrankung der Leber 190
Uveitis
– anterior 22
– tubuloinerstitielle Nephritis 393

V

VACTERL-Assoziation 90, 533
VACTERL-Syndrom 140
Vaginoplastik 142
Valve-bladder-Syndrom 504
Vancomycin
– Kathetersepsis 302
Varikozele 481
Varizenblutung
– portale Hypertension 226
Vasopressinantagonist
– autosomal-dominante polyzystische Nierenerkrankung 400
Velpatasvir 187
Ventrikelseptumdefekt 90
Verhaltensänderung
– Adipositas 321
Verhaltensmaßnahme
– funktineller Bauchschmerz 67
Verhaltenstherapie, kognitive 461
– funktineller Bauchschmerz 67
Verhaltenstherapie
– Aerophagie 64
– apparative 462
– NAFLD 199
– Regurgitation 62
– Urotherapie 461
Vernachlässigung

Stichwortverzeichnis

– Fütterstörung 328
Verstorbenenspende
– Niere 442
very early inset inflammatory bowel disease 3
Vesikoureteraler Reflux (VUR) 455, 506, 519
– primärer 519
– Renals-Kolobom-Syndrom 533
– sekundärer 520
Vesikoureteraler Reflux
– Harnröhrenklappen 504
Videofeedback 327
VIPom 246
Virostatikum
– akutes Leberversagen 223
Virushepatitis 182
Vitalipid
– Adult 310
– Infant 310
Vitamin
– A 340
– B_{12} 340, 341
– B_1 340, 341
– B_2 340, 341
– B_3 340, 341
– B_6 340, 341
– Bedarf 308
– C 340
– D 340
– E 341
– fettlösliches 168, 170, 252, 309, 319
– K 341
– wasserlösliches 309
Vitamin A
– Cholestase 171
– Substitution 8
Vitamin B_{12}
– Stoffwechseldefekt 413
Vitamin B_6
– primäre Hyperoxalurie 410
Vitamin D
– Cholestase 171
– Nierenfunktionsstörung 436
– Substitution 8

Vitamin E
– Cholestase 171
– NAFLD 197
– Substitution 8
Vitamin K
– akutes Leberversagen 223
– Cholestase 171
– Substitution 8
Volhard-Trias 350
Vollwerternährung 338
Volumentherapie
– Pankreatitis 237
Volvulus 127
– akutes Abdomen 261–263
von Hippel-Lindau-Syndrom 245
Vorhautenge 476
Vosevi 187
Voxilaprevir 187

W

Wachstumshormon
– Nierenfunktionsstörung 436
– Phosphatdiabetes 373
Wachstumsstörung
– Morbus Crohn 157
Wash Out 145
Weckapparat 462
Weizen 93
Wermer-Syndrom 103
West-Syndrom
– Diät 337
WHO-Stufenschema 237
Williams-Beuren-Syndrom 533
Wiskott-Aldrich-Syndrom 131
Woodard-Kategorie 518

X

Xanthomatose, zerebrotendinöse 8

Y

Yersinie 22

Yersinien 22

Z

Zepatier 187
Zerebralparese 512
Zilienerkrankung
– Niere 400, 401
Ziliopathie 165
– Transplantation 166
Zink 341
– Bedarf 311
– Gastroenteritis 18
– Kupferakkumulation 205
– Substitution 8
Zirkumzision 476
– Harnröhrenklappe 504
– Neugeborenes 477
Zitrat
– Gastroenteritis 16
– idiopathische infantile Hyperkalzämie 380
– metabolische Azidose 371
– renal-tubuläre Azidose 381
Zöliakie 114
– Ernährung 339
– Therapie 115
Zollinger-Ellison-Syndrom 102
Zolmitriptan 59
Zwerchfellatmung
– Regurgitation 62
Zwerchfelldefekt, kongenitaler 127
Zwerchfellhernie 138
Zyste
– Niere 534
Zystennierenerkrankung 398
Zystinose 434
Zystinstein 470
Zystinurie 470, 473
– α-Mercaptopropionylglyzin 472
Zystitis 453
– Phytotherapie 454
Zystoskopie
– fetale 502

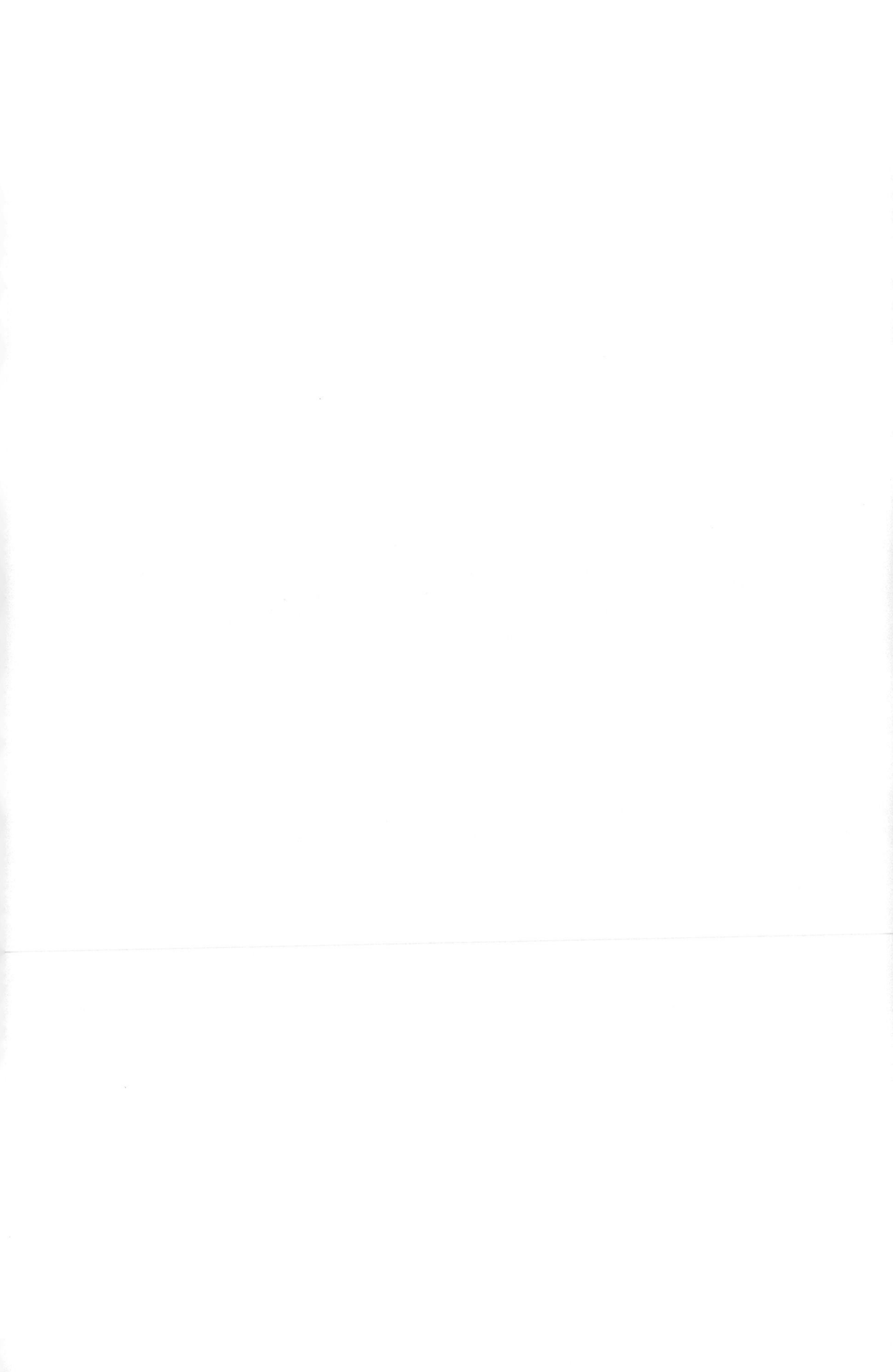

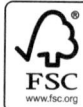

MIX
Papier aus verantwortungsvollen Quellen
Paper from responsible sources
FSC® C105338

If you have any concerns about our products,
you can contact us on
ProductSafety@springernature.com

In case Publisher is established outside the EU,
the EU authorized representative is:
Springer Nature Customer Service Center GmbH
Europaplatz 3, 69115 Heidelberg, Germany

Printed by Libri Plureos GmbH
in Hamburg, Germany